FABEL
Pneumologie

Innere Medizin der Gegenwart

Herausgegeben von

W. Gerok, Freiburg

F. Hartmann, Hannover

H.-P. Schuster, Hildesheim

Band 2

Die Reihe umfaßt folgende Bände

Hepatologie · Pneumologie · Notfallmedizin

Endokrinologie · Rheumatologie · Nephrologie · Immunologie

Infektionskrankheiten · Stoffwechselkrankheiten

Kardiologie · Gastroenterologie · Hämatologie

Angiologie · Neurologie

Pneumologie

Herausgegeben von H. Fabel

unter Mitarbeit von

X. Baur, W. Böhning, R. Bonnet, H. Fabel, W. Hartmann, P. Kleine, J. Krause,
H. Magnussen, H. Morr, H. Schwarting, G. Siemon, H. St. Stender, G. W. Sybrecht,
R. Wettengel

Mit 266 Abbildungen und 132 Tabellen

Urban & Schwarzenberg · München – Wien – Baltimore

Anschrift Bandherausgeber

Prof. Dr. med. H. Fabel
Abteilung Pneumologie der
Medizinischen Hochschule Hannover
Medizinische Klinik
im Krankenhaus Oststadt
Podbielskistr. 380
3000 Hannover 51

Anschriften Herausgeber des Gesamtwerkes

Prof. Dr. med. W. Gerok
Medizinische Universitätsklinik
Hugstetter Str. 55
7800 Freiburg/Br.

Prof. Dr. med. F. Hartmann
Zentrum Innere Medizin und Dermatologie
Medizinische Hochschule Hannover
Konstanty-Gutschow-Str. 8
3000 Hannover 61

Prof. Dr. med. H.-P. Schuster
Medizinische Klinik I
Städtisches Krankenhaus
Weinberg 1
3200 Hildesheim

CIP-Titelaufnahme der Deutschen Bibliothek

Innere Medizin der Gegenwart / hrsg. von
W. Gerok ... – München ; Wien ; Baltimore :
Urban & Schwarzenberg
NE: Gerok, Wolfgang [Hrsg.]
Bd. 2. Pneumologie. – 1989

Pneumologie / hrsg. von H. Fabel. Unter Mitarb.
von X. Baur ... – München ; Wien ; Baltimore :
Urban & Schwarzenberg, 1989
    (Innere Medizin der Gegenwart ; Bd. 2)
    ISBN 3-541-14831-4
NE: Fabel, Helmut [Hrsg.] ; Baur, Xaver
[Mitverf.]

Lektorat und Planung: Dr. med. Monika Flasnoecker, München
Redaktion: Dr. med. Monika Flasnoecker, Christl Kiener, München
Herstellung: Wulf Dietrich, München
Zeichnungen: Birgitt Biermann-Schickling, Hannover
Einbandgestaltung: Dieter Vollendorf, München

Druck: C. H. Beck'sche Buchdruckerei, Nördlingen
© Urban & Schwarzenberg 1989

ISBN 3-541-14831-4

Vorwort

Die Lunge ist ein phantastisches Organ, wenn nicht sogar das in seiner komplexen Leistung großartigste Gebilde des menschlichen Organismus. Wir kennen und bewundern die physikalischen Mechanismen des Gasaustausches sowie der Atemmechanik. Aber wir kennen nur unzureichend die Mechanismen anderer, nicht minder wichtiger Funktionen der Lunge: ihre Filterfunktion und die daraus resultierende Notwendigkeit der Elimination und des mechanischen und biochemischen Abbaus der von der Lunge abgefangenen Substanzen; die Synthese von lebensnotwendigen Eiweißen, Substanzen, die zur Aufrechterhaltung der Alveolarstrukturen und zur Abwehr inhalierter Noxen notwendig sind.

Ein solches Organ mit der inneren Oberfläche von der Größe eines Tennisplatzes, durch dessen Kapillarnetz ständig die gleiche Blutmenge wie durch das gesamte Kapillarsystem des großen Kreislaufs gepumpt wird, ist wie kein anderes Organ der Aggression von außen und von innen ausgesetzt. Mehr noch als die Haut wird die Lunge infolge des hohen Luftwechsels mit der Umwelt und ihren schädlichen Einwirkungen konfrontiert. Daraus ergibt sich eine Vielfalt von Erkrankungsmöglichkeiten. Die Mehrzahl dieser Erkrankungen wird subjektiv recht eintönig mit den Leitsymptomen Atemnot und Husten beantwortet. Banale und schwerwiegende Erkrankungen ähneln sich im Beschwerdebild und fordern gerade deshalb unsere diagnostische Wachsamkeit heraus.

Chronische Bronchitis, Lungenstauung, rezidivierende Lungenembolien, allergische Lungenerkrankungen, schwerwiegende Lungeninfektionen, Tuberkulose, Fremdkörperaspiration und Bronchialkarzinom, alle diese Erkrankungen können sich unter dem Beschwerdebild von Husten und Dyspnoe präsentieren. Diese Leitsymptome gehören zu den am häufigsten vorgebrachten Beschwerden in der Praxis des niedergelassenen Allgemeinarztes und Internisten.

Das vorliegende Buch soll die Wege der Entscheidung in Diagnostik und Therapie bronchopulmonaler Erkrankungen darstellen, Fehler und Versäumnisse vermeiden helfen, die uns beim Bagatellisieren scheinbar banaler Symptome immer wieder unterlaufen. Es soll die Notwendigkeiten und Möglichkeiten einer ambulanten Diagnostik und Therapie veranschaulichen, aber auch klar aufzeigen, wann eine weitergehende Diagnostik und weitergehende Behandlung in Klinik und speziellen Zentren notwendig sind.

Hannover Februar 1989 *Helmut Fabel*

Inhalt

Teil D

Abkürzungen

In der modernen wissenschaftlichen Literatur werden in großem Umfang Abkürzungen verwendet, obwohl sie die Lektüre wissenschafftlicher Publikationen zur Qual machen können. Wir haben uns deshalb bemüht, die Zahl der Abkürzungen auf ein unumgängliches Maß zu beschränken. Die folgende Liste enthält die Abkürzungen, die im Text verwendet werden und die auch in der wissenschaftlichen Literatur weit verbreitet sind. Erklärungen der Begriffe zu den Abkürzungen siehe Stichwortverzeichnis.

A

AaD_{O_2}	=	alveoloarterielle Sauerstoff-Druckdifferenz
ACTH	=	adrenokortikotropes Hormon
ANA	=	antinukleäre Antikörper
APUD	=	amine precursor uptake and decarboxylation
ARC	=	Aids related complex
ARDS	=	akutes Atemnotsyndrom (acute respiratory distress syndrome)
AST	=	Atemstoßtest
avD_{O_2}	=	arteriovenöse Sauerstoffdifferenz
AZV	=	Atemzugvolumen

B

BAL	=	bronchoalveoläre Lavage
BDP	=	Beclometason-dipropionat
BE	=	Basenüberschuß (base excess)
BPT	=	bronchialer Provokationstest

C

C	=	Kapazität
C	=	Komplementfaktoren (C3a, etc.)
C_{aO_2}	=	arterieller Sauerstoffgehalt
C_{cO_2}	=	Sauerstoffgehalt der Lungenkapillare nach Sauerstoffaufnahme
C_{dyn}	=	dynamische Compliance
CEA	=	karzinoembryonales Antigen
C_L	=	Compliance der Lunge
CO	=	Kohlenmonoxid

CO_2	=	Kohlendioxid
COPD	=	chronisch obstruktive Atemwegserkrankung (chronic obstructive pulmonary disease)
CRIE	=	gekreuzte Radio-Immunelektrophorese
C_{stat}	=	statische Compliance
CV	=	closing volume
C_{vO_2}	=	gemischt-venöser Sauerstoffgehalt

D

Δ	=	Delta
D_{LCO}	=	Diffusionskapazität für CO
DNCG	=	Dinatriumcromoglykat
DNS	=	Desoxyribonukleinsäure

E

EAST	=	Enzym-Allergo-Sorbent-Test
EGKS	=	europäische Gemeinschaft für Kohle und Stahl
ELISA	=	enzymgebundene radioimmunologische Probe

F

FEF	=	forcierte exspiratorische Flußrate
FEV_1	=	forciertes Exspirationsvolumen in 1 Sekunde (= AST)
F_{IO_2}	=	inspiratorische Sauerstoffkonzentration
FRC	=	funktionelle Residualkapazität
FVC	=	funktionelle Vitalkapazität

H

HbCO	=	Kohlenmonoxid-Hämoglobin
HbO_2	=	Oxyhämoglobin
HCO_3	=	Bikarbonat-Ion
HF	=	Herzfrequenz
HIV	=	human immunodeficiency virus (AIDS-Erreger)

I

IGV	=	intrathorakales Gasvolumen
ILO	=	International Labor Organization
IPPB	=	intermittierende Druckbeatmung

M

MAK	=	maximale Arbeitsplatzkonzentration
$\dot{M}_{CO}$	=	aufgenommene Menge CO
MRC	=	British Medical Research Council

N

NADPH	=	Nicotinamid-adenin-dinucleotid-phosphat (reduzierte Form)
NHLBI	=	National Heart, Lung and Blood Institute
NMR	=	Kernspinresonanz (nuclear magnetic resonance)

O

O_2	=	Sauerstoff
OPT	=	oraler Provokationstest

P

P	=	Druck
P_A	=	Alveolardruck
P_K	=	Kammerdruck
Pa	=	Pascal
P_{ACO}	=	alveolärer CO-Partialdruck
P_{aCO_2}	=	arterieller Kohlendioxid-Partialdruck
PAF	=	Plättchen-aktivierender Faktor
P_{aO_2}	=	arterieller Sauerstoff-Partialdruck
P_{CO_2}	=	Kohlendioxid-Partialdruck
PCP	=	Pulmonalkapillardruck
PCWP	=	Pulmonalkapillar-Wedge-Druck
PEEP	=	positiver endexspiratorischer Druck
PEF (1/min)	=	peak expiratory flow; maximale Ausatmungsstromstärke (maximaler exspiratorischer Atemstrom)
PIFR	=	maximale inspiratorische Strömungsgeschwindigkeit (peak inspiratory flow rate)
P_{IO_2}	=	inspiratorischer O_2-Druck
P_{O_2}	=	Sauerstoff-Partialdruck
P_{pl}	=	Intrapleuraldruck
PRIST	=	Papier-Radio-Immuno-Sorbent-Test

Q

$\dot{Q}$	=	Strommenge (z. B. bei der Perfusion)
$\dot{Q}_s$	=	Shuntvolumen
$\dot{Q}_s/\dot{Q}_t$	=	Shuntfraktion
$\dot{Q}_t$	=	Herzzeitvolumen

R

RAST	=	Radio-Allergo-Sorbent-Test
R_{aw}	=	Atemwegswiderstand
RIA	=	Radio-Immunoassay
R_{os}	=	Atemwiderstand
RQ	=	respiratorischer Quotient
RS-Viren	=	respiratorisch-synzytiale Viren
RV	=	Residualvolumen

S

S_{O_2}	=	Sauerstoffsättigung

T

T_{co}	=	CO-Transfer
TGV	=	thorakales Gasvolumen
T_L	=	Transferfaktor der Lunge
TLC	=	Totalkapazität der Lunge

V

$\dot{V}$	=	Atemstromstärke
V	=	Atemvolumen
$\dot{V}_A$	=	alveoläre Ventilation
$\dot{V}_A/\dot{Q}$	=	Ventilations-Perfusions-Verhältnis
VC	=	Vitalkapazität
V_D	=	anatomischer Totraum
$\dot{V}_E$	=	exspiratorische Atemstromstärke
$\dot{V}_I$	=	inspiratorische Atemstromstärke
VIP	=	vasoaktives intestinales Peptid
V_T	=	Gesamt-Totraum
V_{TA}	=	alveolärer Totraum
V_{Tmax}	=	VC (maximales Atemvolumen)

Da das Internationale Einheitssystem (SI) für die Maßeinheiten zur allgemeinen Anwendung empfohlen wird, um eine internationale Vereinheitlichung und Normierung der Untersuchungsmethoden und Befunde zu erreichen, erscheinen im folgenden Buch hinter den gebräuchlichen Meßwerten die neuen SI-Einheiten mit den entsprechend umgerechneten Zahlengrößen. Die kohärente SI-Einheit für Enzymaktivität (Katal) setzt sich jedoch nur sehr zögernd durch, so daß die Enzymaktivitäten hier noch in U/l angegeben sind.

Für einige Enzyme gibt es der angelsächsischen Literatur angepaßte Namensänderungen. Im Text werden jedoch noch die früheren Bezeichnungen verwendet.

Häufig verwendete Begriffe und ihre Definition (H. Fabel)

Alkalose, respiratorische
Mangel an Kohlensäure infolge Hyperventilation

Alkalose, metabolische
Mangel an nicht flüchtigen Säuren bzw. Überschuß an Basen

Anoxie
totales Fehlen von Sauerstoff

Apnoe
willkürlicher oder unwillkürlicher Atemstillstand

Aerosol
flüssige Schwebstoffe in Gas, z. B. Medikamente in Inhaliersprays und Dosieraerosolen

aktive Tuberkulose
jede mit Erregerausscheidung einhergehende Tuberkulose, außerdem Tuberkulosen mit „weichen" einschmelzungsverdächtigen Herdsetzungen und Tuberkulosen, bei denen sich unter antituberkulöser Therapie infiltrative Lungenveränderungen (z. B. ein spezifischer Pleuraerguß) zurückbilden

Asphyxie
akuter Sauerstoffmangel und Kohlensäureanhäufung als Folge fehlender oder verminderter Ventilation mit drohender Erstickung

Atelektase
nicht entfaltete bzw. kollabierte Alveolarräume, z. B. nach langdauernder Hypoventilation, bei Zwerchfellhochstand oder poststenotisch (Segment- oder Lappenatelektase)

Atemstillstand
völliges Fehlen von Atembewegungen und Ventilation

Atemtyp
Bezeichnung für Tiefe, Frequenz und Verlauf der Ruheatmung

Atemwegsobstruktion
teilweise oder vollständige Verlegung der Atemwege durch endobronchiale Materialansammlung, Verdikkung der Schleimhaut, muskuläre Bronchokonstriktion oder Kompression der Atemwege von außen

Atopie
Bereitschaft, auf Umweltallergene verstärkt Immunglobulin E zu bilden und allergische Typ-1-Reaktionen zu entwickeln

Auswurf
Sekret aus Bronchien und Nasennebenhöhlen vermischt mit Speichel und inkorporierten Partikeln (Nahrungsreste, Staub, Mikroorganismen, Blut); verstärkt durch pathologische Sekretabsonderungen

Azidose, respiratorische
Überschuß von Kohlensäure infolge Hypoventilation

Azidose, metabolische
Überschuß nicht flüchtiger Säuren oder Basenverlust

Barotrauma
mechanische Zerstörung des Lungengewebes durch Expansion des alveolären Gasvolumens infolge Druckunterschied zwischen Atmosphäre und Alveolarraum

Basenüberschuß (base excess, BE)
Abweichung des Blut-Basenwertes vom Normwert in mmol/l; Meßwert für eine metabolische Alkalose (positiver BE) oder metabolische Azidose (negativer BE) als Ausdruck einer nichtrespiratorischen, metabolischen Veränderung im Säure-Basen-Haushalt

Biot-Atmung
periodischer Wechsel von Tachypnoe und Bradypnoe mit deutlichen Schwankungen des Atemzugvolumens und verschieden langen Apnoe-Phasen

blue bloater
zyanotischer, meist pyknischer Bronchitiker mit Polyglobulie und respiratorischer Globalinsuffizienz

Bradypnoe
verminderte Atemfrequenz (nicht zu verwechseln mit Hypoventilation)

bronchoalveoläre Lavage
Gewinnung von bronchoalveolärer Spülflüssigkeit zur Beurteilung unklarer Lungenparenchymerkrankungen; anschließend zytologische und chemische Analyse

Bronchodilatation
Erweiterung der Bronchien durch Verminderung des Tonus der glatten Muskulatur

Bronchokonstriktion
Verengung der Bronchien durch erhöhten Tonus der glatten Muskulatur

Bronchophonie
Auskultationsphänomen mit dem Nachweis von Bronchialatmen in Parenchymregionen, über denen üblicherweise nur Vesikuläratmen hörbar ist

Cheyne-Stokes-Atmung
periodische Zu- und Abnahme des Atemzugvolumens während Ruheatmung mit relativ konstanten Apnoe-Phasen

Dampf
Entstehung eines gasförmigen Stoffes aus festem Aggregatzustand (Sublimation) oder aus Flüssigkeiten (Verdunstung oder Verdampfung), z. B. Wasserdampf aus Eis oder Wasser

Diffusionsstörung
Störung des physikalischen Gastransportes von den Alveolen in das Lungenkapillarblut und umgekehrt

Dyspnoe
subjektiv als unangenehm erschwert empfundene Atmung

Gibbus
umschriebene Kyphose insbesondere im Brustwirbelsäulenbereich, bevorzugt bei Mißbildungen, Wirbelfrakturen sowie entzündlichen und malignen osteolytischen Prozessen wie Tbc, Plasmozytom, Wirbelmetastasen oder Osteoporose

Giemen
trockenes, vorwiegend exspiratorisches Atemgeräusch von musikalischem Charakter, z. B. gemeinsam mit Pfeifen und Brummen bei Asthma bronchiale

Hämoptoe
Expektoration von Blut oder von mit Blut vermischtem Bronchialsekret

Heilungsbewährung
Zeitdauer nach Beendigung einer antituberkulösen Therapie, bei der ein erhöhtes Wiedererkrankungsrisiko besteht. Bis 1983 wurden während dieser Zeit (bis zu zwei Jahren) MDE-Sätze gewährt. Heute besteht bei Tuberkuloseerkrankungen ein sehr geringes Wiedererkrankungsrisiko, so daß der Begriff für diesen Krankheitsbereich in der Begutachtung keine Berücksichtigung mehr findet.

Horner-Syndrom
Kombination von Ptosis, Miosis, Enophthalmus und Schweißanomalien in der entsprechenden Gesichtshälfte, bevorzugt bei Tumoren der Lungenspitze, die in Plexus brachialis und untere Halsganglien einwachsen

Husten
willkürliche oder unwillkürliche explosionsartige Exspiration nach zuvor geschlossener Stimmritze (Hustenstoß)

Hyperkapnie
gegenüber der Norm erhöhter arterieller Kohlensäure-Partialdruck

Hyperoxie
erhöhter Sauerstoff-Partialdruck (in der Regel bezogen auf Körpergewebe) gegenüber dem P_{O_2} von Normalpersonen

Hyperventilation
im Verhältnis zum aktuellen Metabolismus gesteigerte Ventilation

Hyperventilationssyndrom
arterielle Hypokapnie infolge Hyperventilation, in der Regel psychogen

Hypokapnie
erniedrigter arterieller Kohlensäure-Partialdruck

Hypoventilation
im Verhältnis zum aktuellen Metabolismus verringerte Ventilation

Hypoxämie
verminderte Sauerstoffmenge pro Volumeneinheit Blut, verglichen mit dem Sauerstoffgehalt des Blutes von Normalpersonen

Hypoxie
erniedrigter Sauerstoff-Partialdruck an beliebiger Stelle im menschlichen Körper, verglichen mit dem Sauerstoff-Partialdruck von Normalpersonen

Initialresistenz (primäre Resistenz)
bereits zu Behandlungsbeginn im Resistogramm (in vitro) nachweisbare Unwirksamkeit eines oder mehrerer Medikamente

Interkostalneuralgie
meist anfallsartiger, bewegungsabhängiger Schmerz im Ausbreitungsgebiet eines oder mehrerer Interkostalnerven

Kartagener-Syndrom
Kombination von Bronchiektasen, Situs inversus und Stirnhöhlenaplasie (zusätzlich Infertilität bei Männern) als Ausdruck einer angeborenen Störung der Zilienfunktion des Respirationsepithels

Kussmaul-Atmung
gleichmäßig vertiefte, häufig auch beschleunigte Atmung, bevorzugt bei Patienten mit schwerer metabolischer Azidose

Lungensequester
angeborener abnormer Lungenlappen ohne eigenen Pleuraüberzug mit abnormer Gefäßversorgung, in der Regel aus der Aorta thoracalis, seltener aus der Aorta abdominalis und den Bronchialarterien, am häufigsten rechts-parakardial angeordnet; zu rezidivierenden Infekten in diesem Gebiet prädisponierend

McLeod-Syndrom
einseitige Lungen- oder Lungenlappendystrophie, wahrscheinlich postinfektiös frühkindlich erworben, mit vermehrter radiologischer Transparenz einhergehend (einseitig helle Lunge)

Mediastinalflattern
lebensbedrohlicher Zustand mit atemsynchronen paradoxen Bewegungen des Mediastinums bei großflächig offenem Pneumothorax, ähnlich dem Ventilmechanismus beim Spannungspneumothorax

Meigs-Syndrom
ausgedehnter Pleuraerguß, überwiegend rechtsseitig, verbunden mit Aszites, bei Ovarialkystomen

Mendelson-Syndrom
chemisch-toxische Pneumonie nach Aspiration von saurem Mageninhalt, z. B. bei gynäkologisch-geburtshilflichen Notoperationen (Sectio caesarea) infolge verstärktem Magensaftreflux bei Narkoseeinleitung und erhöhtem intraabdominellem Druck

Mittellappensyndrom
radiologischer Begriff für Atelektase oder Teilatelektase des Mittellappens bei einer Bronchialobstruktion von innen oder außen (z. B. Fremdkörperaspiration oder Bronchusadenom bzw. Stenosierung durch extrabronchial gelegene Lymphknoten)

Monaldi-Drainage
Drainage intrathorakaler Höhlenbildungen (Kaverne, Abszeß, Empyemhöhle) mit Spülmöglichkeit und der Zielsetzung, diese Höhlen zum Kollabieren zu bringen

Nebel
sichtbare kolloidale Verteilung von Flüssigkeitstropfen in Gasen (Durchmesser der Wassertröpfchen 1–4 µm)

Nebengeräusche
abnorme Auskultationsgeräusche über den Lungen durch atemstrombedingte Bewegungen von flüssigen oder zähen Massen bzw. infolge Durchmischung dieser Massen mit Luft

Nebengeräusche, feuchte
eher diskontinuierlich und kurz (dem Platzen von Wasserblasen vergleichbar, hervorgerufen durch dünnflüssigen Schleim, Ödemflüssigkeit, aber auch Eiter und Blut

weitere übliche Unterscheidungen: groß-, mittel-, kleinblasig, in Abhängigkeit von dem Vorkommen in großen oder kleinen Bronchien
klingend: ohrnah, bei Parenchyminfiltrationen, die die Thoraxwand erreichen
nichtklingend: ohrfern, über noch lufthaltigen Bezirken

Niesen
physiologischer Reflex auf chemische, mechanische oder thermische Reizung der Nasenschleimhaut in Form einer explosionsartigen Ausatmung der gesamten Atemluft nach vorheriger vertiefter Inspiration

Normoxie
normaler Sauerstoff-Partialdruck in allen Körperpartien, gemessen an den Sauerstoffdruckverhältnissen einer Normalperson auf Meereshöhe

Offene Tuberkulose
mit Erregerausscheidung einhergehende Tuberkulose (Erregernachweis mikroskopisch, kulturell oder im Tierversuch)

Die Ansteckungsgefahr ist um so größer, je größer die (mikroskopische) Erregerausscheidung ist (Beurteilung der Erregerzahl nach Gaffky). Ausschließlich kultureller Nachweis und/oder nur positiver Tierversuch lassen auf eine nur geringe Erregerausscheidung schließen, die seuchenhygienisch (unter der Voraussetzung einer repräsentativen Sputumprobe) unbedenklich ist.

Der Begriff „röntgenologisch offene Tuberkulose" sollte vermieden werden. Die „offene Tuberkulose" ist erst mit der kulturellen Bestätigung von Tbc-Erregern bewiesen

Orthopnoe
schwere Ruhedyspnoe, die in horizontaler Lage unerträglich ist und auch in aufrechter Körperhaltung persistiert

Osteoartropathia hypertrophica
irreguläre periostale Knochenneubildung, besonders an den Extremitätenphalangen, oft verbunden mit Bindegewebshyperplasie der Endphalangen von Händen und Füßen (Trommelschlegelfinger) bei verschiedenen kardiopulmonalen Erkrankungen (Rechts-Links-Shunt oder verstärkte Kurzschlußdurchblutung)

Pancoast-Tumor
apikaler Lungentumor. Schmerzsymptomatik mit Ausstrahlung in Schulter, Arm und Hand, oft verbunden mit einem Horner-Syndrom

periodische Atmung
mehr oder weniger regelmäßiger Wechsel zwischen Hyperventilation und Hypoventilations-Apnoe-Phasen, z. B. Cheyne-Stokes- und Biot-Atmung

Pickwickier-Syndrom
in Verbindung mit Adipositas auftretendes Krankheitsbild mit periodischer Atmung, Schlafsucht, Polyglobulie, pulmonaler Hypertonie und zunehmender Ateminsuffizienz. Nach Gewichtsreduktion in der Regel reversibel

Plattenatelektase
radiologische Diagnose von lamellenförmigen, nicht an Lappengrenzen gebundenen kollabierten Lungenarealen, die sich meist bei eingeschränkter Zwerchfellbeweglichkeit infolge verschiedener intrathorakaler oder intraabdominaler Erkrankungen im unteren Lungendrittel finden

Platypnoe
Dyspnoe, die überwiegend im Stehen bzw. durch Aufstehen auftritt und die sich im Liegen bessert

Polyglobulie
Erhöhung der Erythrozytenzahl im Blut durch Hypoxämie bzw. Gewebshypoxie mit erhöhtem Hämoglobin- und Hämatokritwert

Rauch
Luft mit aus Verbrennungsvorgängen stammenden festen oder flüssigen Schwebeteilchen

Reaktivierung
erneutes Auftreten der ursprünglichen Lungentuberkulose nach jahrelanger Inaktivität durch Risikofaktoren, die eine Reaktivierung begünstigen oder durch Keimselektion mit Resistenzentwicklung

Reinfektion
Neuinfektion nach biologischer Ausheilung der Erstinfektion

Resistenz
Fähigkeit eines Mikroorganismus, sich in (trotz) Gegenwart eines Chemotherapeutikums zu vermehren

respiratorische Insuffizienz
abnorm erniedrigter Sauerstoff-Partialdruck und abnorm erhöhter Kohlensäure-Partialdruck im arteriellen Blut und im Gewebe als Folge einer Atmungsstörung

Rippenbuckel
durch Torsion der Einzelwirbel bei Skoliose bedingte Asymmetrie des knöchernen Thorax (auf der Konvexseite der Skoliose bildet sich ein hinterer, auf der Konkavseite der Skoliose ein vorderer Rippenbuckel)

sekundäre Resistenz
Resistenz, die sich während einer Behandlung durch Selektion resistenter Erregermutanten entwickelt

Sputumkonversion
Sputumnegativierung nach vorausgegangenem Erregernachweis. Eine Sputumkonversion liegt dann vor (nach WHO), wenn drei Kulturen im Abstand von je drei Wochen negativ ausgefallen sind

Superinfektion
erneute Infektion durch Erreger, ohne biologische Ausheilung der vorausgegangenen Tuberkulose

Schlafapnoe-Syndrom
nächtlich auftretende Episoden von periodischer Atmung und Apnoe von mehr als 20 Sekunden Dauer, in der Regel verbunden mit Schlafstörungen und Schnarchen

Staub
in der Luft schwebefähige feste Teilchen

Stridor
in- und exspiratorische Atembehinderung durch Stenosierung der Trachea oder des Larynx mit typischen pfeifenden Atemgeräuschen

Tachypnoe
unter Ruhebedingungen erhöhte, nicht den Stoffwechselbedingungen angepaßte Atemfrequenz

Tietze-Syndrom
ätiologisch ungeklärte Erkrankung mit Schmerzen und Schwellung im Bereich eines oder mehrerer oberer Rippenknorpel, meist einseitig

Trommelschlegelfinger
deutliche Anschwellung der Fingerendglieder, meist zusammen mit einer Zyanose und einer Osteoarthropathia hypertrophica

Vanishing lung
rasch progredienter emphysematöser Umbau der Lunge im Sinne eines bullösen Lungenemphysems

Ventilationsstörung, obstruktive
erschwerte Lungenventilation bei Verlegung der Atemwege durch Schleim, Schleimhautschwellung, Bronchospasmus oder Stenosen

Ventilationsstörung, restriktive
erschwerte Lungenventilation bei diffus verminderter Lungendehnbarkeit oder Ummauerung der Lunge durch pleurale oder thorakale Erkrankungen

Volumen pulmonum auctum
reversibler oder irreversibler erhöhter Luftgehalt der Lunge

Zyanose
bläulich-livide Verfärbung von Haut und Schleimhäuten als Folge eines abnorm hohen Gehaltes an desoxygeniertem Hämoglobin in den subkutan oder submukös gelegenen Kapillaren

Autorenverzeichnis

Priv.-Doz. Dr. med. X. Baur
Abt. Pneumologie
Medizinische Klinik I der Universität
Klinikum Großhadern
Marchioninistraße 15
8000 München 70

Dr. med. W. Böhning
Karl-Hansen-Klinik für
Atemwegserkrankungen und Allergie
Antoniussstraße 19
4792 Bad Lippspringe

R. Bonnet, M.D.
Abt. Pneumologie
Krankenhaus Großhansdorf
Wöhrendamm 80
2070 Großhansdorf

Prof. Dr. med. H. Fabel
Abt. Pneumologie
Medizinische Hochschule Hannover
Oststadtkrankenhaus
Podbielskistraße 380
3000 Hannover 51

Prof. Dr. med. W. Hartmann
Ärztlicher Direktor der
Klinik für Lungenkrankheiten Holdheim
Apfelallee 30
2800 Bremen

Prof. Dr. med. P. Kleine
Chefarzt des Albert-Schweitzer-Krankenhauses
Sturmbäume 8–10
3410 Northeim

Dr. med. J. Krause
Abt. Pneumologie
Medizinische Hochschule Hannover
Oststadtkrankenhaus
Podbielskistraße 380
3000 Hannover 51

Prof. Dr. med. H. Magnussen
Abt. Pneumologie
Krankenhaus Großhansdorf
Wöhrendamm 80
2070 Großhansdorf

Prof. Dr. med. H. Morr
Direktor der Klinik für Lungen-
und Bronchialerkrankungen
Waldhof Elgershausen
6349 Greifenstein

Dr. med. H. Schwarting
Holtenauer Straße 114a
2300 Kiel 1

Prof. Dr. med. G. Siemon
Chefarzt des Krankenhauses Donaustauf
Fachklinik für Erkrankungen der Atmungsorgane
Ludwigstraße 68
8405 Donaustauf

Prof. Dr. med. H.-St. Stender
Pregelweg 5
3004 Isernhagen NB

Prof. Dr. med. G. W. Sybrecht
Abt. Pneumonologie
Medizinische Universitätsklinik und Poliklinik
Landeskrankenhaus Homburg
Oscar-Orth-Straße
6650 Homburg

Prof. Dr. med. R. Wettengel
Karl-Hansen-Klinik für
Atemwegserkrankungen und Allergie
Antoniusstraße 19
4792 Bad Lippspringe

Teil A Grundlagen

1 Funktionelle Anatomie und Pathophysiologie

Helmut Fabel

Inhalt

1   Einleitung

Die innere Oberfläche der Lunge von etwa $100 \, m^2$ kommuniziert je nach körperlicher Aktivität täglich mit 10000–30000 l Luft, um den Organismus mit dem notwendigen Sauerstoff zu versorgen und das Stoffwechselprodukt Kohlendioxid zu eliminieren. In Abhängigkeit von Rauchgewohnheiten, Lebensraum und Beruf nimmt der Mensch damit teilweise vermeidbar, teils unvermeidbar eine große Zahl von Stoffen auf, die gesundheitsschädlich sind und eine Vielzahl von Erkrankungen hervorrufen und verschlimmern können. Neben akuten Reizungen der oberen und unteren Luftwege bis hin zum akuten toxischen Lungenödem sind chronische Bronchitis, Emphysem, Bronchialtumoren und als Fernwirkung kardiovaskuläre Erkrankungen von immenser Bedeutung. Zusammengefaßt sind sie, verglichen mit anderen Erkrankungen, die häufigste Todesursache, verursachen am häufigsten eine Berentung, schränken die körperliche Belastbarkeit und insgesamt die Lebensqualität am häufigsten ein (Abb. 1–1).

Betrachtet man das inhalative Zigarettenrauchen, den Risikofaktor Nummer eins für die Entstehung von Bronchialkarzinom, chronischer Bronchitis und Emphysem gesondert, dann muß man sich mit folgenden Problemkreisen besonders auseinandersetzen:

– Das „Startalter" jugendlicher Zigarettenraucher verlagert sich zunehmend in Richtung Kindesalter (Abb. 1–2). Mit 16 Jahren haben sich bereits 50% der endgültigen Raucher in ihren Rauchgewohnheiten festgelegt! 20% der jugendlichen Raucher beginnen vor dem 14. Lebensjahr! Aufklärende Aktionen in den Schulen bzw. andere Maßnahmen zur Primärprophylaxe müssen somit *sehr* viel früher, nämlich zwischen dem 8. und 10. Lebensjahr einsetzen.

– Der Anteil von Rauchern ist in den bundesdeutschen Altersgruppen zwischen 25 und 45 Jahren am höchsten (ungefähr 50%). Bei den 15- bis 35jährigen gibt es keine Geschlechtsunterschiede (Abb. 1–3). Es ist deshalb in den nächsten Jahren mit einem weiteren

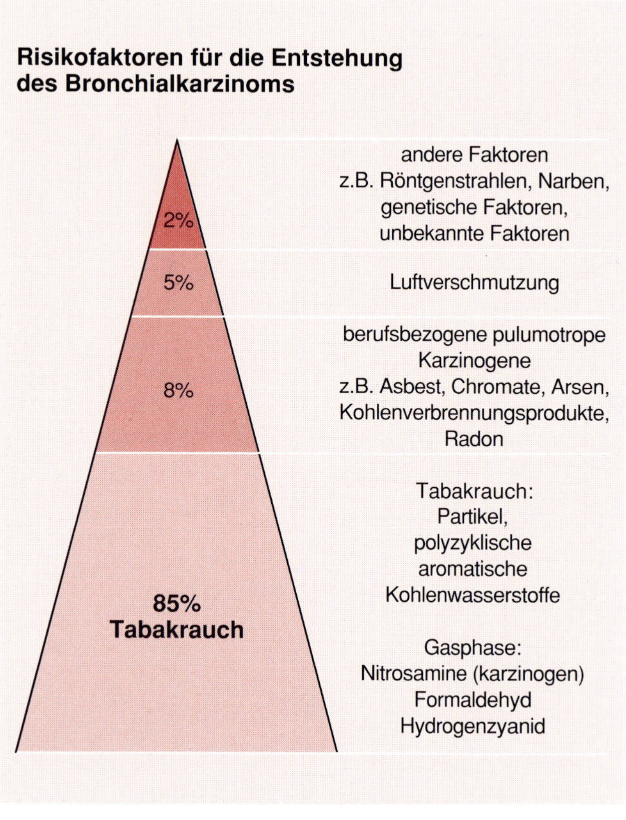

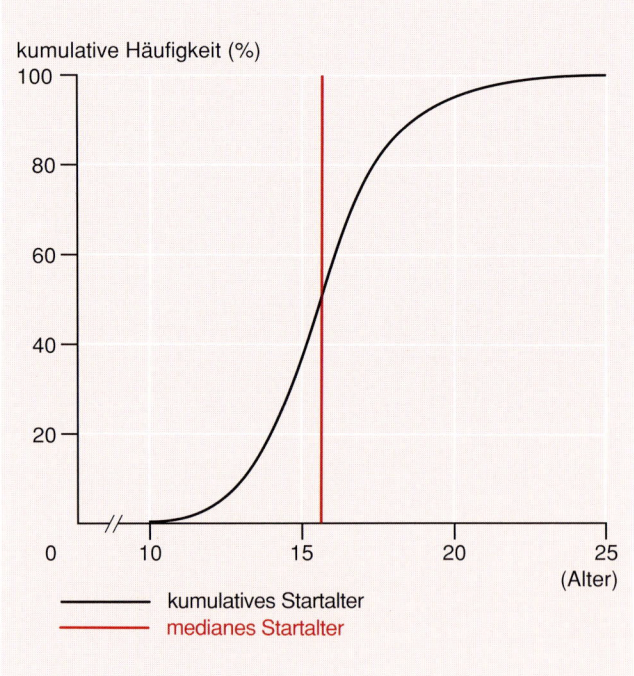

Risikofaktoren für die Entstehung des Bronchialkarzinoms

2% — andere Faktoren z.B. Röntgenstrahlen, Narben, genetische Faktoren, unbekannte Faktoren

5% — Luftverschmutzung

8% — berufsbezogene pulumotrope Karzinogene z.B. Asbest, Chromate, Arsen, Kohlenverbrennungsprodukte, Radon

85% Tabakrauch — Tabakrauch: Partikel, polyzyklische aromatische Kohlenwasserstoffe

Gasphase: Nitrosamine (karzinogen) Formaldehyd Hydrogenzyanid

Abb. 1–1   Risikofaktoren für die Entstehung des Bronchialkarzinoms, in der Regel im Rahmen einer chronischen Bronchitis (nach [2]).

kumulative Häufigkeit (%)

kumulatives Startalter
medianes Startalter

Abb. 1–2   Medianes und kumulatives Startalter des Rauchens. 20% der jugendlichen Raucher beginnen vor dem 14. Lebensjahr, 95% vor dem 20. Lebensjahr.

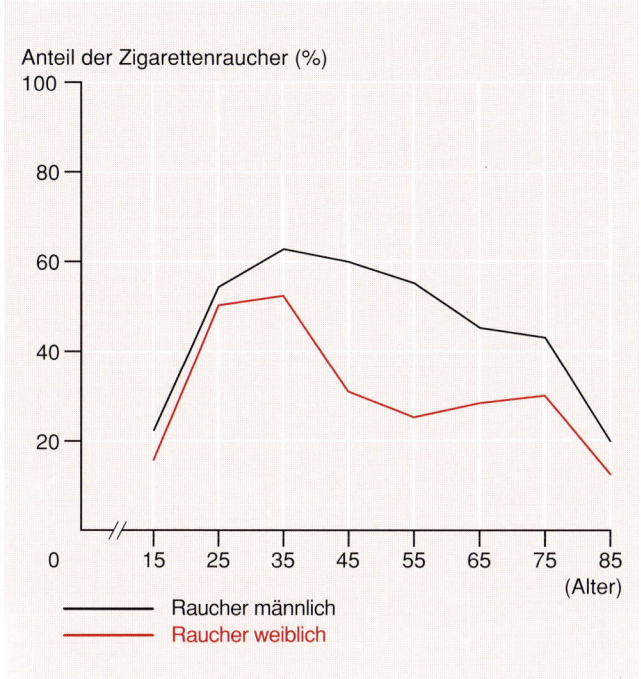

Abb. 1–3 Anteil der Zigarettenraucher in Abhängigkeit von Alter und Geschlecht.

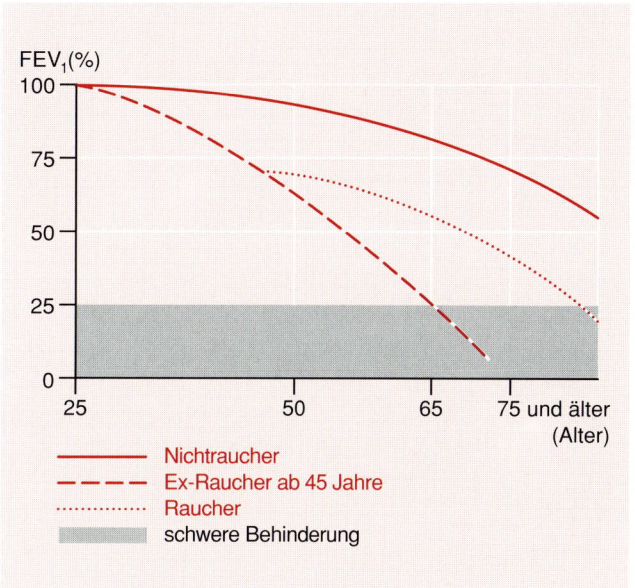

Abb. 1–5 Rauchen und Lungenfunktion. Abnahme des FEV₁ in Abhängigkeit von den Rauchgewohnheiten.

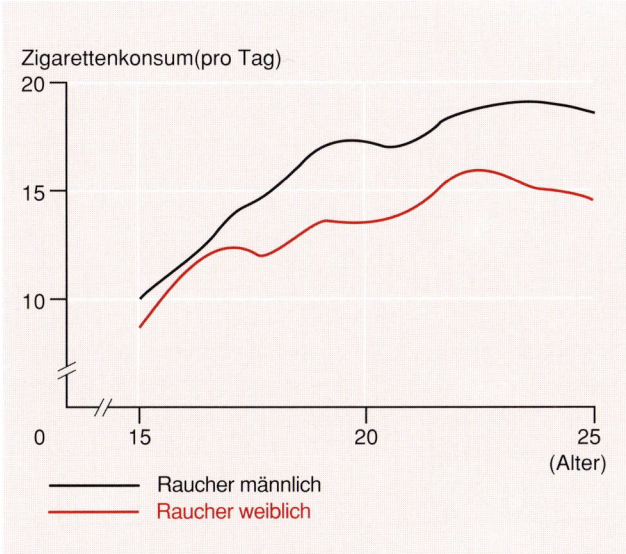

Abb. 1–4 Täglicher Zigarettenkonsum Jugendlicher in Abhängigkeit vom Alter.

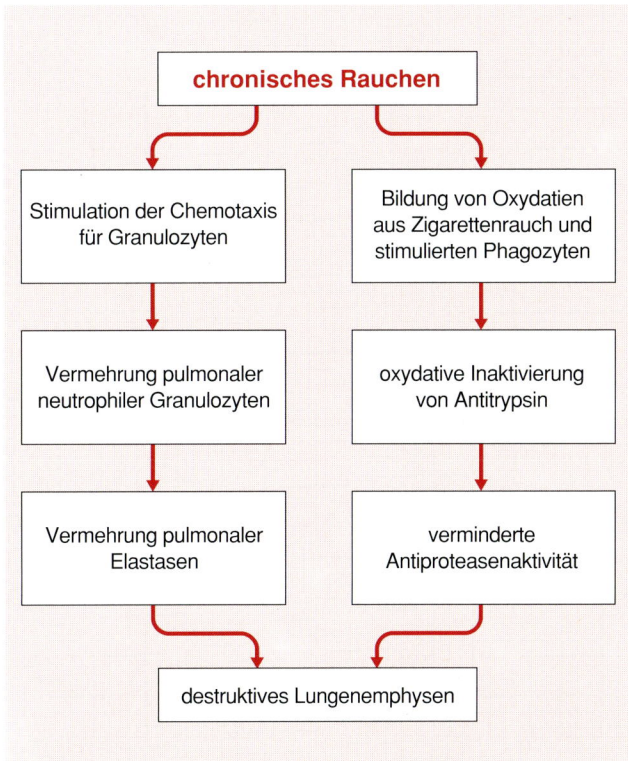

Abb. 1–6 Vorstellungen über die Emphysementstehung als Folge inhalativen Rauchens. (nach [1]).

dramatischen Anstieg von chronischen Bronchialerkrankungen Lungenemphysem und Bronchialkarzinom in der Bundesrepublick Deutschland zur rechnen, wobei sich die Geschlechtsunterschiede verwischen. Auch bei der Frau wird das Bronchialkarzinom wahrscheinlich die häufigste Tumorerkrankung werden, zumal in den jüngeren Altersgruppen auch der tägliche Zigarettenkonsum inzwischen keine Geschlechtsunterschiede mehr aufweist (Abb. 1–4).

– Junge Menschen, die vor dem 25. Lebensjahr zu rauchen beginnen und kontinuierlich weiterrauchen, werden mit 65 Jahren in der Regel eine schwere Einschränkung der Lungenfunktion erworben haben (falls sie nicht früher schon an einem Bronchialkarzinom verstorben sind). Ein Aufgeben der Rauchgewohnheiten nach 20jähriger Raucheranamnese bewirkt immerhin eine deutliche Verlangsamung der Lungenfunktionseinschränkung (Abb. 1–5).

– Die Entstehung eines Lungenemphysems wird durch die „Raucherbronchitis" bevorzugt gebahnt, indem über eine Stimulation der Chemotaxis von neutrophilen Granulozyten vermehrt pulmonale Elastasen gebildet und gleichzeitig über Oxydanzien aus dem Zigarettenrauch Antiproteasen inaktiviert werden (Abb. 1–6).

Neben den in der Partikelphase des Tabakrauchs enthaltenen polyzyklischen aromatischen Kohlenwasserstoffen, den in der Gasphase vorhandenen karzinogenen Nitrosaminen und den ziliotoxischen Substanzen wie Formaldehyd und Hydrogenzyanid sind es vor allem die von Kraftfahrzeugmotoren produzierten Stickoxide und Kohlenmonoxide und das aus fossilen Brennstoffen stammende Schwefeldioxid, die unsere Atemwege und Lunge belasten.

2 Abwehrmechanismen

Unglücklicherweise stören gerade diese Substanzen das subtile Abwehrsystem des Respirationstraktes, so daß mit zunehmender und andauernder Schadstoffexposition immer mehr Partikel und Gase ungehindert zu den sensiblen Strukturen des Lungenparenchyms vordringen können.

Die Nase ist Grobfilter, Luftbefeuchter und Thermoregulator zugleich. Ihr „Ausfall" infolge Schleimhautschwellung und in gewissem Umfang auch durch Schleimhautatrophie bzw. eine permanente Mundatmung bedingen eine Austrocknung, eine erhöhte Partikelbelastung und einen Wärmeverlust des Tracheobronchialbaumes mit nachfolgend gestörter mukoziliärer Clearance und Neigung zu Bronchospasmus, Dyskrinie und rezidivierenden Infektionen. Die intakte Nase verfügt wie Trachea und Bronchien über ein mukoziliäres Transportsystem. Durch den Niesreflex ist eine zusätzliche grobmechanische Reinigung gewährleistet.

Husten ist nicht unbedingt ein auf eine Krankheit hinweisendes Symptom. Bei extremer Staubbelastung mit Stimulation der Irritantrezeptoren ist Husten die normale und physiologische Reaktion eines intakten Abwehrsystems. Bei ständigem Husten ist also immer auch an eine übermäßige inhalative Schadstoffbelastung zu denken. Husten kann somit auch ein Warnsymptom für extreme Luftverschmutzung sein (s. a. Kap. 3).

2.1 Mukoziliäre Clearance

Ein intaktes mukoziliäres Transportsystem ist die wichtigste Voraussetzung für die Reinhaltung des zentralen Bronchialbaums (Abb. 1–7). Bei fortgesetztem inhalativen Rauchen, aber auch bei chronischer Bronchitis anderer Genese kommt es zu einer Verminderung der zilientragenden Zellen und zu einer fortschreitenden Destruktion der Zilien bei gleichzeitig vermehrter Mukusproduktion der unter dem Bronchialepithel gelegenen seromukösen Drüsen. Dieses Mißverhältnis von Schleimproduktion und Schleimabtransport führt zu verstärktem Hustenreiz.

Akut lähmen z. B. Nikotin und Formaldehyd die gerichtete Zilientätigkeit und tragen zur Schleimretention bei. Auch angeborene Störungen mit abnormer Zilienstruktur (Kartagener-Syndrom) führen zu einer chaotischen Zilientätigkeit, Schleimretention, chronischer Bronchitis und Bronchiektasie.

Nicht alle inhalierten Schadstoffe werden per Schleimtransport und Hustenstoß entfernt. Es existiert auch ein resorptiver bronchoalveolärer Transport über Blut und Lymphdrainage. So werden kleinere Staubpartikel auf dem Lymphweg abtransportiert und in Lymphspalten und den regionalen Lymphknoten abgelagert, was z. B. bei Kohlenstaubbelastung und bei chronisch inhalativem Rauchen zu Anthrakose der Lunge führt. Auch Flüssigkeiten mit geringerem osmotischen Druck als das Blutplasma (z. B. bei Süßwasser-

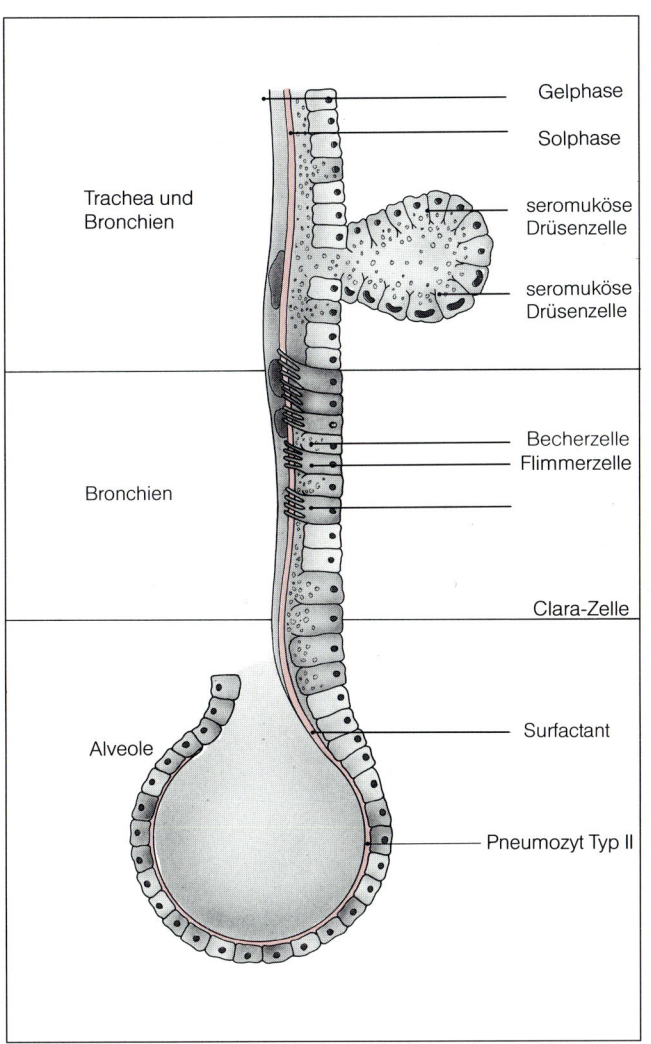

Abb. 1–7 Für die Reinhaltung des zentralen Bronchialbaums wichtige histologische Strukturen in Trachea und Bronchien, Bronchiolen und Alveolen (mukoziliäres Transportsystem).

aspiration) können in großen Mengen resorbiert werden.

2.2 Phagozytose

In den terminalen Bronchiolen und im Alveolarraum ergänzen aus Monozyten entstehende Makrophagen und Granulozyten die Kette des Abtransports von organischen und anorganischen Partikeln, wobei insbesondere inkorporierte Bakterien eliminiert werden. Zusätzliche zelluläre und humorale Immunreaktionen schützen die große vulnerable Oberfläche von Alveolen und Luftwegen. Daran sind insbesondere Lymphozyten und sezernierte Immunglobuline (sIgA, sIgM, sIgG) beteiligt. Sie sind für die Immunabwehr inhalierter Krankheitserreger von Bedeutung, spielen aber auch bei der asthmatischen Reaktion eine Rolle.

Schließlich besteht ein fein abgestimmtes *Sekretionssystem,* angefangen von dem für die Stabilität der Alveolen notwendigen Surfactant über das Sekret der Clara-Zellen bis hin zu den mukusbildenden Becherzellen und submukösen Drüsen der größeren Bronchien (Abb. 1–7).

Eine weitere, bislang unterbewertete und in allen Details noch unzureichend bekannte Reinigungsfunktion des Lungenkapillarfilters ist der Abbau von Mikrothromben und die Elimination von Substanzen wie Serotonin, Prostaglandinen sowie die Angiotensin-Konversion. Störungen dieser metabolischen und endokrinen Funktionen haben erhebliche Rückwirkungen auf die Lungenzirkulation selbst und auf den gesamten Organismus (s. paraneoplastische Syndrome).

Anatomische Strukturen und deren Topographie sowie ihre Projektionen auf den äußeren Brustkorb zeigen sich dem Arzt überwiegend als röntgenmorphologische Veränderungen. Ihre Darstellung wird hier bewußt vernachlässigt und ausführlich im Beitrag Radiologische Diagnostik besprochen.

Die wichtigsten pathophysiologischen Parameter zum Verständnis der gestörten Funktion von Ventilation, Gasaustausch und Perfusion sind bei der Lungenfunktionsdiagnostik abgehandelt (s. Kap. 9).

Literatur

1. Bridges, R. B., R. J. Wyatt., S. R. Rehm.: Effect of smoking on peripheral blood leucocytes and serum proteases. Eur. J. resp. Dis. 66 Suppl. 139 (1985) 24.

2. Zeller, W. J., D. Schmähl: Ätiologie des Bronchialkarzinoms. In: H. Matthys (Hrsg.): Luftverunreinigung und Atemwegserkrankungen. PMI, Frankfurt a. M. 1985.

2 Anamnese und Diagnostik

Helmut Fabel

Inhalt

1   Anamnese

1.1 Familien- und Kindheitsanamnese

Eine gezielte Anamnese ist bei einer Vielzahl von bronchopulmonalen Erkrankungen der entscheidende Schlüssel zur Diagnosefindung. Schon die Familienanamnese kann aufschlußreich sein, insbesondere wenn der Verdacht auf das Vorliegen einer allergischen Erkrankung besteht. Bei Blutsverwandten von allergischen Asthmatikern finden sich ungleich häufiger allergische Erkrankungen wie Asthma, allergische Rhinitis oder Neurodermitis (ca. 80%) als bei Verwandten von Nichtallergikern (ca. 20%). Die Kombination von Familienanamnese und Kindheitsanamnese kann auch wichtige Hinweise auf das Vorliegen hereditärer Erkrankungen wie Mukoviszidose und Alpha$_1$-Antitrypsin-Mangel geben. In diesem Zusammenhang sei daran erinnert, daß insbesondere infolge einer konsequenten Antibiotikatherapie Mukoviszidose-Kinder, die früher kaum eine Chance hatten, das Erwachsenenalter zu erreichen, eine sehr viel bessere Prognose aufweisen und daß diese Erkrankungen gelegentlich erst bei Jugendlichen und jungen Erwachsenen diagnostiziert werden.

Immer wenn sich gehäuft Infekte der Luftwege wie ein roter Faden durch die Kindheitsanamnese eines Patienten ziehen, ist auch ein angeborenes Antikörpermangelsyndrom auszuschließen. Schließlich gibt es eine ganze Reihe von Kinderkrankheiten wie Pertussis und Masern, aber auch Bronchopneumonien anderer Genese, die eine deformierende Bronchitis oder Bronchiektasenbildungen hinterlassen und erst im Erwachsenenalter einen erheblichen Krankheitswert erreichen. Bei einem zufällig diagnostizierten Situs inversus muß man im Zusammenhang mit Erkrankungen der Bronchien und der Nasennebenhöhlen an ein sogenanntes Kartagener-Syndrom denken, dessen Ursache eine Fehlbildung der Zilien des Flimmerepithels im Respirationstrakt ist (neues Synonym: Immotile-Cilia-Syndrom). Es führt besonders häufig zu Bronchiektasen. Am Rande sei erwähnt, daß diese wahrscheinlich autosomalrezessiv vererbte Störung auch zu einer Störung der Spermienbeweglichkeit und zu Infertilität bei Männern führt.

1.2 Anamnese von Risikofaktoren

Eine wichtige Frage gilt den Gewohnheiten eines bronchopulmonal Erkrankten. Neben der alles überragenden Bedeutung des inhalativen Rauchens ist auch nach den Trinkgewohnheiten (Gefahr der Aspirationspneumonie) zu fragen und daran zu denken, daß chronische Alkoholiker sehr viel häufiger schwere Pneumonien erleiden und daß bei ihnen der Verlauf bronchopulmonaler Erkrankungen viel schwerer ist. Eine erhebliche Häufung sekundärer Pneumonien findet sich auch bei Diabetikern, bei Patienten unter einer Steroidtherapie sowie bei Patienten mit Tumorerkrankungen (mit und ohne zytostatische Therapie).

Die Frage nach den Sexualgewohnheiten darf heute nicht fehlen, wenn man bedenkt, daß die erworbene Immunschwäche (AIDS) erheblich zunimmt und daß die Mehrzahl dieser Patienten an atypischen Pneumonien, überwiegend verursacht durch Pneumocystis carinii, Pilze und gramnegative Erreger, sterben. Bei rezidivierenden und schwer behandelbaren bronchopulmonalen Infektionen wird bei entsprechender Anamnese die Bestimmung des HIV-Virus-Titers bald zur Routinediagnostik gehören.

Auch die Frage nach Hobbys gehört zum Bestandteil der Anamnese. Viele Hobbyhandwerker haben Kontakt mit toxischen Gasen und Dämpfen. Das Halten von Ziervögeln und Züchten von Tauben muß nicht nur wegen der Möglichkeit eines Asthma bronchiale, sondern auch wegen der Möglichkeit einer exogen-allergischen Alveolitis erfragt werden.

Um entsprechende Berufserkrankungen rechtzeitig zu erkennen bzw. prophylaktisch am Arbeitsplatz tätig werden zu können, muß eine ausführliche Berufsanamnese erhoben werden. Die Frage nach einer möglichen Asbestexposition soll hier nur stellvertretend erwähnt werden.

2 Diagnostik

2.1 Inspektion

Die Bedeutung von Körperbau und Konstitutionstyp für die Entstehung von Atemwegserkrankungen wird eher überschätzt. Selbst eine extreme Adipositas mit Zwerchfellhochstand bewirkt in der Regel nur eine geringfügige Einschränkung der Lungenfunktion. Allerdings ist bekannt, daß deutlich Übergewichtige insbesondere in den basalen Lungenabschnitten ausgeprägtere Störungen des Ventilations-Perfusions-Verhältnisses aufweisen und auch zu basalen Lungenatelektasen neigen. Diese Störungen führen zu einem geringfügigen Abfall des arteriellen Sauerstoffdrucks. Im Zusammenhang mit extremer Adipositas ist allerdings das sogenannte Pickwickier-Syndrom mit periodischer Atmung, extremer Zyanose und Polyglobulie sowie Ateminsuffizienz und Cor pulmonale zu erwähnen.

Bei vorbestehender Atemwegsobstruktion können wir weiterhin zwischen dem übergewichtigen bronchitischen und verstärkt zu Zyanose und CO_2-Retention neigenden „blue bloater" und dem asthenischen, überwiegend zu Emphysem neigenden, nur wenig hypoxämischen „pink puffer" oder „fighter" unterscheiden. Schließlich ist zu erwähnen, daß insbesondere extrem schlanke und aufgeschlossene junge Männer verstärkt zu „idiopathischem" Spontan-Pneumothorax neigen.

Wichtiger ist die Beurteilung der Deformitäten von Thorax und Wirbelsäule. Nur die wenigsten dieser Veränderungen führen zu einer erheblichen Beeinträchtigung der Lungenfunktion. Die Trichterbrust verursacht in der Regel keinerlei nennenswerte Einschränkung der kardiopulmonalen Funktion. Eine Operationsindikation ergibt sich aus diesem Grund nahezu nie, allenfalls aus kosmetischen Gründen. Auch der Morbus Bechterew mit seiner ankylosierenden Spondylarthritis im Thoraxbereich bedingt eher selten eine schwerwiegende Lungenfunktionsstörung, es sei denn, er geht mit Lungenparenchymveränderungen (apikale Lungenfibrose) einher. Von Bedeutung sind allerdings die später noch ausführlich beschriebenen Kyphoskoliosen im Thoraxbereich, die bei extremer Ausbildung gehäuft zu Cor pulmonale und Ateminsuffizienz führen.

Wichtig ist auch die Tatsache, daß viele kardiopulmonale Erkrankungen sekundär Thoraxveränderungen nach sich ziehen. So können angeborene Herzvitien eine ventrale und laterale, einseitige Vorwölbung der

Thoraxwand (Voussure) bedingen. Ausgedehnte spezifische Verschwielungen, aber auch die Thoraxwand erfassende Tumoren mit langsamem Wachstum (z. B. Pleuramesotheliom) können eine erhebliche Asymmetrie des Thorax bedingen. Der faßförmige Thorax bei längerbestehenden Lungenemphysem ist ein uns allen geläufiges Bild.

Schließlich sind bei einer Inspektion der Thoraxorgane auch die Weichteile zu beachten. Neben dem Aufsuchen regionaler Lymphknoten ist auf abnorme Venen-

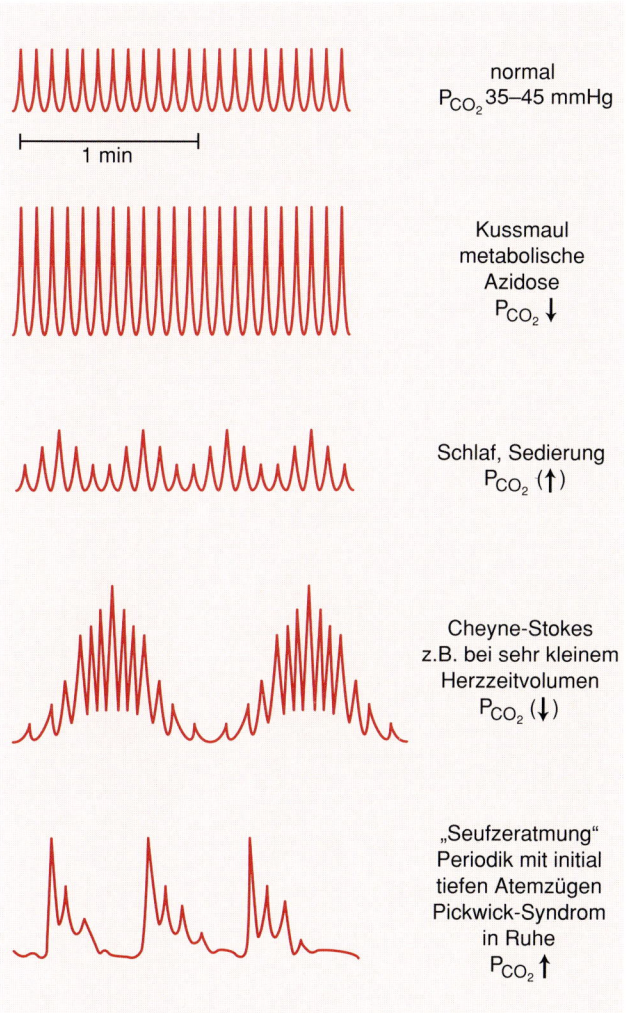

Abb. 2–1 Spirogramme von sichtbaren Ventilationsstörungen mit Änderungen der Atemtiefe und -frequenz. Bei den ersten drei Ventilationsstörungen sind Atemzentrum und Regelkreis normal. Bei der Cheyne-Stokes-Atmung und der „Seufzeratmung" sind Atemzentrum und/oder Regelkreis geschädigt.

zeichnungen, z. B. bei oberer Einflußstauung oder auch im Rahmen eines Umgehungskreislaufs bei Leberzirrhose, zu achten.

Ruheatmung

Der Beobachtung der Ruheatmung wird viel zu wenig Bedeutung geschenkt. In vielen angelsächsischen Ländern ist es üblich, neben Temperatur und Pulsfrequenz auch die Atemfrequenz auf den Tageskurven stationärer Patienten zu dokumentieren. So zeichnen sich schwerwiegende Lungenfibrosen durch eine hochfrequente kleinvolumige und sehr regelmäßige Atmung aus. Eine ausgesprochene periodische Atmung kann Hinweis für Erkrankungen des Zentralnervensystems, aber auch Zeichen einer schweren Herzinsuffizienz mit eingeschränktem Herzzeitvolumen und verlangsamter Kreislaufzeit sein (Abb. 2–1). Patienten mit hochgradiger Atemwegsobstruktion bevorzugen eine Exspiration durch geschlossene Lippen (pursed lips breathing), wodurch die Atemmechanik verbessert wird. Ihr Exspirium ist in der Regel gegenüber dem Inspirium deutlich verlängert. Patienten mit Hyperventilationssyndrom

zeichnen sich meist durch ein sehr unregelmäßiges Ruheatemmuster aus.

Eine bevorzugt nachts sehr ausgeprägte periodische Atmung mit langen Atempausen (Schlafapnoe-Syndrom) findet zunehmendes Interesse nicht nur der Pneumologen. Alkoholismus und Drogenabusus verstärken diese nächtlichen Atemregulationsstörungen; als Folge davon kann es wegen der in den Apnoephasen entstehenden ausgeprägten Hypoxämie zu schwerwiegenden, ja tödlichen Herzrhythmusstörungen kommen.

2.2 Palpation

Zu einer gründlichen Untersuchung der Thoraxorgane gehört die Prüfung von Klopf-, Druck- oder Stauchungsschmerz der thorakalen Wirbelsäule und der Rippen, wobei neben traumatischen Thoraxwandveränderungen in erster Linie spontane oder pathologische Rippenfrakturen, metastatische oder entzündliche Wirbelkörperveränderungen und andere entzündliche

Tabelle 2–1 Typische Auskultations- und Perkussionsbefunde.

	Thorax-inspektion	Perkussion	Stimmfremitus Bronchophonie	Atemgeräusch	Nebengeräusche
Normalbefund	unauffällig	sonor	normal	vesikulär	keine
Bronchitis (ohne Obstruktion)	unauffällig	sonor	normal	vesikulär	trocken, grob-mittelblasig eher inspiratorisch
Asthma (Obstruktion)	symmetrisch überbläht (Faßthorax)	hypersonor Zwerchfell tief wenig verschieblich	vermindert	abgeschwächt Exspiration verlängert	Brummen, Giemen Pfeifen betont exspiratorisch
Infiltrat (Pneumonie)	unauffällig	umschriebene Dämpfung	verstärkt	umschrieben Bronchialatmen	feucht, klingend überwiegend inspiratorisch
Erguß	Asymmetrie (besonders exspiratorisch)	Dämpfung (lageabhängig)	fehlt	abgeschwächt bis fehlend	keine
Pleuraschwarte	Asymmetrie	Dämpfung (lageunabhängig)	vermindert	abgeschwächt bis fehlend	keine
Fibrose	symmetrisch evtl. inspiratorische Einziehungen	weniger sonor Zwerchfell hoch wenig verschieblich	normal bis verstärkt (symmetrisch)	verschärft	meist feinblasig klingend endinspiratorisch (Sklerophonie)
Pneumothorax	Asymmetrie (besonders bei Spannungspneumothorax)	hypersonor evtl. Mediastinal-verlagerung	fehlt	fehlt	keine

Brustwanderkrankungen (z. B. Tietze-Syndrom, Mondor-Syndrom) erfaßt oder vermutet werden können.

Bei der Untersuchung der Mammae und Mamillen muß beachtet werden, daß neben Tumoren der Mamma einseitige und doppelseitige Vergrößerungen des Brustdrüsenkörpers beim Mann in der Pubertät auftreten können und daß iatrogen schmerzhafte ein- und doppelseitige Brustdrüsenschwellungen nach der Therapie mit Aldosteron-Antagonisten und nach Digitalisgabe auftreten können.

Lymphknotenvergrößerungen in der Axilla finden sich selten bei bronchopulmonalen Erkrankungen. Sie sprechen eher für Infektionen der oberen Extremitäten oder der Brustwand bzw. für ein regional metastasierendes Mammakarzinom oder generalisierte Lymphknotenerkrankungen. Supraklavikulär tastbare Lymphknoten finden sich insbesondere bei Bronchialkarzinomen und beim Magenkarzinom. Eine nicht mittelständige Trachea kann für eine einseitige substernale Struma, für Verlagerungen der Trachea durch andere retrosternale Tumoren bzw. für eine Mediastinalverlagerung anderer Genese sprechen, wobei ein Pneumothorax oder ein ausgedehnter Pleuraerguß eine Verlagerung der Trachea zur gesunden Seite, eine Lungenatelektase bzw. ausgedehnte Verschwielung eine Verlagerung der Trachea zur kranken Seite hin bewirkt.

2.3 Perkussion und Auskultation

Typische Perkussions- und Auskultationsbefunde sind in Tabelle 2–1 zusammengefaßt. Auf die einzelnen Phänomene wird bei der Besprechung spezieller Krankheitsbilder bzw. bei der Besprechung der Leitsymptome näher eingegangen.

Häufige Beschwerden und Symptome

3 Husten, Auswurf

Helmut Fabel

Inhalt

1   Definition

Husten ist ein sinnvoller Mechanismus und die physiologische Antwort auf eine meist mechanische Irritation der Schleimhäute des Atemtraktes. Husten ist auch der Versuch, inhalierte Schadstoffe rasch wieder zu expektorieren. Nach unwillkürlicher oder willkürlicher Inspiration wird durch Glottisschluß und Anspannung der Atemmuskulatur der nötige intrabronchiale Druck aufgebaut, um in einer explosionsartigen Exspiration Schleim und Fremdkörper von der Bronchial- und Trachealwand abzulösen. Dabei entstehen in einigen Bronchialabschnitten Flußgeschwindigkeiten nahe der Schallgeschwindigkeit!

2   Hustenmechanismus

Gesteigerter Hustenreiz ist im wesentlichen die Folge unterschiedlicher Mechanismen:
- Bei normalem Bronchialsystem besteht ein endobronchialer Anlaß zu verstärkter Irritation der Hustenrezeptoren (z. B. vermehrter Schleim, Fremdkörper, toxische Gase).
- Bei Tumoren, Lungenfibrose, Lungenstauung z. B. besteht primär eine lokale oder generalisierte Läsion der Bronchialschleimhaut, die sozusagen intramural die Hustenrezeptoren stimuliert.
- Infolge allergischer oder nichtallergischer Mechanismen (Kälte, Anstrengung) besteht ein hyperreagibles Bronchialsystem, das über eine Mediatorfreisetzung zu einer Stimulation der Hustenrezeptoren führt.

Husten ist unproduktiv, wenn
- kein Sekret vorhanden ist,
- zähes Sekret nicht abgehustet werden kann,
- ein erheblicher exspiratorischer Bronchialkollaps (z. B. bei Emphysem) das Abhusten verhindert,
- mangelnder Glottisschluß den Hustenstoß unmöglich macht (Rekurrensparese, Tracheostoma)

Ergänzend ist anzumerken, daß fehlende Produktivität des Hustens auch dadurch vorgetäuscht werden kann, daß viele Menschen, bevorzugt Kinder und Frauen, vorhandenes Sputum nicht expektorieren, sondern verschlucken.

3   Ätiologie

Es gibt sehr unterschiedliche mechanische, entzündliche, chemische oder thermische Reize, die zum Symptom Husten führen können. Als mechanische Reize gelten nicht nur endobronchiale Fremdkörper, sondern auch Zug und Druck, narbige Verziehungen bei Tuberkulose und Lungenfibrose, Kompression der Bronchien durch extrabronchiale Strukturen, wie vergrößerte Lymphknoten, Tumoren, Aortenaneurysmen und Strumen. Dem Hustenreiz bei mikrobieller und allergischer Entzündung und der Stauungsbronchitis ist das Ödem der Bronchialschleimhaut als Auslöser gemeinsam. Chemische Reize sind vor allem in der Inhalation von Zigarettenrauch und der Inhalation industrieller bzw. umweltbedingter Gase und Dämpfe zu sehen (z. B. Ozon, Nitrosegase und SO_2). Thermische Reize wie Kaltluft spielen in der Regel nur in Kombination mit einem hyperreagiblen Bronchialsystem eine Rolle.

4 Diagnosestellung und Differentialdiagnose

Unser diagnostisches Vorgehen bei einem anamnestisch nicht eindeutig einzuordnenden Husten muß darauf ausgerichtet sein, schwerwiegende therapiebedürftige Erkrankungen auszuschließen oder zu erkennen. Dabei geht es vorrangig um die Erkennung eines okkulten zentralen Tumors, eines Fremdkörpers (Kinder), einer schwerwiegenden Lungeninfiltration (einschließlich Lungentuberkulose) und einer Bronchiektasie (Tab. 3–1). Die wichtigsten Fragen in diesem Zusammenhang sind:

- Handelt es sich um einen akuten oder chronischen Husten?
- Ist der Husten trocken oder produktiv (und purulent)?
- Bestehen Blutbeimengungen?
- Besteht eine chronische kardiopulmonale Grunderkrankung?
- Hat sich bei vorhandenem chronischem Husten (Raucher!) der Hustencharakter geändert?

Aus dieser Aufstellung wird ersichtlich, daß zunächst eine ausführliche Anamnese unumgänglich ist (Tab. 3–2 und 3–3). Das Erfragen und Erkennen zusätzlicher Beschwerden und Symptome trägt erheblich zur Diagnosesicherung bei. Akute Hustenepisoden verbunden mit Fieber und Heiserkeit weisen in der Regel auf einen

Tabelle 3–1 Differentialdiagnose bei Husten (akute oder chronische Bronchitis vorher schon ausgeschlossen).

Röntgenuntersuchung zum Ausschluß von

- Tumor
- Tuberkulose
- Pneumonie
- Abszeß
- Linksherzversagen
- Lungenfibrose
- Pneumothorax

Bronchoskopie/Bronchographie zum Ausschluß von

- Karzinom
- Adenom
- Fremdkörper
- Bronchiektasen
- Stimmbandlähmung

Lungenfunktionstest einschließlich Provokation mit Cholinergika zum Ausschluß von

- Asthma bronchiale
- hyperreagiblem Bronchialsystem
- Lungenfibrose

weitergehende Untersuchungen

- Zytologie (Tumornachweis)
- Bakteriologie: Gramfärbung
- Ziehl-Neelsen-Färbung (Pneumonie, Tuberkulose)
- Ventilations-Perfusions-Scan
- Phlebogramm (Lungenembolie)

Tabelle 3–2 Typische Husten- und Auswurfsymptomtik bei Lungen- und Bronchialerkrankungen.

Symptomatik	Erkrankungen
initial trocken, quälend, bellend-blechern; oft mit Heiserkeit verbunden	akute Tracheobronchitis, Laryngitis
meist wenig produktiv, bevorzugt morgens; bei obstruktiver Bronchitis exspiratorisches Giemen	chronische Bronchitis (ohne Bronchiektasie)
bevorzugt morgens und bei Lagewechsel, produktiv; große Mengen, putride, gelegentlich Hämoptysen	Bronchiektasie, Lungenabszeß
nicht typisch, eher trocken, gelegentlich mit Hämoptysen	Tuberkulose
nicht tpyisch, eher trocken, gelegentlich Hämoptysen; bei Alveolarzellkarzinom oft reichlich apfelgeleeartiges Sputum (*Beachte:* Wechsel von Husten und Auswurf in Qualität und Quantität bei vorbestehender Bronchitis)	Bronchialkarzinom (zentral sitzend)
anfallsartig trocken bis produktiv; Auswurf zäh, schaumig oder gelatinös (*Beachte:* Bei hohem Gehalt an eosinophilen Granulozyten gelbliches Sputum möglich, DD: Infekt)	Asthma bronchiale
bei Belastung und nachts ("kann nicht schlafen"); eher trocken; ausgeprägte Zyanose; Sputum bei Lungenödem schaumig	Asthma cardiale (akute Lungenstauung, chronische Lungenstauung z.B. bei Mitralvitium)
plötzlicher Beginn bei bislang leerer Anamnese, trocken, später Hämoptysen möglich; einseitiger Auskultationsbefund	Fremdkörperaspiration
oft initial trockener Reizhusten; einseitiger Thoraxschmerz	Pneumothorax, Lungenembolie

Tabelle 3–3 Husten und Auswurf. Zeitliches Auftreten, Quantität und Qualität bei bestimmten Erkrankungen.

zeitliches Auftreten	
morgens	Raucher
	Bronchiektasie
nachts	Asthma cardiale
	Asthma bronchiale
	Magensaftaspiration
bei Lagewechsel	Lungenabszeß
	Bronchiektasie
	Fremdkörperaspiration
bei Belastung	kardiale Erkrankung
	Asthma bronchiale
	Lungenfibrose
beim Essen	Schlucklähmung
	Aspiration
	bronchoösophageale Fistel
	Ösophagusdivertikel
Quantität	
trockener Husten	Lungenfibrose
	Bronchialkarzinom
produktiv/reichlicher Husten	Bronchiektasie
	Lungenabszeß
	Pneumonie
	Alveolarzellkarzinom
Qualität	
purulenter Auswurf	bakterielle Bronchitis
	Bronchiektasie
	Lungenabszeß
weißlicher Auswurf	Asthma bronchiale (zäh)
	Lungenödem (flüssig)

akuten viralen Infekt der oberen Luftwege hin, jedoch muß auch eine Bronchopneumonie ausgeschlossen werden (Auskultation, Röntgen-Thorax). Bei vorbestehender chronischer Bronchitis (Raucher) und persistierender Heiserkeit muß auch an ein Bronchialkarzinom mit Rekurrensparese (Kehlkopfspiegelung) gedacht werden. Der Ausschluß einer linkskardialen Erkrankung mit Lungenstauung (Stauungsbronchitis) ist immer dann notwendig, wenn neben Belastungsdyspnoe anamnestisch auch eine nächtliche Dyspnoe angegeben wird. Zusätzliche Angaben, wie z. B. das Unvermögen, mit flachem Kopfteil zu schlafen, und eine neu aufgetretene Nykturie, beweisen nahezu die kardiale Genese von Husten und Dyspnoe.

5 Sicherung der Diagnose

5.1 Auskultation

Der Auskultationsbefund hat einen hohen Stellenwert.
– Ein inspiratorischer Stridor spricht für eine Erkrankung des Kehlkopfs oder eine Trachealeinengung durch extrabronchiale Massen (Struma, Lymphknoten, Tumor) oder einen endobronchialen Tumor (z. B. Adenom); bei einseitiger Ausprägung für Tumor oder Fremdkörper.
– Inspiratorische grob- und mittelblasige Rasselgeräusche finden sich bei allen entzündlichen bronchopulmonalen Erkrankungen mit reichlich Schleim in den großen Luftwegen, aber auch beim Lungenödem.
– Eher feinblasige inspiratorische Rasselgeräusche finden sich sowohl beim interstitiellen Ödem, bei Lungenfibrosen (symmetrisch) als auch bei der Pneumonie (asymmetrisch).

– Das ohrnahe, oft sehr laute Knisterrasseln bei Lungenfibrosen und bei der allergischen Alveolitis wird häufig als Befund einer bakteriellen Pneumonie fehlgedeutet.
– Exspiratorische Nebengeräusche wie Giemen, Brummen und Pfeifen weisen auf eine Bronchialobstruktion hin und sprechen für Husten im Rahmen einer obstruktiven Bronchitis oder eines Asthma bronchiale, können aber auch bei einer Lungenstauung (z. B. Mitralstenose) vorkommen

5.2 Lungenfunktionsprüfung

Mit Hilfe der Lungenfunktionsprüfung wird das Ausmaß einer solchen Bronchialobstruktion erfaßt. Gleichzeitig kann getestet werden, ob ein Bronchospasmus vorliegt, d. h., ob die Obstruktion pharmakologisch zu beeinflussen ist (Broncholyse-Test). Erneut ist darauf hinzuweisen, daß anfallsartiger Husten, besonders anfallsartiger Husten in den frühen Morgenstunden, Ausdruck eines hyperreagiblen Bronchialsystems sein kann und daß eine Neigung zu Bronchospasmen erst im Provokationstest mit Cholinergika sichtbar werden kann (s. Kap. 9).

Grundsätzlich ist eine Lungenfunktionsprüfung bei Verdacht auf Vorliegen einer Lungenfibrose indiziert. Obligatorisch sind in diesem Fall eine Erniedrigung der Vitalkapazität und Totalkapazität sowie der Lungendehnbarkeit (Compliance).

5.3 Röntgenuntersuchung und Bronchoskopie

Es versteht sich von selbst, daß bei nicht geklärtem Husten zunächst eine Röntgen-Thorax-Aufnahme in zwei Ebenen angefertigt werden muß. Bei unauffälligem Befund muß vor allem zum Ausschluß eines Tumors oder einer Fremdkörperaspiration eine Fiberglasbronchoskopie durchgeführt werden, die der herkömmlichen Bronchoskopie mit einem starren Bronchoskop wegen der erheblichen verbesserten Einsicht in periphere Bronchien überlegen ist. Wichtig ist, daß Bronchiektasen bei der herkömmlichen Röntgenuntersuchung oft nicht erkennbar sind und daß im Zusammenhang mit einem einseitigen Auskultationsbefund und einem einseitigen Bronchoskopiebefund mit purulentem endobronchialem Sekret unbedingt eine Bronchographie zum Nachweis und zur Ausdehnung von Bronchiektasen erfolgen muß, weil sich daraus eventuell Konsequenzen für eine Operation ergeben (s. Kap. 16).

Im Zusammenhang mit der Bronchoskopie werden unter Umständen weitere Untersuchungen wie eine zytologische und bakteriologische Untersuchung des Bronchialsekrets sowie eine Schleimhautbiopsie und eine Gewebsentnahme aus dem Lungenparenchym (Tab. 3–1) notwendig.

6   Komplikationen

Die wichtigsten Komplikationen hartnäckiger Hustenattacken sind Hustensynkopen, Pneumothorax, Rippenfrakturen und (Hämoptoe).

6.1 Hustensynkopen

Als Hustensynkope bezeichnet man eine wenige Sekunden anhaltende Bewußtlosigkeit im Gefolge einer schweren Hustenattacke. Sie ist eine seltene Komplikation und tritt am ehesten bei älteren Menschen mit chronischer Bronchitis auf. Aber auch bei Kindern mit Pertussis können ähnliche Zustände mit Zyanose und kurzfristiger Apnoe auftreten. Der Hustensynkope liegt ein kurzdauernder Abfall des Herzzeitvolumens (Zirkulationsstopp) infolge verminderten venösen Rückflusses bei hustenbedingtem erhöhtem intrathorakalem Druck zugrunde.

6.2 Pneumothorax

Ein Pneumothorax bei starkem Husten ist in der Regel die Folge einer rupturierten subpleural gelegenen Emphysemblase. Locus minoris resistentiae ist wie beim idiopathischen Pneumothorax die Lungenspitze. Entsprechend findet sich ein Pneumothorax häufiger bei bronchopulmonalen Erkrankungen, die per se zu einer Lungenüberblähung führen (Emphysem, obstruktive Bronchitis, Asthma bronchiale), aber auch bei subpleuralen einschmelzenden Parenchymveränderungen (abszedierende Pneumonie, Lungeninfarkt, peripherer Tumor).

6.3 Rippenfrakturen

Hustenfrakturen der Rippen können im Rahmen einer akuten Tracheobronchitis auch beim bislang völlig gesunden jungen Patienten auftreten. Meist kann erfragt werden, daß eine Hustenattacke während einer atypischen Körperhaltung aufgetreten und von einem plötzlichen thorakalen Schmerz beantwortet worden ist. Bevorzugt werden die unteren dorsobasalen Rippen betroffen. Oft wird auch ein akuter ventraler Schmerz an der Knorpel-Knochengrenze angegeben (Veränderungen in diesem Bereich entziehen sich der radiologischen Diagnostik)! Bei Patienten mit einer Langzeit-Steroidtherapie und Osteoporose kommt es öfter zu Hustenfrakturen. Immer muß aber auch an eine pathologische Fraktur bei Knochenmetastasen oder einem Plasmozytom gedacht werden. Die radiologische Diagnose ist ohne Rippenspezialaufnahme oft schwierig. Anamnese, lokale Krepitation und umschriebener Schmerz bei Kompression des Thorax berechtigen zur Annahme einer Hustenfraktur. Die Schmerzen können wochenlang persistieren.

7   Therapie

Eine symptomatische Therapie ist selten indiziert, immer ist die Behandlung der Grunderkrankung anzustreben. Ein „nützlicher produktiver Husten", der Auswurf fördert, sollte niemals unterdrückt werden, da eine Schleimretention das pulmonale Infektrisiko vergrößert. Lediglich hartnäckiger trockener Reizhusten, der extrem belästigt, die Nachtruhe erheblich stört oder zu Synkopen führt, sollte medikamentös behandelt werden.

Als Therapie können beispielsweise Clobutinol (Silomat®, Drag. 40 mg), Noscapin (Capval®, Drag. 25 mg) oder Codein-Compretten 30 und 50 mg empfohlen werden. Als Nebenwirkung ist auf eine Obstipation zu achten! Weitergehende expektorationsfördernde Maßnahmen siehe Kapitel 13. Ein eventuell auftretender Pneumothorax muß abgesaugt werden. Rippenfrakturen bedürfen in der Regel keiner weiteren Therapie. Bei stark beeinträchtigenden Schmerzen können Analgetika verordnet werden. Eine Ruhigstellung des schmerzhaften Thoraxabschnittes, z. B. mit einem Heftpflasterverband, bringt die Gefahr einer Retentionspneumonie mit sich.

4 Dyspnoe

Helmut Fabel

Inhalt

1 Definition

Dyspnoe wird als subjektiv unangenehmes und als erschwert empfundenes Atmen definiert. Diese subjektive Wahrnehmung einer erschwerten Atmung kann vielerlei Gründe haben (Tab. 4–1). Das Dyspnoegefühl kann nicht hinreichend mit einer gesteigerten Atmung oder einer Hypoxämie erklärt werden. Die Notwendigkeit, die Ventilation z. T. erheblich zu steigern, um mehr Sauerstoff aufzunehmen (körperliche Belastung, Aufenthalt in großer Höhe) oder den Säure-Basen-Haushalt durch vermehrte CO_2-Abatmung konstant zu halten (metabolische Azidose), wird in der Regel vom Lungengesunden nicht als Atemnot empfunden. Hypoxie ohne CO_2-Retention führt z. B. bei Segelfliegern oder Bergsteigern bzw. beim Aufenthalt in extremen Höhen eher zu Euphorie als zu Dyspnoe. Andererseits kann das physiologische Dyspnoegefühl durch Entfernung der peripheren Hypoxie-sensiblen Chemorezeptoren erheblich vermindert werden, so daß bei solchen Patienten (Glomektomie wegen Asthma bronchiale) die adäquate Reaktion auf einen Hypoxiereiz unterbleiben kann.

Tabelle 4–1 Wichtigste Ursachen der Dyspnoe.

Ursachen	Diagnose	Charakteristikum
Obstruktion der oberen Luftwege	Aspiration – Nahrungsmittel – Fremdkörper	inspiratorischer Stridor (akut)
	Glottisödem	inspiratorischer Stridor (akut)
	Struma	inspiratorischer Stridor
	Trachealstenose	inspiratorischer Stridor
	(nach Intubation)	Anamnese
bronchopulmonale Erkrankungen	Asthma bronchiale	expiratorische Dyspnoe
	obstruktive Bronchitis	Anamnese
	Emphysem	Faßthorax
	Lungenfibrose	inspiratorische Interkostaleinziehungen,
	Lymphangiosis carcinomatosa	Trommelschlegelfinger
	Alveolitis-Pneumonie	Röntgen-Thorax
	Pneumothorax	Röntgen-Thorax Auskultation, Perkussion, Röntgen-Thorax
pulmonalvaskuläre Erkrankungen	akute Lungenembolie	Anamnese
	rezidivierende Mikroembolien	uncharakteristisch
	primär vaskuläre	postthrombotisches Syndrom
	pulmonale Hypertonie	schwere Zyanose
neuromuskuläre Erkrankungen	Poliomyelitis u. ä.	andere neurologische Symptome
	erbliche neuromuskuläre Krankheiten	andere neurologische Symptome
	Zwerchfellähmung	andere neurologische Symptome
Brustwanderkrankungen	Kyphoskoliose	Inspektion
	M. Bechterew	Inspektion
	extreme Trichterbrust	Inspektion
	extreme Pleuraschwarten (z. B. Pleuritis calcaria)	Röntgen-Thorax
	instabiler Thorax nach Trauma	Anamnese
kardiale Erkrankungen	akutes und chronisches Linksherzversagen (koronare Herzerkrankung, Infarkt, Hypertonie, Myokarditis, Vitien)	Anamnese Auskultation Röntgen-Thorax Echokardiographie
	Mitralstenose	Auskultation, Röntgen-Thorax
Angst	akutes und chronisches Hyperventilationssyndrom	Anamnese respiratorische Alkalose

2 Ätiologie und Pathogenese

Wahrscheinlich spielen Störungen der Atemmechanik und Erhöhungen der Atemarbeit eine größere Rolle bei der Entstehung einer kardiopulmonal bedingten Dyspnoe. So führt z. B. eine künstliche Behinderung der Atmung durch Thoraxbandagierung oder durch ein stenosierendes Mundstück zu erheblicher Dyspnoe und zu einer überschießenden Steigerung der Atmung, erkennbar an einem erniedrigten Kohlensäuredruck. Patienten mit Lungenfibrose und chronischer Lungenstauung behalten in der Regel unverändert ihr starkes Dyspnoegefühl, auch wenn die Hypoxämie mittels Sauerstoffatmung beseitigt wird.

Ursächlich ist die von vielen Schwangeren in den letzten Schwangerschaftswochen geäußerte Dyspnoe auf eine veränderte Atemmechanik zurückzuführen, denn die Ventilation ist nicht entscheidend gestört.

Schließlich können bei völlig unauffälligem Herz-Lungen-Befund schwere chronische Dyspnoezustände bei psychovegetativ alterierten Patienten bzw. im Rahmen von Angstneurosen auftreten, die insbesondere bei jungen Patienten große differentialdiagnostische und auch therapeutische Probleme aufwerfen können.

Unabhängig von der Ätiologie einer chronischen Atemnot ist es sinnvoll, den Schweregrad einer Dyspnoe zu quantifizieren bzw. den Charakter der Dyspnoe eindeutiger zu definieren. In Anlehnung an die Empfehlungen der WHO ist es sinnvoll zu fragen, ob

– Atemnot bei schnellem Gehen in der Ebene, beim Bergaufgehen oder beim Treppensteigen auftritt (Belastungsdyspnoe)
– Atemnot bereits bei normalem Gehen und in der Ebene besteht
– Atemnot bereits beim langsam Gehen in der Ebene zum Stehenbleiben zwingt
– Luftnot bereits in Ruhe vorliegt (Ruhedyspnoe).

Ergänzend ist wichtig, zu erfahren, ob sich die Dyspnoe in der letzten Zeit geändert hat und ob Ruhedyspnoe bei Lageänderung auftritt. Eine Ruhedyspnoe in liegender Körperposition wird in der Regel als Symptom eines Herzversagens angesehen. Wir sprechen von Trepopnoe, wenn Dyspnoe im Liegen nur in einer bestimmten Seitenlage auftritt. So klagen Herzpatienten häufig über Dyspnoe und thorakale Schmerzen bei Linksseitenlage. Patienten mit einseitigen pulmonalen Erkrankungen klagen häufig verstärkt über Dyspnoe, wenn sie auf der lungengesunden Seite liegen. Diese Angabe wird verständlich, wenn man weiß, daß in Seitenlage die unten liegende Lunge sehr viel schlechter beatmet wird als die in der thorakalen und diaphragmalen Exkursion wesentlich weniger behinderte obere Thoraxseite.

3 Diagnosestellung und Differentialdiagnose

Die häufigste Ursache einer Dyspnoe ist die Obstruktion der Luftwege.

3.1 Obstruktion der oberen Luftwege

Eine akute Obstruktion der oberen Luftwege durch Aspiration von Nahrungsmitteln oder anderen Fremdkörpern bietet diagnostisch keine Schwierigkeiten. Die Anamnese ist meistens eindeutig. Der Stridor ist inspiratorisch betont.

Eine chronische Obstruktion im Bereich der oberen Luftwege kann vor allem bei Kindern durch sehr große Rachenmandeln auftreten. Zum Glottisödem kann es bei allergischen Erkrankungen aber z. B. auch nach Kontrastmittelinjektionen kommen. Die Atemwegsobstruktion kann sich dabei dramatisch rasch ausbilden und schnelles therapeutisches Handeln nötig machen.

Bei inspiratorisch stridoröser Atmung mit Dyspnoe muß auch an große Strumen, insbesondere an nichtpalpable substernale Strumen gedacht werden. Entzündlich-narbige Tracheastenosen können nach Intubation und Langzeitbeatmung infolge Schädigung der Tracheawand durch den Tubus auftreten. Solche Stenosen werden häufig nicht als Ursache einer Dyspnoe erkannt, weil sie sich oft erst Wochen oder Monate später entwickeln.

3.2 Obstruktion der mittleren und kleineren Luftwege

Die Dyspnoe bei obstruktiven Erkrankungen der mittleren und kleineren Luftwege ist eine auch von den Patienten häufig überwiegend als Exspirationsbehinderung empfundene Atemstörung. Die exspiratorische Behinderung der Ventilation läßt sich klinisch (Auskultation) und lungenfunktionsanalytisch (Erniedrigung des exspiratorischen Einsekundenwertes) diagnostizieren und quantifizieren. Im Gegensatz zu der Dyspnoe der Obstruktion mit „großen" Lungen findet sich bei Lungenfibrosen und auch bei der Lymphangiosis carcinomatosa eine „kleine" Lunge mit hochstehenden Zwerchfellen. Häufig können inspiratorische Interkostaleinziehungen als Ausdruck der inspiratorisch kaum dehnbaren Lunge beobachtet werden. Erwähnenswert ist, daß Lungenfibrosen im Röntgenbild sehr diskret ausgeprägt sein können, so daß die Einschränkung der Lungenfunktion und die daraus resultierende Dyspnoe unterschätzt wird.

Ein einseitiger *Pneumothorax* wird von sonst lungengesunden Patienten gelegentlich ohne wesentliches Dyspnoegefühl toleriert, es sei denn, es liegt ein Spannungspneumothorax vor.

3.3 Pulmonalvaskuläre Erkrankungen

Pulmonalvaskuläre Erkrankungen werden häufig als Ursache einer ausgeprägten chronischen Dyspnoe verkannt (Tab. 4–2). Insbesondere rezidivierende Mikroembolien und auch die primär vaskuläre pulmonale Hypertonie anderer Genese führen zu konstanter Dyspnoe, überwiegend zu schwerer Belastungsdyspnoe. Neben der Störung des Gasaustausches ist bei diesen Erkrankungen auch die mangelnde Steigerungsfähigkeit des Herzzeitvolumens bei Belastung als Ursache von Dyspnoe und schwerer peripherer Zyanose zu werten.

Tabelle 4–2 Differentialdiagnose bei schwerer Dyspnoe.

	Asthma bronchiale	Asthma cardiale (Lungenödem)	Lungenembolie	Pneumothorax
Anamnese	Asthmaanamnese	Angina pectoris? Herzfehler? Hypertonie?	Immobilisation Operation Beinvenenthrombose? Rauchen + Ovulationshemmer gelegentlich einseitiger Schmerz	leer oft akut einseitiger Schmerz oder chronische Bronchitis Habitus leptosom?
kardiovaskuläre Symptome	Tachykardie Pulsus paradoxus	Tachykardie Tachyarrhythmie	Tachykardie RR-Abfall	Normalbefund oder Tachykardie bei Spannungspneumothorax Schocksymptomatik
Sputum	zäh	dünnflüssig	uncharakteristisch	oft trockener Reizhusten
Röntgen-Thorax	tiefstehende Zwerchfelle „Emphysemthorax"	hochstehende Zwerchfelle „Stauung"	evtl. einseitiger Zwerchfellhochstand initial uncharakteristisch	einseitiger Pneumothorax sichtbar bei Spannungspneumothorax Mediastinalverlagerung zur gesunden Seite Befunde beim Röntgen in Exspiration deutlicher
Blutgase	anfangs P_{O_2} noch normal P_{CO_2} niedrig	P_{O_2} erniedrigt P_{CO_2} niedrig-normal	P_{O_2} erniedrigt P_{CO_2} niedrig-normal	meist unauffällig oder leichte Hypoxämie

P_{CO_2} = Kohlendioxid-Partialdruck
P_{O_2} = Sauerstoff-Partialdruck

3.4 Neuromuskuläre Erkrankungen

Bei Dyspnoe von Patienten mit neuromuskulären Erkrankungen ist meist eine deutliche Hypoventilation (Kohlendioxid-Partialdruck erhöht) nachweisbar. In der Regel sind neurologische Symptome im Beschwerdebild führend. Dyspnoe wird fast immer erst dann angegeben, wenn es zu einer Beteiligung des Zwerchfells gekommen ist. Bei bestimmten neurologischen Erkrankungen, z. B. bei der amyotrophischen Lateralsklerose können Zwerchfelllähmung und Dyspnoe das Initialsymptom bei sonst noch diskreter neurologischer Symptomatik sein. Neben Poliomyelitis und erblichen neuromuskulären Erkrankungen sind auch die Myasthenia gravis und Erkrankungen mit Kompression des Zervikalmarks als Ursache von Dyspnoe und Hypoventilation zu nennen. Wegen des abgeschwächten Hustenstoßes und des konsekutiven Sekretstaus neigt diese Patientengruppe häufig zu schweren rezidivierenden Lungeninfektionen.

3.5 Brustwanderkrankungen

Behinderungen der thorakalen (und diaphragmalen) Atmung durch Thoraxtraumen mit Instabilität der Brustwand und extreme Pleuraverschwielung (z. B. Pleuritis calcaria) können ebenfalls zu Dyspnoe führen. Hingegen bedingen Thoraxdeformitäten wie extreme Trichterbrust und ankylosierende Spondylitis selten Dyspnoe. Bei ankylosierender Spondylitis kann allerdings eine überwiegend in den Lungenoberfeldern auftretende Lungenfibrose (selten) eine Dyspnoe auslösen. Nur bei extremer Kyphoskoliose ist regelhaft mit einer erheblichen Behinderung der Ventilation und auch der Lungenzirkulation zu rechnen. Diese Patienten haben bei gestörter Atemmechanik in der Regel eine flache und schnelle Atmung und entwickeln im Verlauf ihrer Erkrankung eine Polyglobulie. Eine begleitende obstruktive Bronchitis führt oft zu Ateminsuffizienz oder Rechtsherzversagen.

3.6 Kardiale Erkrankungen

Herzerkrankungen mit Dyspnoe sind in der Regel durch eine chronische Lungenstauung mit erhöhtem Pulmonalkapillardruck, eine gestörte Lungendehnbarkeit und eine Diffusionsstörung für Sauerstoff gekennzeichnet. Pleuraergüsse und ein erniedrigtes Herzzeitvolumen können das Dyspnoegefühl verstärken und zu einem weiteren Abfall des arteriellen Sauerstoffdrucks und des Gewebssauerstoffdrucks führen. Die typische nächtliche Orthopnoe wird durch eine Zunahme des zirkulierenden Blutvolumens infolge vermehrtem Ödemrückfluß aus den tagsüber abhängigen Partien bei nächtlicher horizontaler Körperlage erklärt.

Diese Redistribution des Blutvolumens führt zu einer deutlichen Erhöhung des intrathorakalen Blutvolumens und schweren Atemnotanfällen (Asthma cardiale) „aus dem Schlaf heraus", die mit Asthma bronchiale verwechselt werden können (s. Tab. 4–2). Ursächlich sind koronare Herzerkrankungen, Herzinfarkt, Hypertonie, Myokarditis, Herzvitien, hier besonders die Mitralstenose, zu diskutieren.

3.7 Hyperventilationssyndrom

Das angstneurotisch gefärbte Hyperventilationssyndrom ist eher von differentialdiagnostischer Bedeutung. Insbesondere symptomarme Erkrankungen wie rezidivierende Mikroembilien der Lunge sind schwer abzugrenzen. Jüngere weibliche Personen neigen häufiger zu akuten und chronischen Hyperventilationszuständen mit Angst, Dyspnoe und regelhafter Erniedrigung des arteriellen Kohlendioxiddrucks und Anstieg des arteriellen Sauerstoffdrucks. Diese Blutgaskonstellation einer respiratorischen Alkalose ohne Hypoxämie ist ein wichtiges Unterscheidungsmerkmal gegenüber anderen hyperventilatorischen Dyspnoezuständen, die mit einer Hypoxämie einhergehen (Lungenembolie, Lungenfibrose, chronische Lungenstauung).

Alle übrigen Lungenfunktionsparameter sind bei diesem Krankheitsbild normal. Die Hyperventilation mit einem häufig bizarren, extrem unregelmäßigen Ruheatmungsmuster verschwindet im Schlaf. Das Auftreten von Tetanien ist pathognomonisch für das Hyperventilationssyndrom, sie fehlen immer bei bronchopulmonal bedingten Dyspnoezuständen.

4 Sicherung der Diagnose

Dyspnoe ist eine subjektive Mißempfindung und somit nicht diagnostisch zu sichern bzw. zu objektivieren.

5 Therapie

Eine unmittelbare Behandlung des Symptoms Dyspnoe ist nur in Ausnahmefällen sinnvoll. Wenn eine Minderung der Dyspnoe durch Behandlung der Grundkrankheit nicht möglich ist, kann bei allen hypoxiebedingten Zuständen durch nasale Sauerstoffgabe eine Linderung der Dyspnoe erreicht werden (s. Kap. 14).

Wie in Abschnitt Diagnosestellung und Differentialdiagnose besprochen, ist eine organische kardiale Krankheit auszuschließen bzw. ist durch Ausschluß einer organischen Krankheit ein funktionelles Hyperventilationssyndrom zu erkennen.

In verzweifelten Fällen mit progredienter Dyspnoe (z. B. inkurables Bronchialkarzinom, Lymphangiosis carcinomatosa) kann die Gabe von Morphin sinnvoll sein, wohl wissend, daß die konsekutive Dämpfung des Atemzentrums zu einer Hypoventilation führt.

Sedativa, Psychopharmaka, Antitussiva und auch Sauerstoff sind problematisch bei allen Dyspnoezuständen mit bereits vorhandener Kohlendioxidretention, weil diese Maßnahmen zu einer weiteren Verflachung der Atmung bis hin zur Kohlendioxidnarkose führen können. Vor einer geplanten Sauerstoff-Langzeittherapie muß deshalb unter klinischen Bedingungen getestet werden, ob Patienten von einer solchen Therapie profitieren bzw. keinen Schaden leiden (s. Kap. 14).

Im übrigen sind alle Maßnahmen zur Verhinderung der Atemarbeit, wie antiobstruktive Therapie bei Asthma bronchiale und kardiale Therapie bei chronischer Lungenstauung, die wichtigsten Ansätze zur Besserung der Atemnot.

Eine Ausnahme ist das Hyperventilationssyndrom. Bei akuter psychogener Hyperventilation können Psychopharmaka, z. B. Diazepam, ohne Bedenken gegeben werden. Sie durchbrechen fast immer die zwanghafte willkürliche Hyperventilation. Ihre Gabe ist auch der Rückatmung von Kohlendioxid mittels Totraumvergrößerer oder Plastiktüte vorzuziehen, da damit zwar einerseits die akute, nichtkompensierte respiratorische Alkalose beseitigt, andererseits der gestörte Regelkreis der Atmung nicht beeinflußt wird.

Atemanaleptika sind bei dyspnoischen Zuständen kontraindiziert. Dyspnoe signalisiert, daß der Atemantrieb erhalten ist. Wirksame Analeptika erhöhen unabhängig von ihrem Angriffspunkt Ventilation und Atemarbeit und somit auch das Dyspnoegefühl (s. Kap. 17).

5 Zyanose, Polyglobulie

Helmut Fabel

Inhalt

1   Definition

Als Zyanose wird eine bläuliche Verfärbung von Haut und Schleimhäuten bezeichnet, die durch einen erhöhten Anteil von desoxygeniertem Hämoglobin in den kleinen Blutgefäßen bedingt ist. Am deutlichsten ist eine Zyanose an den Lippen, der Gesichtshaut und unter den Fingernägeln erkennbar.

2   Ätiologie und Pathogenese

Entscheidend für das Erscheinungsbild ist der absolute Anteil reduzierten Hämoglobins. Steigt die Fraktion des desoxygenierten Hämoglobins über 5 g% an, entsteht optisch der Eindruck einer Blauverfärbung der Haut. Aus dieser Tatsache kann abgeleitet werden, daß Patienten mit einer ausgeprägten Polyglobulie schon bei relativ geringer Erniedrigung der arteriellen Sauerstoffsättigung zyanotisch aussehen, während Patienten mit schwerer Anämie selten entsprechend hohe Werte für desoxygeniertes Hämoglobin erreichen können. Bei einer Anämie mit einem Hämoglobingehalt von 8 g% sind Desoxygenierungen des Hämoglobins von mehr als 50% nicht zu erwarten bzw. kaum mit dem Leben vereinbar. Selbst extreme Anämien mit erheblicher arterieller Sauerstoffuntersättigung erreichen wegen des niedrigen Gesamthämoglobins nie entsprechende Mengen von desoxygeniertem Hämoglobin, die zu dem Phänomen Zyanose führen. Daraus läßt sich andererseits der klinisch wichtige Schluß ableiten, daß Verminderungen des arteriellen und kapillären Sauerstoffgehalts bei Anämien erheblich unterschätzt werden, während bei Patienten mit Polyglobulie das Ausmaß einer Sauerstoffuntersättigung überschätzt wird.

Modifizierende Faktoren für das Ausmaß der sichtbaren Zyanose sind die Qualität des Hauptpigmentes, die Dicke der Haut und der Zustand der Hautkapillaren. Eine exakte Abschätzung der arteriellen Sauerstoffsättigung ist auch aus diesen Gründen kaum möglich. Differentialdiagnostisch sind andere Hautverfärbungen, z. B. die Argyrie (Ablagerung von Silbersalzen), abzugrenzen. Bei der Argyrie bleibt die Verfärbung der Haut auch nach Druck mit einem Glasspatel erhalten, während eine zyanotische Haut dabei blaß wird. Weiterhin muß die Polycythaemia vera als maligne Erkrankung von den symptomatischen Polyglobulien sicher abgegrenzt werden, was in der Regel mittels Blutgasanalyse gelingt, sofern nicht weitere hämatologische Untersuchungen angezeigt sind (Knochenmarkpunktion).

Man unterscheidet eine zentrale und periphere Zyanose (s. Tab. 5–1). Unter zentraler Zyanose verstehen wir eine Untersättigung des arteriellen Blutes mit Sauerstoff bzw. das Vorliegen eines abnormen Hämoglobins; unter peripherer Zyanose eine Entsättigung des Hämoglobins, die durch eine verstärkte Sauerstoffextraktion aus dem primär normal gesättigten arteriellen Blut entsteht, wenn der Blutfluß in den Hauptkapillaren erheblich verlangsamt ist oder zum Erliegen kommt.

Durch eine Verminderung des atmosphärischen Drucks in großer Höhe und des entsprechend anteilig verminderten atmosphärischen Sauerstoffdrucks ist ei-

Tabelle 5–1   Wichtigste Ursachen einer Zyanose.

Zentrale Zyanose
verminderte arterielle O_2-Sättigung (meist verbunden mit Polyglobulie)
– bei vermindertem atmosphärischem Druck (z.B. Aufenthalt in großer Höhe)
– bei gestörter Lungenfunktion mit
  alveolärer Hypoventilation (z.B. obstruktive Bronchitis)
  Ventilations-Perfusions-Störung (z.B. Lungenembolie)
  O_2-Diffusionsstörung (z.B. allergische Alveolitis)
– bei anatomischen Kurzschlüssen
  (z.B. kongenitale Vitien mit Rechts-Links-Shunt und arteriovenöse Lungenfisteln)
Hämoglobinanomalien

Periphere Zyanose
vermindertes Herzzeitvolumen
Kälteexposition
arterielle Obstruktion (z.B. Leriche-Syndrome)
  Kennzeichen: Zyanose der unteren Körperhälfte
venöse Obstruktion (z.B. obere Einflußstauung)
  Kennzeichen: Zyanose der oberen Körperhälfte

ne Verminderung des arteriellen Sauerstoffdrucks und der arteriellen Sauerstoffsättigung unumgänglich und durch Hyperventilation nur bedingt auszugleichen. In extremer Höhe (z. B. Anden-Aufenthalt) ist dementsprechend eine Zyanose auch bei Lungengesunden physiologisch.

Bei der Erklärung der peripheren Zyanose muß man sich vor Augen halten, daß die Durchblutung der Haut nur zu einem minimalen Anteil für die Sauerstoffversorgung dieses Organs erfolgt. Die ausgeprägte Kapillarisierung der Haut dient der Wärmeregulation. Deshalb ist eine allgemeine Vasokonstriktion bei Kälteexposition (kalte Luft, Baden in kaltem Wasser) pyhsiolo-

gisch. Die kältebedingte Zyanose ist sicherlich die häufigste Ursache einer peripheren Zyanose.

Auch die periphere Vasokonstriktion im Rahmen eines Schocks stellt einen physiologischen Kompensationsmechanismus mit Umverteilung des Blutflusses in die lebenswichtigen Organe dar. Bei Kälteexposition und im Schock ist die Haut blaß-zyanotisch; bei Patienten mit Herzinsuffizienz, insbesondere bei Rechtsherzinsuffizienz, Pericarditis constrictiva und Einflußstauung anderer Genese ist die Zyanose häufig mit einer ausgeprägten Venendilatation verbunden. Die wichtigsten Ursachen einer Zyanose sind in Tabelle 5–1 dargestellt.

3 Krankheitsbilder

Erkrankungen, die zu einer Zyanose infolge einer gestörten Lungenfunktion führen, werden in den entsprechenden Kapiteln abgehandelt. Schwerwiegende Lungenfunktionsstörungen weisen über eine Rückwirkung auf das rechte Herz (Cor pulmonale) ein Mischbild von zentraler und peripherer Zyanose auf. Die schwere arterielle Hypoxämie führt in Kombination mit einem verminderten Herzzeitvolumen zur Gewebshypoxie und zur verstärkten Ausbildung einer symptomatischen Polyglobulie. Das Bild der Zyanose von Haut und Schleimhäuten wird durch eine Rechtsherzinsuffizienz mit Anstieg des Drucks im venösen Kreislaufschenkel bzw. mit venöser Dilatation verstärkt.

Erkrankungen mit anatomischen Kurzschlüssen sind meist dadurch gekennzeichnet, daß sie zu einer ausgeprägten Trommelschlegelfingerbildung führen.

3.1 Höhenkrankheit, Höhenlungenödem

Rascher Aufstieg in großer Höhe kann innerhalb von wenigen Stunden zu einer akuten Höhenkrankheit führen, die nicht so sehr durch eine Zyanose, sondern durch Hautblässe (bedingt durch die respiratorische Alkalose), Angst, Schweißausbruch, Dyspnoe und Kopfschmerzen gekennzeichnet ist. Ebenso kann es – meist mit einer Latenzzeit von ein bis drei Tagen – auch zu einem akuten Höhenlungenödem kommen, wenn

schnell und ohne Anpassung eine Höhe über 2500 bis 3000 m erreicht wird. Die Genese ist nicht völlig geklärt. Bei allmählicher Adaptation tritt ein Höhenlungenödem praktisch nicht auf. Diese Erkrankung geht mit einer schweren Zyanose und den klinischen Zeichen eines Lungenödems einher. Es handelt sich um einen lebensbedrohlichen Zustand, der neben der raschestmöglichen Rückkehr ins Tiefland therapeutische Maßnahmen wie Sauerstoffgabe, eventuell Überdruckbeatmung, Intubation und Digitalisgabe verlangt.

Das Ausmaß einer Zyanose vergrößert sich bei längerem Aufenthalt in großen Höhen, da der erniedrigte Umwelt-Sauerstoffdruck eine kompensatorische Polyglobulie begünstigt. Offensichtlich gibt es eine kleine Gruppe von Menschen, die auf den höhenbedingten Hypoxiereiz nicht adäquat mit Hyperventilation antwortet und die, wahrscheinlich wegen verminderten Ansprechens der peripheren Chemorezeptoren auf Hypoxie, ein ausgeprägtes Cor pulmonale mit schwerer Zyanose, Trommelschlegelfingern und den Zeichen einer Rechtsherzinsuffizienz entwickeln kann. Bei diesen Patienten können Hämatokritwerte von über 70% auftreten. Extrem hoher Hämatokrit und alveoläre Hypoventilation verstärken die höhenbedingte pulmonale Hypertonie. Rechtsherzinsuffizienz und globale Ateminsuffizienz verlangen die Rückkehr dieser Patienten in das Tiefland, wo sich die Symptome spontan bessern. Akut sind Sauerstoffgabe und ein blutiger Aderlaß indiziert.

3.2 Methämoglobinämie

Angeborene und erworbene Methämoglobinämie ist selten. Patienten mit hereditärer Hämoglobinanomalie sind abgesehen von ihrer Zyanose asymptomatisch, es sei denn, es entwickelt sich bei sehr stark ausgeprägter Methämoglobinämie eine kompensatorische Polyglobulie. Allerdings führen sehr viel geringere absolute Methämoglobinwerte (etwa ab 1,5 g%) bereits zu einer Zyanose. Erworbene Methämoglobinämien sind in der Regel Folge einer Exposition mit bestimmten Medikamenten oder Toxinen, wobei im wesentlichen Nitrate und Nitrite, Anilinfarbstoffe, Phenacetin, Sulfonamide und lokale Anästhetika zu nennen sind. Es ist allerdings anzumerken, daß die heute angebotenen Medikamente kaum zu einer Methämoglobinbildung führen, es sei denn, daß besonders empfindliche Patienten mit heterozygotem Methämoglobin-Reduktasemangel entsprechende Medikamente einnehmen. Bei Individuen mit Methämoglobin-Reduktasemangel kann die orale Verabreichung von Methylenblau den Methämoglobinspiegel erheblich absenken. Eine Behandlung ist in aller Regel nicht notwendig, wird aber gelegentlich aus kosmetischen Gründen durchgeführt.

3.3 Trommelschlegelfinger

Bei einigen Erkrankungen mit ausgeprägter chronischer Zyanose entwickeln sich sog. „Trommelschlegelfinger". Dabei handelt es sich um eine Auftreibung der Endphalangen von Hand und Fuß mit Vermehrung der Weichteilmasse und erheblicher Dilatation der Gefäße. Trommelschlegelfinger können angeboren sein. Häufiger sind sie Leitsymptom verschiedener zyanotischer Herzfehler, insbesondere der kongenitalen Vitien, einer infektiösen Endokarditis, verschiedener Lungenerkrankungen, aber auch chronischer gastrointestinaler Erkrankungen wie Colitis ulcerosa, Morbus Crohn sowie Leberzirrhose. Trommelschlegelfinger sind häufig verbunden mit einer hypertrophen Osteoarthropathie, die durch eine subperiostale Neubildung von Knochen in den distalen Diaphysen der langen Extremitätenknochen gekennzeichnet ist. Beides kann auch als paraneoplastisches Syndrom relativ kurzfristig bei Lungenkarzinomen oder Lungenmetastasierung anderer Tumoren auftreten. Die beiden Symptome Trommelschlegelfinger und Osteoarthropathia hypertrophica gehen wahrscheinlich auf verstärkte pulmonale arteriovenöse Kurzschlüsse zurück, welche gefäßaktive Substanzen, die üblicherweise in der Lunge abgebaut werden, in den großen Kreislauf gelangen lassen. Diskutiert wird in diesem Zusammenhang auch ein abnormer Vagotonus der entsprechenden Gefäßgebiete.

6 Hämoptoe, Hämoptysen

Helmut Fabel

Inhalt

1 Definition

Unter Hämoptoe versteht man das Abhusten größerer Mengen reinen Blutes, unter Hämoptyse das Abhusten von blutig durchsetztem Auswurf. Die Begriffe werden häufig synonym gebraucht. Blut im Auswurf ist immer ein ernst zu nehmendes Symptom, es darf in keinem Fall bagatellisiert werden, auch wenn vorbestehende chronische bronchopulmonale Erkrankungen bekannt sind.

2 Ätiologie

Blutiger Auswurf kommt bei zahlreichen Erkrankungen vor (Tab. 6–1). Etwa 10% der chronisch bronchopulmonal Kranken zeigen ein oder mehrmals das Symptom Bluthusten. Jede neue Episode einer Hämoptyse muß wie eine Ersterkrankung behandelt werden und verlangt jedesmal eine neue gründliche Abklärung. Neben entzündlichen Ursachen kommen auch Pilzinfektionen (insbesondere Aspergillome) sowie pulmonale Echinokokkuszysten in Frage. Ebenso können mediastinale und ösophageale Tumoren sowie maligne Lymphome in das Bronchialsystem einbrechen und zu schweren Blutungen führen; dasselbe gilt für thorakale Aortenaneurysmen. Unter den Vaskulitiden der Lunge sind insbesondere das Goodpasture-Syndrom und die Wegener-Erkrankung hervorzuheben. Sehr selten können erworbene oder angeborene Gefäßanomalien, z. B. bei Leberzirrhose, oder arteriovenöse Fisteln Bluthusten verursachen.

Hämorrhagische Diathesen können ebenso zu Lungenblutungen führen wie eine Antikoagulanzientherapie. Diese Blutungsneigungen führen allerdings sehr viel häufiger zu Hämaturie, Teerstühlen oder Hautblutungen, so daß die Diagnose in der Regel aus anderen Erscheinungsbildern gestellt werden kann. Trotz aller diagnostischer Bemühungen einschließlich der Bronchoskopie können etwa 10% aller Hämoptysen diagnostisch nicht abgeklärt werden.

In einem internistischen Krankengut überwiegen Hämoptysen bei chronischer Bronchitis und Bronchiektasen und machen mehr als 50% aller Fälle aus. In etwa 10–12% liegt der Hämoptyse eine maligne bronchopulmonale Erkrankung zugrunde.

Tabelle 6–1   Die wichtigsten Ursachen der Hämoptyse.

entzündlich	neoplastisch	andere Ursachen
Bronchitis	Bronchialkarzinom*	Lungenembolie*
Bronchiektasen*	Bronchusadenom*	Linksherzversagen
Tuberkulose*	Lungenmetastasen	Mitralstenose
Lungenabszeß	(selten)	Fremdkörper*
Pneumonie		Traumen
		Vaskulitis der
		Lungengefäße

* Wegen der enormen therapeutischen Relevanz sollten diese Erkrankungen unbedingt ausgeschlossen bzw. erkannt werden

3 Diagnosestellung

Anamnestisch müssen extrapulmonale Blutungen ausgeschlossen werden, wobei differentialdiagnostisch Blutungen aus dem Nasen-Rachen-Raum oder dem oberen Verdauungstrakt in Frage kommen. Immer ist daran zu denken, daß massive Blutungen aus Ösophagusvarizen oder aus Gastroduodenalulzera zur Aspiration von Blut führen können, das anschließend abgehustet wird (Pseudo-Hämoptyse).

4   Sicherung der Diagnose

4.1 Röntgenuntersuchung

Nach sorgfältiger Anamneseerhebung muß bei allen Patienten mit unklarer Hämoptoe eine Röntgenaufnahme der Thoraxorgane in zwei Ebenen angefertigt werden. Geben Anamnese, klinischer Befund (evtl. einseitige Rasselgeräusche) und Röntgen-Thoraxaufnahme keine Sicherheit über die Ursache, müssen weitere Untersuchungen, auf jeden Fall eine Bronchoskopie, durchgeführt werden (Abb. 6–1). So können Anamnese und Symptomatik zusammen mit dem Röntgenbefund z. B. eine Lungenembolie mit Infarktpneumonie, ein Lungenödem auf dem Boden einer chronischen Linksherzinsuffizienz oder einer Mitralstenose beweisen. Auch eine Pneumonie oder ein Lungenabszeß können in der Regel radiologisch sicher diagnostiziert werden. Bei Pneumonien mit Hämoptoe und bei einem Lungenabszeß muß aber immer auch an eine poststenotische Pneumonie bei bronchialem Tumorverschluß oder an einen einschmelzenden peripheren Tumor gedacht werden.

Bei negativem Röntgenbefund kann nur bei einer bekannten generalisierten Gerinnungsstörung oder bei einem sicheren Nachweis einer Lungenembolie auf eine Bronchoskopie verzichtet werden.

4.2 Bronchoskopie und Bronchographie

Je nach Art der Hämoptoe wird man bei sehr starker Blutung vorzugsweise mit einem starren Bronchoskop, bei schwächerer Blutung mit dem Fiberbronchoskop vorgehen. Die Untersuchung mit dem starren Bronchoskop erlaubt bei stärkerer Blutung therapeutische Maßnahmen wie Tamponade, Freihalten des kontralateralen Bronchialsystems, Entfernung von Koagula und endobronchiale chirurgische Maßnahmen (Kryo- und Laserchirurgie). Alternativ kann bei starken Blutungen auch über einen liegenden Trachealtubus mit dem flexiblen Bronchoskop untersucht werden.

Bei der Mehrzahl der Blutungen, die kein unmittelbares therapeutisches Handeln, sondern nur eine gründliche diagnostische Abklärung erfordern, verwendet man bei örtlicher Betäubung ein Fiberbronchoskop. Die Fiberbronchoskopie erlaubt eine sorgfältige Inspektion von Nase, Pharynx und Larynx sowie die Inspektion der Atemwege bis in die Subsegmente. Dabei ist es möglich, Gewebe zur histologischen, zytologischen und mikrobiologischen Untersuchung zu entnehmen.

Ergeben Anamnese und vorausgegangene Untersuchungen keine eindeutigen Hinweise, muß eine ein-

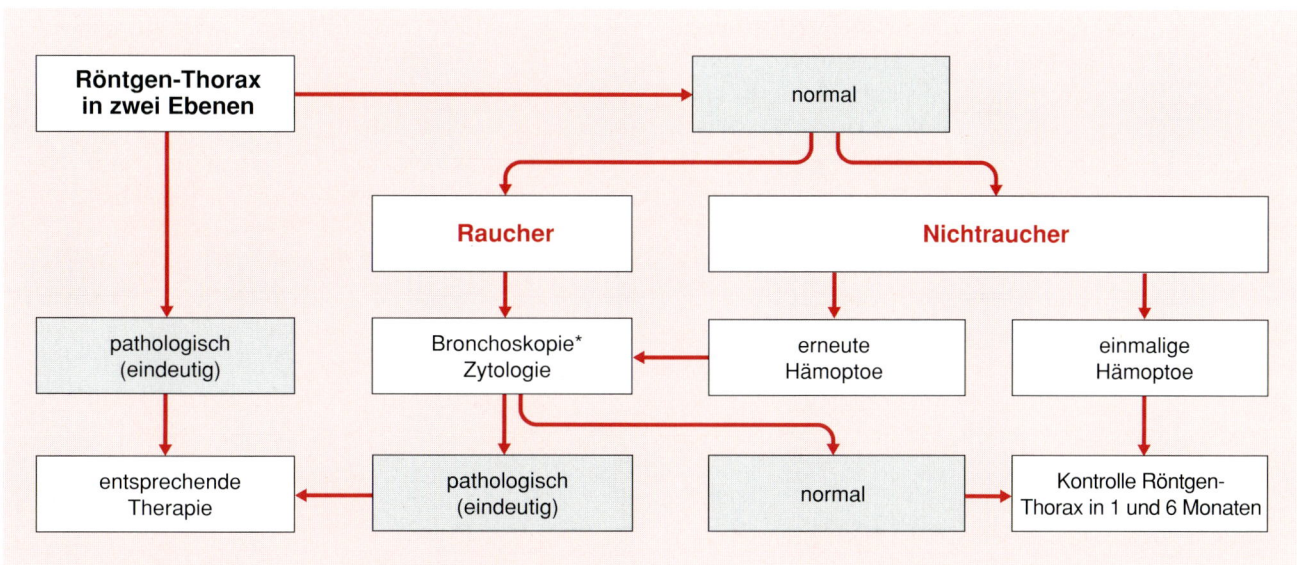

Abb. 6–1   Vorgehen bei ätiologisch unklarer Hämoptoe (nach [1]).
* Wegen der Bedeutung einer Früherkennung, z.B. von Brochusadenomen und Fremdkörperaspiration sollte die Brochoskopie auch beim Nichtraucher großzügig angewendet werden.

oder beidseitige Bronchographie durchgeführt werden. Sehr häufig liegen dann einer ungeklärten Hämoptoe eine Bronchiektasie oder eine ausgeprägte Bronchitis deformans zugrunde. Gelegentlich werden bei einer solchen Bronchographie ein sehr peripher sitzender Fremdkörper oder endobronchialer Tumor nachgewiesen.

4.3 Lungenszintigraphie und Angiographie

Eine Lungenszintigraphie bzw. eine Angiographie der Arteria pulmonalis ist nur dann indiziert, wenn der Verdacht auf eine Lungenembolie besteht bzw. eine solche nicht sicher ausgeschlossen werden kann. Eine Angiographie der Arteria pulmonalis (z. B. als digitale Subtraktionsangiographie) ermöglicht zusätzlich die Abklärung von Gefäßanomalien im Bereich der Arteria pulmonalis (Aneurysmen, arteriovenöse Anastomosen).

Alle diagnostischen Maßnahmen sollen zeitlich in unmittelbaren Zusammenhang mit dem Auftreten einer Hämoptoe durchgeführt werden. Früher bevorzugte man die Untersuchung im zeitlichen Intervall, um durch eine Bronchoskopie mit Hustenreiz die Blutungen nicht zu verschlimmern. Da die Diagnose gerade von geringen ausgeprägten Blutungen sehr schwierig ist, soll möglichst keine Zeit zwischen Blutung und Bronchoskopie verstreichen, um bronchoskopisch die Blutungsquelle eindeutig lokalisieren zu können (Nachweis einer Blutstraße).

5 Therapie

Üblicherweise ist eine Hämoptoe nur gering und hört spontan ohne spezielle Therapie wieder auf. Wichtig ist es, die meist extrem ängstlichen Patienten zu beruhigen, sie im Bett zu halten und notfalls den Husten medikamentös zu unterdrücken. Ein Patient mit Hämoptyse gehört auf jeden Fall in die Klinik, um notfalls bei auftretenden Komplikationen absaugen oder intubieren zu können. Eine Indikation zur Intubation ergibt sich immer dann, wenn klinisch und radiologisch nachgewiesen ist, daß Blut auch in bislang gesunde Lungenpartien gelangt oder eine kontralaterale Aspiration vorliegt. In diesem Fall soll durch sofortiges Einführen eines Ballonkatheters in den entsprechenden Stammbronchus der Bronchus, der die Hämoptoe drainiert, blockiert werden.

Bei massiver, potentiell letaler Hämoptoe ist der Patient nicht so sehr durch den Blutverlust als durch die Aspiration von Blut in die gesunde Lunge gefährdet.

Man weiß, daß Patienten mit tuberkulösen Kavernen, Lungenabszessen und Lungenkarzinomen sehr stark bluten können. Blutungen bei Bronchitis und Bronchiektasie sind in der Regel weniger gefährlich. Deshalb wird eine Notoperation bei Bronchitis und Bronchiektasie fast nie notwendig, im Gegensatz zu einer Tuberkulose, einem Lungenabszeß oder einem Lungenkarzinom. Voraussetzung für ein operatives Vorgehen ist die eindeutige Lokalisation der zugrundeliegenden Läsion. Deshalb soll auch bei lebensbedrohlichen Blutungen vorher immer eine Bronchoskopie durchgeführt werden. Bei inoperablen, aber lebensbedrohlichen Blutungen kann eine Katheterisierung und Embolisierung der die Blutung speisenden Bronchialarterien erwogen werden; dies gilt vor allem bei inoperablen Bronchialkarzinomen. Diese neue Methode kann aber bislang nur in wenigen Zentren durchgeführt werden.

Literatur

1. Parkin, B.: Haemoptysis. Resp. Dis. in Pract. 3 (1986) 16.

7   Thoraxschmerzen

Helmut Fabel

Inhalt

1 Ätiologie

Schmerzen im Brustkorb lassen nicht den Schluß zu, daß ursächlich eine Erkrankung der Thoraxorgane oder der Thoraxwand vorliegt. Insbesondere Erkrankungen der Oberbauchorgane können Schmerzen im Brustraum oder in den Brustraum ausstrahlende Schmerzen auslösen. Andererseits gibt es eine Reihe von Erkrankungen der Thoraxorgane, deren Schmerzmuster und Lokalisation an Erkrankungen der Halsorgane oder des Schultergürtels denken läßt. Erinnert sei an die Differentialdiagnose Schulter-Arm-Syndrom – Angina pectoris. Hinzu kommt, daß die viszerale Pleura sowie die pheripheren Anteile des Bronchialbaums praktisch schmerzunempfindlich sind. Schwerwiegende und ausgedehnte Erkrankungen der Bronchien und des Lungenparenchyms können somit schmerzarm verlaufen. Als weitere Besonderheit bei Schmerzsensationen durch thorakale Erkrankungen ist zu erwähnen, daß die parietale Pleura zwar weitgehend aus den Thoraxsegmenten 1–11 mit sensiblen Nerven versorgt wird, daß aber andererseits Schmerzfasern im Nervus phrenicus verlaufen, die aus den Zervikalsegmenten 3–5 entstammen. So können Schmerzreize aus den vorderen Zwerchfellanteilen (z. B. basale Pleuritis, subphrenischer Abszeß) bekanntermaßen in die Schulter ausstrahlen.

2 Diagnosestellung und Differentialdiagnose

Die wichtigsten Erkrankungen, die zu Thoraxschmerzen führen, sind in Tabelle 7–1 aufgeführt. Daraus ist ersichtlich, daß bronchopulmonale Erkrankungen nur in einem geringen Prozentsatz zum breiten Spektrum der Schmerzen im Thoraxbereich beitragen. Im wesentlichen handelt es sich dabei um die akute Tracheobronchitis mit einem meist brennenden retrosternalen Schmerz. Die Patienten berichten, daß sie ein rohes Gefühl hinter dem Brustbein haben. Der Schmerz ist während der Reizhustenphase akuter viraler Infekte besonders ausgeprägt und läßt meist bei stärkerer Expektoration bzw. Produktivwerden des Sputums nach.

2.1 Bronchopulmonale Erkrankungen

Pleuritiden bzw. Pleuropneumonien können zu ganz erheblichen atemabhängigen Schmerzen führen. Entsprechend der Grunderkrankung handelt es sich meist um einseitige Schmerzen. Der Schmerz wird durch tiefes Atmen und durch Husten akzentuiert und ist durch fibrinöse Auflagerungen beider Pleurablätter bedingt. Wird die trockene Pleuritis exsudativ, geht der Schmerz in aller Regel zurück, kann jedoch in der Resorptionsphase des Ergusses erneut auftreten, ohne daß dieses zweite Schmerzereignis prognostisch als schlechtes Zeichen zu werten ist. Pleurale Reizungen gibt es bei der Pleuropneumonie, Lungeninfarkten, bei der Pleuritis tuberculosa, aber auch bei Tumorleiden.

Von den Tumoren, die bis zur Thoraxwand vordringen, führt insbesondere der in der Lungenspitze lokalisierte sog. Pancoast-Tumor zu zervikobrachial ausstrahlenden Schmerzen. Primär maligne Pleuraerkrankungen wie das Pleuramesotheliom können zu extremen Dauerschmerzen führen, die eine Opiattherapie erforderlich machen.

2.2 Herzerkrankungen, Aneurysmen

Linksseitige Thoraxschmerzen werden von den Patienten in aller Regel auf das Herz projiziert und sind häufig mit starkem Angstgefühl verbunden. Darin unterscheiden sich pektanginöse Beschwerden wenig von sog. funktionellen Herzbeschwerden. Diese Herzbeschwerden (Synonym: Effort-Syndrom, DaCosta-Syndrom) werden von jüngeren Patienten oft wort- und gestenreich beschrieben. Typisch für sie ist, daß sie unter körperlicher Anstrengung in der Regel nachlassen und sich auch nach Nitroglyzerin nicht bessern. Selten sind ergänzende Untersuchungen wie Belastungs-EKG oder gar Herzkatheteruntersuchungen notwendig, um funk-

Tabelle 7–1   Differentialdiagnose von Thoraxschmerzen.

Entstehungsort	Krankheit	Charakteristika
Bronchialsystem	Tracheobronchitis	brennender retrosternaler Schmerz
Pleura parietalis	Pancoast-Tumor	zervikal ausstrahlend, Horner-Syndrom
	Pleuritis sicca	atemabhängiger Schmerz, meist einseitig
	Pleuramesotheliom	Dauerschmerz
Herz	funktionelle Beschwerden	bei Belastung eher besser
	Angina pectoris	Schmerz dumpf bis vernichtend
	Herzinfarkt	Schmerzausstrahlung (linker Arm, Hals, Abdomen)
Perikard	Perikarditis	Perikardreiben, Schmerz in Linksseitenlage verstärkt
Aorta	Aneurysma dissecans	infarktähnlich, oft in Nacken und Rücken ausstrahlend, Zusatzuntersuchungen (Ultraschall, CT) notwendig
Mediastinum	Mediastinitis	Symptome der Grundkrankheit, z. B. Ösophaguskarzinom iatrogen: Ösophagusperforation
Ösophagus	Refluxösophagitis	bevorzugt nachts, Besserung durch Antazida und H_2-Blocker
Thoraxwand	Hustenfraktur	einseitig, umschrieben, atem- und bewegungsabhängig
	Interkostalneuralgie	einseitig, bewegungsabhängig
	Mondor-Krankheit	lokale Phlebitis der vorderen Brustwand tastbar
	Tietze-Syndrom	meist einseitig, umschrieben, Schwellung parasternal an der Knorpel-Knochen-Grenze
Bauchraum	Pankreatitis	gürtelförmig, in den Rücken ausstrahlend
	Ulcus duodeni et pylori	Nüchternschmerz, Schmerzschwerpunkt Epigastrium
	Cholezystitis	Schmerzschwerpunkt am rechten Rippenbogen, Ausstrahlung in rechte Schulter
	subphrenischer Abszeß	einseitiger Klopfschmerz

tionelle Herzbeschwerden von einer Angina pectoris bei koronarer Herzerkrankung abzugrenzen.

Der Angina-pectoris-Schmerz verstärkt sich meist unter körperlicher Belastung und bessert sich in aller Regel nach der Gabe von Nitroglyzerin oder Nifedipin. Ein ausgesprochen starker pektanginöser Anfall, der mit Vernichtungsschmerz einhergeht und sich auf Nitrogabe nicht bessert, ist Herzinfarkt-verdächtig. Typischerweise strahlen pektanginöse Schmerzen in den linken Arm, in den Hals, aber auch in den Oberbauch aus.

Eine Entzündung des Perikards mit fibrinösen Auflagerungen kann erhebliche retrosternale bzw. präkordiale Schmerzen verursachen, die sich häufig bei Linksseitenlagerung verstärken. In Linksseitenlage lassen sich in aller Regel im Verlauf einer Perikarditis auch typische Reibegeräusche nachweisen.

Das Aneurysma dissecans der Aorta kann infarktähnliche und sehr ausgeprägte dumpfe bis schneidende Schmerzen verursachen, die oft in Nacken und Rücken ausstrahlen. Mit zunehmender Ausdehnung des Aneurysma dissecans können auch starke Bauchschmerzen

auftreten. Zur Diagnostik sind weitergehende Untersuchungen wie Ultraschalluntersuchung, Computertomographie und Angiographie notwendig.

2.3 Mediastinalerkrankungen, Ösophaguserkrankungen

Selbst große Tumoren des Mediastinums sowie benigne und maligne Lymphome, retrosternale Strumen, Thymome oder Neurinome verursachen in der Regel kaum retrosternale Schmerzen. Lediglich die Entzündung des Mediastinums kann zu erheblichen, überwiegend restrosternal lokalisierten Schmerzen führen. Die Mehrzahl der mediastinalen Entzündungen ist mit einer schwerwiegenden Grunderkrankung verbunden. Ursache der Entzündung ist in der Regel eine Perforation des Ösophagus (Ösophaguskarzinom), seltener eine Perforation des Bronchialsystems. Mit zunehmender Zahl invasiver Untersuchungen von Ösophagus und oberem Magen-Darm-Trakt sowie der Bronchien werden auch zunehmend iatrogene Perforationen beobachtet. Am häufigsten kommt es zur Perforation des Ösophagus und nachfolgender Mediastinitis bei Ösophagusdivertikeln, bei Ösophaguskarzinomen, bei schwerer ulzerierender Refluxösophagitis oder im Rahmen von Nekrosebildung bei Ösophagusvarizenverödung.

Bei der Refluxösophagitis können erhebliche retrosternale Schmerzen, die bis in den Rachenbereich ausstrahlen, auftreten. Diese Schmerzen treten bevorzugt nachts auf und bessern sich durch Antazida- und H_2-Blocker-Gabe.

2.4 Thoraxwanderkrankungen

Auch die Erkrankungen der Thoraxwand lassen sich meist durch Anamnese, Inspektion und Tastbefund abklären. Hustenfrakturen werden häufig übersehen bzw. nicht diagnostiziert. Die Diagnose einer Interkostalneuralgie ist häufig nur eine Verlegenheitsdiagnose, differentialdiagnostisch kommen am ehesten funktionelle Herzbeschwerden in Frage. Beim Mondor-Syndrom handelt es sich um eine umschriebene strangförmige Phlebitis, die meist an der vorderen Thoraxwand tastbar ist. Dabei ist immer auszuschließen, daß die subkutan gelegenen Venenthrombosen Folge einer venösen Abflußstörung im Axillaris-Subklavia-Bereich sind.

Differentialdiagnostisch ist der Pancoast-Tumor zu erwähnen, dessen Schmerz durch Einwachsen in Thoraxwandstrukturen, insbesondere die unteren Zervikalganglien und den Plexus brachialis, bedingt ist und der durch diese spezielle Komplikation zu einseitiger Ptose, Miosis und verminderter Schweißsekretion des Gesichts (Horner-Syndrom) führen kann.

Von den Erkrankungen der Oberbauchorgane sind im wesentlichen die akute und chronische Pankreatitis, das Ulcus duodeni und pylori, die akute Cholezystitis sowie der subphrenische Abszeß zu nennen. Bei der Pankreatitis sind die Schmerzen meist gürtelförmig und strahlen in den Rücken und bis in die Schulterblätter aus. Das Ulcus duodeni bzw. das pylorusnahe Ulcus ventriculi ist durch Nüchternschmerz mit Schwerpunkt im Epigastrium gekennzeichnet. Bei Cholezystitis und subphrenischem Abszeß ist meist der abdominale Schmerz bzw. der abdominale Tastbefund diagnostisch wegweisend.

8 Pleuraerguß

Helmut Fabel

Inhalt

1 Definition

Als Pleuraerguß bezeichnet man die krankhafte Ansammlung von Flüssigkeit im Pleuraspalt zwischen Lunge und Thoraxwand. Man unterscheidet Transudate mit einem Proteingehalt von weniger als 3,0 g/dl und Exsudate mit einem Proteingehalt von mehr als 3 g/dl. Pleuraergüsse, insbesondere Exsudate, können sich abkapseln und dadurch andere Krankheitsbilder vortäuschen (scheinbar einseitiger Zwerchfellhochstand infolge eines subpulmonalen Ergusses, Lungentumor bei abgekapseltem Interlobärerguß).

Pleuraergüsse können Ausdruck einer primären pleuropulmonalen Erkrankung sein, aber auch als sekundäre Manifestationen und/oder Komplikationen verschiedener extra- und intrathorakaler oder systemischer Krankheiten auftreten.

2 Ätiologie

Die wichtigsten Ursachen der Pleuraergüsse sind in Tabelle 8–1 zusammengefaßt und den wichtigsten und einfach zu erhebenden Untersuchungsmöglichkeiten des Pleuraergusses gegenübergestellt.

3 Diagnosestellung und Differentialdiagnose

Bei allen ätiologisch nicht eindeutig zuzuordnenden Pleuraergüssen ist eine diagnostische Punktion durchzuführen. Diese einfache Untersuchung erlaubt in ungefähr 50% eine Diagnose.

Wir unterscheiden per Inspektion zwischen serösem (hell-dunkel, klar-trübe), serosanguinösem (blutig-tingiert), hämorrhagischem, purulentem und chylösem Erguß.

Die Bestimmung des Proteingehalts ist der des spezifischen Gewichts vorzuziehen. Eine solche Proteingehaltsbestimmung erlaubt die Trennung in Transudat und Exsudat (Grenzwert 3,0 g/dl). Eine bessere Differenzierung ergibt sich, wenn diese Werte mit den Serumproteinen verglichen werden und wenn gleichzeitig die LDH im Serum und im Erguß bestimmt wird.

Bei der zytologischen Untersuchung steht die Fahndung nach Tumorzellen im Vordergrund. Die Gefahr falsch-positiver Ergebnisse ist relativ groß, wenn kein erfahrener Zytologe hinzugezogen wird. Bei Tumorverdacht sollte mindestens dreimal nach Tumorzellen gesucht werden. Dem Nachweis von Erythrozyten sowie der absoluten und relativen Zahl von Lymphozyten und neutrophilen sowie eosinophilen Granulozyten kommt differentialdiagnostisch nur eine geringe Bedeutung zu. Die zytologische Trefferquote liegt beim malignen Pleuraerguß bei etwa 50%, bei Tuberkulose ist ein kultureller Erregernachweis in weniger als 50% zu erwarten! Pleurapunktionen können durchaus ambulant durchgeführt werden. Zur Diagnostik ist die Entnahme von 20–50 ml Erguß ausreichend. Seltene Komplikationen sind Pneumothorax und Blutungen.

Läßt sich bei mehrmaliger kurzfristig hintereinander durchzuführender Ergußpunktion die Diagnose nicht sichern, ist eine Diagnosesicherung durch weitergehende Verfahren angezeigt.

Tabelle 8–1 Ätiologie und Charakteristika von Pleuraergüssen (nach [1]).

ätiologische Krankheitsgruppen	Krankheiten	Aussehen	Eiweißgehalt	Ergußuntersuchungen Zellen (falls relativ typisch)	Besonderheiten
onkotisch-hydrostatisch	Herzinsuffizienz	s	T		evtl. Pseudoexsudat unter Therapie
	obere Einflußstauung	s	T		
	Pericarditis constrictiva	s	T		
	Leberzirrhose mit Aszites	s	T		
	Hypalbuminämie	s	T		
	Salzretentionssyndrome	s	T		
	Peritonealdialyse	s	T		
	Hydronephrose	s	T		
	nephrotisches Syndrom	s	T		
infektiös	Tuberkulose	s, h, p, c	E	Ly, (n G)	Bakterien selten mikroskopisch, evtl. Glukose erniedrigt
	Viren und Mykoplasmen	s, (h)	E	Ly	evtl. Riesenzellen
	parapneumonisch	s, (h)	E	n G +	Bakterien (+)
	unspezifisches Empyem	p, (s)	E	n G ++	Bakterien +, Glukose und pH erniedrigt
	Pilze und Parasiten	s, (h)	E		Erreger mikroskopisch oder kulturell
neoplastisch	diffuses malignes Mesotheliom	s, h	E (T)	Tm	
	Metastasen von extrathorakal	s, h, c	E (T)	Tm	(Tumormarker)
	Bronchialkarzinom	s, h, c	E (T)	Tm	(Chromosomenanalysen)
	Lymphome und Leukämie	s, h, c	E, T	Tm	evtl. Glukose erniedrigt
	lokalisierte Pleuratumoren	s, (h)	E, T		
	Brustwandtumoren	s, h	E	Tm	
	Begleiterguß bei Malignomen	s	E, T		
vaskulär	Lungeninfarkt	h, s	E, T		
	Kollateralen bei Leberzirrhose	h, s	E, T		
auto-immunologisch	rheumatoide Arthiritis	s, c	E		GLukose stark erniedrigt
	systemischer Lupus erythematodes	s, (h)	E	LE-Zellen	
	Sjögren-Syndrom	s	E		
	mixed connective tissue disease	s	E		
vom Abdomen ausgehend	Pankreatitis, Pseudozyste	s, (h)	E (T)		Amylase erhöht
	subdiaphragmaler Abszeß	s, p	E	n G	
	Leberzirrhose mit Aszites	s, (h)	T (E)		
	Abdominaltumor mit Aszites	s	T		
	Meigs-Syndrom	s	T (E)		
	Cholothorax (Gallefistel)	gallig	E		Bilirubin
	Endometriose	h	E		
traumatisch	Hämatothorax	h	E	Erythrozyten	hoher Hb-Wert
	Chylothorax	c	T (E)		Chylomikronen, Triglyzeride
	Ösophagusruptur	p	E	n G	Amylase erhöht, pH erniedrigt
	Operation (Thorax, Abdomen)	s, h	E, T		
	Seropneumothorax	s, (h)	E		
Verschiedenes	urämische Pleuritis	s, (h)	E		
	Myxödem	s	T		
	Yellow-nail-Syndrom	s, (c)	E		
	Postmyokardinfarkt-Syndrom	s, (h)	E		
	Periarteriitis nodosa	s	E		
	Sarkoidose	s, (h)	T (E)		
	familiäres Mittelmeerfieber	s	E		
	benigner Asbesterguß	s, (h)	E		
	Medikamenten-induziert	s	E		
	Begleiterguß bei Strahlenpneumonie	s, (h)	E		
	Lymphangiomyomatosis	c	T (E)		
	tuberöse Sklerose	c	T (E)		
	Cholesterinpleuritis (Pseudochylothorax)	c	T, E		Cholesterin (Kristalle)
	intrapleurale Infusion	s, (h)	E, T		
	idiopathisch	s, (h)	E, T	Eosinophile	

Aussehen: s = serös; h = hämorrhagisch, p = purulent; c = chylös
Eiweißgehalt: E = Exsudat (> 3,0 g/dl); T = Transsudat (< 3,0 g/dl)
Zellen: Tm = Tumorzellen; Ly = Lymphozyten; n G = neutrophile Granulozyten

( ) = Wertigkeit noch nicht endgültig geklärt.

4   Sicherung der Diagnose

Zur Sicherung der Diagnose kommen die blinde Pleurabiopsie und die Thorakoskopie in Frage.

4.1 Pleurabiopsie

Bei freiem Erguß und diffuser Pleuraerkrankung ist mit der blinden Pleurabiopsie eine histologische Klärung von malignen oder tuberkulösen Ergüssen in 50–80% möglich. Blinde Pleurabiopsien sind mit verschiedenen Nadeln relativ einfach und komplikationsarm durchzuführen und können in Lokalanästhesie am Krankenbett vorgenommen werden. Kontraindikationen sind schwere Gerinnungsstörungen. Zum Ausschluß von Komplikationen ist anschließend eine Röntgenkontrolle notwendig.

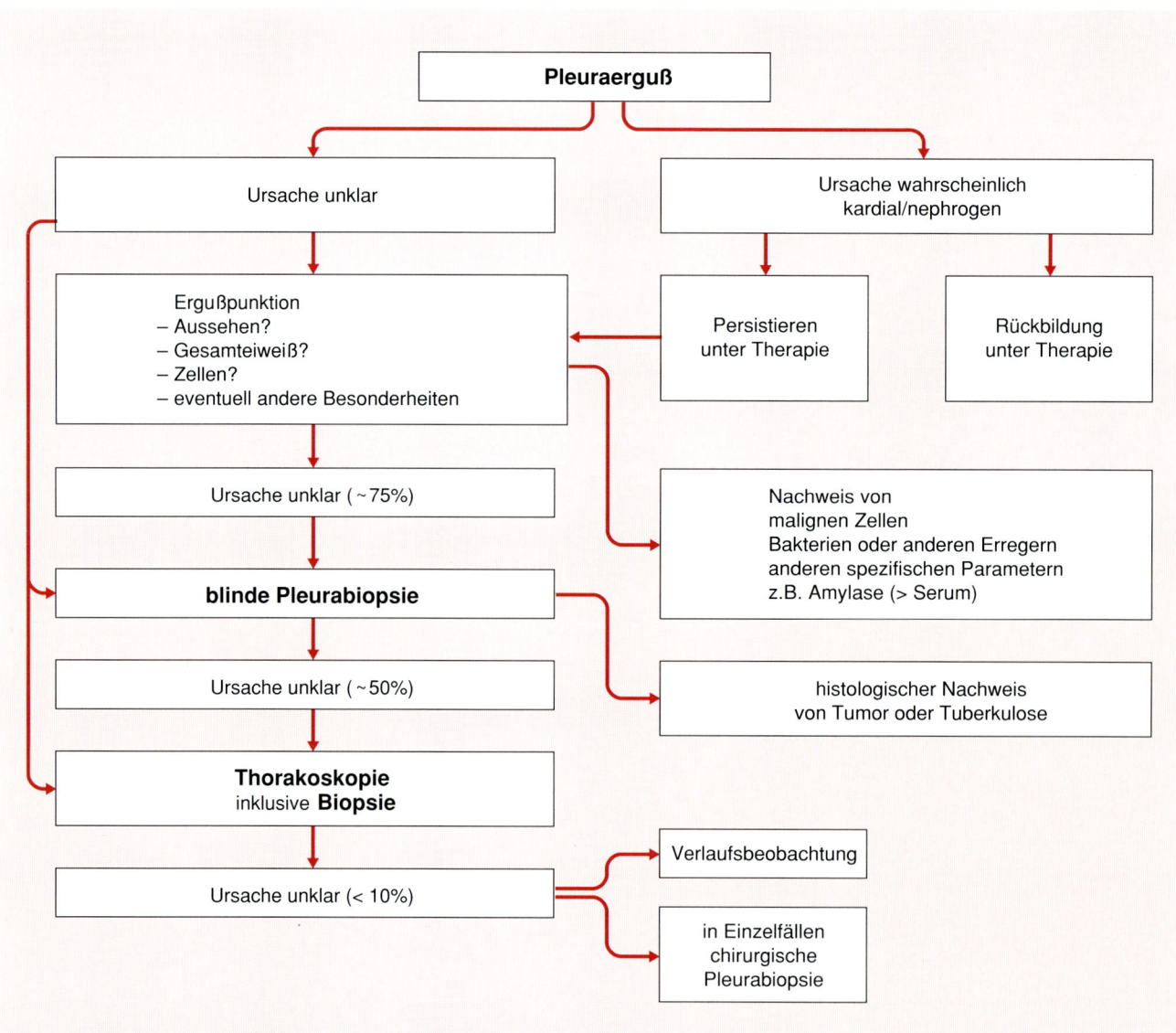

Abb. 8–1   Diagnostisches Vorgehen beim Pleuraerguß (nach [1]).

4.2 Thorakoskopie

Führt eine blinde Pleurabiopsie nicht zur Diagnosesicherung, kommt wegen ihrer hohen diagnostischen Sensibilität und Spezifizät (bei Tumoren der Pleura 97%, bei Pleuratuberkulosen 99%) eine Thorakoskopie unter stationären Bedingungen in Lokalanästhesie in Frage. Sie bietet folgende Vorteile:

– Makroskopisch ergeben sich bereits Hinweise auf Ergüsse, die durch chronische Stauung, Trauma, Leberzirrhose, rheumatoide Arthritis, Lungeninfarkt oder Pneumonie bedingt sind.
– Bei metastatischen malignen Ergüssen kann häufig auf die Art des Primärtumors geschlossen werden. Spezielle Fragestellungen wie Hormonrezeptorbestimmung bei Mammakarzinom können gelöst werden.
– Beim Bronchialkarzinom kann die Frage geklärt werden, ob der Tumor direkt in die Pleura eingebrochen ist oder ob es sich lediglich um einen Begleiterguß handelt.
– Beim diffusen Pleuramesotheliom kann nur mittels Thorakoskopie die Ausdehnung des Prozesses erkannt werden.
– Die Thorakoskopie mit anschließender Pleuradrainage erlaubt wiederholte Medikamenteninstillationen zur Pleurodese.

Nur bei starken Verwachsungen ist eine Thorakoskopie gelegentlich unmöglich, so daß chirurgische Methoden wie die offene Pleurabiopsie eingesetzt werden müssen.

Abbildung 8–1 zeigt das empfohlene diagnostische Vorgehen bei ätiologisch ungeklärtem Pleuraerguß.

Literatur

1. R. Loddenkemper, J. Engel, H. Fabel, N. Konietzko, H. Magnussen: Diagnostisches Vorgehen beim Pleuraerguß. Prax. Klin. Pneumol. 36 (1982) 447–449.

Teil B Diagnostische und therapeutische Verfahren

9 Lungenfunktionsuntersuchungen

Helgo Magnussen, Reiner Bonnet

Inhalt

1   Einleitung

Die wesentliche Aufgabe der Lunge besteht im Austausch der Atemgase Sauerstoff (O_2) und Kohlendioxid (CO_2). Der Gasaustausch umfaßt den Transport von Frischluft in den Alveolarraum und von verbrauchter Luft aus dem Alveolarraum (Ventilation), den Transport der Atemgase durch die anatomischen Strukturen, die den Alveolarraum vom Lungengefäßbett trennen und deren Aufnahme durch die Blutbestandteile (Diffusion) und den An- bzw. Abtransport der Atemgase mit dem Blutstrom (Perfusion). Die alveoläre Ventilation hängt von der Pumpfunktion des Thorax (Thoraxkonfiguration und Elastizität, Atemmuskulatur und deren neurologischer Kontrolle) und der Leitfähigkeit der Atemwege ab. Die Leistungsfähigkeit des pulmonalen Gasaustausches wird von den absoluten Größen der Ventilation, Perfusion und Diffusion und deren regionaler Verteilung und ihrem Verhältnis zueinander bestimmt.

Die Lungenfunktionsdiagnostik mit ihren zahlreichen Testverfahren soll die funktionellen Folgen von Erkrankungen des Atemapparats aufzeigen.

2   Atemmechanik

Lungen, knöcherner Brustkorb und Atemmuskulatur bilden zusammen den Atemapparat. Die Einatmung führt zu einer Erweiterung des Brustkorbs und einer Auswärtsbewegung der Bauchwand. Die Volumenänderung des Abdomens wird durch eine Kontraktion des Zwerchfells eingeleitet. Da die abdominellen Organe dem Druck des Zwerchfells nicht völlig ausweichen können, erhöht sich inspiratorisch der intraabdominelle Druck. Die intraabdominelle Druckerhöhung bewirkt die Erweiterung und Anhebung der unteren Thoraxapertur, deren Richtung durch die Rotationsachse der gelenkigen Verbindung zwischen den unteren Rippen und den Wirbelkörpern vorgegeben ist. Als Endresultat dieses komplexen mechanischen Vorgangs entsteht ein negativer intrapleuraler Druck, der zur passiven Entfaltung der Lungen führt. Die Kräfte, die hierzu aufgebracht werden müssen, sind zur Überwindung der elastischen Widerstände von Lunge und Brustkorb, der Trägheit der Gewebekomponenten und der Reibungswiderstände innerhalb der Atemwege erforderlich.

2.1   Bestimmung der Lungenvolumina

Die Messung der Lungenvolumina nimmt innerhalb der Lungenfunktionsdiagnostik den bedeutendsten Stellenwert ein. Zum Einsatz kommen dabei vor allem die Spirometrie und die Ganzkörperplethysmographie.

Zur leichteren Einordnung unterscheidet man statische und dynamische Lungenvolumina (Tab. 9–1). Bei den statischen Volumina handelt es sich um zeitunabhängige Meßgrößen (z. B. Vitalkapazität), während die dynamischen Volumina zeitbezogen sind (z. B. Atemstoß).

Da Gasvolumina temperatur- und druckabhängig sind hat man sich international darauf geeinigt, Lungenvolumina unter BTPS, d. h. körpereigenen Bedingungen anzugeben (BTPS = body temperature pressure saturation = Körpertemperatur, Ambientdruck und 100% Sättigung mit Wasserdampf). Die Umrechnung von ATPS-(Umweltbedingungen) auf BTPS-Bedingungen erfolgt nach der Formel

$$V_{BTPS} = V_{ATPS} \; \frac{273 + 37}{273 + T_A} \cdot \frac{P_{amb} - P_{H_2O}}{P_{amb} - 47}$$

Dabei ist T_A die Raumtemperatur, P_{amb} der Ambientdruck (Umgebungsdruck) und P_{H_2O} die Wasserdampfspannung bei Umgebungstemperatur.

2.1.1   Spirometrie

Meßsysteme

Mit Hilfe der Spirometrie können Lungenvolumina und Atemstromstärken am Mund des Patienten bestimmt werden. Dabei wird über ein Mundstück in ein Meßsystem geatmet, das die atemabhängigen Volumenschwankungen und/oder Atemstromstärken mechanisch oder elektronisch mißt und aufzeichnet.

Tabelle 9–1 Zusammenfassung der Lungenvolumina

Bezeichnung	Abkürzung	Definition
statische (zeitunabhängige) Volumina		
Atemzugvolumen (tidal volume)	V_T (AV)	Volumen, das bei Ruheatmung ein- oder ausgeatmet wird
Vitalkapazität (vital capacity)	VC (VK)	Volumen zwischen maximaler Ausatmung und maximaler Einatmung
forcierte Vitalkapazität	FVC	Volumen, das von maximaler Einatmung bis zu maximaler Ausatmung forciert ausgeatmet wird
exspiratorisches Reservevolumen	ERV	Volumen zwischen normaler und maximaler Ausatmung
inspiratorisches Reservevolumen	IRV	Volumen zwischen normaler und maximaler Einatmung
Residualvolumen	RV	Volumen, das nach maximaler Ausatmung in der Lunge verbleibt
funktionelle Residualkapazität	FRC	Volumen, das nach normaler Ausatmung in der Lunge verbleibt
inspiratorische Reservekapazität	IRC	Volumen zwischen normaler Ausatmung und maximaler Einatmung
Totalkapazität (total lung capacity)	TLC	gesamtes, sich in der Lunge befindliches Volumen bei maximaler Einatmung = Summe aller einzelnen Lungenvolumina
dynamische (zeitbezogene) Volumina		
Atemstoß oder Ein-Sekunden-Volumen (forced exspiratory volume)	FEV_1	Volumen, das innerhalb der ersten Sekunde einer forcierten Exspiration ausgeatmet wird
Tiffeneau-Wert	FEV_1/VC	Volumen, das innerhalb der ersten Sekunde einer forcierten Exspiration ausgeatmet wird, bezogen auf die inspiratorische Vitalkapazität
exspiratorische Spitzenstromstärke (peak expiratory flow)	PEF	maximale Atemstromstärke bei forcierter Ausatmung
maximaler mittlerer exspiratorischer Fluß	$FEF_{25-75\%}$	mittlere Atemstromstärke zwischen 25 und 75% der FVC
forcierter exspiratorischer Fluß, wenn 25, 50 bzw. 75% der VC ausgeatmet ist	$FEV_{25,50,75\%}$	Atemstromstärke wenn 25, 50 bzw. 75% der FVC ausgeatmet ist
forcierter exspiratorischer Fluß zwischen 0,2 und 1,2 l der FVC	$FEF_{0,2-1,2}$	mittlere Atemstromstärke zwischen 0,2 und 1,2 l der FVC
maximaler exspiratorischer Fluß, wenn 25, 50 bzw. 75% der FVC noch auszuatmen sind	$MEV_{25,50,75\%}$	Atemstromstärke, wenn 25, 50 bzw. 75% der FVC noch auszuatmen sind

Halboffene Geräte

Weit verbreitet ist das Keilbalg-Spirometer (z. B. Vitalograph), das nach dem halboffenen System arbeitet. Der Patient atmet dabei Umgebungsluft ein und exspiriert in das Keilbalg-Spirometer. Ein am Keilbalg befindlicher Schreiber zeichnet die volumenproportionale Auslenkung auf (Abb. 9–1a). Die Schreibplatte wird mit einem Motor entlang der X-Achse bewegt, so daß sich neben statischen Volumina auch zeitbezogene Meßgrößen ableiten lassen. Diese Geräte zeichnen sich durch Meßgenauigkeit, einfache Handhabung und Robustheit aus. Der Nachteil liegt darin, daß lediglich exspiratorische Größen bestimmt werden können.

Geschlossene Geräte

Die klassische Spirometerglocke (Abb. 9–1b) entspricht einem geschlossenen System, welches die Messung exspiratorischer und inspiratorischer Volumina erlaubt. Bei längerer Atmung durch ein geschlossenes System muß die ausgeatmete Kohlensäure absorbiert und der verbrauchte Sauerstoff dem System zugeführt werden. Mit einem Kymographen oder einen X-Y-Koordinatenschreiber können statische und dynamische Volumina aufgezeichnet werden.

Offene Geräte

Der Patient atmet Umgebungsluft über einen Pneumotachographen (Abb. 9–1c). Der Pneumotachograph weist einen konstanten Widerstand auf, so daß der Druckabfall, der über den Widerstand bei laminarer Störung auftritt, der Atemstromstärke proportional ist. Die Integration der Atemstromstärke über die Zeit liefert das Volumen.

Die pneumotachographische Meßmethode hat den Vorteil, daß Volumen und Strömungsgeschwindigkeit simultan gemessen und aufgezeichnet werden können. Ein weiterer Vorteil gegenüber den herkömmlichen spirometrischen Meßsystemen ist die trägheitsarme, verzerrungsfreie und widerstandslose Aufzeichnung der Meßwerte.

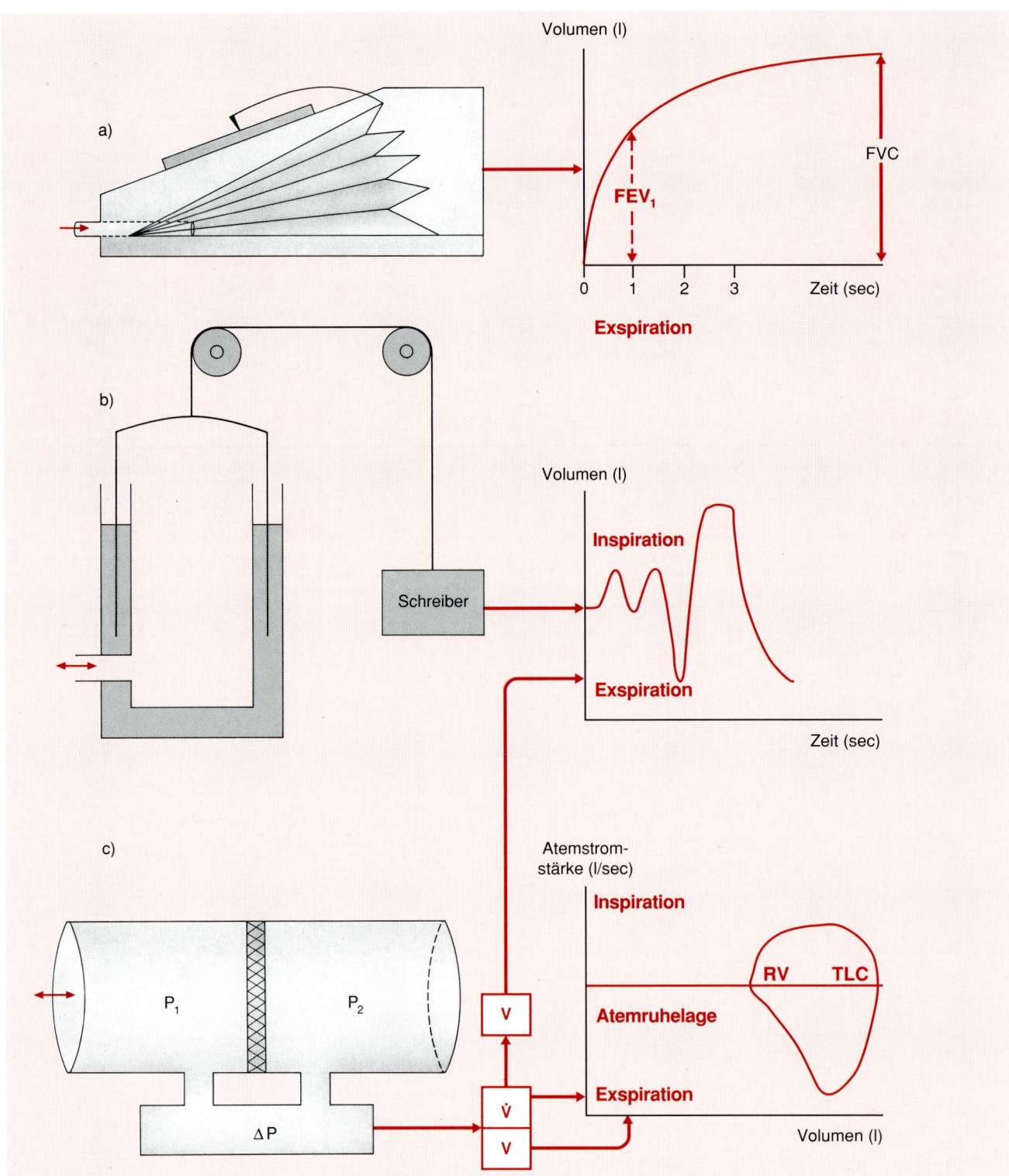

Abb. 9–1 Spirometrische Meßgeräte und die graphische Darstellung ihrer Meßwerte.

a) Das Keilbalgspirometer entspricht einem halboffenem System und ermöglicht die Erstellung eines exspiratorischen Volumen-Zeit-Diagramms.

b) Die klassische Spirometerglocke entspricht einem geschlossenen System, welches die Aufzeichnung exspiratorischer wie auch inspiratorischer Volumina ermöglicht.

c) Der Pneumotachograph entspricht einem offenen System. Das Signal des Differenzdruckwandlers (ΔP) ist der Atemstromstärke proportional. Die Integration der Atemstromstärke über die Zeit liefert das Volumen. Die gleichzeitige Messung von Atemstromstärke und Volumen erlaubt daher mit geeigneten Geräten die Aufzeichnung des Volumen-Zeit- und Fluß-Volumen-Diagramms.

Messung

Der Patient, der eine Nasenklemme trägt, wird aufgefordert, ruhig durch das Mundstück am Meßsystem ein- und auszuatmen. Nachdem ein gleichmäßiges Atemzugvolumen vorliegt, atmet der Patient maximal aus, um dann maximal einzuatmen. Anschließend wird so schnell und so tief wie möglich ausgeatmet. Das gewonnene Volumensignal wird gegen die Zeit oder gegen die Atemstromstärke aufgezeichnet. Die Reproduzierbarkeit wird durch Wiederholung der Messung überprüft.

Volumen-Zeit-Diagramm

Bei der konventionellen Spirometrie wird das Volumensignal gegen die Zeit registriert (s. Abb. 9–1 a, b; 9–2 a, b).

Die gebräuchlichsten spirometrischen Meßgrößen sind die Vitalkapazität (VC) und der Atemstoß (FEV$_1$). Bei der Vitalkapazität handelt es sich um das Volumen, welches nach einer maximalen Ausatmung eingeatmet

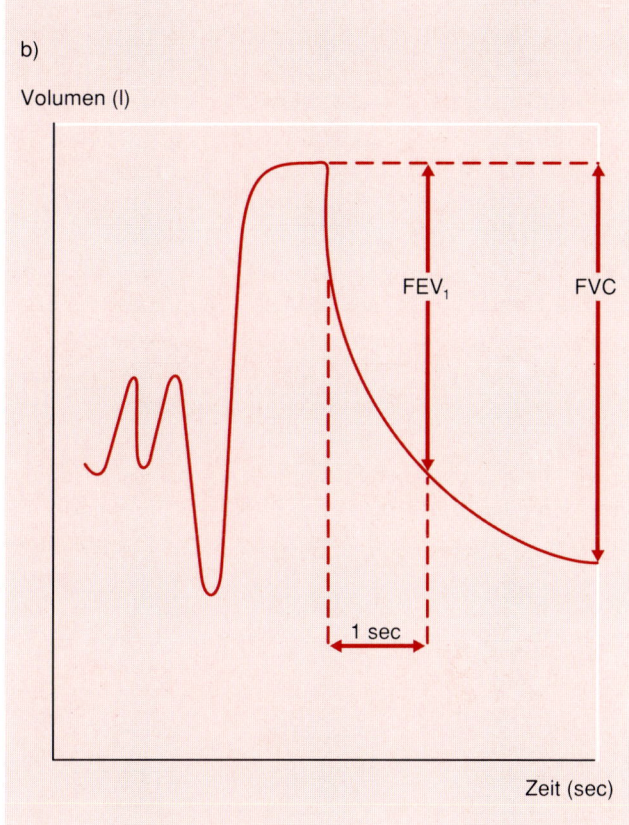

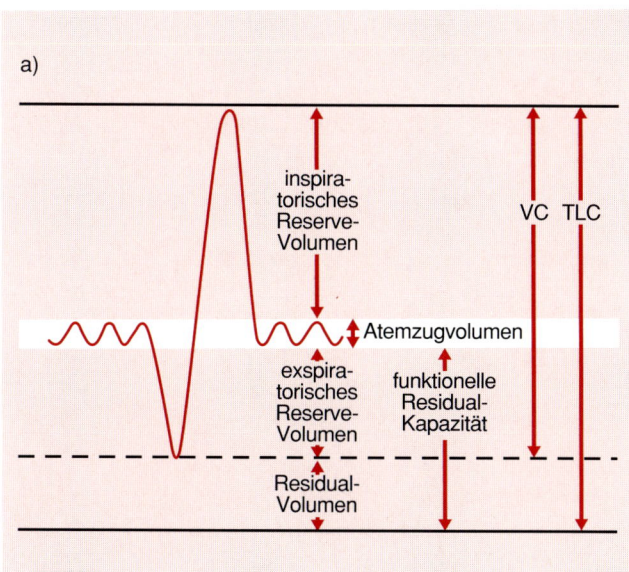

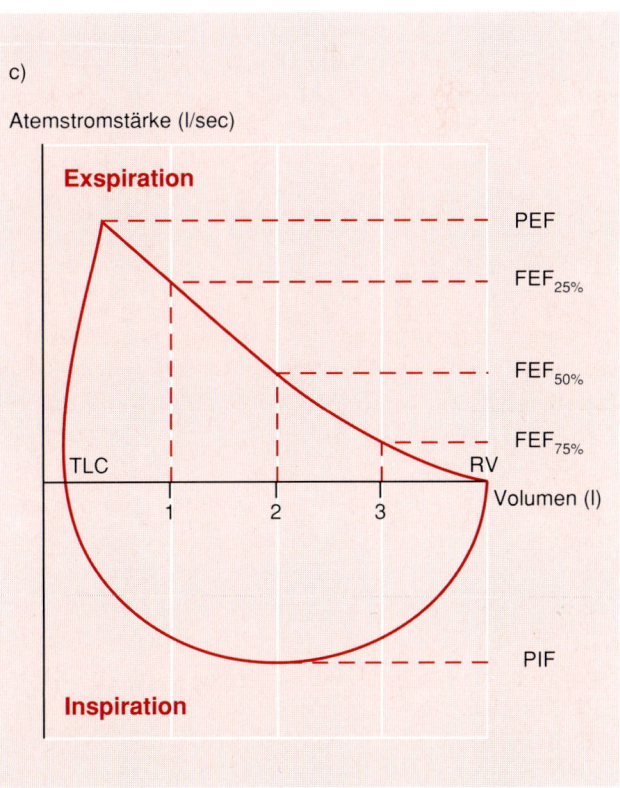

Abb. 9–2 Bestimmung der spirometrischer Meßwerte aus ihren graphischen Darstellungen.

a) Darstellung der statischen (zeitunabhängigen) Lungenvolumina (in Liter-BTPS).

b) Bestimmung des Atemstoßes (FEV$_1$). Er ergibt sich als das nach einer Sekunde forciert ausgeatmete Volumen (in Liter-BTPS).

c) Fluß-Volumen-Diagramm.

PEF = exspiratorische Spitzenstromstärke (peak exspiratory flow).

FEF$_x$ = maximale Atemstromstärke nach Ausatmen von x% der forcierten Vitalkapazität (FVC).

PIF = inspiratorische Spitzenstromstärke (peak inspiratory flow).

werden kann. Der Atemstoß ist definiert als das Volumen, welches bei einer forcierten Exspiration in der ersten Sekunde ausgeatmet wird. Da der Atemstoß von der Vitalkapazität abhängt, ist es sinnvoller, den Atemstoß auf die inspiratorische oder langsam geatmete exspiratorische VC zu beziehen. Daraus ergibt sich der Tiffeneau-Wert (FEV_1 / VC), der hauptsächliche Parameter für die Abschätzung einer Atemwegsobstruktion. Das Volumen-Zeit-Diagramm erlaubt außerdem die Berechnung abgeleiteter Meßgrößen, z. B. die mittlere exspiratorische Flußrate zwischen 25 und 75% der ausgeatmeten VC ($FEF_{25-75\%}$); die klinische Relevanz der meisten abgeleiteten Meßgrößen ist jedoch begrenzt.

Das Residualvolumen kann nicht spirometrisch erfaßt, sondern muß mit der Ganzkörperplethysmographie (s. Abschn. 2.1.2) oder den Gasverdünnungsmethoden (s. Abschn. 2.1.3 u. 2.1.4) bestimmt werden. Alle gebräuchlichen statischen und dynamischen Lungenvolumina sind mit ihren Definitionen in Tabelle 9–1 aufgezeichnet.

Fluß-Volumen-Diagramm

Da mit der Pneumotachographie Stromstärke und Volumen gleichzeitig bestimmt werden können, kann die Stromstärke ($\dot{V}$) auch unmittelbar auf das momentane Volumen bezogen werden. Die Aufzeichnung der Stromstärke auf der Y-Achse und des Volumens auf der X-Achse eines entsprechenden Schreibers führt zum Fluß-Volumen-Diagramm (s. Abb. 9–1c; 9–2c).

Es sei betont, daß dem Fluß-Volumen-Diagramm gleiche Atemmanöver zugrunde liegen wie dem Volumen-Zeit-Diagramm und es daher von den gleichen Mechanismen beeinflußt wird. Während beim Volumen-Zeit-Diagramm die Abhängigkeit des Volumens von der Zeit untersucht wird, interessiert beim Fluß-Volumen-Diagramm die Abhängigkeit der Stromstärke vom Lungenvolumen. Die volumenabhängige Stromstärke ist bei niedrigen Lungenvolumina ein empfindlicheres Maß für eine Atemwegsobstruktion als der Atemstoß.

An der Konfiguration des Fluß-Volumen-Diagramms können charakteristische Funktionsstörungen leicht und schnell erkannt werden. Die quantitative Beschreibung des Fluß-Volumen-Diagramms erfolgt mit Hilfe der maximalen Stromstärke *(peak flow)* sowie der Stromstärken zu dem Zeitpunkt, zu dem 25, 50 und 75% der FVC ausgeatmet sind.

Das inspiratorische Fluß-Volumen-Diagramm bietet zusätzliche Informationen (s. obstruktive Ventilations-

störung). Dabei wird die Versuchsperson aufgefordert, unmittelbar nach der forcierten Exspiration forciert und maximal einzuatmen (Abb. 9–2c). Die quantitative Auswertung erfolgt mit der inspiratorischen Spitzenstromstärke (PIF = peak inspiratory flow).

Faktoren, die die maximale Exspiration beeinflussen

Die maximale Stromstärke und das Volumen, welches bis zum Erreichen des Peak flow erforderlich ist, sind von der Mitarbeit und Anstrengung des Patienten abhängig *(effort dependent)*, während die Stromstärken bei Ausatmung der restlichen ca. 70% der VC von der Anstrengung der Probanden weitgehend unabhängig *(effort independent)* sind. Diese Beobachtung wird mit einem Lungenmodell erklärt, welches die gegenseitige Beeinflussung des Intrapleuraldrucks, des Alveolardrucks und des intrabronchialen Drucks berücksichtigt (Abb. 9–3).

Während forcierter Ausatmung übersteigt der Alveolardruck den Intrapleuraldruck um den Betrag, der durch die elastische Retraktion des Lungengewebes ausgeübt wird. Da innerhalb der Atemwege der Druck in Richtung der Luftströmung abnimmt, muß an irgendeiner Stelle der Atemwege der intrabronchiale Druck dem intrapleuralen Druck gleich sein *(equal pressure point)*. Bei großen Lungenvolumina liegt aufgrund der hohen elastischen Retraktionskraft und des niedrigen Atem-

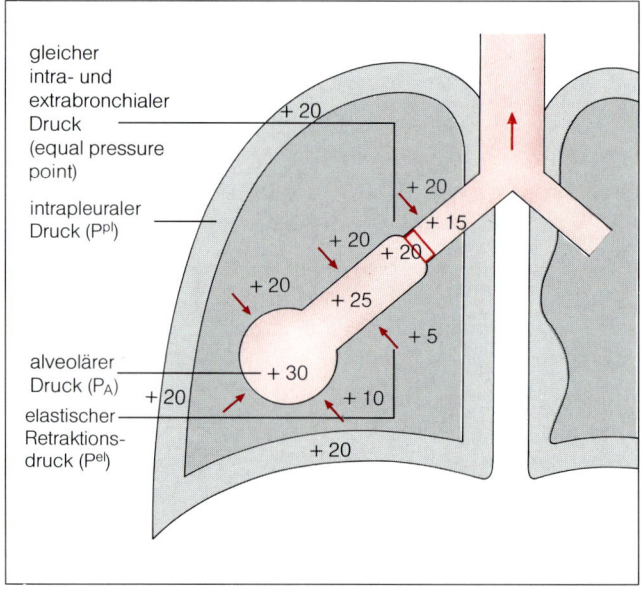

gleicher intra- und extrabronchialer Druck (equal pressure point)

intrapleuraler Druck (P^{pl})

alveolärer Druck (P_A)

elastischer Retraktionsdruck (P^{el})

+ 20
+ 20
+ 15
+ 20
+ 20
+ 20
+ 25
+ 20
+ 5
+ 30
+ 20
+ 10
+ 20

Abb. 9–3 Konzept des ''equal pressure point'' (Punkt, an dem intra- und extrabronchialer Druck gleich sind. Erläuterungen siehe Text.

wegswiderstandes dieser Punkt im Bereich der relativ stabilen, knorpelhaltigen zentralen Atemwege. Jede weitere Steigerung des intrapleuralen Drucks führt hier zu einer Zunahme der Stromstärke *(effort dependent)*.

Im Verlauf der weiteren Exspiration nimmt die elastische Retraktionskraft wie auch der Querschnitt der Atemwege ab. Dies bedingt eine Verlagerung des Punktes gleichen intrabronchialen und intrapleuralen Drucks in die Lungenperipherie. Eine Steigerung des intrapleuralen Drucks führt nun nicht mehr zu einer Zunahme der intrabronchialen Strömung, da jede weitere Erhöhung des intrapleuralen Drucks mit einer zunehmenden Kompression der peripheren Atemwege einhergeht.

Beurteilung

In den meisten Fällen ist die wichtige Unterscheidung – obstruktive oder restriktive Ventilationsstörung – mit Hilfe der Vitalkapazität und des FEV_1 sowie deren Verhältnis zueinander möglich. Bei der obstruktiven Ventilationsstörung ist die Vitalkapazität meist regelrecht, während FEV_1 und FEV_1/VC den Sollwert unterschreiten. Bei der restriktiven Ventilationsstörung sind VC und FEV_1 zu einem gleichen Prozentsatz eingeschränkt, so daß der Wert von FEV_1/VC regelrecht ausfällt. Diese einfache funktionelle Differentialdiagnostik ist jedoch keineswegs immer möglich, da die Vitalkapazität auch bei der obstruktiven Ventilationsstörung als Folge von gefesselter Luft *(airtrapping)* verkleinert sein kann (Abb. 9–4c). In diesen Fällen können ganzkörperplethysmographische Messungen weiterhelfen, die Ursache der erniedrigten Vitalkapazität zu finden.

Typische pathologische Muster von Zeit-Volumen-Kurve und Fluß-Volumen-Diagramm bei Lungen- und Atemwegserkrankungen, die mit einer obstruktiven oder restriktiven Ventilationsstörung einhergehen, sind in Abbildung 9–4 dargestellt.

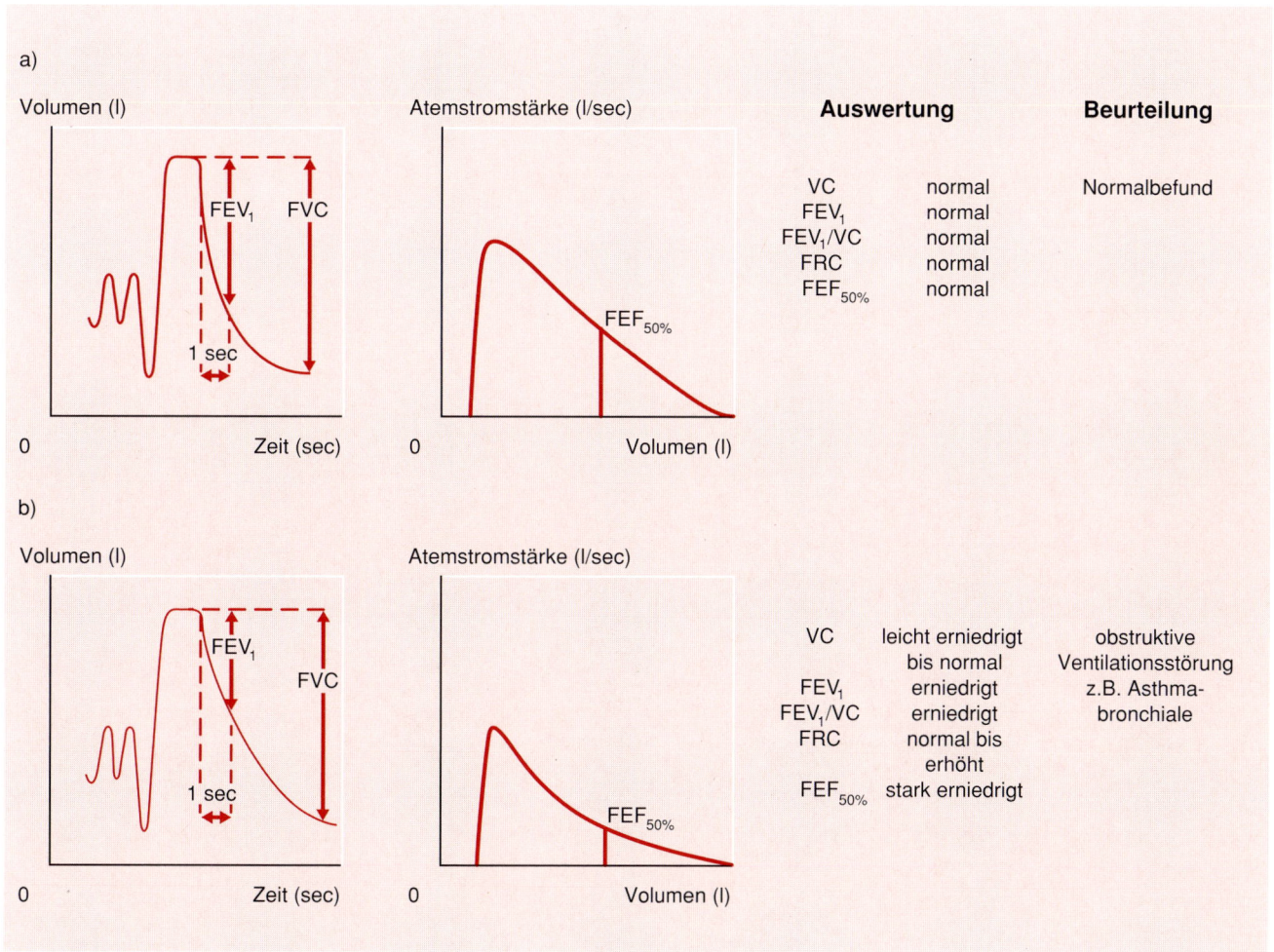

Abb. 9–4 Pathologische Kurven der Volumen-Zeit und der Fluß-Volumen-Kurven.

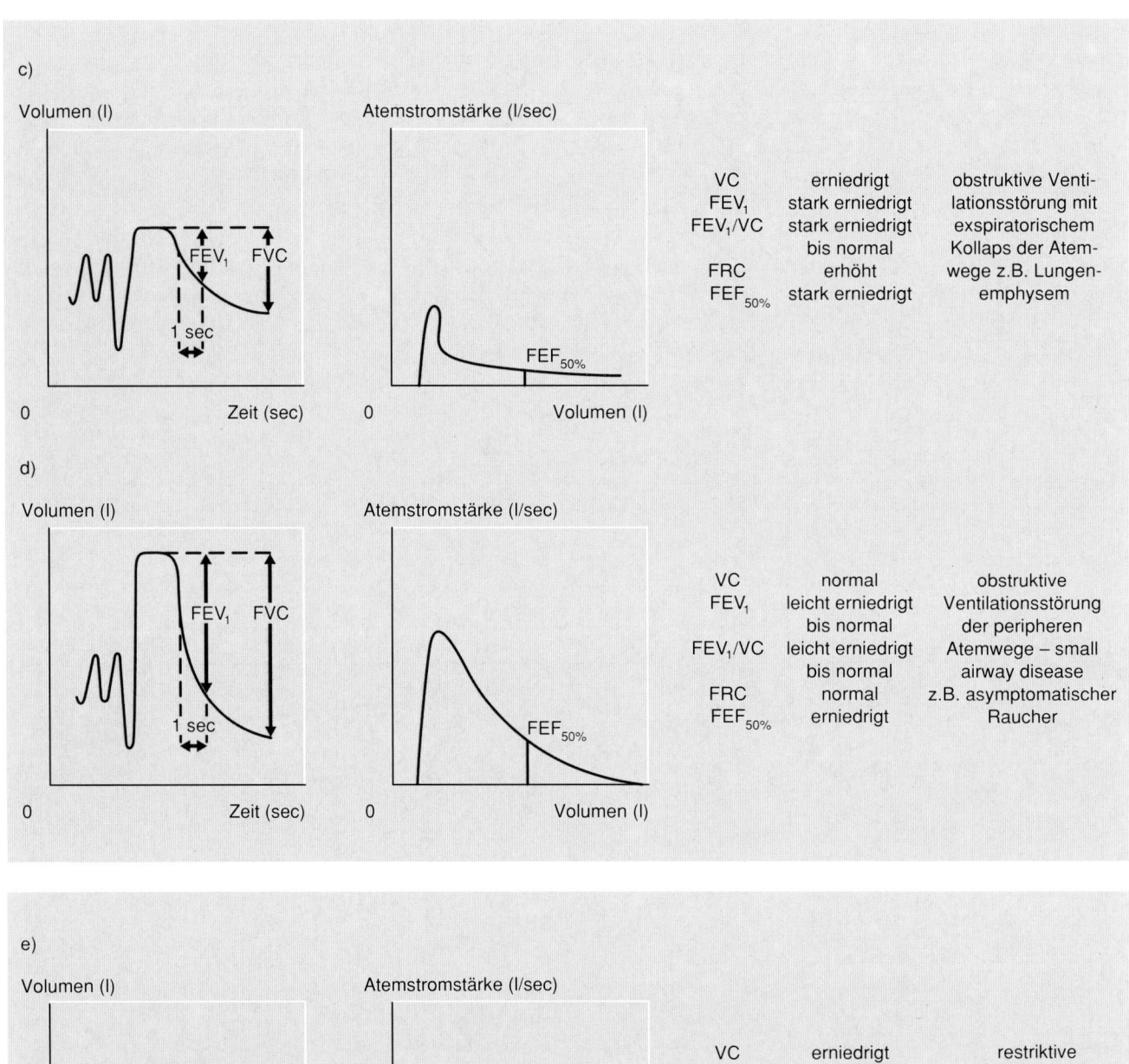

c)

Volumen (l)

FEV₁ FVC

1 sec

0   Zeit (sec)

Atemstromstärke (l/sec)

FEF₅₀%

0   Volumen (l)

VC	erniedrigt	obstruktive Venti-
FEV₁	stark erniedrigt	lationsstörung mit
FEV₁/VC	stark erniedrigt	exspiratorischem
	bis normal	Kollaps der Atem-
FRC	erhöht	wege z.B. Lungen-
FEF₅₀%	stark erniedrigt	emphysem

d)

Volumen (l)

FEV₁ FVC

1 sec

0   Zeit (sec)

Atemstromstärke (l/sec)

FEF₅₀%

0   Volumen (l)

VC	normal	obstruktive
FEV₁	leicht erniedrigt	Ventilationsstörung
	bis normal	der peripheren
FEV₁/VC	leicht erniedrigt	Atemwege – small
	bis normal	airway disease
FRC	normal	z.B. asymptomatischer
FEF₅₀%	erniedrigt	Raucher

e)

Volumen (l)

FEV₁ FVC

1 sec

0   Zeit (sec)

Atemstromstärke (l/sec)

FEF₅₀%

0   Volumen (l)

VC	erniedrigt	restriktive
FEV₁	erniedrigt	Ventilationsstörung
FEV₁/VC	normal bis	z.B. Lungenfibrose
	erhöht	
FRC	erniedrigt	
FEF₅₀%	erniedrigt	

Abb. 9–4 Pathologische Kurven der Volumen-Zeit und der Fluß-Volumen-Kurven.

Obstruktive Ventilationsstörungen

Ein schweres Lungenemphysem und ein schweres Asthma bronchiale können verschiedene spirometrische Muster aufweisen, obwohl FEV_1/VC gleich sind (Abb. 9–4b, c). In derart „typischen" Fällen helfen bereits spirometrische Daten bei der Differentialdiagnose. Häufig sind derartige Entscheidungen aber nicht möglich, da sich die Mechanismen, die die maximale Exspiration beeinflussen, bei den verschiedenen Atemwegserkrankungen nur begrenzt unterscheiden.

Bei Atemwegserkrankungen, die mit einer leichten funktionellen Einschränkung einhergehen (häufig asymptomatische Raucher), findet sich lediglich eine Einschränkung der Atemstromstärke bei niedrigen Lungenvolumina (z. B. $FEF_{50\%}$, $FEF_{75\%}$) bei noch normalem FEV_1 (Abb. 9–4d). Diese funktionelle Konstellation wird als periphere Atemwegsobstruktion bezeichnet *(small airway disease)*. Es muß jedoch betont werden, daß das Erkennen der funktionellen Folgen von Erkrankungen der kleinen Atemwege mit Hilfe des Fluß-Volumen-Diagramms durch eine schlechte Reproduzierbarkeit der Werte bei niedrigen Lungenvolumina erschwert wird.

Bei *Obstruktionen im Bereich der oberen Atemwege* sollte neben dem exspiratorischen auch das inspiratorische Fluß-Volumen-Diagramm aufgezeichnet werden (Abb. 9–5a):
– Eine fixierte intra- und/oder extrathorakale Stenose bewirkt eine Plateaubildung im ex- und inspiratorischen Fluß-Volumen-Diagramm (Abb. 9–5b).
– Eine variable extrathorakale Stenose bewirkt eine stärkere inspiratorische als exspiratorische Plateaubildung (Abb. 9–5c).
– Eeine variable intrathorakale Stenose bewirkt eine stärkere exspiratorische als inspiratorische Plateaubildung (Abb. 9–5d).

Diese unterschiedlichen Muster gründen sich auf verschiedene physiologische Gegebenheiten. Bei der Inspiration ist der intrapleurale Druck im Vergleich zum intrathorakalen Druck der Atemwege stets negativ, so daß es zu einer maximalen „Erweiterung" der intrathorakalen Atemwege kommt. Die Exspiration führt zu einer Umkehrung dieser Druckverhältnisse und einer daraus resultierenden „Verengung". Beim extrathorakal gelegenen Teil der Trachea, des Larynx und der Pharynx sind diese Druckverhältnisse genau umgekehrt. Bei der Inspiration werden diese Atemwege daher stets verengt und bei der Exspiration erweitert.

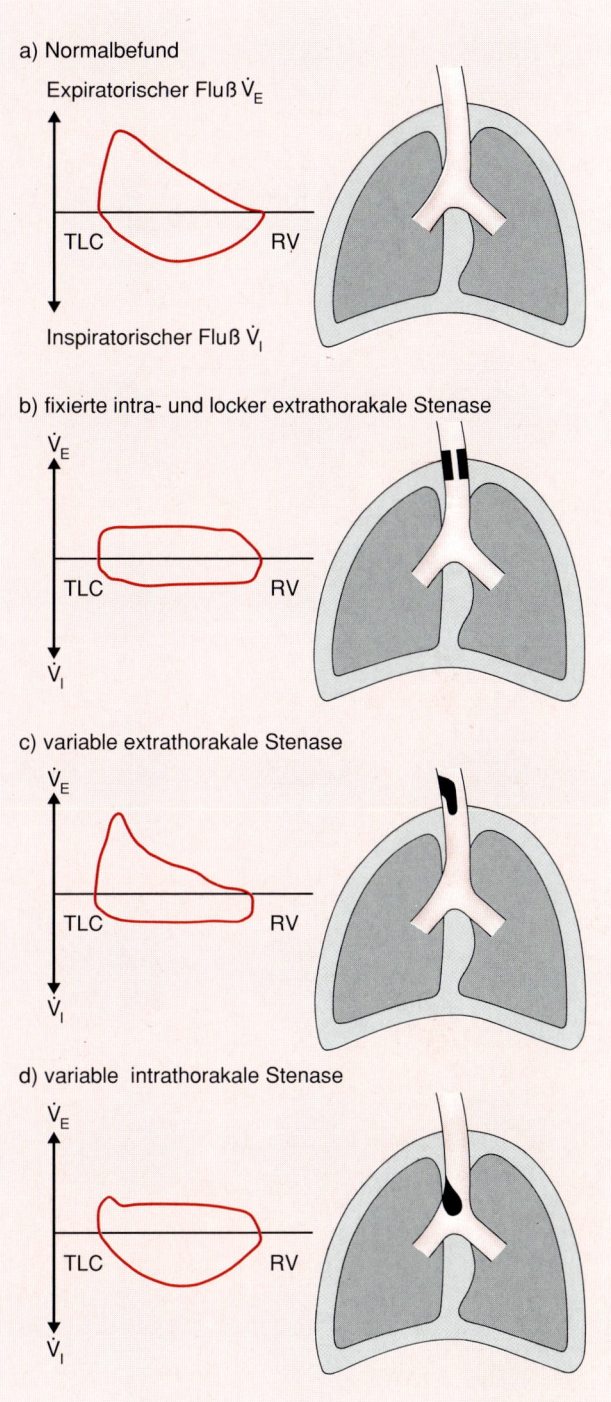

Abb. 9–5 Pathologische Muster im in- und exspiratorischen Fluß-Volumen-Diagramm bei extra- und intrathorakal gelegenen Stenosen.

Restriktive Ventilationsstörungen

Die restriktive Ventilationsstörung ist in der Spirometrie durch erniedrigte Werte von VC und FEV$_1$ gekennzeichnet. Ist die Ursache z. B. eine fibrosierende Lungenerkrankung, ist der FEV$_1$/VC-Quotient häufig vergrößert, da die elastische Rückstellkraft durch die erniedrigte Compliance vergrößert ist. Bei hochgradiger Restriktion kann der FEV$_1$ sogar der erniedrigten VC gleichen. Ein vergrößerter FEV$_1$/VC-Quotient findet sich nicht bei den neuromuskulären Erkrankungen, die zu einer restriktiven Ventilationsstörung führen, da hier die Dehnbarkeit der Lunge unverändert ist (s. a. Abb. 9–4 e).

Normalwerte

Die Normalwerte der Lungenvolumina sind abhängig von Größe, Alter und Geschlecht. Normwerte nach der Kommission der Europäischen Gemeinschaft für Kohle und Stahl (EGKS 1983) finden sich in der entsprechen-

Tabelle 9–2 Einteilung dynamischer Lungenvolumina in Schweregrade der Obstruktion (angegeben als % vom unteren Sollwert; Ausnahme: FEV$_1$/VC als Absolutwert in %).

Schweregrad	FEV$_1$	FEV$_1$/VC	FEF$_{25-75\%}$	FEF$_{25,50,75\%}$
leicht	> 70%	55%-Soll	> 60%	> 60%
mittel	40–70%	40–55%	40–60%	40–60%
schwer	< 40%	< 40%	< 40%	< 40%

den Fachliteratur [6]. Die Beurteilung des Schweregrades einer Funktionsstörung bei den spirometrisch gemessenen dynamischen Lungenvolumina ist in Tabelle 9–2 dargestellt. Es soll jedoch betont werden, daß jede Einteilung einer Funktionsstörung in Schweregrade in gewissem Maß willkürlich ist.

2.1.2 Ganzkörperplethysmographie

Der Ganzkörperplethysmograph besteht aus einer ca. 1 m^3 großen Kammer, die luftdicht verschließbar ist (Abb. 9–6a). Innerhalb der Kammer befindet sich ein Pneumotachograph, über den die Atemstromstärke und das Atemvolumen gemessen werden können. Zwischen Pneumotachograph und Mundstück ist ein Verschlußventil (Shutter), durch das der Atemfluß unterbrochen werden kann. Druckwandler messen die Druckänderungen am Mund (ΔP_M) und in der Kammer (ΔP_K). Das Gerät ermöglicht die Messung des intrathorakalen Gasvolumens und des Atemwegswiderstandes.

Meßprinzip

Das Meßprinzip beruht auf dem Boyle-Mariotte-Gesetz. Dieses Gesetz besagt, daß in einem luftdicht abgeschlossenen System bei konstanter Temperatur das Produkt von Druck (P) und Volumen (V) konstant ist.

$$(P + \Delta P) \cdot (V + \Delta V) = \text{konstant}$$

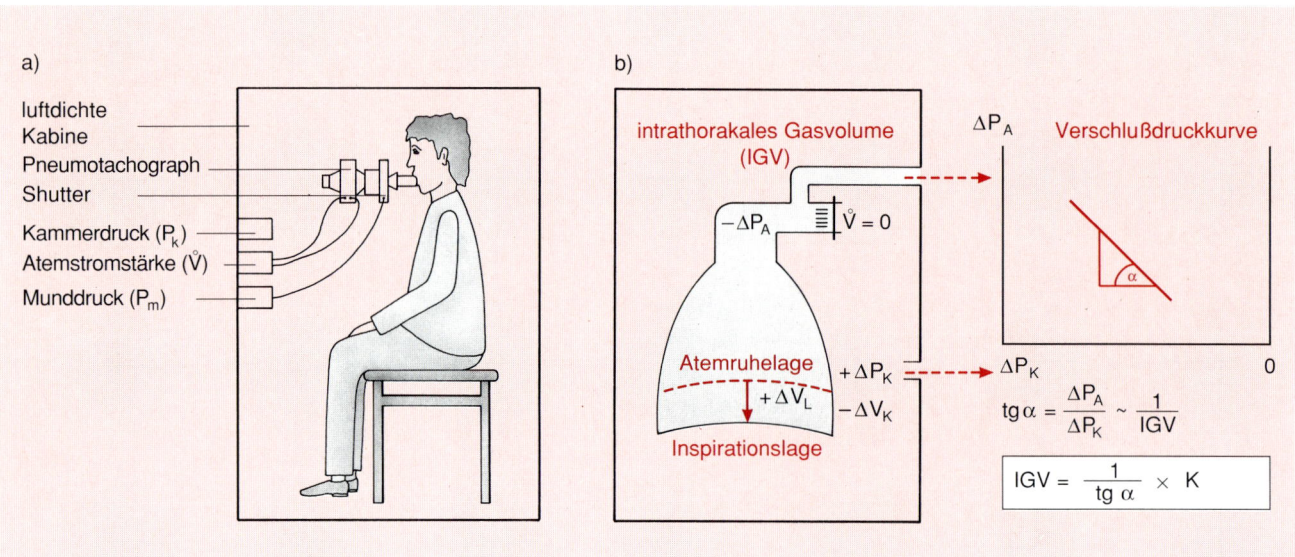

Abb. 9–6 Prinzip der Ganzkörperpletysmographie. Bestimmung des intrathorakalen Gasvolumens. Erläuterungen siehe Text.

Daher kann aus bekannten Druckveränderungen auf das vorhandene Volumen, bei dem die Druckänderung erfolgte, geschlossen werden. Die Versuchsperson sitzt bei geschlossener Tür in der Kammer und atmet ruhig durch den Pneumotachographen. Der Shutter wird am Ende einer normalen Exspiration für einen Augenblick geschlossen, so daß der Proband leichte in- und exspiratorische Atemexkursionen gegen das verschlossene Atemrohr durchführt.

Auswertung

Beim „volumenkonstanten" Ganzkörperplethysmographen führt die Einatmung bei geschlossenem Shutter zu einer Ausdehnung des Lungenvolumens (ΔV_L) und zwangsläufig zu einer identischen Abnahme des Kammervolumens (Abb. 9–6b). Die Vergrößerung des Lungenvolumens geht mit einem proportionalen Abfall des Alveolardrucks (ΔP_K) einher, während die Verkleinerung des Kammervolumens zu einem der Volumenänderung proportionalen Anstieg des Kammerdrucks führt. Aus diesem Zusammenwirken kann das Lungenvolumen zu Beginn der Einatmung (V_L) bestimmt werden, da entsprechend dem Boyle-Mariott-Gesetz das Produkt von Druck und Volumen vor und nach dem Einatemmanöver gleich ist.

1. $(P_A \cdot V_L) = (P_A + \Delta P_A)(V_L + \Delta V_L)$

Durch eine Umstellung der Formel ergibt sich für das Lungenvolumen

2. $V_L = \dfrac{\Delta V_L (P_A + \Delta PA)}{\Delta P_A}$

Da ΔPA im Vergleich zu P_A sehr klein ist, kann es in der Kammer vernachlässigt werden.

3. $V_L = \dfrac{\Delta V_L}{\Delta P_A} \cdot P_A$

Der Alveolardruck (P_A) gleicht bei Atemruhelage dem Umgebungsdruck. Die Änderung des Alveolardrucks (ΔP_A) läßt sich aus der Änderung des Munddrucks bestimmen. Bei Atemexkursionen gegen den geschlossenen Shutter kommt es zu einer Kompression und Dekompression des Lungenvolumens, ohne daß Luft in den Atemwegen strömt, so daß der Munddruck bei geöffnetem Kehlkopfdeckel dem Alveolardruck gleicht.

Da die Änderung des Lungenvolumens (ΔV_L) der Änderung des Kammervolumens gleicht, ergibt sich

ΔV_L aus dem Produkt der Druckänderung in der Kammer (ΔP_K) und der Eichkonstanten für den Ganzkörperplethysmographen

4. $\Delta V_L = \Delta P_K \cdot$ Eichkonstante

Die Eichkonstante wird ermittelt, indem man die Kammern mit einem genau definierten Volumen füllt und die dadurch hervorgerufene Druckänderung mißt.

Aus Gleichung 3 und 4 folgt somit für das Lungenvolumen

5. $V_L = \dfrac{\Delta P_K}{\Delta P_A} \cdot$ Eichkonstante $\cdot P_A$

Die Beziehung zwischen ΔP_K und ΔP_A läßt sich aus der simultanen Aufzeichnung dieser Meßgrößen auf einem XY-Schreiber erkennen. Es ergibt sich, daß die Steigung ($tg\alpha$) dieser Kurve, die als Verschlußdruckkurve bezeichnet wird, dem Lungenvolumen umgekehrt proportional ist (Abb. 9–6b).

Da das Lungenvolumen in Atemruhelage dem intrathorakalen Gasvolumen (IGV) entspricht, gilt bei Durchführung des Atemmanövers aus der Atemmittellage

6. $V_L = IGV = \dfrac{1}{tg\alpha} \cdot P_A \cdot$ Eichkonstante

Das Residualvolumen und die Totalkapazität können aus dem IGV und den spirometrisch gewonnenen Werten der Vitalkapazität und des expiratorischen Reservevolumens errechnet werden, da das IGV der funktionellen Residualkapazität (FRC) entspricht.

2.1.3 Heliumverdünnungsmethode

Die Versuchsperson wird am Ende einer normalen Exspiration an ein Spirometersystem angeschlossen, das ein Gasgemisch mit 10% Helium enthält. Helium ist ein inertes, unlösliches Gas, das sich mit dem Gas in der Lunge vermischt. Wie aus Abbildung 9–7 hervorgeht, ergibt sich das gesuchte Lungenvolumen aus der Kenntnis der Mischkonzentration des Heliums und der bekannten eingeatmeten Heliummenge. Das errechnete Lungenvolumen entspricht dem Volumen, mit dem sich der Proband an das System angeschlossen hat. Da dies üblicherweise am Ende einer normalen Exspiration erfolgt, entspricht V_2 der funktionellen Residualkapazität.

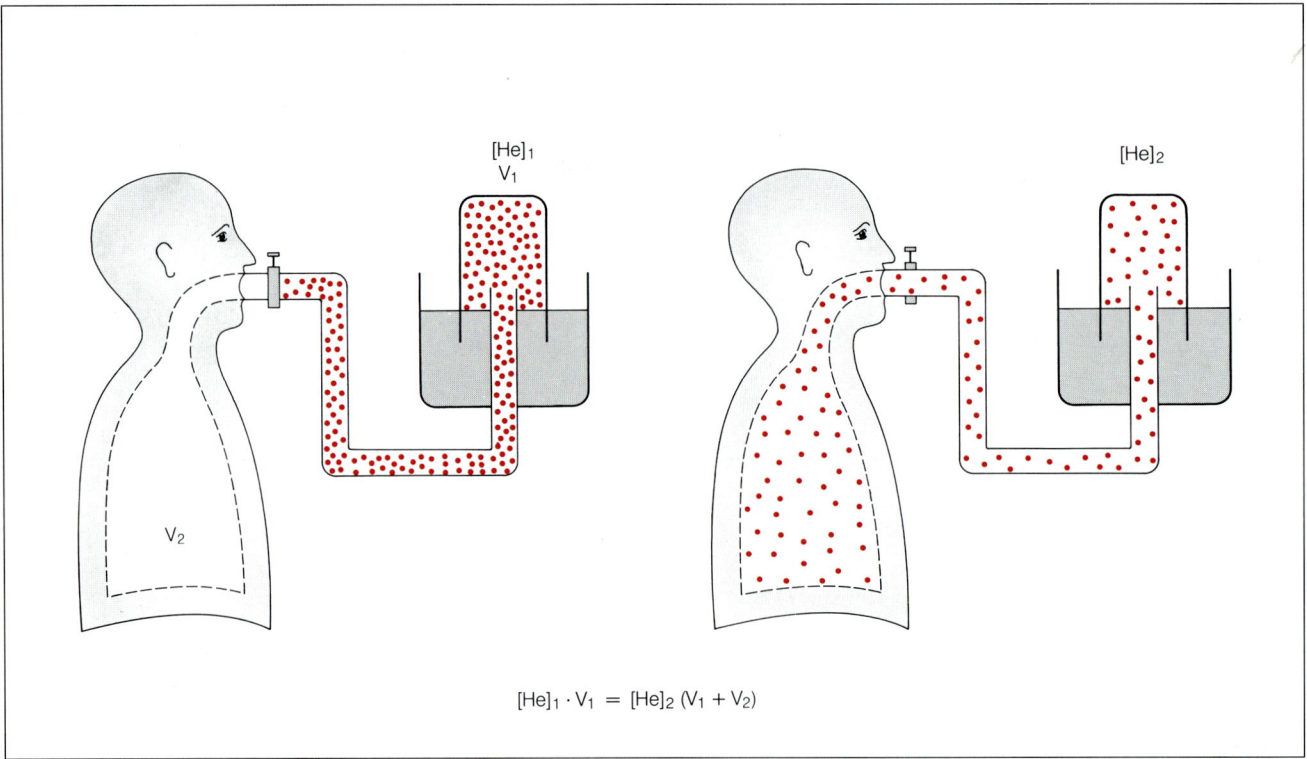

$$[He]_1 \cdot V_1 = [He]_2 (V_1 + V_2)$$

Abb. 9–7 Prinzip der Heliumverdünnungsmethode zur Bestimmung der funktionellen Residualkapazität.
V_1 = Volumen des Meßsystems
V_2 = Lungenvolumen

$[He]_1$ = initiale Heliumkonzentration im Meßsystem
$[He]_2$ = Heliumkonzentration im Meßsystem nach Equilibration mit dem Lungenvolumen

2.1.4 Stickstoffauswaschmethode

Ein anderes Verfahren, Lungenvolumina über eine Gasverdünnung zu messen, macht sich den Umstand zunutze, daß in der Lunge eine hohe Stickstoffkonzentration herrscht. Die Einatmung eines stickstofffreien Gases, z. B. 100% Sauerstoff, führt zum Auswaschen des in der Lunge befindlichen Stickstoffs.

Die Berechnung des Lungenvolumens folgt dem gleichen Prinzip wie die Berechnung des Lungenvolumens durch die Heliumverdünnung. Die Stickstoffauswaschmethode hat zusätzlich den Vorteil, daß die Abnahme der Stickstoffkonzentration mit der Zahl der N_2-freien Atemzüge ein Maß der Gleichmäßigkeit der Verteilung des inspirierten Volumens auf das Lungenvolumen ist.

2.1.5 Beurteilung der statischen Lungenvolumina

Die mit Gasverdünnungsmethoden und mit dem Ganzkörperplethysmographen gemessenen Lungenvolumina stimmen bei lungengesunden Versuchspersonen gut überein.

Bei Patienten mit obstruktiven Atemwegserkrankungen führt die damit einhergehende Verteilungsstörung bei den Gasverdünnungsmethoden zu einer Unterschätzung der Lungenvolumina, da sich das eingeatmete Gas innerhalb der Versuchszeit nicht ausreichend mit dem Lungengas vermischen kann und die Mischkonzentration dadurch zu hoch bemessen wird. Die Unterschätzung der vergrößerten Lungenvolumina bei obstruktiven Lungen- und Atemwegserkrankungen nimmt daher mit der Schwere der Obstruktion zu. Die Bestimmung des Residualvolumens erfolgt daher bei Patienten mit Verteilungsstörungen am besten mit dem Ganzkörperplethysmographen, da dieser unabhängig von einer gestörten Verteilung das intrathorakal gelegene Gasvolumen mißt.

Bei einer *obstruktiven Ventilationsstörung* wie z. B. beim *Lungenemphysem* sind RV, IGV (FRC) und TLC charakteristischerweise vergrößert. Die *chronisch obstruktive Bronchitis* zeigt häufig dieselben Veränderungen, wenn auch meistens nicht ganz so ausgeprägt.

Beim *Asthma bronchiale* zeigt sich während eines akuten Asthmaanfalls in der Regel ein vergrößertes RV und IGV (FRC), während die Lungenvolumina außerhalb eines Anfalls häufig normal sind. Die Differenzierung des Asthma bronchiale liegt daher eher in der Reversibilität der Veränderungen als im Muster der Veränderungen selbst.

Eine verkleinerte VC bei gleichzeitiger Überblähung der FRC, des RV oder der TLC zeigt eine obstruktive Ventilationsstörung an, bei der die VC durch die Überblähung des IGV (FRC) eingeengt wurde.

Die pathophysiologischen Veränderungen, die zur Lungenüberblähung führen, sind komplex und unterscheiden sich entsprechend der Erkrankung. Sie beinhalten Luftfesselung aufgrund der verlängerten Exspirationszeit, Erhöhung des Muskeltonus der inspiratorischen Atemmuskeln und Verringerung der elastischen Retraktion.

Restriktive Ventilationsstörungen mit Verkleinerung des Lungenvolumens kommen vor
– bei raumfordernden Prozessen innerhalb des Thorax (Pleuraergüsse, Pneumonien, Tumoren)
– bei narbigen, fibrosierenden Erkrankungen der Lunge (Lungenfibrose)
– bei Thoraxwandversteifungen (Morbus Bechterew, Kyphoskoliose)
– bei einer neurologisch oder primär muskulär bedingten Schwäche der Atemmuskulatur (myasthenisches Syndrom, Muskeldystrophie)
Oft helfen nur verschiedene Lungenfunktionstest bei der differentialdiagnostischen Abgrenzung dieser Erkrankungen.

Restriktive Ventilationsstörungen führen zu einer Verkleinerung von VC und TLC. Meistens fällt die VC dabei vor der TLC unter die Normgrenze. Die funktionelle Residualkapazität und das Residualvolumen verhalten sich dabei folgendermaßen:
Die FRC (IGV) ist
– reduziert bei Erkrankungen des Lungenparenchyms (z. B. Lungenfibrose) und bei manchen Thoraxwandabnormalitäten (z. B. Kyphoskoliose)
– unverändert bei Schwäche der Atemmuskulatur
– erhöht beim Morbus Bechterew
Das RV ist
– oftmals reduziert bei raumfordernden Prozessen oder nach Lungenresektion
– weniger reduziert oder unverändert bei verstärkter elastischer Retraktion der Lunge (z. B. Lungenfibrose), da die elastische Retraktion relativ wenig zum Residualvolumen beiträgt
– erhöht bei Schwäche der Atemmuskulatur

Patienten mit einer präkapillaren pulmonalen Hypertonie haben in 30–50% der Fälle eine Reduktion von TLC, FRC (IGV) und RV.

Eine isolierte Verkleinerung der FRC (IGV) kommt häufig bei ausgeprägter Adipositas, Aszites und Schwangerschaft vor. Eine alleinige Reduktion des RV wird nicht als pathologisch angesehen.

Tabelle 9–3 zeigt die Einteilung pathologischer statischer Lungenvolumina in Schweregrade der Funktionsstörung.

2.2 Bestimmung des Atemwegswiderstandes

Der Atemwiderstand (Resistance R_{aw}) des respiratorischen Systems setzt sich aus dem Strömungswiderstand innerhalb der Atemwege (Atemwegswiderstand) und

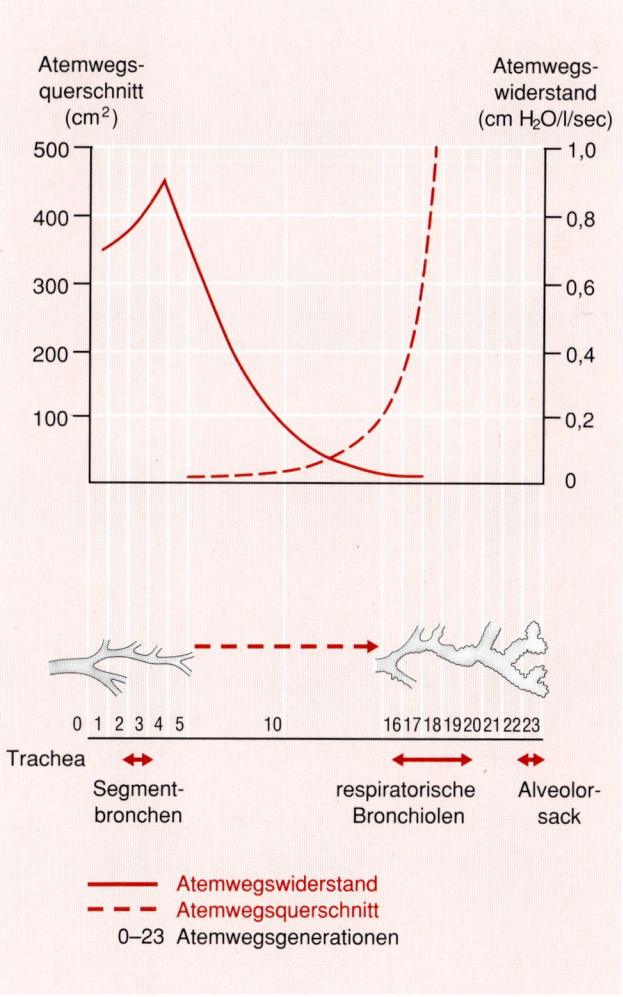

Abb. 9–8 Darstellung des Atemwegswiderstands und des Atemwegquerschnitts im Verhältnis zur Atemwegsgeneration.

Tabelle 9–3 Einteilung statischer Lungenvolumina in Schweregrade (angegeben als % vom Mindest- bzw. Höchstsollwert).

Schweregrad	TLC	FRC (IGV)	RV	VC
leicht				
Restriktion	70–100%	70–100%	70–100%	70–100%
Überblähung	100–130%	100–140%	100–140%	–
mittel				
Restriktion	60–70%	50–70%	50–70%	50–70%
Überblähung	130–150%	140–170%	140–170%	–
schwer				
Restriktion	< 60%	< 50%	< 50%	< 50%
Überblähung	> 150%	> 170%	> 170%	–

dem auf der Verschiebung von geweblichen Komponenten beruhenden Reibungswiderstand (Gewebewiderstand) zusammen. Der Atemwegswiderstand beträgt normalerweise 80–90% des Atemwiderstandes und hängt hauptsächlich vom Durchmesser der Atemwege ab.

Wie Abbildung 9–8 zeigt, vergrößert sich der Gesamtdurchmesser der Atemwege mit jeder Atemwegsgeneration. Dies bedeutet, daß sich der Atemwegswiderstand ebenfalls mit jeder Atemwegsgeneration verringert, obwohl sich der Durchmesser der einzelnen Atemwege verkleinert. Daraus folgt, daß der Atemwegswiderstand größtenteils durch die großen Atemwege bestimmt wird.

2.2.1 Ganzkörperplethysmographische Methode

Meßprinzip

Der Atemwegswiderstand (R_{aw}) ist analog dem Ohm-Gesetz definiert als die Stromstärke ($\dot{V}$), die sich aufgrund einer gegebenen Druckdifferenz entlang der Atemwege einstellt:

$$1.\ R_{aw} = \frac{\Delta P}{\dot{V}}$$

Die Druckdifferenz ΔP, die dem Druckabfall entlang der Gesamtlänge der Atemwege entspricht, ergibt sich aus der Differenz von Alveolardruck und Munddruck und gleicht ΔP_A, da der Munddruck jeweils dem Umgebungsdruck entspricht.

Um ΔP_A und $\dot{V}$ bestimmen zu können, sind zwei Atemmanöver erforderlich:

Ruheatmung: Der Proband sitzt ruhig atmend im Ganzkörperplethysmographen. Mit dem Pneumotachographen wird die Atemstromstärke ($\dot{V}$) gemessen, der Munddruck entspricht dem Umgebungsdruck (P_B).

Der Alveolardruck (P_A) kann indirekt über den Kammerdruck bestimmt werden, da sich bei einem kurzen Atemmanöver zunächst zwischen Alveolarraum und Kammer eine gegenläufige, aber proportionale Druckdifferenz ergibt, bis es durch die dann einsetzende Strömung zu einem Druckausgleich kommt (siehe Abb. 9–6a und Abb. 9–9). Das Verhältnis von $\dot{V}$ zu ΔP_K wird als Druck-Strömungs-Kurve auf einem XY-Schreiber aufgezeichnet und als Atemschleife bezeichnet (Abb. 9–9). Die Steigung der Druck-Strömungs-Kurve ist dem R_{aw} umgekehrt proportional.

$$2.\ \mathrm{tg}\beta = \frac{\dot{V}}{\Delta P_K} \sim \frac{1}{R_{aw}}$$

Verschlußatmung: Um eine quantitative Aussage über den Atemwegswiderstand machen zu können, muß das Verhältnis von ΔP_K zu ΔP_A bekannt sein. Dies ergibt sich aus der Bestimmung des IGV mit Hilfe der Verschlußdruck-Kurve (s. Abschn. 2.1.2)

$$3.\ \frac{\Delta P_A}{\Delta P_K} = \mathrm{tg}\alpha$$

Aus dem Quotienten der Steigungen der Verschlußdruck-Kurve und der Druck-Strömungs-Kurve ergibt sich die Größe des Atemwegswiderstandes (R_{aw}):

$$4.\ \frac{\mathrm{tg}\alpha}{\mathrm{tg}\beta} = \frac{\Delta P_A/\Delta P_K}{\dot{V}/\Delta P_K} = \frac{\Delta P_A}{\Delta P_K} \cdot \frac{\Delta P_A}{\dot{V}} = \frac{\Delta P_A}{\dot{V}} = R_{aw}$$

$$R_{aw} = \frac{\mathrm{tg}\alpha}{\mathrm{tg}\beta}$$

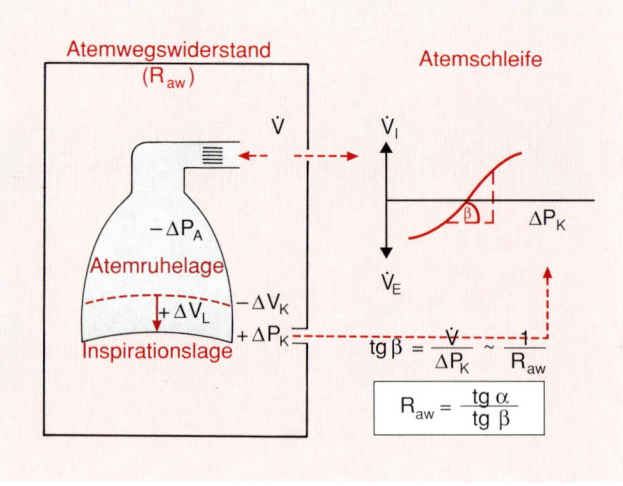

Abb. 9–9 Prinzip der ganzkörperplethysmographischen Methode zur Bestimmung des Atemwegswiderstands. Erläuterungen siehe Text.

Beurteilung

Der Atemwegswiderstand wird bei Spontanatmung gemessen und ist daher von forcierten Atemmanövern unabhängig. Er ist von der Körpergröße, dem Alter und dem Geschlecht bei erwachsenen Probanden weitgehend unbeeinflußt. Ein R_{aw}-Wert bis 3,5 cm $H_2O \cdot l^{-1} \cdot s$ wird als normal angesehen. Die Einteilung pathologischer Atemwegswiderstände in Schweregrade findet sich in Tabelle 9–4.

Bei den meisten obstruktiven Lungen- und Atemwegserkrankungen weicht die Druck-Strömungs-Kurve von einer Geraden ab. Es sind daher zahlreiche Hilfslinien vorgeschlagen worden, um eine Atemschleife zu beschreiben (Abb. 9–10). Alle Auswertverfahren stellen jedoch einen Kompromiß dar, so daß die quantitative Angabe als sogenannte totale Resistance (Verbindung der Druckmaxima, die während eines Atemzugs auftreten) und die Betrachtung der Kurven am sinnvollsten ist (Abb. 9–11).

Die morphologischen Veränderungen bei der *chronisch obstruktiven Bronchitis* führen zu einer Verdickung der Bronchialschleimhaut. Daher sind der inspiratorische und exspiratorische Anteil des Atemwegswider-

standes in gleicher Weise betroffen, so daß sich eine relativ symmetrische Atemschleife ergibt. Die sekretbedingte Inhomogenität der Belüftung zeigt sich daran, daß sich kein konstanter Nullpunktdurchgang mehr erkennen läßt.

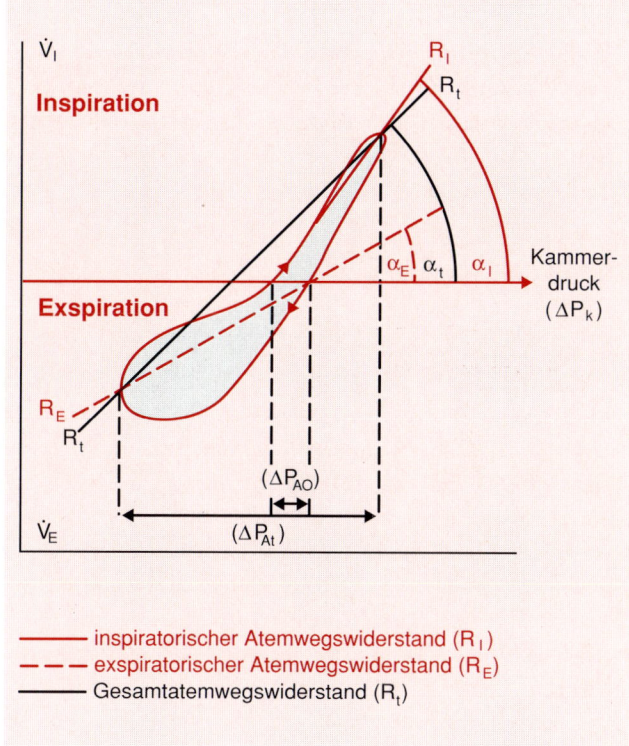

inspiratorischer Atemwegswiderstand (R_I)
exspiratorischer Atemwegswiderstand (R_E)
Gesamtatemwegswiderstand (R_t)

Abb. 9–10 Schematisierte Darstellung der Atemschleife mit den wichtigsten Hilfslinien.
P_{At} = alveoläre Druckdifferenz zwischen den Umschlagspunkten der In- und Exspiration
P_{AO} = alveoläre Druckdifferenz zwischen den Kurvendurchgängen bei Strömungsnull.

Tabelle 9–4 Beurteilungskriterien des Gesamt-Atemwegswiderstandes.

Schweregrad	R_{aw}tot (cmH$_2$O $\cdot$ l^{-1} $\cdot$ sec)
normal	< 3,5
leicht erhöht	3,5–5,0
mittelgradig erhöht	5,0–10,0
schwer erhöht	> 10,0

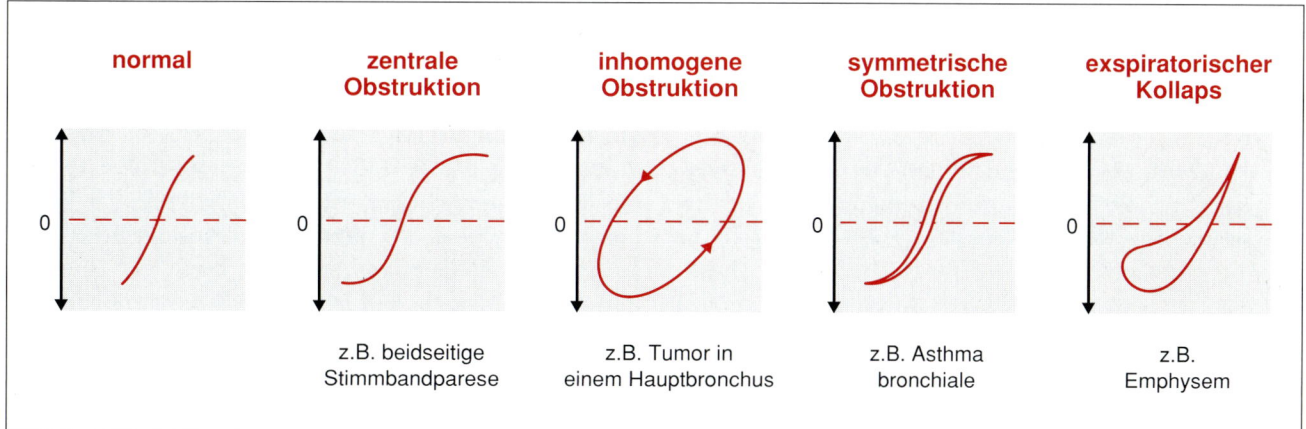

Abb. 9–11 Typische Atemschleifenmuster häufiger Atemwegserkrankungen.

Die beim *Lungenemphysem* verminderte elastische Retraktionskraft führt bei der Exspiration zu einem Kollaps der Atemwege. Daher ergibt sich die charakteristische Keulenform der Atemschleife mit nahezu normalem inspiratorischem Atemwegswiderstand.

Beim *Asthma bronchiale* hängt das Muster der Atemschleife sehr vom Schweregrad ab. Bei leichten Formen zeigt die Resistance-Schleife eine nahezu identische Erhöhung des inspiratorischen und exspiratorischen Widerstandes ohne Zeichen inhomogener Ventilation. Bei schweren Formen des Asthma bronchiale kommen Zeichen der inhomogenen Belüftung ebenso vor wie ein exspiratorischer Kollaps.

2.2.2 Unterbrechermethode

Wie bei der ganzkörperplethysmographischen Methode kommt ein Pneumotachograph zur Anwendung. Allerdings werden Stromstärke und Alveolardruck nicht gleichzeitig, sondern nacheinander gemessen. Während einer normalen Ruheatmung wird das Atemrohr in Abständen von Sekundenbruchteilen verschlossen und geöffnet. Die Atemstromstärke wird während der Öffnungsphase mit dem Pneumotachographen gemessen. Der ihr zugehörige Alveolardruck wird während der Verschlußphase an der Mundöffnung bestimmt.

Dieses Meßprinzip beruht auf der Annahme, daß die kurze Verschlußzeit zum Druckausgleich zwischen Alveolarraum und Mundöffnung ausreicht und gleichzeitig kurz genug ist, um nicht zusätzliche Druckkomponenten der aktiven Atembewegung zu erfassen. Die Berechnung des Atemwegswiderstandes erfolgt dann nach der Formel

$$\text{Resistance (R)} = \frac{\text{Alveolardruck } (\Delta P_A)}{\text{Atemstromstärke } (\dot{V})}$$

2.2.3 Oszillationsmethode

Bei der Oszillometrie werden dem Atemfluß Schwingungen definierter Frequenz (im allgemeinen 10 Hz) aufgeprägt. Diese Schwingungen setzen sich durch die Atemwege bis ins Gewebe fort. Der dabei am Mundstück entstehende Wechseldruck ist eine Funktion des Atemwegswiderstandes und des Widerstandes des Lungen- und Thoraxgewebes. Aus dem Verhältnis von Wechseldruck und Wechselströmung läßt sich mit Hilfe eines Referenzwiderstandes der Atemwiderstand (R_{os}) quantitativ bestimmen (Abb. 9–12).

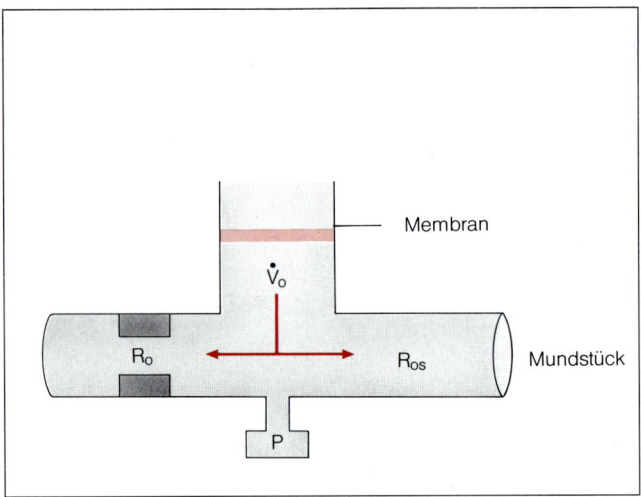

Abb. 9–12 Prinzip der Oszillationsmethode zur Atemwiderstandsbestimmung. Der Oszillationsstrom $(\dot{V}_o)$ verteilt sich entsprechend dem Verhältnis von Atemwegswiderstand (R_{os}) zu Referenzwiderstand (R_o). Dadurch ergibt sich ein vom Atemwiderstand abhängiger Wechseldruck, der über einen Druckwandler (P) abgenommen werden kann.

Der Patient atmet durch einen als Referenzwiderstand dienenden Schlauch in Ruhe für ca. 2 Minuten, während derer die Schwingungen seiner Atmung überlagert werden. Nach elektronischer Verarbeitung kann der Widerstand direkt abgelesen oder graphisch dargestellt werden.

2.2.4 Vergleich der Methoden

Zur Bestimmung des Atemwegswiderstandes wird heute die Ganzkörperplethysmographie als die Methode der Wahl angesehen. Die Unterbrechermethode bietet zwar den Vorteil der Portabilität und des geringeren technischen Aufwandes und damit der geringeren Kosteninvestition, erreicht aber aufgrund der nur annähernd zu erreichenden statischen Meßbedingungen nicht die Meßgenauigkeit des Ganzkörperplethysmographen. Die Vorteile der Oszillometrie liegen ebenfalls im geringeren Investitionsaufwand und der Portabilität des Systems. Da neben dem Atmungswiderstand auch Gewebswiderstände in den Meßwert eingehen und der Widerstand des Bronchialsystems frequenzabhängig ist, ist der gemessene Atemwegswiderstand oftmals nicht eindeutig zu interpretieren. Ein weiterer Nachteil der Methode besteht darin, daß schwere Obstruktionen wegen der Frequenzabhängigkeit unterschätzt werden, obwohl im Normalfall $R_{os} > R_{aw}$ ist.

2.3 Bestimmung der Compliance

Die Dehnbarkeit der Lunge und des Brustkorbes trägt neben dem Atemwegswiderstand zur Atemarbeit bei. Die Atemarbeit steht in enger Beziehung zur subjektiv empfundenen Atemnot.

Meßprinzip

Die Compliance der Lungen (C_L) ergibt sich aus der Volumenänderung der Lunge, die durch eine bestimmte Änderung des transpulmonalen Drucks bewirkt wird:

$$C_L = \frac{\Delta V}{\Delta P}$$

Der transpulmonale Druck ergibt sich aus der Differenz zwischen Alvoleardruck und Intrapleuraldruck (P_A-P_{pl}). Der intrapleurale Druck wird indirekt mit einer Ösophagus-Ballonsonde gemessen, da die Druckverhältnisse im unteren Drittel des Ösophagus die intrapleuralen Druckverhältnisse recht genau widerspiegeln (Abb. 9–13 a).

Dynamische Compliance

Die dynamische Compliance (C_{dyn}) kann aus den intrapleuralen Druckänderungen (Ösophagusdruck) und dem dazugehörigen Atemzugvolumen abgeleitet werden (Abb. 9–13 b). Sie entspricht der Steigung der Geraden, die durch die Umschlagpunkte des Atemzugvolumens gegeben ist. Gemessen wird bei verschiedenen Atemfrequenzen. Bei lungengesunden Probanden stimmt die unter statischen und dynamischen Bedingungen gemessene Compliance bis zu einer Atemfrequenz von ca. 60/min gut überein. Anders bei obstruktiven Erkrankungen, wo Veränderungen zuerst im Bereich der kleinen Atemwege auftreten. Hier fällt die dynamische Compliance schon deutlich ab (Abb. 9–13 c). Dieses Verhalten deutet darauf hin, daß die dynamische Compliance nicht nur von den elastischen Eigenschaften des Lungengewebes, sondern zusätzlich vom Reibungswiderstand des Lungengewebes und den Strömungswiderständen innerhalb der Atemwege bestimmt wird. Theoretische Überlegungen haben gezeigt, daß der Abfall der dynamischen Compliance mit steigender Atemfrequenz am ehesten durch eine ungleichzeitige Änderung der Compliance und Resistance benachbarter Lungenareale erklärt werden kann.

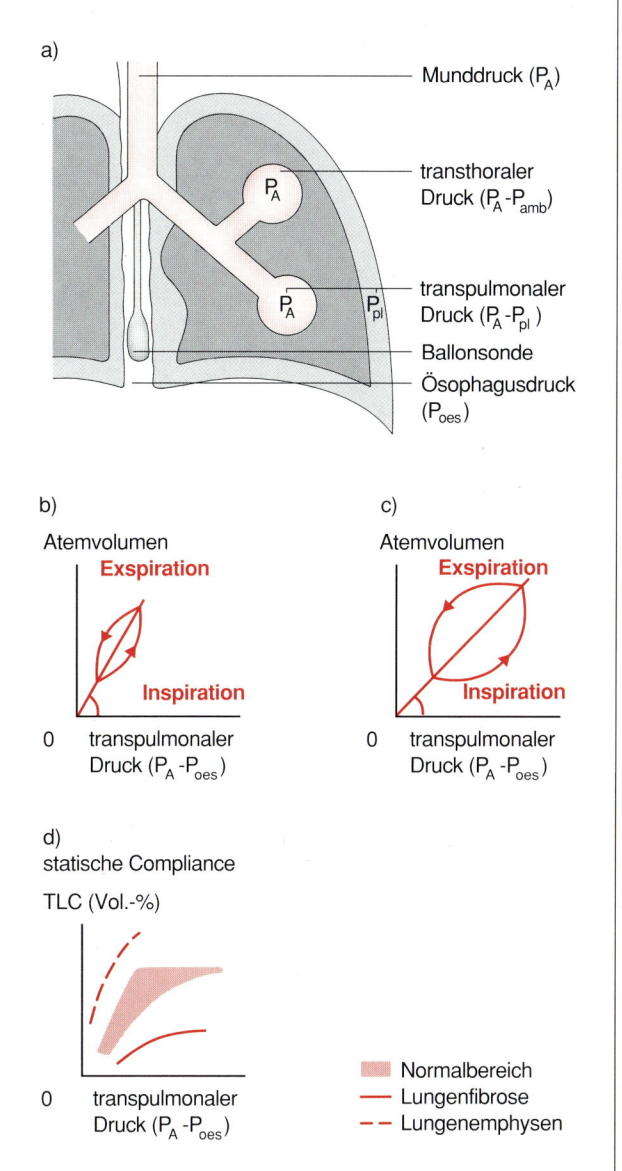

Abb. 9–13 Prinzip und Anwendung der Druck-Volumen-Kurve in der Bestimmung der Lungen-Compliance.
a) schematische Darstellung der Druckverhältnisse im Thorax. Plazierung einer Ösophagus-Ballonsonde im unteren Drittel des Ösophagus
   P_A = Alveolardruck, P_{amb} = Umgebungsdruck (Ambientdruck), P_{pl} = Pleuradruck)
b) normales Druck-Volumen-Diagramm eines Probanden bei Ruheatmung (f = 12/min) zur Bestimmung der dynamischen Compliance
c) Druck-Volumen-Diagramm desselben Probanden bei einer Atemfrequenz von 25/min: Deutliche Abnahme der Compliance. Die Frequenzabhängigkeit der dynamischen Compliance ist ein empfindlicher Test zur Diagnose von Verengungen der peripheren Atemwege.
d) Druck-Volumen-Diagramm zur Bestimmung der statischen Compliance. Typischer Kurvenverlauf beim Lungenemphysem und der Lungenfibrose.

Statische Compliance

Die Dehnbarkeit der Lunge muß definitionsgemäß unter statischen Bedingungen ohne strömungsabhängige Faktoren gemessen werden. Der Proband wird aufgefordert, nach einer maximalen Einatmung langsam auszuatmen. Während der langsamen Exspiration wird der Atemstrom durch einen Strömungsunterbrecher (Shutter) wiederholt unterbrochen. Da während der Unterbrechung keine Luft strömt, entspricht der Munddruck dem Alveolardruck. Die Differenz zwischen Alveolardruck und gleichzeitig gemessenem Ösophagusdruck ergibt den transpulmonalen Druck, der gegen das Atemvolumen (ΔV) aufgezeichnet wird (Abb. 9–13d). Die Steigung der Kurve ($\Delta V/\Delta P$) ergibt die statische Compliance (C_{stat}).

Betrachtet man diese Kurve, sieht man, daß C_{stat} keine lineare, sondern eine vom Lungenvolumen abhängige Größe ist. Die Compliance ist in der Nähe des Residualvolumens am größten und am Ende einer tiefen Einatmung am kleinsten. In den mittleren 75% der Vitalkapazität findet sich eine annähernd lineare Beziehung. C_{stat} entspricht üblicherweise der Steigung der Kurve im Bereich des physiologischen Atemzugvolumens.

Bei Patienten mit fibrosierenden Lungenerkrankungen ist die Kurve abgeflacht (verringerte Dehnbarkeit) und häufig S-förmig, da das narbige Lungengewebe der Dehnung einen vergrößerten Widerstand entgegenbringt (Abb. 9–13d). Eine steile (erhöhte Compliance) und nach links verschobene (verminderte Rückstellung) Kurve findet man beim Lungenemphysem, weil hier eine geringere transpulmonale Druckdifferenz notwendig ist, um das Lungengewebe zu dehnen (Abb. 9–13d).

3 Alveolärer Gasaustausch

Der Austausch der Atemgase Sauerstoff und Kohlendioxid zwischen dem Alveolarraum und dem Lungenkapillarblut ist abhängig von den absoluten Größen der Ventilation, Perfusion und Diffusion, von ihrer regionalen Verteilung und ihrem Verhältnis zueinander.

Die komplizierten Zusammenhänge, die die Leistungsfähigkeit des pulmonalen Gasaustausches bestimmen, werden durch die in der Klinik gebräuchlichen Meßverfahren in der Regel nicht aufgeschlüsselt. Den Kliniker interessiert vor allem das Endergebnis des pulmonalen Gasaustausches, das an den Partialdrücken der Gase O_2 und CO_2 im arteriellen Blut abgelesen wird. Bestimmte pathologische Muster der Blutgaswerte geben dann Hinweise auf die zugrundeliegende Störung des Gasaustausches.

Meßverfahren, die die Verteilung des eingeatmeten Volumens auf das Lungenvolumen bestimmen (z. B. Stickstoffauswaschkurve), und die Messung der Diffusionskapazität (Transferfaktor) helfen beim Verständnis krankheitsbedingter Abweichungen der arteriellen Blutgase.

Bei zahlreichen Krankheiten, die mit pathologischen Blutgasen einhergehen, ist das Verhältnis von Ventilation zu Perfusion ($\dot{V}_A/\dot{Q}$) gestört. Abbildung 9–14 verdeutlicht, daß sowohl die Lungenbelüftung als auch die Lungendurchblutung von der Schwerkraft der Erde abhängig sind. Ventilation und Perfusion sind in den Lungenspitzen geringer als an der Lungenbasis. Die absoluten Größen der Ventilation und Perfusion zeigen jedoch eine unterschiedliche topographische Verteilung, so daß das Ventilations-Perfusions-Verhältnis in den Lungenspitzen wesentlich höher ist als an der Basis. Abbil-

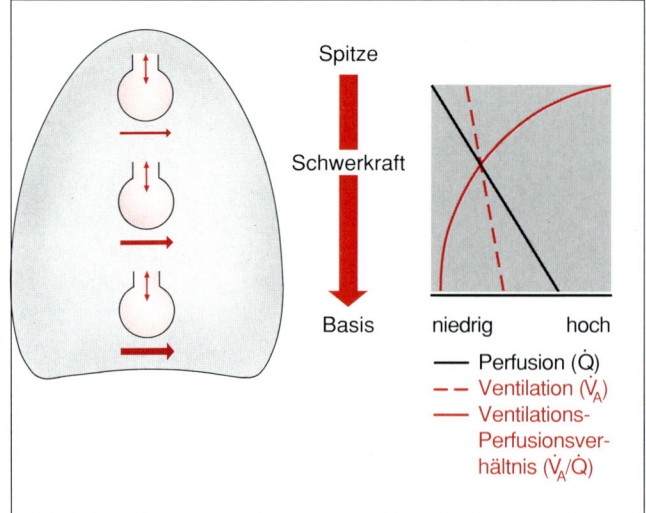

Abb. 9–14 Auswirkungen der Schwerkraft auf die Verteilung von Ventilation und Perfusion sowie das Ventilations-Perfusions-Verhältnis. Die regionale Verteilung der Ventilation und Perfusion führt zu einer ausgeprägten Zunahme des Ventilations-Perfusions-Verhältnisses von den basalen zu den apikalen Lungenabschnitten.

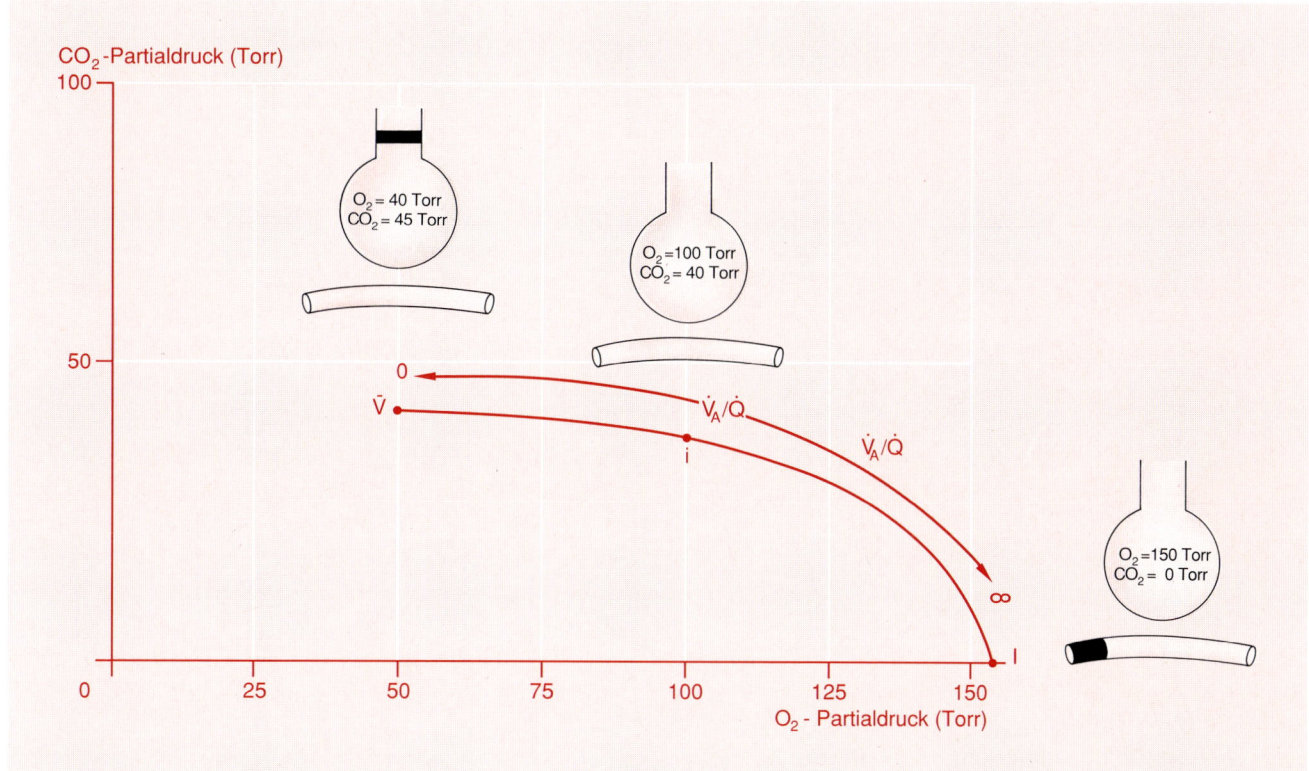

Abb. 9–15 Das O_2-CO_2-Diagramm zeigt die O_2-CO_2-Verhältnisse im Alveolarraum eines Lungenkompartiments in Abhängigkeit von den Ventilations-Perfusions-Verhältnissen. Am Punkt i herrschen ideale Gasaustauschbedingungen vor, und das $\dot{V}_A/\dot{Q}$-Verhältnis ist 0,8. Die Punkte I und $\bar{v}$ stellen die Extreme der $\dot{V}_A/\dot{Q}$-Verteilungsstörungen dar. Bei $\bar{v}$ ist $\dot{V}_A/\dot{Q}$ = O und stellt die Shunt-Situation dar, bei der gemischt-venöses Blut ohne mit Sauerstoff in Kontakt zu kommen aus dem kleinen in den großen Kreislauf gelangt. Bei I ist $\dot{V}_A/\dot{Q}$ = ∞ und stellt die Totraumbelüftung (physiologischer Totraum) dar, bei der belüfteter Alveolarraum nicht durchblutet wird. Die O_2-CO_2-Partialdrücke in einem Lungenkompartiment bewegen sich entsprechend ihres $\dot{V}_A/\dot{Q}$-Wertes auf der angegebenen Linie v-i-I (nach [9]).

dung 9–15 zeigt, welchen Effekt Veränderungen der $\dot{V}_A/\dot{Q}$-Verteilung auf die arteriellen Blutgase haben. Lungenkompartimente mit $\dot{V}_A/\dot{Q} < 0{,}8$ wirken sich tendenziell wie eine venöse Beimischung aus, während Lungenabschnitte mit $\dot{V}_A/\dot{Q} > 0{,}8$ tendenziell einer Totraumventilation vergleichbar sind.

3.1 Bestimmung der Gasverteilung (Stickstoffauswaschmethode)

Die Verteilung und Mischung der eingeatmeten Luft innerhalb der Lungen kann durch die Messung der exspiratorischen Stickstoffkonzentration nach 100% Sauerstoffatmung abgeschätzt werden. Dabei wird der Patient aufgefordert, zuerst nach einer tiefen Inspiration langsam maximal auszuatmen, um dann aus einem Beutel 100% Sauerstoff bis zur totalen Lungenkapazität einzuatmen. Während der nachfolgenden Ausatmung wird die exspiratorische Stickstoffkonzentration gemessen und gegen das Atemvolumen aufgetragen.

Meßprinzip

Abbildung 9–16 zeigt exemplarisch eine Stickstoffauswaschkurve nach Inspiration mit 100% Sauerstoff. Zu Beginn der Ausatmung wird die Totraumluft exspiriert. Da im Totraum kein Gasaustausch stattfindet, enthält sie 100% Sauerstoff und keinen Stickstoff (Phase I). Während der Phase II erfolgt eine rasche Konzentrationsänderung, da das ausgeatmete Volumen zunehmend Alveolarluft enthält. In Phase III wird reine Alveolarluft ausgeatmet. Ein horizontales Plateau der Phase III setzt voraus, daß sich der ausgeatmete Sauerstoff gleichmäßig mit dem in der Lunge befindlichen

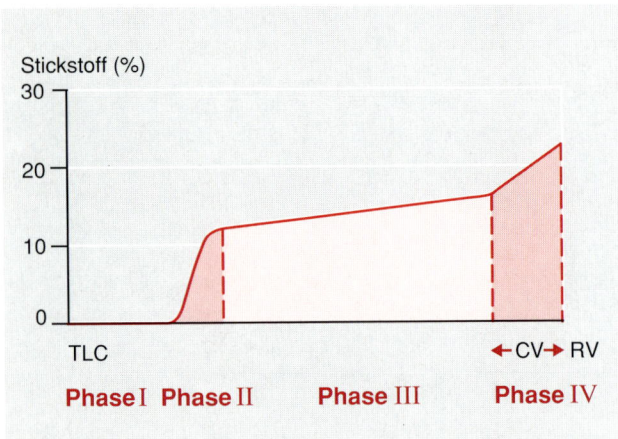

Abb. 9–16 Stickstoff-Volumen-Kurve nach der Ein-Atemzug-Technik der Stickstoffauswaschmethode. Darstellung der vier Phasen (Erläuterungen s. Text).
CV = closing volume

Stickstoff vermischt hat. Eine Konzentrationsänderung während der Ausatmung in Phase III deutet stets auf eine ungleichmäßige Verteilung oder Vermischung der eingeatmeten Luft mit der Alveolarluft hin. Die Konzentrationsänderung ist um so ausgeprägter, je stärker die regionalen Ungleichheiten der mechanischen Eigenschaften der Lunge und Atemwege sind. Phase IV signalisiert den Verschluß der basal gelegenen kleinen Atemwege. Das Volumen der Phase IV bezeichnet man als *closing volume* (CV). Ein erhöhtes closing volume gilt als empfindlicher Test für eine Atemwegsobstruktion im Bereich der peripheren Atemwege.

Beurteilung

Die Steigung der Kurve in Phase III (Änderung der N_2-Konzentration pro Liter ausgeatmeten Lungenvolumens %N_2/l) ist ein Maß für die Verteilung der Belüftung. Je steiler der Anstieg, desto ungleichmäßiger ist die Belüftung. Der Übergang von Phase III zu Phase IV wird bei zunehmender Verteilungsstörung nach links verschoben (Zunahme des closing volume). Die Normalwerte sind alters- und größenabhängig [10].

Die Verteilung der Lungenbelüftung ist bei allen Krankheiten gestört,

– bei denen die Strömungswiderstände der Atemwege ungleich verteilt sind (Asthma bronchiale, chronisch obstruktive Bronchitis)
– bei denen die elastischen Widerstände des Lungengewebes regionale Unterschiede aufweisen (Lungenemphysem, Bullae)

– bei denen eine Erkrankung der Atemmuskulatur zu einer ungleichmäßigen Übertragung der Kraft auf den Brustkorb führt (Muskeldystrophie).

3.2 Bestimmung der Diffusionskapazität (Transferfaktor)

Der Alveolarraum und das Lungenkapillarblut werden durch verschiedene anatomische Barrieren, die als alveolo-kapilläre Membran zusammengefaßt werden, getrennt. Der Austausch von Gasen zwischen dem Alveolarraum und dem Lungenkapillarblut folgt den Gesetzen der Diffusion. Abbildung 9–17 stellt die Faktoren dar, die die Diffusion eines Gases durch eine Trennschicht bestimmen (Fick-Diffusionsgesetz). Aufgrund der enormen Oberfläche der Alveolen (80–100 m^2) und der geringen Schichtdicke der alveolo-kapillären Membran (0,5 μm) verfügt die Lunge über ausgezeichnete Diffusionsbedingungen. Dennoch ist die Diffusionska-

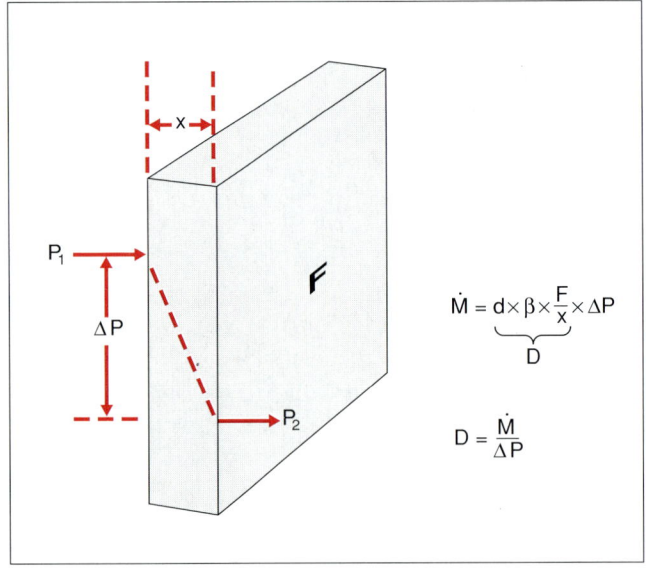

$$\dot{M} = d \times \beta \times \underbrace{\frac{F}{X}}_{D} \times \Delta P$$

$$D = \frac{\dot{M}}{\Delta P}$$

Abb. 9–17 Das Fick-Diffusionsgesetz bestimmt die Menge eines Gases, die durch eine Trennschicht diffundiert. Die Trennschicht besitzt die Fläche F und die Schichtdichte X. Die Menge eines Gases M, die pro Zeiteinheit durch die Schicht diffundiert, ist proportional dem Partialdruckgefälle (ΔP), der Fläche (F) und dem Löslichkeitskoeffizienten (β) und ist umgekehrt proportional der Schichtdicke und der Quadratwurzel des Molekulargewichtes des Gases. Da sich unter physiologischen Bedingungen die physikalischen und geometrischen Faktoren nicht bestimmen lassen, werden sie als Diffusionskapazität (D) zusammengefaßt. Die Diffusionskapazität kennzeichnet also die Menge eines Gases, die pro Zeiteinheit und pro Partialdruckgradient diffundiert.

pazität, die die Dimension einer Leitfähigkeit hat, nicht unendlich groß.

Bei der Messung der Diffusionskapazität wird der gesamte Widerstand gemessen, den ein Gasmolekül auf seinem Weg vom Mund der Versuchsperson bis zum Hämoglobinmolekül des Erythrozyten zu überwinden hat. Der Widerstand kann daher sowohl im Alveolarraum (Verlängerung der alveolären Diffusionsstrecke), in der alveolo-kapillären Membran (Verdickung, Verlust an verfügbarer Oberfläche) als auch im Hämoglobin-Erythrozyten-Komplex (Anämie) auftreten. Die Diffusionskapazität kann auch bei einer ungleichen Verteilung der alveolären Ventilation auf die Alveolarvolumina erniedrigt sein, obwohl die eigentlichen Diffusionsbedingungen nicht gestört sind (Verteilungsstörung der Diffusionskapazität). Deswegen bezeichnet man heute die Diffusionskapazität als Transferfaktor.

Meßprinzip

Da die Verwendung von Sauerstoff als Meßgas zur Bestimmung der Diffusionskapazität zu große methodische Probleme mit sich bringt, verwendet man für die klinische Beurteilung der Diffusionskapazität Kohlenmonoxid als Meßgas.

Das Hämoglobin hat eine sehr große Affinität zum Kohlenmonoxid, d. h. CO-Moleküle, die die alveolo-kapilläre Membran passieren, werden sofort an das Hämoglobin gebunden. Dadurch bleibt das Partialdruckgefälle zwischen Alveolarraum und Blut groß und von der Durchblutung unabhängig, so daß die Aufnahme des CO ausschließlich durch die Diffusionseigenschaften der alveolo-kapillären Membran und des Alveolarraums bestimmt wird. Kohlenmonoxid stellt daher ein ideales Gas dar, um die Diffusionskapazität der Lunge zu messen.

Bei der Bestimmung der Diffusionskapazität für CO (D_{LCO} oder T_{LCO} für Transferfaktor) wird die Menge Kohlenmonoxid gemessen, die pro Minute in das Blut gelangt und chemisch an das Hämoglobin gebunden wird. Dieser Wert wird auf den alveolären CO-Partialdruck (P_{ACO}) bezogen, da die diffundierte Menge auch von der eingeatmeten CO-Konzentration abhängig ist:

$$D_{LCO} = \frac{\dot{M}_{CO}}{P_{ACO}}$$

Dabei ist $\dot{M}_{CO}$ die aufgenommene Menge CO in ml/min, P_{ACO} der alveoläre CO-Partialdruck.

Das Meßsystem wird mit einem Gasgemisch gefüllt, das zu ca. 0,2% Kohlenmonoxid, zu 10% Helium, zu

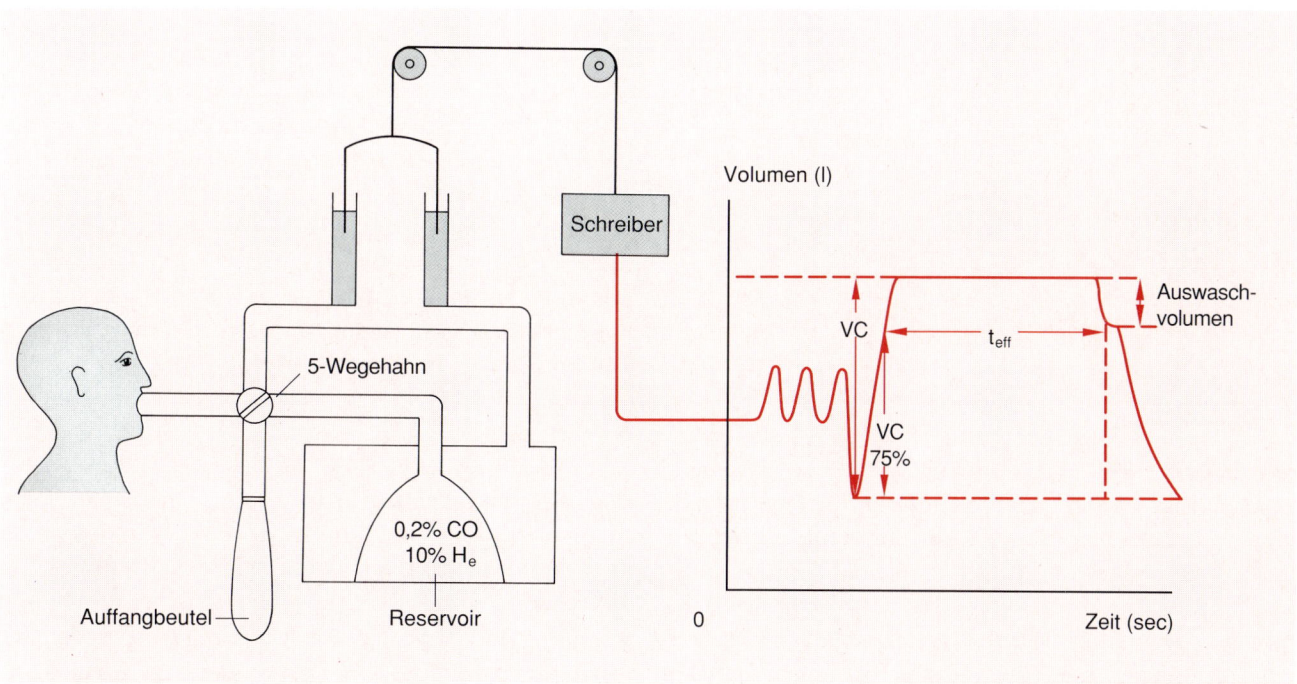

Abb. 9–18 Schematische Darstellung des Geräteaufbaus zur Bestimmung der Diffusionskapazität nach der Ein-Atemzug-Technik. Die effektive Atemanhaltezeit (t_{eff}) beginnt bei drei Viertel der eingeatmeten VC und endet mit dem Beginn der Alveolargassammlung (nach Ausatmen des Totraumvolumens).

21% Sauerstoff und als Rest Stickstoff enthält (Abb. 9–18). Zur Bestimmung der inspiratorischen Konzentrationen von CO und He wird eine Probe entnommen.

Nach einer maximalen Exspiration wird der Proband über den Fünf-Wege-Hahn mit dem Meßsystem verbunden und aufgefordert, maximal einzuatmen und den Atem 10 Sekunden lang anzuhalten. Am Ende der Atemanhaltephase wird zügig und vollständig ausgeatmet. Die ersten ca. 750 ml des Exspirationsvolumens werden als Totraum verworfen, während der Rest gesammelt und die CO- und He-Konzentrationen bestimmt werden. Die Messung wird heute durch weitgehend automatisierte Geräte vereinfacht.

Auswertung

Die Bestimmung der Vitalkapazität und der effektiven Atemanhaltezeit erfolgt entsprechend Abbildung 9–18. Das Alveolarvolumen wie auch die alveoläre CO-Konzentration lassen sich aus der Heliumverteilung entsprechend dem Prinzip der Heliumverdünnungsmethode berechnen (s. Abschn. 2.1.3).

Es liegen zahlreiche Referenzwerte vor [6]. Die Beurteilung eines Meßwertes bei einem Patienten hängt kritisch von der Güte dieser Referenzwerte ab. Richtlinien zur Beurteilung des Schweregrades einer Einschränkung der Diffusionskapazität finden sich in Tabelle 9–5.

Tabelle 9–5 Beurteilung der eingeschränkten Diffusionskapazität (angegeben als % vom unteren Sollwert).

Diffusionskapazität	Schweregrad
> 80%	leicht
60–80%	mittelmäßig
40–60%	schwer
< 40%	sehr schwer

Beurteilung

Die *interstitiellen Lungenerkrankungen* gehen im allgemeinen mit einer Verringerung der Diffusionskapazität einher. Die Abnahme der Diffusionskapazität ist auf eine Verdickung der alveolo-kapillären Membran, einen Verlust an alveolo-kapillärer Membranoberfläche und auf Ventilations-Perfusions-Verteilungsstörungen zurückzuführen. Bei der Lungenfibrose spielt der Verlust an alveolo-kapillärer Membranoberfläche gegenüber der Membranverdickung eine übergeordnete Rolle.

Das *Lungenemphysem* führt ebenfalls zu einer Reduktion der Diffusionskapazität. Der Mechanismus liegt im Verlust an alveolo-kapillärer Membranoberfläche. Durch die Zerstörung von Alveolarsepten werden das kapilläre Blutvolumen und die zur Diffusion zur Verfügung stehende Oberfläche effektiv reduziert. Im Gegensatz zur Lungenfibrose ist dieser Verlust an Membranoberfläche unabhängig vom Lungenvolumen. Ein weiterer Faktor, der zu einer Erniedrigung der Diffusionskapazität beim Lungenemphysem führt, ist die Erschwerung der Gasdiffusion innerhalb des vergrößerten Alveolarraums (Stratifikation). Die reduzierte Diffusionskapazität beim Lungenemphysem kann zur funktionellen Abgrenzung gegenüber der *chronisch obstruktiven Bronchitis* und dem *Asthma bronchiale* herangezogen werden, da diese Erkrankungen im allgemeinen mit einer regelrechten Diffusionskapazität einhergehen. Beim akuten Asthma bronchiale wird auch eine erhöhte Diffusionskapazität beschrieben, die möglicherweise auf einen erhöhten Pulmonalarteriendruck zurückzuführen ist.

Lungengefäßerkrankungen führen zu einer Reduktion der zur Verfügung stehenden Gasaustauschfläche. Daraus ergibt sich eine Verringerung der Diffusionskapazität. Die Abnahme der Diffusionskapazität bei der chronisch rezidivierenden Lungenembolie ist dabei im Vergleich zur akuten Lungenembolie größer. Der Verlust an alveolo-kapillärer Membranoberfläche durch chronisch rezidivierende Lungenembolien oder Vaskulitiden führt im allgemeinen zu keiner Reduktion der Lungenvolumina.

Chronischer Nikotinabusus führt aufgrund eines erhöhten Hb_{CO} zu einer reduzierten Diffusionskapazität. Bei einer *Anämie* ist die Abnahme proportional der Hämoglobinerniedrigung, bei einer *Polyzythämie* die Zunahme proportional der Erhöhung. *Rechts-Links-Shunts* und *Lungenblutungen* gehen ebenfalls mit einer Erhöhung einher (Zusammenfassung der differentialdiagnostischen Beurteilung s. Tab. 9–6).

3.3 Arterielle Blutgasanalyse

Die arteriellen Blutgase geben die Gesamtfunktion des Gasaustauschsystems wider und sind daher für die Beurteilung einer Störung unersetzlich. Trotzdem ist eine differentialdiagnostische Zuordnung pathologischer Blutgaswerte ohne weitere Lungenfunktionsuntersuchungen im allgemeinen nicht möglich.

Unter dem Begriff Blutgas versteht man die Gesamt-

Tabelle 9–6 Differentialdiagnostische Beurteilung von Veränderungen der Diffusionskapazität (Transferfaktor).

Erkrankung	D_{LCO}
interstitielle Erkrankungen (z.B. Lungenfibrose, Lungenödem)	↓
Lungenemphysem	↓
Lungengefäßerkrankungen (z.B. rezidivierende Lungenembolien, Vaskulitiden)	↓
Anämien	↓
Nikotinabusus (HbCO)	↓
chronisch obstruktive Bronchitis	normal
Asthma bronchiale	normal, ↑
intrakardiale Links-Rechts-Shunts	↑
Lungenblutungen	↑
Polyzythämien	↑

heit der Gase, die im Blutkreislauf physikalisch gelöst oder chemisch gebunden sind. Von klinischem Interesse sind Sauerstoff, Kohlendioxid und gelegentlich Kohlenmonoxid. Zur Bestimmung des Säure-Basen-Haushalts benötigt man außerdem noch den pH-Wert und den Basenüberschuß. Der Partialdruck (z.B. Sauerstoff-Partialdruck P_{O_2}) entspricht dem Druck, den das entsprechende Gas gelöst im Blutplasma ausübt.

Die arterielle Sauerstoffsättigung stellt den prozentualen Anteil des Oxihämoglobins am Gesamthämoglobin dar. Der Sauerstoffgehalt (C_{O_2}) ist die Menge Sauerstoff, die in 100 ml Blut enthalten ist. Der pH-Wert ist definiert als der negative Logarithmus der Wasserstoffionen-Konzentration.

Meßprinzip

Die *Sauerstoffelektrode* besteht aus einem Platindraht als Kathode und einer sie mantelförmig umgebenden Silber-Silberchlorid-Elektrode als Anode. Dazwischen befindet sich gesättigte KCl-Lösung. Die Elektrodenspitze ist mit einer sauerstoffdurchlässigen Membran überzogen. Am Platindraht werden die Sauerstoffmoleküle zu Wasser reduziert. Dies führt zu einer der Anzahl der Sauerstoffmoleküle proportionalen Veränderung der zwischen Anode und Kathode angelegten Spannung. Diese Spannungsänderung wird nach entsprechender Eichung als P_{O_2} angezeigt.

Die *pH-Elektrode* besteht aus einer Spezialglaselektrode, die für Wasserstoffionen durchgängig ist, und einer Silber-Silberchlorid-Referenzelektrode. Zwischen beiden Elektroden befindet sich ebenfalls KCl-Lösung. Proportional zu den durchtretenden H^+-Ionen verändert sich die zwischen Anode und Kathode angelegte

Spannung. Diese Spannungsänderung wird nach entsprechender Eichung auf einer logarithmischen Skala als pH-Wert angezeigt.

Die *Sauerstoffelektrode* entspricht der pH-Elektrode; zusätzlich ist die Spezialglaselektrode mit einer dünnen Teflonmembran überzogen, die Kohlendioxid-, aber nicht Wasserstoffionen-durchlässig ist. Zwischen dem Elektrodenglas und der Teflonmembran befindet sich Bikarbonatlösung. Kohlendioxid reagiert mit Bikarbonat unter Freisetzung von H^+-Ionen, so daß der Kohlendioxiddruck indirekt über die „interne" pH-Elektrode bestimmt wird. Da diese „interne" pH-Elektrode durch die Teflonmembran von den Wasserstoffionen der Probeflüssigkeit abgeschirmt ist, ist die gemessene H^+-Ionen-Konzentration dem P_{CO_2} proportional und wird daher als P_{CO_2} angezeigt.

Durchführung

Zur arteriellen Blutgasbestimmung kann durch Arterienpunktion (A. radialis, A. brachialis, A. femoralis) gewonnenes Blut oder durch eine hyperämisierende Salbe arterialisiertes Ohrkapillarblut verwendet werden. Die Arterienpunktion soll mit einer möglichst feinen Kanüle durchgeführt werden, nach Punktion ist ein Druckverband erforderlich.

Arterialisiertes Blut aus dem hyperämischen Ohrläppchen ist nur dann gewährleistet, wenn frei fließendes Blut in die heparinisierte Mikrokapillare aufgesaugt wird. Quetschen des Ohrläppchens führt zur venösen Beimischung. Liegt eine periphere Vasokonstriktion vor (z.B. bei Schockzuständen), gibt die Kapillarblut-Methode die intraarteriellen Blutgase nicht zuverlässig wieder, so daß hier eine Arterienpunktion vorzuziehen ist. Bei allen Blutgasbestimmungsmethoden ist zu beachten, daß das Blut von Luftbläschen frei ist, von Sauerstoff abgeschirmt und bis zur Messung eisgekühlt aufbewahrt wird.

Beurteilung der Atemgase

Die Atemgase zeigen entsprechend der jeweiligen Gasaustauschstörung verschiedene Konstellationen, denen bestimmte terminologische Ausdrucksweisen zugeordnet sind.

- P_{aO_2} und P_{aCO_2} im Normbereich: Normoxämie und Normokapnie (Die Atemgase zeigen bei der jeweiligen Gasaustauschstörung verschiedene Konstellationen, denen bestimmte terminologische Ausdrucksweisen zugeordnet sind. Der P_{CO_2} ist altersunabhängig und liegt zwischen 36 und 44 Torr.) [7]

– P_{aO_2} erniedrigt und P_{aCO_2} normal (erniedrigt): Isolierte arterielle Hypoxämie (respiratonische Partialinsuffizienz).

– P_{aO_2} erniedrigt und P_{aCO_2} erhöht: Arterielle Hypoxämie und Hyperkapnie (respiratorische Globalinsuffizienz).

Arterielle Hypoxämie

Die Erniedrigung des arteriellen P_{O_2} kann vier verschiedene Ursachen haben, die einzeln oder kombiniert auftreten können:

– Hypoventilation
– Verschlechterung der Diffusionsbedingungen
– Rechts-Links-Shunt
– Ventilations-Perfusions-Verteilungsstörungen ($\dot{V}_A/\dot{Q}$-Ungleichheiten)

Da dem erniedrigten arteriellen P_{O_2} die Ursache nicht angesehen werden kann, müssen zusätzliche Informationen zur Interpretation herangezogen werden (s. Tab. 9–7).

Hypoventilation: Die alveoläre Gasgleichung lautet in einfachster Form $P_{AO_2} = P_{IO_2} - (P_{aCO_2}/RQ) + K$ wobei

Tabelle 9–7 Blutgasmuster bei unterschiedlichen pathophysiologischen Ursachen einer Hypoxämie (s. Text).

Ursachen der arteriellen Hypoxämie	Ruhe		Arbeit		O$_2$'-Atmung	
	P_{O_2}	P_{CO_2}	P_{O_2}	P_{CO_2}	P_{O_2}	P_{CO_2}
Hypoventilation	↓	↑	≙↑	↑	↑	↑
Diffusionsstörung	↓	n↓	↓↓	n↑	↑	≙
Shunt	↓–↓↓	n↓	≙	≙↓	≙	≙
$\dot{V}_{Va/Q}$-Inhomogenitäten	↓	n↑	≙↑	≙↓	↑	≙↑

≙ = unverändert, n = normal, ↑ = erhöht, ↓ = erniedrigt,
↓↓ = stark erniedrigt

P_{IO_2} der inspiratorische O_2 Druck, RQ der respiratorische Quotient und K ein Korrekturfaktor ist.

Der arterielle P_{CO_2} (P_{aCO_2}) gleicht dem alveolären P_{CO_2} (P_{ACO_2}), während der arterielle P_{O_2} (P_{aO_2}) dem alveolären P_{O_2} (P_{AO_2}) proportional ist.

Dies bedeutet, daß eine Hypoxämie aufgrund einer Hypoventilation immer mit einem Anstieg des P_{aCO_2} einhergeht, da die eingeatmete Sauerstoffkonzentration und der respiratorische Quotient unverändert bleiben. Eine arterielle Hypoxämie ohne gleichzeitige Erhöhung des P_{aCO_2} kann daher nicht auf eine Hypoventilation zurückgeführt werden.

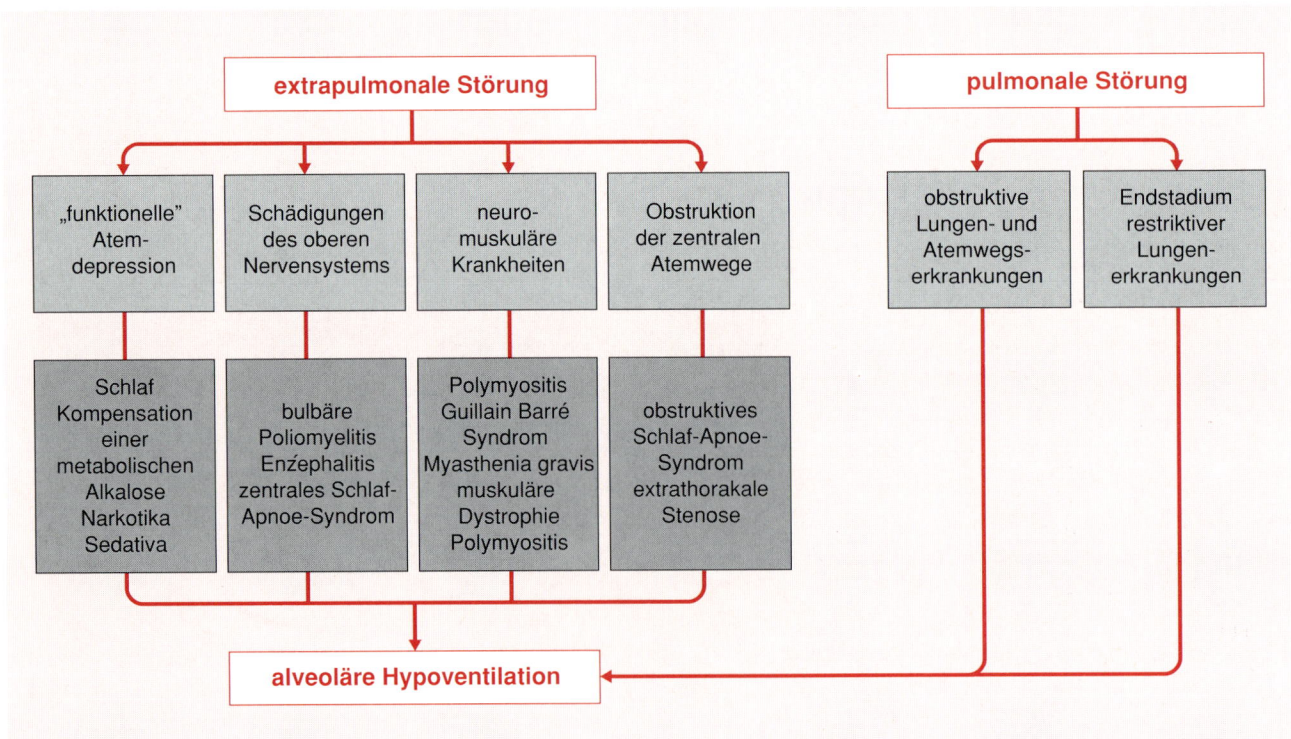

Abb. 9–19 Wichtige Ursachen der alveolären Hypoventilation.

In der Klinik löst die Blutgaskonstellation – normaler oder erhöhter P_{aO_2} bei erhöhtem P_{aCO_2} – gelegentlich Verwunderung aus. Da zahlreiche pneumologische Patienten vor der Durchführung einer Blutgasanalyse mit einer O_2-Nasensonde versorgt werden, sollte dies als mögliche Erklärung berücksichtigt werden.

Aus der alveolären Gasgleichung geht weiterhin hervor, daß bei Hypoventilation der Abfall des alveolären P_{O_2} in etwa dem Anstieg des alveolären P_{CO_2} gleicht, da der respiratorische Quotient nahezu 1 (0,8) ist. Eine Verringerung der alveolären Ventilation, die beispielsweise einen Anstieg des P_{aCO_2} von 40 auf 60 Torr bewirkt, führt zu einem Abfall des P_{aO_2} von 100 auf 80 Torr. Aus diesem Beispiel ist leicht ersichtlich, daß, abgesehen vom Extremfall, eine alleinige Hypoventilation nicht zu einer schweren Hypoxämie führt. Eine schwere Hypoxämie ist meistens auf andere Mechanismen zurückzuführen.

Die wichtigsten Ursachen der Hypoventilation sind in Abbildung 9–19 zusammengefaßt.

Verschlechterung der Diffusionsbedingungen: Jede Erkrankung, die mit einer Verbreiterung der alveolo-kapillären Membran oder einem Verlust an alveolo-kapillärer Membranoberfläche einhergeht, führt zu einer Behinderung der O_2-Diffusion und damit zu einem Abfall des P_{aO_2}. Die Verbreiterung der alveolo-kapillären Membran kann durch eine Flüssigkeitsansammlung (Lungenödem kardialer und nichtkardialer Ursache) und/oder eine zelluläre Infiltration des Lungeninterstitiums verursacht werden. Bei einer ausschließlich diffusionsbedingten Hypoxämie wird der arterielle O_2-Druck durch 100% O_2-Atmung normalisiert, da sich der O_2-Druckgradient normalisiert.

Bei der Lungenfibrose liegt im frühen Stadium häufig neben der Hypoxämie eine Hyperventilation vor. Diese ist bedingt durch die atemstimulierende Wirkung der Hypoxämie und dem atemstimulierenden Reiz, der vom versteiften Interstitium ausgeht. Ein Anstieg des P_{aCO_2} signalisiert das Endstadium der Erkrankung.

Rechts-Links-Shunt: Der Shunt stellt eine extreme Situation der $\dot{V}_A/\dot{Q}$-Verteilungsstörungen dar, bei der venöses Blut die linke Seite des Herzens erreicht, ohne durch Sauerstoff angereichert worden zu sein. Als Folge tritt immer eine Hypoxämie auf, die extrem ausgeprägt sein kann. Während sich Lungenareale mit $\dot{V}_A/\dot{Q}$-Ungleichheiten normalerweise unter der Gabe von 100% O_2 normalisieren, ist die 100% O_2-Atmung beim Vorliegen eines Shunts wirkungslos. Die Bestimmung des Shuntvolumens erfordert die Kenntnis des gemischt-venösen O_2-Gehalts (invasive Diagnostik). Eine größere Shunt-Komponente kann jedoch schon daran

erkannt werden, daß der arterielle P_{O_2} bei 100% O_2-Atmung weit unter dem theoretisch erwarteten Wert bleibt. Bei 100% O_2-Atmung soll der arterielle P_{O_2} ca. 600 Torr betragen. Eine Hyperkapnie tritt nicht auf. Aufgrund der atemstimulierenden Wirkung der Hypoxämie kann eine Hypokapnie (niedriger P_{aCO_2}) vorliegen.

Ein Rechts-Links-Shunt kann durch ein Herzvitium, eine intrapulmonale arteriovenöse Fistel oder intrapulmonalen Blutfluß durch unbelüftete Lungenareale bedingt sein (Bestimmung des Shuntvolumens s. Abschn. 3.5).

Ventilations-Perfusions-Verteilungsstörungen: $\dot{V}_A/\dot{Q}$-Ungleichheiten sind die häufigsten Ursachen der Hypoxämie bei chronisch obstruktiven Lungenerkrankungen. Sie tragen auch zur Hypoxämie der interstitiellen Lungenerkrankungen und der Lungengefäßkrankheiten bei. Die Quantifizierung von $\dot{V}_A/\dot{Q}$-Ungleichheiten ist schwierig, allerdings gibt die alveolär-arterielle O_2-Druckdifferenz, die Totraumventilation und die Größe des Shunts wichtige Hinweise.

$\dot{V}_A/\dot{Q}$-Inhomogenitäten beeinflussen auch den P_{aCO_2}. In Abbildung 9–20 sind die Auswirkungen einer $\dot{V}_A/\dot{Q}$-Ungleichheit auf die arteriellen Blutgaswerte für O_2 und CO_2 und die regulatorische Atemantwort dargestellt. Dabei wird deutlich, daß prinzipiell jede $\dot{V}_A/\dot{Q}$-Verteilungsstörung auch den CO_2-Austausch stört. Die atemregulatorische Antwort vermag den P_{aCO_2} zu normalisieren, während der P_{aO_2} erniedrigt bleibt.

Hyperventilation

Die wichtigsten Ursachen einer Hyperventilation sind in Tabelle 9–8 zusammengefaßt. Als Definition gilt ein P_{aCO_2} unter 35 Torr.

Beurteilung des Säure-Basen-Haushalts

Der pH-Wert des Blutes wird durch das Verhältnis von gelöstem CO_2 zu HCO_3^- entsprechend der Henderson-Hasselbalch-Gleichung bestimmt:

$$pH \sim \frac{HCO_3^-}{PCO_2} \quad \begin{array}{l} \text{(metabolische Komponente)} \\ \text{(respiratorische Komponente)} \end{array}$$

Die respiratorische Komponente wird durch die Atmung, die metabolische Komponente von der Niere reguliert.

Neben dem Bikarbonat sind das Hämoglobin und Plasmaproteine am Puffersystem beteiligt. Zusammen werden sie im Basenüberschuß (BE, base excess) er-

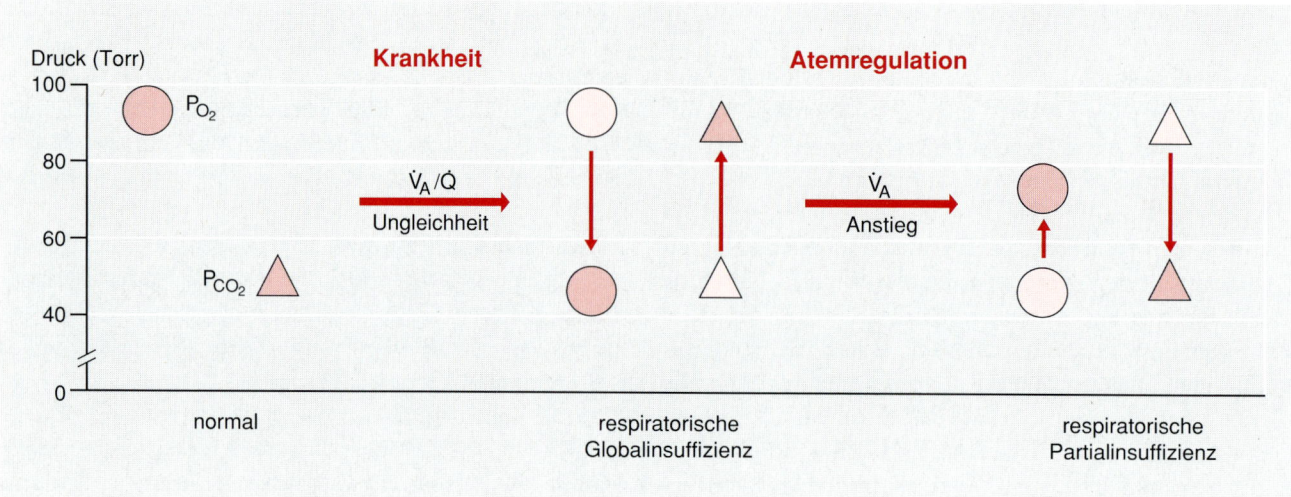

Abb. 9–20   Stadien der Entwicklung einer Ventilations-Perfusions-Ungleichheit. Erläuterungen s. Text.

Tabelle 9–8   Wichtige Ursachen einer alveolären Hyperventilation.

periphere Stimuli
– Hypoxie (Höhe)
– interstitielle Lungenerkrankungen
– Lungenödem
– Lungenembolie
– Schmerz
– Kreislaufkollaps

zentrale Stimuli
– Angst
– Fieber
– Hirnstammläsionen
– intrakranielle Blutung
– metabolische Azidose

unbekannte Stimuli
– Leberzirrhose
– Urämie
– Schwangerschaft

faßt. Ein positiver Wert zeigt einen Basenüberschuß, ein negativer Wert einen Basenmangel an.

Aus diesen Zusammenhängen folgt, daß sich vier grundlegende Störungen des Säure-Basen-Haushalts ergeben können.

Respiratorische Azidose: Durch alveoläre Hypoventilation kommt es zu einer respiratorischen Azidose. Sie ist dadurch gekennzeichnet, daß der Anstieg des arteriellen P_{CO_2} den HCO_3^-/PCO_2-Quotienten und damit den pH-Wert erniedrigt (akute respiratorische Azidose). Dauert

die Hyperkapnie an, beginnt die Niere HCO_3^- zurückzuhalten, was zu einem kompensatorischen Ansteigen des pH-Wertes führt. Dieser Prozeß verläuft langsam, so daß eine maximale Kompensation oftmals erst nach zwei bis drei Tagen erreicht ist (chronische respiratorische Azidose). Zu einer vollständigen Kompensation kommt es allerdings nicht, so daß der pH-Wert unter 7,40 bleibt. Bei extremer Hyperkapnie liegt der pH-Wert selbst bei maximaler Kompensation noch außerhalb des Normbereichs (Normbereich = 7,36–7,44 Einheiten).

Aus der Henderson-Hasselbalch-Gleichung geht hervor, daß sich bei einer akuten Änderung des P_{aCO_2} um 10 Torr der pH-Wert um 0,08 Einheiten verschiebt.

Entspricht für eine gegebene Säure-Basen-Störung der gemessene pH in etwa dem errechneten Wert, liegt eine akute respiratorische Azidose vor, ist der gemessene pH höher als errechnet, hat bereits die metabolische Kompensation eingesetzt, ist der gemessene pH-Wert niedriger als errechnet, liegt neben der respiratorischen zusätzlich eine metabolische Azidose vor.

Eine *respiratorische Alkalose* entsteht durch eine alveoläre Hyperventilation. Die Erniedrigung des arteriellen P_{CO_2} erhöht den HCO_3^-/P_{CO_2}-Quotienten und damit den pH-Wert (akute respiratorische Alkalose). Die Niere kompensiert den pH-Anstieg, indem sie verstärkt Bikarbonat ausscheidet (chronische respiratorische Alkalose).

Entsprechend der respiratorischen Azidose können die gleichen Berechnungen angestellt werden, um festzustellen, ob eine akute respiratorische Alkalose vorliegt (gemessener pH-Wert entspricht dem errechneten Wert), ob bereits eine metabolische Kompensation begonnen hat (gemessener pH-Wert niedriger als errechnet) oder ob eine zusätzliche metabolische Alkalose vorliegt (gemessener pH-Wert höher als errechnet).

Metabolische Azidose: Aufgrund eines primären Abfalls von Bikarbonat, welches den HCO_3^-/P_{CO_2}-Quotienten und damit den pH-Wert erniedrigt, kommt es zu einer metabolischen Azidose. Das Bikarbonat kann erniedrigt sein aufgrund einer Anhäufung saurer Valenzen, Verlust alkalischer Valenzen oder Elektrolytverschiebungen.

Eine maximale respiratorische Kompensation erfolgt bei gesunder Lunge und intakten Chemosensoren immer sofort, so daß es bei der primär metabolischen Azidose nicht möglich ist, aufgrund des Stadiums der Kompensation zwischen einer akuten und einer chronischen metabolischen Azidose zu unterscheiden. Kommt es nicht zu dieser Kompensation, kann man davon ausgehen, daß eine zusätzliche Lungen- oder Chemorezeptorenschädigung vorliegt.

Die respiratorische Kompensation erfolgt ebenso wie die metabolische unvollständig, so daß der pH-Wert auf der Seite der primären Veränderung bleibt. Aus der Henderson-Hasselbalch-Gleichung ergibt sich, daß eine Änderung der Bikarbonatkonzentration von 10 mmol/l eine Verschiebung des pH-Werts von 0,15 Einheiten mit sich bringt. Daraus läßt sich wiederum errechnen, welchen Anteil am pH-Wert die metabolischen und die respiratorischen Komponenten haben.

Metabolische Alkalose: Eine metabolische Alkalose ist durch einen Anstieg der Bikarbonatkonzentration gekennzeichnet, der zu einer Erhöhung des HCO_3^-/P_{CO_2}-Quotienten und damit des pH-Wertes führt. Der Bikarbonatanstieg kann durch Anhäufung alkalischer Valenzen, Verlust saurer Valenzen oder Elektrolytverschiebungen bedingt sein. Die Lunge reagiert auf eine metabolische Alkalose mit einer sofortigen, aber sehr geringfügigen kompensatorischen Antwort, so daß im allgemeinen kein oder nur ein sehr geringer Anstieg des arteriellen P_{CO_2} zu verzeichnen ist. Die Unterscheidung zwischen einer akuten und chronischen Form ist daher ebenfalls nicht möglich.

Kombinierte respiratorische und metabolische Störungen: Häufig liegen kombinierte respiratorische und metabolische Veränderungen vor, d. h., beide Veränderungen haben verschiedene Ursachen und die eine Veränderung ist nicht das Resultat der anderen. Ohne anamnestische Kenntnisse sind diese Blutgase häufig nicht sinnvoll zu interpretieren.

Eine Zusammenfassung der Blutgaskonstellationen bei Störungen des Säure-Basen-Haushalts und deren wichtigster Ursachen findet sich in Tabelle 9–9.

Methodik der Interpretation

Bei der Interpretation des Säure-Basen-Haushalts ist es hilfreich, sich folgende Fragen zu beantworten
- Liegt eine Alkalämie oder Azidämie vor (pH außerhalb der Norm)?
- Liegt eine respiratorische Komponente vor (P_{aCO_2} außerhalb der Norm)?
- Liegt eine metabolische Komponente vor (Basenüberschuß außerhalb der Norm)?
- Welche Komponente stellt die primäre Veränderung dar und welche die Kompensation?

Tabelle 9–9 Blutgasmuster bei Störungen des Säure-Basen-Haushalts (s. Text).

Störung	pH	P_{CO_2}	BE	Ursachen
akute respiratorische Azidose	↓↓	↑↑	n	
				alveoläre Hypoventilation
chronische respiratorische Azidose	n↓	↑↑	↑↑	
akute respiratorische Alkalose	↑↑	↓↓	n	
				alveoläre Hyperventilation
chronische respiratorische Alkalose	n↑	↓↓	↓↓	
metabolische Azidose	n–↓↓	↓↓	↓↓	Ansammlung saurer Valenzen
				– Ketoazidose (Diabetes mellitus, Nulldiät)
				– Laktatazidose (körperliche Belastung, Schockzustände)
				– extern zugeführte saure Valenzen
				– Niereninsuffizienz
				Verlust alkalischer Valenzen
				– Diarrhoe
metabolische Alkalose	↑–↑↑	n–↑	↑↑	Ansammlung alkalischer Valenzen
				– Bikarbonatzufuhr
				– Diuretika
				– Elektrolytverschiebungen
				Verlust saurer Valenzen
				– Erbrechen

n = normal, ↑ = leicht erhöht, ↑↑ = stark erhöht, ↓ = leicht erniedrigt, ↓↓ = stark erniedrigt

Liegt der *pH über 7,40,* so war die primäre Veränderung eine *Alkalose, da der Körper nicht überkompensiert.* Ist der arterielle P_{CO_2} unter 36 Torr, handelt es sich um eine *respiratorische* Alkalose. Liegt hingegen ein positiver Basenüberschuß vor, handelt es sich um eine *metabolische* Alkalose. Die gegenläufige Veränderung, die eine Azidose hervorrufen würde, ist die kompensatorische Komponente.

Liegt der pH-Wert unter 7,40, so hat die Veränderung primär mit einer *Azidose* angefangen. Liegt der arterielle P_{CO_2} über 44 Torr, handelt es sich um eine *respiratorische* Azidose. Findet sich hingegen ein negativer Basenüberschuß, handelt es sich um eine *metabolische* Azidose. Die gegenläufige Veränderung, die eine Alkalose hervorrufen würde, ist die kompensatorische Komponente.

Liegt eine *kombinierte Säure-Basen-Störung* vor, d. h. primäre Veränderungen der respiratorischen wie auch der metabolischen Komponenten, helfen diese Regeln nicht weiter; z. B. kann ein Patient mit einer respiratorischen Azidose, der gleichzeitig eine metabolische Alkalose aufgrund von Diuretika entwickelt hat, einen pH-Wert im alkalischen Bereich haben, obwohl die ursprünglich primäre Veränderung eine respiratorische Azidose war.

– Welcher Grad der Kompensation liegt vor?

unkompensiert: Der pH-Wert befindet sich aufgrund einer veränderten Komponente des Säure-Basen-Haushalts außerhalb des Normbereichs, während sich die andere Komponente im Normbereich befindet, z. B. akute respiratorische Azidose (pH = 7,26, P_{CO_2} = 60 Torr, BE = +2)

partiell kompensiert: Der pH-Wert befindet sich aufgrund der primär veränderten Komponente noch immer außerhalb des Normbereichs, aber die kompensatorische Komponente hat sich bereits entsprechend sichtbar verändert (z. B. pH = 7,30, P_{CO_2} = 60 Torr, BE = +5)

maximal kompensiert: Der pH-Wert befindet sich bei unveränderter primärer Komponente und entsprechender Veränderung der kompensatorischen Komponente wieder im Normbereich (z. B. pH = 7,36, p_{CO_2} = 60 Torr, BE = +10). Anmerkung: Trotz maximaler Kompensation normalisiert sich der pH-Wert bei extremen Veränderungen nicht (bei einer respiratorischen Azidose z. B. ist bei einem P_{aCO_2} von 80 Torr der maximal kompensierte pH-Wert nur 7,33).

Bei der Beurteilung komplexer Säure-Basen-Störungen kann ein Säure-Basen-Nomogramm zu Hilfe genommen werden (Abb. 9–21). Die einzelnen Säure-Basen-Komponenten sind auf entsprechenden Achsen des No-

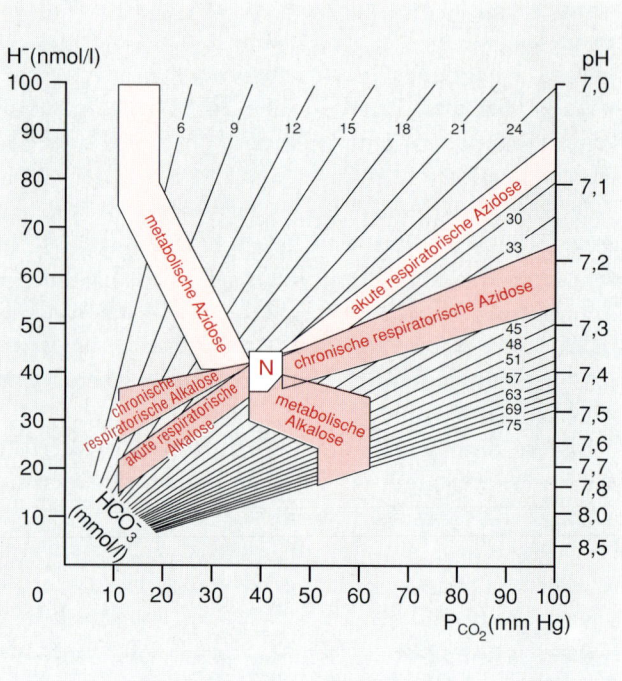

Abb. 9–21 Siggaard-Andersen-Säure-Basen-Nomogramm zur Beurteilung des Säure-Basen-Haushalts. Aus dem Schnittpunkt von HCO_3, arteriellem P_{CO_2} und pH einer gegebenen Blutgasprobe kann die vorliegende Säure-Basen-Störung bestimmt werden. Weitere Erläuterungen siehe Text.

mogramms aufgetragen. Aus ihrem Schnittpunkt kann die vorliegende Säure-Basen-Störung abgelesen werden. Fällt der Schnittpunkt zwischen die definierten Bereiche, so liegt eine teilweise kompensierte oder eine kombinierte Säure-Basen-Störung vor.

3.4 Alveolo-arterielle Sauerstoff-Partialdruckdifferenz

Die gemessene alveolo-arterielle O_2-Partialdruckdifferenz (AaD_{O_2}) ist für die Beurteilung eines erniedrigten arteriellen P_{O_2} hilfreich und ergibt sich aus der Gleichung

$$AaD_{O_2} = P_{AO_2} - P_{aO_2}$$

Meßprinzip

Der arterielle P_{O_2}-Wert kann gemessen werden, während sich der alveoläre P_{O_2} aus der alveolären Gasgleichung errechnen läßt. Die alveoläre Gasgleichung beschreibt das Verhältnis zwischen Ventilation und den alveolären Partialdrücken für O_2 und CO_2 und lautet:

$$P_{AO_2} = P_{IO_2} - \frac{P_{ACO_2}}{RQ} + \left[P_{ACO_2} \times F_{IO_2} \times \frac{1 - RQ}{RQ} \right]$$

Für den klinischen Gebrauch können der alveoläre und arterielle P_{CO_2} gleichgesetzt werden. Der respiratorische Quotient ergibt sich aus der Gleichung:

$$RQ = \frac{\dot{V}_{CO_2}}{\dot{V}_{O_2}}$$

Es müssen deshalb der arterielle P_{CO_2}, die eingeatmete O_2-Konzentration F_{IO_2}, der Umgebungsdruck zur Bestimmung des P_{IO_2}, die CO_2-Produktion und der O_2-Verbrauch gemessen werden. Mit schnell anzeigenden Geräten kann der alveoläre P_{O_2} auch direkt am Mund während einer Exspiration gemessen werden.

Für den klinischen Gebrauch kann man die AaD_{O_2} nach folgender vereinfachter Formel abschätzen (3):

$$AaD_{O_2} = P_{IO_2} - \frac{(P_{aCO_2} + P_{aO_2})}{0,8}$$

Beurteilung

Eine alveoläre Hypoventilation bei gesunder Lunge führt zu einem Anstieg des alveolären P_{CO_2} und einem Abfall des alveolären P_{O_2}, dem ein entsprechender Abfall des arteriellen P_{O_2} folgt. Der AaD_{O_2} bleibt daher unverändert. Eine arterielle Hypoxämie bei einer primären Lungenerkrankung geht demgegenüber im allgemeinen mit einem normalen alveolären P_{O_2} einher, so daß eine vergrößerte AaD_{O_2} resultiert.

Eine erhöhte AaD_{O_2} ist ein empfindliches Maß für die Beeinträchtigung des Gasaustausches auch bei asymptomatischen Lungenerkrankungen.

Eine Zunahme der alveolo-arteriellen Sauerstoff-Partialdruckdifferenz ist überwiegend auf Störungen der Ventilations-Perfusions-Verhältnisse zurückzuführen, so daß sie sich zur Verlaufskontrolle, z. B. beim ARDS (Schocklunge) eignet. Obwohl ein Diffusionsdefekt ebenfalls zu einer vergrößerten AaD_{O_2} beitragen kann, ist der Einfluß der Diffusion auf die AaD_{O_2} im Vergleich zur $\dot{V}_A/\dot{Q}$-Verteilungsstörung gering.

3.5 Bestimmung des Rechts-Links-Shuntvolumens

Der Shunt ist eine extreme Situation einer $\dot{V}_A/\dot{Q}$-Verteilungsstörung, da venöses Blut die linke Seite des Herzens erreicht, ohne Kontakt mit belüfteten Lungenabschnitten zu haben. Die Folge davon ist immer eine Hypoxämie, die extreme Ausmaße annehmen kann und sich im Gegensatz zur regelrechten $\dot{V}_A/\dot{Q}$-Verteilungsstörung auch bei Atmung von 100%igem Sauerstoff nicht bessert. Ursache eines Shunts können Herzvitien, extrapulmonale arteriovenöse Fisteln oder intrapulmonaler Blutfluß durch unbelüftete Lungenabschnitte sein.

Meßprinzip

Die Größe eines Shunts wird als Anteil des Shuntvolumens am Herzzeitvolumen ($\dot{Q}_s/\dot{Q}_t$; $\dot{Q}_s$ = Shuntvolumen; $\dot{Q}_t$ = Herzzeitvolumen) angegeben. Als Parameter wird der Sauerstoffgehalt und nicht der Sauerstoffpartialdruck verwendet. Die Shuntfraktion berechnet sich aus der Berggren-Formel [1].

$$\dot{Q}_s/\dot{Q}_t = \frac{C_c{'}_{O_2} - C_{aO_2}}{C_c{'}_{O_2} - C_{v}^{-}{}_{O_2}}$$

C_{aO_2} ist der arterielle Sauerstoffgehalt, $C_{vO_2}^{-}$ der gemischt-venöse Sauerstoffgehalt, $C_c{'}_{O_2}$ der Sauerstoffgehalt der Lungenkapillaren nach O_2-Aufnahme.

Der arterielle O_2-Gehalt kann direkt gemessen oder auch bei bekannter Hämoglobinkonzentration aus der Sauerstoffsättigung S_aO_2 errechnet werden. Zur Messung des gemischt-venösen O_2-Gehalts wird Blut aus der A. pulmonalis über einen Katheter entnommen. Der gemischt-venöse O_2-Gehalt kann auch über den arteriellen C_{aO_2} geschätzt werden, wenn eine normale arterio-venöse Sauerstoffgehaltdifferenz angenommen werden kann (normal 3,5–5 ml/dl). Der O_2-Gehalt des Lungenkapillarblutes kann nicht direkt gemessen, sondern muß über die alveoläre Gasgleichung berechnet werden.

Wird die Shuntfraktion mit einem entsprechenden Nomogramm geschätzt [5], ist nur die Messung des arteriellen P_{O_2} und die Berechnung des alveolären P_{O_2} nach der alveolären Gasgleichung notwendig. Dem Nomogramm liegt ein normaler Hämoglobingehalt, pH-Wert und eine normale arterio-venöse O_2-Gehaltsdifferenz zugrunde (Abb. 9–22). Um den Einfluß von $\dot{V}_A/\dot{Q}$-Verteilungsstörungen auf die Bestimmung des Shuntvolumens so gering wie möglich zu halten, atmet der Patient vor der Blutentnahme 20 Minuten lang wasserdampfgesättigten Sauerstoff in einer Konzentration von 100% ein.

Beurteilung

Die Shunt-Bestimmung ist ein Maß für die venöse Beimischung und gibt keinerlei Hinweise auf die Ursache. Da das Shuntvolumen altersabhängig ist, steigt der Normalwert von 2% im jugendlichen Alter auf 5% bei älteren Personen. Neben der diagnostischen Beurteilung eines Rechts-Links-Shunts hat sich die Bestimmung des Shuntvolumens in der Intensivmedizin zur Verlaufskontrolle und zur Optimierung der künstlichen Beatmung beim ARDS (Schocklunge) bewährt.

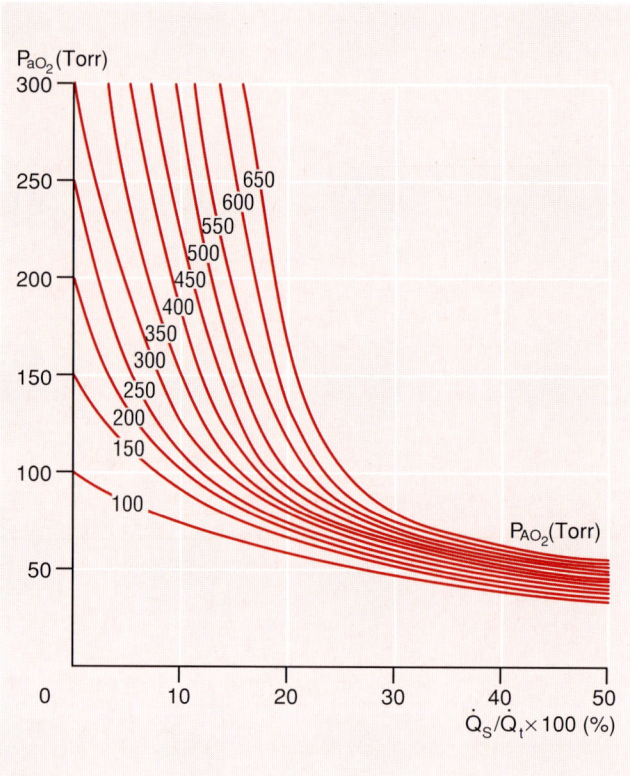

Abb. 9–22 Bestimmung der Shunt-Fraktion. Das Nomogramm beschreibt das Verhältnis von arteriellem P_{O_2} zum Shunt-Volumen bei unterschiedlichen Werten des alveolären P_{O_2}. Das Shunt-Volumen ist ausgedrückt als % des Herzzeitvolumens ($\dot{Q}s/\dot{Q}t$). Dem Nomogramm liegt ein Hb von 15 g/dl, ein pH von 7,40 und eine arterio-venöse O_2-Gehaltsdifferenz von 6 ml/dl Blut zugrunde. Der alveoläre P_{O_2} wird aus der alveolären Gasgleichung errechnet.

4 Kardio-pulmonale Funktionsprüfung

Die Hauptaufgabe der Lunge und des Herzens besteht darin, dem peripheren Gewebe Sauerstoff zuzuführen. Entsprechende Regelmechanismen sorgen dafür, daß das Sauerstoffangebot dem Sauerstoffverbrauch nachkommt. Besteht eine erhöhte Sauerstoffnachfrage, wird im Normalfall die benötigte Sauerstoffmenge durch eine Steigerung der Ventilation und des Herzzeitvolumens gewährleistet. Eine Funktionsstörung innerhalb des Systems kann zu belastungsabhängigen Symptomen führen, die unter Ruhebedingungen oftmals nicht erkennbar sind. Die Aufgabe der kardio-pulmonalen Funktionsprüfung ist es, solche Erkrankungen des kardio-pulmonalen Systems, einschließlich des Regelsystems, zu erfassen, zu differenzieren und zu quantifizieren. Die Methode im Sinne einer Stufendiagnostik ist dabei von der spezifischen Fragestellung abhängig (Tabelle 9–10). Zur Verlaufskontrolle einer idiopathischen Lungenfibrose ist beispielsweise im allgemeinen eine Blutgasbestimmung unter relativ niedrigen Belastungsstufen ausreichend, während zur Abklärung

einer unklaren Belastungsdyspnoe oft eine Maximalbelastung mit Atemgasanalyse und Rechtsherzkatheter erforderlich sind.

Tabelle 9–10 Stufenplan der kardiopulmonalen Funktionsprüfung.

Stufe	Fragestellung	Methode	apparative Ausrüstung
I	Verlaufskontrolle bei interstitiellen Lungenerkrankungen	Blutgase unter Belastung	EKG-Monitor Ergometer Blutdruckmeßgerät Blutgasanalysator
II	besteht eine Erkrankung des Herz-Lungen-Systems besteht eine kardio-pulmonale Leistungseinschränkung Dyspnoe unklarer Genese	Spiroergometrie mit Blutgasen	EKG-Monitor mit Schreiber Ergometer Blutdruckmeßgerät Blutgasanalysator Pneumotachograph Atemgasanalysatoren
III	besteht eine latente oder manifeste pulmonale Hypertonie	Rechtsherzkatheter ohne/mit Belastung	Rechtsherzkathetermeßplatz

Als *Indikationen* gelten:
– Diagnostik, z. B. bei unklarer Dyspnoe
– Verlaufskontrolle, z. B. bei interstitiellen Lungenerkrankungen
– Beurteilung des Schweregrades einer pulmonalen Gasaustauschstörung
– Beurteilung der Notwendigkeit für spezifische Therapieformen, z. B. Kortikosteroide bei Sarkoidose
– präoperative Beurteilung des kardio-pulmonalen Operationsrisikos
– Beurteilung und Abgrenzung der kardialen und pulmonalen Leistungsfähigkeit
– Beurteilung der Arbeits- und/oder Rehabilitationsfähigkeit
– Verlaufskontrolle bei der Rehabilitation z. B. von Lungenerkrankungen
– arbeitsmedizinische Begutachtung
– sportmedizinische Begutachtung, z. B. nach Trainingszustand

Kontraindikationen für die Durchführung eines Belastungstests und Abbruchkriterien sind in Tabelle 9–11 bzw. Tabelle 9–12 zusammengestellt. Methode und entsprechende apparative Ausrüstung sind in Tabelle 9–12 zusammengefaßt.

4.1 Blutgasanalyse unter Belastung (Stufe 1)

Anwendungsbereiche sind Verlaufskontrollen bei interstitiellen Lungenerkrankungen und Verlaufskontrollen bei Lungenerkrankungen mit chronisch obstruktiven Ventilationsstörungen um festzustellen, bis zu welcher Belastung ein Ausdauertraining ohne zusätzliche Sauerstoffzufuhr sinnvoll ist. Diagnostische Abklärungen stehen im Hintergrund.

Belastungsprotokoll

Die Höhe der Belastung richtet sich nach der Leistungsfähigkeit des Patienten und der spezifischen Fragestellung. Handelt es sich um eine Verlaufskontrolle, müssen wegen Vergleichsmöglichkeit die gleichen Belastungsstufen wie in den vorhergehenden Tests verwendet werden.

Handelt es sich um den ersten Belastungstest, kann man sich für die erste Belastungsstufe vom Ein-Sekunden-Volumen leiten lassen:

$FEV_1 = 1–1,5 \, l$ 25– 50 Watt
$FEV_1 = 1,5–2 \, l$ 50– 75 Watt
$FEV_1 = \quad >2 \, l$ 75–100 Watt

Die Belastungsstufe wird alle vier Minuten um 25 Watt gesteigert, bis ein vorgesetztes Ziel oder ein Abbruchkriterium erreicht ist. Blutgase werden während der letzten Minute einer jeden Belastungsstufe abgenommen. Blutdruck und Herzfrequenz werden ebenfalls am Ende einer jeden Belastungsstufe festgehalten. Ein Herzmonitor zur Überwachung sollte angelegt sein. Der Zeitraum von vier Minuten ist im allgemeinen ausreichend, um ein *steady state* zu erreichen.

Tabelle 9–11 Kontraindikationen für die Durchführung eines Belastungstests.

absolute Kontraindikationen
– akute fieberhafte Erkrankung
– Zeichen der akuten Myokardischämie im EKG
– dekompensierte Herzinsuffizienz
– Lungenödem
– dekompensierte Angina pectoris
– akute Myokarditis
– dekompensierte arterielle Hypertonie
– dekompensiertes Asthma bronchiale

relative Kontraindikationen
– Myokardinfarkt innerhalb der letzten 4 Wochen
– Aortenklappenvitium
– Ruhetachykardie > 120/min
– schwerwiegende Elektrolytentgleisungen
– abnormales Ruhe-EKG
– dekompensierter Diabetes mellitus
– Epilepsie
– zerebrovaskuläre Erkrankungen
– Atemnotzustand in Ruhe

Tabelle 9–12 Kriterien zum Abbruch eines Belastungstests.

allgemein
Angina pectoris
starke Atemnot
Schwindelgefühl
psychische Veränderungen
Blässe und Kaltschweißigkeit
Zyanose

EKG
häufige ventrikuläre Extrasystolen; ventrikuläre Tachykardien
belastungsinduziertes Vorhofflimmern
Herzblock 2. oder 3. Grades
belastungsinduzierter Schenkelblock
ST-Strecken-Senkung, T-Wellen-Umkehrung, Q-Zacken

Blutdruck
Absinken des systolischen Drucks unter Ruhewert
Absinken des systolischen Drucks um mehr als 20 mmHg nach zunächst normalem Anstieg
systolischer Druck > 270 oder diastolischer Druck > 140 mmHg

Beurteilung

Normalerweise fällt der arterielle P_{O_2} während der ersten Belastungsminute ab, um dann anzusteigen. Zu dem Zeitpunkt, zu dem sich Steady-state-Verhältnisse eingestellt haben, liegt der P_{aO_2} geringfügig über dem Ausgangswert [2]. Dieses Phänomen wiederholt sich mit jeder Belastungsstufe und wird auf Veränderungen der $\dot{V}_A/\dot{Q}$-Verhältnisse zurückgeführt. Die auf jeder Belastungsstufe unter Steady-state-Verhältnissen gewonnenen P_{aO_2}-Werte zeigen einen kontinuierlichen Anstieg bis hin zur Auslastung [8].

Ein mit jeder Belastungsstufe abfallender P_{aO_2} ist als pathologisch anzusehen und deutet auf eine pulmonale Erkrankung hin, auch wenn der absolute Wert noch im „Normbereich" liegt. Ausnahme ist der Hochleistungssportler, der einen kontinuierlichen P_{aO_2}-Abfall innerhalb des Normbereichs zeigen kann [8].

Ein P_{aO_2}-Abfall deutet im allgemeinen auf eine Diffusionsstörung (z. B. Lungenfibrose) hin. Eine Hypoxämie, die durch Ventilationsinhomogenität bedingt ist (z. B. chronisch obstruktive Bronchitis), verändert sich erst im Endstadium, wenn durch Ermüdung der Atemmuskulatur ein P_{aO_2}-Abfall häufig in Verbindung mit einem P_{aCO_2}-Anstieg auftritt. Bei einer Hypoxämie, die durch einen Rechts-Links-Shunt bedingt ist, ist das Verhalten variabel und von intrakardialen und intrapulmonalen Druckverhältnissen abhängig.

4.2 Spiroergometrie (Stufe 2)

Im Belastungstest der Stufe 2 wird die Reaktion bestimmter Parameter der Herz-Lungen-Funktion (Herzfrequenz, Atemfrequenz, Atemminutenvolumen, Totraumventilation/Atemzugvolumen = V_D/V_T, O_2-Verbrauch, arterieller P_{O_2} und P_{CO_2} und Säure-Basen-Haushalt) auf die erbrachte Leistung untersucht und beurteilt. Dabei sollen folgende Fragen beantwortet werden:
- Besteht eine Erkrankung des Herz-Lungen-Systems?
- Ist diese Erkrankung leistungseinschränkend und wenn ja, in welchem Ausmaß?
- Liegt die Erkrankung im kardialen oder im pulmonalen Bereich?
- Falls pulmonal, handelt es sich um ein Problem der Diffusion, der Ventilation oder des Regelsystems?

Belastungsprotokoll

Im allgemeinen sollte eine Belastung bis zu 75% der maximalen Herzfrequenz oder bis zu 75% der alters- und gewichtsbezogenen Maximalbelastung erfolgen (submaximale Ausbelastung), ehe ein Belastungstest als unauffällig angesehen wird. Gelegentlich ist eine maximale Ausbelastung notwendig, um vor allem bei jungen Patienten beginnende Funktionseinschränkungen frühzeitig erkennen zu können. Die anfängliche Belastungsstufe ist vom allgemeinen Trainingszustand des Probanden abhängig. Die Belastung sollte alle vier Minuten, dem Trainingszustand entsprechend, um 20–30 Watt gesteigert werden.

Beurteilung

Der Belastungstest der Stufe 2 soll Aufschluß geben über die Reaktionen bestimmter kardiologischer und pulmonaler Parameter auf eine genau definierte Belastung. Zum besseren Verständnis werden die ermittelten Verhältnisse zwischen Belastung und physiologischer Reaktion der Parameter einzeln graphisch dargestellt. Die Muster dieser Kurven geben einzeln und in ihrer Gesamtheit den kardio-pulmonalen Funktionszustand der untersuchten Person wieder.

Verhältnis von Leistung zu Sauerstoffverbrauch

Das Verhältnis von Leistung zu O_2-Verbrauch ($\dot{V}_{O_2}$) ist linear (Abb. 9–23a). Die Steigung der Geraden ist unabhängig von Alter, Körpergröße und Geschlecht, im Gegensatz zum maximal erreichbaren O_2-Verbrauch ($\dot{V}_{O_2max}$).

Die Steigung reflektiert die Effizienz des Sauerstoffverbrauchs. Je größer der maximale Sauerstoffverbrauch ($\dot{V}_{O_2max}$) und je flacher die Steigung, desto größer ist die Leistungsfähigkeit. Der Vergleich mit der errechneten „Ideallinie" zeigt, wieweit der errechnete $\dot{V}_{O_2max}$ erreicht wurde und ob der O_2-Verbrauch den entsprechenden Leistungen angemessen ist. Ein niedriger $\dot{V}_{O_2max}$ findet sich bei einem pathologisch verringerten Herzzeitvolumen (z. B. Herzinsuffizienz), einer Gasaustauschstörung, einem schlechten Trainingszustand und bei einem aus Motivationsgründen frühzeitig abgebrochenen Test. Eine pathologisch erhöhte Steigung findet man z. B. bei einer Hyperthyreose und bei Erkrankungen der Lunge oder des Brustkorbes, die mit einer erhöhten Atemarbeit einhergehen (z. B. schwere obstruktive Lungenerkrankungen, Morbus Bechterew).

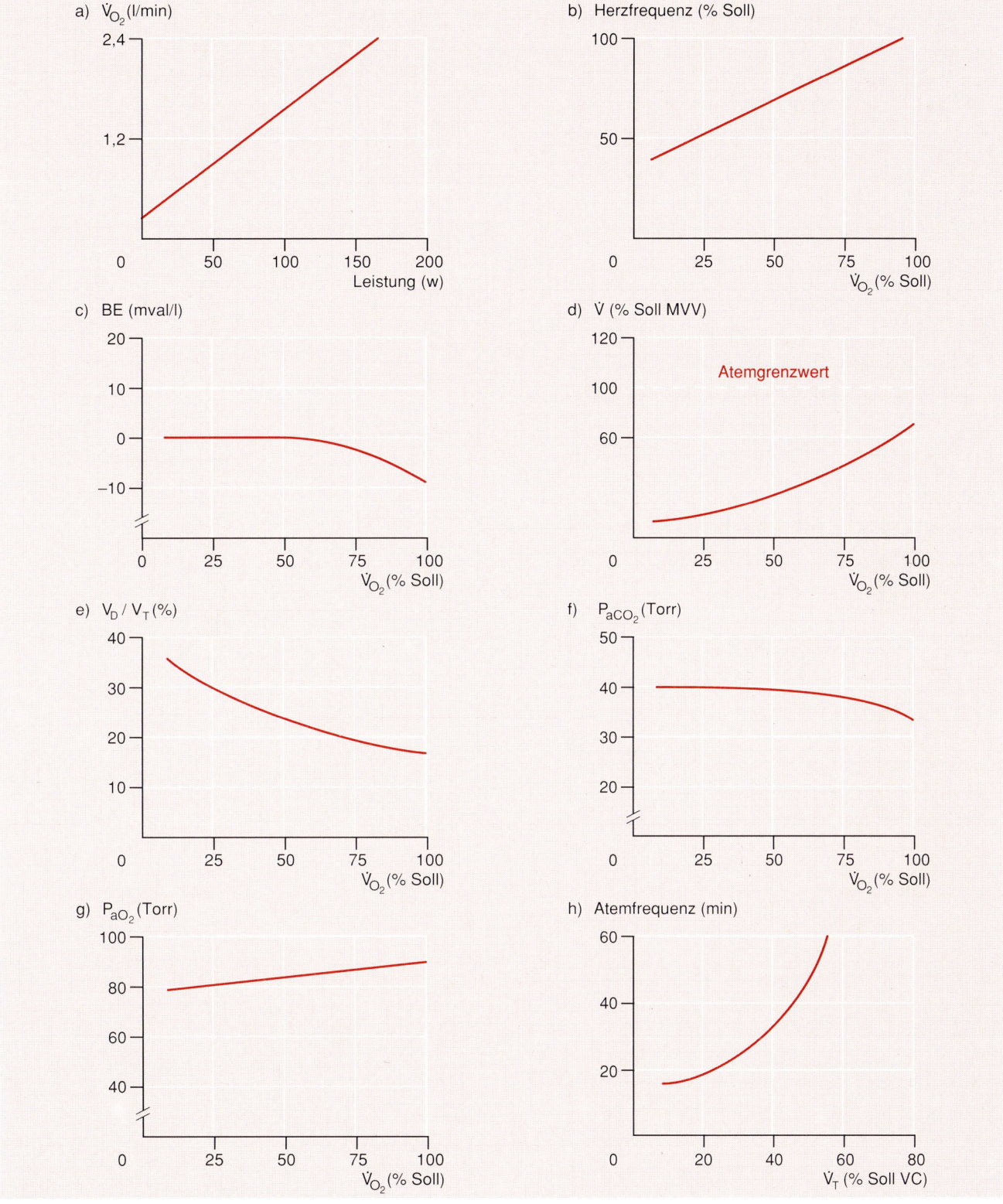

Abb. 9–23 Beurteilung des Herz-Lungen-Systems unter Belastung. Erläuterungen s. Text.
a) Verhältnis von erbrachter Leistung zu O_2-Verbrauch
b) Verhältnis von O_2-Verbrauch zu Herzfrequenz
c) Verhältnis von O_2-Verbrauch zu Säure-Basen-Status
d) Verhältnis von O_2-Verbrauch zu Atemminutenvolumen

e) Verhältnis von O_2-Verbrauch zu Totraumventilation
f) Verhältnis von O_2-Verbrauch zu P_{aCO_2}.
g) Verhältnis von O_2-Verbrauch zu P_{aO_2}.
h) Verhältnis von Atemzugvolumen zu Atemfrequenz.
$\dot{V}$ = Atemminutenvolumen
MVV = maximum voluntary ventilation (Atemgrenzwert)

Verhältnis von Sauerstoffverbrauch zu Herzfrequenz

Der Sauerstoffverbrauch kann als Index für die Belastbarkeit des Herz-Lungen-Systems aufgefaßt werden (Abb. 9–23b). Da die Aufgabe des Herzens und der Lungen darin besteht, verbrauchten Sauerstoff zu ersetzen, zeigen sich Funktionseinschränkungen in einem gestörten Verhältnis von $\dot{V}_{O_2}$ zu den entsprechenden Herz-Lungen-Parametern.

Die maximale Herzfrequenz ist altersabhängig und unabhängig von Größe, Gewicht und Geschlecht:

$$HF_{max} = 220 - \text{Alter})$$

Das Verhältnis von $\dot{V}_{O_2}$ zu HF ist linear.

Im Vergleich mit der Ideallinie kann man erkennen, ob eine Herzausbelastung erreicht worden und ob die Herzfrequenz dem Sauerstoffverbrauch angemessen ist. Eine für den entsprechenden $\dot{V}_{O_2}$ zu hohe Herzfrequenz liegt vor bei schlechtem Trainingszustand, bei primären Tachykardien, bei einem erniedrigten Herzzeitvolumen (z. B. Kardiomyopathie, Lungengefäßerkrankungen), bei Anämien und verschiedenen Muskelenzymerkrankungen.

Verhältnis von Sauerstoffverbrauch zu Säure-Basen-Status

Die Entwicklung eines Basenmangels während eines Belastungstests (Abb. 9–23c) weist auf eine metabolische Azidose hin, die im allgemeinen auf eine anaerobe Glykose mit Laktatproduktion zurückzuführen ist. Das Verhältnis von base excess zu Laktat ist ungefähr 1:1.

Bei Gesunden bleibt der Säure-Basen-Überschuß bis zu einer Belastung von 50–60% des $\dot{V}_{O_2max}$ unverändert, um danach stetig abzufallen. Bei maximaler Ausbelastung beträgt der base excess ungefähr -10 mmol/l.

Der Säure-Basen-Überschuß gibt an, ob eine genügende Belastung erreicht worden ist, der Vergleich mit der Ideallinie läßt erkennen, ob die metabolische Azidose dem O_2-Verbrauch angemessen ist. Eine überproportionale metabolische Azidose tritt bei Herzinsuffizienz, Hypoxämie, Verschlußkrankheit der Oberschenkelgefäße und einigen Muskelerkrankungen auf.

Verhältnis von Sauerstoffverbrauch zu Atemminutenvolumen

Das Atemminutenvolumen ($\dot{V}$) wird ausgedrückt in Prozent des Atemgrenzwertes (MVV = maximum voluntary ventilation; Abb. 9–23d). Da die Messung des Atemgrenzwertes abhängig ist von der Mitarbeit des Untersuchten, läßt sich der Atemgrenzwert im allgemeinen genauer über den Atemstoß bestimmen ($FEV_1 \times 35$) [4].

Im allgemeinen verhält sich das Atemminutenvolumen bis zu 50% des $\dot{V}_{O_2max}$ nahezu linear, um danach überproportional anzusteigen. Beim $\dot{V}_{O_2max}$ beträgt das Atemminutenvolumen ungefähr 60–70% des Atemgrenzwertes. Die horizontale gestrichelte Linie in Abbildung 9–23d gibt den Atemgrenzwert an.

Der Vergleich mit der Normkurve zeigt, ob die Ventilation der metabolischen Belastung entspricht und ob der Atemgrenzwert erreicht worden ist.

Ein Erreichen des Atemgrenzwertes bedeutet, daß keinerlei weitere ventilatorische Reserven vorhanden sind. Die Notwendigkeit, bis zum Atemgrenzwert hin ventilieren zu müssen, um den metabolischen Bedürfnissen nachkommen zu können, heißt, daß ein vergrößerter Totraumventilation/Atemzugvolumen-Quotient (V_D/V_T) vorliegt (z. B. Lungenemphysem, chronisch obstruktive Bronchitis), eine Diffusionsbeeinträchtigung besteht (z. B. interstitielle Lungenerkrankungen, interstitielles Lungenödem) oder daß sich eine überproportionale metabolische Azidose entwickelt hat (z. B. zusätzliche Ketoazidose beim Diabetes mellitus). Liegt ein vergrößerter V_D/V_T-Quotient vor, so besteht bereits bei niedrigen Atemminutenvolumina ein im Verhältnis zum Sauerstoffverbrauch zu hohes Atemminutenvolumen. Ein zu niedriges Atemminutenvolumen bedeutet eine schwere Restriktion, eine neuromuskuläre Erkrankung oder eine zentrale Hypoventilation.

Verhältnis von Sauerstoffverbrauch zu Totraumventilation

Der physiologische Totraum (anatomischer plus alveolärer Totraum) wird im allgemeinen als Anteil des Atemzugvolumens ausgedrückt (V_D/V_T). Unter Ruhebedingungen beträgt er 25–35%. Unabhängig vom Alter nimmt der V_D/V_T-Quotient unter Belastung aufgrund einer verbesserten $\dot{V}_A/\dot{Q}$-Verteilung und des zunehmenden Atemzugvolumens ab (Abb. 9–23e).

Ein V_D/V_T-Quotient, der unter Belastung gleich bleibt oder zunimmt ist pathologisch und kommt z. B. bei obstruktiven und restriktiven Lungenerkrankungen, bei neuromuskulären Erkrankungen, bei der idiopathischen pulmonalen Hypertonie und bei der dekompensierten Herzinsuffizienz vor.

Verhältnis von Sauerstoffverbrauch zu arteriellem Kohlendioxid-Partialdruck

Der arterielle Kohlendioxid-Partialdruck (P_{CO_2}) bleibt beim Gesunden bis zu einer Belastung von 50–60% des $\dot{V}_{O_2max}$ unverändert. Bei höherer Belastung fällt er ab, da die Ventilation aufgrund der einsetzenden metabolischen Azidose überproportional zunimmt (Abb. 9–23f).

Ein über dieser Belastungsgrenze gleichbleibender oder ein unter Belastung ansteigender P_{aCO_2} ist Zeichen einer alveolären Hypoventilation und deutet auf eine Erkrankung der Lunge, der Atemmuskulatur oder ihrer Innervation oder des Regelsystems hin.

Verhältnis von Sauerstoffverbrauch zu arteriellem Sauerstoffpartialdruck (P_{aO_2})

(s. Abschn. 4.1 und Abb. 9–23g).

Verhältnis von Atemzugvolumen zu Atemfrequenz

Das Verhältnis von Atemzugvolumen zu Atemfrequenz ergibt das Atmungsmuster, das der Untersuchte unter Belastung wählt. Das Atmungsmuster wiederum gibt Aufschluß über die Effizienz der Atemmuskulatur, die wiederum in direktem Verhältnis zum Ermüdungsrisiko steht.

Bei leichter und mittelschwerer Belastung wird die Steigerung des Atemminutenvolumens hauptsächlich durch eine Vergrößerung des Atemzugvolumens erreicht. Erst unter größerer Belastung spielt die Atemfrequenz eine wesentliche Rolle (Abb. 9–23h). Bei maximaler Auslastung liegt die Atemfrequenz beim Gesunden zwischen 35 und 50/min, das Atemzugvolumen beträgt dann 50–60% der Vitalkapazität. Ein Atmungsmuster, das nach oben links versetzt ist, bedeutet schnelles und flaches Atmen. Es entsteht unter anderem bei Einschränkung der Atemexkursionen, z.B. bei Lungenfibrose, ARDS, Kyphoskoliose oder neuromukulären Erkrankungen.

4.3 Katheterisierung des Lungenkreislaufs (Stufe 3)

Die Katheterisierung des Niederdrucksystems gibt Informationen über die Druckverhältnisse und die Blutgasverhältnisse von der Vena cava bis zu den Lungenkapillargefäßen in Ruhe und gegebenenfalls unter Belastung. Zur Diagnose und Verlaufskontrolle einiger kardialer und pulmonaler Erkrankungen sind diese Meßdaten von absoluter Notwendigkeit, während sie bei anderen Erkrankungen wertvolle zusätzliche Hinweise geben können.

Meßprinzip

Die Einschwemmkatheter (nach Swan-Ganz), die heute verwendet werden, vereinigen mehrere Meßmöglichkeiten in sich (Abb. 9–24):
- Die *Druckmessung* der rechten Herzkammern und der A. pulmonalis erfolgt über das Lumen des Katheters mit Hilfe eines Druckwandlers.
- Der *Lungenkapillardruck (Wedge-Druck)* wird mit Hilfe des Ballons gemessen. Durch Aufblasen des Ballons wird die Spitze des Meßkatheters in der Wedge-Position vom Pulmonalisdruck getrennt, so daß der gemessene Druck dem Kapillardruck gleicht. Dieser gibt im allgemeinen die Druckverhältnisse im linken Vorhof wider.
- Die Bestimmung des *Herzzeitvolumens* erfolgt mit einem nahe der Katheterspitze angebrachten Thermistor. Über ein getrenntes Lumen mit einer weiter proximal gelegenen Katheteröffnung wird eine kühle Kochsalzlösung injiziert. Der Thermistor registriert die dadurch hervorgerufene Temperaturveränderung des Blutstroms, deren Größe vom Herzzeitvolumen abhängig ist (Thermodilutionsprinzip). Die numerische Berechnung erfolgt durch einen angeschlossenen Rechner.
- Die Blutentnahme zur *Blutgasanalyse* kann über das distale und das proximale Lumen erfolgen.
- Die pulmonalen und systemischen Gefäßwiderstände lassen sich, ebenso wie das Herzpulsvolumen und der rechtsventrikuläre Arbeitsindex, aus den oben genannten Meßgrößen errechnen.

4.3.1 Pulmonale Indikationen

Pulmonale Indikation für die Katheterisierung des Lungenkreislaufs sind
- Verdacht auf eine pulmonale Hypertonie bei Lungengefäßerkrankungen (z.B. idiopathische pulmonale Hypertonie, rezidivierende Lungenembolien)
- Abklärung der unklaren Belastungsdyspnoe (Druckmessungen in Ruhe und unter ergometrischer Belastung)
- Diagnose einer klinisch unklaren manifesten (erhöhte Ruhedruckwerte) und latenten (Druckwerte nur unter Belastung erhöht) Rechtsherzinsuffizienz

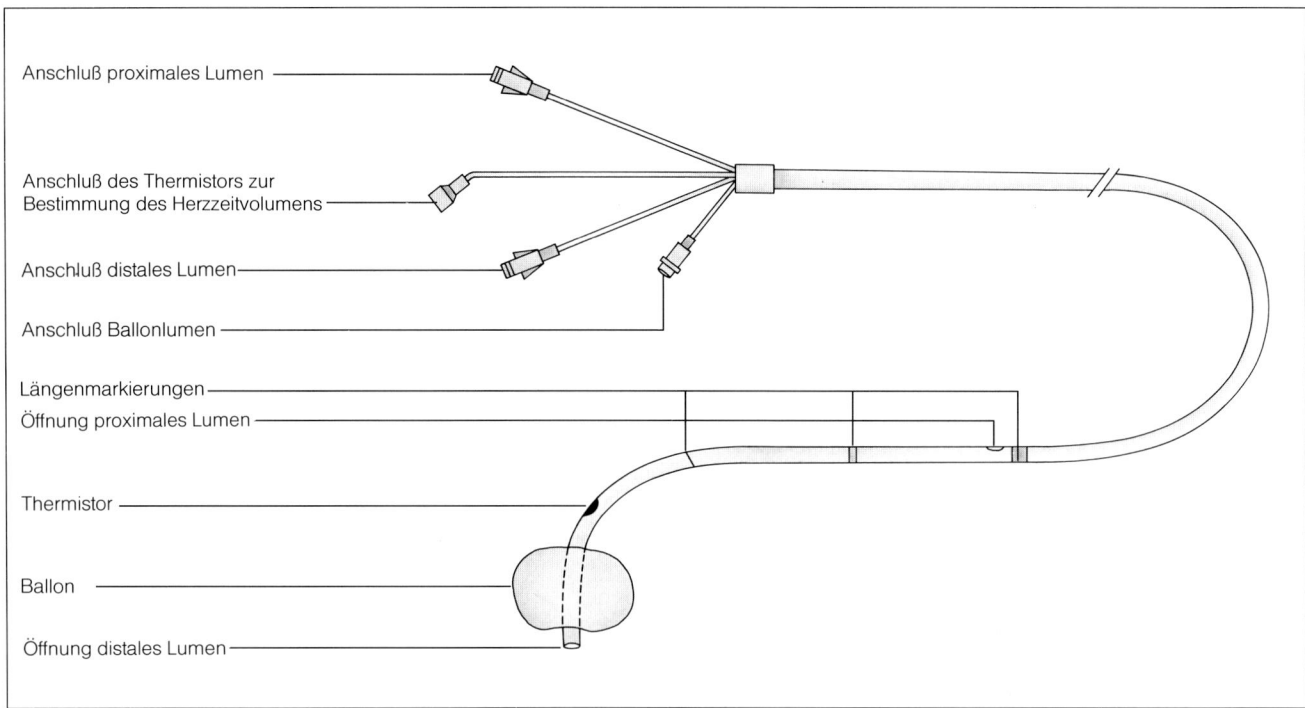

Anschluß proximales Lumen

Anschluß des Thermistors zur
Bestimmung des Herzzeitvolumens

Anschluß distales Lumen

Anschluß Ballonlumen

Längenmarkierungen
Öffnung proximales Lumen

Thermistor

Ballon

Öffnung distales Lumen

Abb. 9–24 Schematisierte Darstellung des Swan-Ganz-Einschwemmkatheters. Bei der Längenmarkierung steht die Anzahl der Striche für die Entfernung (I = 10 cm, II = 20 cm, III = 30 cm).

– differentialdiagnostische Abklärung einer pulmonalen Hypertonie
präkapillar: Erhöhter Pulmonalisdruck bei normalem Wedge-Druck. Diese Konstellation läßt im allgemeinen auf eine pulmonale Ursache oder einen links-rechts-intrakardialen Shunt schließen.
postkapillar: Erhöhter Pulmonalisdruck bei gleichzeitig erhöhtem Wedge-Druck. Ein erhöhter Wedge-Druck läßt im allgemeinen auf eine Linksherzinsuffizienz schließen. Das Herzzeitvolumen ist dann erniedrigt.
– Beurteilung der Wirksamkeit drucksenkender Substanzen bei der pulmonalen Hypertonie.

4.3.2 Kardiale Indikationen

Kardiale Indikationen für die Katheterisierung des Lungenkreislaufs sind
– Verdacht auf einen intrakardialen Rechts-Links-Shunt; Darstellung durch Kontrastmittelgabe und Quantifizierung durch Berechnung des Shunt-Anteils mittels der gemischt-venösen Blutgase (s. 3.5)

– Verdacht auf einen intrakardialen Links-Rechts-Shunt. Auf Höhe des Shunts kommt es zu einem Druckanstieg und einem Anstieg der Sauerstoffsättigung.
– Diagnose einer Linksherzinsuffizienz, die sich klinisch nicht von anderen Erkrankungen unterscheiden läßt
– Verdacht auf eine Mitralklappeninsuffizienz (typisches Wedge-Druck-Muster)
– Verdacht auf eine konstriktive Perikarditis (typischer Druckausgleich im kleinen Kreislauf).

4.3.3 Intensivmedizinische Indikationen

Intensivmedizinische Indikationen für die Katheterisierung des Lungenkreislaufs sind
– Beurteilung des intravaskulären Flüssigkeitszustandes bei Schockzuständen
– Hilfestellung zur Bestimmung des „best PEEP" bei der Überdruckbeatmung im ARDS (Schocklunge)
– Therapiekontrolle bei Anwendung hämodynamisch wirksamer Medikamente

5 Atemregulation

Die Regulation der Lungenbelüftung garantiert trotz der wechselnden metabolischen Bedürfnisse des Organismus eine weitgehende Konstanz der P_{O_2}- und P_{CO_2}-Werte im arteriellen Blut. Dabei werden das Atemzugvolumen und die Atemfrequenz derart aufeinander abgestimmt, daß die erforderliche Ventilation mit einem minimalen energetischen Aufwand zur Verfügung gestellt wird. Das Atemzentrum, lokalisiert in der Medulla oblongata, verarbeitet Impulse, die von der Hirnrinde, den peripheren und zentralen Chemorezeptoren, den Mechanorezeptoren des Lungenparenchyms, der Atemwege und der Brustwand und den propriozeptiven Rezeptoren der Atemmuskulatur kommen. Die Impulse, die als Antwort vom Atemzentrum ausgehen, werden von entsprechenden Rezeptoren der Atemwege, der Atemmuskulatur und der Lungenstrombahn sowie von peripheren Chemorezeptoren empfangen. Das Zusammenspiel dieses Netzwerks ergibt die angemessene Atemantwort auf eine metabolische Situation.

Methodische Schwierigkeiten, die Problematik der richtigen Interpretation und große individuelle Schwankungen der Ergebnisse sind der Grund, daß Untersuchungen zur Quantifizierung von Störungen der Atemregulation nicht Teil der klinischen Routine sind, sondern nur bei spezifischen Fragestellungen eingesetzt werden.

Für das Verständnis einiger klinischer Probleme (z. B. Globalinsuffizienz beim myasthenischen Syndrom) ist eine grundlegende Kenntnis der wichtigsten Testverfahren, nämlich der hypoxischen und hyperkapnischen Atemstimulation, von Bedeutung. Abbildung 9–25 zeigt typische Kurven, die die ventilatorische Antwort auf eine Erniedrigung des P_{aO_2} (hypoxische Atemstimulation) und auf einen Anstieg des P_{aCO_2} (hyperkapnische Atemstimulation) bei Gesunden wiedergeben.

Da der hypoxisch bedingte Ventilationsanstieg durch gleichzeitige Hyperkapnie zunimmt und die hyperkapnisch bedingte Ventilationszunahme durch gleichzeitige Hypoxie gesteigert wird, müssen die experimentellen Bedingungen so gewählt werden, daß stets nur ein Partialdruck variiert wird.

Besteht der Verdacht auf eine Störung des Atemantriebs, ist ein einfacher Hyperventilationstest zur Beurteilung oftmals ausreichend. Dabei werden die Blutgase vor und nach einer willkürlichen Hyperventilation von zwei Minuten Dauer gemessen. Fällt der P_{aCO_2} um mehr als 10 Torr ab, so kann man davon ausgehen, daß aller Wahrscheinlichkeit nach eine Atemregulationsstörung vorliegt, da der Patient gezeigt hat, daß er lungenfunktionsmäßig in der Lage ist, angemessener zu atmen. Bei Patienten mit einer Globalinsuffizienz aufgrund einer obstruktiven Ventilationsstörung kann der P_{aCO_2} nicht mehr in ausreichendem Maß gesenkt werden, da die willkürliche Hyperventilation an die Grenzen der pulmonalen Leistungsfähigkeit stößt.

Besteht eine Regelstörung bei gleichzeitig vorliegender Atemwegsobstruktion, so kann dies mit der „Hyperventilationsmethode" alleine nicht differenziert werden. Es ist notwendig, zusätzlich den inspiratorischen Okklusionsdruck zu messen, da dieser von der atemmechanischen Behinderung durch eine Obstruktion (kein Atemfluß) unabhängig ist. Dabei wird der inspiratorische Druck gemessen, den der Proband in der Lage ist zu generieren. Dieser Test kann ebenfalls bei der Differenzierung: Regelstörung oder Atemmuskelschwäche, eingesetzt werden.

Mit der Kombination verschiedener, relativ einfacher Meßverfahren ist die differentialdiagnostische Zuordnung eines unklaren Hypoventilationssyndroms oft möglich.

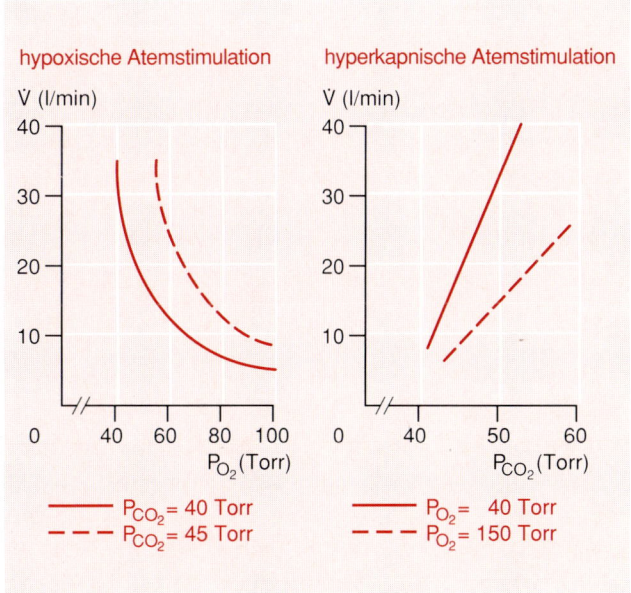

Abb. 9–25 Hypoxische Atemantwortkurven bei konstanten P_{CO_2}-Werten und hyperkapnische Atemantwortkurven bei konstanten P_{O_2}-Werten.

6 Schlafbedingte Störungen des Atemsystems

Schlafbedingte Störungen des Atmungssystems führen zu Störungen des Gasaustausches, die im Anfangsstadium lediglich während der Schlafphasen auftreten, im fortgeschrittenen Stadium, aber auch in die Wachphasen hinein andauern können. Unabhängig von der Ursache ist das Endresultat, die alveoläre Hypoventilation, aller Formen gemeinsam. Zunächst unterscheidet man die Schlafhypopnoe von der Schlafapnoe. Bei der Schlafhypopnoe handelt es sich um eine Verringerung der Atmung mit einer Abnahme der Atemtiefe um mindestens 50% und einem Abfall der Sauerstoffsättigung um mindestens 4%. Bei der Apnoe hingegen kommt es zu einem völligen Stillstand der Lungenbelüftung für mindestens zehn Sekunden. Treten mehr als fünf Apnoephasen pro Schlafstunde auf, spricht man von einer Schlafapnoe. Dabei unterscheidet man prinzipiell drei Formen anhand der unterschiedlichen verantwortlichen Mechanismen.

Die *obstruktive Schlafapnoe* ist gekennzeichnet durch frustrane Atembewegungen des Thorax und Abdomens, bei der es zu keiner Luftströmung kommt. Sie wird im allgemeinen durch einen im Schlaf nachlassenden Tonus der Pharynxmuskulatur erklärt. Bei einem anatomisch bereits verengten Pharynx, z. B. durch übermäßiges Weichteilgewebe, vergrößerte Tonsillen, Makroglossie oder Mikrognathie, führt dies zu einer Obstruktion der oberen Atemwege, da dem Pharynx eine Knorpelunterstützung fehlt. Mit zunehmender Hypoxämie steigt der Atemstimulus, bis eine Weckreaktion ausgelöst wird. Diese führt zu einer sofortigen Anhebung des Muskeltonus und damit einer Öffnung der Pharynx. Darauf erfolgt eine erlösende, tiefe Inspiration, die zu einer Vibration des Pharynxgewebes und einem damit verbundenen lauten Schnarchgeräusch führt. Nach wenigen normalen Atemzügen stellt sich erneut eine tiefere Schlaufphase ein, und der gesamte Vorgang wiederholt sich.

Die *zentrale Schlafapnoe* ist gekennzeichnet durch einen fehlenden Atemstrom aufgrund eines fehlenden Atemstimulus. Sie wird durch eine Strömung im zentralen Regelsystem hervorgerufen, deren Ursache noch weitgehend unbekannt ist. Neurologische Erkrankungen, die zu einer zentralen Schlafapnoe führen können, sind u. a. die bulbäre Poliomyelitis, der Hirnstamminfarkt und die Enzephalitis.

Die *gemischtförmige Schlafapnoe* wird definiert als Apnoe, bei der Charakteristika sowohl der obstruktiven als auch der zentralen Schlafapnoe innerhalb derselben Apnoeepisode auftreten.

Führt die Schlafapnoe zu klinischen Beschwerden, liegt ein Schlafapnoe-Syndrom vor. Die durch die Apnoe häufig auftretenden Weckreaktionen führen zu einer Fragmentation des Schlafs, die wahrscheinlich für die exzessive Schlagneigung während des Tages verantwortlich ist. Verlust in Libido, Depressionen, Gedächtnisschwäche, unruhiger Schlaf und morgendliche Kopfschmerzen sind ebenfalls Teil des Syndroms. Sekundäre Krankheitsbilder, die durch die obstruktive Schlafapnoe hervorgerufen werden können, sind vorwiegend nächtliche Herzrhythmusstörungen, Rechtsherzinsuffizienz, arterielle Hypertonie und Apoplexie.

Diagnostik

Die Diagnose und Differenzierung des Schlafapnoe-Syndroms wird mit einfachen Hilfsmitteln während des Nachtschlafs durchgeführt. Als „Screening"-Test ist die mit einem Ohroxymeter kontinuierlich gemessene nächtliche Sauerstoffsättigung ausreichend. Kommt es zu keiner Untersättigung, liegt ein Schlafapnoe-Syndrom nicht vor, und weitere Tests sind nicht mehr notwendig. Ergeben sich Episoden von Untersättigung, so muß die Ursache durch Registrierung der Atmungsströmung und der Atembewegungen weiter abgeklärt werden. Die Atemströmung kann qualitativ über die Nase mit einem CO_2-Analysator, einem Thermistor oder einem Strömungsmesser erfaßt werden. Die Atembewegungen des Thorax und des Abdomens ermittelt man entweder über eine Ösophagus-Ballonsonde, Impedanzmessungen der Haut oder die Dehnungsänderungen elastischer Binden, die um Brustkorb und Abdomen gelegt werden. Die arterielle Sauerstoffsättigung wird kontinuierlich mit einem Ohroxymeter aufgezeichnet. Zusätzliche Meßgrößen, wie z. B. EEG-, EOG- und EMG-Ableitungen, können zur weiteren Beurteilung herangezogen werden.

Beurteilung

Ein fehlender Atemstrom von über zehn Sekunden Dauer ist eine Apnoe. Der Apnoe-Index gibt die Anzahl der Apnoeepisoden pro Stunde wieder. Treten mehr als zehn Apnoeepisoden pro Stunde auf, ist die Diagnose der Schlafapnoe zu stellen. Typische poly-somnographische Muster des Schlafapnoe-Syndroms sind in Abbildung 9–26 schematisch dargestellt.

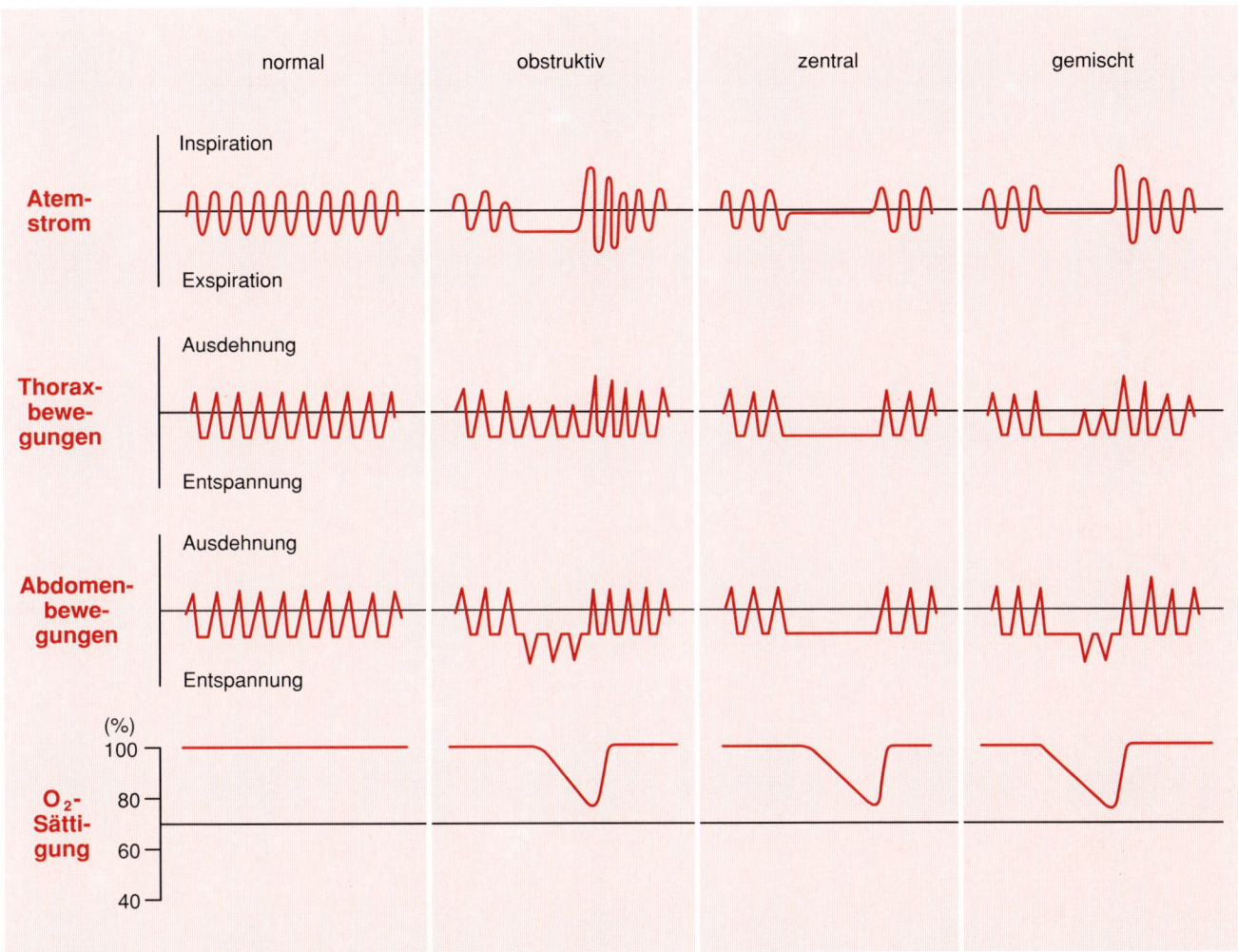

Abb. 9–26 Typische polysomnographische Muster des Schlafapnoe-Syndroms. Erläuterungen siehe Text.

Literatur

1. Berggren, S. M.: The oxygen deficit of arterial blood caused by nonventilating parts of the lung. Acta Physiol. Scand. II (1942) 1–92.
2. Fabel, H.: Gasaustausch bei bronchopulmonalen Erkrankungen unter körperlicher Belastung. Atemwegs-Lungen-Krkh. 7 (1987) 218–223.
3. Fishman, A. P. (Hrsg.): Assessment of Pulmonary Function. McGraw-Hill, New York 1980.
4. Jones, N. L., E. J. M. Campbell: Clinical Exercise Testing. Saunders, Philadelphia 1982.
5. Pantoppidan, H., B. Geffin, E. Lowenstein: Acute respiratory failure in the adult. N. Engl. J. Med. 287 (1972) 690–698, 743–752, 799–806.
6. Quanjer, P. H. (Hrsg.): Standardized lung function testing. Bull. europ. Physiopath, resp. 19 suppl. 5 (1983).
7. Ulmer, W. T., G. Reichel, D. Nolte, M. S. Islam: Die Lungenfunktion. Georg Thieme, Stuttgart 1983.
8. Thews, G., D. Meyer: Der pulmonale Gasaustausch bei körperlicher Belastung. Atemwegs-Lungen-Krkh. 7 (1987) 271 bis 277.
9. West, J. B.: Ventilation/Bloodflow and gas exchange. Blackwell, Oxford 1970.
10. Wilson, A. F. (Hrsg.): Pulmonary Function Testing – Indications and Interpretations. Grune & Stratton, Orlando 1985.

10 Sputumuntersuchung und Bronchoskopie

Wilfried Hartmann

Inhalt

1   Einleitung

Erkrankungen der Lungen und des Bronchialsystems lassen sich häufig nur durch ergänzende zellbiologische und bakteriologische Untersuchungen klären. Die zur Materialgewinnung notwendigen Eingriffe sind für die Patienten u. U. belastend. Die Anwendung der einzelnen Verfahren sollte daher sorgfältig abgewogen werden und in Relation zu den möglichen therapeutischen Konsequenzen stehen.

Die Gewinnung von Untersuchungsmaterial kann im einfachsten Fall aus dem Sputum, bei der Tuberkulose-Diagnostik auch durch die Magensaftanalyse erfolgen. Diese Methoden sind jedoch häufig nicht ergiebig genug bzw. können falsch-negative Ergebnisse liefern, so daß weitergehende endoskopische Verfahren eingesetzt werden müssen.

Zu den endoskopischen Verfahren gehört in erster Linie die Bronchoskopie, durch deren Einsatz es in fast allen Fällen von Lungen- und Bronchialerkrankungen gelingt, eine histologische oder zytologische Diagnose zu stellen. Die Effektivität dieser Untersuchungen ist von der Anwendung verschiedener endoskopischer Techniken abhängig; ihr Einsatz erfolgt, wenn einfache Untersuchungsmethoden wie Sputumbakteriologie und Sputumzytologie erfolglos waren. Der Verzicht auf diese endoskopischen Techniken kann zu einer erheblichen zeitlichen Verzögerung der Diagnose und des Therapiebeginns führen.

2   Sputumuntersuchung

Die bakteriologische und zytologische Untersuchung des Auswurfs ist als einzige Methode ohne Risiko für den Patienten und sollte daher als erstes eingesetzt werden. Lediglich bei den Patienten, die ohnehin endoskopisch untersucht werden müssen, kann eine Untersuchung des Auswurfs unterbleiben.

Bei einer einfachen Tracheobronchitis kann auf die Sputumuntersuchung verzichtet werden, da der Infekt in mehr als 90% durch ein Virus hervorgerufen wird [14]. Tritt jedoch im Rahmen eines Virusinfekts gelbes Sputum auf bzw. kommt es nach anfänglicher Besserung zu einer erneuten Zunahme bronchitischer Symptome, so muß an eine bakterielle Superinfektion gedacht werden. Diese Infekte sind überwiegend durch Haemophilus influenzae oder Pneumokokken verursacht, die in den letzten Jahren nur eine geringe Resistenzentwicklung gegenüber Antibiotika wie Doxycyclin, Trimethoprim und synthetischen Penizillinen gezeigt haben [9]. Eine Behandlung ohne Antibiogramm ist daher zunächst zulässig. Bei fehlender klinischer Besserung, bei rezidivierenden Infekten sowie bei Erkrankungen, die typischerweise zu bakteriellen Besiedlungen des Bronchialsystems führen, wie Bronchiektasen und Mukoviszidose, ist die Gewinnung und Austestung von Keimen angezeigt, um gezielt antibiotisch behandeln zu können.

2.1 Sputumgewinnung und Aufbereitung

Je nach Fragestellung ist es notwendig, das Sputum entsprechend zu gewinnen und aufzuarbeiten. Bei der Sputumgewinnung zur bakteriologischen Untersuchung besteht das Problem der Kontamination durch Keime der Mundflora, so daß eventuell angezüchtete Keime nicht unbedingt den Erreger repräsentieren, der für den entsprechenden Infekt verantwortlich ist. Aus diesem Grund wird morgens nach Mundreinigung bzw. nach dem Zähneputzen das erste Sputum gewonnen. Bei Patienten mit geringer Sputumproduktion kann die Expektoration durch Gabe von Mixtura solvens oder Inhalation von physiologischer Kochsalzlösung forciert werden.

Das Sputum sollte unmittelbar in ein bakteriologisches Labor geschickt bzw. bei verzögertem Transport gekühlt befördert werden. Durch mehrfaches Waschen des Sputums in steriler Kochsalzlösung wird der Mundspeichel von dem Bronchialsekret abgetrennt. Dabei empfiehlt sich die einfache Gramfärbung zur Identifizierung von grampositiven Kokken, die in jedem Labor leicht durchzuführen ist [6].

2.2 Bakteriologische Untersuchung

Durch die übliche bakteriologische Aufarbeitung werden nur die häufigsten Erreger erfaßt. Deshalb sind dem Bakteriologen bei Verdacht auf Infektion durch Mykobakterien, Nocardia, Bordetella pertussis und Pilzinfektionen entsprechende zusätzliche Hinweise zu geben. Die klinische Symptomatik und der röntgenologische Befund können auf bestimmte Erreger hinweisen und sollten Anlaß zur differenzierten Aufarbeitung des Materials sein.

Bei Mischinfektionen nach Aspiration gelingt der Erregernachweis aus dem Sputum selten. In diesen Fällen muß immer eine bronchoskopische Absaugung erfolgen. Das Sekret wird dann auch auf Spezialnährböden unter Luftabschluß eingebracht, da häufig anaerobe Erregerarten an solchen entzündlichen Lungenprozessen beteiligt sind. Bei Patienten mit Verdacht auf Legionella- oder Pneumocystis-carinii-Pneumonie ist die bakteriologische Sputumuntersuchung ebenfalls nicht ausreichend (s. a. Kap. 20).

Transkutane Trachealpunktion

Die transkutane Trachealpunktion zur Gewinnung von bakteriologischem Material sollte nur bei Patienten durchgeführt werden, die nicht abhusten können und bei denen eine bronchoskopische Untersuchung nicht möglich ist. Bei dieser Methode wird die Trachea unterhalb des Krikoids nach Lokalanästhesie mit einem Venenkatheterbesteck punktiert. Der Venenkatheter wird in die Trachea eingeführt, etwa 5 ml physiologische Kochsalzlösung werden in die Trachea instilliert und sofort wieder reaspiriert. Diese Methode ist in Deutschland im Gegensatz zu den skandinavischen Ländern nicht sehr verbreitet; sie ist allerdings die sicherste Methode, um Kontaminationen aus dem Nasen-Rachen-Raum zu vermeiden.

In den meisten Fällen, in denen klinisch kein Sputum abgehustet werden kann, bietet sich eine bronchoskopische Sekretgewinnung an, da diese Untersuchungsmethode auch weitere diagnostische Aussagen ermöglicht (z. B. bei Hämoptoe).

2.3 Tuberkulosenachweis

Die Sputumgewinnung zum Nachweis von Tuberkelbakterien ist weniger schwierig, da Keime aus dem Mund- und Rachenraum differentialdiagnostisch keine Rolle spielen. Die mikroskopische Untersuchung des Sputums sollte jedoch immer durch Anreicherung der Keime effektiver gemacht werden.

Zur Anreicherung wird das Sputum mit einer Lösung aus 10,5%igem Natriumhypochlorid und 7%igem Hydroxid versetzt, um begleitendes Zellmaterial und Mukus nach Zentrifugieren des Gemisches vom Sediment mit Tuberkelbakterien zu trennen. Der so gewonnene Bodensatz wird nach Ziehl-Neelsen gefärbt und mikroskopisch untersucht.

Bei Patienten, die kein Sputum produzieren können, oder bei Kindern, empfiehlt sich bei Verdacht auf Lungentuberkulose die morgendliche Untersuchung des Magensaftes.

Neben der mikroskopischen Untersuchung sollen immer Kulturen angelegt werden. Das sehr langsame Wachstum der Bakterien läßt erst nach sechs bis acht Wochen eine endgültige Aussage zu. Durch neuere radiochemische Verfahren wird die Wartezeit auf drei bis vier Wochen verkürzt. Das Prinzip beruht auf der Bestimmung des ^{14}C-Isotops, das durch wachsende Mykobakterien aus Palmitinsäure freigesetzt wird [13].

Tierversuche sind nur noch in Ausnahmefällen gerechtfertigt, z. B. wenn die Materialgewinnung sehr schwierig ist und nur mit einer sehr geringen Tuberkelbakterienmenge gerechnet werden muß. Gewinnt man säurefeste Stäbchen, insbesondere aus dem Magensaft, ohne ein entsprechendes klinisches Korrelat, so ist auch an apathogene säurefeste Stäbchen zu denken, die normalerweise keine klinische Bedeutung haben. Besteht jedoch ein pulmonaler Prozeß und gelingt der wiederholte Nachweis, so ist an eine klinisch relevante Mykobakteriose zu denken. Bei 280 Patienten mit AIDS (acquired immunodeficiency syndrome) wurde in 46 Fällen Mycobacterium avium intracellulare gefunden [10]. Mit steigender Anzahl der immungeschwächten Patienten werden auch diese Erkrankungen vermutlich weltweit häufiger werden.

2.4 Zytologische Untersuchung

Die Einführung der zytologischen Untersuchungen hat die Tumordiagnostik in der Pneumologie wesentlich vereinfacht. Die Effektivität dieser Methode ist abhängig von Sitz, Größe und histologischem Typ des Tumors. Entscheidend ist, daß Material aus dem Bronchialsystem gewonnen wird. Dazu wird der Patient aufgefordert, möglichst Morgensputum in einen von dem entsprechenden Institut bereitgestellten Behälter zu geben, der mit einem Alkohol-Formaldehyd-Gemisch gefüllt ist. Bei Tumorverdacht sollten mindestens drei Sputumproben untersucht werden. Der Zytologe kann anhand der Zellen aus dem Bronchialsystem feststellen, ob das Sputum geeignet für die Untersuchung ist oder ob es sich nur um Sekret aus dem Nasen-Rachen-Raum handelt.

Bei Patienten mit zentralem Neoplasma gelingt der Tumornachweis zytologisch häufiger als bei peripheren Tumoren. Bei Vorliegen eines Plattenepithelkarzinoms, das oft exophytisch in das Bronchialsystem einbricht, kann die Diagnose zytologisch sehr viel häufiger gestellt werden als z. B. bei kleinzelligen Bronchialkarzinomen, die vorwiegend submukös wachsen.

3 Bronchoskopie

Die heute in der Pneumologie am häufigsten angewandte endoskopische Methode ist die Untersuchung mit dem Fiberbronchoskop. Die technischen Möglichkeiten sind seit der Einführung des starren Bronchoskops durch Killian im Jahr 1897 erheblich verbessert worden [9]; das Risiko für die Patienten ist heute minimal. Während noch bis 1960 die Bronchoskopie weitgehend aus therapeutischen Gründen zur Fremdkörperentfernung und bei Untersuchungen im Rahmen der Tuberkulose-Diagnostik durchgeführt wurde, ist sie heute ein Instrument zur Diagnostik aller bronchopulmonalen Erkrankungen geworden. Mit speziellen Untersuchungsmethoden läßt sich fast jede dieser Erkrankungen abklären. Lediglich pathologische Prozesse, die auf die Pleura beschränkt sind, sind bronchoskopisch nicht zu diagnostizieren.

Die Indikation zur Bronchoskopie stellt sich in den meisten Fällen bei radiologischem Verdacht auf ein Bronchialkarzinom. Dieser muß immer dann geäußert werden, wenn eine zentrale Verdichtung besteht, wenn rezidivierende Pneumonien an gleicher Stelle auftreten, wenn eine ungeklärte Atelektase eines Lungenunterlappens oder eines Segments vorliegt oder wenn ein peripherer Rundherd nachweisbar ist. Auch bei Vorliegen einer sogenannten einseitig hellen Lunge ist an einen zentralen Bronchialtumor, im Kindesalter aber auch an eine Fremdkörperaspiration, zu denken.

Klinisch wird der Verdacht meistens geäußert, wenn eine Hämoptoe vorliegt, wenn Husten ungeklärter Genese oder Dyspnoe mit begleitendem Stridor auftritt. Gelegentlich wird ein Asthma bronchiale durch einen zentral stenosierenden Tumor vorgetäuscht. Häufig findet sich bei solchen Patienten ein fehlendes Ansprechen auf Bronchospasmolytika und eine Lageabhängigkeit der Beschwerden. Neben der Tumordiagnostik spielt die Diagnostik von peripheren Lungenerkrankungen bei Verdacht auf Lymphangiosis carcinomatosa, Lungenfibrose, Sarkoidose, allergischer Alveolitis bzw. bei allen ungeklärten Lungeninfiltraten und bei Tuberkuloseverdacht eine Rolle.

3.1 Technik

3.1.1 Starres Bronchoskop

Das von Killian beschriebene Verfahren der starren Bronchoskopie beruht darauf, daß der Patient mit einem Hohlrohr aus Metall intubiert wird [9]. Am zweckmäßigsten wird diese Untersuchung in Vollnarkose durchgeführt [11]. Die Beatmung ist mit verschiedenen Techniken möglich, so daß für den Zeitraum der Bronchoskopie ein ausreichender Gasaustausch gewährleistet ist. Ein optisches System erlaubt die sehr genaue Betrachtung der zentralen Bronchien. Vorteil dieser Methode ist, daß mit relativ kräftigen Zangen größere Biopsien aus dem Bronchialsystem entnommen werden können. Auch Manipulationen im zentralen Bronchialbereich, wie Fremdkörperentfernung, Tumorverkleinerung oder das Stillen von Blutungen, sind möglich. Ein Nachteil der starren Bronchoskopie ergibt sich aus dem höheren Risiko, das durch die zusätzlich notwendige Narkose entsteht. Ein weiterer Nachteil liegt in der starren Optik, die nur die zentralen Bereiche des Bronchialsystems einsehen läßt. Die Kombination mit der Fiberglastechnik ist dann sinnvoll, wenn weiter peripher gelegene Abschnitte bis hin zu den Segment- und Subsegmentostien eingesehen werden müssen.

3.1.2 Fiberglasbronchoskop

Dünnkalibrige und flexible Fiberglassysteme ermöglichen die Einsicht in das periphere Bronchialsystem und wurden 1968 von Ikeda als Fiberglasbronchoskopie eingeführt. Mit diesen Geräten können auch die Segmente und Subsegmente der Oberlappen gut beurteilt werden. Da sich die flexiblen Geräte den anatomischen Verhältnissen der oberen Luftwege anpassen, ist das Einführen über Mund oder Nase auch in Lokalanästhesie problemlos möglich. Dabei ist das Risiko einer Untersuchung in Lokalanästhesie deutlich geringer als das einer Bronchoskopie in Vollnarkose [4]. Der geringere Personalbedarf und die wesentlich geringere Komplikationsrate haben zu einem weltweiten Anstieg der fiberglasoptischen Untersuchung geführt. Technische Neuentwicklungen erlauben heute einen effizienten Einsatz dieser Instrumente in fast allen Fällen [11].

Kontraindikationen

Für die Fiberglasbronchoskopie gelten zwei Kontraindikationen: die höhergradige Trachealstenose und die massive bronchiale Blutung.

Bei einer Trachealstenose muß nach Einführen des Bronchoskops mit einer Zunahme der Obstruktion und der Gefahr des Erstickens gerechnet werden. Eine massive Blutung kann mittels Fiberglasbronchoskopie

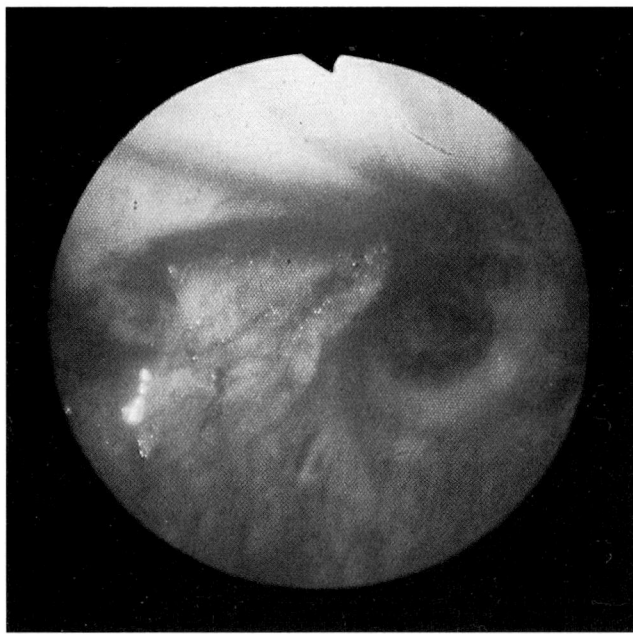

Abb. 10–1 a

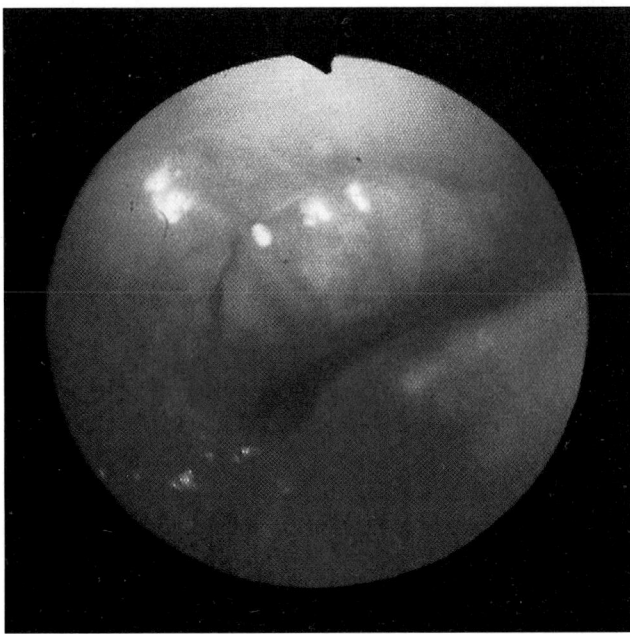

Abb. 10–1 b

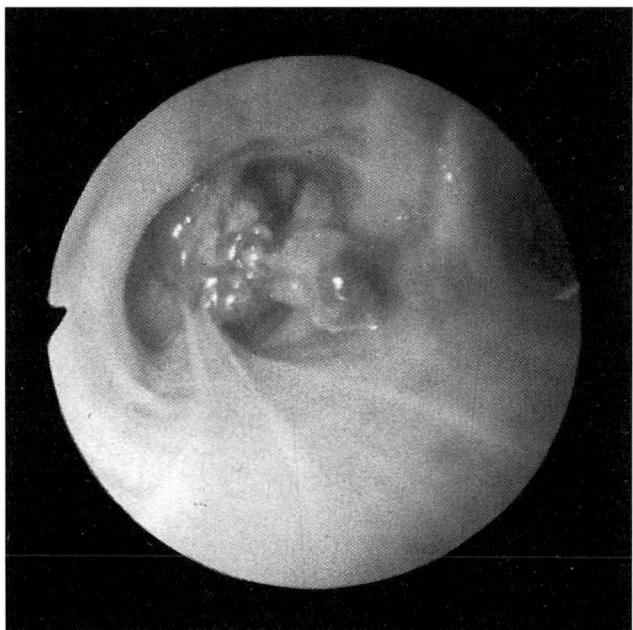

Abb. 10–1 c

Abb. 10–1 Bronchoskopie beim zentralen Bronchialkarzinom.
a) Intramurales Tumorwachstum in der Schleimhaut der Oberlappenkarina mit weißlicher Verfärbung der Schleimhaut.
b) Intramurales Tumorwachstum im Stammbronchus rechts. Die Schleimhaut ist umschrieben, nach ventral verdickt und weist pathologische Gefäße auf. Das Lumen des Bronchus ist dorsoventral abgeplattet.
c) Exophytisch wachsender Tumor im linken Oberlappenostium, diesen verschließend.

nicht hinreichend gestillt werden. Die Tamponade der Blutungsquelle gelingt in der Regel nur durch das starre Bronchoskop. Leichtere und peripher gelegene Blutungen können gelegentlich fiberbronchoskopisch durch Freisaugen der Blutungsquelle und oberflächliche Behandlung mit Suprarenin gestillt werden.

Eine relative Kontraindikation besteht bei Patienten mit arterieller Hypoxämie und bei Patienten mit Asthma bronchiale bzw. mit Neigung zu bronchospastischen Reaktionen. Bei solchen Patienten muß darauf geachtet werden, daß durch das Einführen des Bronchoskops und durch die Lokalanästhesie nicht eine weitere Verschlechterung des Gasaustausches hervorgerufen wird.

3.2 Indikation

3.2.1 Zentrales Bronchialkarzinom

Der radiologische Verdacht auf das Vorliegen eines zentralen Bronchialkarzinoms ergibt sich aus einer Hilusverdichtung, einer Atelektase, einer Mediastinalverbreiterung, rezidivierenden Lungenentzündungen an gleicher Stelle sowie einer einseitig hellen Lunge. Die klinisch wegweisenden Symptome sind entweder neu aufgetretener Reizhusten, eine Hämoptoe, ein inspiratorischer Stridor, eine Rekurrensparese oder eine obere Einflußstauung. Alle genannten Zeichen sind in der Regel keine Frühsymptome. Bei Patienten über 40 Jahren, die eine Raucheranamnese haben, sind die o. g. Veränderungen so lange als tumorverdächtig anzusehen, bis eine ausgedehnte Diagnostik das Gegenteil bewiesen hat. Von sehr alten Patienten abgesehen, bei denen keine therapeutischen Konsequenzen gezogen werden, wird zunächst eine Bronchoskopie zur histologischen Sicherung und Klassifizierung des Zelltyps und zur Beurteilung der Ausdehnung der Veränderungen notwendig. Diese Untersuchung kann in Vollnarkose mit dem starren Bronchoskop oder in Lokalanästhesie mit dem Fiberglasbronchoskop vorgenommen werden, wobei die Tendenz heute eindeutig in Richtung Fiberglasbronchoskop geht. Bei Patienten, deren Tumor eher peribronchial wächst und die Schleimhaut noch nicht durchbrochen hat, kann die Fiberglasbronchoskopie versagen, da die flexiblen Zangen die intakte Schleimhaut oft nicht durchdringen können (Abb. 10–1a, b, c). In solchen Fällen läßt sich die Diagnose besser mit dem starren Bronchoskop sichern, da die bei dieser Methode verwendeten tiefgreifenden Zangen ausreichende Biop-

sien bis in die Submukosa ermöglichen. Durch transbronchiale Punktionen können in einem kleineren Prozentsatz Lymphknoten des zentralen Bronchialbaums an den Aufzweigungen von Lungenlappen und Segmenten erreicht werden und eine Diagnosestellung ermöglichen.

3.2.2 Umschriebene periphere Lungenveränderungen

Liegt eine tumorverdächtige Infiltration im Lungenmantel vor, empfiehlt sich die Untersuchung mit dem Fiberglasbronchoskop unter Durchleuchtung (Abb. 10–2a, b). Mit dem flexiblen Instrument wird das entsprechende Subsegment oder Segment, das zum Herd führt, aufgesucht. Unter Durchleuchtungskontrolle werden eine Probeexzision und ein Bürstenausstrich aus dem entsprechenden Herd entnommen. In einem sehr hohen Prozentsatz (70–90%), ist mit diesem Verfahren die Klärung der Diagnose möglich. Handelt es sich um Metastasen, die keinen Anschluß an das Bronchialsystem haben, oder um benigne Tumoren, gelingt die Diagnosestellung deutlich seltener.

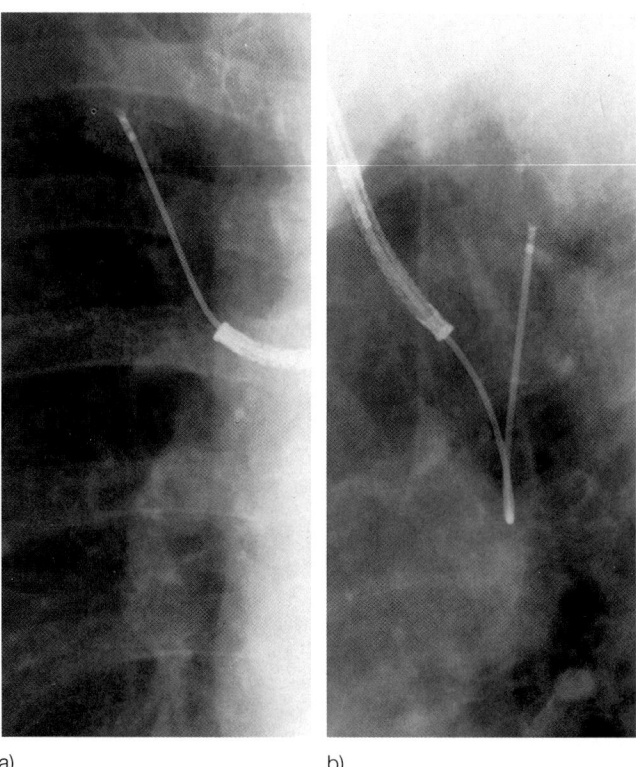

a)   b)

Abb. 10–2a und b Sondierung eines Tumors im 1er Segment links.

Bei Tuberkulomen oder kavernösen Prozessen wird der Herd in gleicher Weise unter Durchleuchtung mit dem Fiberglasbronchoskop aufgesucht, und neben einer Probeexzision Bronchialsekret zur bakteriologischen Untersuchung auf Tuberkelbakterien entnommen. Dadurch kann die Diagnose häufig wesentlich früher gestellt und Zeit für eine effektive Therapie gewonnen werden.

Sollte bei Patienten mit Verdacht auf einen peripheren Tumor eine rasche Klärung nicht möglich sein, so empfiehlt sich die sofortige Resektion, um keine weitere Zeit zu verlieren.

3.2.3 Diffuse Lungenerkrankungen

Das diagnostische Vorgehen bei diffusen Lungenerkrankungen ist durch die Bronchoskopie wesentlich effizienter geworden. Es besteht die Möglichkeit, transbronchial Lungengewebe zu biopsieren und durch eine bronchoalveoläre Lavage Zellen aus dem Alveolarraum zu gewinnen, deren Auszählung und Differenzierung diagnostische Aussagen über die Ätiologie der Erkrankung zulassen (Tab. 10–1). Differentialdiagnostisch kommen Lungenfibrosen, eine Lymphangiosis carcinomatosa, eine Miliartuberkulose, Sarkoidosen oder Pneumonien bzw. Alveolitiden in Frage. In über 90% aller Fälle kann durch die Zangenbiopsie eine Diagnose gestellt werden. Bei einer höhergradigen Einschränkung der Lungenfunktion sind die diagnostischen Möglichkeiten begrenzt, da mit der peripher vorgeschobenen Zange die Pleura visceralis verletzt werden und es zu einem Pneumothorax kommen kann. Diese Komplikation ist nicht mit Sicherheit zu vermeiden und insofern risikoreich, als bei Patienten mit starren Lungen die Wiederentfaltung aus atemmechanischen Gründen schwierig sein kann. Die Gefährdung der Patienten kann meist vermindert werden, wenn die Untersuchung in Lokalanästhesie durchgeführt wird, da bei Berührung der Pleura Schmerzen angegeben werden. Außerdem kann man unter radiologischer Kontrolle in zwei Ebenen die Entfernung von Biopsiestelle zu Pleura abschätzen (Abb. 10–3).

Bronchoalveoläre Lavage

Eine weitere diagnostische Möglichkeit bei diffusen Lungenerkrankungen ist die bronchoalveoläre Lavage (BAL) [2]. Etwa 250 ml physiologische Kochsalzlösung

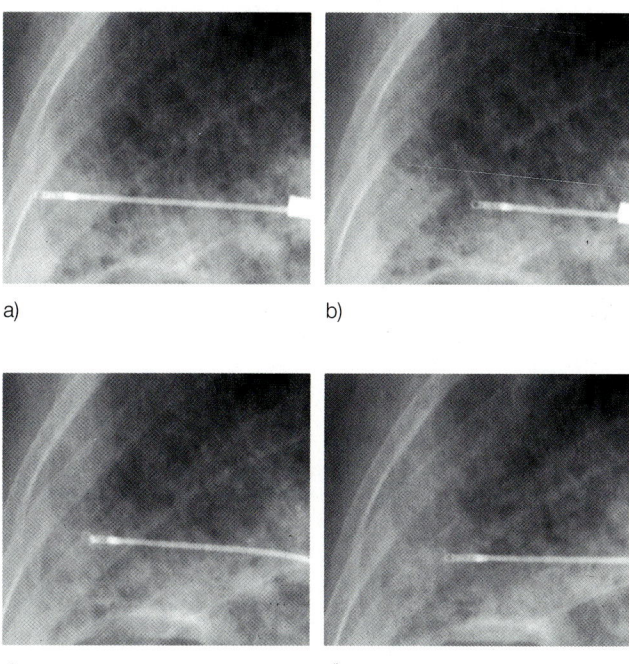

a)   b)

c)   d)

Abb. 10–3 Vorgehen bei peripherer Lungenbiopsie.
a) Aufsuchen eines lateralen Oberlappensegments und Vorschieben der Zange bis an die Pleura.
b) Die Zange wird 2 cm zurückgeschoben.
c) Vorschieben der Zange bei tiefer Inspiration.
d) Schließen der Zange in Exspiration und Rückzug.

Tabelle 10–1 Zellzahlen bei bronchoalveolärer Lavage bei verschiedenen Lungenerkrankungen (nach [7]).

	Alveolarmakrophagen	Lymphozyten	Granulozyten	Eosinophile
normal	93 ± 3%	7 ± 1%	< 1%	< 1%
Sarkoidose		↑↑ > 40%*	↑	normal
idiopathische Lungenfibrose		↑	↑↑	↑↑
exogen-allergische Alveolitis		↑↑ > 40%**	↑↑	normal
Asbestose			↑↑	↑↑

↑ leicht vermehrt   * überwiegend T-Helferzellen
↑↑ stark vermehrt   ** überwiegend T-Suppressorzellen

werden nach Einkeilen des Bronchoskops in ein Sub-segment in Portionen von 20–30 ml eingespült und langsam wieder aspiriert. Dadurch werden Zellelemente aus dem Alveolargebiet gewaschen, die eine Aussage über die Ätiologie der Erkrankung ermöglichen.

Bei Patienten mit Sarkoidose findet sich eine Häufung von lymphozytären Elementen, insbesondere von T-Helferzellen [3]. Bei Patienten mit exogenallergischer Alveolitis besteht eine Vermehrung von Lymphozyten in der Akutphase, in der Spätphase eine Vermehrung von segmentkernigen Leukozyten. Patienten mit idiopathischen Lungenfibrosen zeigen eine Vermehrung von segmentkernigen Leukozyten und teilweise auch von eosinophilen Granulozyten. Die prozentuale Verteilung der Zellelemente gibt Aufschluß über die Aktivität und die Art der Erkrankung (Abb. 10–4 a–d).

Bei Verdacht auf das Vorliegen einer Pneumokoniose lassen sich aus der Biopsie durch weitere Spezialverfahren diagnostische Hinweise gewinnen. Mit der sogenannten Elementanalyse können die einzelnen Elemente des abgelagerten Staubs identifiziert werden. Dadurch erhält man eine zusätzliche Sicherheit in der Begutachtung und Beurteilung von Pneumokoniosen (Abb. 10–5).

3.2.4 Infektionen der Bronchien und des Lungenparenchyms

Sollte es bei Patienten nicht möglich sein, Sputum zu gewinnen, oder bestehen Zweifel an der bakteriologischen Relevanz der gewonnenen Keime, so kann man mit dem Fiberglasbronchoskop gezielt Sekret absau-

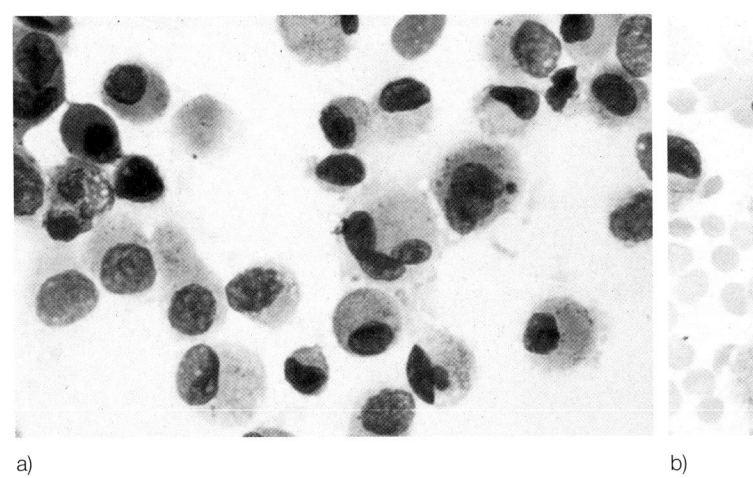
a)

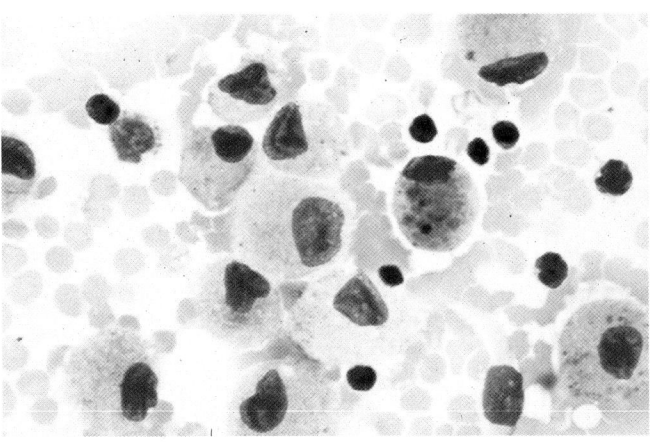
b)

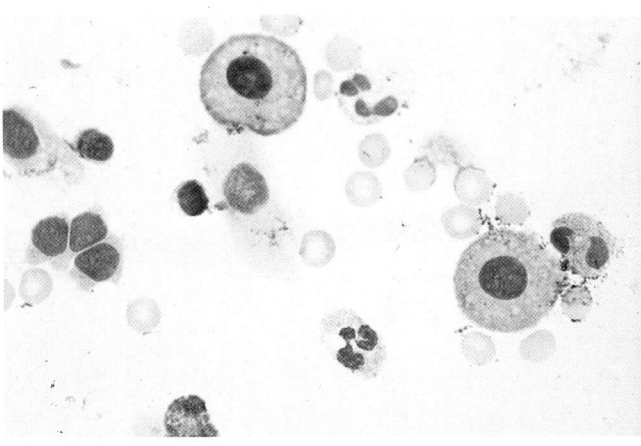
c)

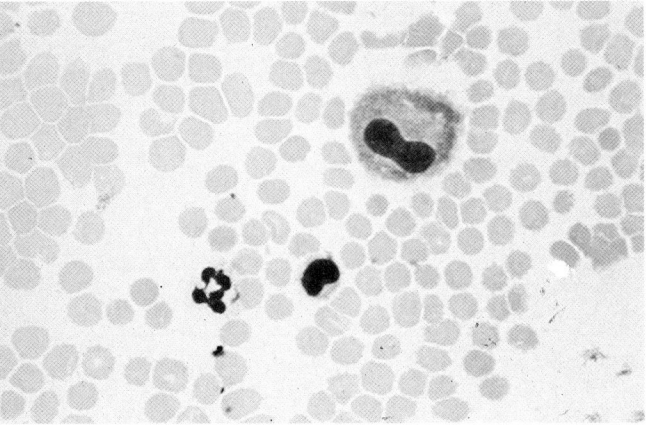
d)

Abb. 10–4 Zellformen in der Alveolarlavage.
a) Normalbild mit überwiegend alveolären Makrophagen
b) Lavage bei Sarkoidose mit Vermehrung der Lymphozyten
c) Lavage bei Lungenfibrose mit Vermehrung der Granulozyten
d) Erythrozyten, z. B. durch iatrogen verursachte Blutung.

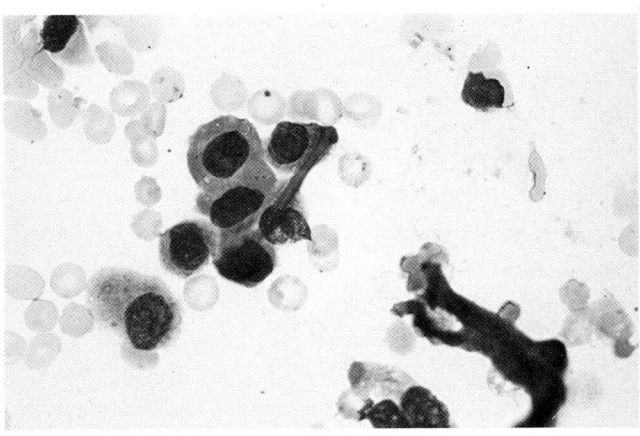

Abb. 10–5 Asbestkörner, teilweise von Alveolarmakrophagen phagozytiert.

gen. Ein so gewonnenes Material ist in jedem Fall repräsentativer, obwohl auch das kontaminiert sein kann. Zur Sicherung des Befundes wurden spezielle bakteriologische Bürsten entwickelt, deren Einführungshülsen an der Spitze mit Wachs verschlossen sind, so daß beim Einführen des Instruments eine Kontamination mit Rachenkeimen ausgeschlossen ist. Diese Verfahren sind relativ teuer, werden aber für Problemfälle empfohlen. Bestimmte infektiöse Parenchymerkrankungen wie z. B. die Pneumocystis-carinii-Pneumonie sind nur durch bronchoalveoläre Lavage (Abb. 10–6) oder Lungenbiopsie zuverlässig zu diagnostizieren (s. Diagnostik Pneumonien).

Bei Verdacht auf Bronchiektasen wird die Bronchoskopie mit einer Bronchograpahie verbunden. Die Untersuchung wird in Vollnarkose durchgeführt, die Bronchographie in einem sogenannten Doppelblockverfahren. Werden Bronchoskopie und Bronchographie mit einem Fiberglasbronchoskop vorgenommen, ist eine Vollnarkose nicht notwendig. Die bronchographische Füllung des Bronchialsystems soll möglichst nur einseitig vorgenommen werden, um die Gasaustauschfläche des Patienten nicht zu stark einzuengen, da bei ausgedehnten Bronchographien längerfristige Störungen des Gasaustausches zu befürchten sind. Vor der Untersuchung soll man das Sekret weitgehend entfernen; ein fieberhafter Infekt spricht gegen den Eingriff. Nach der Bronchoskopie empfiehlt sich vorübergehend eine antibiotische Therapie entsprechend dem Antibiogramm. Engmaschige Röntgenkontrollen nach einer Bronchoskopie geben Hinweise auf die mukoziliare Clearance des Patienten; bei Einschränkung findet man noch nach Tagen und Wochen Kontrastmittelreste in den befallenen Bronchialbereichen.

3.2.5 Therapeutische Bronchoskopie

Sekretentfernung

Eine wichtige Indikation für eine therapeutische Bronchoskopie ist ihr Einsatz auf Intensivstationen [1]. Die Sekretentfernung bei verschleimten Patienten und bei Atelektasebildungen ist heute zur Routine geworden. Das so gewonnene Sekret kann gleichzeitig zur bakteriologischen Untersuchung verwendet werden. Es ist zweckmäßig, die Bronchoskopie über ein T-Stück mit Abdichtungsmanschette vorzunehmen, um die normale Beamtung nicht unterbrechen zu müssen. Dazu muß der Durchmesser des Beatmungstubus für ein normales Fiberbronchoskop (Durchmeser 5 mm) mindestens 8,5 mm betragen; die Beatmung ist vorübergehend auf 100% Sauerstoff umzustellen. Ist der Tubus kleiner, empfiehlt sich ein dünneres Bronchoskop, was allerdings die Absaugung von zähem Sekret bei engerem Instrumentierkanal erschwert.

Schwere obstruktive Atemwegserkrankungen führen oft zur Bildung von sehr zähem Sekret, das vom Patienten mit gestörter Atemmechanik nicht ausreichend abgehustet werden kann. In therapieresistenten Fällen sollte die Möglichkeit einer bronchoskopischen Sekretentfernung genutzt und damit gleichzeitig ein Fremdkörper oder ein Tumor als Ursache der Atemwegsobstruktion ausgeschlossen werden. Patienten mit Atemwegsobstruktion neigen zu einer Verstärkung der Bronchospastik während der Untersuchung, weshalb eine Untersuchung in Vollnarkose von vielen Untersuchern bevorzugt wird. Eine Untersuchung in Lokalanästhesie ist immer dann vorzuziehen, wenn bereits eine

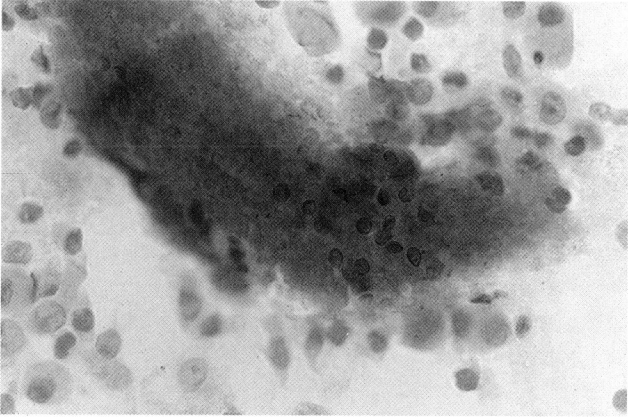

Abb. 10–6 Silberfärbung von Pneumocystis-carinii-Erregern in der bronchoalveolären Lavage (mit freundlicher Genehmigung von Prof. Atay, Hannover).

CO$_2$-Retention besteht und eine Vollnarkose die Gefahr einer zusätzlichen Atemdepression bedeutet. Das Risiko der untersuchungsinduzierten Bronchialobstruktion kann durch vorherige Gabe von Beta$_2$-Mimetika, Theophyllin-Infusion und Sauerstoff vermindert werden.

Entfernung von Fremdkörpern

Bei Verdacht auf Fremdkörperaspiration kann bei Erwachsenen zunächst die Fiberglasbronchoskopie eingesetzt werden [12], da im Bedarfsfall mit Fangkörbchen und Spezialzangen die Entfernung aspirierter Gegenstände möglich ist. Schwierig ist die Diagnostik von Fremdkörperaspirationen bei Kindern, da oft entsprechende Angaben fehlen. Hinweise geben eine einseitig helle Lunge im Röntgenbild, einseitige Bronchospastik oder ungeklärter Husten. Für die Untersuchung empfiehlt sich eine Vollnarkose, da das Bronchoskop leichter eingeführt und ungestörter gearbeitet werden kann. Mit starren Spezialinstrumenten ist es auch bei Kleinkindern möglich, Fremdkörper zu sichten und zu entfernen.

Bronchoskopische Resektion von Tumoren

Eine weitere Indikation der therapeutischen Bronchoskopie sind zentrale Bronchialtumoren. Häufig ist die chirurgische Resektion sehr zentral gelegener Tracheal- und Bronchialtumoren nicht möglich. In solchen Fällen ist die palliative bronchoskopische Resektion des Tumores mit einem Neodym-Yag-Laser angezeigt. Das Bronchialsystem kann so vorübergehend offen gehalten werden und der Gasaustausch in der abhängigen Lunge erhalten bleiben. Dadurch werden die Patienten – wenn auch meist nur vorübergehend – von Atemnot befreit und Retentionspneumonien verhindert [5].

Literatur

1. Bauer, P.C., M. Heye, R. Kottmann: Die Bedeutung der Fiberbronchoskopie in der Intensivmedizin. Internist 24 (1983) 89–94.
2. Baughman, R.P., J.E. Thorpe: Bronchoalveolar lavage can be clinically useful. Chest 90 (1986) 791–792.
3. Costabel, U., K.J. Bross, J. Fischer, J. Guzman, H. Matthys: Die Bedeutung der Helferzell-T-Lymphozyten in der bronchoalveolären Lavage für die Aktivitätsbeurteilung der pulmonalen Sarkoidose. Prax. Klin. Pneumol. 37 (1983) 574 bis 577.
4. Credle, W.F.: Complications of fiberoptic bronchoscopy Amer. Rev. resp. Dis. 109 (1974) 67–72.
5. Dierkesmann, R., A. Huzly: Die Anwendung des Nd-Yag-Lasers bei der Bronchoskopie. Prax. Klin. Pneumol. 37 (1983) 989–990.
6. Epstein, R.L., B.P. Jain: Sputum examination. In: Fishman, A.P. (ed.): Pulmonary Diseases und Disorders, pp. 103–120. McGraw-Hill, New York 1980.
7. Haslam, P.L.: Bronchoalveolar lavage. Semin. Respir. Med. 6 (1984) 55–70.
8. Hoeffken, G., H. Lode, B. Kemmerich: Invasive diagnostische Maßnahmen bei Patienten mit schweren Pneumonien. Lode, H., B. Klemmerich, Klarsky, J. (Hrsg.): Aktuelle Aspekte der bakteriellen und nichtbakteriellen Pneumonien. Thieme, Stuttgart–New York 1984.
9. Kilian, G.: Ueber directe Bronchoskopie. Muench, med. Wschr. 45 (1898) 844–847.
10. Lovie, E., B. Rice, R.S. Holzman: Tuberculosis in non haitian patients with acquired immune deficiency syndrome. Chest 90 (1986) 542–545.
11. Nakosteen, J.A., C. Zawala: Atlas und Lehrbuch der flexiblen Bronchoskopie. Springer, Berlin–Heidelberg–New York 1983.
12. Oho, K., R.A.M.E. Miya: Practical fiberoptic bronchoscopy. Isaku-Shoin, Tokio–New York 1980.
13. Rüsch-Gerdes, S., K.H. Schröder, J. Finnern: Untersuchungen mit dem System Bactec 460. 2. Isolierung von Mycobacterium tuberculosis aus Sputum. Vergleich der radiometrischen mit der konventionellen Methode. Prax. Klin. Pneumol. 41 (1987) 219–222.
14. Simon, C., W. Stille: Antibiotika-Therapie in Klinik und Praxis. Schattauer, Stuttgart–New York 1982.

11 Allergologische Untersuchung

Ralf Wettengel

Inhalt

1 Einleitung

Rhinitis und Asthma bronchiale können durch eine Allergie gegen Umweltantigene bedingt sein. Typische Beispiele sind der Heuschnupfen und das saisonale Asthma. In derartigen Fällen ist die Diagnose leicht, und Allergietests dienen lediglich zur Bestätigung eines begründeten klinischen Verdachts. Häufig jedoch ist der Zusammenhang weniger klar. So kann ganzjähriger Schnupfen durch ständige unmerkliche Allergenexposition entstehen (z. B. Rhinitis allergica infolge Sensibilisierung gegen Hausstaubmilben), aber auch unabhängig von äußeren Faktoren auftreten (Rhinitis vasomotorica). Besonders schwierig ist die Kausalität bei Asthma zu beurteilen. Krankheitssymptome wie Husten, Hypersekretion und Episoden von Atemnot werden durch verschiedene exogene bedingte Reize, aber auch durch nicht näher bekannte endogene Faktoren hervorgerufen. In der Regel finden sich gleichzeitig Hinweise auf eine abnorme Reaktion des Immunsystems mit Bildung spezifischer IgE-Antikörper (Allergie) wie auch auf eine Überempfindlichkeit gegen unspezifische Reize (Hyperreaktivität). Beschwerdeauslösende Bedingungen und individuelle Reaktionsweise müssen sorgfältig geprüft werden. Wenn sich herausstellt, daß eine Allergie vorliegt, besteht die Möglichkeit einer kausalen Therapie. Rechtzeitige Allergenkarenz kann zu einer deutlichen Besserung, gelegentlich sogar zu völliger Beschwerdefreiheit führen.

Eine rationale Allergiediagnostik setzt das Verständnis der Immunreaktion, die Kenntnis der wichtigsten Allergene und die Fähigkeit zu einer kritischen Bewertung der Untersuchungsmethoden voraus.

2 Pathophysiologie

Allergische Reaktionen im Bereich der Atemwege werden durch IgE-Antikörper vermittelt. Der Reaktionsablauf ist aus Untersuchungen an Tiermodellen zumindest teilweise bekannt. Epitheldefekte oder Öffnung der festen Verbindungen zwischen Epithelzellen *(tight junctions)* erlauben es dem Antigen, in die Submukose einzudringen. Unterstützt durch T-Helferzellen werden B-Lymphozyten stimuliert. Sie teilen sich, differenzieren sich zu Plasmazellen und produzieren zunächst lokal IgE-Antikörper. Diese Antikörper haben eine hohe Affinität zu spezifischen Rezeptoren an der Oberfläche von Mastzellen (Abb. 11–1). „Überschuß"-IgE gelangt in den Kreislauf und bindet sich an Rezeptoren zirkulierender basophiler Leukozyten und an Gewebsmastzellen. Die Beladung von Mastzellen mit spezifischen IgE-Antikörpern („Sensibilisierung") erzeugt einen explosiven Zustand. Die Zündung kann durch erneuten Kontakt mit dem Antigen erfolgen. Brückenbildung zwischen benachbarten IgE-Molekülen führt zur Aktivierung der Mastzelle. Dabei werden in den Granula gespeicherte Mediatoren freigesetzt und aus Bestandteilen der Zellmembranen weitere Mediatoren gebildet.

Mediatoren sind Moleküle, die mit spezifischen Rezeptoren an Zielzellen reagieren. Die wichtigsten Wirkungen sind
- Kontraktion glatter Muskelfasern
- Gefäßerweiterung und Steigerung der Gefäßpermeabilität
- Aktivierung von Enzymen
- Stimulation von Schleimdrüsen
- chemotaktische Wirkung auf Entzündungszellen
Die Vorgänge bei der Aktivierung von Mastzellen sind in Abbildung 11–2 dargestellt. Eine Übersicht über die wichtigsten Mediatoren vermittelt Tabelle 11–1.

In dem dargestellten Reaktionsablauf ist nur der erste Schritt, die Zündung der Kettenreaktion, spezifisch. Der weitere Ablauf erfolgt monoton und unabhängig von der Art des Auslösers.

Die allergische *Sofortreaktion* wird durch primäre (in der Mastzelle vorgebildete) Mediatoren hervorgerufen. Bei einem Teil der Patienten kommt es nach einem Intervall von vier bis zwölf Stunden zu einer weiteren, protrahiert ablaufenden Reaktion.

Die *verzögerte Reaktion* ist durch die Einwanderung von Eosinophilen, Neutrophilen, Makrophagen und

Lymphozyten charakterisiert. Diese Zellen setzen weitere Mediatoren wie lysosomale Enzyme und Lymphokine frei und unterhalten damit die Entzündung.

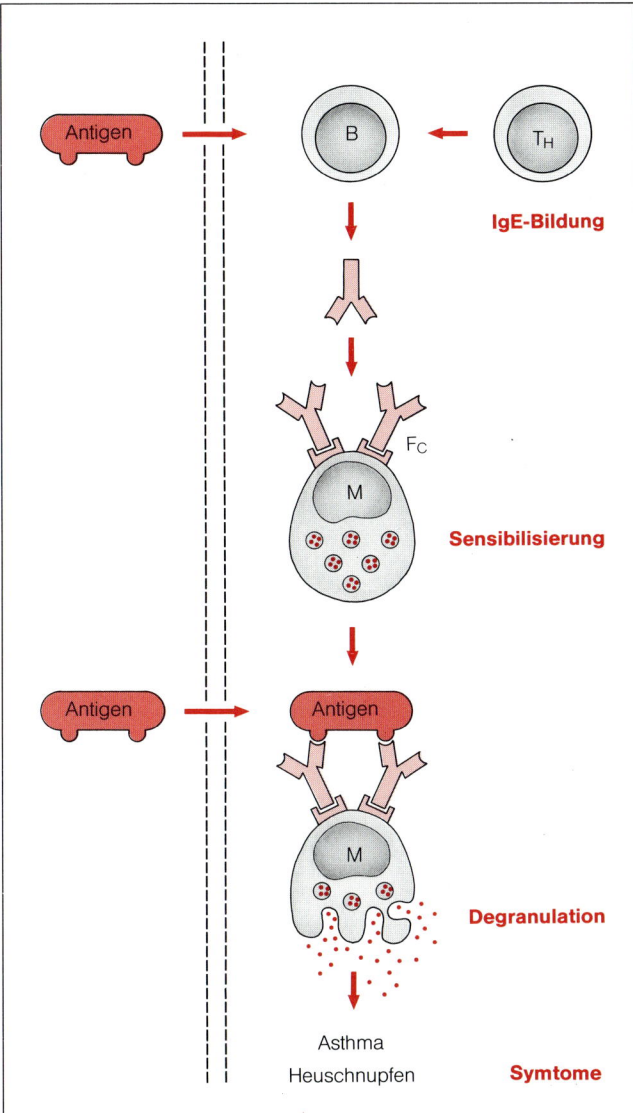

Abb. 11–1 Darstellung der IgE-vermittelten Überempfindlichkeitsreaktion (Typ I).
Unterstützt von T-Helferzellen (T_H) werden B-Lymphozyten (B) durch Anitgen zur IgE-Produktion stimuliert. Spezifisches IgE bindet mit seinem Fc-Fragment an Rezeptoren auf der Oberfläche von Mastzellen (M). Erneuter Antigenkontakt führt über Brückenbildung zwischen IgE-Molekülen zur Aktivierung der Mastzelle. Mediatoren werden freigesetzt und erzeugen die klinischen Symptome (nach [5])

Tabelle 11–1 Funktionen der Mediatoren bei Asthma (nach [6]).

Kontraktion der glatten Atemwegsmuskulatur	Histamin (H_1-Rezeptor) PGD_2, $PGF_{2\alpha}$ TXA_2 LTC_4, LTD_4 PAF; SP Bradykinin Adenosin cholinerge Agonisten
Dilatation der glatten Atemwegsmuskulatur	PGE_2, PGI_2 adrenerge Agonisten (β_2) VIP (?)
Mukosaödem	Permeabilitätssteigerung – Histamin (H_1) – LTC_4, LTD_4 – PAF; Kinine Vasodilatation – PGD_2, PGE_2
Mukussekretionssteigerung	Histamin (H_1) PGD_2, $PGF_{2\alpha}$ LTC_4, LTD_4 5-HETE cholinerge Agonsiten
Zellinfiltration	ECF-A (?) NCF 5-, 12-HETE LTB_4 PAF
Gewebsläsionen	Proteasen Hydrolasen lysosomale Enzyme basische und kationische Proteine Superoxid-Radikale
Gerinnungsbeeinflussung	Präkallikrein-Aktivator Hageman-Faktor-Aktivator Heparin Kininogenasen PAF
Vasokonstriktion der Pulmonalarterien	Histamin LTC_4, LTD_4 Serotonin

Abkürzungen:

PG = Prostaglandin; TX = Thromboxan; LT = Leukotrien; PAF = plättchenaktivierender Faktor; SP = saure Phosphatase; VIP = vasoaktives intestinales Polypeptid; Hete = 12 (S)-Hydroxy-5-cis-8-cis-10-trans-14-ciseicosatetraensäure; ECF-A = eosinophiler-chemotaktischer Anaphylaxie-Faktor; NCF = neutrophiler-chemotaktischer Faktor.

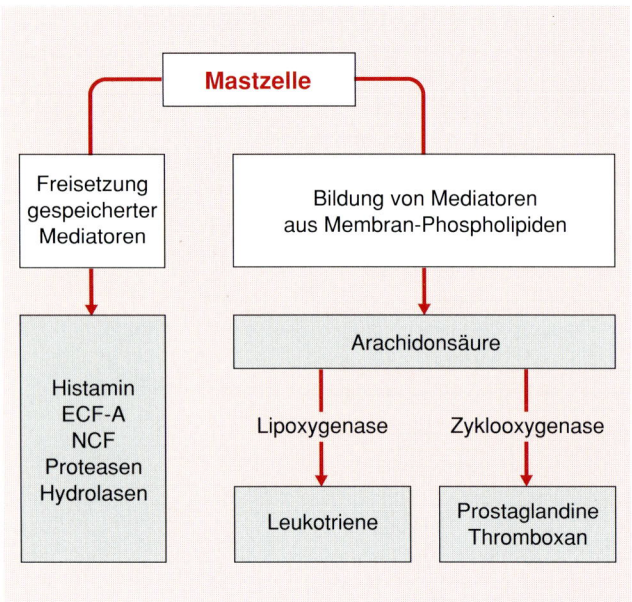

Abb. 11–2 Immunologische und zahlreiche nichtimmunologische Auslöser (Komplementfraktionen, Lymphokine, Lektine, Substanz P) können die Mastzelle aktivieren und zur Freisetzung gespeicherter Mediatoren führen. Weitere Mediatoren werden aus Arachidonsäure über den Lipoxygenase- bzw. Zyklooxygenase-Stoffwechselweg neu gebildet. ECF-A = eosinophiler-chemotaktischer Anaphylaxie-Faktor; NCF = neutrophiler-chemotaktischer Faktor.

3   Allergene

Antigene, die in der Lage sind, die Bildung von IgE-Antikörpern zu induzieren, werden *Allergene* genannt. Überwiegend handelt es sich um Proteine, die sich in einer Mischung mit Eiweißmolekülen ohne Antigencharakter befinden. In den letzten Jahren ist es gelungen, die Antigene in Allergenextrakten zu identifizieren und zwischen Major- und Minor-Allergenen zu unterscheiden. Major-Allergene sind durch folgende Eigenschaften gekennzeichnet:
– hohe Affinität zu IgE-Antikörpern
– starke Induktion einer IgE-Antikörperbildung
– größte Potenz zur Freisetzung von Mediatoren aus sensibilisierten Zellen (z.B. Histaminliberation aus Mastzellen)

Die für Atemwegserkrankungen wichtigen Allergene werden überwiegend inhalativ aufgenommen. Nur ausnahmsweise ist auch nach oraler Allergenzufuhr das Auftreten einer Rhinitis oder eines Asthma bronchiale zu beobachten. In der Regel hat die Allergeningestion eine Reaktion der Schleimhäute des Oropharynx oder des Gastrointestinaltrakts zur Folge.

Die wichtigsten Inhalationsallergene sind Blütenpollen, Hausstaubmilben, Tierepithelien und Schimmelsporen. Mehr als 90% aller positiven Hautreaktionen werden durch diese Allergene hervorgerufen. Bemerkenswert ist, daß sich das Spektrum der Umweltanti-

gene seit dem Beginn der Menschheitsgeschichte kaum geändert hat. Es ist deshalb fraglich, ob Allergien, wie häufig behauptet wird, tatsächlich zugenommen haben. Die Annahme, daß Kofaktoren wie Luftverschmutzung zu einer geänderten Reaktion des Organismus geführt haben könnten, ist spekulativ.

3.1   Tierepithelien

Bei Erwachsenen sind Sensibilisierungen gegen Katze und Hund, bei Kindern auch gegen Kleintiere wie Meerschweinchen und Goldhamster sowie gegen Pelztiere relativ häufig. Berufsbedingte Sensibilisierungen kommen bei Landwirten, Tierpflegern oder Mitarbeitern in Tierlabors vor.

Allergene sind hauptsächlich in Hautschuppen, weniger im Speichel und Urin der Tiere nachweisbar. Bei einem Kontakt treten Symptome wie Rhinitis, Konjunktivitis, Husten oder Asthma nach Minuten bis Stunden auf. Zeitliche Latenz und Schweregrad der Reaktion sind von der Intensität und vom Sensibilisierungsgrad abhängig. Hochgradig allergische Patienten reagieren bereits auf indirekten Kontakt. Der Zusammenhang ist häufig evident, kann aber bei regelmäßigem Kontakt mit sehr kleinen Antigenmengen durchaus unbemerkt bleiben.

Manche Patienten geben an, daß sie nur gegen bestimmte Rassen von Hunden oder Katzen überempfindlich sind. Hauttests mit Extrakten der eigenen Tiere scheinen im Vergleich mit Testergebnissen bei kommerziellen Extrakten diese Angaben zu bestätigen. Es ist allerdings nicht bekannt, ob sich die Hauptallergene bei verschiedenen Tierrassen tatsächlich unterscheiden. Das Auftreten von Symptomen könnte auch durch die Menge der abgeschilferten Hautschuppen, die von der Beschaffenheit des Fells abhängig ist (Langhaar, Kurzhaar, Angora), bedingt sein.

Ziervögel sind selten eine Quelle für IgE-vermittelte Reaktionen. Inhalierte Vogelproteine sind offenbar eher in der Lage, die Bildung präzipitierender Antikörper zu induzieren und damit eine allergische Alveolitis zu verursachen.

3.2 Herstellung von Extrakten

Allergenextrakte werden aus Rohmaterial hergestellt, ihre Zusammensetzung unterliegt Schwankungen. So ist der Protein- und Wassergehalt in Pollen von der Witterung und der Lagerung, in Kulturfiltraten von Hausstaubmilben und Schimmelsporen von Faktoren wie Nährmedium und Extraktionsverfahren abhängig. Es war deshalb bisher schwierig, verschiedene Chargen und Produkte verschiedener Hersteller zu vergleichen. Fortschritte wurden durch Bemühungen um bessere Qualität des Rohmaterials, verfeinerte Techniken der Extraktion zur Entfernung von Irritanzien und bessere Vergleichbarkeit der Immunogenität durch eine Kombination von biologischen Tests und In-vitro-Tests (RAST-Inhibition) gemacht.

Allergenextrakte enthalten 20 bis 60 Antigene. Die Auftrennung wurde durch Entwicklung der gekreuzten Immunelektrophorese möglich. Mit diesem Verfahren konnte 1978 erstmals das Hauptallergen von Ragweed (Antigen E) charakterisiert werden. In der Zwischenzeit sind die Hauptallergene von Milben, Schimmelsporen, Katzenepithelien und verschiedenen Pollenspezies identifiziert worden.

Antigenmoleküle haben zahlreiche Antigendeterminanten, die ein individuell unterschiedliches Spektrum von Antikörpern induzieren. Es ist für jeden Allergiker so typisch wie sein Fingerabdruck („Allergoprint"). Möglicherweise liegt es an dieser Tatsache, daß Allergenextrakte, die nur einige Major-Allergene enthalten,

nicht besser wirksam sind als herkömmliche Extrakte. Die Vorstellung, ein individuelles Allergenspektrum im Extrakt anzubieten, erscheint heute realisierbar, allerdings kaum praktikabel.

3.3 Pollen

Pollen sind die männlichen Geschlechtszellen von Blütenpflanzen und werden durch den Wind oder durch Insekten verbreitet. Die Windblütigkeit, das stammesgeschichtlich älteste Prinzip der Bestäubung, setzt voraus, daß große Pollenzahlen produziert, leicht an die Luft abgegeben und lange schwebend in der Luft gehalten werden. Damit sind auch die Voraussetzungen für die große Bedeutung der Windblütler als Allergene gegeben. Wichtigste Vertreter sind Gräser, Roggen und einige frühblühende Bäume. Die Pollen insektenbestäubter Pflanzen sind schwer und klebrig. Eine Sensibilisierung findet deshalb nur bei engem Kontakt statt (z. B. Dahlien-Allergie bei Floristen). Bei Kenntnis der Blühperioden kann man bereits aus der Anamnese auf die beschwerdeauslösenden Pollen schließen:

– Februar bis Anfang Mai: Erle, Hasel, Birke
– Mai bis Juli: Gräser und Getreide
– Juli bis August: Kräuterpollen (z. B. Nessel, Spitzwegerich, Beifuß) sowie einige Schimmelspezies (Alternaria, Cladosporium).

Etwa zwei Drittel aller allergischen Reaktionen werden durch Gräser- und Getreidepollen verursacht. Innerhalb der Pflanzenfamilie der Gramineen besteht Kreuzreaktivität. Bei Testungen kann man sich deshalb auf einige Referenzantigene beschränken. Die Pollenzahlen in der Luft sind stark von der Witterung abhängig. Bei sonnigem Wetter werden zahlreiche Pollen in die Luft abgegeben, während Regen die Pollination reduziert und die schwebenden Pollenkörner absorbiert. Die Pollen-Vorhersage ist damit den Unsicherheiten der Wetterprognose unterworfen.

3.4 Hausstaubmilben

Die Hausstaubmilbe wurde 1964 entdeckt und als das wichtigste Hausstauballergen identifiziert. Hausstaubmilben kommen weltweit als harmlose Mitbewohner menschlicher Behausungen vor. In Europa ist Dermatophagoides pteronyssinus, in den USA Dermatophagoides farinae weiter verbreitet. Zwischen beiden Milben besteht Kreuzreaktivität.

Die Ökologie der Hausstaubmilben ist gut bekannt. Sie gedeihen am besten bei Temperaturen um 25°C und einer relativen Luftfeuchtigkeit um 75%. Die Vermehrung erfolgt deshalb hauptsächlich in den Monaten Mai bis Oktober. Die herabgesetzte Luftfeuchtigkeit während der Heizperiode führt zum Absterben der meisten Milbenpopulationen in den Wintermonaten. Da das Milbenallergen in den Fäzes enthalten ist, bleibt die Allergenexposition auch im Winterhalbjahr bestehen. Im Hochgebirge und in kalten Klimazonen kommen Hausstaubmilben nicht vor.

Für die Beratung von Hausstaubmilben-Allergikern gelten folgende Erkenntnisse:

– Die Besiedlung einer Wohnung durch Milben erfolgt nicht gleichmäßig und beschränkt sich keineswegs auf das Schlafzimmer und auf Matratzen (Tabelle 11–2).
– Das Milbenallergen kann über eine Guanin-Farbstoffreaktion mittels Teststreifen nachgewiesen werden.
– Benzoesäureester in Kombination mit Polymeren bzw. Festkörpern sind zur Milbenbekämpfung geeignet.
– Es ist nicht möglich, Milben durch Staubsaugen aus Teppichen zu entfernen.

Diese letztere, aus Modellversuchen gewonnene Erkenntnis erklärt, warum sich frühere Empfehlungen zur Hausstaubmilben-Bekämpfung nicht bewährt haben.

Mit den erst neuerdings publizierten Nachweismethoden und Milben-Bekämpfungsmaßnahmen steht erstmals eine wirksame Expositionsprophylaxe für Hausstaubmilben-Allergiker zur Verfügung.

3.5 Schimmelsporen

Schimmelpilze sind niedere Pflanzen, die kein Chlorophyll bilden. Ihren Energiestoffwechsel bestreiten sie durch Abbau von organischem Material. Mit Hilfe von Enzymen sind sie in der Lage, Zellulose, Pektin, Stärke und Lipide abzubauen. Günstige Wachstumsbedingungen bieten Wärme und hohe Luftfeuchtigkeit. Schimmelsporen bilden den weitaus größten Teil des Aeroplanktons: Auf sie entfallen 96% der Jahressumme biologischer Partikel gegenüber etwa 2% Pollen.

Schimmelsporen sind kleiner (3–10 µm) als Pollenkörner (20–30 µm) und dringen deshalb leichter in die

Tabelle 11–2 Milbenpopulation und allergenhaltiger Hausstaub in einem Haushalt in Oberbayern. Die Allergenmenge wird mit einem Teststreifen in ausreichender Annäherung erfaßt (Acarex®) (nach [2]).

Raum	Gegenstand	Hausstaubmilben		
		lebend	tot	Acarex®
Wohnzimmer	Polstergarnitur	851	37304	3
	Teppichboden	5670	124740	3
Küche	Eckbank und Stühle	200	810	1
Flur	Teppichboden	0	1610	1
Schlafzimmer	Doppelbett	324	1685	3

tieferen Atemwege vor. Allerdings ist nicht bekannt, ob dieser Größenunterschied für die Krankheitsmanifestation eine Rolle spielt.

Die Artenvielfalt ist beträchtlich und wird mit etwa 250000 angegeben. Allergologisch interessant sind nur wenige Spezies, insbesondere Cladosporium, Alternaria, Aspergillus, Penicillium und Mucor. Kommerziell werden Extrakte zahlreicher weiterer Schimmelpilz-Spezies angeboten. Es ist jedoch fraglich, ob ein breiteres Spektrum sinnvoll ist. Die Bewertung der Testergebnisse ist aus folgenden Gründen problematisch:

– Pilzsporen kommen ubiquitär, im Haus und im Freien vor.
– Im Einzelfall ist über die Bedingungen der Exposition wenig bekannt.
– Die IgE-Antikörperbildung ist wenig ausgeprägt.
– Die Testergebnisse sind entsprechend häufig nicht sicher zu bewerten.
– Die Allergenextrakte enthalten Irritantien, die im Test unspezifische Reaktionen und in der Therapie Nebenwirkungen hervorrufen.

Inhalierte Pilzsporen können sehr unterschiedliche Formen der Immunantwort hervorrufen:

– Geringe Exposition führt bei entsprechender Disposition zur Bildung von IgE-Antikörpern und damit zu Rhinitis und Asthma.
– Massive Exposition kann zu Pilzwachstum in den Atemwegen (bronchopulmonale Aspergillose) bzw. zu interstitiellen Pneumonie führen (Farmerlunge).
– Besiedlung präformierter Höhlen durch Aspergillussporen (Aspergillom).

Bestimmte Berufsgruppen (Gärtner, Landwirte) sind Pilzsporen stärker ausgesetzt als die übrige Bevölkerung. Bisher ist allerdings nicht klar, ob daraus ein erhöhtes Krankheitsrisiko und damit auch ein Anspruch auf eine Entschädigung resultiert. Zahlreiche weitere Allergene kommen in bestimmten Berufsgruppen vor (s. Kap. 22).

4 Anamnese

Eine gründliche Anamnese ist von zentraler Bedeutung. Sie ist die Grundlage für folgende Fragen:
– Ist eine Allergiediagnostik sinnvoll?
– Welche Tests sind erforderlich?
– Wie ist das Ergebnis der durchgeführten Untersuchungen zu bewerten?

Es muß ausdrücklich betont werden, daß kein Allergietest eine eindeutige Aussage erlaubt. Auch der quantitative Nachweis spezifischer Antikörper und selbst das Ergebnis eines Provokationstests lassen sich nur im Zusammenhang mit der Anamnese interpretieren.

Bei eindeutigen Angaben – Auftreten der Symptome saisonal oder bei Tierkontakt und Sistieren, sofern die Exposition vermieden wird – sind weitere Untersuchungen kaum erforderlich. Sie dienen dann lediglich der Bestätigung, die bei Tierhaltern psychologisch sehr nützlich sein kann, um der Forderung nach Allergenkarenz Nachdruck zu verleihen.

Bei der Erhebung der Vorgeschichte ist auf Allergene, aber auch auf unspezifische Auslöser zu achten. Vollständigkeit erreicht man am besten mit einem Fragebogen, der zu Hause ausgefüllt und in der Sprechstunde ergänzt wird.

– Familienanamnese (Heuschnupfen, Asthma, Urtikaria)
– Welche Beschwerden liegen vor, wann sind sie zuerst aufgetreten?
– Bestehen die Symptome saisonal oder ganzjährig?
– Besteht ein Zusammenhang mit bestimmten Tätigkeiten oder Umgebungsfaktoren?
– Art, Dauer und Intensität der Symptome
– Sind Medikamente erforderlich?
– Art der Behandlung (intermittierend oder ständig, welche Stoffgruppen)
– Spielen unspezifische Auslöser wie Witterungsfaktoren oder körperliche Belastungen eine Rolle?
– Auftreten von Beschwerden nach Medikamenten (Betablocker, nichtsteroidale Antiphlogistika)
– Besteht ein Zusammenhang zwischen Beschwerden und der Nahrungsaufnahme und welche Nahrungsmittel kommen ggf. in Frage?

Stets ist im Verlauf der Allergiediagnostik eine *Nachanamnese* erforderlich. Angaben, die im ersten Anamnesegespräch gemacht worden sind, werden häufig bei erneuter Befragung korrigiert oder ergänzt.

5 Klinische Befunde

Die klinische Untersuchung gibt Aufschluß über Organmanifestationen und Schwergrad der allergischen Reaktion. Behinderte Nasenatmung, helles Sekret, Schleimhautödem und Injektion der Konjunktiven können Symtpome einer allergischen Entzündung sein. Ein Ekzem im Bereich der Gelenkbeugen stützt diesen Verdacht. Nasenpolypen sind ein Indikator für die nichtallergische (endogene) Form von Rhinitis und Asthma. Distanzgeräusche und Giemen lassen unschwer eine Atemwegsobstruktion erkennen. Allerdings sind Rückschlüsse auf den Grad der Funktionsstörung nur bedingt möglich.

6 Untersuchungsmethoden

Für die Allergiediagnostik stehen *unspezifische* Tests (Zählung der eosinophilen Granulozyten, Bestimmung des Gesamt-IgE), Tests zum Nachweis spezifischer IgE-Antikörper in der Haut (semiquantitativ) und im Blut (quantitativ) sowie Schleimhaut-Provokationstests zur Verfügung. Am wichtigsten ist der Hauttest. Das Ergebnis ist unmittelbar verfügbar, und die Kosten sind relativ gering. Zusätzliche Tests sind erforderlich, wenn Hauttests nicht durchführbar sind oder keine eindeutige Interpretation erlauben.

Untersuchungen wie Histaminfreisetzung aus Leukozyten, Basophilen-Degranulationstest, gekreuzte Radio-Immunelektrophorese (CRIE) und Immunoblotting sind bisher wissenschaftlichen Fragestellungen vorbehalten.

6.1 Hauttest

Das Zusammentreffen von Antigen mit sensibilisierten Mastzellen in der Haut führt zu einer Entzündung mit Hyperämie (Erythem) und Ödembildung (Quaddel). Die Reaktion setzt rasch ein und erreicht nach 15 bis 20 Minuten ihren Höhepunkt. Hauttests werden als Prick-Test oder als Intrakutantest durchgeführt.

Prick-Test

Ein Tropfen des glyzerinhaltigen Allergenextrakts wird auf die Haut gebracht und mit einer Nadel oder Lanzette unter leichter Anhebung der Spitze durchstochen. Dabei dringt seine sehr geringe Allergenmenge in die obersten Hautschichten ein. Durchführung an der Volarseite des Vorderarms.

Intrakutantest

Etwa 0,02 ml eines wäßrigen Allergenextrakts werden in die oberflächliche Hautschicht injiziert. Die Stammlösung wird im Regelfall auf 1:100, bei erwarteter hochgradiger Sensibilisierung auf 1:1000 oder 1:10000 verdünnt. Die Testung erfolgt am Rücken.

Der Prick-Test bietet einige Vorteile:

- Er ist leicht durchführbar und deshalb besonders gut für die Praxis geeignet.
- Der Extrakt ist besser haltbar.
- Der Test ist weniger empfindlich, so daß unspezifische Reaktionen seltener vorkommen.
- Die Gefahr anaphylaktischer Reaktionen besteht nicht.

Das Risiko einer anaphylaktischen Reaktion ist auch beim Intrakutantest gering, aber nicht völlig auszuschließen. Gelegentlich kommen überschießende Lokalreaktionen (Pseudopodien, Konfluieren benachbarter Teststellen), selten systemische Reaktionen mit Rhinitis und Asthma vor. Generalisierte anaphylaktische Reaktionen sind bei hochgradigen Allergikern (z. B. Fischallergie) beobachtet worden. Frühsymptome sind

Juckreiz, Brennen im Bereich der Handteller, Fußsohlen und Zunge. Die Behandlung besteht in der sofortigen Gabe von

- 0,5–1 mg Adrenalin subkutan oder langsam i. v. (sofortige Wirkung)
- i. v. Gabe eines Antihistaminikums (Cimetidin, Ranitidin)
- 250–500 mg Prednisolon-Äquivalent eines wasserlöslichen Präparats (Wirkungseintritt mit Latenz).

Bei jeder Form eines Hauttests sind eine Positiv-Kontrolle mit Histamin (intrakutan 0,01%, Prick-Test 0,1%) sowie eine Negativ-Kontrolle mit physiologischer Kochsalzlösung zur Beurteilung der Hautreagibilität erforderlich. Die Reaktion im Hauttest wird durch Antihistaminika beeinflußt, nicht jedoch durch Kortison oder Bronchospasmolytika (Beta-Adrenergika, Theophyllin). Antihistaminika sollen daher ein bis zwei Tage vor dem Hauttest abgesetzt werden. Eine Bewertung ist allerdings auch unter Antihistaminikatherapie möglich, da auch die Histaminreaktion beeinflußt wird (Vergleich der Quaddeldurchmesser).

Bewertung

Ein Quaddeldurchmesser von ≥ 4 mm wird als positives Ergebnis bewertet. Die Reaktion ist immunolo-

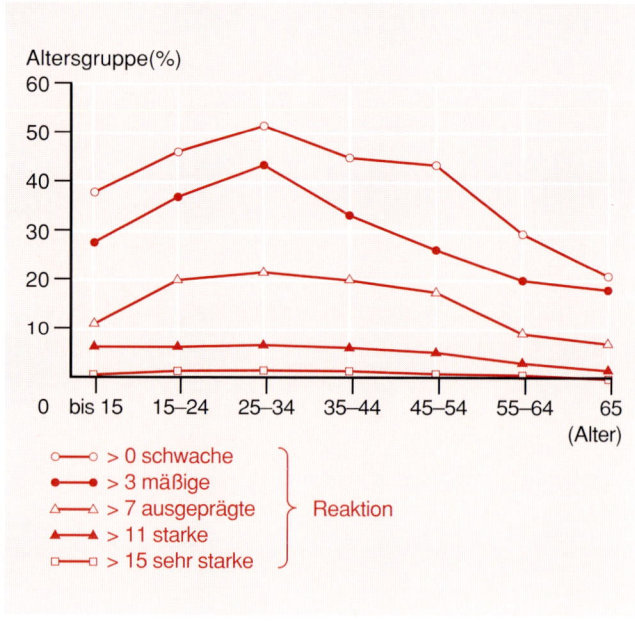

Abb. 11–3 Häufigkeit und Ausprägung positiver Hauttests in einer repräsentativen Stichprobe bei 3101 Probanden (nach [2]). Umfang der Prüfung: fünf Allergene (Hausstaub, Schimmelpilzmischung, Bermuda-Gras, Mischextrakte lokal bedeutsamer Baum- und Kräuterpollen). Bewertung der Hautreaktion 0 bis 20 (Index 0 keine Reaktion; Index 20 sehr starke Reaktion).

gisch spezifisch und beweist eine bestehende Sensibilisierung. Rückschlüsse auf die klinische Bedeutung sind aber nicht ohne weiteres möglich. Ein positiver Test kann eine latente oder eine manifeste Allergie bedeuten.

Latente Allergie: Es liegt ein asymptomatischer Zustand vor. Klinische Symptome haben früher bestanden oder werden später auftreten. Das Risiko gegenüber Hauttest-negativen Probanden ist zehnfach erhöht.

Manifeste Allergie: Die Organmanifestation kann die Konjunktiven, die Nasenschleimhaut, die Bronchien oder alle Bereiche betreffen. Eine Zuordnung ist nur im Zusammenhang mit der Anamnese möglich.

Positive Hauttests werden in der Bevölkerung mit einer Frequenz von 20 bis 30% beobachtet (1) (Abb. 11–3). Bis heute ist unklar, warum spezifische IgE-Antikörper häufig apathogen bleiben und wie ein Faktor „X" beschaffen sind, der das Auftreten von Krankheitssymptomen und die Organwahl bestimmt.

6.2 Klinisch-chemische Untersuchungen

6.2.1 Eosinophile Granulozyten

Die Meinung ist verbreitet, daß eine Eosinophilie in Sekreten (Nasensekret, Sputum), in Geweben (Schleimhaut-Exzidate, Nasenpolypen) oder im peripheren Blut ein Indiz für das Vorliegen einer allergischen Erkrankung ist. Häufig geben derartige Befunde den Anstoß zur Durchführung von Allergietests.

Die Funktion der eosinophilen Leukozyten ist nicht genau bekannt. Neben günstigen Effekten (Hemmung von Mediatoren aus Mastzellen) wird eine zytotoxische Funktion des „major basic protein" diskutiert.

Eine erhöhte Zahl eosinophiler Granulozyten wird bei Rhinitis und insbesondere beim Asthma bronchiale häufig beobachtet, steht jedoch nicht in Beziehung zur Ätiologie (Abb. 11–4). Besonders ausgeprägt ist die Eosinophilie bei Patienten mit Nasenpolypen und Analgetika-Intoleranz.

Exakter als die Bestimmung der relativen Eosinophilenzahl im Blutausstrich ist die Zählung in der Kammer (Mittelwert 250, obere Normgrenze $400 \times 10^6/l$). Ein Anstieg der Zellzahl pflegt Asthma-Exazerbationen vorauszugehen; die Eosinophilie ist ein Indikator für die gute Wirkung von Kortison.

Differentialdiagnostisch gehen Parasitenbefall, Morbus Hodgkin, Arzneimittelallergie, Neurodermitis und sog. eosinophile Lungeninfiltrate mit einer Eosinophilie einher.

6.2.2 Gesamt-IgE

IgE wird in Plasmazellen produziert und gelangt über lokale Lymphknoten in die Blutbahn. Überdurchschnittliche IgE-Konzentrationen korrelieren
– mit der Größe des betroffenen Organs
– mit einer Disposition zur Bildung spezifischer IgE-Antikörper
– mit der Dauer der Allergenexposition
– beim Nachweis im Nabelschnurblut mit dem Risiko einer späteren Manifestation einer allergischen Erkrankung.

Der IgE-Nachweis erfolgt mittels Radio- oder Enzym-Immunoassay.

Prinzip: Kopplung von Anti-IgE-Antikörpern an Papierscheiben, Inkubation mit Patientenserum, wobei IgE gebunden wird; nach Auswaschen Inkubation mit radioaktiv markiertem Anti-IgE, das an bereits gebundenes Patienten-IgE angelagert wird.

Die Gesamt-IgE-Titer sind altersabhängig
– 2 bis 6 Jahre: 100 IU/ml
– 6 bis 16 Jahre: 150 bis 200 IU/ml
– im Erwachsenenalter < 100 IU/ml

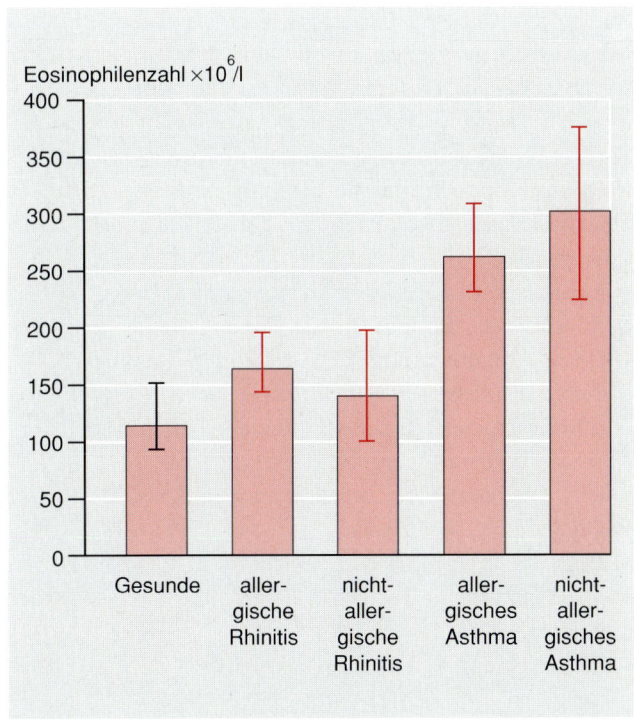

Abb. 11–4 Eosinophilenzahl bei Gesunden und Patienten mit Asthma oder Rhinitis. Eine signifikante Erhöhung findet sich sowohl bei Patienten mit allergischem Asthma wie auch bei Patienten mit endogenem Asthma [3].

Bewertung

IgE-Werte um 20 IU/ml sprechen gegen, Werte über 200 IU/ml für eine Beteiligung allergischer Faktoren bei einem Asthma bronchiale. Im Einzelfall ist allerdings eine zuverlässige Aussage nicht möglich. Bei IgE-Werten im Normbereich kommen hochtitrige spezifische IgE-Antikörper vor. Andererseits werden pathologische Werte auch bei Patienten beobachtet, die sonst keine Hinweise auf eine Allergie bieten. Erhöhte Serum-IgE-Werte werden bei der allergischen bronchopulmonalen Aspergillose beobachtet (Titerbewegungen erlauben Rückschlüsse auf die Krankheitsaktivität und eine benötigte Kortisonbehandlung).

Differentialdiagnostisch ist an Parasitenbefall, Morbus Hodgkin oder Arzneimittelallergie zu denken. Besonders hohe IgE-Werte finden sich bei der Neurodermitis.

6.2.3 Nachweis spezifischer IgE-Antikörper (RAST, EAST)

RAST (Radio-Allergo-Sorbent-Test) und EAST (Enzym-Allergo-Sorbent-Test) sind Methoden zum Nachweis spezifischer IgE-Antikörper.

Prinzip: Bindung des Allergens an Papierscheiben und Inkubation mit Patientenserum, wobei spezifische IgE-Antikörper gebunden werden. Nach Auswaschen Inkubation mit radioaktiv markierten Anti-IgE-Antikörpern. Durch Auswaschen wird nichtgebundenes Anti-IgE entfernt und mit einem Gamma-Counter gemessen. Hohe Antikörpertiter machen das Vorliegen einer klinisch bedeutsamen Sensibilisierung wahrscheinlich.

Anstelle radioaktiv markierter Anti-IgE-Antikörper kann auch ein Enzym an die Papierscheibe gebunden werden. Die enzymatische Reaktion wird spektrophotometrisch gemessen. Neuerdings werden mit mehreren Antikörpern beladene Papierscheiben zum IgE-Antikörper-Screening angeboten (Phadiatop).

Die Testergebnisse werden in den Klassen 0 bis 4 angegeben:
– Klasse 0: kein Nachweis spezifischer IgE-Antikörper
– Klasse 1 und 2: Testergebnis fraglich bzw. schwach positiv
– Klasse 3 und 4: Testergebnis deutlich bis stark positiv.

RAST und EAST haben gegenüber dem Hauttest eindeutige Vorzüge:
– Das Testergebnis wird durch die Reagibilität der Haut und durch Medikamente nicht beeinflußt.

– Die Meßwerte sind quantitativ und in verschiedenen Labors gut vergleichbar.
– Der Patient wird nicht belästigt.
– Es besteht kein Risiko.

Dennoch haben diese In-vitro-Tests den Hauttest bisher nicht verdrängt. Gegen ihre breite Anwendung sprechen in erster Linie die hohen Kosten. Ein praktischer Nachteil liegt darin, daß die Testergebnisse nicht sofort verfügbar sind. In-Vitro-Test sind indiziert, wenn
– ein Hauttest nicht durchführbar (Urticaria factitia, generalisiertes Ekzem, mangelnde Kooperation bei Kindern) ist
– das Hauttestergebnis nicht eindeutig ist
– ein bronchialer Provokationstest nicht durchführbar ist
– ein BPT-Ergebnis fraglich ist bzw. nicht in Einklang mit der Anamnese steht

6.3 Schleimhaut-Provokationstests

Hauttest und RAST weisen spezifische IgE-Antikörper in der Haut bzw. im strömenden Blut nach. Damit ist noch nicht bewiesen, daß die Konfrontation mit dem Allergen auch zu klinischen Symptomen führt. Schleimhaut-Provokationstests werden mit der Vorstellung durchgeführt, daß letztlich nur die Reaktion des erkrankten Organs auf das fragliche Allergen den Kausalitätsbeweis liefert. Ein positiver Provokationstest wird deshalb als sicheres Zeichen für die klinische Aktualität gewertet. Aus verschiedenen Gründen ist jedoch Zurückhaltung bei der Interpretation von Provokationstests erforderlich:
– Die natürliche Exposition erfolgt durch länger dauernde Einwirkung inhalierter Allergenpartikel in geringer Konzentration.
– Beim Provokationstest wird ein wäßriger Allergenextrakt über kurze Zeit mit einer willkürlich gewählten Konzentration angeboten.

Es überrascht deshalb nicht, daß die Anamnese und das Ergebnis des Provokationstests nicht immer in Einklang miteinander stehen.

Schleimhauttests werden überall dort durchgeführt, wo sich allergische Reaktionen manifestieren können:
– am Auge (Ophthalmo- oder Konjunktivaltest)
– an der Nase (Nasentest)
– an den Atemwegen (bronchialer Provokationstest, BPT)
– am Magen-Darm-Trakt (oraler Provokationstest)

6.3.1 Ophthalmotest

Bei Patienten mit Rhino-Konjunktivitis wird Allergenextrakt in den Konjunktivalsack eingebracht. Rötung, Juckreiz und Tränenfluß sind Symptome der allergischen Entzündung. Der Test ist heute obsolet. Er bietet keine Informationen, die über Anamnese und Hauttest hinausgehen.

6.3.2 Nasentest

Der Allergenextrakt wird mittels Watteträger oder Aerosol in eine Nasenöffnung eingebracht. Die andere Nasenöffnung dient der Kontrolle. Der Test ist positiv, wenn Juckreiz, Niesreiz, Sekretion und Schleimhautschwellung einige Minuten nach Applikation des Allergenextrakts auftreten.

Beurteilung

Die Einengung des Nasenquerschnitts läßt sich mittels Rhinomanometrie objektivieren. Die Messung des Nasenwiderstands hat jedoch nicht die gleiche Bedeutung wie die Messung von Strömungsparametern beim bronchialen Provokationstest. Die Geometrie der Nase bedingt, daß die Schleimhautschwellung den Strömungswiderstand nur wenig beeinflußt. Eindeutige klinische Symptome gehen deshalb nicht immer mit signifikanten Änderungen des Strömungswiderstands in der Nase einher.

Der Nasentest ist einfach durchzuführen und praktisch ohne Risiko. Deshalb werden häufig Nasentests auch stellvertretend für inhalative Provokationstest bei Asthma durchgeführt. Die Methode ist jedoch unzuverlässig. Nur ein Teil der Patienten, die beim BPT reagieren, zeigt auch im Nasentest eine positive Reaktion (Tab. 11–3).

6.3.3 Bronchialer Provokationstest

Das Allergen wird als wäßriger Extrakt oder nativ zur Inhalation angeboten. Bewertet werden die klinische Reaktion und die Beeinflussung eines Obstruktionsparameters.

Zuerst erfolgt die Messung des Leerwerts, dann wird die unspezifische Reaktion durch Kontrolle mit 0,9% NaCl-Lösung bzw. Verdünnungsmittel erfaßt, anschließend Allergenextrakt inhaliert. Bei der Wahl der Anfangskonzentration orientiert man sich an anamne-

Tabelle 11–3 Ergebnisse von Nasentests bei Patienten mit allergischem Asthma (positiver bronchialer Provokationstest). Die Übereinstimmung von Nasentest und BPT ist unbefriedigend. Klinische Symptome lassen sich häufiger nachweisen als eine signifikante Änderung des Nasenwiderstands mittels passiver anteriorer Rhinomanometrie (PAR).

	Pollen n = 20	Hausstaubmilben n = 15
PAR		
positiv	11	3
negativ	9	12
klinische Symptome		
positiv	15	12
negativ	5	8

stischen Hinweisen auf den Sensibilisierungsgrad und an der Stärke der Hautreaktion. Der Stammextrakt (1 + 99 w/v = 1% = 10 mg/ml Noon-Einheiten) wird in der Regel 1 : 10 bis 1 : 100 verdünnt.

Kriterien für ein positives Testergebnis sind
– Resistance-Anstieg gegenüber dem Wert nach Kochsalzkontrolle um 100%
– FEV_1- bzw. Peak-flow-Abfall um 20%.
Aktive Mitarbeit und forcierte Atemmanöver sind bei der Resistance-Messung nicht erforderlich. Die Messung von FEV_1 ist einfach und gut reproduzierbar. In seltenen Fällen erzeugt das forcierte Atemmanöver eine Bronchokonstriktion (im Leerversuch erkennbar). Für klinische Fragestellungen ist die Methode sehr gut geeignet. Eine Modifikation des BPT, bei gutachtlichen Fragestellungen häufig angewendet, ist der arbeitsplatzbezogene Provokationstest (Kap. 22).

Bronchiale Reaktionen

Am häufigsten wird die Sofortreaktion beobachtet. Die Bronchokonstriktion setzt einige Minuten nach Beginn der Allergenexposition ein und klingt im Verlauf einer Stunde spontan ab.

Bei einem Teil der Patienten folgt mit einer Latenz von etwa vier bis zwölf Stunden eine verzögerte Reaktion, die mehrere Stunden anhalten kann (duale Reaktion). Selten wird nur eine isolierte verzögerte Reaktion beobachtet.

Vorbestehende Atemwegsobstruktionen, Prämedikation, Qualität des Allergenextrakts und Methode der Aerosol-Generation beeinflussen das Ergebnis des BPT. Bronchospasmolytika und DNCG müssen vor dem Test abgesetzt werden. Kortison wirkt hauptsächlich auf die verzögerte Reaktion. Es ist deshalb nicht notwendig, wegen eines BPT auf Kortison zu verzichten (die höhere Schwellenkonzentration kann im Test durch eine größere inhalierte Allergenmenge ausgeglichen werden). Die ideale Voraussetzung für den BPT – keine Atemwegsobstruktion, keine Medikation – ist in der Praxis leider häufig nicht erfüllt.

Bei guter Kenntnis der Methode und sorgfältiger Überwachung des Patienten ist das Risiko gering. Man muß jedoch darauf vorbereitet sein, daß ein schwerer Asthmaanfall auftreten kann.

Indikation

Ein BPT ist indiziert, wenn Anamnese, Hauttest und evtl. RAST keine eindeutige Bewertung erlauben; außerdem

– bei Verdacht auf Sensibilisierungen gegen Hausstaubmilben und Schimmelsporen (Anamnese in der Regel nicht eindeutig)
– bei fraglicher Sensibilisierung gegen Tierepithelien (Kausalitätsnachweis zur Begründung einer notwendigen Karenz)
– vor Einleitung einer Hyposensibilisierung
– bei Verdacht auf Berufsasthma

6.3.4 Oraler Provokationstest

Wenn man im Hauttest routinemäßig auch Extrakte von Nahrungsmitteln prüft (z. B. im Rahmen der „großen Antigenprobe nach Hansen"), findet man nicht selten positive Testergebnisse. Bei der Auswertung von 600 Hauttestbogen wurden z. B. 820 positive Reaktionen ermittelt, davon 3,3% auf Milch, 2,6% auf Hühnereiklar und je 1% auf Zwiebel, Fisch und Fleisch. Mit wenigen Ausnahmen wurden diese Nahrungsmittel ohne klinische Symptome vertragen.

Bei Verdacht auf eine Auslösung von Asthma durch Nahrungsmittel sollen täglich mehrfache Messungen des Peak flow („Peak-flow-Protokoll") bei konstanter Medikation, die Elimination des fraglichen Nahrungsmittels und eine gezielte Exposition durchgeführt werden.

Bei der oralen Provokation ist ein Leerversuch unbedingt erforderlich. Doppelblind-Technik wäre wünschenswert, um Voreingenommenheit beim Arzt und suggestive Beeinflussung des Patienten auszuschalten. Leider stehen verkapselte gefriergetrocknete Nahrungsmittel kommerziell bisher kaum zur Verfügung.

6.4 Bewertung

Die beschriebenen Untersuchungsmethoden unterscheiden sich hinsichtlich Spezifität und Sensitivität.
– Die Eosinophilie ist *kein* Kriterium für eine allergische Erkrankung.
– Das Gesamt-IgE zeigt eine Tendenz an, trennt aber die Gruppe der allergischen und nichtallergischen Krankheitsformen nicht zuverlässig.
Hauttest, RAST und BPT zeigen eine gute Korrelation.

In der Regel ist mit folgender Konstellation der Testergebnisse zu rechnen:
– Hauttest negativ = RAST-Klasse 0–1 = BPT negativ
– Hauttest ≧ 8 mm = RAST-Klasse 3–4 = BPT positiv.
Für eine vergleichende Bewertung verschiedener Tests sind weitere Kriterien erforderlich, d. h., man muß wissen, wie sich klinische Symptome, natürliche Allergenexposition und Testergebnisse verhalten.

Eine Untersuchung bei Schimmelpilzallergie erfüllt diese Voraussetzungen [4]. Asthma-Symptome werden nach einer Punkteskala registriert und mit Pilzsporenzahlen in der Luft und Testergebnissen verglichen. Dabei ergibt sich für Prick-Test und BPT eine hohe Sensitivität (keine falsch-negativen Resultate), aber eine unbefriedigende Spezifität (relativ hoher Anteil falsch-positiver Testergebnisse) (Tab. 11–4).

Da der BPT im allgemeinen als „Gold-Standard" gilt und ein positives Ergebnis mit einer klinisch-relevanten Sensibilisierung gleichgesetzt wird, ist das Ergebnis dieser Studie für die Bewertung des BPT von besonderem Interesse. In 27% der Fälle wurden im Modell des BPT positive Reaktionen beobachtet, obgleich diese

Tabelle 11–4 Vergleich verschiedener Allergietests bei 33 Patienten mit Hinweisen auf eine Cladosporium-Allergie. Die Diagnose wird als bestätigt angesehen, wenn klinische Symtome mit der Pilzsporenzahl korrelieren. Die Untersuchung zeigt, daß ein positiver bronchialer Provokationstest allein nicht die Diagnose einer Schimmelpilzallergie rechtfertigt (nach [4]).

	falsch-negativ (%)	falsch-positiv (%)
Prick-Test	0	18
RAST	27	0
Histamin-Release	18	18
CRIE	23	0
BPT	0	27

RAST = Radio-Allergo-Sorbent-Test
CRIE = gekreuzte Radio-Immunelektrophorese
BPT = bronchialer Provokationstest

Patienten bei natürlicher Allergenexposition keine Beschwerden hatten. Diese Diskrepanz ist mit dem artifiziellen Charakter inhalativer Allergen-Provokationsproben zu erklären. Die Größe der inhalierten Partikel und damit der Depositionsort im Bronchialsystem und die Allergenkonzentration können erheblich von den normalen Bedingungen abweichen. Ein positiver BPT bedeutet daher nur, daß eine Sensibilisierung der Atemwege besteht und unter bestimmten Bedingungen durch dieses Allergen eine asthmatische Reaktion hervorgerufen werden kann.

Ein weiteres bemerkenswertes Ergebnis ist die Beobachtung, daß die Untersuchung auf spezifische IgE-Antikörper mittels RAST keine falsch-positiven Resultate liefert, aber eine ungenügende Sensitivität aufweist. Bei jedem vierten Patienten, der auf die natürliche Schimmelpilzexposition mit klinischen Symptomen reagierte, wurden Antikörper nicht nachgewiesen. Es handelt sich dabei um ein spezifisches Problem bei der Markierung von Papierscheiben mit Schimmelpilzallergenen. Generell ist von einer höheren Sensitivität des RAST auszugehen.

Andere Testmodelle zeigen, daß der BPT auch falschnegativ ausfallen kann. Beispielsweise wird häufig beobachtet, daß Mehl-allergische Bäcker nicht auf den wäßrigen Mehlextrakt, wohl aber auf die Inhalation von nativem Mehlstaub mit einer Bronchokonstriktion reagieren. Dies ist wohl damit zu erklären, daß eine Reihe von Stoffen, die dem Mehl zugesetzt werden (z. B. Amylase), bei der Extraktgewinnung denaturiert werden. Bei gutachterlichen Untersuchungen hat es sich deshalb bewährt, die Allergenexposition unter arbeitsplatzähnlichen Bedingungen durchzuführen (sog. arbeitsplatzbezogener Provokationstest).

7 Kasuistiken

Bei einmaliger Befragung und Untersuchung läßt sich häufig nicht schlüssig klären, ob bestimmte Umgebungsfaktoren als Auslöser von Asthma eine Rolle spielen. Oft wird erst durch erneute Erhebung der Anamnese und Nachbeobachtung eine Klärung erreicht. Zu spät durchgeführte Allergietests, fehlende Konsequenz bei der Expositionsprophylaxe, aber auch unnötige Untersuchungen können schädlich sein. Die folgenden Fallbeispiele sollen typische Situationen illustrieren.

Bedeutung der „Nachanamnese"

Bei einem 38jährigen Patienten sprach die Angabe saisonaler Beschwerden im Zusammenhang mit dem Hauttest für die Diagnose „Pollenasthma". Überraschend war der Provokationstest mit Gräserpollen negativ. Die Erklärung fand der Patient selbst. Er war während des Klinikaufenthalts beschwerdefrei, erlitt aber zu Hause bereits in der ersten Nacht einen Asthmaanfall. Er erinnerte sich, daß die ersten Beschwerden aufgetreten waren, als bei wärmerer Witterung die Federbetten gegen Steppdecken ausgetauscht wurden. Ein Provokationstest mit Extrakt aus dem Füllmaterial war positiv. Die kutane Sensibilisierung gegen Gramineen mußte retrospektiv dem Heuschnupfen zugeordnet werden (Tab. 11–5).

Diagnosestellung durch den BPT

Ein 35jähriger Patient mit rezidivierenden Asthmaanfällen zu Hause war in der Klinik anfallsfrei. Ohne zusätzliche Medikation normalisierten sich die Peak-flow-Werte innerhalb einer Woche [5a]. Im Haushalt lebte eine Katze, aber der Patient glaubte nicht an einen Zusammenhang. Der Hauttest war positiv, der RAST fraglich (Klasse 2–3). Der BPT klärte die Situation. Der Patient blieb nach Abschaffung der Katze über Monate anfallsfrei (Abb. 11–5).

Tabelle 11–5 38jähriger Patient mit der Verdachtsdiagnose „Pollenasthma".

Hauttest	
Gräser/Roggen	+++
Birke	++
Milbe	+
bronchialer Provokationstest	
Gräser	Ø
Milbe	Ø
Wildseide	+

nach Abschaffen der Steppdecken (Wildseite als Füllmaterial) seit vier Jahren beschwerdefrei

Ø keine Reaktion

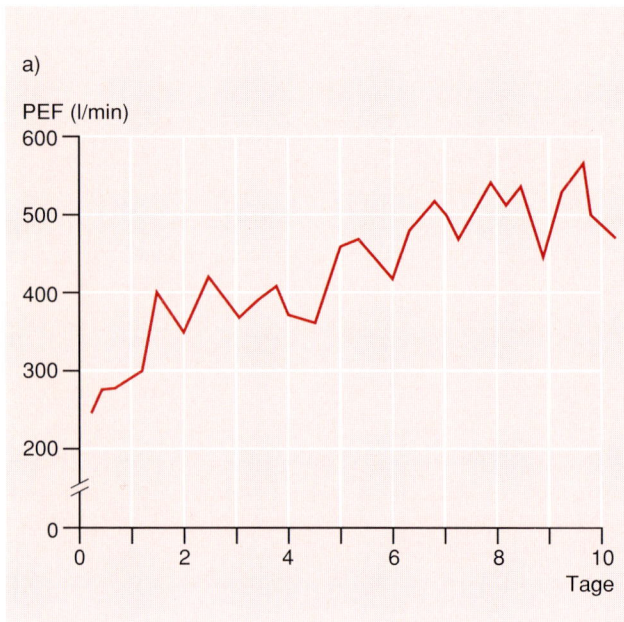

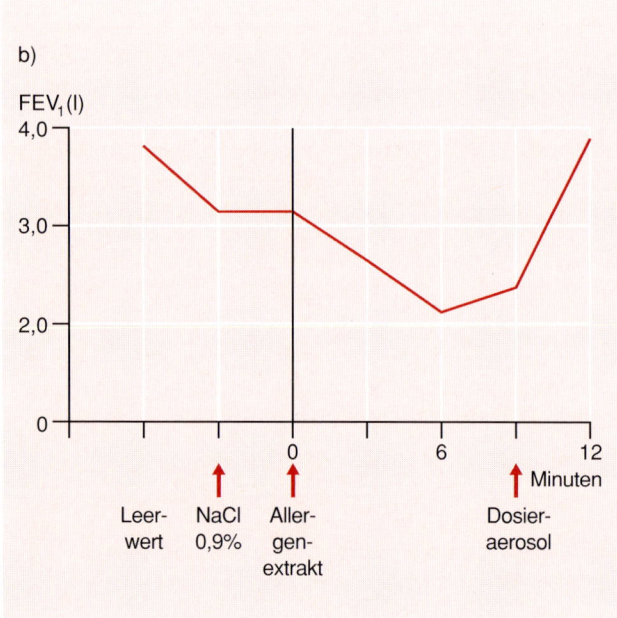

Abb. 11–5 Falldarstellung eines 35jährigen Patienten, der zu Hause rezidivierende Asthmaanfälle hatte, in der Klinik aber anfallsfrei blieb. Der Patient hat eine Katze.

a) Verlauf der Peak-flow-Werte (PEF) des Patienten nach Klinikaufnahme.

b) Der bronchiale Provokationstest (BPT) auf Katzenallergene verlief positiv. Als Parameter der Obstruktion wurde das forcierte exspiratorische Ein-Sekunden-Volumen bestimmt. (FEV₁). Nach Messung des Leerwertes wurde die unspezifische Reaktion auf Inhalation von 0,9% NaCl-Lösung erfaßt (Kontrolle). Anschließend wurde das spezifische Allergenextrakt zur Inhalation angeboten. Das forcierte exspiratorische Ein-Sekunden-Volumen (FEV₁) sank nach Allergenexposition um mehr als 20%.

Nichtindizierte Allergiediagnostik

Eine 47jährige Frau erkrankte im Dezember an einer eitrigen Bronchitis. Ab Januar traten nächtliche Anfälle von Atemnot auf, die wiederholt eine ärztliche Intervention erforderlich machten (Injektion eines kortisonhaltigen Kombinationspräparats). Eine regelmäßige Behandlung erfolgte nicht. Im Hinblick auf eine geplante Allergiediagnostik wurde von weiteren Kortisongaben abgesehen. Daraufhin kam es Mitte Februar zu einem Status asthmaticus mit vierwöchiger klinischer Behandlung.

Im Entlassungsbericht wird mitgeteilt, daß eine Stabilisierung nur sehr schwer erreicht werden konnte. „Eine allergische Genese der Erkrankung ist durchaus zu diskutieren, jedoch war unter Kortikosteroidbehandlung eine Allergietestung nicht sinnvoll. Dies sollte . . . in ausreichendem Abstand nach Beendigung der Kortikoidtherapie geplant werden.“

Die laufende Kortisonmedikation (8 mg Methylprednisolon) wurde daraufhin nach einer Woche beendet, 14 Tage später kommt die Patientin mit einem protrahierten Asthmaanfall erneut in die Klinik. Die letzten Nächte hatte sie zu Hause im Bett sitzend, mit ständiger Atemnot verbracht.

Diese Kasuistik steht für häufig zu beobachtende Mißverständnisse:
– Eine schwere Asthmaerkrankung, die im fünften Lebensjahrzehnt beginnt, ist mit großer Wahrscheinlichkeit *nicht* allergisch bedingt.
– Es ist *nicht* notwendig, vor einer Allergiediagnostik auf Kortison zu verzichten.
– Absetzen von Kortison bei schwerem Asthma kann zu einer lebensbedrohlichen Situation führen.

Notwendigkeit der frühzeitigen Allergiediagnostik und Allergenkarenz

Ein 40 Jahre alter Patient ist seit sieben Jahren Reisender für eine Getreidemühle. Beim „Plazieren der Ware“ (Verteilung der Mehlpackungen in Regale) ist er täglich Mehlstaub ausgesetzt. Seit zwei Jahren bemerkt er bei diesen Arbeiten Schnupfen, der ständig zunimmt. Schließlich verbraucht er in zwei Stunden 30 Papiertaschentücher. Vor einem Jahr habe der Schnupfen „schlagartig“ aufgehört. Statt dessen werden Husten und Engegefühl bemerkt. Einige Monate später wird eine Mehlstauballergie nachgewiesen (Hauttest auf verschiedene Mehlsorten positiv, RAST auf Getreidemischung 3, 1, Gesamt-IgE 298 U/ml). Dennoch wird die Arbeit, unterbrochen durch Urlaube und Krankschreibungen, weiter fortgesetzt. In den folgenden Monaten bleibt die Asthma-Symptomatik trotz Allergenkarenz bestehen. Ein weitgehend beschwerdefreier Zustand kann nur durch eine Kortison-Erhaltungsdosis von 10 mg Prednisolon in Verbindung mit inhalierbaren Steroiden und Bronchospasmolytika erreicht werden. Eine Lungenfunktionsprüfung ergibt unter dieser Therapie eine mittelgradige, nur teilweise reversible Atemwegsobstruktion.

– Die Mehlstaub-Allergie ist ein typisches Beispiel einer allergischen Atemwegserkrankung.
– Auf Initialsymptome im oberen Bereich des Respira-

tionstrakts folgt nach einiger Zeit der „Etagenwechsel".
– Das Auftreten eines Asthmas kann durch frühzeitge Karenz vermieden werden.
– Länger dauernde Exposition kann zu irreparablen Schäden führen.

Im vorliegenden Fall genügte bereits eine Krankheitsdauer von wenigen Monaten, um zu einer „Verselbständigung" des Asthmas zu führen; prognostisch wird auf Dauer eine Kortisonbehandlung notwendig sein.

Literatur

1. Barbee, R. A., W. Kaltenborn, M. D. Lebowitz, B. Burrows: Longitudinal changes in allergen skin test reactivity in a community population sample. J. All. Clin. Immunol. 79 (1987) 16–24.
2. Bischoff, E., B. Krause-Michel, D. Nolte: Zur Bekämpfung der Hausstaubmilben in Haushalten von Patienten mit Milbenasthma. Allergologie 9 (1986) 448–457.
3. Dahl, R., P. Venge: Role of the eosinophil in bronchial asthma. Eur. J. resp. Dis. (Suppl. 122) 63 (1982) 23–28.
4. Malling, H.-J., S. Dreborg, B. Weeke: Diagnosis and immunotherapy of mould allergy. Allergy 41 (1086) 57–67.
5. Roitt, I., J. Brostoff, D. Male: Hypersensitivity – Type I. In: Roitt, I., J. Brostoff, D. Male (eds.): Immunology, pp. 19.2. Gower, London 1985.
6. Schultze-Werninghaus, G.: Mediatoren bei Asthma bronchiale. Allergologie 8 (1985) 79–89.

Weiterführende Literatur

Mygind, N.: Essential Allergy. Blackwell Scientific Publications 1986.

12 Radiologische Untersuchungen

Hans Stephan Stender

Inhalt

Röntgenuntersuchungen des Thorax werden durchgeführt, um Erkrankungen der Thoraxorgane zu erkennen, ihre Organzuordnung festzulegen, den Krankheitsverlauf zu beurteilen und im Rahmen von Umgebungsuntersuchungen infektiöse Lungenprozesse frühzeitig nachzuweisen. Zur Untersuchung werden Übersichtsaufnahmen und Durchleuchtungen in verschiedenen Projektionsrichtungen (Projektionsradiographie) und zunehmend (zur Klärung spezieller Fragestellungen) Schnittbildverfahren, Computertomographie und Kernspintomographie eingesetzt. Bei der Durchführung und Auswertung der Ergebnisse der verschiedenen Untersuchungsverfahren müssen anatomische sowie physiologische Voraussetzungen berücksichtigt werden.

1   Anatomie

Die große Tiefenausdehnung des Thorax und die deutlichen Dichteunterschiede der einzelnen Gewebe führen im Projektionsradiogramm zu Vergrößerungen, Verzeichnungen und Vielfachüberlagerungen anatomischer Strukturen. Die unterschiedliche Dicke der Thoraxwand schwächt die Strahlung verschieden stark und beeinflußt die Abbildung und die Erkennbarkeit der einzelnen Elemente, vor allem in den lateralen Thoraxpartien. Außerdem überlagern die Rippen und das Zwerchfell große Abschnitte der Lunge (40–60%) und verschlechtern so die Darstellung pathologischer Details. Auch Herz und Mediastinum erschweren die Abbildung der vor oder hinter ihnen gelegenen Lungenteile.

Die Gefäße der Lunge bilden eine unregelmäßige Grundstruktur, die die Abbildungsschwelle und die Erkennbarkeit kleiner pathologischer Veränderungen durch das Strukturrauschen deutlich herabsetzen. Das unruhige Gefäßmuster führt dazu, daß isolierte kleine rundliche Herde in der Lunge erst wahrnehmbar abgebildet werden, wenn sie größer als 4–5 mm sind [19, 24a, 35]. Lineare Strukturen, die orthograd getroffen werden, stellen sich schon dar, wenn sie einen Durchmesser von weniger als 1 mm besitzen, wie Abbildungen der interlobären Pleura, der gering verdickten interlobulären Septen und der dickeren Bronchuswände zeigen.

Die Bewegungen des Herzens und der zentralen Lungengefäße, die auf das Lungengewebe übertragen werden, rufen Unschärfen der abgebildeten Lungenstrukturen und der Gefäße hervor. Hierdurch können perivaskuläre Verschattungen, unscharfe Herdkonturen und Parenchymverdichtungen vor allem parakardial vorgetäuscht werden. Die Belichtungszeit der Lungenaufnahmen muß daher so kurz gewählt werden, daß die mitgeteilten Bewegungen (20–200 mm/sec) als Störfaktor weitgehend ausgeschaltet werden [1a, 50]. Es soll daher eine Kurzzeitexposition unter 10 Millisekunden angestrebt werden. Generell soll die Belichtungszeit 40 Millisekunden nicht überschreiten, wie eine kritische Auswertung von über 500 Lungenaufnahmen ergeben hat [47]. Wenn Aufnahmen in Weichstrahltechnik angefertigt werden, können die „Bewegungsunschärfen" durch den hohen Kontrast zu Pseudoschärfen führen, so daß Strukturen dabei vergrößert abgebildet oder Herde vorgetäuscht werden.

2   Untersuchungsmethoden

2.1 Basisuntersuchung

Aus ärztlicher Sicht muß die Thoraxaufnahme die für die Diagnosestellung wichtigen Details darstellen und daher bestimmte *Bildmerkmale* erfüllen. Hierzu gehören bei der a.-p.-Aufnahme (Abb. 12–1a)

– die symmetrische Darstellung des Thorax
– die Abbildung der kleinen Gefäße in der Lungenperipherie
– eine gute Transparenz im Bereich der kostopleuralen Grenze von der Lungenspitze bis zum Zwerchfell

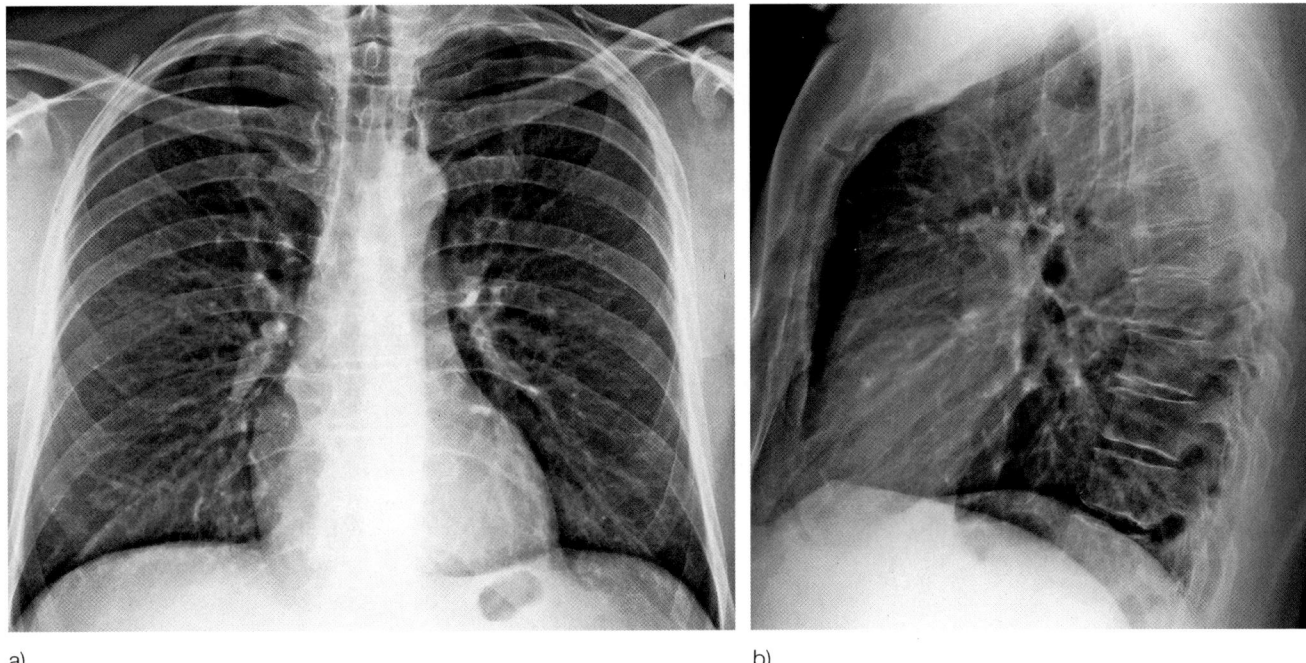

a)   b)

Abb. 12–1 Normaler Thoraxbefund mit guter Darstellung der charakteristischen Bildmerkmale.

a) Röntgen-Thoraxaufnahme im posterior-anterioren Strahlengang

b) Röntgen-Thoraxaufnahme im seitlichen Strahlengang.

– die scharfe Darstellung der Lungengefäße, des Herzrandes und des Zwerchfells
– eine ausreichende Einsicht in die retrokardiale Lunge und das Mediastinum

Kritische Strukturen der Lungenaufnahme sind die kleinen retikulären und rundlichen Details in der Lungenperipherie (Abb. 12–2) und im Lungenkern, die feinen Gefäßschatten, die linearen Strukturen in der Peripherie, die scharfe Begrenzung der größeren Lungengefäße und die ausreichende Erfassung der retrokardialen Lunge und der mediastinalen Grobstrukturen.

Als Bildelemente sollen rundliche und irreguläre Details von 0,7–1,0 mm und lineare Strukturen von 0,3 mm wahrnehmbar sein.

Die *seitliche Thoraxaufnahme* (Abb. 12–1b) in typischer Projektion bildet tangential das Sternum, die Brustwirbelsäule und die sich deckenden dorsalen Rippen ab. Der Herzrand und die großen Gefäße sollen scharf begrenzt sein. Das Seitenbild eröffnet trotz vielfältiger Überlagerungen Einblicke vor allem in die retrosternalen, retrohilären (Abb. 12–3) und paramediastinalen Lungenpartien sowie das Mediastinum mit den großen thorakalen Gefäßen. Durch Überlagerung sind die Darstellung und Erkennung feiner Strukturen deutlich eingeschränkt, aber Rundherde, kleine Flä-

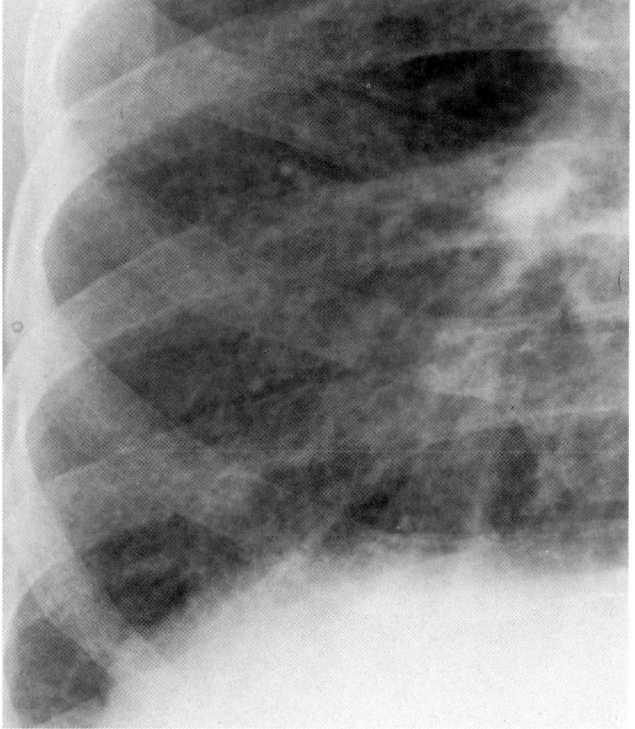

Abb. 12–2 Ausschnittsaufnahme bei einem Patienten mit Lungenfibrose. Retikuläre Strukturvermehrung und kleine, unregelmäßige Fleckschatten bei chronischer Arthritis.

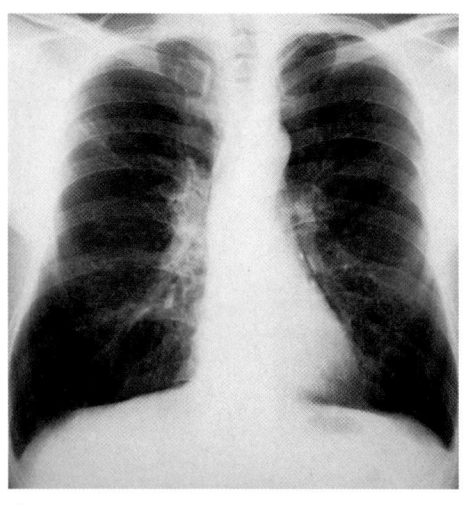
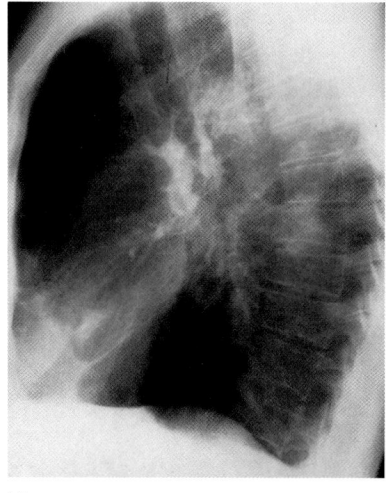
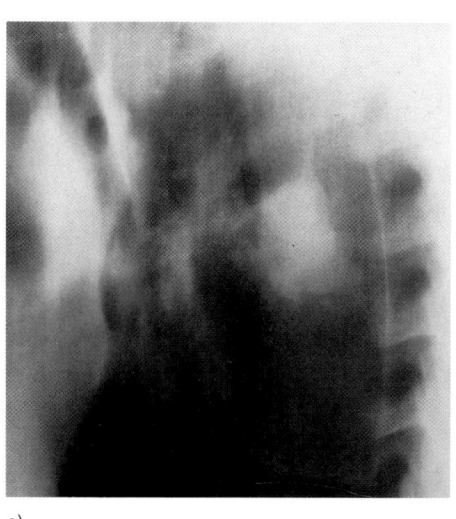

a)   b)   c)

Abb. 12–3 Thoraxaufnahmen in zwei Ebenen. Bronchialkarzinom im superioren Unterlappensegment rechts. Umschriebene ältere entzündliche Veränderungen im rechten Oberlappen und in der Lingula. Kleine Pleuraschwarte links.
a) p.-a.-Aufnahme: Die zentralen und hilären Strukturen rechts erscheinen vermehrt; im rechten lateralen Oberfeld umschriebene fleckige Verschattungen

b) seitliche Aufnahme: Retrohilär stellt sich im superioren Unterlappensegment eine größere unregelmäßig begrenzte Verschattung dar. Umschriebene Verdichtungen in der Lingula.
c) Schichtaufnahme seitlich: Große unregelmäßig begrenzte, homogene Verschattung hinter dem Hilus im 6. Segment.

chenschatten und interlobäre Veränderungen, die im p.-a.-Bild durch Hilus, Rippen, Mediastinum oder Herz verdeckt sind, werden sehr häufig erkennbar, so daß die seitliche Thoraxaufnahme eine eindeutige Erweiterung der diagnostischen Aussage liefert. Sie sollte daher bei allen Patienten mit dem Verdacht auf ei-

ne Lungenerkrankung und bei solchen, die älter als 40–50 Jahre sind, im Rahmen der Basisuntersuchung angefertigt werden.

Aufnahmetechnische Anforderungen an p.-a.-Aufnahmen sind

– Generator und Röntgenröhrenleistung 30 kW und mehr
– zuverlässige Schaltzeiten kürzer als 40, besser 10 ms (Abb. 12–4)
– Aufnahmespannung 125 (110–140) kV
– Streustrahlenraster 8–12/40
– Fokus-Film-Abstand 180 (150–200) cm
– Film-Folien-Kombination Empfindlichkeitsklasse 200
– Filme mit großem Bildumfang (L-Filme, low contrast)
– Systemauflösung nicht weniger als 3 Lp/mm
– mittlere optische Dichte D 0,8–1,2 über Schleier und Unterlage
– maximale optische Dichte im Lungenbereich nicht über D 2,0 über Schleier und Unterlage

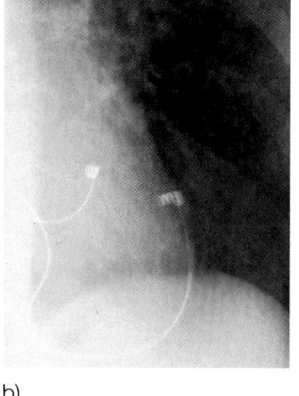

a)   b)

Abb. 12–4 Thoraxaufnahmen bei einem Patienten mit myokardialem Herzschrittmacher.
a) Expositionszeit der Aufnahme 10ms; scharfe Abbildung der metallischen Schrittmacherteile und der parakardial gelegenen Lungengefäße
b) Expositionszeit 35ms; unscharfe Darstellung der Metallteile und der parakardialen Lungengefäße. Bewegungsunschärfe.

Es ist nicht in allen Fällen möglich, eine Aufnahme anzufertigen, mit der Lungenparenchym, retrokardiale Lunge und Mediastinum in gleich gut beurteilbarer Weise dargestellt werden. In diesen Fällen kann abhängig von der Fragestellung eine weitere Aufnahme mit veränderter mittlerer optischer Dichte notwendig werden.

2.2 Durchleuchtung

Eine weitere wichtige ergänzende Untersuchung der ersten Stufe ist die Bildverstärker-Fernseh-Durchleuch-

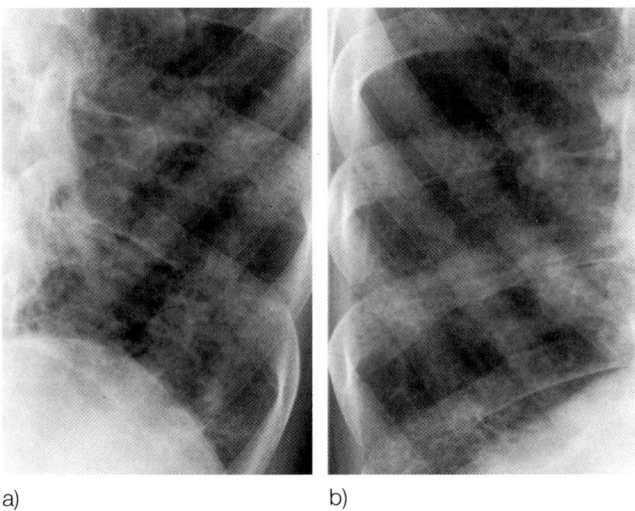

a)   b)

Abb. 12–5 Zielaufnahmen der latero-dorsalen Lungenpartie. Weiche streifige und grob-netzförmige Vermehrung der Lungenstruktur durch interstitiellen Lungenprozeß bei Lupus erythematodes visceralis.

tung mit der Möglichkeit, von kritischen Abschnitten der Lunge, der Pleura oder des Mediastinums in optimaler Einstellung gezielte Ausschnittsaufnahmen anzufertigen. Aussagekräftig sind bei feinen Parenchymveränderungen vor allem Schrägaufnahmen der unteren dorsolateralen Lungenpartien (Abb. 12–5) [2, 3].

Die Thoraxdurchleuchtung ermöglicht weiter eine gute räumliche Zuordnung pathologischer Prozesse der Lunge, der Pleura, des Mediastinums und der Rippen. Die Beobachtung der Atmung und der damit verbundenen Bewegungen des Zwerchfells, der Lungengefäße und des Mediastinums besitzt einen hohen diagnostischen Wert. Die Beobachtung einer pleuranahen Verschattung beim Hustenstoß erleichtert die Zuordnung der Veränderung zu Lunge, Pleura oder Thoraxwand. Die Differenzierung mediastinaler Strukturen kann durch die Kontrastmitteldarstellung der Speiseröhre verbessert werden. Die Thoraxdurchleuchtung wird auch im Rahmen der perkutanen Lungenpunktion und zur Kontrolle bei transbronchialer Biopsie eingesetzt, um eine eindeutige Herdlokalisation zu gewährleisten.

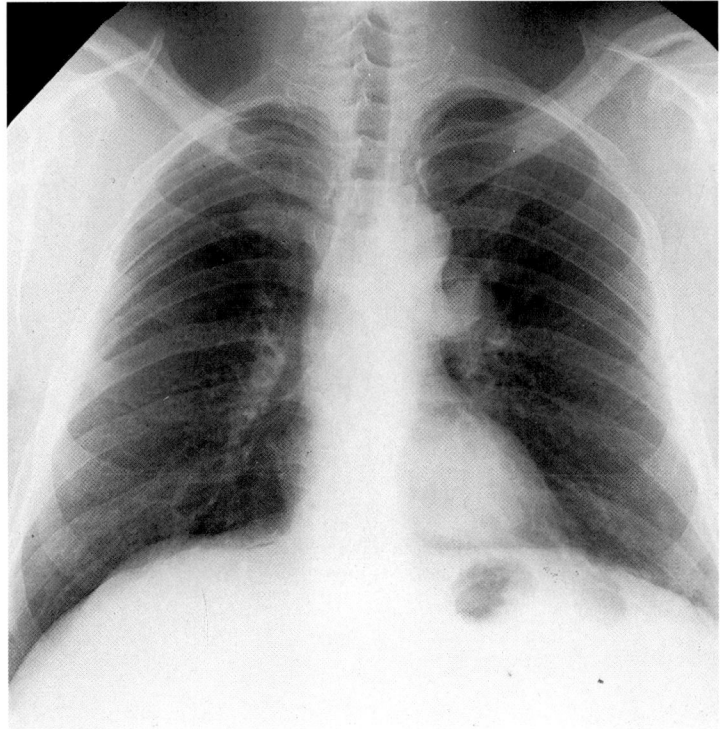

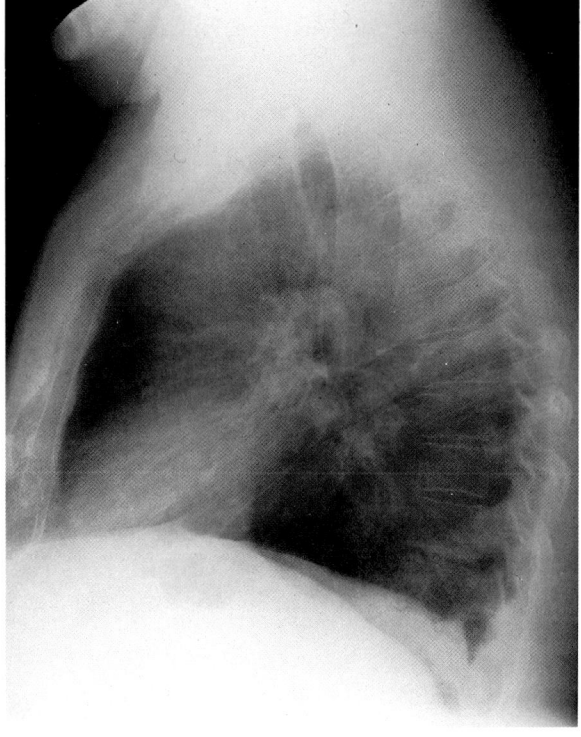

a)   b)

Abb. 12–6 Thoraxaufnahmen in zwei Ebenen (a, b) (Großbildverstärker). Rundherd im anterioren Segment (S3) paramediastinal in Projektion auf den linken Hilus; je ein kleiner Rundherd im linken und rechten lateralen Unterfeld. Die Durchleuchtung zeigt, daß die Rundherde in der Lunge gelegen sind (Metastasen).

2.3 Aufnahmen mit Indirekttechnik

Aufnahmen des Thorax im Mittelformat (100 × 100 mm) (Abb. 12–6) werden heute in guter Bildqualität und mit ausreichend kurzer Expositionszeit vom Großbildverstärker oder mit der kombinierten Bildverstärker-Spalt-Technik (Pulmodiagnost 100) hergestellt. Die Strahlenexposition des Patienten ist dabei gegenüber der Großaufnahme, vor allem aber gegenüber der bisherigen Schirmbildtechnik erheblich (auf weniger als ein Viertel) herabgesetzt.

2.4 Digitale Projektionsradiographie

Die digitale Bildaufzeichnung und Verarbeitung ermöglicht eine Optimierung der Röntgenuntersuchung des Thorax. Die Großflächendetektoren, wie hochauflösende Bildverstärker-Fernseh-Systeme oder Speicherleuchtstoff-Folien, aber auch die Zeilenabtastung mit dem Computertomographen (Topogramm, Scanogramm) bieten geeignete Aufzeichnungsverfahren. Bei der digitalen Lumineszenzradiographie wird das übliche Film-Folien-System durch Speicherleuchtstoff-Folien ersetzt [41 a]. Diese werden in eine bisher übliche Kassette plaziert und können an den bisherigen Aufnahmeplätzen und -positionen verwandt werden. Die

digitale Verarbeitung der Leuchtsignale kann bei der großen Dynamik des Systems durch Hochpaßfilterung, Grauwertetransformation, Addition und Subtraktion Lungenbilder liefern, die alle kritischen Bereiche in einer oder in mehreren Bildwiedergaben gut beurteilbar darstellen (Abb. 12–7). Das System ist sehr dosissparend, und Wiederholungsaufnahmen sind praktisch nicht notwendig. Das System ist zwar bisher teuer, erleichtert aber die Diagnostik vor allem dann sehr, wenn die Aufnahmen unter erschwerten Bedingungen (Bettaufnahmen, Notfallsituation, Intensivaufnahmen) angefertigt werden müssen.

2.5 Aufnahmen in besonderen Positionen

Liegen

Aufnahmen im Liegen, speziell Bettaufnahmen, besitzen in der Regel eine eingeschränkte Aussagefähigkeit. Der kürzere Fokus-Film-Abstand führt zu stärkeren Vergrößerungen und Verzeichnungen. Das häufig fehlende Streustrahlenraster verschlechtert den Bildkontrast, und die geringere Leistung der Röntgengeräte führt zu längeren Belichtungszeiten mit Bewegungsunschärfen. Durch den höheren Zwerchfellstand werden zusätzlich Lungenabschnitte überlagert und entziehen sich so der Diagnostik.

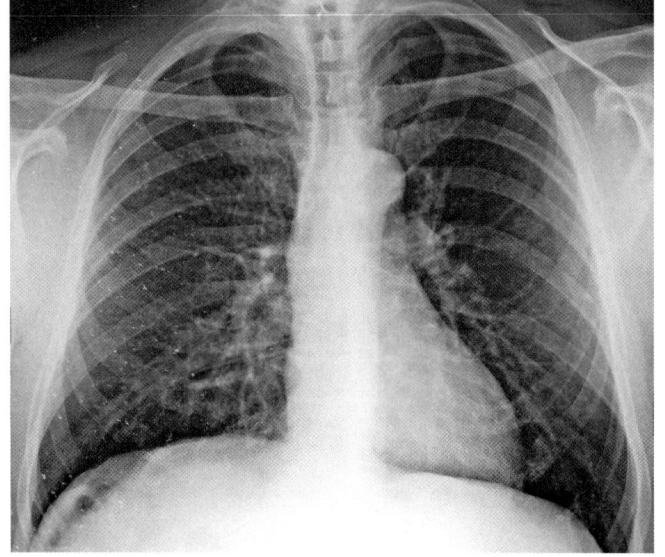

a)

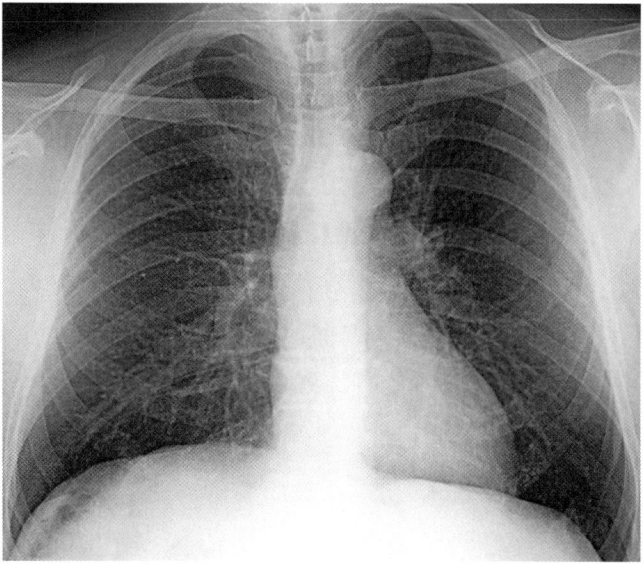

b)

Abb. 12–7 Digitales Lumineszenz-Radiogramm.
a) Bildwiedergabe angepaßt an den bisherigen Bildcharakter mit mäßiger Kontrastverstärkung

b) hochpaßgefiltertes Bild mit Kantenanhebung.

Inspiration und Exspiration

Aufnahmen in In- und Exspiration bringen bei einer Reihe von Fragestellungen wichtige Zusatzinformationen (Abb. 12–8). Regionale und einseitige Störungen der Belüftung, Ventilstenosen und zentrale Obstruktionen durch Tumoren, Fremdkörper und Lymphknotenkompression sowie einseitige Störungen der Zwerchfellbeweglichkeit liefern im In- und Exspirationsbild klärende Befunde. Ein schmaler Pneumothorax und ein kleiner Erguß sind häufig im Exspirationsbild besser nachzuweisen.

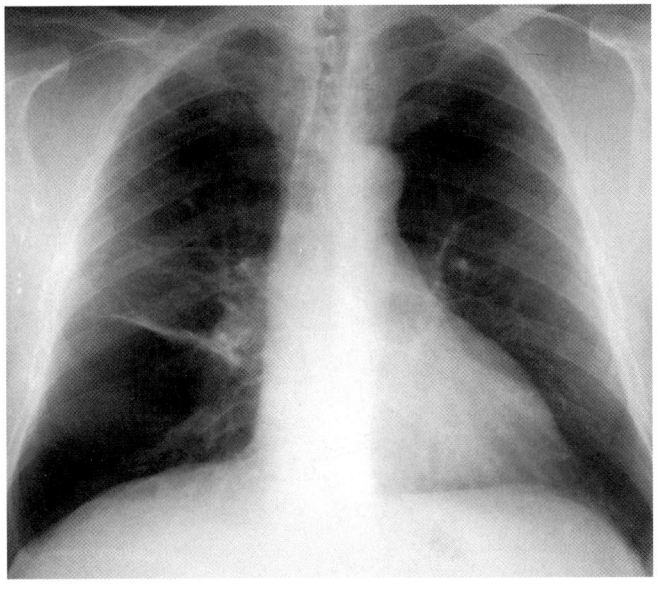

a)

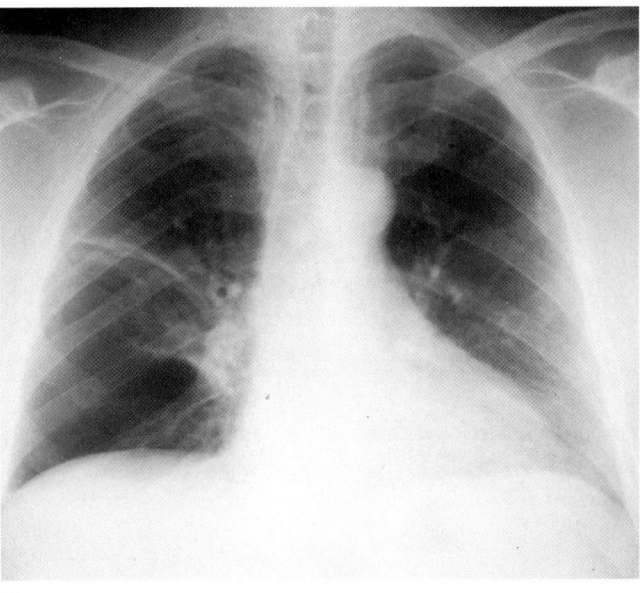

b)

Abb. 12–8 Thoraxaufnahmen in Inspiration (a) und Exspiration (b); große Emphysemblase im rechten Mittellappen, die sich in Exspiration nicht verkleinert; typisches Verhalten mit exspiratorischer Dichtezunahme der linken unteren Lungenpartien.

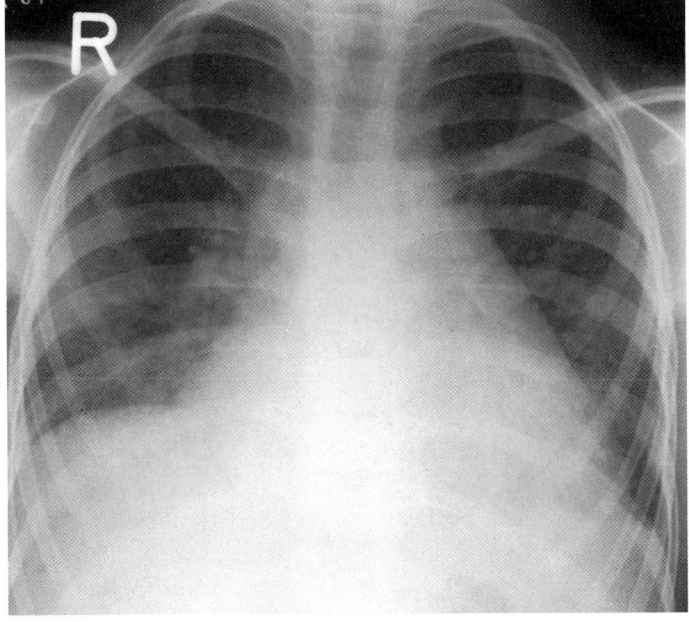

a)

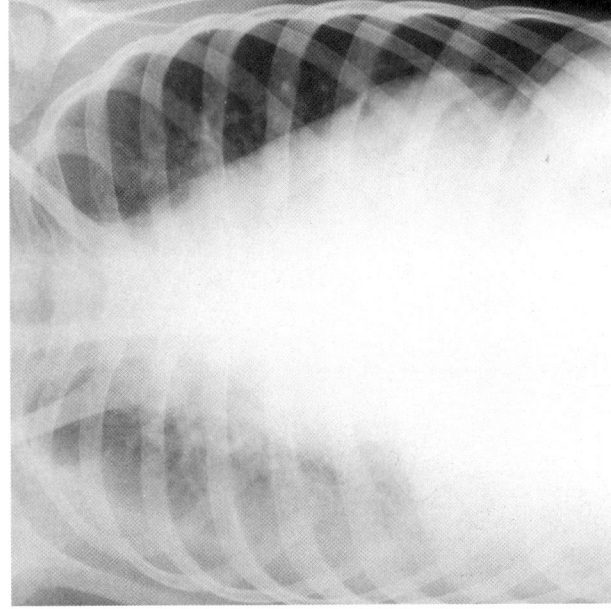

b)

Abb. 12–9 Thoraxaufnahmen mit subpulmonalem Erguß rechts.
a) Thoraxaufnahme im Stehen: Hochstehende Lungengrenze rechts, kleiner Winkelerguß links. Vergrößerter Herzschatten bei Perikarderguß.

b) Thoraxaufnahme in Rechtsseitenlage und horizontalem Strahlengang: Rechts läuft ein großer subpulmonaler Erguß in den kostalen und dorsalen Bereich aus.

Seitenlage

Thoraxaufnahmen in Seitenlage mit horizontalem Strahlengang sind besonders geeignet, kleine Pleuraergüsse (kleiner als 100 ml) und subpulmonale Ergüsse (Abb. 12–9) zu erfassen. Die Differenzierung einer vorwiegend einseitigen Pneumonie von einem Ödem kann durch eine mehrstündige Seitenlagerung erleichtert werden, da häufig eine Umverteilung der Ödemflüssigkeit zur aufliegenden Seite festzustellen ist.

Aufnahmen in Lordose, bei denen der Patient mit der oberen Rückenpartie dem Aufnahmestativ anliegt, verschaffen einen verbesserten Überblick der kranialen Lungenabschnitte, da die Rippenüberlagerung vermindert wird.

2.6 Röntgenschichtverfahren

Die Röntgenschichtuntersuchung (Verwischungstomographie) stellt durch gegensinnige Bewegungen der Röntgenröhre und des Röntgenfilmes, die um einen gewählten Drehpunkt im Patienten erfolgt, das Gewebe, das in der Drehpunktebene gelegen ist, scharf dar,

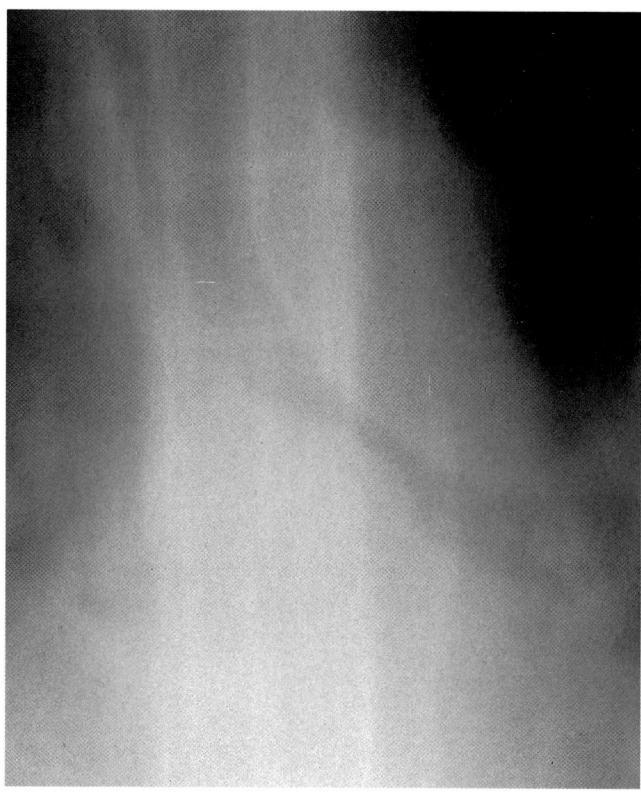

Abb. 12–11 Schichtaufnahme der Trachealbifurkation und der Hauptbronchien. Lineare Verwischung, Tiefe 9 cm.
Einengung des linken Hauptbronchus von medio-kaudal auf ein Drittel des normalen Durchmessers bei Metastasen in den Bifurkationslymphknoten.

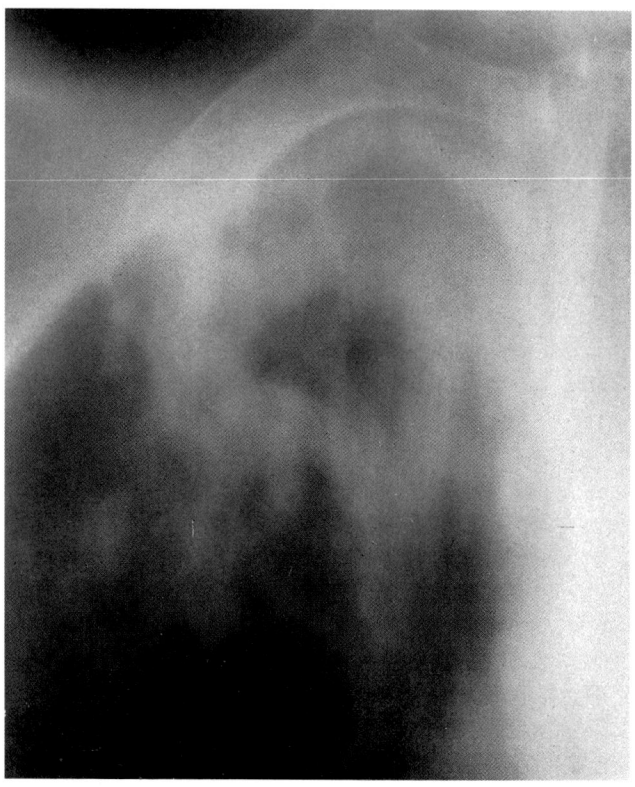

Abb. 12–10 Schichtaufnahmen in linearer Verwischung. Große Kaverne bei reaktivierter exsudativer Lungentuberkulose.

während die davor oder dahinter gelegenen Partien verwischt werden. Die Schichtbewegung kann linear oder mehrdimensional durchgeführt werden [51, 53]. Parenchymveränderungen und Rundherde mit Hohlraumbildungen (Abb. 12–10) und Verkalkungen, Einengungen der Bronchien (Abb. 12–11) und Verlagerungen bzw. Verziehungen der Lungengefäße sind im Schichtbild gut zu beurteilen. Hilusnahe Verdichtungen und Lymphknotenvergrößerungen stellen sich gut erkennbar dar. Die Analyse des zentralen Bronchialbaumes und des Hilus wird durch Schichtung in 55°-Schräglage infolge besserer Übersichtlichkeit der anatomischen Strukturen erleichtert (Abb. 12–12) [20, 29]. Eine größere Treffsicherheit kann auch durch Verwendung von externen Metallfiltern erreicht werden, vor allem wenn Hilus und Mediastinum gleichzeitig beurteilt werden sollen.

Die Ganzlungenschichten, die häufig zur Entdeckung kleiner Rundherde (Metastasen) angefertigt werden, besitzen gegenüber der Computertomographie eine wesentlich geringere Treffsicherheit.

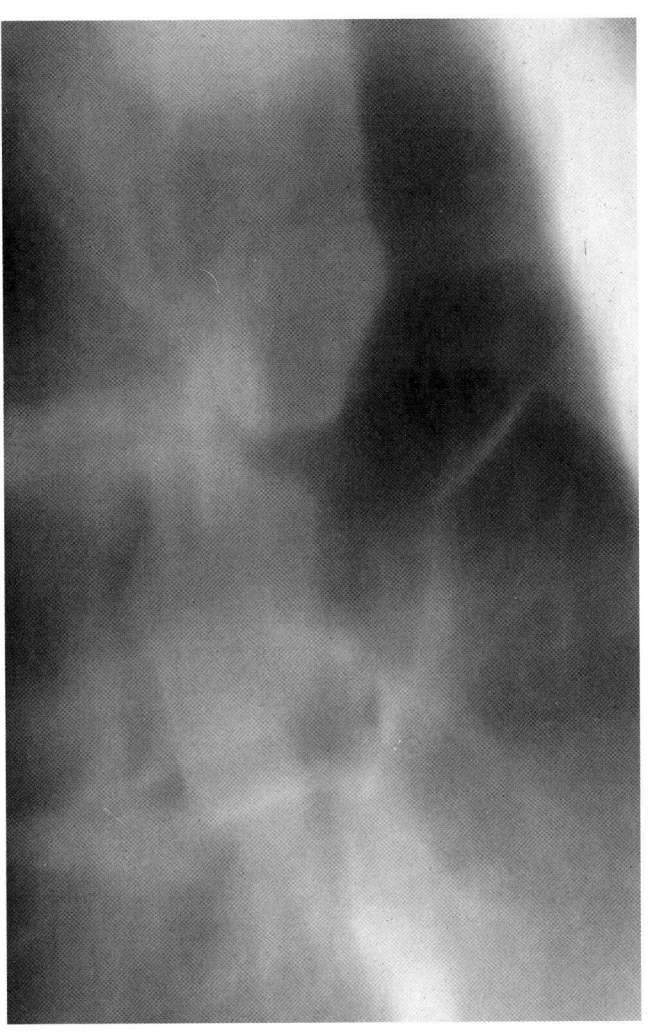

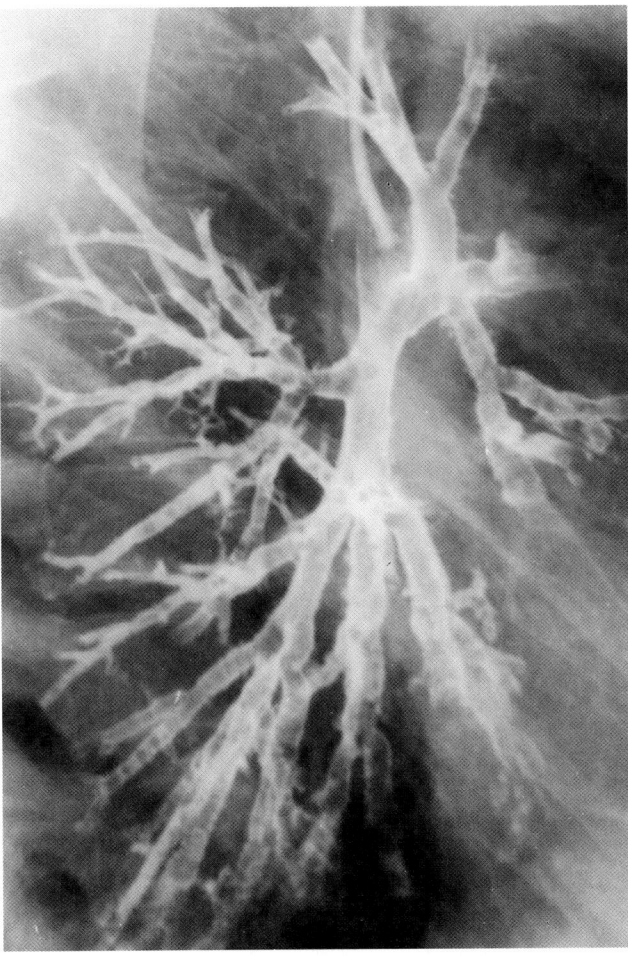

Abb. 12–12 Schichtaufnahme in 55° Schrägrechtslage. Einengung des rechten Oberlappenbronchus distal mit Stenose der Segmentäste. Verdickung der lateralen Wand des rechten Hauptbronchus durch Tumorinfiltration bei Bronchialkarzinom.

Abb. 12–13 Bronchogramm des linken Bronchialbaums. Gute Darstellung der Bronchien des Unterlappens, dabei sind die Äste der Segmente 8, 9 und 10 erweitert und peripher durch Sekretfüllung nur unvollständig dargestellt. Dilatation der zentralen Abschnitte der Lingulabronchien. Es liegen Bronchiektasen vor. An den zentralen Bronchien kleine Aussackungen durch erweiterte Bronchialdrüsen bei chronischer Bronchitis.

2.7 Bronchographie

Nach Einführung der Fiberbronchoskopie besitzt die Bronchographie nur noch ein begrenztes Indikationsgebiet. Sie wird vor allem zur Feststellung der Ausdehnung von Bronchiektasen (Abb. 12–13) bei rezidivierenden Pneumonien, peripheren Bronchusstenosen und zur Entdeckung von Fisteln eingesetzt, die zu Pleura, Mediastinum oder Abdomen ziehen. Die Bewegungsvorgänge des Bronchialbaums und die Instabilität einzelner Bronchuswandabschnitte sind gut durch Serienaufnahmen in In- und Exspiration (Abb. 12–14) [49] oder mit der Cinebronchographie [14] darzustellen.

2.8 Angiographie

Pulmonalis-Angiographie

Der Indikationsbereich ist begrenzt, z. B. bei dringendem Verdacht auf größere Lungenembolien, Arterienverschlüsse oder Anomalien der Lungengefäße mit Aneurysmen bzw. arteriovenösen Fisteln. Die Durchführung erfolgt über einen transvenös zugeführten Katheter vom Pulmonalisstamm (Abb. 12–15), dem rechten oder linken Hauptast, einer Segmentarterie oder in Wedge-Position. Im Wedge-Angiogramm, bei dem der Katheter bis zum Verschluß eines kleinen Pulmonalisastes vorgeschoben wird, stellen sich dann nach vorsichtiger Kontrastmittelinjektion die kleinen Gefäße im

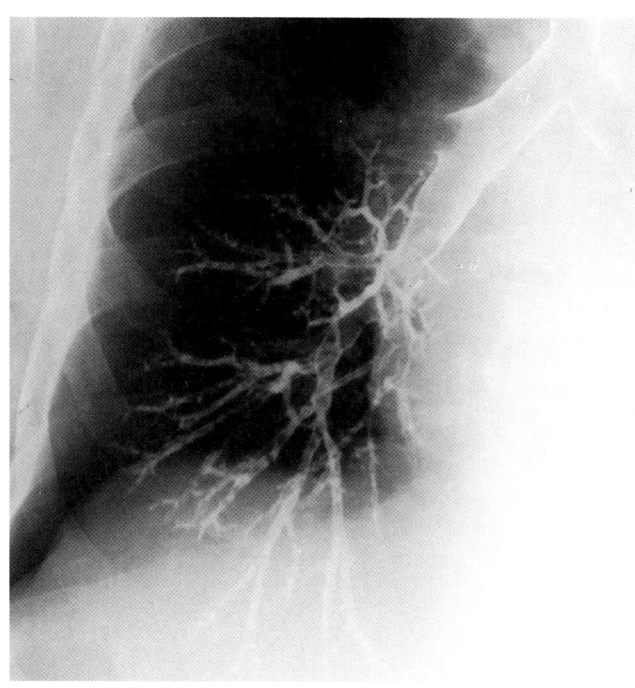

a)

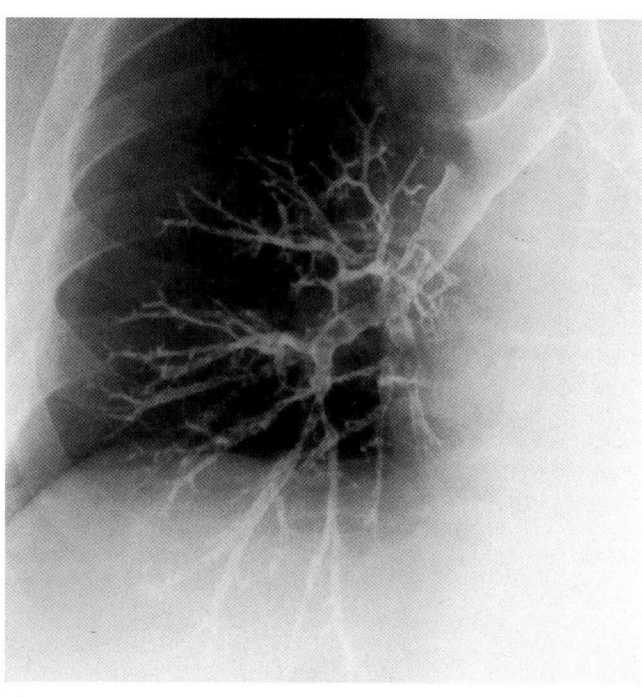

b)

Abb. 12–14 Bronchogramm in Inspiration (a) und Exspiration (b) bei chronischer Bronchitis mit Bronchuswandinstabilität. Zirkuläre Einengungen der zentralen Aufzweigungen der Subsegmentbron-chien, vor allem des postero-basalen Segmentbronchus. In Exspiration Zunahme der zentralen Einengung, mit teilweiser Erweiterung der distalen Bronchuslumina.

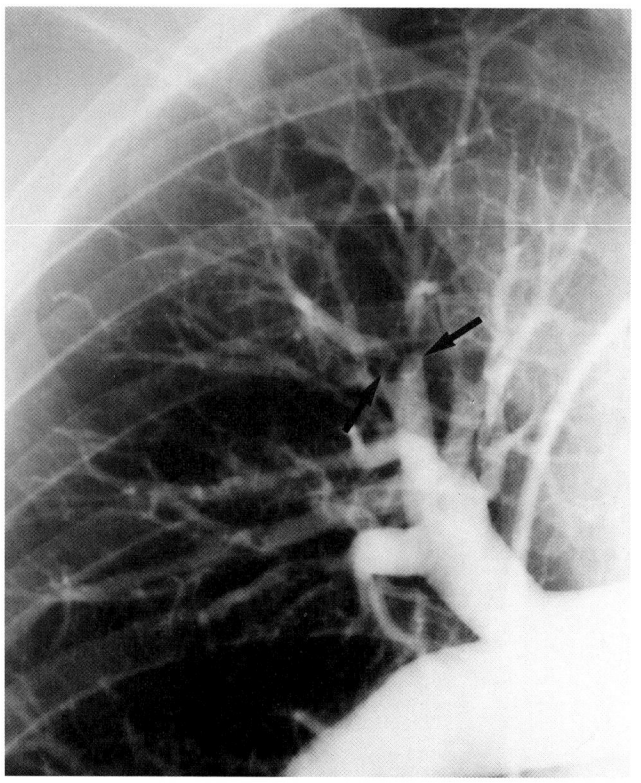

Abb. 12–15 Pulmonalisangiogramm (Ausschnitt des rechten Oberlappens). Zentrale Darstellung des Truncus anterior und der A. intermedia. Umschriebene Einengung der Aufzweigungen der apikalen Segmentarterie nach vorausgegangener Embolie.

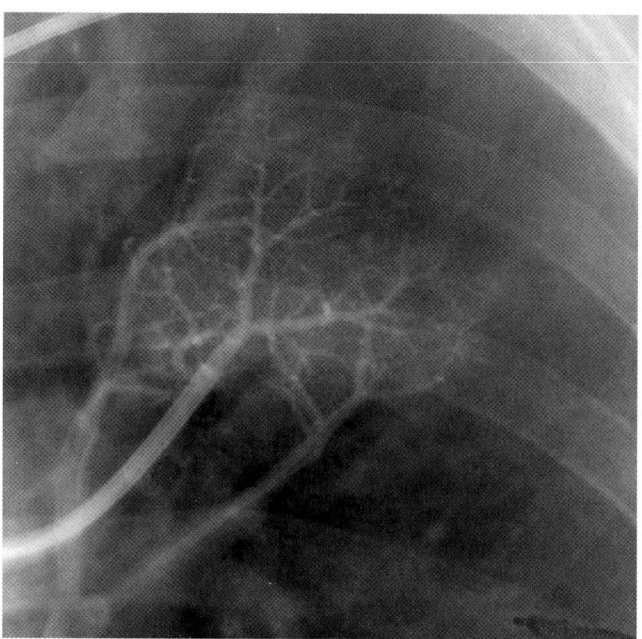

Abb. 12–16 Wedge-Angiogramm. Darstellung einer prälobulären Arterie, feine intralobuläre Gefäße und peripher zwei abführende Lungenvenen. Mäßig intensive „Kapillarschleier".

Lobulus dar (Abb. 12–16). Bei normalem Gefäßnetz führt die Kontrastmittelanfärbung zu einem dichten homogenen Schleier (Kapillarschleier), der bei fibrosierenden oder emphysematösen Parenchymprozessen unregelmäßig aufgelockert erscheint oder ganz fehlt als Zeichen für Funktionsausfälle. Die Kombination der Wedge-Angiographie mit der Vergrößerungstechnik liefert eindrucksvolle Bilder der feinen Gefäßarchitektur [55].

Digitale Subtraktionsangiographie

Die Darstellung des Pulmonalkreislaufes kann auch mit der digitalen Subtraktionsangiographie (DSA) erfolgen, wobei das Kontrastmittel entweder mit hohem Flow in eine Armvene appliziert oder über einen transvenös zugeführten Katheter in die Vena cava superior oder in einen größeren Pulmonalisast injiziert wird (Abb. 12–17). Diese Technik sollte als erstes Verfahren eingesetzt werden, wenn der Patient 10–15 Sekunden die Luft anhalten kann. In der Diagnostik der Lungenembolien ist die Methode ausreichend leistungsfähig

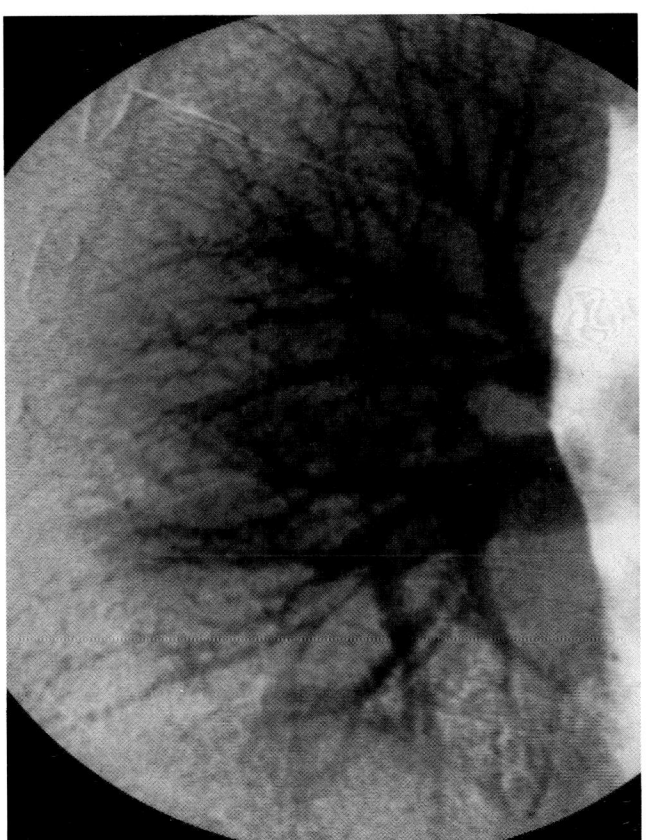

Abb. 12–17 Intravenöses Subtraktionsangiogramm der rechten Pulmonalarterie mit Darstellung bis in die Lungenperipherie. Rechts am Rand ist die Vena cava superior dargestellt.

und sollte bei unklaren szintigraphischem Befund durchgeführt werden. Auch größere Gefäßanomalien sind gut beurteilbar abzubilden.

Bronchialarteriographie

Die Darstellung der Bronchialarterien erfordert eine selektive Kathetersondierung von der Aorta aus. Das Bronchialarteriogramm zeigt deutliche Veränderungen bei Bronchialtumoren, Bronchiektasen und bei kongenitalen Herzanomalien mit kompensatorisch erweitertem Bronchialkreislauf. Das Bronchialarteriogramm kann auch zur Aufdeckung von Blutungsquellen beitragen.

Mediastinale Phlebographie

Eine Indikation besteht bei Einflußstauung durch Einengung oder Verschluß der V. cava superior. Das Kontrastmittel wird dabei in die Armvenen beiderseits schnell injiziert. Die Abbildung der Kontrastmittelpassage durch die V. cava wird durch Zielaufnahmen, besser aber in Großbildserie oder DSA aufgezeichnet.

2.9 Schnittbildverfahren

2.9.1 Computertomographie

Die Computertomographie stellt transversale Thoraxschnitte überlagerungsfrei dar. Durch eine geeignete Fensterwahl (Lage und Breite des CT-Wertebereichs) werden das Lungenparenchym, die größeren Gefäße und Bronchien, die Hili, das Mediastinum mit seinen Strukturen und die Thoraxwand gut beurteilbar abgebildet. Die Lage des Fensters muß so gewählt werden, daß der mittlere Dichtewert dem zu analysierenden Gewebe (z.B. Lungenparenchym oder Mediastinum) entspricht (Abb. 12–18). Wenn die wahre Größe einer umschriebenen normalen oder pathologischen Struktur bestimmt werden soll, darf die Schichtdicke die Detailgröße wegen des Partialvolumeneffektes nicht überschreiten. Bei niedriger Fensterlage (Ausschnittsabbildung) stellen sich die Lungengefäße und Rundherde sonst vergrößert dar. Dieser Effekt führt auch dazu, daß kleine Parenchymverdichtungen, z.B. kleine Metastasen von 2–3 mm, die auf der Thoraxübersichtsaufnahme nicht nachzuweisen sind, im CT erfaßt werden [7, 8].

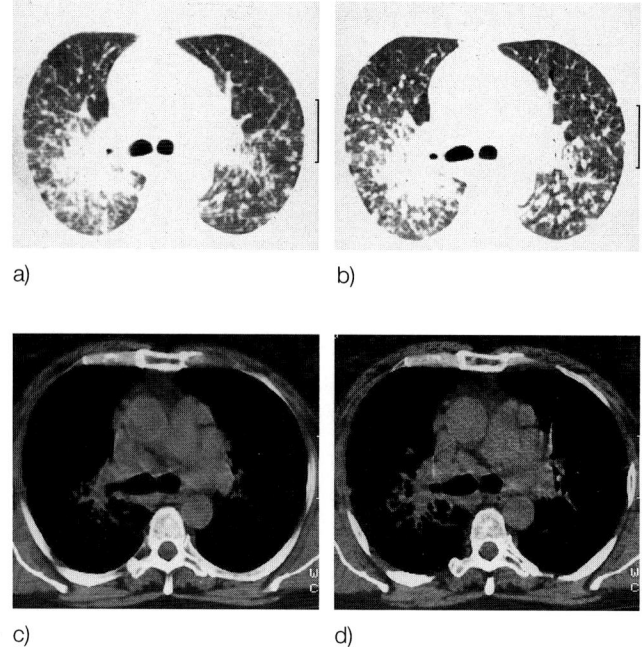

a)   b)

c)   d)

Abb. 12–18 Computertomogramm. Lymphangiosis carcinomatosa der Lunge und ausgedehnte Lymphknotenmetastasen im Hilus und Mediastinum.
a) und b) Lungenfenster: Fensterlage –800, Weite 800; Schnittdicke 8 mm (a), Schnittdicke 2 mm (b).
c) und d) Weichteilfenster: Fensterlage +40, Weite 400; Schnittdicke 8 mm (c), Schnittdicke 2 mm (d).

Die hochauflösende Computertomographie der Lunge, die mit einer Schichtdicke von 1–2 mm, einer Matrix von 512 × 512 mm, unterschiedlichem Faltungskern und Ausschnittsvergrößerungen arbeitet (Abb. 12–19), eröffnet die Möglichkeit, auch kleine subazinäre Herde, intraazinäre septale Verbreiterungen und perivaskuläre Verdichtungen sowie den wabigen Umbau bei der Lungenfibrose im Schnittbild darzustellen. Ausgedehnte Verdickungen der Alveolarsepten führen dabei zu einer diffusen Dichteminderung der betroffenen Lungenbezirke.

Die Dichtebestimmung (CT-Werte, Houndsfield-Einheiten [HE]) der Lungenrundherde kann Hinweise auf ihre Ätiologie geben, wobei CT-Werte größer als 165 HE mit großer Wahrscheinlichkeit für die Benignität der Veränderung sprechen [41]. Die Computertomographie gestattet zusätzlich Bilder in unterschiedlichen Atemlagen (Abb. 12–20) und eine Densitometrie der Lunge mit der Bestimmung des Gasgehaltes in maximaler Inspiration (TLC), normal tiefer Ausatmung (FRK) und maximaler Ausatmung (RV) sowie bei Emphysem, Fibrose und Ödem [8].

Zur Analyse der Hilusstrukturen ist oft die intravenöse Kontrastmittelapplikation (Bolus-Injektion) erforderlich (Abb. 12–21). Dabei lassen sich Gefäße von vergrößerten Lymphknoten und Tumoren gut unterscheiden.

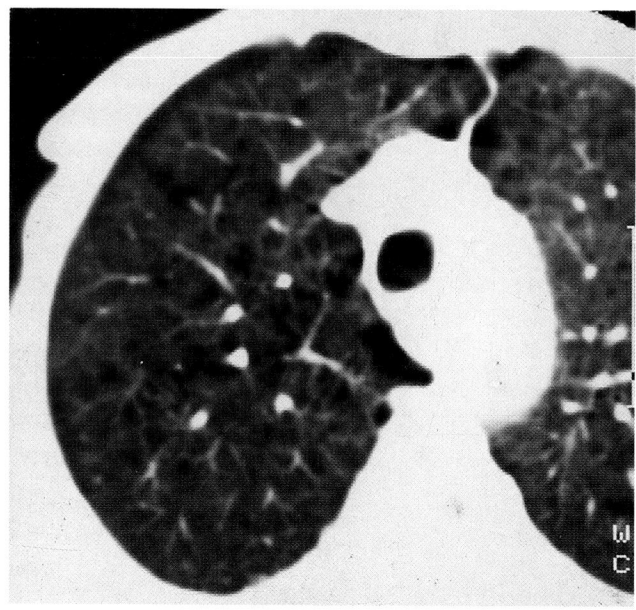

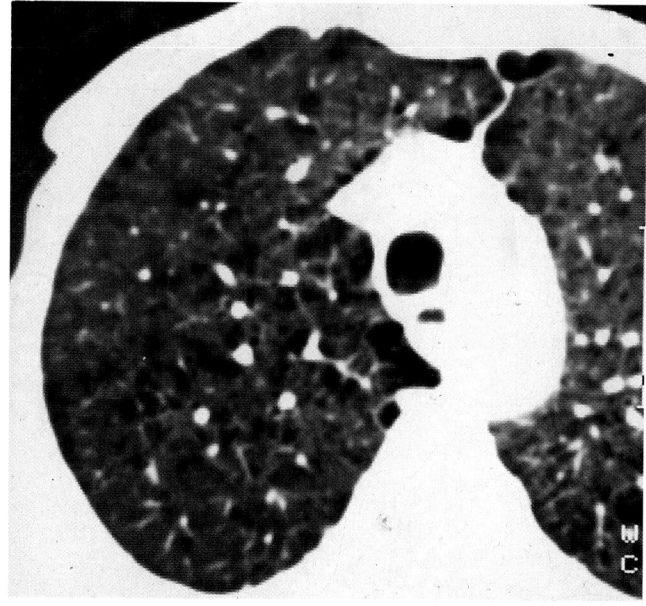

a)   b)

Abb. 12–19 Computertomogramm. Ausschnitt des rechten Oberlappens.
a) 8-mm-Schicht. b) 2-mm-Schicht. Im hochauflösenden Compu-

tertomogramm (b) Darstellung der feinen Zweige der peripheren Pulmonalgefäße. Kleine, vor allem subpleural gelegene Emphysemblasen.

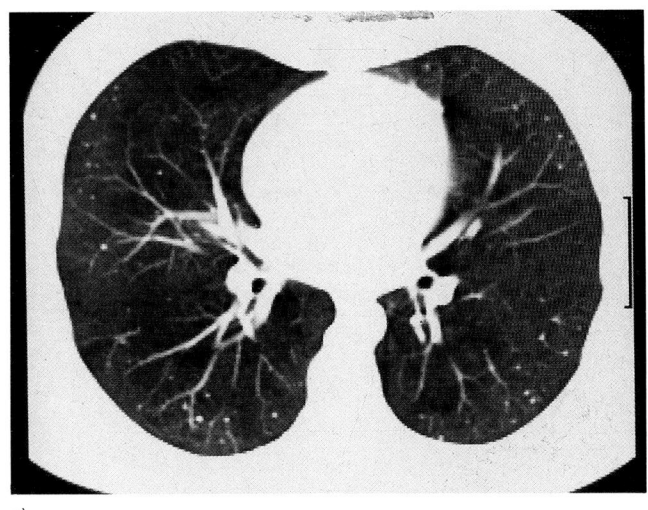

a)

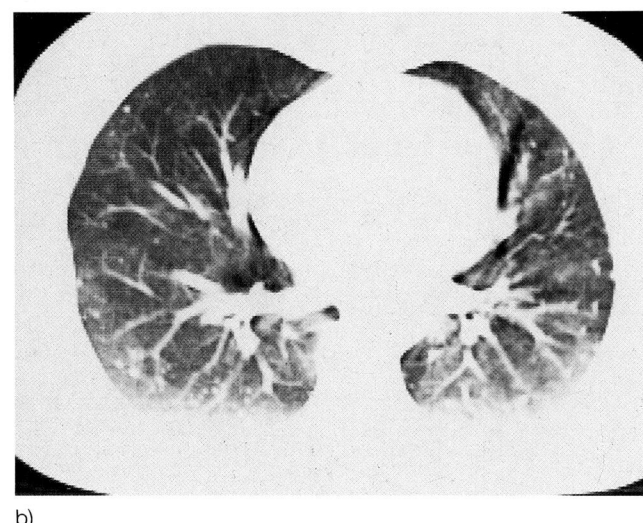

b)

Abb. 12–20 Computertomogramm. a) in Inspiration (TLC). b) in mäßiger Exspiration (FRC). Darstellung kleiner, in der Lungenperipherie gelegener rundlicher Herde (a), die in Exspiration (b) in dem dichteren Lungengewebe größtenteils untergehen.

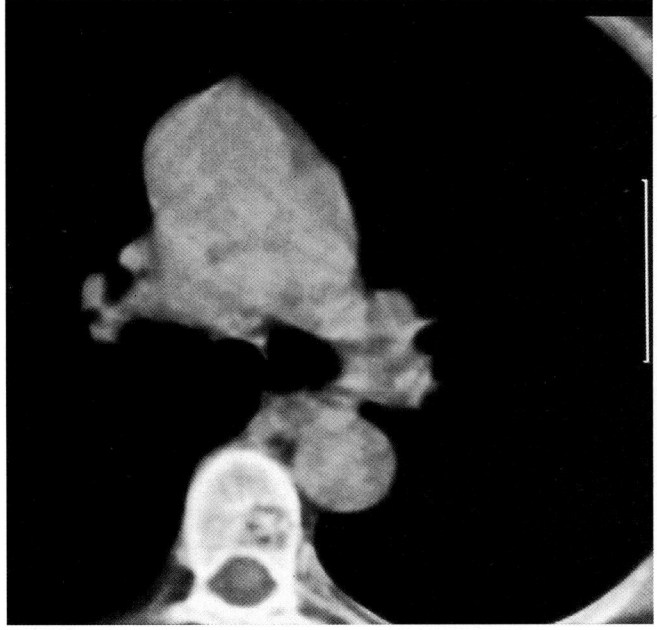

a)

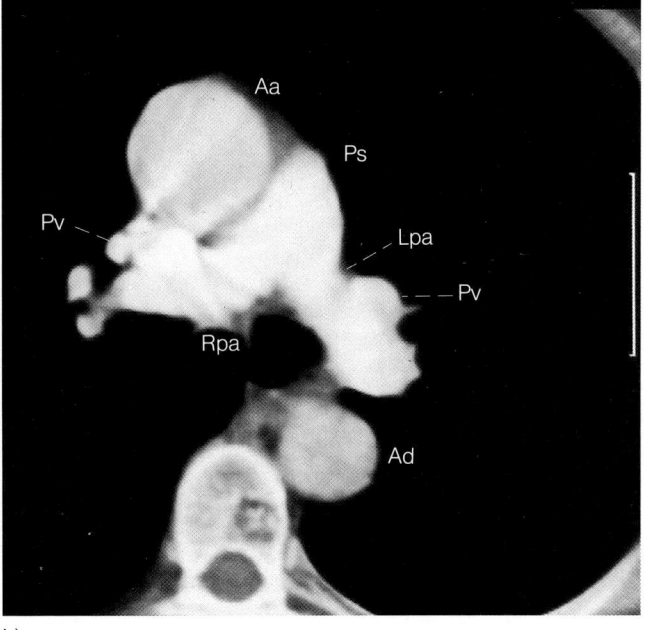

b)

Abb. 12–21 Computertomogramm-Ausschnitt des Mediastinums, dicht unterhalb der Trachealbifurkation, ohne (a) und mit Kontrastmitteldarstellung (b) des Pulmonalisstamms und der abgehenden rechten und linken Pulmonalarterie sowie einiger zentraler Pulmonalvenen. Schwächere Kontrastierung der Aorta ascendens und descendens.
Aa = Aorta ascendens, Ad = Aorta descendens,
Ps = Pulmonalisstamm, Rpa = rechte Pulmonalarterie,
Lpa = linke Pulmonalarterie, Pv = Pulmonalvene.

Die Computertomographie bietet folgende Vorteile:

– Überlagerungsfreie Darstellung von nicht zuzuordnenden Lungen- und Pleuraprozessen
– Entdeckung kleiner Rundherde (vor allem Metastasen) (Abb. 12–22)
– Stadieneinteilung von Lungentumoren und mediastinalen Tumoren
– Klärung des Übergreifens pulmonaler Erkrankungen auf die Pleura oder das Mediastinum
– Zuordnung von Hilusveränderungen zu Gefäßen, Lymphknoten oder Tumoren

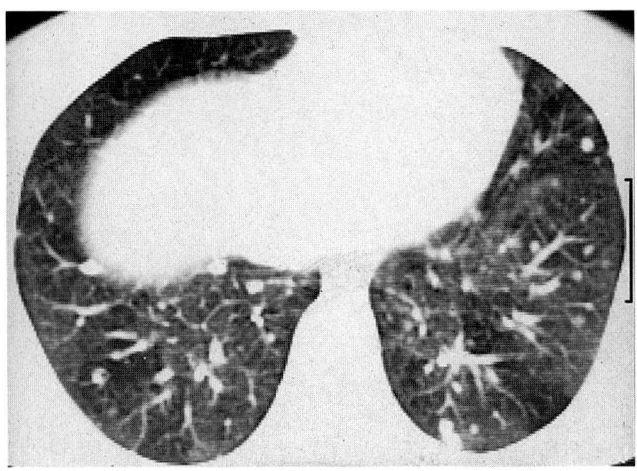

Abb. 12–22   Computertomogramm, Schnitthöhe dicht unterhalb der rechten Zwerchfellkuppel. In beiden basalen Unterlappen mehrere kleine Rundherde durch Lungenmetastasen bei Melanom. Diese Metastasen sind im Übersichtsbild der Lunge nicht zu erkennen.

– Entdeckung, Erkennung und Differenzierung von Veränderungen der Feinstruktur, speziell des intralobulären Interstitiums (hochauflösende CT)
– bessere Beurteilung (der Funktionseinschränkung) bei disseminierten pulmonalen Prozessen
– quantitative CT-Wertbestimmung zur Gewebecharakterisierung und regionalen Belüftungsanalyse.

2.9.2 Kernspintomographie

Die Kernspintomographie, die den physikalischen Effekt der Kernspinresonanz vor allem der Wasserstoffatome nutzt, erstellt Schnittbilder (Dicke 6–15 mm) des Thorax in praktisch allen Ebenen, wobei neben trans-

versalen Schnitten die koronaren und sagittalen besonders instruktiv sind (Abb. 12–23). Die größeren Gefäße des Hilus und Mediastinums werden nativ dargestellt [27, 42, 45, 56, 58]. In der Diagnostik des Mediastinums und der Thoraxwand bringt die Kernspintomographie zusätzliche übersichtliche Befunde. Zur Klärung von Lungenparenchymveränderungen kann sie bisher wenig beitragen. Ein Übergreifen pulmonaler Prozesse auf das Mediastinum oder die Thoraxwand ist besser zu erkennen als mit den bisherigen Methoden. Eine Gewebedifferenzierung mit der Unterscheidung benigner und maligner Prozesse durch die Wahl geeigneter Meßsequenzen und Meßparameter ist bisher nicht möglich. Eine Verbesserung der Lungendiagnostik ist durch den Einsatz schneller Meßsequenzen zu erwarten, da die Störungen durch die Herz- und Atembewegung (Bewegungsartefakte) eingeschränkt werden können.

2.9.3 Sonographie

Die Anwendung der Sonographie wird im Thoraxbereich durch die Impedanzunterschiede zwischen Weichteilen und Luft sowie Knochen (Rippen, Sternum, Wirbelsäule) mit praktischer Totalreflexion stark eingeschränkt. Pleuraergüsse und -schwarten, Lungenprozesse, die der Thoraxwand oder dem Zwerchfell aufsitzen, Veränderungen im thoraxwandnahen vorderen Mediastinum und des Herzens sind der Sonographie zugänglich. Dabei kann zwischen soliden und liquiden Schallmustern unterschieden werden (Abb. 12–24 und 12–25):
– liquide Schallmuster: Erguß, Empyem, Hämatom, flüssigkeitshaltige Zyste, Aortenaneurysma

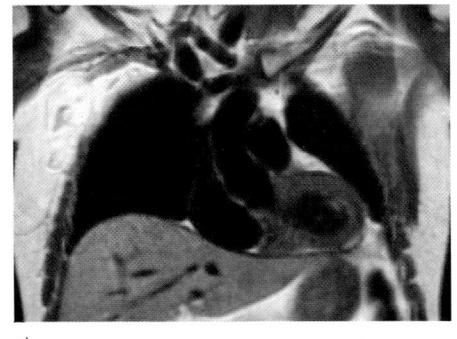
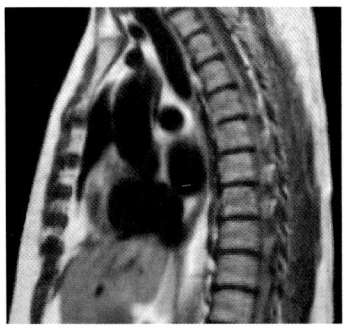
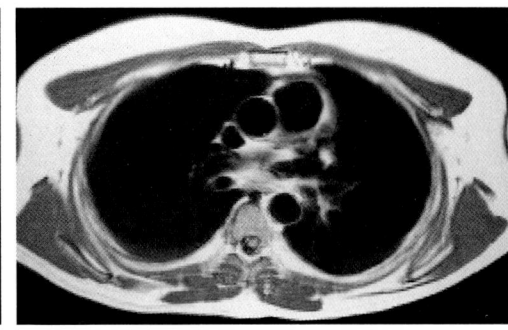

a)   b)   c)

Abb. 12–23   Kernspintomogramm des Thorax. Koronarer (a), sagittaler (b) und transversaler Schnitt (c) in Höhe der Trachealbifurkation. Übersichtliche Darstellung in den verschiedenen Schnittebenen. Darstellung der Gefäßlumina und der Herzhöhlen sowie der Hilusstruktur.

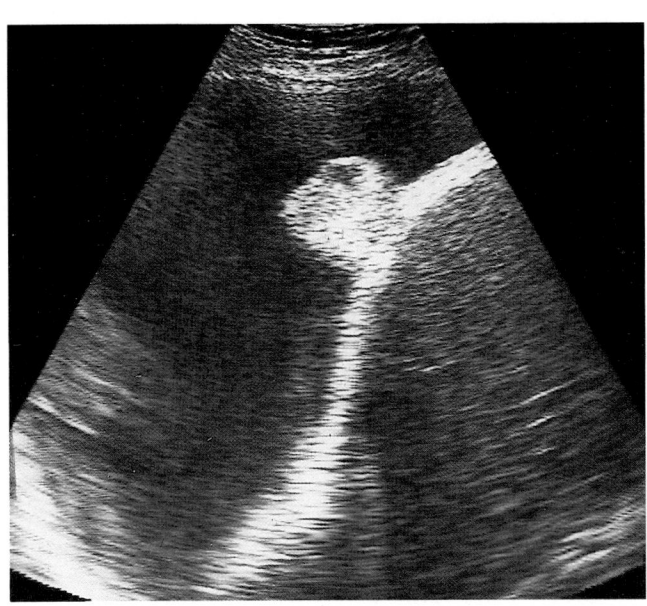

Abb. 12–24 Sonogramm des linken Zwerchfells. Dem Zwerchfell sitzt ein gut erkennbarer Tumor auf, der in einen Pleuraerguß hineinragt.

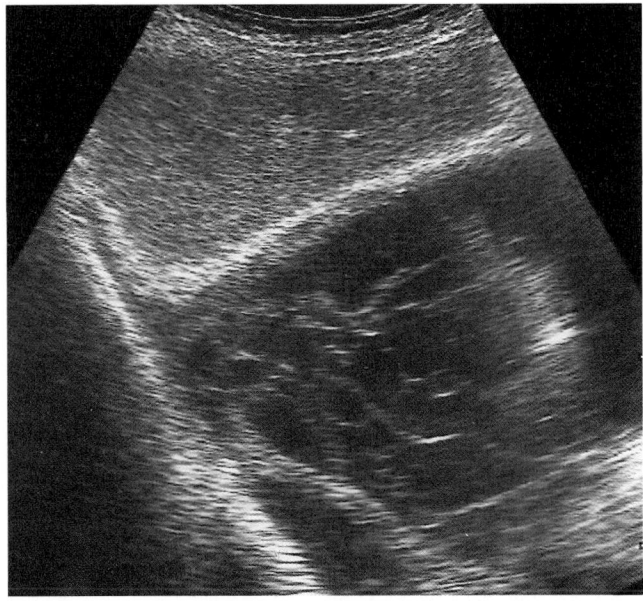

Abb. 12–25 Sonogramm eines septierten malignen Pleuraergusses.

– solide Schallmuster: maligne und benigne Tumoren, Granulome, Lymphknotenvergrößerungen
– gemischte Schallmuster: Abszesse, Tumoren mit regressiven Veränderungen, Ergüsse und Empyeme in Organisation.
Punktionen von Pleura und Lunge können ultraschallgesteuert durchgeführt werden.

2.10 Nuklearmedizinische Untersuchungen

In der pulmonalen Diagnostik werden vor allem drei Verfahren eingesetzt:
– Perfusionsszintigraphie
– Ventilationsszintigraphie
– Radiospirometrie

Perfusionsszintigraphie

In eine Armvene werden ^{99m} Technetium- oder ^{113m} Indium-markierte Partikel, die einen Durchmesser um 30 μm haben, injiziert. Diese führen zu kleinen Embolien in den Präkapillaren oder Arteriolen. Da nur jedes fünf- bis zehntausendste kleine Gefäß betroffen ist, treten durch die Mikroembolien keine Funktionsstörungen auf. Die Verteilung der Radioaktivität wird mit externen Detektoren bzw. einer Gammakamera in ventraler, dorsaler und beiderseits lateraler Position gemessen. Die Verteilung ist davon abhängig, ob die Injektion im Sitzen oder Liegen erfolgte; hierdurch wird ein kraniokaudaler oder ventro-dorsaler Perfusionsgradient hervorgerufen.

Störungen der Perfusion führen zu regionaler Minderung oder zum Fehlen der Aktivitätsanreicherung. Eine ätiologische Klärung dieser monotonen Perfusionsminderung macht die Zuhilfenahme weiterer Untersuchungen, wie z. B. Thoraxaufnahme, Ventilationsszintigraphie oder Bronchoskopie, erforderlich. Perfusionsdefekte zeigen eine Lungenembolie an, wenn Lungenaufnahme, Lungenfunktion oder Ventilationsszintigramm unauffällig sind (Abb. 12–26). Ein normales Perfusionsszintigramm schließt eine Makroembolie weitgehend aus. Einseitige Perfusionsminderungen bestehen bei zentralen Bronchuskarzinomen (Euler-Liljestrand-Mechanismus), einseitiger Pulmonalgefäßhypoplasie, einseitigem oder bullösem Lungenemphysem, Schrumpfung größerer Lungenpartien, Pleuraerguß, großer Pleuraschwarte und Zwerchfellhochstand.

Fleckige, diffus verteilte Perfusionsdefekte werden bei Lungenemphysem, chronisch obstuktiver Bronchitis, disseminierten feinherdigen und fibrosierenden Lungenprozessen wie Lungentuberkulose, Sarkoidose und Pneumokoniose beobachtet.

Eine Verminderung der Aktivitätsanreicherung am Interlobärspalt, die in lateraler Position besonders auffällt, weist auf die periphere Gefäßarmut bei Lungenemphysem, Mikroembolien oder Interlobärprozessen hin [25].

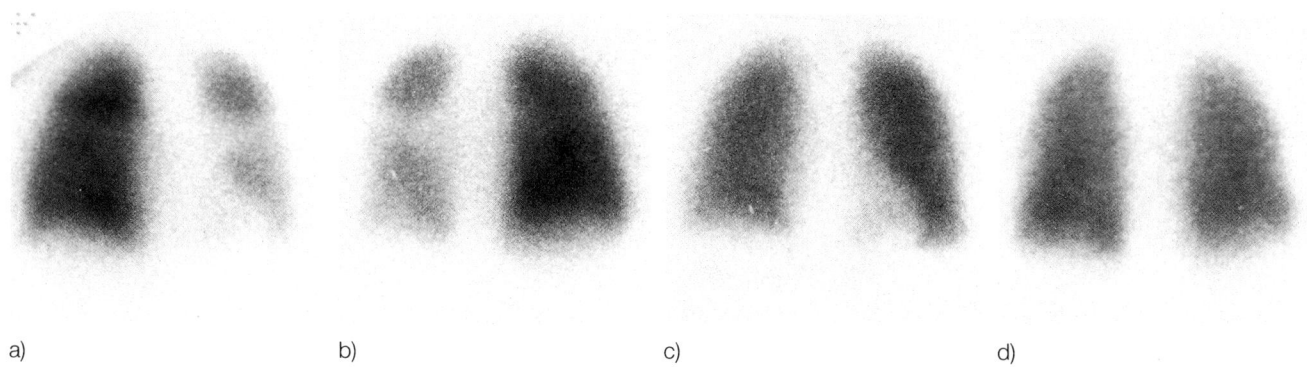

a)   b)   c)   d)

Abb. 12–26   Szintigramme bei linksseitiger Lungenembolie.
a) und b) Perfusionsszintigramme. Verminderte AKtivitätsanreicherung links, ventrale Projektion (RVL) (a), dorsale Projektion
(LDR) (b).

c) und d) Ventilationsszintigraphie. Gleichmäßige Aktivitätsanreicherung; ventrale Projektion (RVL) (c), dorsale Projektion
(LDR) (d).

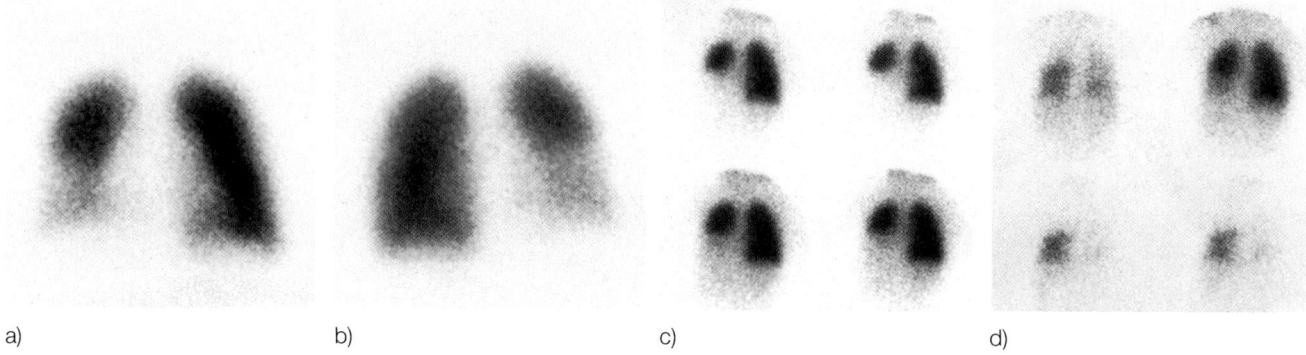

a)   b)   c)   d)

Abb. 12–27 Szintigramme bei zentraler Bronchusstenose
rechts durch aspirierten Fremdkörper im Bronchus intermedius.
a) und b) Perfusionsszintigramme (^{99m}Tc-Macroaggregate). Verminderte Aktivitäsanreicherung im rechten Mittel- und Unterfeld; ventrale Projektion (RVL) (a), dorsale Projektion (LDR) (b).
c) und d) Ventilationsszintigramme (^{133}Xenon). Je vier zeitlich fol-

gende Phasen der Aktivitätsanreicherung mit großer Ausspa-
rung im rechten Mittel- und Untergeschoß (c). Späte Phasen (d):
Die Aktivität ist in den normal ventilierten Lungenpartien schon
abgeatmet, während der kleine Anteil, der die Stenose im Bronchus intermedius rechts passiert hat, jetzt im Mittel- und Unterlappen noch gefangen ist.

Ventilationsszintigraphie

Einatmen eines Aerosols aus kleinen ^{99m}Tc-Partikeln,
die im Ventilationsraum verteilt werden. Das Verteilungsmuster und die Eliminationsrate der Radioaktivität werden mit einer Gammakamera verfolgt. Die Verteilung wird durch bronchiale Stenosierungen
(Abb. 12–27) und Parenchymprozesse verändert.

Radiospirometrie

Mit Hilfe von ^{133}Xenon oder ^{81m}Krypton werden Ventilation und Lungenvolumina auch in Teilbereichen der
Lungen gemessen. Der diagnostische Wert des Verfah-
rens wird durch gleichzeitige Bestimmung der Perfusion mit ^{133}Xenon oder ^{99m}Technetium wesentlich erweitert, da der Ventilations-Perfusions-Quotient die
Diagnose einer Lungenembolie ermöglicht.

Weitere Untersuchungen mit radioaktiven Stoffen

Radioaktive Stoffe werden im Thoraxbereich auch zur
Klärung weiterer Fragestellungen eingesetzt. Bei
Raumforderungen im Mediastinum kann Schilddrüsengewebe mit radioaktivem Jod nachgewiesen werden. Leberprolapse, ein rechtsseitiger Zwerchfellhochstand oder ein subpulmonaler Erguß sowie subphrenische Abszesse können mit der Leberszintigraphie erkannt werden. Allgemein wird hierbei heute aber zuerst die Sonographie eingesetzt.

Die ^{67}*Gallium-Szintigraphie* wird in der Tumor- und
Lymphomdiagnostik sowie zur Aktivitätsbeurteilung
einer Sarkoidose angewandt. Bei intrapulmonalen Entzündungen werden auch markierte Leukozyten (111-
In/99m-Tc-HMPAO) eingesetzt. Markierte monoklo-
nale Antikörper gewinnen als Tumormarker an Bedeutung.

3 Die normale Lunge im Röntgenbild

Die drei Lappen der rechten und die zwei Lappen der linken Lunge sind durch die interlobäre Pleura begrenzt und die Interlobärspalte getrennt. In einem großen Prozentsatz (30–60%) bestehen aber Defekte der Pleural-

blätter und vor allem zentral Parenchymbrücken zwischen den Lappen, über die intraalveoläre Prozesse auf benachbarte Lappen übergreifen können oder eine Kollateralventilation des Parenchyms hinter einem Bronchusverschluß erfolgt.

3.1 Segmente

Die Lungenlappen sind in kegelförmige bronchopulmonale Segmente gegliedert, die weitgehend regelmä-

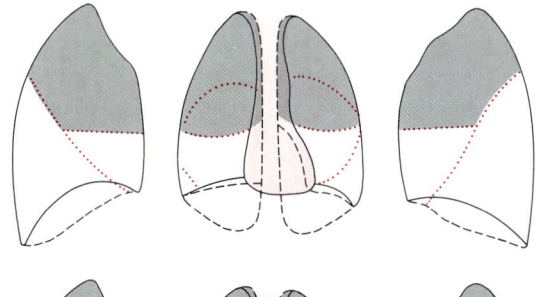

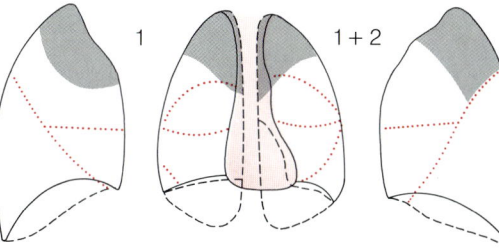

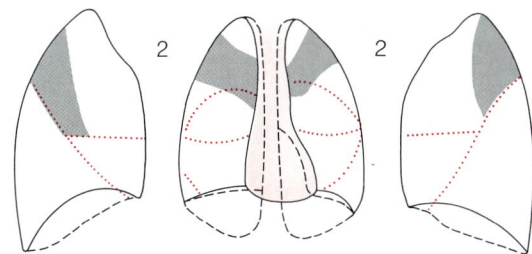

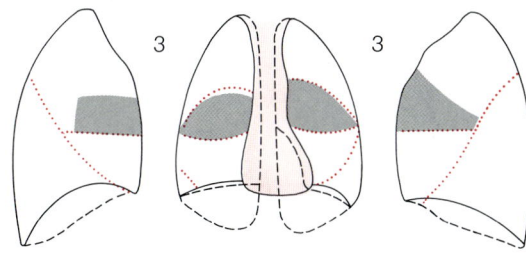

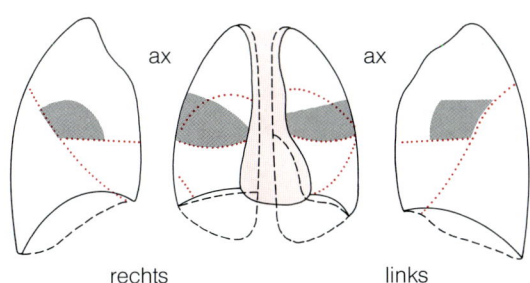

rechts   links

Oberlappen

Abb. 12–28 a

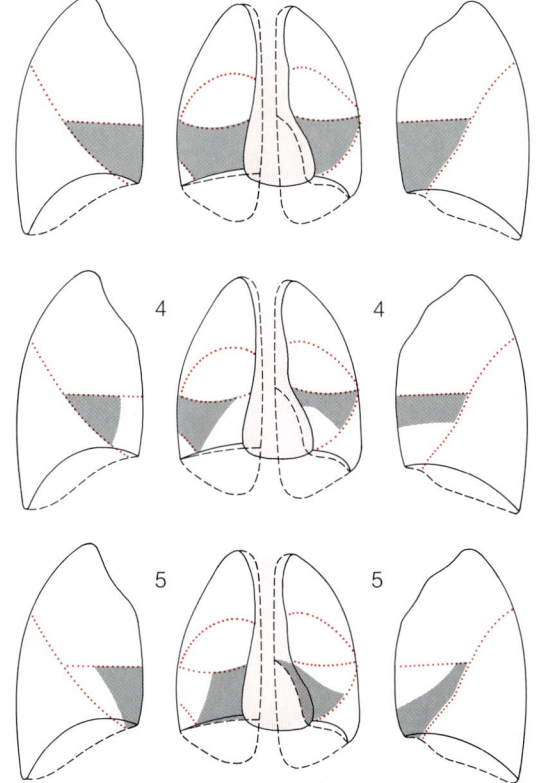

rechts   links

Mittellappen und Lingula

b)

Abb. 12–28 Schematische Darstellung der Lungensegmente im frontalen und sagittalen Bild nach
a) Segmenten des Oberlappens (S 1 apikal, S 2 posterior, S 3 anterior)
b) Segmenten des Mittellappens (S 4 lateral, S 5 medial) bzw. der Lingula (S 4 superior, S 5 inferior)
c) Segmenten des Unterlappens (S 6 superior, S 7 medio-basal, S 8 antero-basal, S 9 latero-basal, S 10 postero-basal).

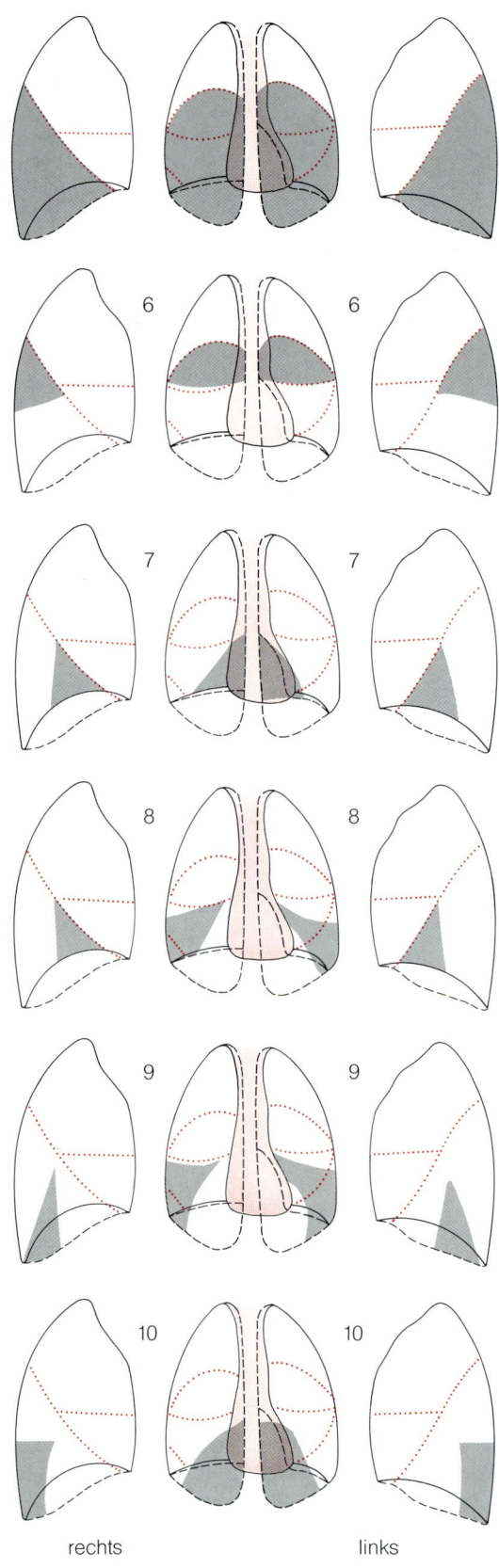

rechts   links

Unterlappen

Abb. 12–28 c

ßig in der Lunge angeordnet sind und so im sagittalen und frontalen Röntgenbild typische Projektionsfelder besetzen [5, 22]. Einzelne Segmente sind durch kleine zusätzliche Lappenfissuren begrenzt (Abb. 12–28). Zentral in den Segmenten verlaufen die Bronchien und Pulmonalarterien, in der Peripherie der Segmente befinden sich die Lungenvenen.

3.2 Bronchien

Trachealbifurkation

Die Bifurkation der Trachea liegt in Höhe des 4. bis 5. Brustwirbels. Sie ist auf Hartstrahlaufnahmen gut zu erkennen. Der Bifurkationswinkel beträgt 50–70° (Abb. 12–29). Der rechte Hauptbronchus verläuft dabei

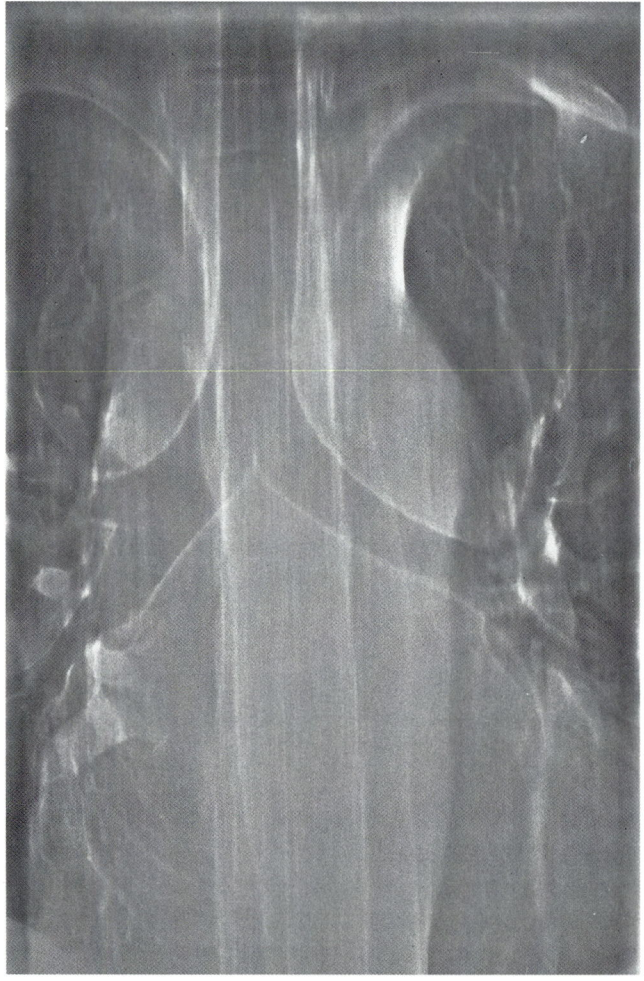

Abb. 12–29 Schichtaufnahmen der Trachea und Hauptbronchien mit den großen zentralen Bronchusästen.

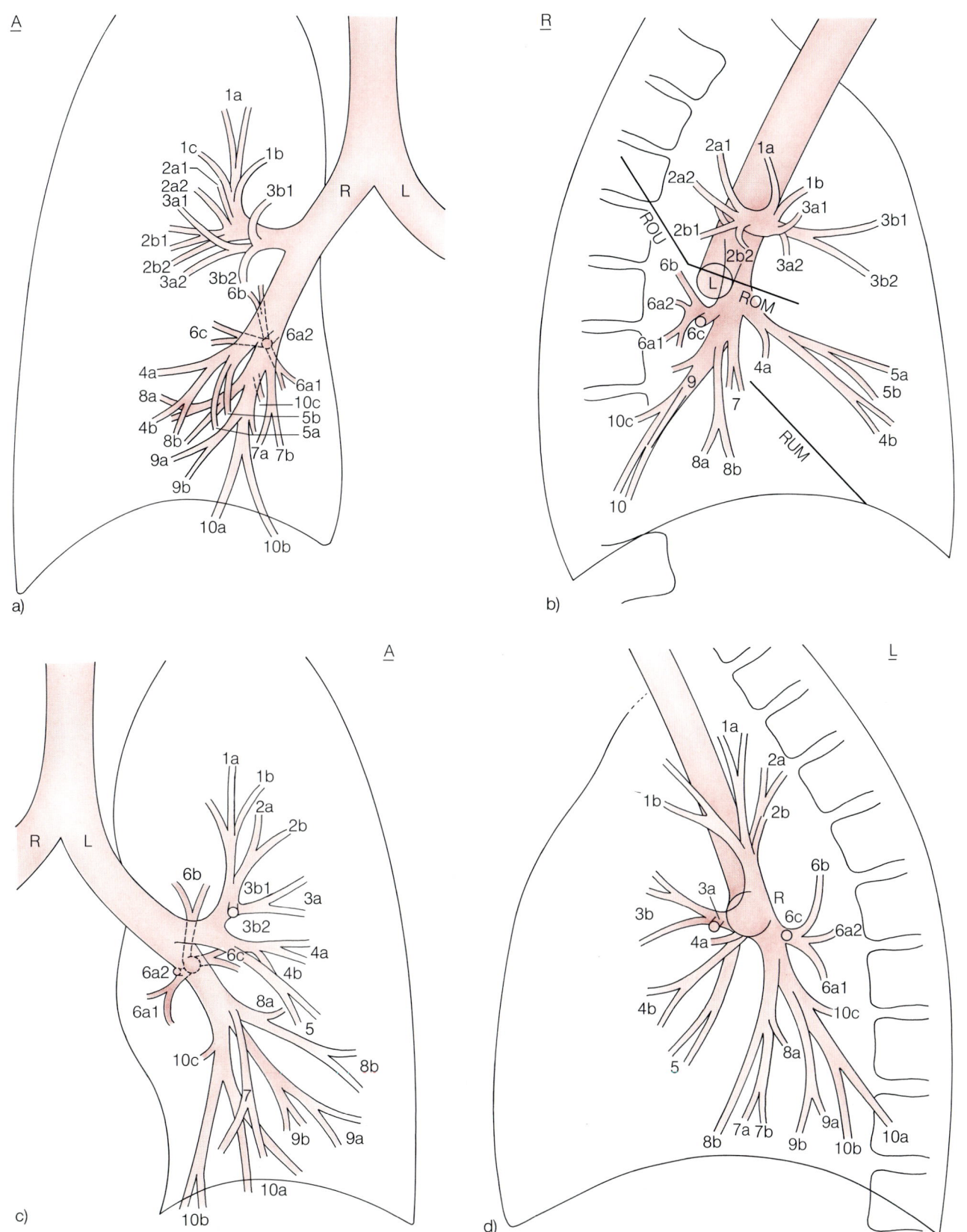

Abb. 12–30 Schematische Darstellung des Bronchialbaums im frontalen (a, b) und sagittalen (c, d) Bild nach [11]. Nomenklatur siehe Tabelle 12–1.

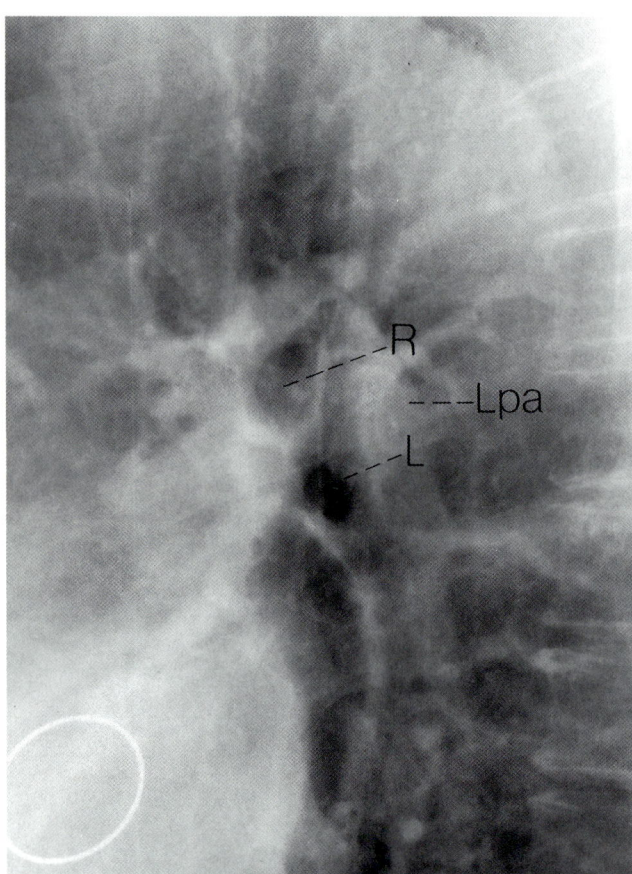

Abb. 12–31 Seitenbild der zentralen Lunge mit dem orthograd getroffenen rechten (R) und linken (L) Oberlappenbronchus sowie den zentralen Lungengefäßen (Lpa = linke Pulmonalarterie). (Nebenbefund: Mitralklappenprothese)

Tabelle 12–1 Bronchien der rechten und linken Lungenseite.

rechte Lunge	linke Lunge
rechter Oberlappenbronchus (Bronchus lobaris superior dexter)	linker Oberlappenbronchus (Bronchus lobaris superior sinister)
B 1 Bronchus apicalis 1 a) R. apicalis 1 b) R. antenor B 2 Bronchus posterior 2 a) R. apicalis 2 b) R. lateralis B 3 Bronchus anterior 3 a) R. lateralis 3 b) R. anterior	B 1 Bronchus apicalis 1 a) R. apicalis 1 b) R. anterior B 2 Bronchus posterior 2 a) R. apicalis 2 b) R. lateralis B 3 Bronchus anterior 3 a) R. lateralis 3 b) R. anterior
rechter Mittellappenbronchus (Bronchus lobaris medius dexter)	Bronchus lingularis
B 4 Bronchus lateralis 4 a) R. posterior 4 b) R. anterior	B 4 Bronchus lingularis superior 4 a) R. posterior 4 b) R. anterior
B 5 Bronchus medialis 5 a) R. superior 5 b) R. inferior	B 5 Bronchus lingularis inferior 5 a) R. superior 5 b) R. inferior
rechter Unterlappenbronchus (Bronchus lobaris inferior dexter)	linker Unterlappenbronchus (Bronchus lobaris inferior sinister)
B 6 Bronchus apicalis (superior) 6 a) R. medialis 6 b) R. superior 6 c) R. lateralis B 6* Bronchus subapicalis (subsuperior) B 7 Bronchus basalis medialis (cardiacus) 7 a) R. anterior 7 b) R. posterior B 8 Bronchus basalis naterior 8 a) R. lateralis 8 b) R. basalis B 9 Bronchus basalis lateralis 9 a) R. lateralis 9 b) R. basalis B 10 Bronchus basalis posterior 10 a) R. laterobasalis 10 b) R. mediobasalis	B 6 Bronchus apicalis (superior) 6 a) R. medialis 6 b) R. superior 6 c) R. lateralis B 6* Bronchus subapicalis (subsuperior) B 7 Bronchus basalis medialis 7 a) R. anterolateralis 7 b) R. anteromedialis B 8 Bronchus basalis anterior 8 a) R. lateralis 8 b) R. basalis B 9 Bronchus basalis lateralis 9 a) R. lateralis 9 b) R. basalis B 10 Bronchus basalis posterior 10 a) R. laterobasalis 10 b) R. mediobasalis

B = Bronchus segmentalis, R = Ramus (Subsegmentast)
* akzessorischer Bronchus

steiler als der linke. Die Länge des rechten eparteriell gelegenen Hauptbronchus beträgt etwa 3 cm, die des linken hyparteriellen Hauptbronchus 4–7 cm (Abb. 12–30). Diese unterschiedliche Länge führt dazu, daß sich im seitlichen Thoraxbild der rechte, orthograd getroffene Oberlappenbronchus 2–3 cm höher darstellt als der linke (Abb. 12–31). (Bronchusnomenklatur s. Tabelle 12–1).

Rechter Bronchialbaum

Der rechte Oberlappenbronchus ist selten (6%) zweigeteilt, wobei dann der erste kleinere Ast zum apikalen Segment führt. Der rechte Mittellappenbronchus geht vom Zwischenbronchus ventral im spitzen Winkel ab, er ist im seitlichen Röntgenbild oft gut zu lokalisieren. In annähernd gleicher Höhe liegt dorsal der superiore Unterlappensegmentbronchus (B6). Die folgenden vier basalen Bronchien zeigen starke Variationen in Abgang und Verzweigung.

Linker Bronchialbaum

Der linke Oberlappenbronchus entspringt unterhalb der Kreuzung des Hauptbronchus mit der linken Pulmonalarterie. Der apikale und der posteriore Segment-

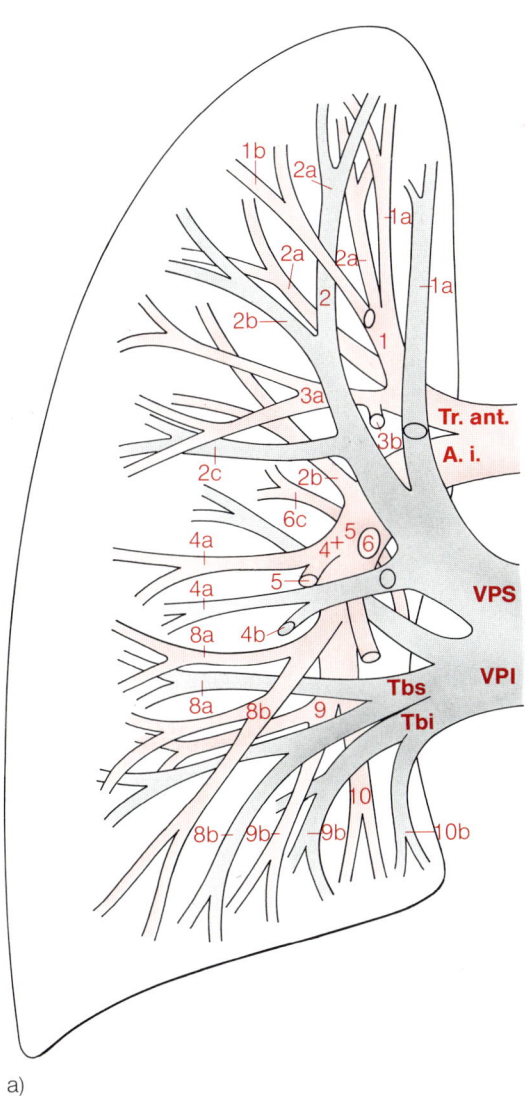

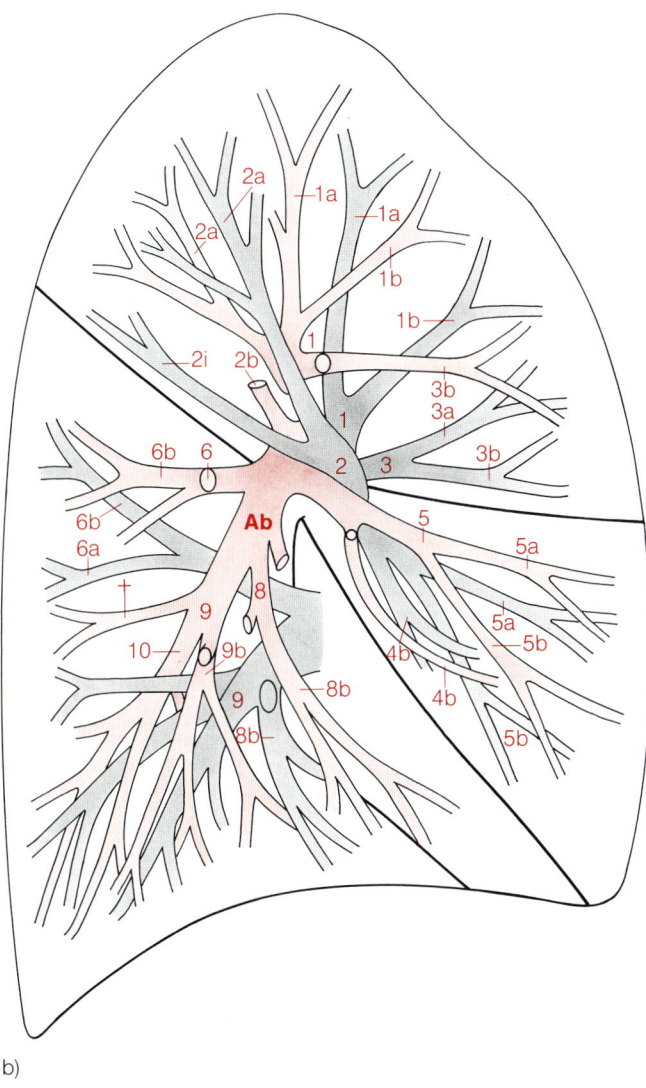

Abb. 12–32 Schematische Darstellung der Lungengefäße der Segmente und Subsegmente. Ai = A. intermedia, Ab = A. basalis. tr. ant. = truncus anterior, VPS = Vena pulmonalis superior, VPI = Vena pulmonalis inferior, Tbs = truncus basalis superior, Tbi = truncus basalis inferior. Nomenklatur siehe Tabelle 12–2 und 12–3. Arterien: rot, Venen: grau.

bronchus bilden in über 80% einen gemeinsamen apikoposterioren Stamm. Der Lingulabronchus teilt sich im Gegensatz zur rechten Seite in einen superioren und inferioren Ast, der zur Lingulaspitze ventral und perikardial verläuft. Der Bronchus zum linken Unterlappen hat seinen Ursprung höher als auf der rechten Seite und verläuft insgesamt steiler. Der Abgang des Bronchus zur Spitze des Unterlappens (B6) befindet sich links höher als rechts in unmittelbarer Nachbarschaft des Oberlappenbronchus. Von den basalen Bronchien ist der mediobasale links oft nur rudimentär vorhanden.

3.3 Gefäße

Die Arterien und Venen geben der Lunge im Röntgenbild die Grundstruktur. Ihre Verteilung in den verschiedenen Abschnitten ist relativ konstant (Abb. 12–32), so daß Abweichungen ihrer Anordnung auf Verlagerungen oder Verziehungen bei Parenchymprozessen, z.B. Schrumpfungen oder Überblähungen, hinweisen. Bei ausgedehnteren Veränderungen werden dabei auch die zentralen Hilusgefäße disloziert.

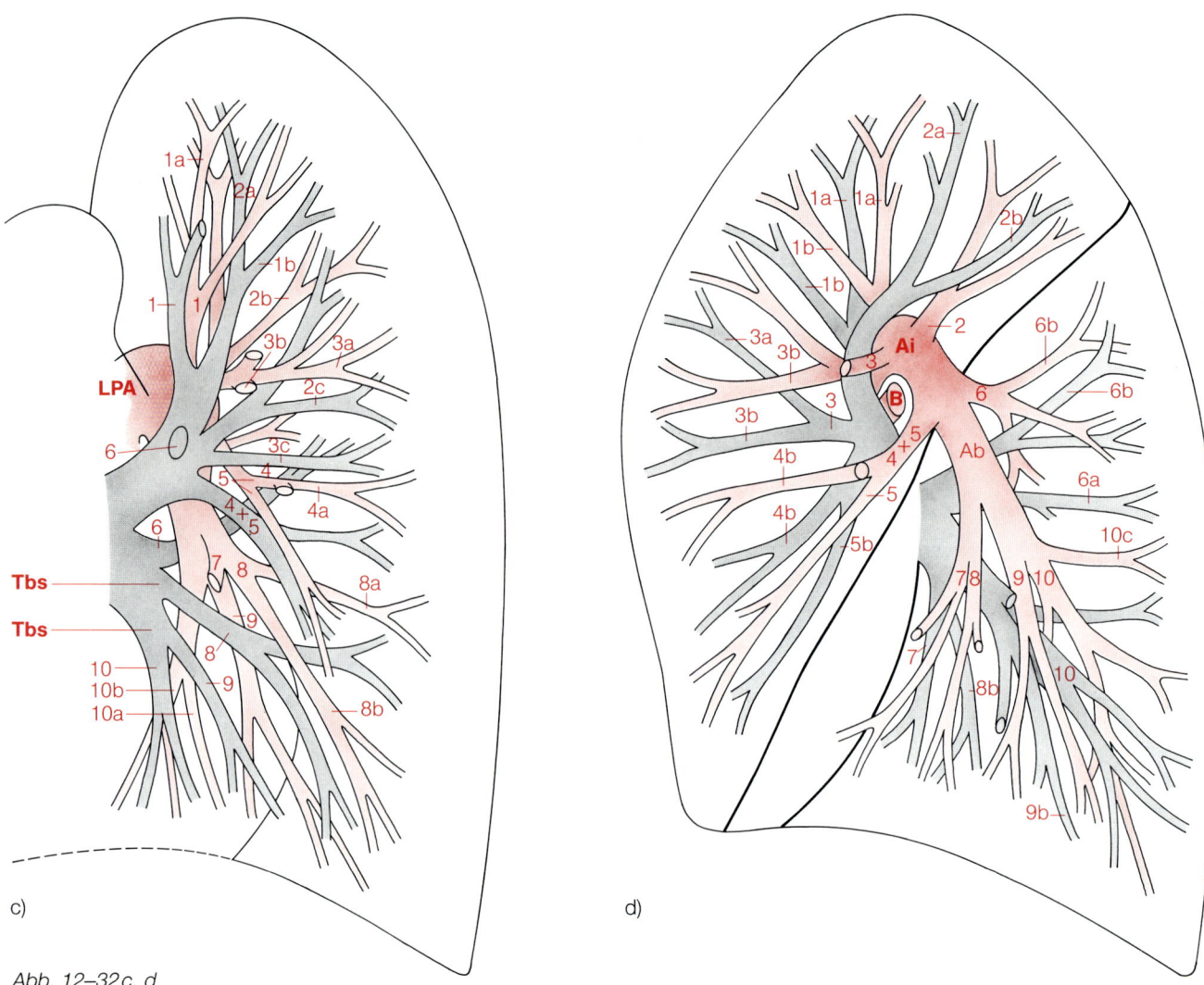

c)

d)

Abb. 12–32c, d

A. pulmonalis communis

Die Aufzweigung der A. pulmonalis communis in den rechten und linken Hauptstamm und ihr anschließender Verlauf sind im CT nach Kontrastmittelgabe gut zu beurteilen (s. Abb. 12–21). Die linke Pulmonalarterie zieht dabei in einem kräftigen Bogen über den linken Haupt- und Oberlappenbronchus nach dorsolateral. Sie legt sich dorsal dem Bronchus basalis an und nimmt mit diesem einen relativ steilen Verlauf nach kaudal.

Oberlappen-, Mittellappen- und Unterlappengefäße

Der rechte Hauptstamm der Pulmonalarterie verläuft im Mediastinum dorsomedial unter dem Aortenbogen nach rechts. Er liegt dann vor dem rechten Hauptbronchus und hinter der V. cava superior (s. Abb. 12–21).

Schon im Mediastinum gibt er den kräftigen Truncus anterior zum rechten Oberlappen ab. Die Fortsetzung des Hauptastes zieht das A. intermedia in den rechten Hilus und gibt aszendierende Äste zum Oberlappen, die Mittellappenarterie und die Arterie zur Spitze des rechten Unterlappens ab, bevor sie sich als A. basalis in die Segment- oder Subsegmentäste des basalen Unterlappens verzweigt.

Gegenüber der linken Seite verlaufen die rechte A. intermedia und basalis in weniger steiler Richtung nach dorsal. Da sich der orthograd getroffene Teil der A. intermedia im Seitenbild als rundlicher Schatten im Hilus darstellt und der Verlauf im rechten Unterlappen flacher als links ist, können die zentralen Hilusgefäße im Seitenbild gut unterschieden werden.

Die großen Venenstämme des Oberlappens liegen im Hilus in der Regel ventral, im Unterlappen demgegenüber medial und dorsal. Sie bilden hier eine sternförmige, im Übersichts- und Schichtbild gut zu erkennende Konfluenz.

Segment- und Subsegmentgefäße

Die *Arterien* ziehen flächenartig vom oberen und unteren Hilus mit den Bronchien zur Lungenperipherie (Abb. 12–32). Die *Venen* verlaufen in den Grenzbezirken der Subsegmente und Segmente. Aus ihrer Lage kann daher auf die Segmentgrenze und z. T. auch den

Tabelle 12–2 Arterien der rechten und der linken Lunge.

rechte Lunge	linke Lunge
A 1 A apicalis lob. sup. dextri	A 1 A. apicalis lob. sup. sinistri
	1a) R. apicalis
1a) R. apicalis	1b) R. anterior
1b) R. anterior	A 2 A. posterior lob. sup. sinistri
A 2 A. posterior lob. sup. dextri	
2a) R. apicalis	2a) R. apicalis
2b) R. lateralis	2b) R. lateralis
A 3 A. anterior lob. sup. dextri	A 3 A. anterior lob. sup. sinistri
3a) R. lateralis	3a) R. lateralis
3b) R. anterior	3b) R. anterior
A 4 A. lateralis lob. med. dextri	A 4 A. lingularis superior lob. sup. sinistri
4a) R. posterior	4a) R. posterior
4b) R. anterior	4b) R. anterior
A 5 A. medialis lob. med. dextri	A 5 A. lingularis inferior lob. sup. sinistri
5a) R. superior	5a) R. superior
5b) R. inferior	5b) R. inferior
A 6 A. apicalis seu superior lob. inf. dextri	A 6 A. apicalis seu superior lob. inf. sinistri
6a) R. medialis	6a) R. medialis
6b) R. superior	6b) R. superior
6c) R. lateralis	6c) R. lateralis
A* A. subapicalis seu subsuperior lob. inf. dextri	A* A. subapicalis seu subsuperior lob. inf. sinistri
A 7 A. mediobasalis lob. inf. dextri	A 7 A. mediobasalis lob. inf. sinistri
7a) R. anterior	7a) R. anterolateralis
7b) R. posterior	7b) R. anteromedialis
A 8 A. anterobasalis lob. inf. dextri	A 8 A. anterobasalis lob. inf. sinistri
8a) R. lateralis	8a) R. lateralis
8b) R. basalis	8b) R. basalis
A 9 A. laterobasalis lob. inf. dextri	A 9 A. laterobasalis lob. inf. sinistri
9a) R. lateralis	9a) R. lateralis
9b) R. basalis	9b) R. basalis
A 10 A. posterobasalis lob. inf. dextri	A 10 A. posterobasalis lob. inf. sinistri
10a) R. laterobasalis	10a) R. laterobasalis
10b) R. mediobasalis	10b) R. mediobasalis
10c) R. dorsalis	10c) R. dorsalis

A = Arteria segmentalis, R = Ramus (Subsegmentast)
* akzessorische Arterie

Tabelle 12–3 Venen der rechten und der linken Lunge (nach [5]).

rechte Lunge	linke Lunge
V 1 V. apicalis lob. sup. dextri	V 1 V. apicalis lob. sup. sinistri
1a) R. apicalis (zw. S 1 a u. S 1 b)	1a) R. apicalis (zw. S 1 a u. S 1 b)
1b) R. anterior (zw. S 1 b u. S 3b)	1b) R. anterior (zw. S 1 b u. S 3b)
V 2 V. posterior lob. sup. dextri	V 2 V. posterior lob. sup. sinistri
2a) R. apicalis (zw. S 1 a u. S 2a)	2a) R. apicalis (zw. S 1 a u. S 2a)
2b) R. posterior (zw S 2a u. S 2b)	2b) R. posterior (zw. S 2a u. 2b)
2c) R. intermedius (zw. S 2b u. S 3a)	2c) R. intermedius (zw. S 2b u. S 3a)
2i) R. interlobaris (nahe der Interlobärfläche von S 2a)	2i) R. interlobaris (nahe der Interlobärfläche von S 2a)
V 3 V. anterior lob. sup. dextri	V 3 V. anterior lob. sup. sinistri
3a) R. superior (zw. S 3b 1 u. S 3b 2)	3a) R. superior (zw. S 3b 1 u. S. 3b 2)
3b) R. inferior (zw. S 3b 2 u. S 5a)	3b) R. inferior (zw. S 3b 2 u. S 4b)
3c) R. lateralis (zw. S 3a u. S 3b)	3c) R. lateralis (zw. S 3a u. S 3b)
V 4 V. lateralis lob. med. dextri	V 4 V. lingularis superior lob. sup. sinistri
4a) R. posterior (zw. S 4a u. S 4b)	4a) R. posterior (zw. S 4a u. S 5)
4b) R. anterior (zw. S 4b u. S 5a)	4b) R. anterior (zw. S 4b u. S 5)
V 5 V. medialis lob. med. dextri	V 5 V. lingularis inferior lob. sub. sinistri
5a) R. superior (zw. S 5a u. S 5b)	5a) R. superior (zw. S 5a u. 5b)
5b) R. inferior (nahe der Interlobarfläche von S 5b)	5b) R. inferior (zw. S 5b 1 u. S 5b 2)
V 6 V. apicalis seu superior lob. inf. dextri	V 6 V. apicalis seu superior lob. inf. sinistri
6a) R. medialis (zw. S 6a u. S 10)	6a) R. medialis (zw. S 6a u. S 10)
6b) R. superior (zw. S 6b u. S 6c sowie S 6b 1 u. S 6b 2)	6b) R. superior (zw. S 6b u. S 6c sowie S 6b 1 u. S 6b 2)
6c) R. lateralis (zw. S 6a u. S 8a)	6c) R. lateralis (zw. S 6 au. S 8a)
V* V. subapicalis seu subsuperior lob. inf. dextri	V* V. subapicalis seu subsuperior lob. inf. sinistri
V 7 V. mediobasalis lob. inf. dextri	V 7 V. mediobasalis lob. inf. sinistri
7a) R. anterior (zw. S 7a u. S 7b)	7a) R. anterior (zw. S 7a u. S 7b)
7b) R. posterior (zw. S 7b u. S 10b)	7b) R. posterior (zw. S 7b u. S 10b)

* akzessorische Vene →

rechte Lunge	linke Lunge
V 8 V. anterobasalis lob. inf. dextri	V 8 V. anterobasalis lob. inf. sinistri
8a) R. lateralis (zw. S 8a u. S 8b)	8a) R. lateralis (zw. S 8a u. S 8b)
8b) R. basalis (zw. S 8b, S 7 a u. S 9b)	8b) R. basalis (zw. S 8b, S 7 a u. S 9b)
V 9 V. laterobasalis lob. inf. dextri	V 9 V. laterobasalis lob. inf. sinistri
9a) R. lateralis (zw. S 9a u. S 9b)	9a) R. lateralis (zw. S 9a u. S 9b)
9b) R. basalis (zw. S 9b u. S 10a)	9b) R. basalis (zw. S 9b u. S 10a)
V 10 V. posterobasalis lob. inf. dextri	V 10 V. posterobasalis lob. inf. sinistri
10a) R. lateralis (zw. S 10a u. S 10b)	10a) R. lateralis (zw. S 10a u. S 10b)
10b) R. medialis (zw. S 10b 1 u. S 10b 2)	10b) R. medialis (zw. S 10b 1 u. S 10b 2)
10c) R. dorsalis (zw. S 10c u. S 10b)	10c) R. dorsalis (zw. S 10c u. S 10b)

Lappenrand geschlossen werden. Nomenklatur der Segmentarterien und -venen siehe Tabelle 12–2 und 12–3.

3.4 Interstitium

Die Bindegewebsstrukturen der Lunge bilden das Interstitium mit dem *elastischen Lungengerüst*. Es besteht aus drei Kompartimenten (Abb. 12–33) [57]:

– dem axialen Teil mit dem bronchovaskulären Bindegewebe, das vom Hilus mit den Bronchien und Gefäßen zu den Acini zieht

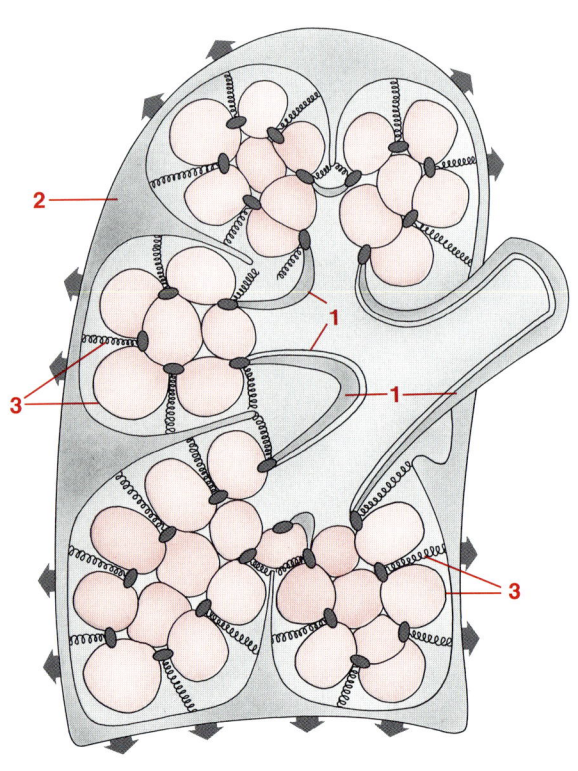

Abb. 12–33 Komponenten des Interstitiums der Lunge (nach [19] und [57]).
1 = axialer Teil mit dem Bindegewebe um die Bronchien und Gefäße
2 = peripherer Teil mit den interlobulären Septen und dem subpleuralen Gewebe
3 = Gewebe der Alveolarwand. 1–3 kommunizieren miteinander

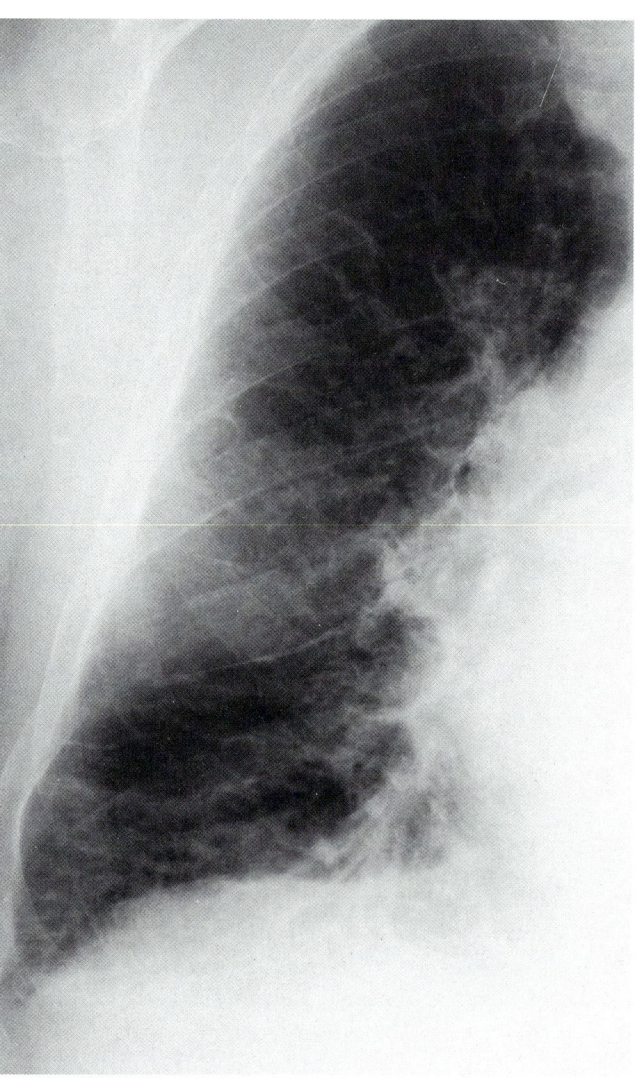

Abb. 12–34 Darstellung der interlobulären Septen. Im Unterlappen horizontal angeordnete B-Linien und im Oberlappen lineare A-Linien (Kerley-Linien); außerdem perivaskuläre Verdichtungen bei interstitiellem Lungenödem.

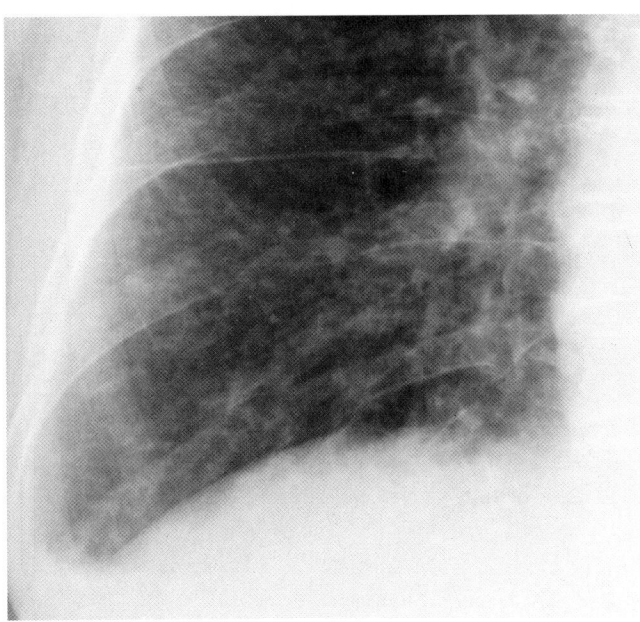

Abb. 12–35 Perivaskuläre und peribronchiale Verdichtungen mit einzelnen B-Linien und Verdichtung des subpleuralen Gewebes am kleinen Lappenspalt bei interstitieller Pneumonie.

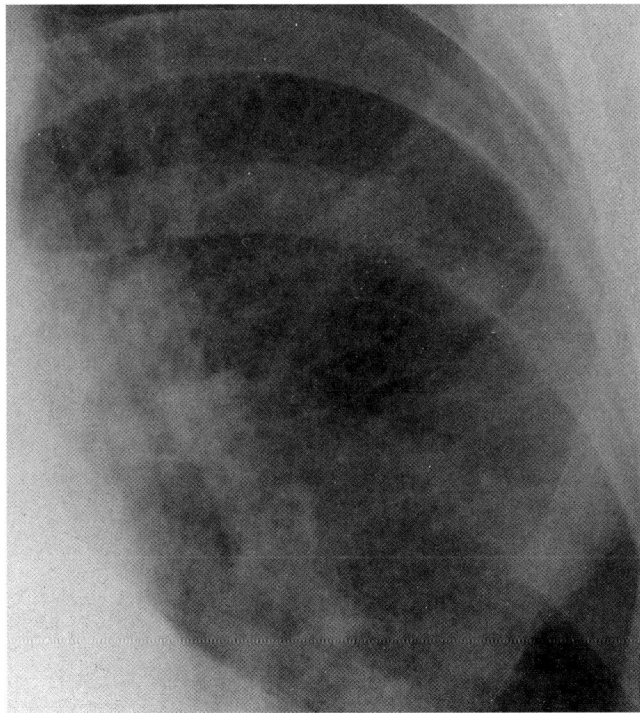

Abb. 12–36 Retikuläre Strukturvermehrung und umschriebene kleine Fleckschatten bei Pneumokoniose.

– dem zentralen bindegewebigen Netzwerk der Alveolarwände
– dem peripheren Teil mit den von den Acini und Lobuli ausgehenden interlobulären Septen und dem perivenösen Gewebe, das sich in die Pleura fortsetzt und hier fest fixiert ist

Im axialen und peripheren Bindegewebe verlaufen die Lymphgefäße der Lunge. Interstitielle Ödeme und Entzündungen sowie eine Lymphangiosis carcinomatosa entwickeln sich vor allem in diesen Kompartimenten und führen zu einer deutlichen Elastizitätsminderung und Einschränkung der Compliance. Die Prozesse in den Alveolarwänden rufen zusätzlich eine Diffusionsstörung mit einem alveolo-kapillaren Block hervor.

Die Veränderungen des Lungeninterstitiums, die mit einer Volumenzunahme dieses Gewebes einhergehen, zeigen im Röntgenbild typische Veränderungen (interstitielle Muster)

– interlobäre Septumlinien (A-, B-, C-Linien nach Kerley) (Abb. 12–34)
– peribronchovaskuläre Verdichtungen (Abb. 12–35)
– unscharfe perihiläre Verschattungen
– subpleurale Verdichtungen
– retikuläre Strukturvermehrung (Abb. 12–36) und milchglasartige Trübungen.

3.5 Parenchym

Das Lungenparenchym besteht aus der *respiratorischen Zone* mit den Acini, die vom Endstück der luftleitenden Wege, dem Bronchiolus verus terminalis, versorgt werden. Drei bis fünf Acini bilden einen Lobulus, der durch die bindegewebigen interlobulären Septen begrenzt wird und die kleinste makroskopisch abgrenzbare Lungeneinheit darstellt.

Die Acini haben einen Durchmesser von 4–8 mm. Parenchymverdichtungen dieser Größe sind bei günstigen Abbildungsverhältnissen als isolierte Schatten zu erkennen. In diesen können kleine lineare Aufhellungen hervortreten, die durch lufthaltige Bronchiolen bedingt sind [16]. Intraalveoläre Prozesse wie Pneumonien, Pneumomykosen, lymphoproliferative und tumoröse Infiltrationen breiten sich häufig über intraalveoläre Verbindungen (Kohn-Poren und Lambert-Gänge) und interazinär im Lobulus aus.

Der Lobulus hat einen Durchmesser von 1,0–2,5 cm. Bei lobulären Veränderungen sind im Röntgenbild unscharf begrenzte konfluierende Fleckschatten zu beobachten (Abb. 12–37).

Wenn die alveolären Prozesse größere Parenchymbezirke wie Subsegmente, Segmente (Abb. 12–38) oder Lappen befallen, treten entsprechend große Flächenschatten auf, in denen die lufthaltigen Bronchien als Pneumobronchogramm hervortreten. Im Verlauf intraalveolärer Parenchymprozesse ist häufig ein schneller Formwandel mit Auflockerung und Rückbildung festzustellen. Dabei kann im Verlauf der Rückbildung durch wiederbelüftete Alveolarbezirke ein Pneumoalveologramm hervortreten (Abb. 12–39). Alle diese Erscheinungsformen sind für *alveoläre Muster* typisch.

3.6 Pleura

Die Pleura visceralis bedeckt die Oberfläche der Lunge und geht in der Lungenwurzel in die Pleura parietalis über, die die Brusthöhle auskleidet. An der lateralen Thoraxwand können durch subpleurales Fettgewebe Begleitschatten im Röntgenbild hervorgerufen werden, die Pleuraverdickungen oder Plaques vortäuschen können. Seltener wölbt sich die sonst glatte Pleura in den Interkostalraum vor, oder Muskelzüge des M. serratus anterior täuschen randständige Verdichtungen an der Thoraxwand vor. Über der Lungenspitze bestehen häufig mehrere Millimeter breite Begleitschatten an der Unterkante der 2. Rippe. Bei der glatten Begrenzung sind sie in der Regel von den Pleurakuppenschwielen, die mit feinen zipfligen Ausziehungen einhergehen, zu unterscheiden.

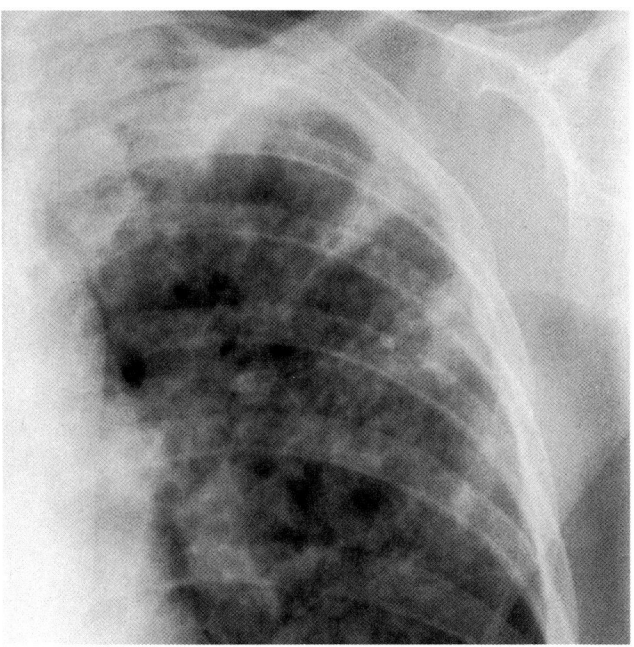

Abb. 12–37 Konfluierende Fleckschatten von 0,5–1,5 cm Durchmesser bei bronchogener Streuung einer Lungentuberkulose.

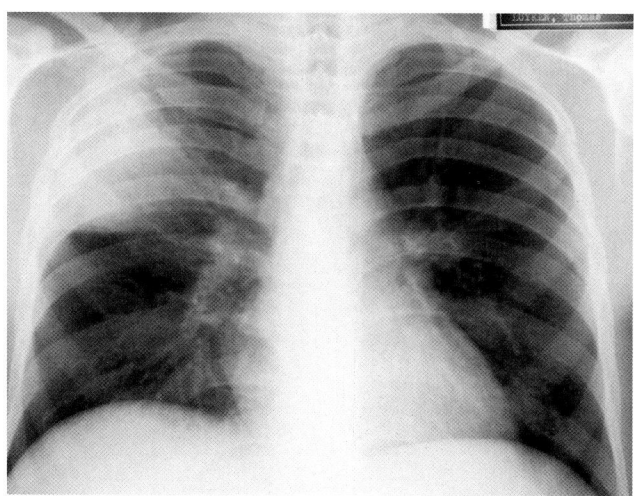

Abb. 12–38 Homogene Verschattung der lateralen, dem Lappenrand aufsitzenden Partien des rechten Oberlappens; teils durchscheinende lufthaltige Bronchien. Bakterielle Pneumonie im lateralen Subsegment des posterioren Oberlappensegments (S 2 b).

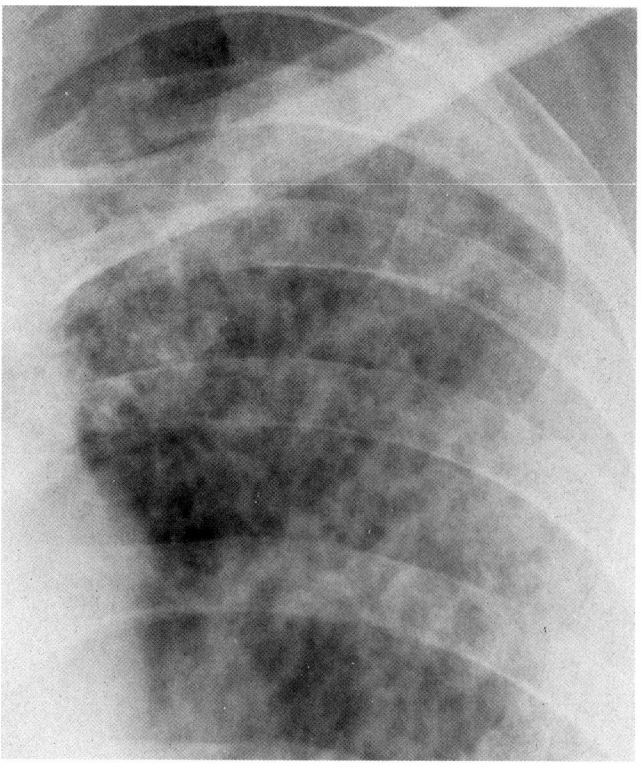

Abb. 12–39 Ausschnitt des linken Oberfeldes. Ausgedehnte Verschattung mit eingelagerten kleinen Aufhellungen bei Pneumonie mit Pneumoalveologramm.

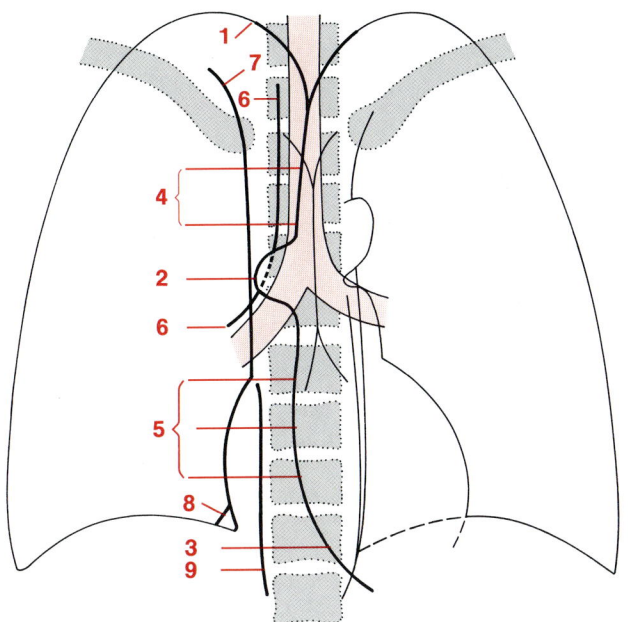

a)

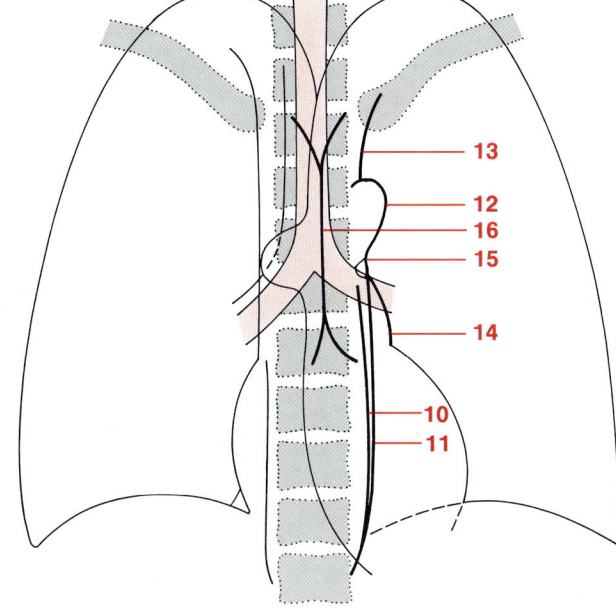

b)

Abb. 12–40 Schematische Darstellung der pneumomediastinalen Linien und Recessus auf der sagittalen Thoraxaufnahme (nach [33]).

1 hintere Pleurakontaktlinie
2 Azygosbogen
3 rechte paraösophageale Linie
4 supraazygealer Recessus
5 azygoösophagealer Recessus
6 rechte paratracheale Linie

7 obere parakavale Linie
8 untere parakavale Linie
9 rechte paravertebrale Linie
10 linke paravertebrale Linie
11, 12 paraaortale Linie
13 linke Subklavialinie
14 Pulmonalsegment
15 aortopulmonales Fenster
16 vordere Pleurakontaktlinie

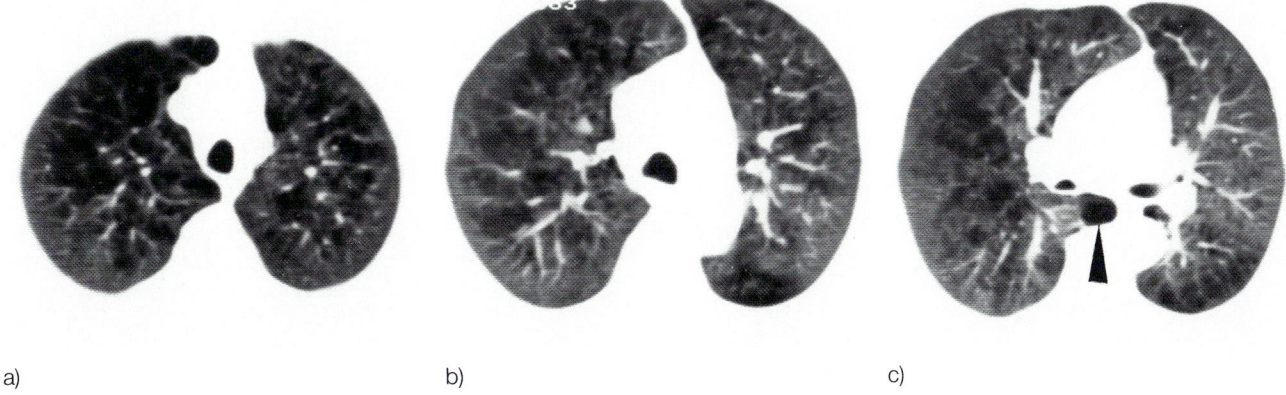

a)   b)   c)

Abb. 12–41 Computertomogramm des Thorax in drei Höhen. Unterschiedliche Breite des vorderen und hinteren Mediastinums. Gut erkennbarer azygoösophagealer Recessus (Pfeil). Zentrilobuläres Emphysem.

Bei guter Einstellung ist auf der seitlichen Aufnahme dorsal ein kostaler Pleurastreifen zu erkennen. Retrosternal bildet sich teilweise der Pleuraumschlag am dorsalen Rand der V. brachiocephalica ab, und kaudal wölbt sich die rechte Pleuragrenze vor den linken präkardialen Anteil.

Im Bereich des Mediastinums lassen sich mehrere pleuro-mediastinale Linien (Umschlagsfalten) unterscheiden [18, 33]. Die pleuro-mediastinalen Kontaktlinien sind z. T. in den Übersichtsaufnahmen, im Verwischungstomogramm und vor allem im Computertomogramm gut nachzuweisen (Abb. 12–40). Die vorde-

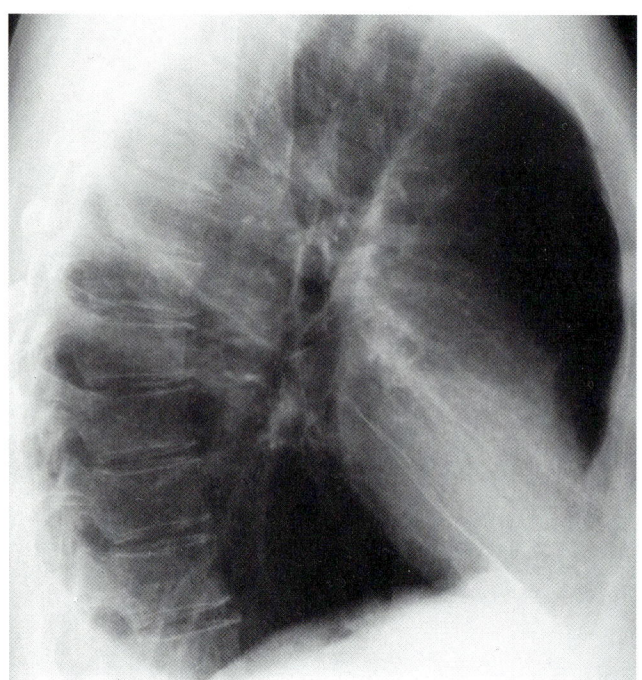

Abb. 12–42 Thoraxseitenbild. Darstellung der interlobären Pleura im Bereich des Hauptspaltes und kleinen Lappenspaltes. Unscharfe Kontur und mäßige Verbreiterung durch schmalen Pleuraerguß. Erguß im dorsalen Zwerchfell-Rippenwinkel, ausgeprägtes Emphysem.

re Pleurakontaktlinie wird vor allem bei einseitigen Überblähungen und Schrumpfungen sowie bei einer vorderen Mediastinalhernie verlagert. Die beiderseitigen Paratracheallinien sind vor allem bei Trachealprozessen und Lymphknotenvergrößerungen verdickt oder verlagert. Die obere und die untere parakavale Linie kennzeichnen die laterale Begrenzung der großen Vene.

Die hintere Pleurakontaktlinie lädt auf der rechten Seite in Höhe der V. azygos bogenförmig nach lateral aus und begleitet dann weiter den Ösophagus (paraösophageale Linie). Dadurch bildet sich ein supraazygealer und azygoösophagealer Rezessus, dessen Ausdehnung im Computertomogramm gut beurteilbar ist (Abb.

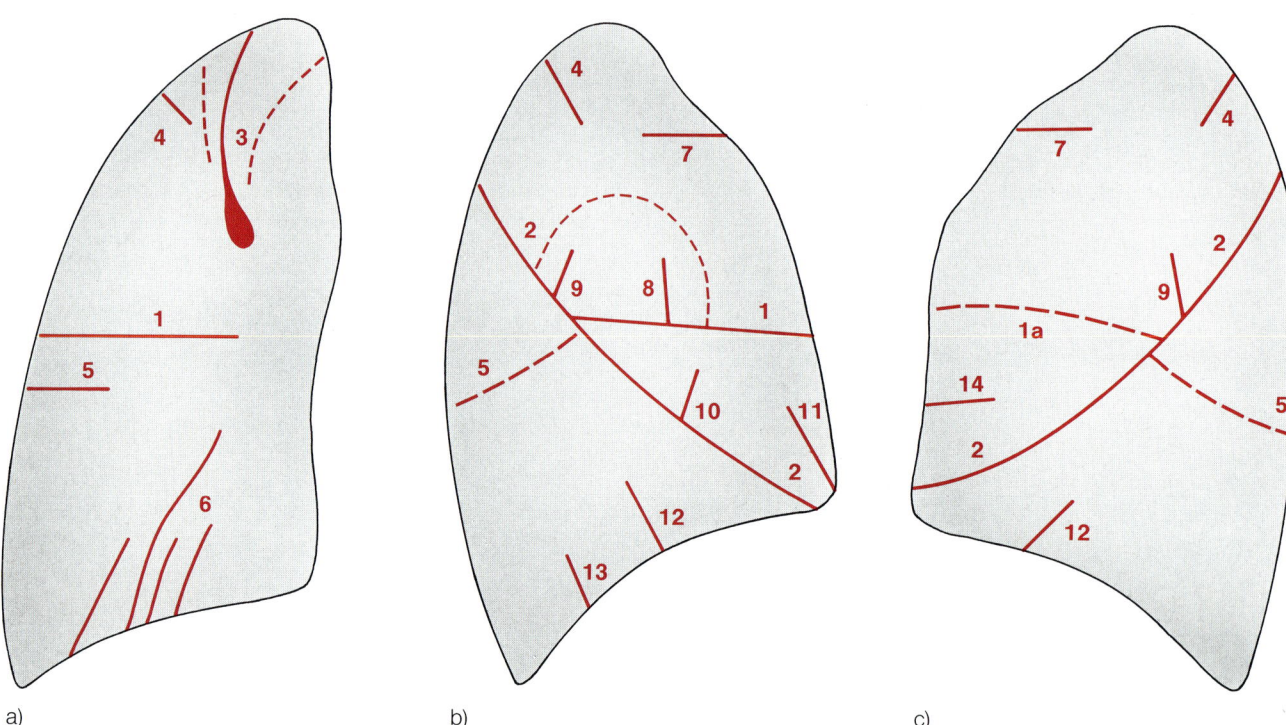

a)   b)   c)

Abb. 12–43 Schematische Darstellung akzessorischer Spalten der rechten (a und b) und linken (c) Lungenseite.

1 kleiner Lappenspalt rechts
1a kleiner Lappenspalt links
2 großer Lappenspalt
3 Spalt bei Lobus venae azygos
4 Spalt zwischen S 1 und S 2
5 Spalt zwischen S 6 und den basalen Segmenten (Lobus posterior)

6 Spalt zwischen S 7 und den angrenzenden basalen Segmenten (Lobus inferior)
7 Spalt zwischen S 1 und S 3
8 und 9 Spalt zwischen S 2 und S 3
10 Spalt zwischen S 4a und S 4b
11 Spalt zwischen S 4 und S 5
12 Spalt zwischen S 8 und S 9
13 Spalt zwischen S 9 und S 10.
   Gestrichelte Linie bei 8, 9 = Spalt bei Lobus axillaris
14 Spalt zwischen S 4 und S 5 links

12–41). Die paraaortalen und paravertebralen Linien sind oft im Übersichtsbild dargestellt. Verlagerungen oder Verdickungen der Pleuragrenzflächen bedürfen stets einer weiteren diagnostischen Klärung.

Die viszerale Pleura bildet in dem Interlobium eine Duplikatur, die im Röntgenbild in orthograder Projektion als feiner Linienschatten dargestellt wird (Abb. 12–42). Der rechte Hauptspalt verläuft vom 4. bis 5. ICR dorsal zum vorderen Zwerchfellrippenwinkel. Demgegenüber steht der linke Hauptspalt steiler, er beginnt in Höhe des 3. bis 4. ICR und zieht ebenfalls in die Nähe des vorderen Zwerchfellrippenwinkels. Da die mediale Grenze des Interlobiums steiler verläuft als die laterale, kommt es in der seitlichen Aufsicht zu einer propellerblattartigen Figur (s. Abb. 12–83 d). Der kleine Lappenspalt zwischen Ober- und Mittellappen verläuft mehr oder weniger horizontal und liegt lateral in Höhe der 6. Rippe. Zusatzspalten finden sich zwischen zahlreichen Segmenten (Abb. 12–43), sie sind im Röntgenbild oft als feine lineare Schatten nachzuweisen. Eine Sonderstellung nimmt der *Lobus venae azygos* mit seinen vier Pleurablättern ein.

Befundung der Thoraxaufnahmen

Die Befundung der Röntgenaufnahmen erfordert eine Betrachtung unter optimalen Bedingungen (große Leuchtdichte – 2000–5000 cd/m² – und die Einblendmöglichkeit auf Bildgröße oder einen speziellen Bildausschnitt) und eine exakte Analyse der Bildmerkmale und Strukturen. Die Beschreibung kann auf der Basis der ILO-Klassifikation von 1980 oder des aufgeführten kurzen Befundungsschemas erfolgen. Die Beurteilung geschieht unter Einbeziehung der klinischen Daten (s. Tab. 12–4) [21].

Tabelle 12–4 Allgemeines Befundungsschema für Thorax-Röntgenuntersuchungen.

a) Verschattungen

Flächenschatten (große Schatten, > 10 mm)
- Lappen, Segment, Subsegment, lobulusähnliche Schatten
- mit anatomischer Grenze
- ohne anatomische Grenze
- peripher oder zentral gelegen
- homogen, konfluierend, aufgelockert, transparent
- mit Volumenminderung (keilförmig, plattenförmig, rundlich)
- pleural bedingt

Rundschatten (> 10 mm)
- einzeln
- mehrere, zahlreiche
- scharf oder unscharf begrenzt
- ohne oder mit Verkalkung
- Ringschatten dünnwandig, dickwandig

Fleckschatten (kleine Schatten, < 10 mm)
- rundlich
  fein: < 1,5 mm, *p*; klein: < 3,0 mm, *q*; grob: < 10 mm, *r*
- unregelmäßig
  fein: < 1,5 mm, *s*; klein: < 3,0 mm, *t*; grob: < 10 mm, *u*
- netzförmig-fleckig (retikulonodulär)
  fein: *x*; klein: *y*; grob: *z*
- Konzentration der Fleckschatten im Bild (Streudichte): vereinzelte, zahlreiche, dicht stehende
- Verbreitung: Spitze, Ober-, Mittel, Unterfeld oder Lappenzuordnung
- Verkalkung

Streifenschatten
- Verdichtungen an anatomischen Strukturen: perivaskulär, peribronchial, subpleural, interlobuläre Septen
- linear (feine, plumpe, breite)
- bandförmige, plattenartige
- unregelmäßige (zarte, grobe)

a) Verschattungen

- vereinzelte, aufgelockerte, dicht liegende
- Verbreitung: Segment, Lappen; Spitze, Ober-, Mittel-, Unterfeld
- Kompression von Lungengewebe (ohne oder mit Dystelektase) bei intrapulmonaler Raumforderung, Pleuraerguß (kostal, interiobär, mediastinal), Herzvergrößerung oder -verlagerung, Zwerchfellhochstand, Mediastinalprozeß, Thoraxwandveränderung
- pleuralbedingt

b) Aufhellungen

Aufhellung mit verminderter Gefäßstruktur
- Diffus oder regional
- ohne oder mit Überblähung
- aufgehellte Zonen (einzelne, mehrere, zahlreiche)
- ohne oder mit deutlicher Begrenzung (Bulla, Pneumatozele, Abszess, Kaverne)
- ohne oder mit Kompression von Lungenteilen

Aufhellung in Verschattungen
- einzeln, zahlreich
- breite oder schmale Randzone
- unregelmäßige oder glatte Begrenzung
- ohne oder mit Spiegelbildung
- zahlreiche kleine Aufhellungen, wabige Strukturen
- Luftbronchogramm

andere Befunde
- Pneumothorax
- Pneumomediastinum
- Dickeminderung der Thoraxwand
- Ablatio mammae
- Hautemphysem →

c) Gefäße der Lunge

verminderte Gefäßstrukturen
– regional, Lappen, Lungenseite, Gesamtlunge
– zentral und peripher
– nur peripher oder nur zentral
– verschmälerte Hauptstämme
– Engstellung basal oder kranial

erweiterte Gefäße
– regional, Lappen, Lungenseite, Gesamtlunge
– zentral oder/und peripher
– kranial oder basal
– unscharfe Gefäßbegrenzung
– verstärktes peripheres Gefäßnetz

atypisch angeordnete Gefäße
– regional, Lappen, Lungenseite
– atypischer Verlauf einzelner oder mehrerer Gefäße
– Verlagerung peripherer und/oder zentral
– Verziehung peripherer mit oder ohne Hilus
– Zusammenrücken oder Bündelung von Gefäßen

d) weitere Befunde

– Lymphknoten: Vergrößerung hilär, tracheobronchial, paratracheal, mediastinal; Verkalkungen, Nekrosen
– Trachea, Haupt- und Lappenbronchus: Lage, Weite, Formänderung
– Pleura: costal, diaphragmal, mediastinal, interlobär. Erguß, Schwarte, Verdickung (umschrieben, diffus); Verkalkung; Pneumothorax, Seropneumothorax
– Herz: Änderung in Form (rechtsbetont, linksbetont), Größe (Vergrößerung nach rechts, nach links oder beiderseits) und Lage, Beziehung zu Veränderungen der Lungengefäße
– Zwerchfell: Stand (Inspiration, Exspiration), Buckelung, Adhäsion, Zwerchfell-Rippen-Winkel, Herz-Zwerchfell-Winkel, Hernie
– Veränderungen der Thoraxwand: Weichteile, Muskeln, Mamma, Rippen, Zwischenwirbelräume, Wölbung der Thoraxwand, Sternum, Klavikula, Skapula
– Veränderungen der Hals- und Brustwirbelsäule

* Symbole p bis z in Anlehnung an [21, 28]

4 Pathologische Röntgenbefunde

Die anatomischen Strukturen der Lunge gestalten in Verbindung mit den überlagernden Geweben der Thoraxwand, des Mediastinums und des Zwerchfells die Merkmale des Thoraxbildes. Die erkennbaren Bildelemente bestehen in Strukturen, Formen, Details und Mustern. Sie haben eine unterschiedliche anatomische Grundlage. *Größere Objektteile* wie Gefäße, lobuläre und segmentale Parenchymprozesse, Rundherde (größer als 5 mm) und von dichterem Gewebe umgebene Hohlräume werden direkt abgebildet und können abhängig von ihrer Lage zur Abbildungsebene vergrößert und verzeichnet werden. Bei den *kleinen Bilddetails,* wie Fleckschatten (kleiner als 5 mm) und netzartigen (retikulären) Strukturverdichtungen, handelt es sich dagegen um die Folgen von Vielfachüberlagerungen kleiner, nicht direkt dargestellter, rundlicher, unregelmäßiger oder linearer anatomischer Elemente, die im Summationsbild die erkennbaren Bilddetails und -muster hervorrufen. Diese werden vom erfahrenen Arzt auf der Basis von Vergleichen der pathologisch-anatomischen Kenntnisse mit den radiographischen Beobachtungen interpretiert und krankhaften Befunden zugeordnet [46, 48]. Hierbei hängt die Treffsicherheit ab von

– der guten standardisierten Aufnahmetechnik
– der exakt durchgeführten Bildanalyse
– der Kenntnis der klinischen Symptome
– dem Einsatz ergänzender radiologischer Verfahren (Zielaufnahme, Schichtuntersuchung oder CT) und
– der Erfahrung des beurteilenden Arztes.

4.1 Gefäßveränderungen

Die Lungengefäße bilden die Strukturmuster des Lungenbildes (Abb. 12–44). Sie verjüngen sich harmonisch in der Peripherie und haben eine charakteristische Anordnung und Verteilung. Auf der Aufnahme im Stehen sind die Gefäße, abhängig von der Schwerkraft, in den kaudalen Lungenpartien breiter als in den kranialen. Im Liegen werden die Gefäße der oberen Lunge besser gefüllt, und der Weiteunterschied wird weitgehend aufgehoben. Auch während körperlicher Belastung werden die oberen Lungengefäße stärker durchblutet und können im Röntgenbild breiter und in der Peripherie besser erkennbar werden.

In Lungenregionen mit einem herabgesetzten Sauerstoff-Partialdruck erfolgt eine Engstellung der Lungengefäße (Liljestrand-Reflex) (Abb. 12–45). Diese kann auch ohne Vorhandensein einer Atelektase auf eine Bronchusstenose (Tumor, Sekretverlegung) oder eine

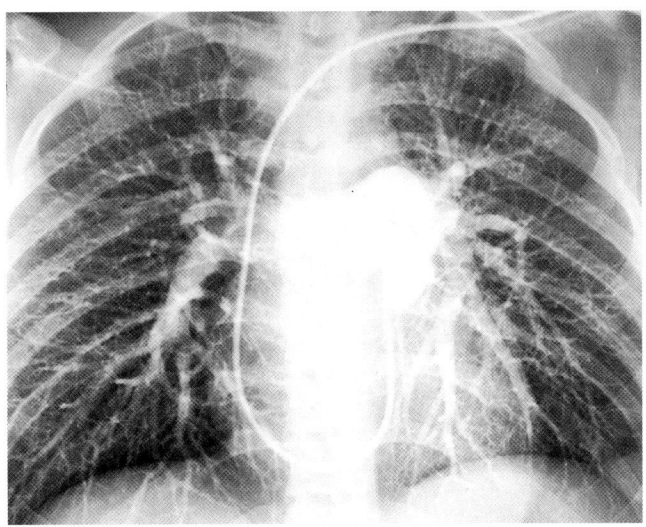

Abb. 12–44 Pulmonalisangiogramm, späte arterielle und frühe venöse Phase. Feines peripheres Gefäßmuster und kräftige zentrale Arterien. Aufnahme im Liegen mit kräftig gefüllten kranialen Arterien.

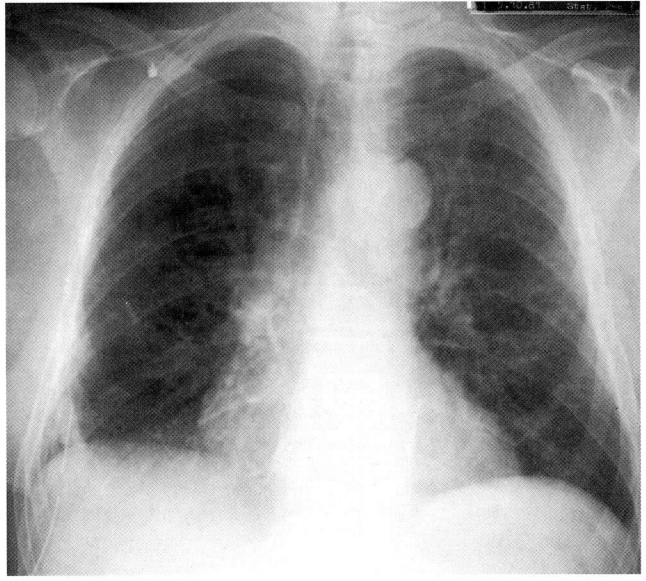

Abb. 12–45 Starke Füllung der Lungengefäße links, auf der rechten Seite verminderte Gefäßfüllung infolge verminderter Ventilation bei liegender Pleuradrainage basal.

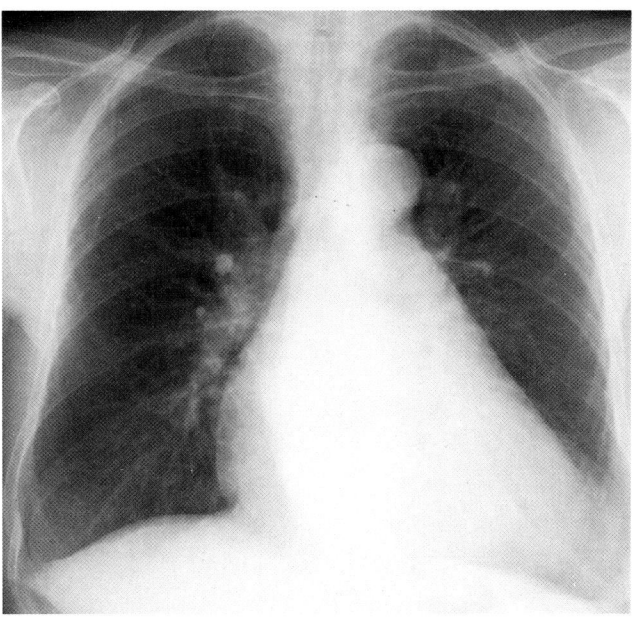

Abb. 12–46 Vergrößertes Herz bei kombiniertem Mitralvitium. Pleuraschwarte beidseits. Verbreiterte Gefäße im Oberlappen und Engstellung im basalen Bereich. Kranialisation bei chronischer Pulmonalvenöser Drucksteigerung.

Kollateralventilation hinweisen (Swyer-James-Syndrom, MacLeod-Syndrom).

Eine *pulmonalvenöse Drucksteigerung* bei Linksherzinsuffizienz, Mitralfehlern, Tumoren und Thromben im linken Vorhof oder Pulmonalvenenstenosen führt akut und chronisch zu einer vermehrten Durchblutung der kranialen Lungengefäße. Bei länger bestehender deutli-cher Druckerhöhung tritt ein chronisch interstitielles Ödem auf, das in den basalen Abschnitten infolge der Schwerkraft stärker ausgeprägt ist und über eine Herabsetzung der kapillaren O_2-Spannung zu einer Erhöhung des Gefäßwiderstandes, vor allem basal, führt. Die Folge ist eine Umverteilung der Perfusion nach kranial. Das Röntgenbild zeigt diese Blutumverteilung nach kranial mit erweiterten oberen und enggestellten basalen Gefäßen (Abb. 12–46). Diese „Kranialisation" kann auch bei Zwerchfellhochstand, kaudalem Emphysem oder basaler Lungenfibrose beobachtet werden.

Eine allgemeine *Vermehrung der Lungendurchblutung* bei kongenitalen Kurzschlußvitien und größeren peripheren arteriovenösen Fisteln geht mit einer deutlichen Verbreiterung der scharf begrenzten Lungengefäße einher. Dabei sind auch die zentralen Hilusarterien dilatiert. Das Gefäßbild normalisiert sich langsam nach der operativen Beseitigung der Kurzschlußverbindung.

Eine *Engstellung der Pulmonalgefäße* ist nach stärkeren Blutverlusten und bei stark eingeschränktem Blutrückfluß (Kavastenose), bei Herzanomalien mit Rechts-Links-Shunt, Ebstein-Anomalie und Rechtsherzinsuffizienz nachzuweisen.

Das Bild der *chronisch pulmonalen Hypertonie,* wie es bei thromboembolischer Lungenkrankheit, lange bestehendem Links-Rechts-Shunt, Angitiden, chronisch emphysematösen und fibrosierenden Erkrankungen so-

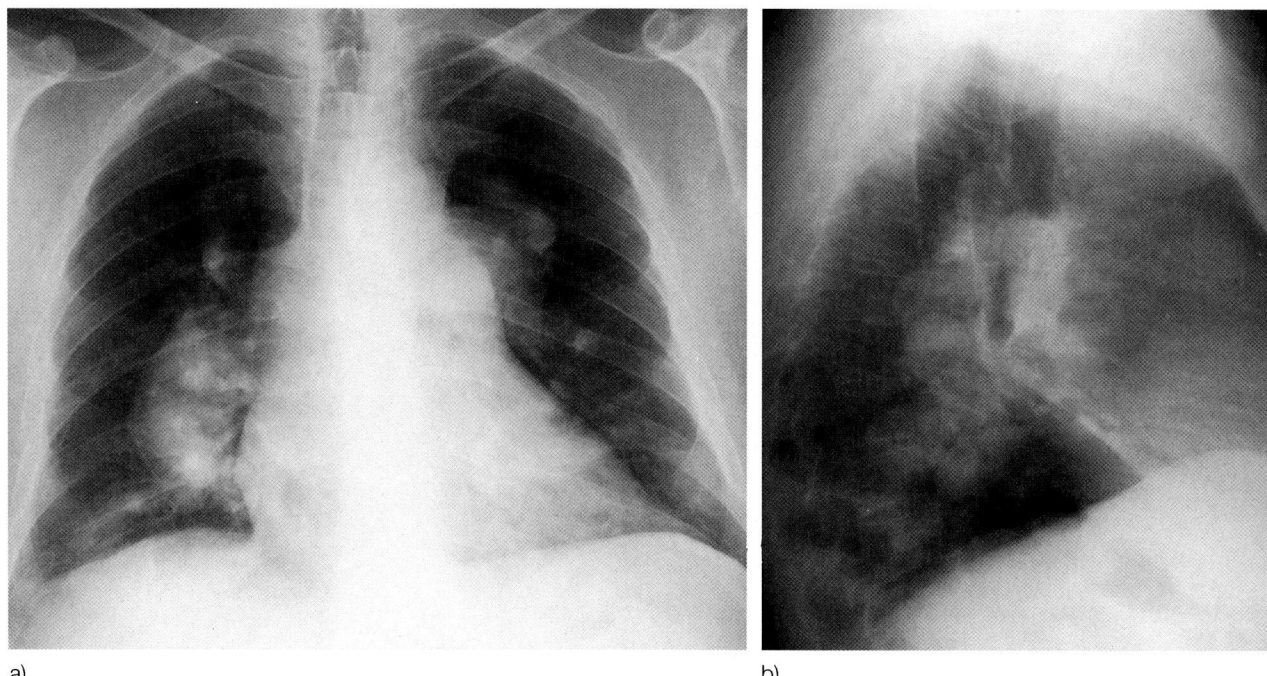

a)   b)

Abb. 12–47 Thoraxaufnahme in zwei Ebenen bei chronischer pulmonaler Hypertonie (a und b). Vergrößertes Cor pulmonale. Extreme Dilatation der zentralen Pulmonalarterien, die in beiden   Ebenen knollig erscheinende Ektasien zeigen. Periphere Gefäße stark eingeengt und dadurch kaum erkennbar.

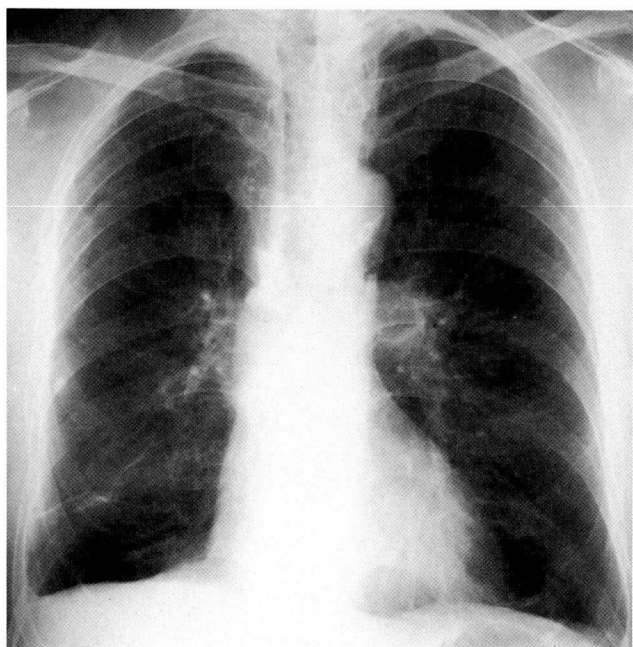

Abb. 12–48 Zustand nach Lungenunterlappenresektion rechts. Im Thoraxbild auf der rechten Seite atypische Gefäßanordnung mit Fehlen der kräftigen Hilusarterie. Tiefstehender kleiner Lappenspalt. Linke Hilusarterie bei dem 65jährigen Patienten gering erweitert mit sonst unauffälligen Gefäßen links. Pleuraverklebung mit Zwerchfellrippenwinkel beidseits. Im 5. ICR rechts dorso-lateral Verkalkungen als Operationsfolge (wichtiger diagnostischer Hinweis).

wie alveolärer Hypoventilation beobachtet wird, ist durch eine Erweiterung der zentralen Arterien (Durchmesser der rechten A. intermedia größer als 1,6 mm) und durch schmale periphere Gefäße gekennzeichnet (Abb. 12–47).

Auch die *obstruktive Lungenerkrankung* und das panazinöse Lungenemphysem zeigen eine verminderte periphere Gefäßzeichnung mit teils unregelmäßig angeordneten Gefäßen durch regionale Überblähungen. Wenn das Emphysem unregelmäßig entwickelt ist, sind in den wenig veränderten Lungenbezirken die Gefäße infolge kompensatorisch vermehrter Durchblutung erweitert.

Große diagnostische Bedeutung kommt den *atypischen und unregelmäßigen Gefäßanordnungen* zu, die eine Folge von Lappen- und Segmentschrumpfungen oder Resektionen (Abb. 12–48) sind und bei denen in der Regel auch der Hilus verzogen ist und oft verkleinert erscheint. Ausfälle oder Rarefizierungen in der Gefäßzeichnung werden als Westermark-Zeichen bei Lungenembolien beobachtet. Dabei kann zusätzlich ein zentraler Kalibersprung an den Gefäßen bestehen.

Die angeborene *einseitige Pulmonalarterien-Hypoplasie* zeigt zarte Lungengefäße (Abb. 12–49). Wenn gleichzeitig eine atypische Versorgung über erweiterte Bronchialarterien erfolgt, erscheint das Gefäßbild irregulär,

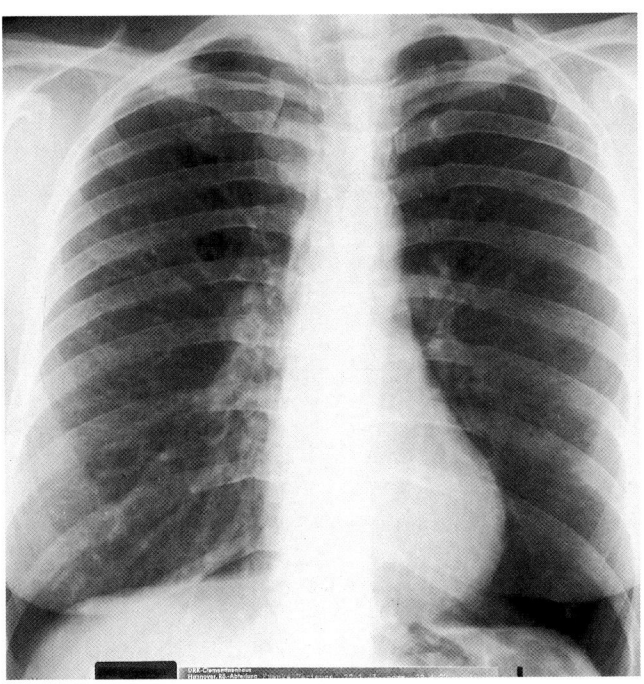

Abb. 12–49 Angeborene Hypoplasie der Lungengefäße links. Verminderte Gefäßstruktur auf der linken Seite, rechts kräftigeres Gefäßbild.

schriebener Aufhellungen und in seltenen Fällen eine Verwischungstomographie oder Computertomographie notwendig. Aufhellungen sind nicht nur durch pulmonale Veränderungen bedingt, sondern können durch Substanzminderung der Thoraxwand nach Operationen, bei muskulärer Anomalie, Ablatio mammae und Hautemphysem verursacht werden. Ein gleichseitiger Pneumothorax und ein gegenseitiger flacher dorsaler Pleuraerguß sowie ein abgekapselter interlobärer Pneumothorax führen zu einseitigen Aufhellungen in der Thoraxaufnahme. Auch an eine *falsche Zentrierung* bei der Anfertigung der Thoraxaufnahme muß als Ursache einer einseitigen Aufhellung bzw. Trübung gedacht werden.

Ein *Volumen pulmonum auctum* mit stark vermehrtem Luftgehalt besteht im Asthmaanfall (Abb. 12–50), bei akuter trachealer exspiratorischer Ventilstenose und beim Erstickungstod. Das *Lungenemphysem* mit ausgedehntem irreversiblem Schwund von Alveolarstrukturen zeigt außer der reduzierten Gefäßzeichnung und der erhöhten Transparenz ein tiefstehendes, abgeflachtes, kaum bewegliches Zwerchfell, erweiterte Interkostalräume und eine Ausweitung des retrosternalen retrokardialen Raumes. Das Emphysem ist in den basalen

und die typische Hilusstruktur wird vermißt. Angeborene Pulmonalishypoplasien sind aber selten. Häufiger liegen bei einseitiger heller Lunge partielle Lungenschrumpfungen mit atypischer Gefäßanordnung und kompensatorischer Überdehnung, ein einseitiges Lungenemphysem oder ein Swyer-James-Syndrom vor. Die Exspiration ist bei der angeborenen Hypoplasie im Gegensatz zu den anderen beiden Erkrankungen nicht eingeschränkt.

Beim *hypogenetischen Lungensyndrom* besteht eine rechtsseitige Lungenhypoplasie mit einer teilweisen Versorgung über Systemarterien von der Aorta aus und einer atypischen großen, bogenförmig durch den rechten Unterlappen verlaufenden Vene, die in die V. cava inferior oder den rechten Vorhof mündet (Szimitar-Syndrom).

4.2 Aufhellungen

Zur Aufklärung von Aufhellungen im Thoraxbild sind Thoraxaufnahmen in zwei Ebenen, evtl. auch in In- und Exspiration, Röntgen-Fernseh-Durchleuchtung zur Bewegungsbeobachtung von Zwerchfell, Mediastinum und Thoraxwand, gezielte Aufnahmen um-

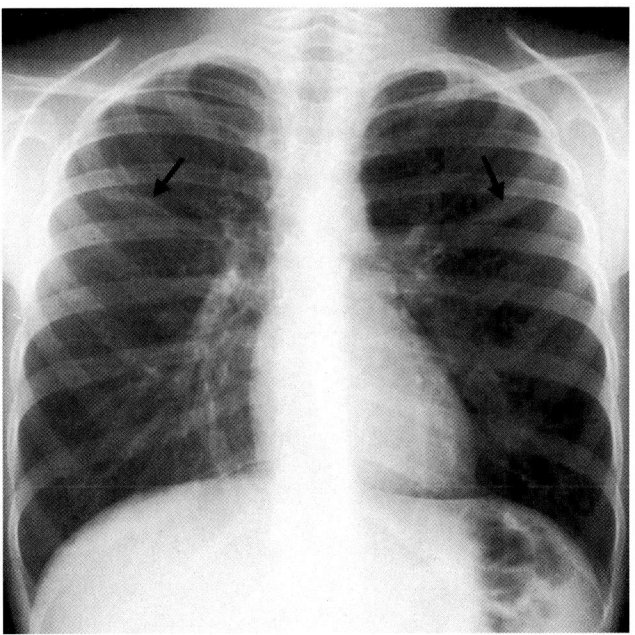

Abb. 12–50 Übersichtsaufnahme bei Asthma bronchiale (10jähriges Kind). Volumen pulmonum auctum. Periphere Gefäßstruktur vermindert. Einzelne mittelgroße Gefäße zeigen einen bogenförmigen Verlauf durch umschriebene Überblähungen (Pfeile). Im rechten Unterlappen stellen sich kräftigere Gefäße dar als Hinweis darauf, daß Überblähungen in diesem Lungenteil kaum oder gar nicht vorhanden sind und daher hier eine stärkere Durchblutung besteht.

Lungenabschnitten anfangs stärker entwickelt. Obstruktive Lungenerkrankungen und eine Bronchiolitis (Abb. 12–51) führen ebenfalls zu einer starken Überblähung der Lunge mit vermindert und verschmälert abgebildeten Lungengefäßen. Das Ausmaß der Überblähungen kann dabei in den einzelnen Regionen unterschiedlich sein, worauf meist bogig verlagerte Lungengefäße hinweisen (bullae).

Als besondere Form der obstruktiven Lungenerkrankung kann das *zentrilobuläre Emphysem* mit den im Vordergrund stehenden Zeichen der chronischen Bronchitis gesehen werden. Überblähungen mit erhöhter Transparenz finden sich bevorzugt in den Obergeschossen. Unregelmäßig verteilte peribronchiale und peribronchioläre Verschattungen führen im Röntgenbild und Computertomogramm (Abb. 12–52) gleichzeitig zu auffälligen Strukturunregelmäßigkeiten und Verdichtungen („dirty chest") [1, 54].

Größere Lungenschrumpfungen, Lungenresektionen und Skoliosen führen zum Überdehnungsemphysem mit erhöhter Strahlendurchlässigkeit und Gefäßrarefizierung. Dabei weisen die verzogenen Gefäße und die verlagerte interlobäre Pleura auf das Ausmaß der pathologischen Veränderungen hin.

Eine erhöhte Transparenz der Lunge mit einem irregulären Gefäßmuster bestimmt das Bild bei Anomalien der Pulmonalarterien, bei denen eine kompensatorische Erweiterung der Bronchialarterien besteht.

Einseitige lokale Überblähungen, großblasige Emphyseme und Emphysemblasen zeigen stark transparente Bezirke ohne Gefäßstruktur, aber mit komprimierten angrenzenden Lungenabschnitten.

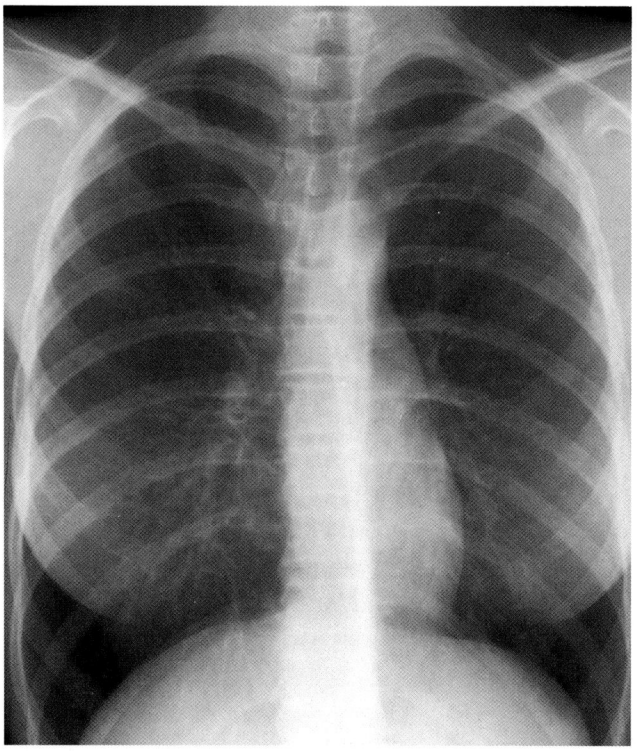

Abb. 12–51 Übersichtsbild bei Bronchiolitis. Starke Überblähung der Lunge mit erheblich verbreiterten Interkostalräumen. Sehr schmale Lungengefäße. Kleines, schmales Herz.

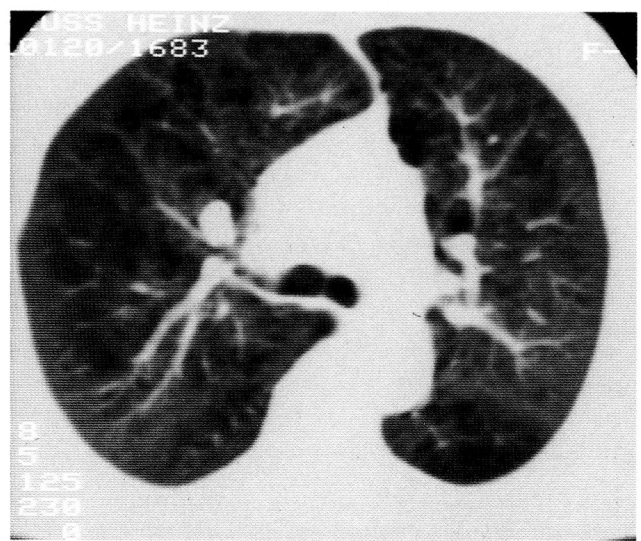

a)

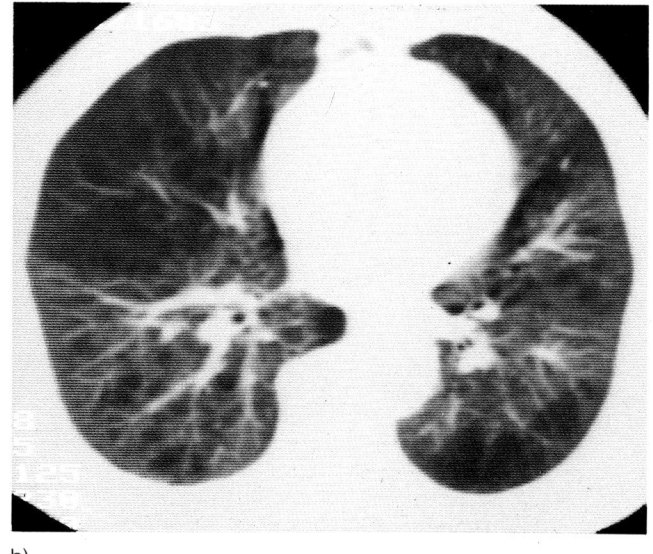

b)

Abb. 12–52 Computertomogramm in 2 Höhen bei zentrilobulärem Emphysem (a und b). In der Lunge unregelmäßig verteilte Zonen verminderter Dichte (Überblähungen) mit Verlagerung der Gefäße und teilweise perivaskulären Verdichtungen.

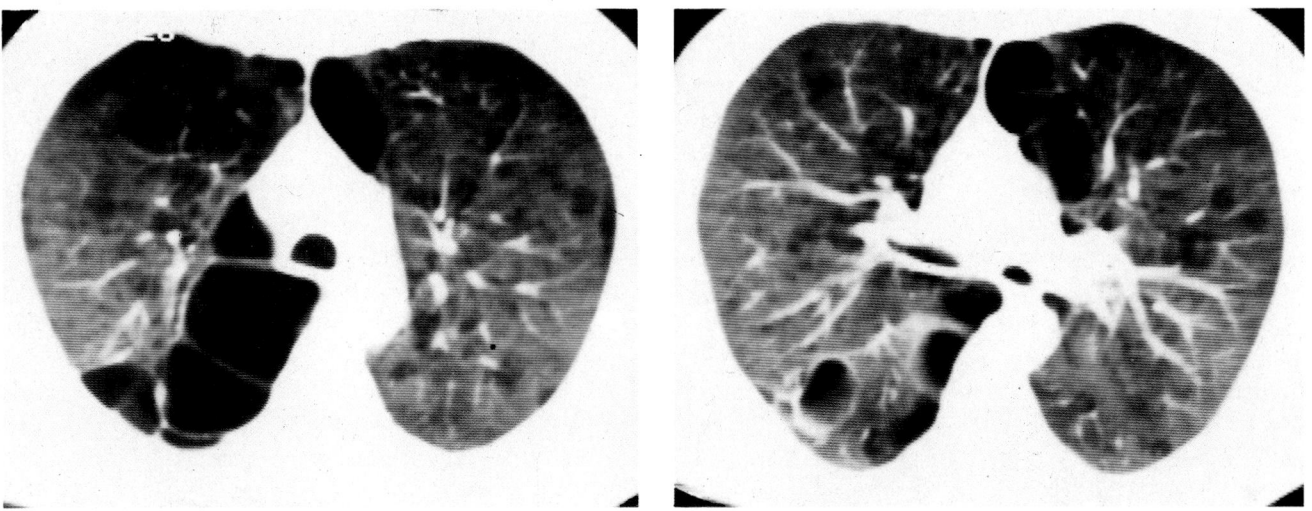

Abb. 12–53 Computertomogramm. Große subpleurale Emphysemblasen, vorwiegend paramediastinal gelegen.

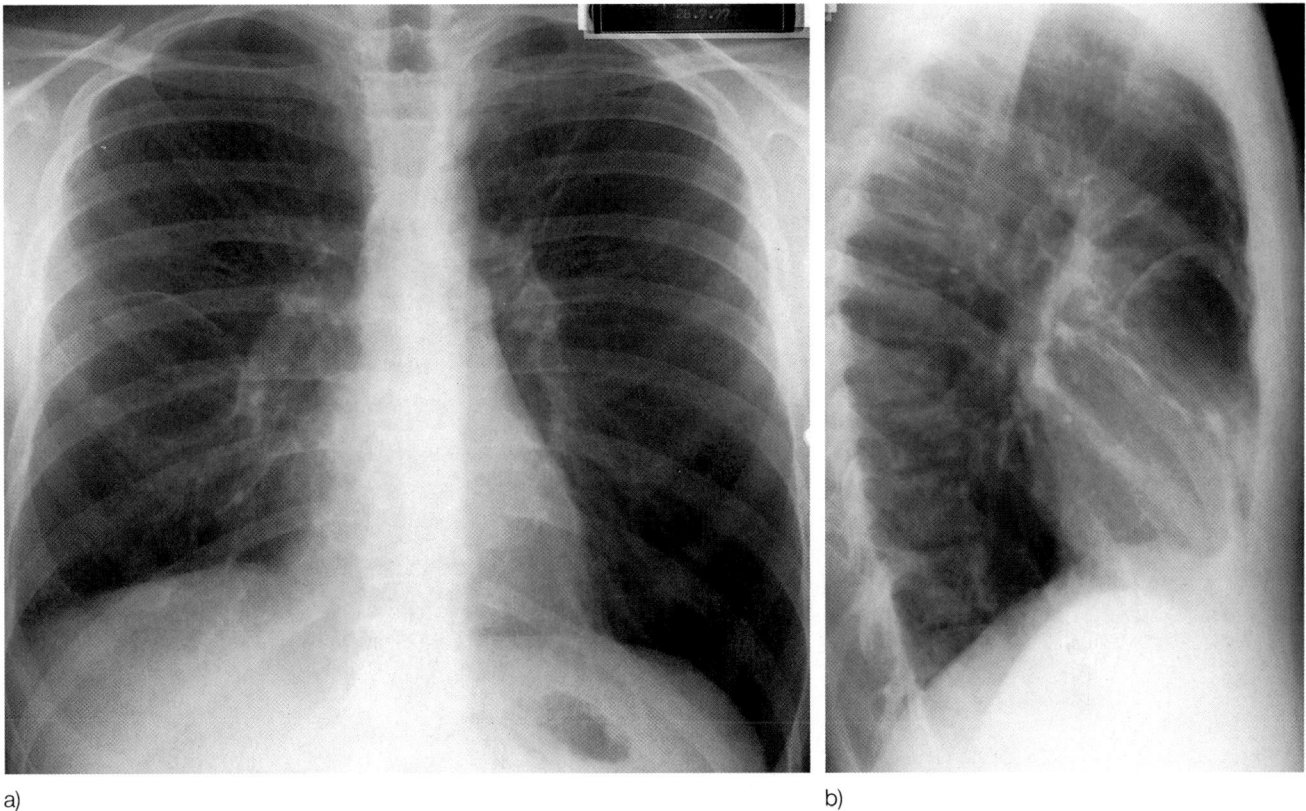

a)   b)

Abb. 12–54 Thoraxaufnahme in zwei Ebenen (a und b). Im rechten anterioren Mittelgeschoß große Pneumatozele nach Lungenkontusion vor drei Monaten.

Umschriebene Aufhellungen

Blasenbildungen infolge Überblähung, Zysten und Höhlenbildungen im Lungenparenchym, ein umschriebener Pneumothorax und extrapulmonale Überlagerungen können das Bild der umschriebenen Aufhellung verursachen. Regionale gefäßarme Bezirke finden sich randständig beim subpleuralen Mantelemphysem (Abb. 12–53) und beim Spitzennarbenemphysem. Lufthaltige bronchogene Zysten haben meist eine schmale

Begrenzung. Bei Sekretstau tritt eine Spiegelbildung auf. Die Form der Hohlräume, die sich auf dem Boden einer Gewebsdestruktion entwickeln, wird durch Art und Ausdehnung des zugrundeliegenden Parenchymprozesses und die Art des Anschlusses ans Bronchialsystem bestimmt. Allgemein fällt auf, daß ihre Begrenzung um so glatter erscheint, je schmäler der umgebende pathologische Gewebsanteil ist. Aufblähung und Säuberung glätten die Höhle. Zart begrenzte *Pneumatozelen* bestehen oft lange Zeit nach Staphylokokkenpneumonien oder Lungenkontusionen (Abb. 12–54).

Systeme von kleinen Hohlräumen sind bei Bronchiektasen (Abb. 12–55), Zystenlunge, Mukoviszidose, emphysematöser Sklerose, Lungenfibrose (Hamman-Rich-Syndrom), Histiozytose X, Lymphangiomyomatose, adenomatoid-zystischer Lungenfehlbildung und Lungensequestration zu beobachten.

4.3 Verschattungen

Für das Bild der normalen Lunge ist der Luftgehalt des respiratorischen Gewebes bestimmend. Wenn die Luft aus den Alveolen durch Transsudate, Exsudate oder zelluläre Infiltrationen verdrängt oder die Luftzufuhr durch den Verschluß von Bronchien (Atelektase) verlegt ist, tritt eine Verdichtung des Lungenparenchyms ein, die im Röntgenbild zu Verschattungen führt.

Prozesse, die sich im Innenraum der Alveolen und Acini ausbreiten, sind von Erkrankungen, die sich in den Alveolarsepten entwickeln und dadurch die Luft aus den Alveolen verdrängen, häufig nicht zu unterscheiden. Die Größe der Verschattungen, ihre Entwicklung und der Verlauf sowie die begleitenden Veränderungen können aber Hinweise geben, ob es sich um primär intraalveoläre und azinäre oder um alveolarseptale interstitielle Prozesse handelt.

In Röntgenbild (Tab. 12–5) und Computertomogramm (Abb. 12–56 a–e) lassen sich drei unterschiedliche Verschattungsmuster beobachten:

– das alveolo-azinäre Muster mit fleckigen, konfluierenden und flächenhaften Verschattungen
– das interstitielle Muster mit peribronchovaskulären, perihilären und subpleuralen Verdichtungen sowie verdickten interlobulären Septen und retikulärer Strukturvermehrung
– das noduläre Muster mit kleinen rundlichen oder irregulären fleckigen Schatten

Tabelle 12–5 Verschattungsmuster.

alveolärer Typ

   Fleckschatten meist größer als 5 mm
   unscharfe Begrenzung
   Konfluieren der Herde
   segmentale und lobäre Anordnung
   Verschattungen des Lungenkerns
   Pneumobronchogramm und -alveologramm
   schneller Formwandel und Rückbildung
   (s. a. nodulärer Typi)

interstitieller Typ

   retikuläre Strukturvermehrung
   interlobuläre Septumlinien (Kerley-Linien)
   peribronchiale und perivaskuläre Verdichtungen
   unscharfe perihiläre Verschattungen
   subpleurale Verdichtungen
   wabiger Strukturumbau (honey-comb)
   Schrumpfungen mit Gefäßverziehungen
   selten: milchglasartige Trübung (ground-glass)
   (s. a. nodulärer Typi)

nodulärer Typ

   Fleckschatten 1–5 (seltener 10) mm Durchmesser
   Form rundlich, irregulär, fleckig-netzartig
   Art
   – alveoloazinär (oft locker, unscharf begrenzt)
   – alveolar-septal-interstitiell (dicht, scharf begrenzt)
   – pseudonodulär (Fleckschatten durch septale Überlagerungen)
   die Buldstruktur wird durch die Streudichte der Herde bestimmt
   nodulär, retikulo-nodulär, groundglass)

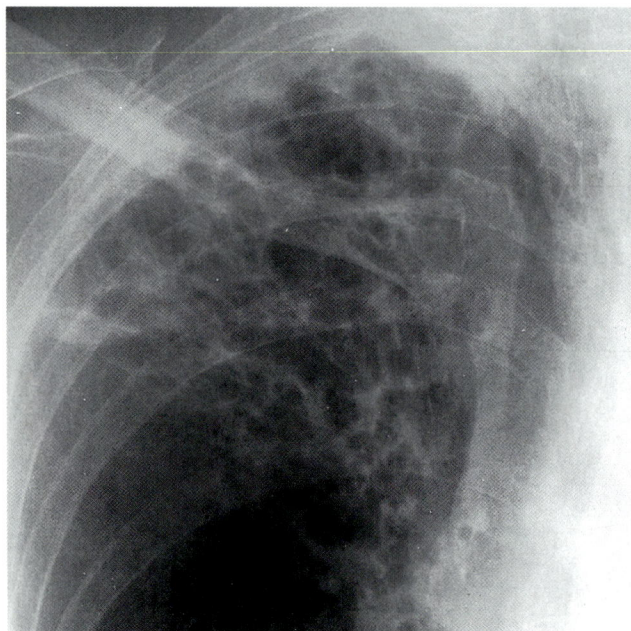

Abb. 12–55 Ausschnitt des rechten Oberfeldes. Schrumpfung des rechten Oberlappens mit Ausbildung eines Systems von kleinen Hohlräumen (Bronchiektasen).

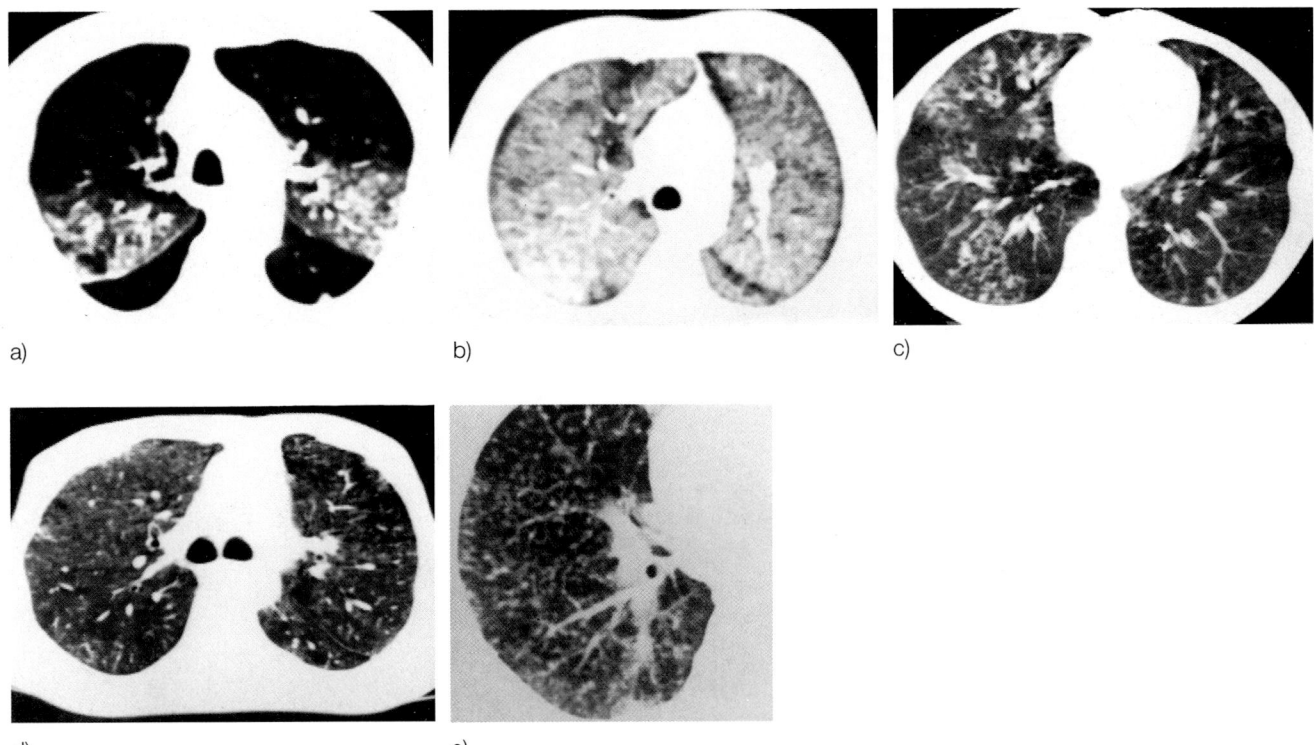

a)

b)

c)

d)

e)

Abb. 12–56 Muster der verschiedenen Lungenprozesse im Computertomogramm.

a) konfluierende Verdichtungen im Segment 2 beidseits bei bakterieller Pneumonie (alveoloazinäres Muster)

b) alveoläre Füllung ausgedehnter Lungenpartien bei alveolarer Proteinose (alveoloazinäres Muster)

c) paravaskuläre Verdichtungen mit einzelnen Septumlinien und vorwiegend rechts herdförmigen Verdichtungen bei interstitiellem Ödem mit Übergang in die intraalveoläre Phase (Kombination von interstitiellem und alveolärem Muster)

d) feine lineare und diskret feinfleckige Strukturvermehrung bei Asbestose (interstitielles Muster)

e) kleine fleckige Verdichtungen, die dorsal dichter stehen bei Sarkoidose (noduläres Muster).

Die Zuordnung dieser nodulären Muster zu den alveolo-azinären Veränderungen oder den alveolar-septalen und peribronchiolären Prozessen ist von den Bildmerkmalen her oft schwierig, wenn nicht begleitende Strukturänderungen Hinweise geben, wie z. B. verdickte interlobuläre Septen oder ein Pneumobronchogramm.

4.3.1 Flächenschatten

Totalverschattungen einer Lungenseite sind durch einen großen Pleuraerguß, bei dem das Mediastinum oft zur kontralateralen Seite verdrängt ist, oder eine Totalatelektase mit ipsilateraler Verziehung der Mediastinalorgane bedingt. Seltener liegt eine ausgedehnte Pneumonie, ein einseitiges Ödem, eine Pleuraschwarte (eingeengte ICR), Pneumonektomie oder Lungenaplasie vor.

Ausgedehnte beidseitige, teils homogene, teils konfluierende Verschattungen finden sich beim Lungenödem kardialer, toxischer oder allergischer Ursache. Das Ödem kann auf den Lungenkern beschränkt sein und im Bild eine Schmetterlingsform zeigen (Abb. 12–57). Beim Atemnotsyndrom des Erwachsenen bestehen in den fortgeschrittenen Stadien peripher konfluierende Verschattungen, die zunehmend dichter werden und in denen vor allem unter Beatmung ein Pneumobronchogramm hervortritt. Massive Aspirationen und das Mendelson-Syndrom zeigen wolkig-fleckige neben homogenen Verschattungen (Abb. 12–58). Grobfleckig-konfluierende Verdichtungen stehen in der akuten Phase bei massiver Lungenblutung, Goodpasture-Syndrom (Abb. 12–59), Schönlein-Henoch-Syndrom und Behçet-Syndrom, alveolärer Proteinose und Lungenhämosiderose im Vordergrund. In der Rückbildungsphase treten mehr fleckig-netzartige Schatten hervor. Eine akute allergische Alveolitis, nekrotisierende Vaskulitis, toxische Viruspneumonie, Zytomegalie und Pneumocystis-Infektionen weisen in fortgeschrittenen Phasen oft flächenhafte, meist transparentere Verschattungen

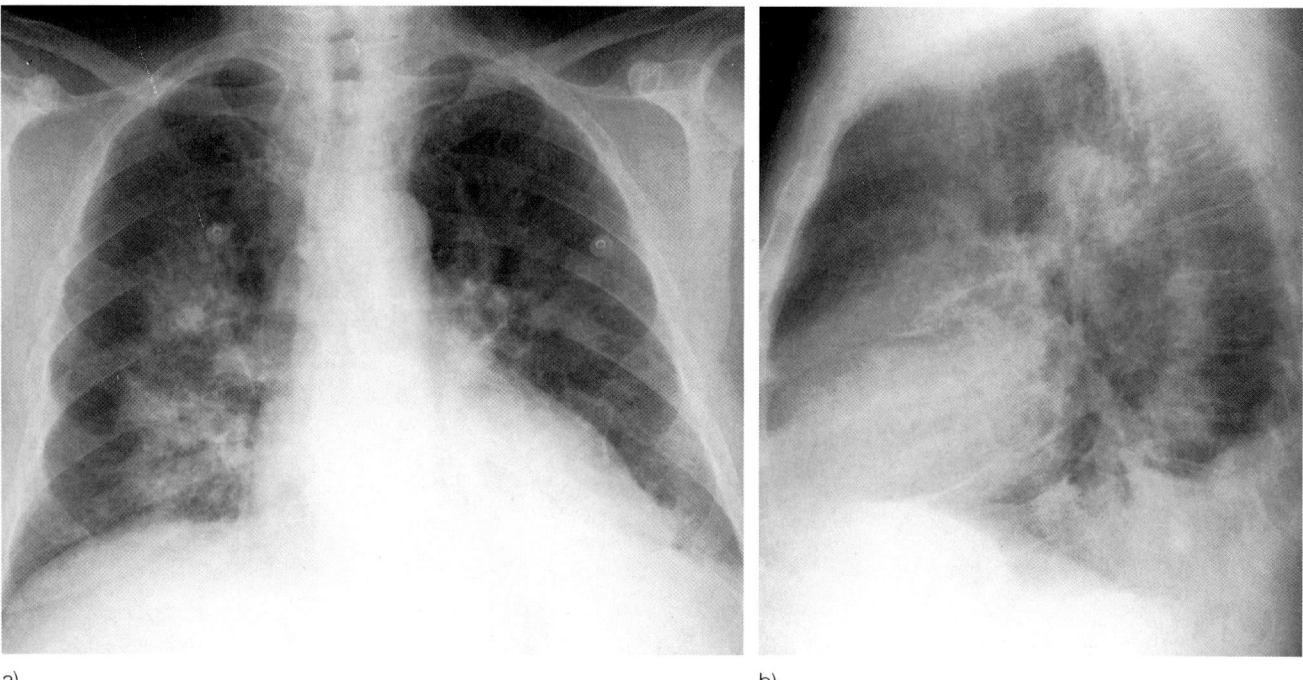

a)   b)

Abb. 12–57 Thoraxaufnahmen in zwei Ebenen (a und b). Zentrales Lungenödem bei Niereninsuffizienz. Vorwiegend im Lungenkern, rechts deutlicher als links, flächenhafte und fleckig-konfluierende Verschattungen. Pleuraerguß links dorsal im Seitenbild. Linksdilatiertes Herz.

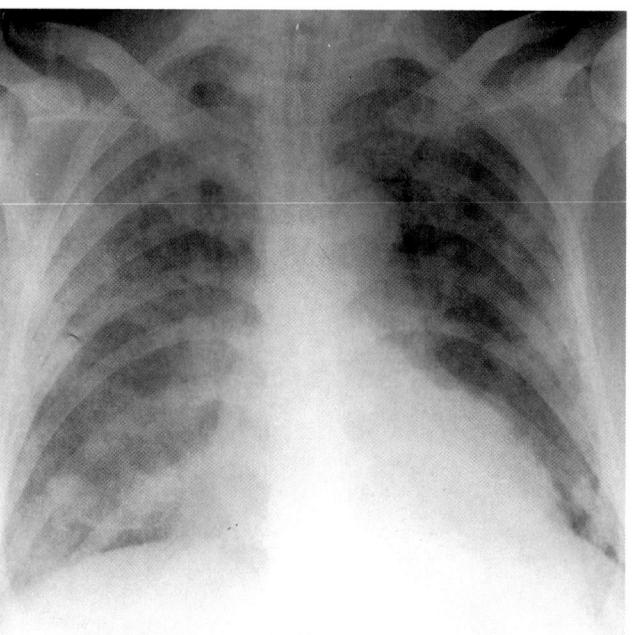

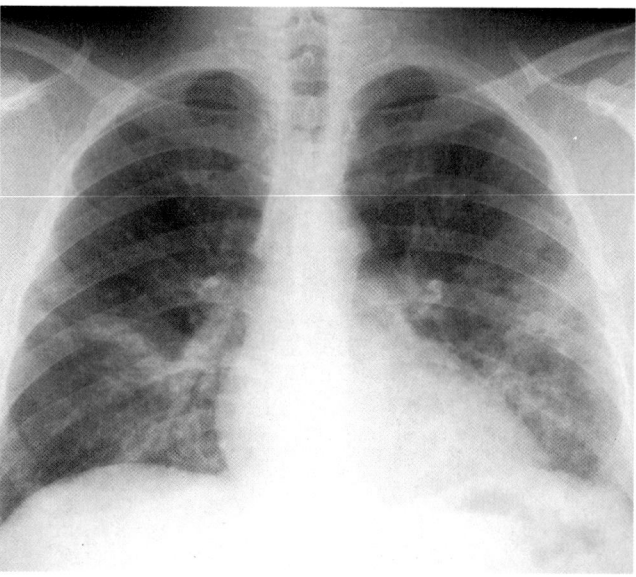

Abb. 12–58 Aufnahme auf Intensivstation. Zustand nach massiver Aspiration. Ausgedehnte grobfleckig-konfluierende Verschattungen in beiden Lungen.

Abb. 12–59 Weiche flächenhafte und konfluierende Verschattungen in beiden Mittel- und Unterfeldern bei Goodpasture-Syndrom.

auf. Bei multiplen eosinophilen Pneumonien oder bakteriellen Pneumonien, vor allem mit Staphylokokken und gramnegativen Bakterien, treten bevorzugt im Mittel- und Untergeschoß Flächenschatten auf. Die hä-

matogenen oder bronchogenen grobherdigen tuberkulösen Streuungen zeigen kleinere Flächenschatten, mehr in den Ober- und Mittelgeschossen.

Schwielenbildungen bei Pneumokoniosen und Konglo-

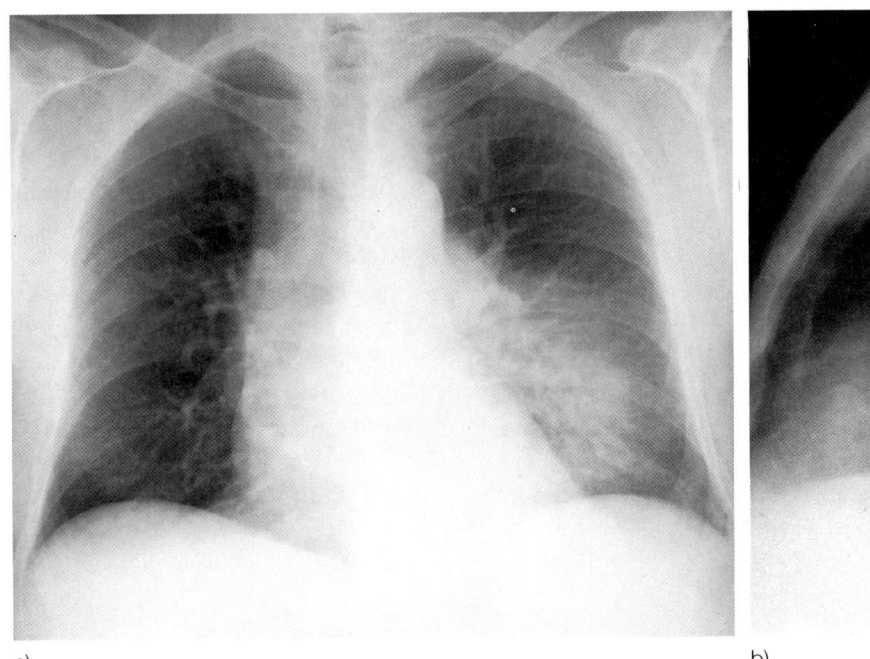

a)

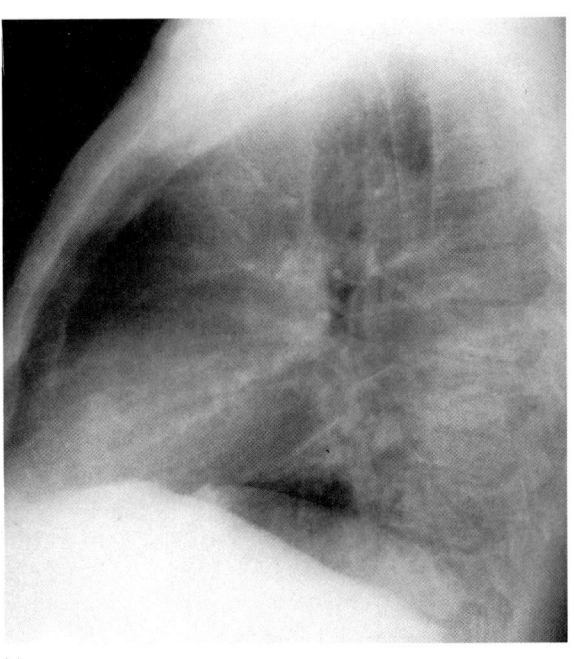

b)

Abb. 12–60 Thoraxaufnahmen in zwei Ebenen (a und b). Pneumonie im linken Unterlappen in den Segmenten 9 und 10. Homogene Verschattungen des dorsalen linken Unterlappens mit Frei-

bleiben des lateralen Zwerchfell-Rippenwinkels (S 8). Im Seitenbild deutliches Pneumobronchogramm, kleiner pleuraler Winkelerguß.

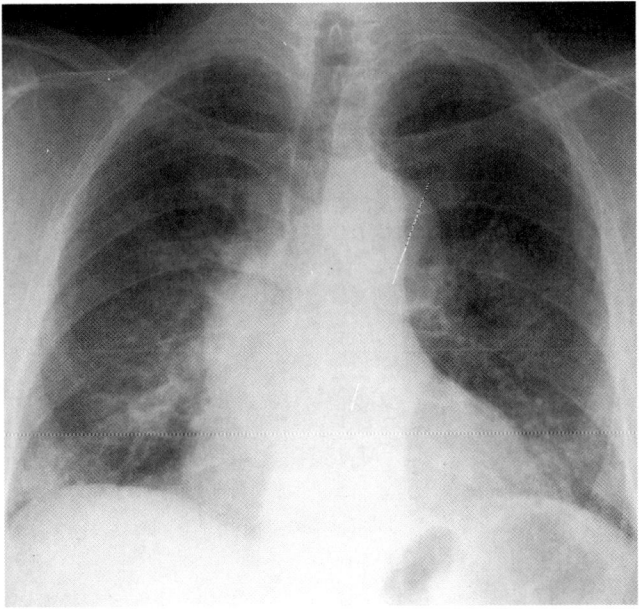

Abb. 12–61 Flächenhafte Trübungen beider Mittel- und Unterfelder mit teils perivaskulären Verdichtungen und relativem Zwerchfellhochstand bei Mykoplasmen-Pneumonie.
Herz linksbetont und linksvergrößert. Erheblich dilatierte Aorta.

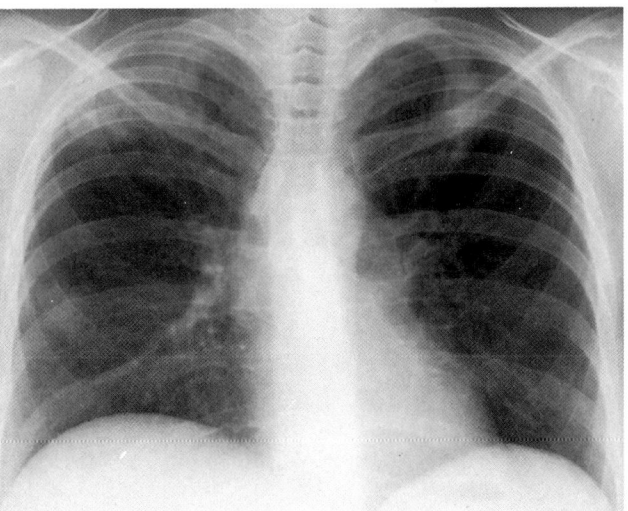

Abb. 12–62 Progressive Lungentuberkulose mit umschriebener, flächenhafter und konfluierender Verschattung in den Segmenten 1 und 2 rechts. Zarte, 2,5 cm große Verdichtung im lateralen Mittellappensegment. Fleckig-konfluierende Verschattung hinter der Klavikula links im Segment S2a.

merate sowie Vernarbungen bei Sarkoidose und Infektionen bei Pneumomykosen bilden in beiden Lungenflügeln Flächenschatten, in deren Umgebung häufig Zeichen von Schrumpfungen zu erkennen sind.

Ausgedehnte Flächenschatten, die nur einen *Lappen* oder mehrere *Segmente* betreffen, sind durch bakterielle Pneumonien (Abb. 12–60), Virus- und Mykoplasmen-Infektion (Abb. 12–61), interstitielle desquamative Pneumonien, Lungeninfarkte, Löffler-Syndrom, Obturationspneumonie, Primärtuberkulose mit Bronchusstenose (Epituberkulose) bzw. ein großes postprimäres Infiltrat oder eine käsige Pneumonie und eine Aktinomykose hervorgerufen.

Homogene oder konfluierende Flächenschatten im Bereich einzelner *Segmente und Subsegmente* bestehen bei bakteriellen Pneumonien, Virusinfekten, Tuberkulose (Abb. 12–62), Lungeninfarkt, peripheren Bronchuskarzinomen und gutartigen Tumoren.

Atelektasen betreffen in der Regel Subsegmente, Segmente oder Lappen (Abb. 12–63), deren zuführender Bronchus stenosiert ist. Die Flächenschatten sind daher

auf anatomische Einheiten zu beziehen, deren Volumen meist vermindert ist (Abb. 12–64).

Atelektatische Schrumpfungen können ein solches Ausmaß erreichen, daß die betroffenen Lungenareale zu platten- oder bandartigen Strukturen schrumpfen oder durch Retraktion auf den Mediastinalrand aus dem Lungenbild verschwinden. Flüchtige Atelektasen werden durch Schleimverlegungen bei Asthma bronchiale oder durch gestörtes Abhusten oder Aspiration hervorgerufen.

Im Verlauf der *Rückbildung* der pneumonischen und atelektatischen Veränderungen mit Flächenschatten variiert das Bild stark. Resorption in den Randzonen und partielle Wiederbelüftung zentral führen zur Auflockerung und Verkleinerung der Verschattungen. In der Nähe der Bronchien und Gefäße erfolgt die Rückbildung meist langsamer, so daß in Verbindung mit den begleitenden Veränderungen im peribronchovaskulären Gewebe eine streifige Strukturvermehrung längere Zeit fortbesteht. Der narbige Umbau nichtrestituierter Lungenbezirke führt zu unregelmäßig streifigen und

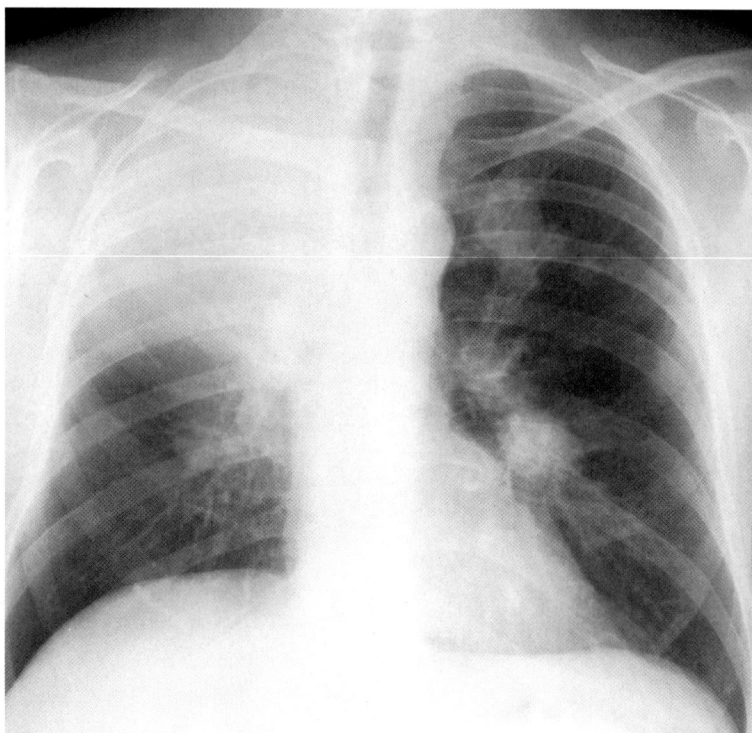

a)

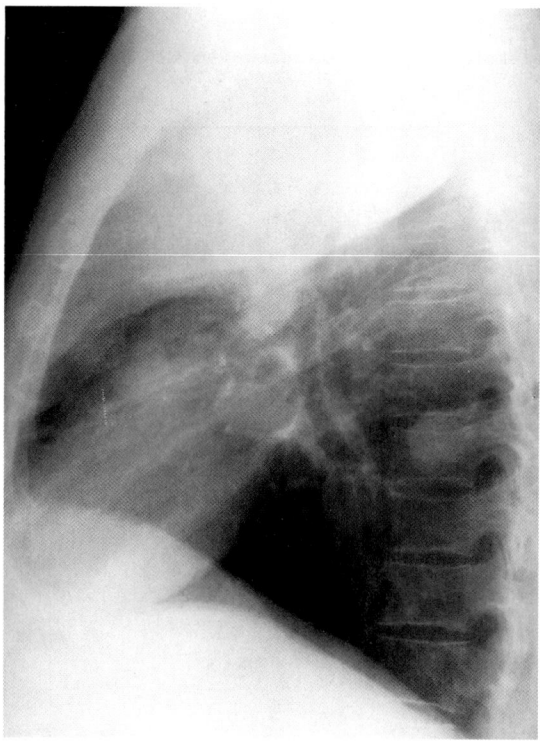

b)

Abb. 12–63 Thoraxaufnahmen in zwei Ebenen (a und b). Dichte Verschattung des rechten Oberlappens mit angehobener Lappenbasis. Dadurch resultiert im p.-a.-Bild die unscharfe Begrenzung. Engstellung der oberen Interkostalräume rechts, geringe Rechtsverlagerung der Trachea und Anhebung der rechten

Zwerchfellhälfte. Im rechten Mittelfeld ventral Rundherd (Ø 1,5 cm), im linken Oberfeld medial und im linken Unterfeld dorsal je ein Rundherd (Ø 3 cm).
Stenosierender Tumor des rechten Oberlappenbronchus mit Atelektase und Metastasen in beiden Lungen.

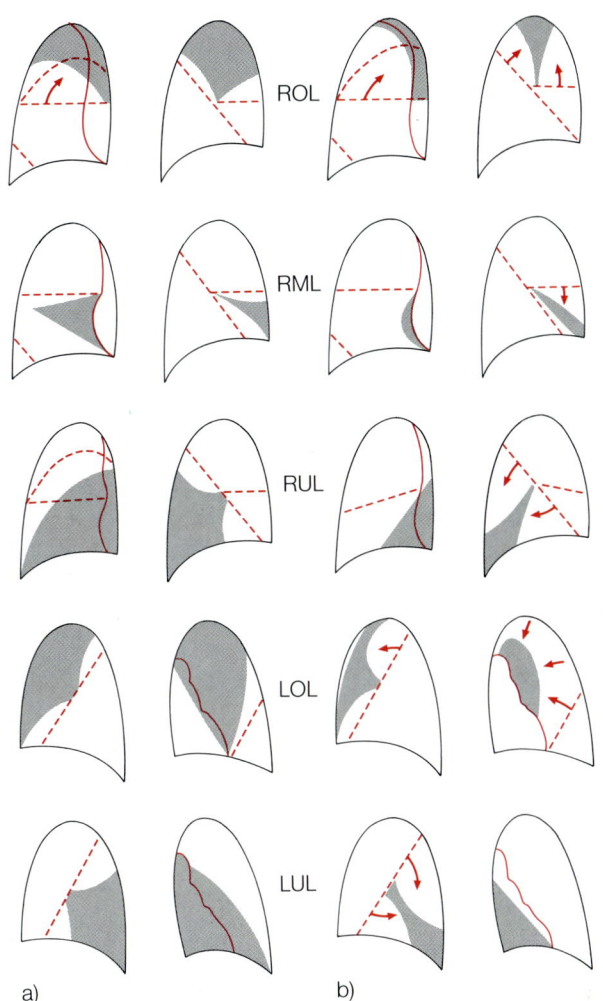

Abb. 12–64 Schematische Darstellung der Lappenatelektasen.
a) Lappenatelektase mit geringer Volumenminderung
b) Lappenatelektase mit starker Retraktion und Schrumpfung.
ROL = rechter Oberlappen, RML = rechter Mittellappen, RUL = rechter Unterlappen, LOL = linker Oberlappen, LUL = linker Unterlappen.

flächigen Schatten, wie sie vor allem von der Tuberkulose, chronischer Pneumonie und Pneumomykose bekannt sind.

4.3.2 Rundherde

Rundherde, die einen Durchmesser größer als 1 cm besitzen, bilden aufgrund ihrer Erscheinung und ihrer Ätiologie eine besondere Gruppe. Häufig liegt ein peripheres Bronchialkarzinom (Abb. 12–65) oder eine Metastase vor. Diffuse Kalkeinlagerungen werden in 15% aller Karzinome beobachtet. Eine unregelmäßige flachbogige Begrenzung oder feine Ausläufer verstärken den

Karzinomverdacht. Tuberkulome sind gegenüber den vergangenen Jahrzehnten seltener geworden und liegen bevorzugt in den Segmenten 1, 2 und 6 (Abb. 12–66).

Zu den gutartigen Tumoren gehören Hamartome, Adenome, Fibrome (Abb 12–66), Zylindrome, Plasmazellgranulome und Neurinome, die meist paravertebral liegen. Echinokokkuszysten werden in den letzten Jahren häufiger beobachtet. Arteriovenöse Aneurysmen und Varizen können durch Angio-CT geklärt werden. Aspergillome sind in Hohlräumen entwickelt. Differentialdiagnostisch ist an Rundatelektasen, die meist im dorsalen Unterlappen liegen und in der Umgebung korbartig angeordnete Gefäße aufweisen, sowie an abgekapselte Interlobärergüsse zu denken.

Mehrere Rundherde finden sich in der Lunge meist bei Metastasen (Abb. 12–67) und Alveolarzellkarzinomen, aber auch bei der Wegener-Granulomatose (lymphomatoide Granulomatose), malignen Lymphomen und Paragonimiasis.

4.3.3 Fleckschatten

Zu den Fleckschatten zählen Verdichtungen mit einem Durchmesser kleiner als 1 cm. Im Röntgenbild werden Einzelherde erst ab einer Größe von 4–6 mm abgebildet. Disseminierte Fleckschatten, die im Bild kleiner als 5 mm erscheinen, sind in der Regel die Folge von Vielfachüberlagerungen mit Summation und Subtraktion der kleinen anatomischen Lungenherde. Die zugrundeliegenden pathologisch-anatomischen Veränderungen können schwerpunktmäßig sowohl in den alveolo-azinären Innenräumen als auch im alveolar-septal-interstitiellen Bereich ablaufen. Da speziell bei den disseminierten feinherdigen Prozessen vom Röntgenbild her eine Differenzierung oft nicht möglich ist, hat Heitzman [19] für diese Art der Veränderungen die Einordnung als *noduläres Muster* empfohlen. Dieser Vorschlag erscheint uns für das radiologische Vorgehen zweckmäßig. Bei Verlaufsbeobachtungen fällt dabei auf, daß die Fleckschatten (Noduli) bei *alveolo-azinären Prozessen* lockerer und unscharf erscheinen (Abb. 12–68) sowie teils kleine Aufhellungen durch lufthaltige Bronchioli [16] zeigen und bei den *alveolar-septal-interstitiell und den peribronchiolär* ablaufenden Erkrankungen dicht, scharf begrenzt und meist kleiner als 5 mm sind (Abb. 12–69).

Für die Darstellung im Röntgenbild ist die Verteilungsdichte der herdförmigen Prozesse von wesentlicher Bedeutung. Die möglichst vollständige Überlagerung von kleinen Herden führt zu feinen rundlichen Schatten, dagegen führt die überwiegend partielle

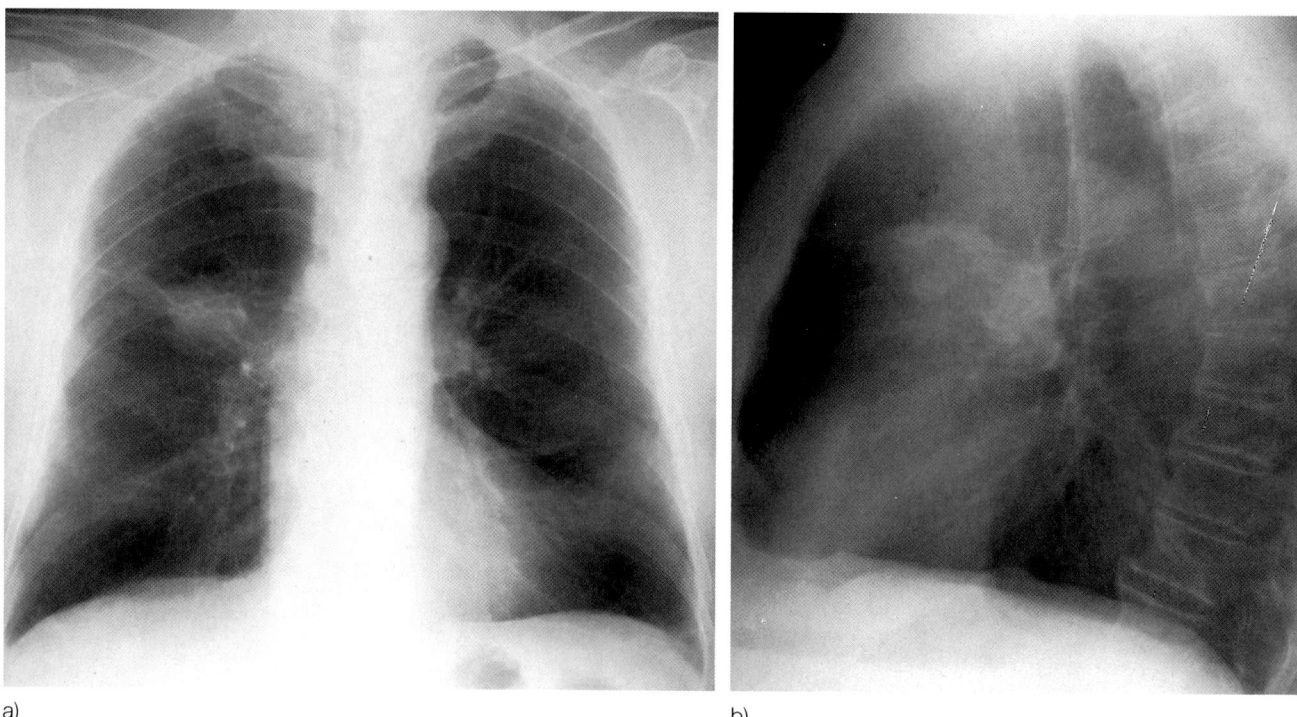

a)

b)

Abb. 12–65   Thoraxaufnahmen in zwei Ebenen (a und b). Oberhalb der Basis des rechten Oberlappens im anterioren Segment (S 3) eine bucklig begrenzte, rundliche Verschattung mit feinen Ausläufern und einer mehr plattenförmigen Verdichtung nach lateral. Beiderseits an der lateralen Pleura Verdickungen nach Asbestexpostion.
Peripheres Bronchialkarzinom mit distaler, flacher Atelektase, erhebliches Lungenemphysem.

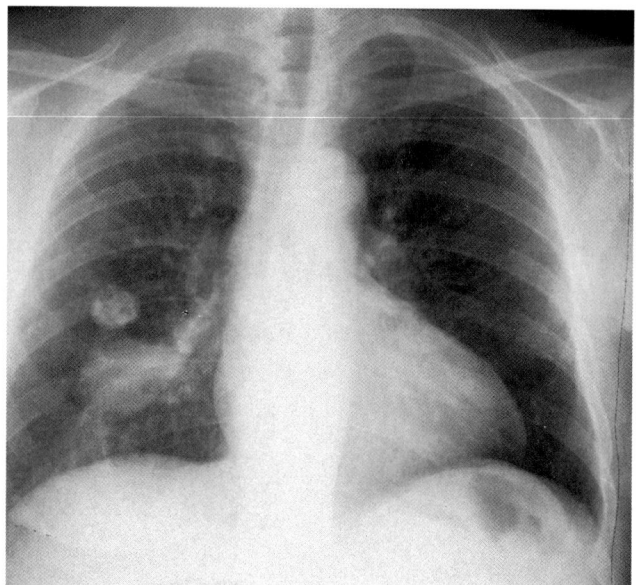

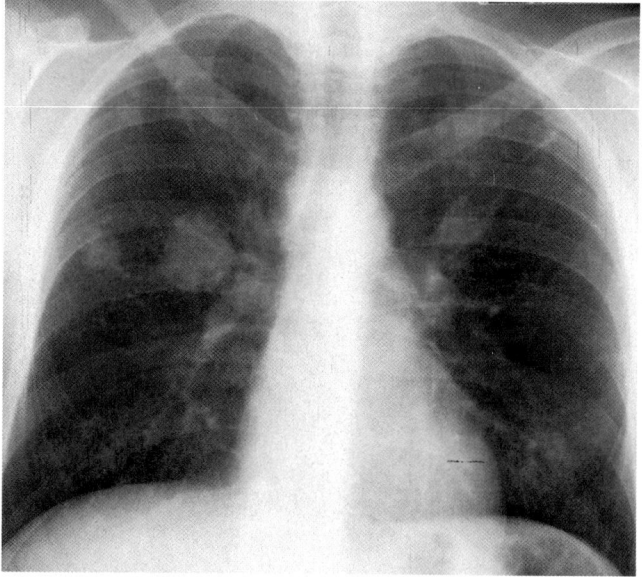

Abb. 12–66   Großer Rundherd im rechten Unterfeld, der eine glatte Begrenzung zeigt und an den sich nach kaudolateral eine fingerbreite, zarte Verdichtung anschließt. Es handelt sich um ein Fibrom mit distal anschließender kleiner Atelektase. Im Mittelfeld oberhalb davon, nach dorsal zu gelegen, im S 6 ein Rundherd mit Verkalkungen (Tuberkulom). Vermehrte Transparenz der linken Lunge mit Ablatio mammae. Linksbetontes Herz.

Abb. 12–67   Zahlreiche Rundherde, vorwiegend in den Oberfeldern. Dabei findet sich beidseits infraklavikulär ein schmal berandeter Ringschatten. Vorwölbung am rechten oberen Mediastinum.
Lungenmetastasen bei Teratokarzinom, unter zytostatischer Behandlung sind zwei Metastasen infraklavikulär eingeschmolzen.

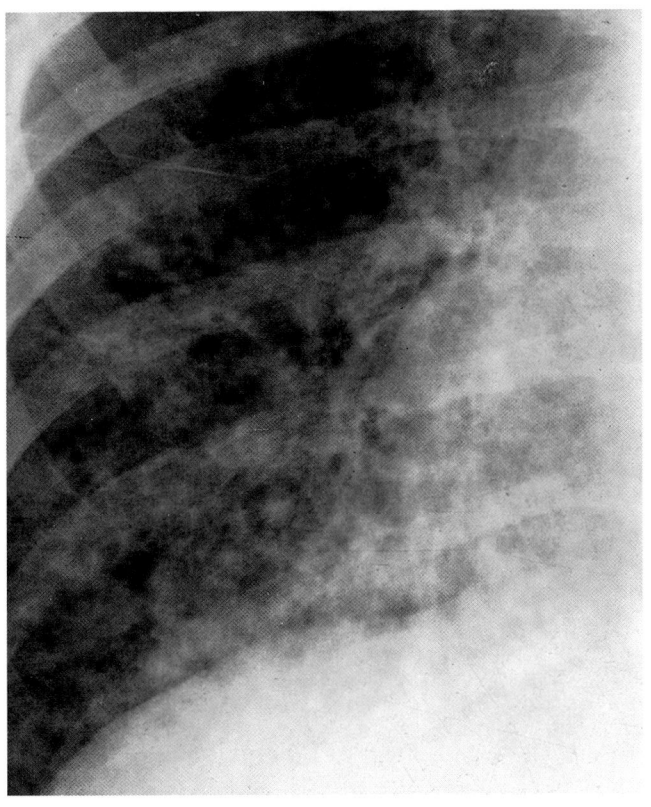

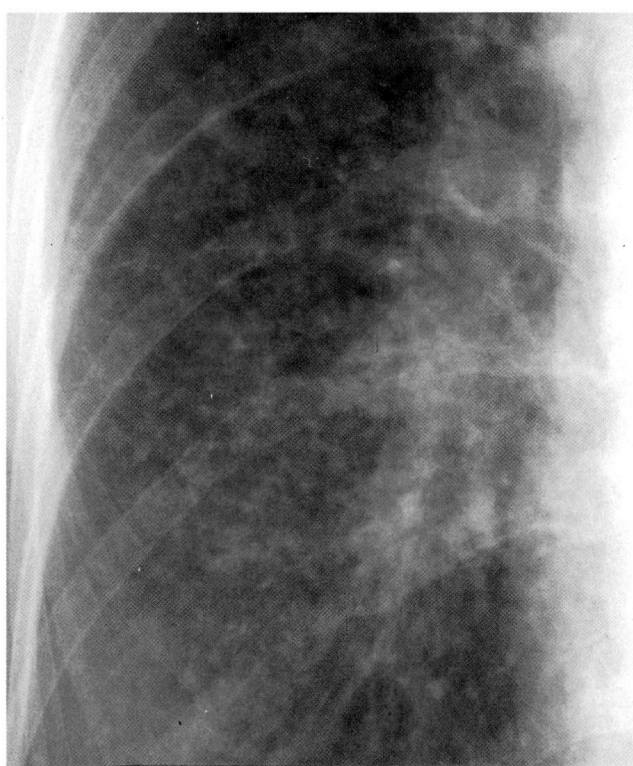

Abb. 12–69 Ausschnitt rechte Lunge. Kleine derbe Fleckschatten, unregelmäßig verteilt, bei Sarkoidose.

Abb. 12–68 Ausschnitt rechte Lunge. Unregelmäßige, unscharf begrenzte Fleckschatten über die rechte Lunge verteilt, mit zunehmender Dichte basal.
Pulmonale Veränderungen bei Masernpneumonie.

Überlagerung zu mehr diffusen Trübungen („ground-glass", s. a. Abb. 12–70 [19]). In Trübungen können kleine rundliche Schatten oder eine netzartige Struktur durchscheinen. Die Überlagerung von verdickten interlobulären Septen (C-Linien) kann zu kleinen „Fleckschatten", den pseudonodulären Schatten, führen [6, 19]. Die hochauflösende Computertomographie liefert zur Differenzierung der feinen Strukturveränderungen zusätzliche Informationen.

Noduläre Muster sind nach hämatogener Aussaat bei Tuberkulose, bei Virusinfektionen, Zytomegalie (Abb. 12–71), Pneumocystis-Pneumonie, Aspergillose und anderen Pneumomykosen, septischer Pneumonie und Karzinose nachzuweisen. Disseminierte rundliche oder irreguläre Fleckschatten werden bei Sarkoidose, Pneumokoniose (Abb. 12–72), allergischer Alveolitis, Vaskulitis, Rheuma-Lunge, bronchopulmonaler Amyloidose, Alveolarzellkarzinom und Sézary-Syndrom beobachtet. Als Verlaufsbilder treten dichtstehende Fleckschatten auch bei Lungenödem, ARDS und Blutungen auf. Die Kombination von nodulären und retikulären

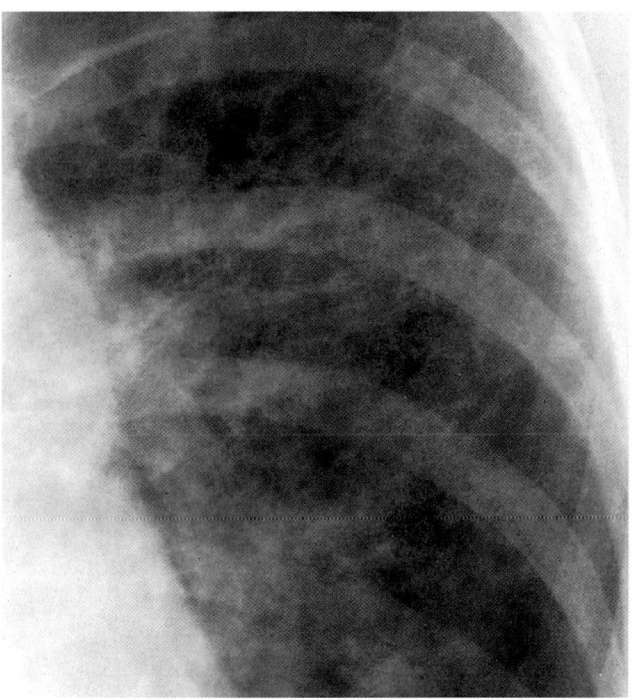

Abb. 12–70 Ausschnitt linke Lunge. Diffuse Trübung mit teils durchscheinenden, retikulären Strukturen und paravaskulären Verdichtungen. Akute Reaktion bei exogen-allergischer Alveolitis (Vogelhalter).

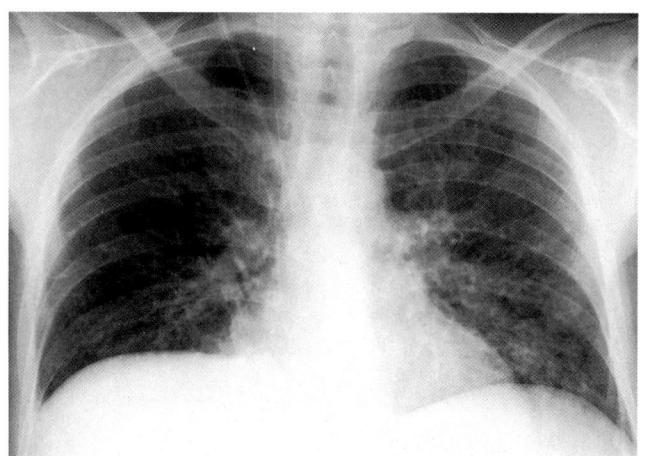

Abb. 12–71 Kleine fleckige Verschattungen in der Lunge, links dichter als rechts, mit perivaskulären Verdichtungen bei Zytomegalie-Infektion. Kavakatheter rechts. (Zustand nach Lebertransplantation)

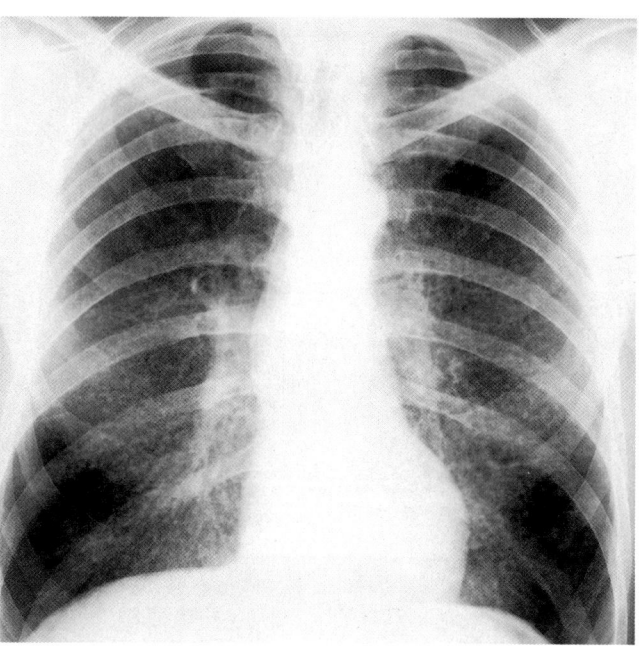

Abb. 12–72 Kleine rundliche Schatten, über die Lunge verstreut. Sie stehen in den Mittelgeschossen beiderseits dichter. Nur wenige Schatten in den Spitzen und infraklavikulär. Silikose (ILO-Klassifikation q 2/3).

Schatten stellen McLoud, Carrington und Gaensler vor allem bei Sarkoidose, allergischer Alveolitis und Histiozytose X fest [28].

4.3.4 Schattenmuster bei interstitiellen Veränderungen

Prozesse, die im Lungeninterstitium ablaufen, zeigen in vielen Fällen typische Veränderungen im Röntgenbild (Abb. 12–73). Die Verdickung der *interlobulären Septen* führt in den Oberlappen zu feinen linearen Schatten, die zum Hilus gerichtet sind (A-Linien nach Kerley), und im Unter- und Mittellappen zu peripher gelegenen horizontalen Streifenschatten (B-Linien). Die in den mehr zentralen Lappenteilen gelegenen verdickten interlobulären Septen (C-Linien) rufen durch Vielfachüberlagerung eine netzartige (retikuläre) Strukturverdichtung hervor.

Veränderungen des *peribronchialen und perivaskulären Gewebes mit den Lymphgefäßen* bewirken eine Verbreiterung und unscharfe Begrenzung der Gefäßschatten. Da um den Hilus das interstitielle Gewebe angereichert ist, fallen hier die Verdichtungen besonders auf. Eine Volumenzunahme des *subpleuralen Bindegewebes* führt zu feinen, unscharfen pleuralen Begleitschatten.

Bei *chronisch verlaufenden interstitiellen Prozessen* entwickelt sich relativ schnell eine Fibrose mit atelektatisch-indurativen und emphysematös-sklerosierenden Veränderungen [35], die im Röntgenbild als wabiger Strukturumbau („honeycomb") in Erscheinung treten

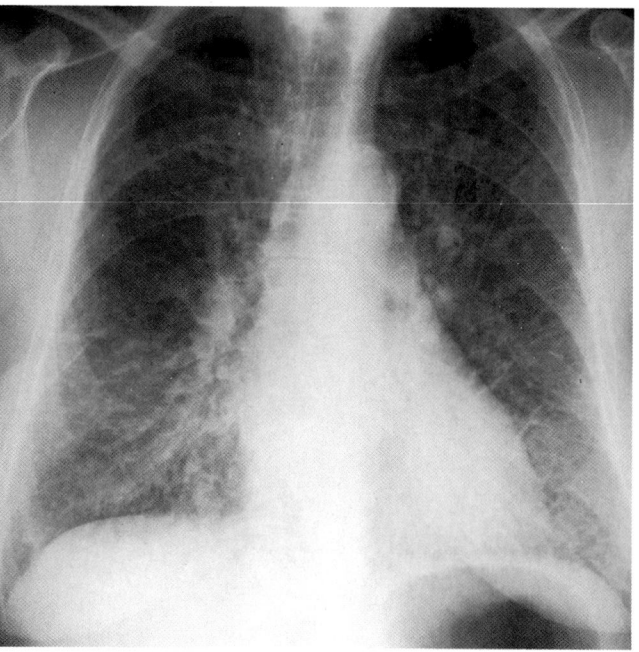

Abb. 12–73 Ausgedehntes interstitielles Lungenödem. Interlobuläre Septumlinien (A-, B- und C-Linien). Perivaskuläre Verdichtungen.

(Abb. 12–74). Durch ungleichmäßige Schrumpfungen werden Lungengefäße verzogen, und die eingeschränkte Entfaltung und herabgesetzte Dehnbarkeit ergeben das Bild der „kleinen Lunge".

Die in den Alveolarsepten und im peribronchiolären Gewebe ablaufenden infiltrativen und granulomatösen Prozesse verursachen Fleckschatten, die in der Regel kleiner als 5 mm sind. Sie wurden bei den nodulären Mustern besprochen. Stärkere Alveolarzelldesquamation, begleitende intraalveoläre Ödeme und Transsudate sowie zelluläre Proliferationen können bei primär interstitiellen Prozessen eine Homogenisierung der Verschattungen bewirken, in der die Einzelherde sich dann nicht darstellen.

Verdickungen des *interstitiellen Gewebes um die Bronchien und Gefäße* treten auf beim interstitiellen Ödem, bei interstitieller Pneumonie (Abb. 12–75), allergischer Alveolitis, Vaskulitis, Lymphangiosis maligna und bei Lymphstauungen. Perihilär nehmen die Verdichtungen im hier angereicherten Gewebe zu. Die ersten Hinweise auf ein Atemnotsyndrom sind im Röntgenbild unscharfe Konturierungen der Gefäße im Lungenkern.

Verbreiterte *interlobuläre Septen* finden sich in Verbindung mit verdickten peribronchovaskulären Strukturen beim interstitiellen Lungenödem und bei der Lymphan-

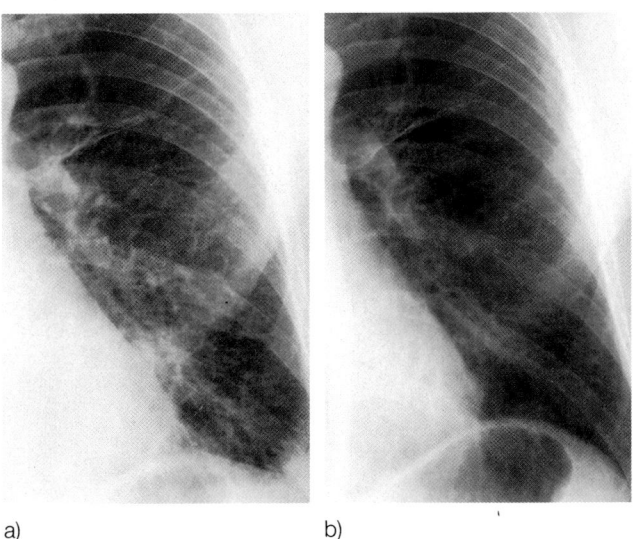

a)   b)

Abb. 12–75
a) Ausschnitt der linken Lunge. Diffuse Trübung und unscharfe perivaskuläre Verdichtungen im linken Mittel- und Unterfeld. Homogene Verschattung im Zwerchfell-Rippenwinkel bei interstitieller Pneumonie. Schwarte im akzessorischen Pleuraspalt im linken Oberlappen.
b) drei Wochen später. Weitgehende Rückbildung der vorwiegend interstitiellen Lungenveränderungen.

giosis carcinomatosa. Als Folge einer Lymphstauung treten sie bei ausgedehnten Lymphknotenprozessen in den Hili, bei Sarkoidose, malignen Lymphomen und massivem Tumoreinbruch in die zentralen Lymphgefäße auf. Häufig sind sie im Verlauf von interstitiellen Pneumonien, Sarkoidose, Kollagenosen, idiopathischer und sekundärer Lungenhämosiderose nachzuweisen. Narbig verdickte Septen bleiben längere Zeit nach interstitieller Pneumonie, bei chronischer Lungenstauung und beim Lungenemphysem bestehen.

Die im proximalen Lungenmantel und Lungenkern gelegenen, zahlreichen, verdickten interlobulären Septen und auch die verbreiterten intraazinären Septen verursachen durch Vielfachüberlagerung mit Summation und Subtraktion im Röntgenbild eine *Netzstruktur* oder ein *retikuläres Muster*. Dies wird bei Sarkoidose, chronischer Alveolitis, Vaskulitis (Abb. 12–76), Sklerodermie (Abb. 12–77), Polymyositis, Rheuma-Lunge, Histiozytose X, Berylliose, Asbestose und auch Lymphangiosis beobachtet. Je massiver die Veränderungen ausgebildet sind, desto dichter wird die Netzstruktur, die dann in das Bild einer milchglasartigen Trübung übergehen kann. Ein wabiger Strukturumbau mit einem System kleiner Hohlräume („honey-comb-lung") oder eine *sekundäre Wabenlunge* entwickeln sich im Verlauf einer Lungenfibrose. Die Wabengröße reicht bis zu 1 cm. Sie

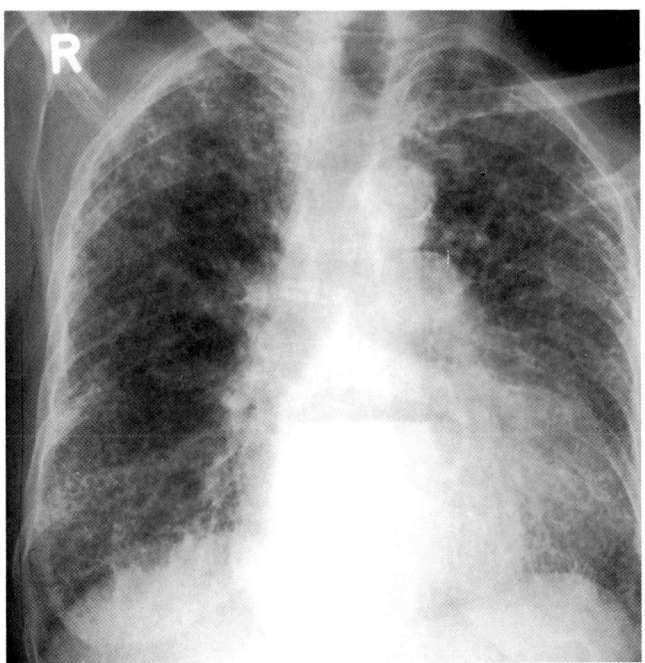

Abb. 12–74 Ausgedehnter wabiger Strukturumbau bei Lungenfibrose, vorwiegend in der peripheren Lunge. Dichtstehende unregelmäßige Wabenstruktur, die von apikal bis basal reicht. Vergrößertes Cor pulmonale chronicum. Nebenbefund: Spiegelbildung in der Herzsilhouette durch große Hiatusgleithernie.

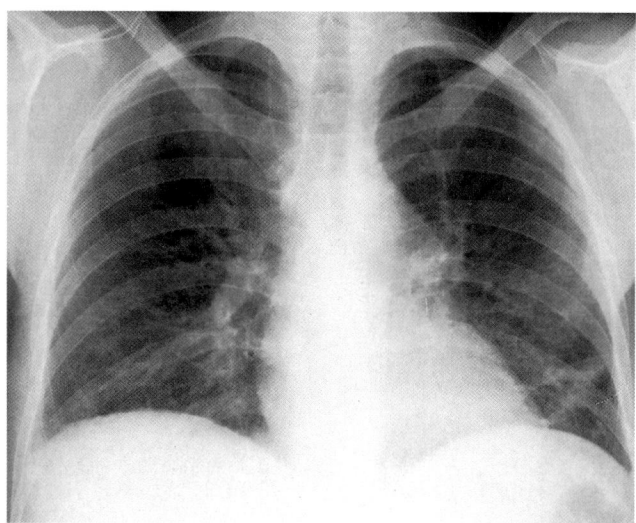

Abb. 12–76   Zarte Trübungen und netzartig-lineare Strukturvermehrung in den Mittel- und Unterfeldern sowie unscharfe Gefäßkonturen und zwei Plattenatelektasen im linken Unterlappen. Kleine Winkelergüsse. Interstitielle Arzneimittelreaktion nach Zytostatikabehandlung.

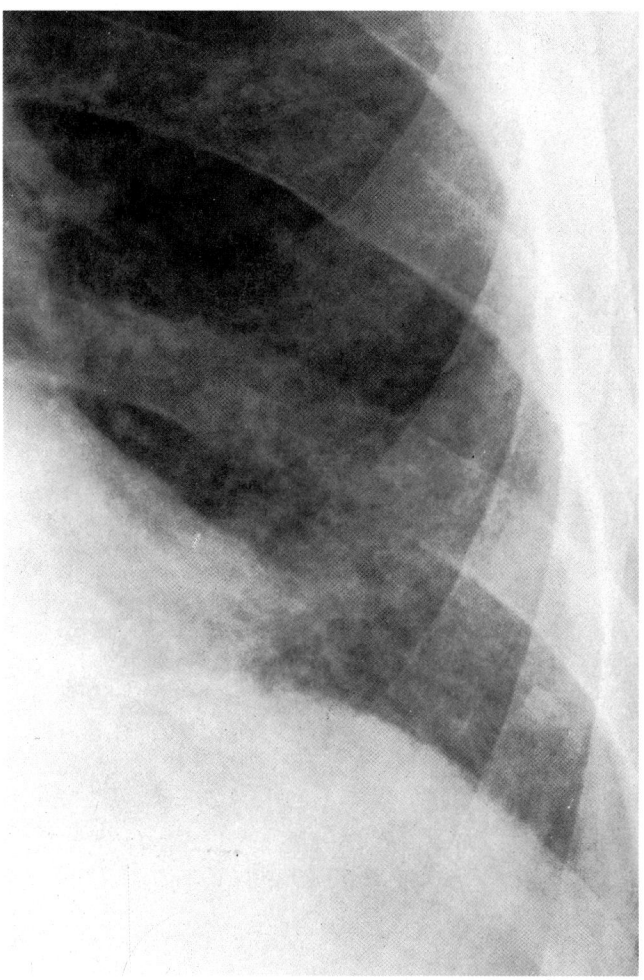

wird im Übersichtsbild, besser im Schichtbild oder Computertomogramm dargestellt (Abb. 12–78). Zystische Hohlräume entwickeln sich im Verlauf einer Histiozytose X. Das Röntgenbild zeigt zart begrenzte Aufhellungen, vor allem im Ober- und Mittelgeschoß. Ähnliche Hohlräume sind bei bronchopulmonaler Dys-

Abb. 12–78 Computertomogramm in Bauchlage. Periphere Strukturverdichtungen mit zahlreichen eingelagerten, kleinen wabigen Aufhellungen. Zeichen von Schrumpfungen und unregelmäßiger Gefäßanordnung.
Lungenfibrose mit sekundärer Wabenlunge.

▼

Abb. 12–77   Zielaufnahmen des linken Unterfeldes bei Sklerodermie. Grobretikuläre Strukturvermehrung basal mit mäßiger Trübung. Bei der Durchleuchtung deutlich eingeschränkte Zwerchfellbeweglichkeit.

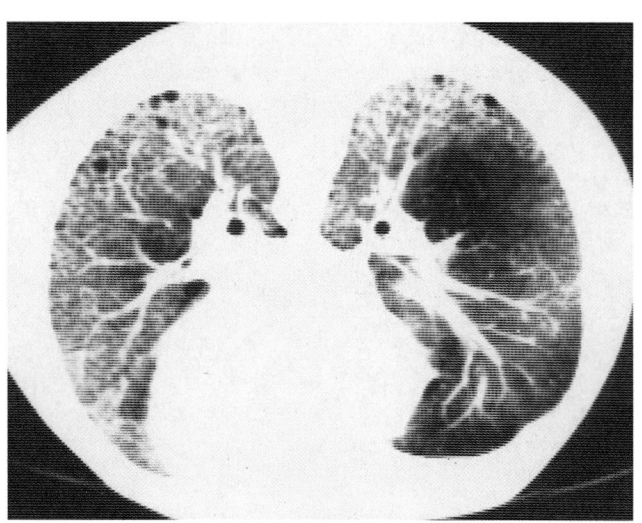

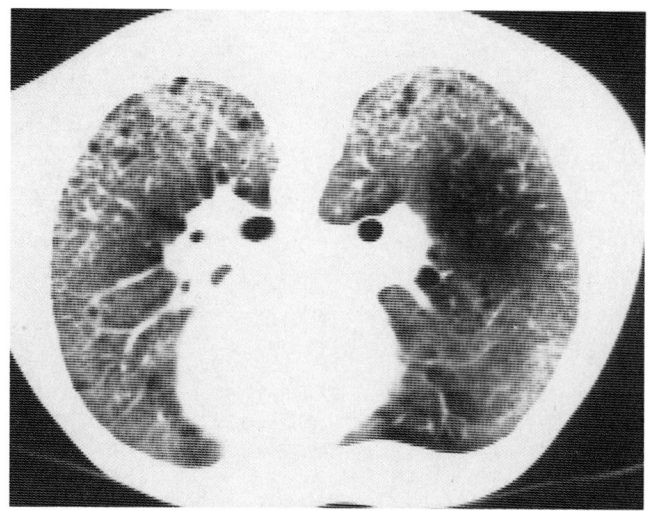

plasie, Zystenlunge und adenomatoider Lungenfehlbildung sowie bei zentralen Bronchiektasen und beim kleinblasigen Emphysem zu beobachten.

4.3.5 Streifenschatten

Die Gefäße geben dem Lungenbild eine streifig erscheinende Grundstruktur. Die Zu- und Abnahme ihrer Breite und Verlagerungen verändern die „Streifenzeichnung". Die Kompression größerer Lungenpartien durch Tumoren, Überblähungen oder Pleuraergüsse verursacht eine Bündelung der anliegenden Gefäße. Veränderungen der Bronchien, die die Pulmonalarterien der Lunge begleiten, führen zu zusätzlichen Streifenstrukturen, wenn die Bronchuswände verdickt sind („tramline"), Bronchiektasen vorliegen oder das Bronchuslumen mit Sekret gefüllt ist (Asthma bronchiale, bronchopulmonale Aspergillose, Bronchitis plastica).

Atelektatische Schrumpfungen von Segmenten, Subsegmenten oder Lobuli führen zu plattenförmigen Schatten, deren Richtung (horizontal, vertikal, hilipetal) durch die anatomische Lage der Parenchymeinheit vorgegeben ist (Plattenatelektasen, Abb. 12–79).

Eine große Zahl der Streifenschatten ist Folge von narbigen und fibrotischen Lungenprozessen im Verlauf von oder nach entzündlichen Erkrankungen. Die Schrumpfung und Narbenbildung sind von den anatomischen Vorgaben und dem Retraktionsverhalten des umgebenden Lungenparenchyms abhängig [17a]. Die Narbenstränge sind teils zur Pleura, teils zum Hilus

ausgerichtet, der bei fibrosierenden Veränderungen verzogen ist (Abb. 12–80).

Streifenschatten verursachen auch die verdickten interlobulären Septen (Kerley-Linien) sowie die schmalen Begrenzungen von Emphysemblasen und zystischen Hohlräumen.

Die Pleura verursacht „streifige Schatten" durch die orthograd getroffene, normale interlobäre Pleura, die mediastinalen Pleurakontaktlinien, subpleurale Fettlinien und subpleurale Ödeme, Pleuraschwarten und pleurale Narbenstränge, Pneumothorax und Pneumoperitoneum.

Begleitschatten und Überlagerungen der Thoraxwand können streifig-lineare Strukturen vortäuschen (Hautfalten, Axillarfalten, Sternokleidorand, Skapularand, Begleitschatten von Rippen und Klavikula).

4.3.6 Verkalkungen

Verkalkungen treten bei dystrophischen Veränderungen, Metastasen und gestörtem Kalzium-Phosphor-

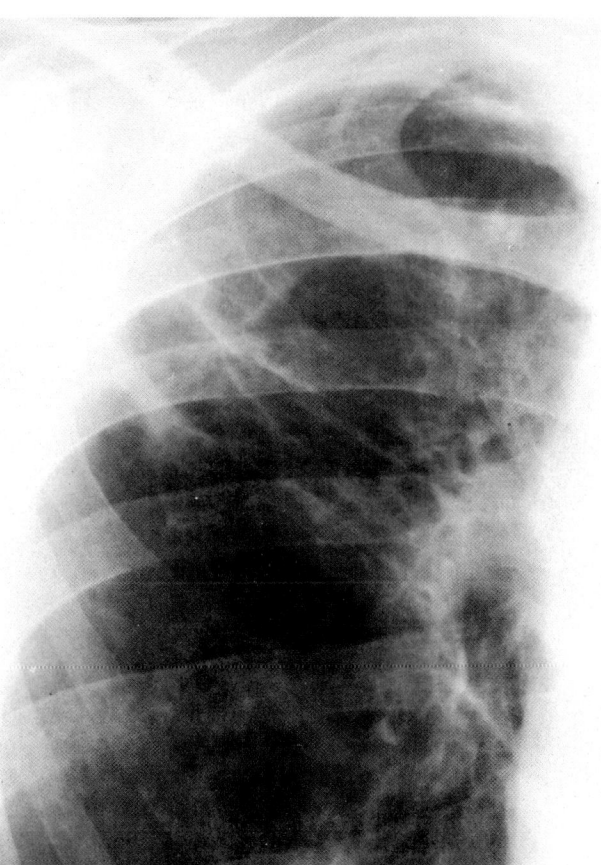

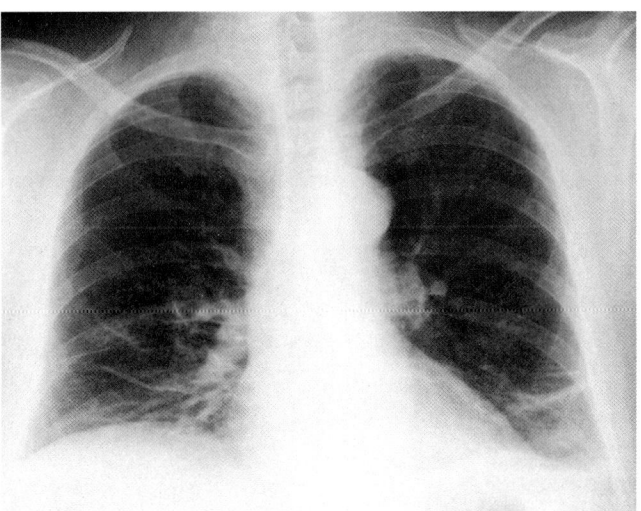

Abb. 12–79 Zustand nach abdomineller Operation mit Zwerchfellhochstand. Zahlreiche horizontale Streifenschatten in beiden Unterfeldern durch Plattenatelektasen.

Abb. 12–80 Ausschnitt der rechten Lunge. Streifenschatten paramediastinal und lateral im 2. ICR mit Verziehung des rechten Hilus bei zirrhotischer Oberlappentuberkulose.

Stoffwechsel auf. *Diffus verstreute herdförmige Verkalkungen* finden sich bei Silikose (Abb. 12–81), Histoplasmose, Kokzidioidomykose sowie nach Varizellen und Parasitosen (Zystizerken, Paragonimiasis). Die disseminierten Verkalkungen nach Tuberkulose finden sich vermehrt in den Oberlappen. In chronischen Stauungsfibrosen liegen kleine rundliche Kalkherde in den Mittel- und Unterfeldern (sekundäre Hämosiderose). Feine stippchenartige, zunehmend dichter stehende Verkalkungen gehören zum Bild der Mikrolithiasis alveolaris. Verstreute feine Kalkablagerungen finden sich bei chronischer Niereninsuffizienz, Hyperparathyreoidismus, Plasmozytom, Sklerodermie und nach Vitamin-D-Überdosierung.

Kalkhaltige Lungenmetastasen werden bei osteogenem Sarkom, Chondrosarkom, Karzinomen der Schilddrüse, des Ovars, des Magens und Dickdarms beobachtet.

Verkalkte Einzelherde sind typisch für einen alten tuberkulösen Primärherd, Tuberkulome und indurierte Herde im apikalen und posterioren Segment, seltener für Broncho- und Phlebolithen. Herdförmige Verkalkungen finden sich in Hamartomen, Chondromen, Tuberkulomen und meist diskret in Bronchialkarzinomen.

Schalenförmige Verkalkungen werden bei Tuberkulomen, Echinokokkuszysten, Gefäßwandverkalkungen

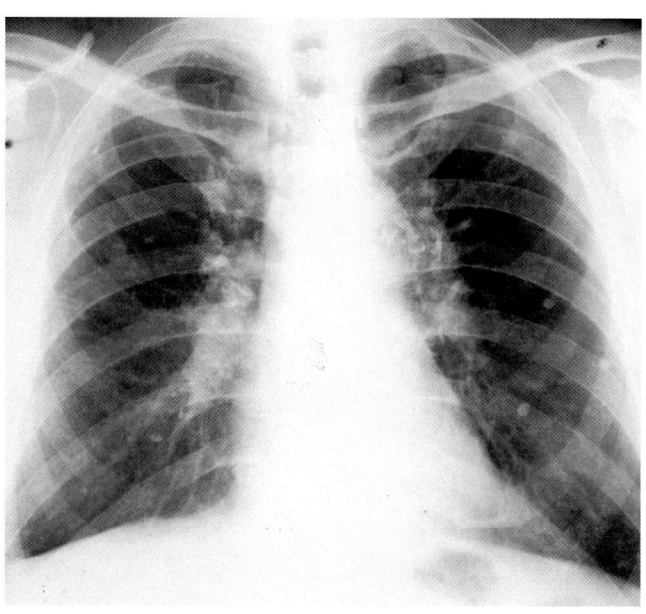

Abb. 12–82   In der Lunge beidseits verstreut einzelne rundliche Kalkschatten. Einzelne derbe Fleckschatten in der linken Lungenspitze und links infraklavikulär. Schalenförmig verkalkte Hiluslymphknoten. Pleuraverdickungen über beiden Spitzen- und Oberfeldern, rechts mit Kalkeinlagerungen in Höhe der 2. und 3. Rippe.
Silikose und alte Tuberkulose.

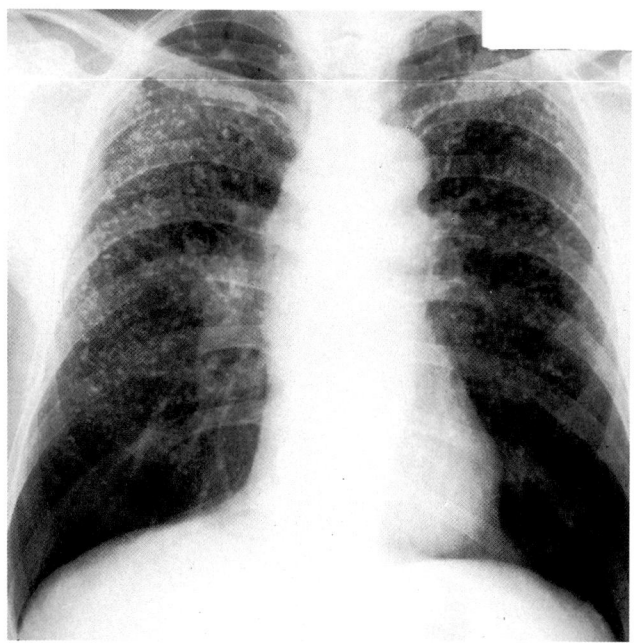

Abb. 12–81   Disseminierte kleine rundliche, meist verkalkte Fleckschatten, die schwerpunktmäßig im lateralen Ober- und Mittelfeld angeordnet sind. Silikose.

und bronchogenen Zysten beobachtet. Pulmonale Verknöcherungen können sich nach Blutungen und Pneumonien unter der Bildung von spongiösem Knochen entwickeln.

Lineare oder ringförmige Kalkablagerungen in den Wänden der Bronchien und der Trachea stellen sich bei alten Leuten dar.

Verkalkungen von Lymphknoten im Hilus und Mediastinum sind bei Tuberkulose, Silikose (Eierschalenbild) (Abb. 12–82), selten bei Sarkoidose und Hodgkin-Lymphomen sowie in Lymphknotenmetastasen von Schilddrüsenkarzinomen und Kolonkarzinomen nachzuweisen. Verkalkte Strumen und gutartige oder bösartige Mediastinaltumoren haben differentialdiagnostische Bedeutung.

Eine relativ genaue *Bestimmung der Dichte,* speziell des Kalksalzgehaltes der Lungenherde und Lymphknoten, ist mit der quantitativen Computertomographie oder der Doppelspektrentechnik möglich [7, 8, 9, 41]. Pleuraverkalkungen, die mit der fließenden Durchleuchtung oder Computertomographie genau zu lokalisieren sind, treten nach Pleuritiden, Pleuraempyem sowie als Pleuraplaques nach Asbest- oder Talkumexposition auf.

5   Radiologische Diagnostik von Pleuraveränderungen

Die Thoraxaufnahme in zwei Ebenen gibt einen Überblick über Pleuraprozesse. Zur Erfassung kleiner Ergüsse, zur Differenzierung, ob ein freier oder abgekapselter Erguß bzw. eine Schwarte besteht, und zur Zuordnung interlobärer Veränderungen sowie zur Unterscheidung von pleuranahen Lungenprozessen und Brustwandveränderungen sind Durchleuchtungen im Stehen und Liegen mit Zielaufnahmen erforderlich. Freie Ergüsse ändern ihre Anordnung abhängig von der Körperhaltung. Schematische Darstellung der Pleuraveränderung siehe Abbildung 12–83.

Die *Sonographie* trägt zur Erkennung von Ergüssen, Empyemen, Schwarten und Tumoren, die von der Pleura ausgehen oder auf sie übergreifen, bei. Die *Computertomographie* ist geeignet, auch kleine, mehr lamelläre Ergüsse oder einen kleinen Pneumothorax nachzuweisen und Pleuraveränderungen bei einem inkompletten Interlobärspalt zu erkennen.

Ergüsse

Kleine Ergüsse sind im a.-p.-Bild erst ab 200 ml im lateralen Zwerchfell-Rippenwinkel zu erkennen und im Seitenbild als sichelförmige Verschattung im dorsalen Zwerchfell-Rippenwinkel gerade erkennbar nachzuweisen. Auf im Liegen angefertigten Aufnahmen führen dorsale Pleuraergüsse von weniger als 400 ml schon zu leichten Trübungen.

Ein kleiner freier Erguß, der weniger als 100 ml beträgt, ist auf Aufnahmen in Seitenlage und im horizontalen Strahlengang nachzuweisen. Basale subpulmonale Ergüsse führen zu einer lateralen Anhebung des Zwerchfellbogens. Sie laufen bei der Untersuchung in Schräg- und Rückenlage nach dorsal aus (Abb. 12–84). Auf der linken Seite ist beim basalen subpulmonalen Erguß der Abstand von der Magenblase zum unteren Lungenrand vergrößert. Retrokardial-paravertebral gelegene Ergüsse können Unterlappenatelektasen vortäuschen. Abgekapselte kostale Ergüsse sitzen der Thoraxwand halbbogig auf und liegen ihr mit einem stumpfen Winkel im Gegensatz zu intrapulmonalen Tumoren an.

Bei *großen Pleuraergüssen* wird die Unterscheidung von einer Totalatelektase durch die erweiterten Interkostalräume erleichtert. Zur Pleurapunktion geeignete Stellen können mit der Sonographie oder der Röntgendurchleuchtung festgelegt werden.

Interlobärergüsse sind vor allem im kleinen Lappenspalt dargestellt. Der Erguß ruft im Seitenbild einen

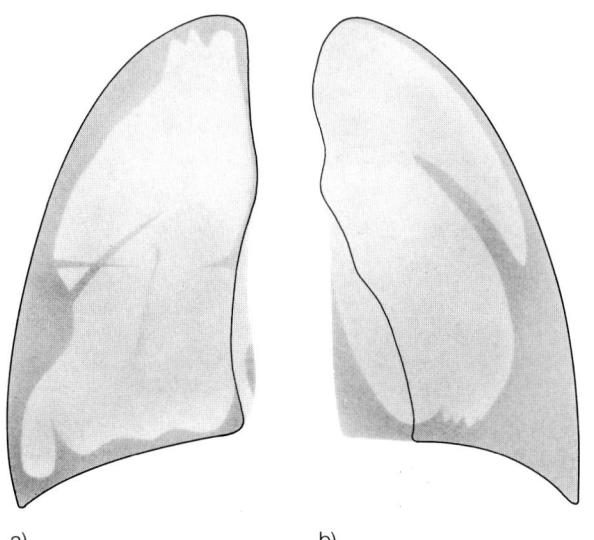
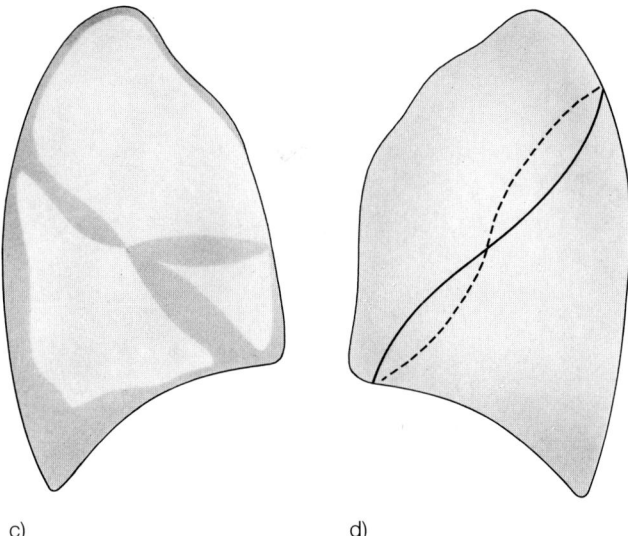

a)   b)   c)   d)

Abb. 12–83 Schematische Darstellung der Pleuraveränderungen.
a) Erscheinungsformen von Pleuraschwarten
b) Verteilung von Pleuraergüssen kostal mit Einstrahlen in den Hauptspalt und paravertebral

c) Ergüsse interlobär und dorsal (Seitenbild)
d) Propeller-Figur der seitlichen Projektion der normalen Interlobärspalte.

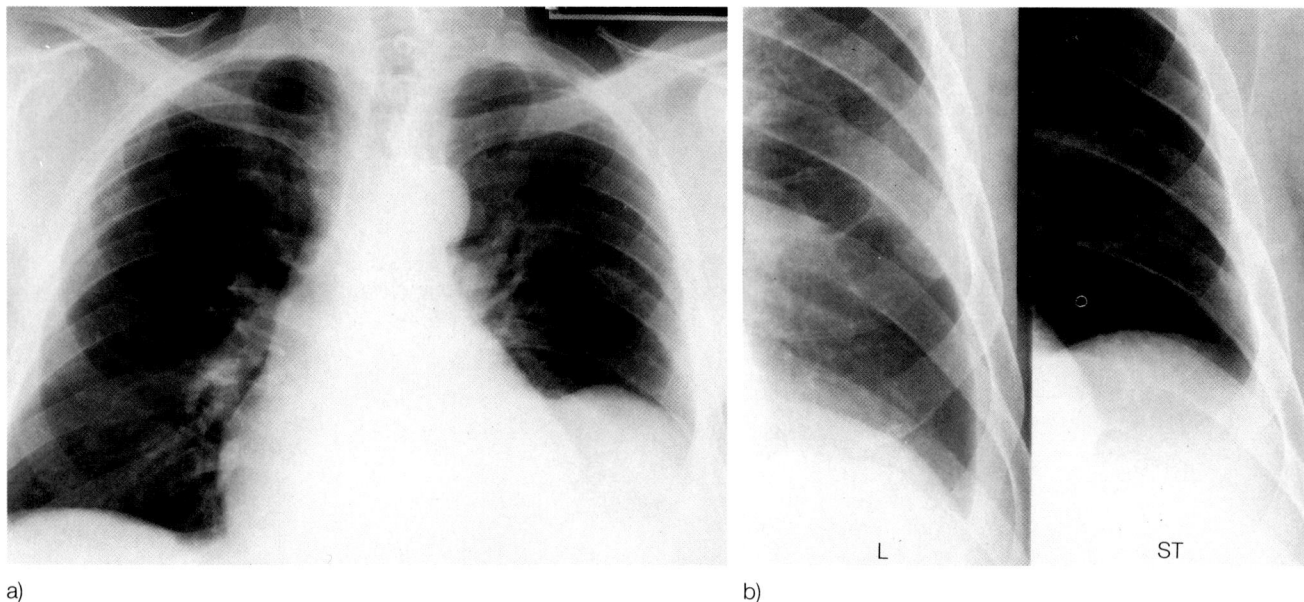

a)

b)

Abb. 12–84 Darstellung eines subpulmonalen Pleuraergusses im Röntgenbild.

a) Thoraxaufnahme p.-a.: Hochstand der linken unteren Lungengrenze. Schmaler Pleuraerguß links-kostal. Vergrößertes Herz. Verdacht auf subpulmonalen Pleuraerguß.

b) Thoraxdurchleuchtung mit Zielaufnahmen. Im Stehen (St) hochstehender unterer Lungenrand durch großen subpulmonalen Erguß; im Liegen (L) läuft der subpulmonale Erguß nach lateral und dorsal aus.

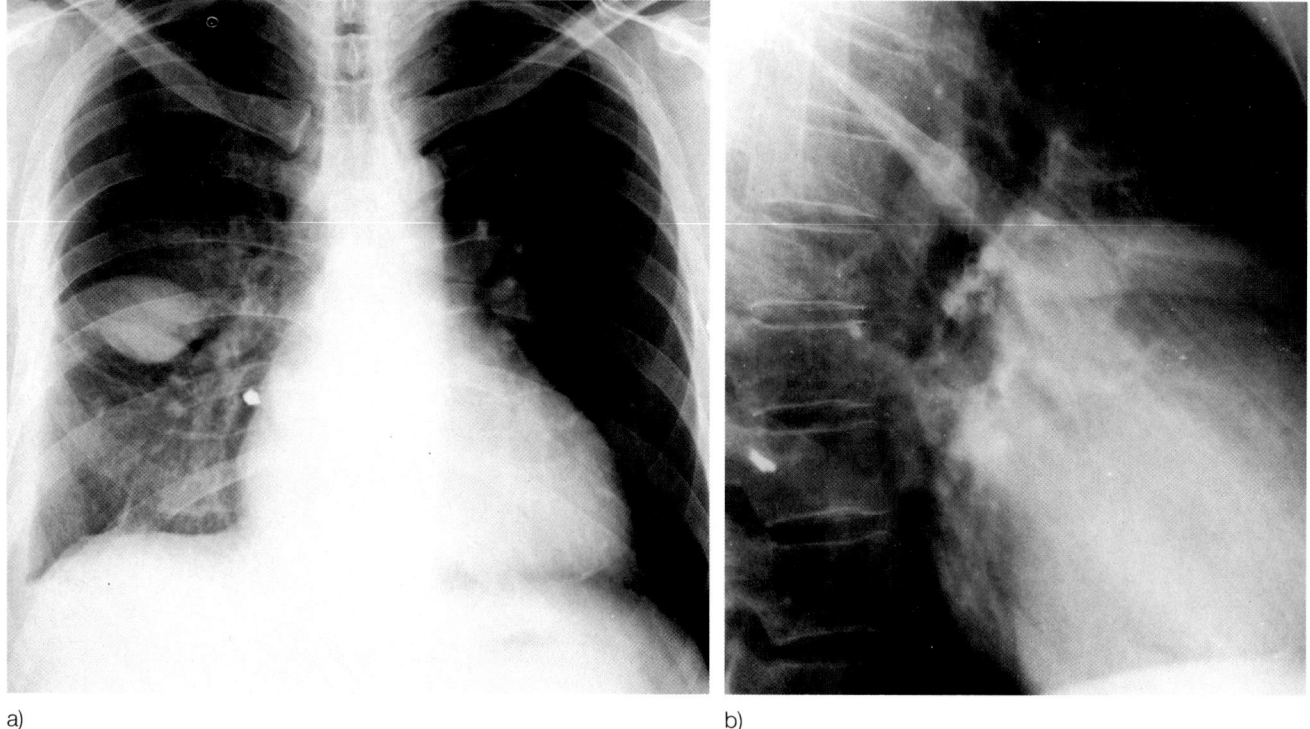

a)

b)

Abb. 12–85 Thoraxaufnahmen in zwei Ebenen (a und b). Schmaler Pleuraerguß rechts-kostal. Rundlicher Schatten im kleinen Lappenspalt durch abgekapselten Pleuraerguß bedingt. Ver- breiterung des großen Lappenspalts durch Erguß. Dilatiertes Herz mit Lungenstauung. (Nebenbefund: Metallsplitter im rechten Unterlappen.)

bikonvexen Schatten hervor, im Gegensatz zum bikonkaven Schatten einer Mittellappenatelektase. Wenn ein Interlobärerguß abgekapselt ist, kann er einen Rundherd vortäuschen (Abb. 12–85), wie es vor allem bei chronischen Lungenstauungen vorkommt.

Die Ergüsse im großen Lappenspalt schieben sich von lateral in das Interlobium vor. Im a.-p.-Bild entstehen dadurch in den Randbezirken bogige, nach medial offene Halbschatten, und im Seitenbild zeigt der Erguß durch die medial und lateral unterschiedliche Spaltlage eine Propellerform (s. Abb. 12–83). Im Übersichtsbild sind bei den meist transparenten interlobären Verschattungen, die intrapulmonale Veränderungen vortäuschen können, keine lufthaltigen Bronchien zu erkennen.

Schwielen

Pleuraschwielen und Adhäsionen liegen bevorzugt basal und diaphragmal. Ein Fibrothorax nach Hämatothorax und Empyem geht häufig mit verengten Interkostalräumen einher, oft kommt es dabei zu Verkalkungen.

Verdickungen

Pleuraverdickungen treten als umschriebene Plaques oder diffuse Verdickungen (Abb. 12–86) auf. Beide Formen werden nach Asbestexposition beobachtet. Verkalkungen in der parietalen Pleura stellen dabei ein fast typisches Bild dar.

Tumoren und Metastasen

Benigne und maligne Mesotheliome wölben sich flachbogig in den Thoraxraum vor. Sie gehen häufig von der basalen Pleura aus und werden in fast 80% von einem Erguß begleitet. Im weiteren Verlauf können sie auf die Thoraxwand und die Lunge übergreifen. Pleurametastasen bieten ein ähnliches Bild (Abb. 12–87). Auch Neurofibrome entwickeln sich von der Thoraxwand aus zum Innenraum hin. Zur Differenzierung

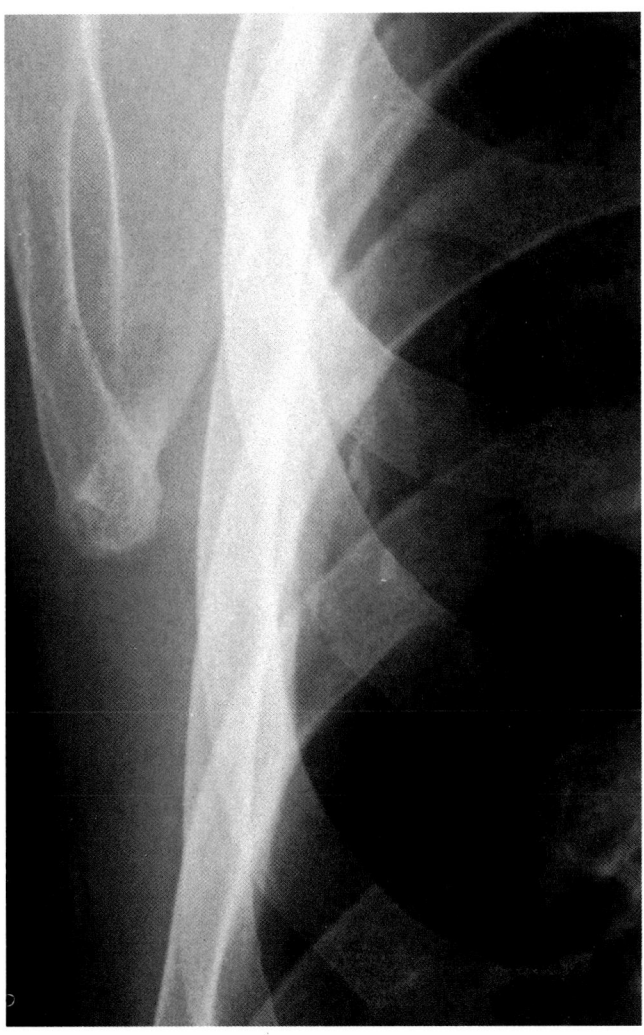

Abb. 12–86 Zielaufnahmen der kostalen Pleura. Pleuraverdikkungen mit Verkalkungen nach Asbestexposition.

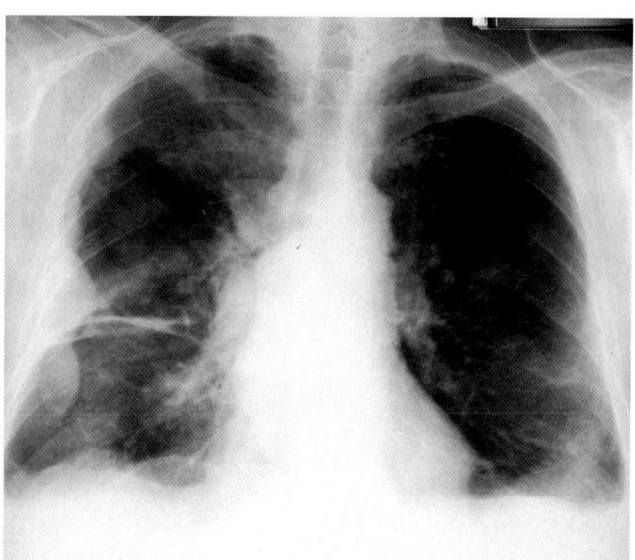

Abb. 12–87 Der Pleura rechts aufsitzend stellen sich halbbogig in den Thoraxraum hineinragende, glatt begrenzte Verschattungen dar. Die orthograd getroffenen pleuralen Verdickungen führen zu umschriebenen Trübungen. Erguß im rechten Zwerchfell-Rippenwinkel und im kleinen Lappenspalt. Auch links über dem Unterlappen Pleuraverdickungen. Ebenso sitzen die Pleuraverdickungen dem oberen Mediastinum halbbogig auf.
Ausgedehnte Pleurametastasen beidseits bei Nierenkarzinom.

von Rippenprozessen und intrapulmonalen Erkrankungen tragen Zielaufnahmen bei. Ein wesentlicher Beitrag zur Analyse der pleuralen und pleuranahen Veränderungen liefern die Computertomographie und die Kernspintomographie.

Pneumothorax

Beim Pneumothorax setzt sich die Pleura pulmonalis als feine Linie gegenüber der Luft im Thoraxraum ab (Abb. 12–88). Distal dieser Linie fehlt die Lungenzeichnung. In Exspirationsaufnahmen erscheint der Pneuspalt breiter. Nach artifiziell gesetztem Pneumothorax sind kurzfristige Kontrollen notwendig, um die Entwicklung eines Spannungspneumothorax oder eines Hämatothorax frühzeitig zu erkennen. Beim *Spannungspneumothorax* wird das Mediastinum zur Gegenseite verlagert, das Zwerchfell tritt tiefer, und die Interkostalräume sind erweitert. Ein Seropneumothorax zeigt eine variable Spiegelbildung. Selten bilden sich im Pleuraraum mobile rundliche oder ovale Fibrinkugeln.

Eine Ansammlung von Luft im Mediastinum beim *Pneumomediastinum* verlagert die Pleura mediastinalis, die im Röntgenbild dann als feiner linearer Streifen-

schatten „paramediastinal und parakardial" zu erkennen ist.

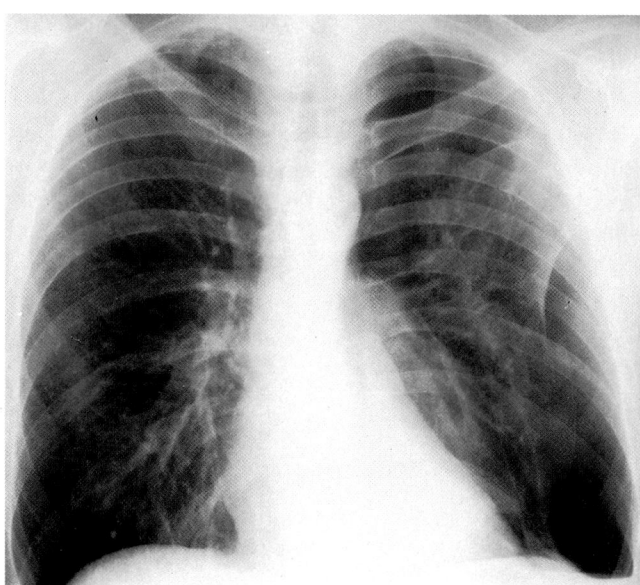

Abb. 12–88   Pneumothorax links mit breiter Adhäsion des linken Oberlappens in Höhe des 5. und 6. ICR lateral sowie am medialen Zwerchfell. Distal der retrahierten Lunge strukturfreier, lufthaltiger Raum.

6   Radiologische Diagnostik von Mediastinalveränderungen

Die *Thorax-Übersichtsaufnahmen* lassen bei guter Belichtung die wesentlichen Grobstrukturen des Mediastinums beurteilen. Wenn im Thoraxbild, das primär zur Erfassung von Lungenprozessen angefertigt wurde, infolge der anatomischen Vorgaben das Mediastinum nicht hinreichend zu beurteilen ist, so muß ein p.-a.-Bild mit höheren Expositionswerten erstellt werden. Ein gutes Qualitätskriterium ist die Darstellung der Trachea mit dem zentralen Bronchialbaum und der mediastinalen Pleuralinien. Die Randbegrenzungen der Mediastinums lassen sich mit der „fließenden" Durchleuchtung und mit Zielaufnahmen ausreichend beurteilen (Gefäße, Lymphknoten, Thymome und andere mediastinale Tumoren sowie mediastinumnahe Lungentumoren).

Mediastinalverlagerungen und Mediastinalpendeln während der Atemexkursion sind bei der *Durchleuchtung* gut zu beobachten (Spannungspneumothorax, zentrale Ventilstenose, Zwerchfellparese bzw. -relaxatio, bronchogene und neuroenterale Zysten, Lipome).

Die *Kontrastmittelpassage der Speiseröhre* gibt Hinweise auf Anomalien der großen Gefäße, auf raumfordernde Prozesse (retrosternale und aberrierende Strumen, vergrößerte Lymphknoten und mediastinale Tumoren (Abb. 12–89), auf Fistelbildungen (ösophago-mediastinal, -tracheal, -pleural, -pulmonal), auf Veränderungen der Speiseröhre (Tumoren, Zencker-Divertikel, Dilatation der Speiseröhre mit paramediastinalem Begleitschatten durch Luft oder Flüssigkeit im Ösophagus) und auf Hochzug von Magen und Kolon (Abb. 12–90). Hiatushernien sowie ein mediastinales Emphysem nach instrumenteller Perforation oder Boerhaave-Syndrom. Lufthaltige oder dichte Verschattungen präkardial, die im vorderen Mediastinum und im phreniko-kardialen Winkel gelegen sind, werden meist durch eine Morgagni-Hernie hervorgerufen. Die diagnostische Sicherung erfolgt durch Kontrastmitteldarstellung *(des Kolons)* peroral oder retrograd.

Die *Röntgentomographie* gibt gute Informationen über den zentralen Bronchialbaum und große raumfordern-

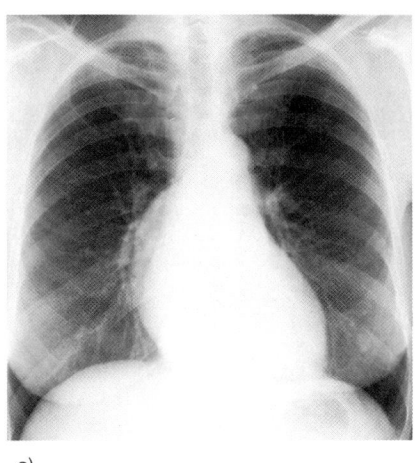
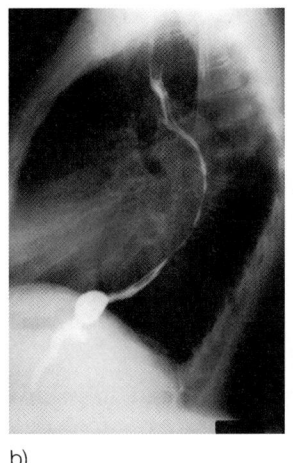
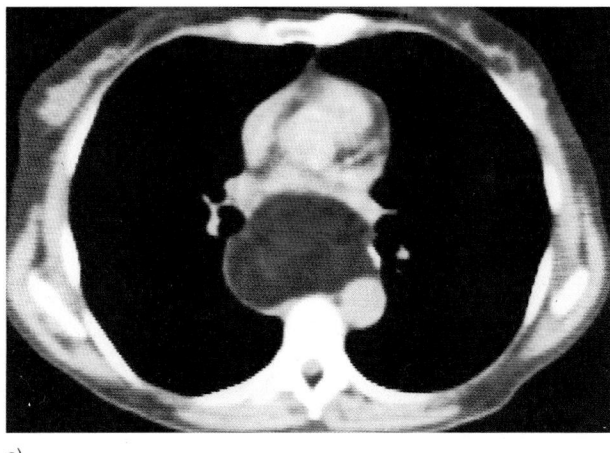

a)   b)   c)

Abb. 12–89 Thoraxaufnahmen in zwei Ebenen.
a) Im p.-a.-Bild stellt sich eine großbogige Vorwölbung hinter dem rechten Vorhof und der Aorta ascendens dar. Die Lunge ist unauffällig.
b) Das Seitenbild mit Kontrastmitteldarstellung der Speiseröhre zeigt im mittleren Hinterherzraum eine große Raumforderung mit Verlagerung der Speiseröhre nach dorsal.

c) Das Computertomogramm nach Kontrastmittel-Bolusinjektion zeigt im Hinterherzraum die große Raumforderung mit sehr niedriger Dichte (Fett) und eine erhebliche Impression des linken Vorhofs.
Diagnose: Lipom im mittleren Mediastinum.

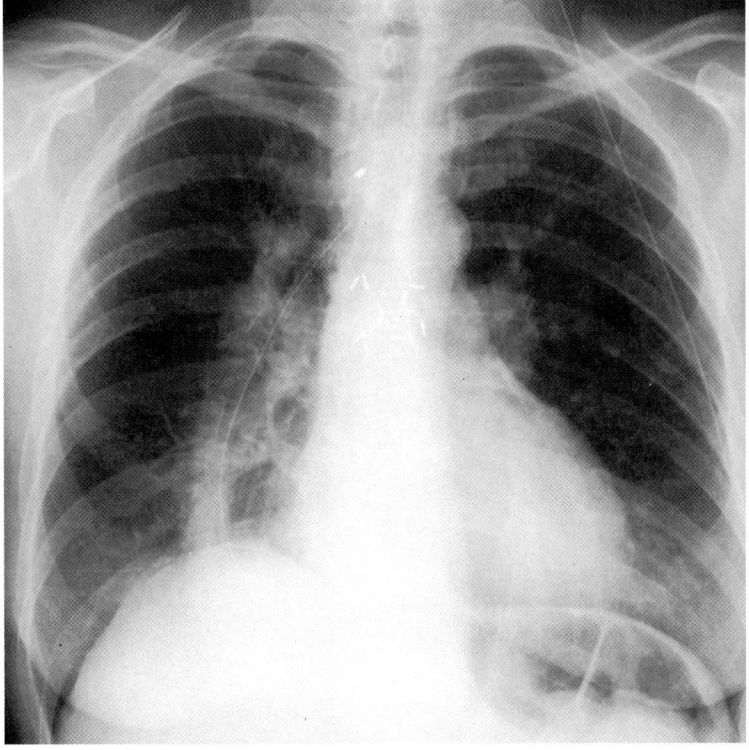
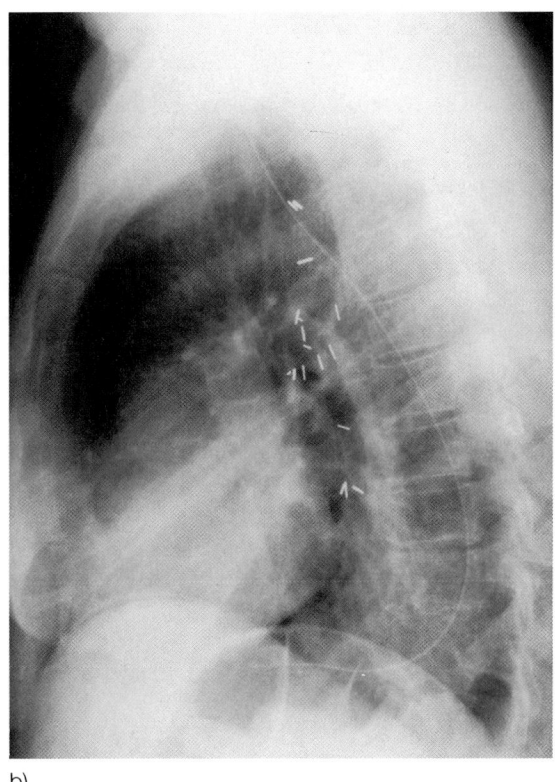

a)   b)

Abb. 12–90 Thoraxaufnahmen in zwei Ebenen mit liegender Ösophagus-Magen-Sonde nach Magenhochzugsoperation.
a) Die Thoraxaufnahme p.-a. zeigt rechts-paramediastinal einen breiten Streifenschatten durch die Magenwand mit Nahtmaterial in Höhe des oberen Hilus und medial anschließend die Magensonde. Im Mediastinum, im Ösophagusbett, zahlreiche Me-

tallclips. Unter dem rechten Zwerchfell postoperativ noch eine kleine Luftsichel. Im linken Mittelfeld einzelne bronchopneumonische Herde.
b) Seitenbild: Nach dorsal ausladender, intrathorakaler Magenteil, der mit der Sonde ausgelegt ist. Zahlreiche Metallclips im Operationsgebiet.

de mediastinale Veränderungen. Nur gering vergrößerte Lymphknoten im Mediastinum, die im Hilus mit der Schichtuntersuchung gut nachgewiesen werden können, entgehen dieser Methode leicht. Sie sind aber der Computertomographie gut zugänglich.

Die *Computertomographie* stellt das Mediastinum überlagerungsfrei dar. Die Kontrastauflösung ermöglicht die Erkennung kleiner Tumoren (Abb. 12–91) und gering vergrößerter Lymphknoten. Eine Differenzierung in solides Gewebe, Kalkeinlagerung, Flüssigkeit,

Fett, Blut und Luft ist möglich. Die Gefäße sind im Angio-CT nach Kontrastmittelinjektion gut zu beurteilen (Abb. 12–92). Die Computertomographie erfaßt vergrößerte Lymphknoten und andere Veränderungen im unteren hinteren Mediastinum und retrokrural (Abb. 12–93), die hier z. T. auch mit der Sonographie nachzuweisen sind.

Durch die Computertomographie ist die Stadieneinteilung der Lungentumoren, anderer in Lymphknoten metastasierender Tumoren und der malignen Lymphome infolge der Erkennung sonst verdeckter umschriebener Lymphknotenvergrößerungen deutlich verbessert.

Die *Kernspintomographie* bildet mit den koronaren, sagittalen und axialen Schnitten das Mediastinum sehr übersichtlich ab (Abb. 12–94). Inwieweit durch eine verbesserte Technik und geeignete Wahl der Parameter zusätzliche Gewebedifferenzierungen mit zuverlässigen ätiologischen Hinweisen möglich werden, wird die Zukunft zeigen.

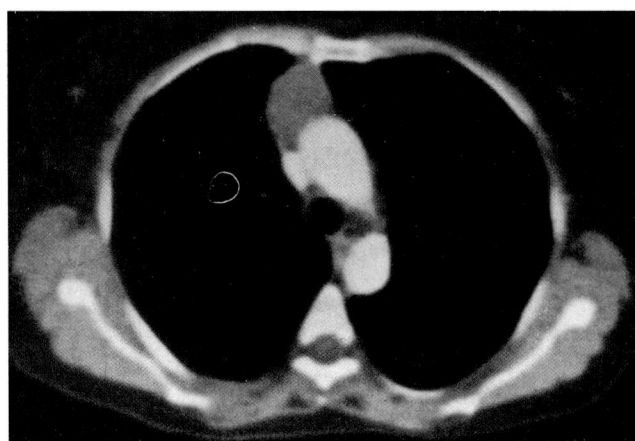

Abb. 12–91 Computertomogramm mit Kontrastmittel-Bolusinjektion und Darstellung der Aorta ascendens und descendens sowie der Vena cava superior. Im vorderen Mediastinum Raumforderung durch eine Thymom.

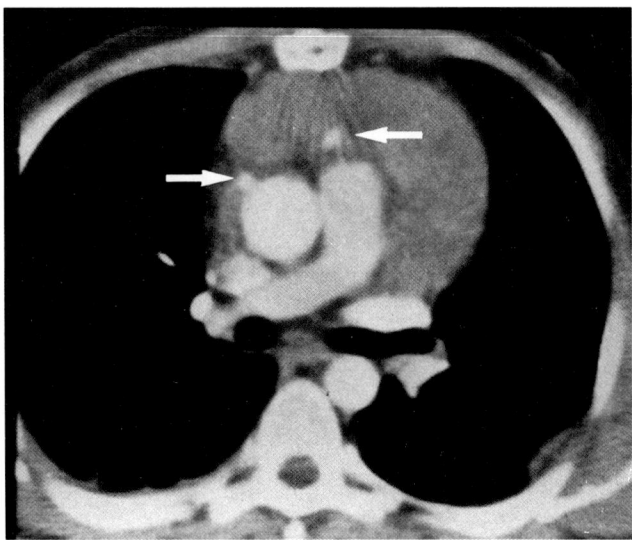

Abb. 12–92 Computertomogramm unterhalb der Trachealbifurkation. Kontrastmittel-Bolusinjektion mit Darstellung der rechten A. pulmonalis, der Aorta ascendens und descendens sowie der V. cava superior. Erhebliche Verbreiterung des vorderen Mediastinums durch Blutung nach aorto-koronarer Bypassoperation. Die beiden Bypässe sind durchblutet und stellen sich dar (Pfeile).

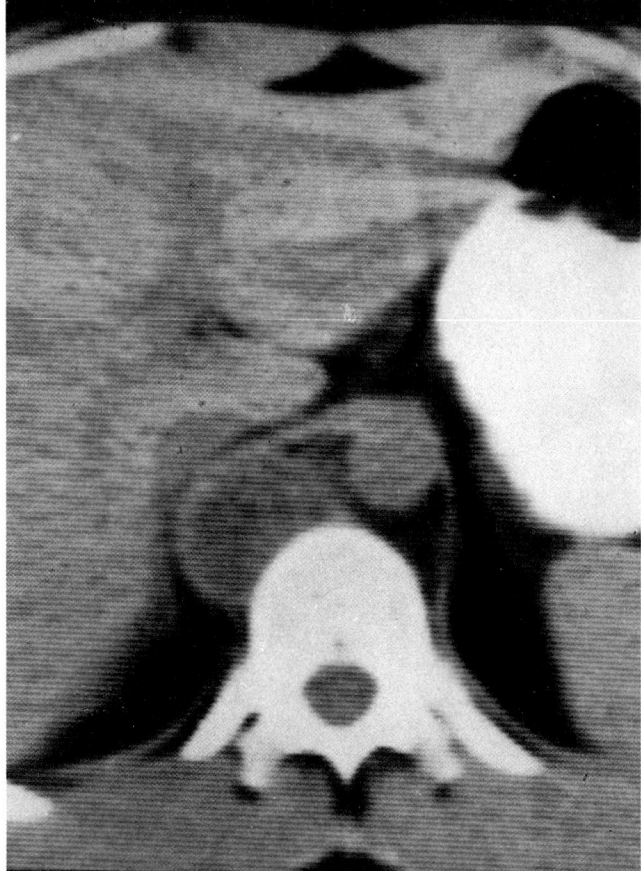

Abb. 12–93 Computertomogramm in Höhe des 12. Brustwirbels mit Transversalschnitt des medialen Pfeilers des Zwerchfells. Hinter dem rechten Pfeiler prävertebral eine große Lymphknotenmetastase.

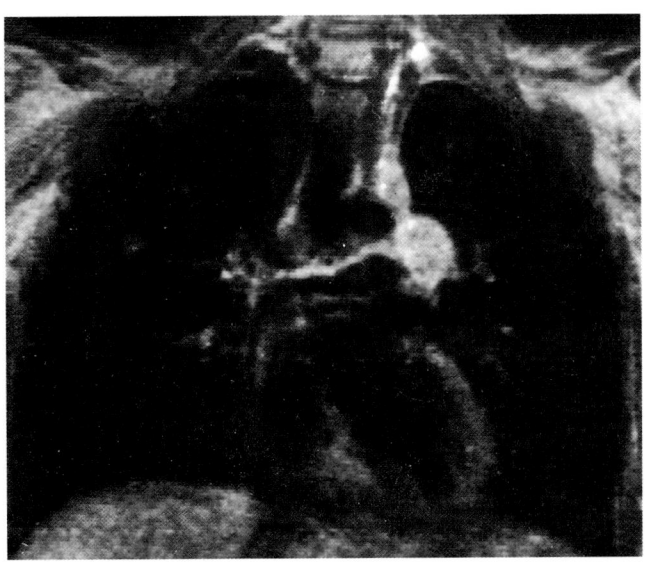

Abb. 12–94 Kernspintomogramm, koronarer Schnitt in Höhe des Hilus mit dem Stamm der rechten Pulmonalarterie, die quer durch das Mediastinum verläuft. Dem Pulmonalisstamm links sitzt nach kranial ein signalintensiver, raumfordernder Prozeß auf: Thymom.

Literatur

1. Bates D. V., C. A. Gordon et al.: Chronic bronchitis. Med. Serv. J. Can. 22 (1966) 1.
1a. Berger, A.: Die Bewegungsgeschwindigkeiten in der Lunge. Röntgen-Bl. 16 (1963) 122.
2. Bohlig, H.: Die röntgenologische Differentialdiagnose von Lungenerkrankungen. 1. Allgemeine Vorbedingungen. Internist. Prax. 16 (1976) 267.
3. Bohlig, H.: Die röntgenologische Differentialdiagnose von Lungenerkrankungen. 2. Die pathologische Lungenzeichnung. Internist. Prax. 16 (1976) 453.
4. Bohlig, H., O. Fischedick, H. St. Stender: Zur Weiterentwicklung der internationalen Staublungenklassifikation (ILO 1980, Genf). Röntgen-Bl. 34 (1981) 1.
5. Boyden, E. A.: Segmental Anatomy of the Lungs. McGraw-Hill, New York 1955.
6. Carstairs, L. S.: The interpretation of shadows in a restricted area of a lung field on the chest radiograph. Proc. R. Soc. Med. 54 (1961) 978.
7. Döhring, W., G. Linke: Die Grundlagen der quantitativen pulmonalen Computer-Tomographie. Fortschr. Röntgenstr. 130 (1979) 133.
8. Döhring, W., G. Linke, H. St. Stender: CT densitometry of the lung. In: Donner, M. W., F. W. Heuck (eds.): Radiology Today 1. Springer, Berlin–Heidelberg–New York 1981.
9. Döhring, W., M. Prokop, H. St. Stender: Der derzeitige Entwicklungsstand der digitalen Projektionsradiographie. In: Vogler, E., G. H. Schneider (Hrsg.): Digitale bildgebende Verfahren. Integrierte digitale Radiologie, S. 948. Schering, Berlin 1986.
10. Esser, C.: Lungensegmente. Fortschr. Röntgenstr. 71 (1949) 395.
11. Esser, C.: Topographische Ausdeutung der Bronchien im Röntgenbild. 2. Aufl. (Erg.-Bd. 66 zu Fortschr. Röntgenstr.) Thieme, Stuttart 1957.
12. Felson, B.: Chest Roentgenology. Saunders, Philadelphia 1973.
13. Felson, B.: A new look at pattern recognition of diffuse pulmonary disease. AJR 133 (1979) 183.
14. Fraser, R. G., J. A. P. Paré: Diagnosis of Diseases of the Chest. Saunders, Philadelphia 1977.
15. Friedman, P. G.: The concept of alveolar and interstitial disease. In: Potchen, E. J. (ed.): Current Concepts in Radiology. Mosby, St. Louis 1972.
16. Genereux, G. P.: Radiologic assessment of diffuse lung disease. In: Taveras, J. M., J. T. Ferucci (eds.): Radiology, Vol. 1, Chap. 53. 1985.
17. Georgi, M., P. Prager, H. P. Busch: Medizinische Ergebnisse der digitalen Thoraxdiagnostik mit einem 57-cm-Großbildverstärker (GBV). In: Riemann, H. E., J. Kollath (Hrsg.): Digitale Radiologie, S. 97. Schneztor, Konstanz 1985.
17a. Heckmann, K.: Das Schicksal des Lungenherdes im Röntgenbild. Fortschr. Röntgenstr. 71 (1949) 552.
18. Heitzman, E. R.: The Mediastinum. Mosby, St. Louis 1977.
19. Heitzman, E. R.: The Lung, 2nd ed. Mosby, St. Louis 1984.
20. Hughes, R. L.: Management of the hilar mass. Chest 79 (1981) 85.
21. ILO: Gebrauchsanweisung für die ILO internationale Klassifikation von Pneumokoniosen. arbeitsmedizin aktuell, Lieferung 7. 1. 1981.
22. Konietzko, N.: Nuklearmedizinische Diagnostik. In: Ferlinz R. (Hrsg.): Diagnostik in der Pneumologie. Thieme, Stuttgart 1986.
23. Kramer, R., A. Glass: Bronchoscopic localization of lung abscess. Ann. oto-rhino-laryng. 41 (1932) 1210.
24. Kratochwill, A.: Ultraschalldiagnostik in der Inneren Medizin, Chirurgie und Urologie. Thieme, Stuttgart 1977.
24a. Krieg, R.: Zur Detailerkennbarkeit von Röntgenaufnahmen vor inhomogenem Hintergrund. Fortschr. Med. 90 (1972) 1114.
25. Kurtz, B., W. G. H. Schmitt: Ultraschalldiagnostik pleuraler Verschattungen im Vergleich mit der Computertomographie. Fortschr. Röntgenstr. 138 (1983) 577.
26. Lissner, J., D. Hahn: Mediastinum und mediastinale Erkrankungen. In: Frommhold, W., et al. (Hrsg.): Radiologische Diagnostik in Klinik und Praxis, Bd. I/1. Thieme, Stuttgart 1987.

27. Lissner, J., M. Seiderer: Klinische Wertigkeit der Kernspintomographie im Vergleich zur Computertomographie. Röntgenber. 13 (1984) 213.

28. McLoud, T. C., C. B. Carrington, E. A. Gaensler: Diffuse infiltrative lung disease: A new scheme description. Radiology 149 (1983) 353.

29. Mintzer, R. A.: Chest Imaging. A. Integrated Approach. Williams & Wilkins, Baltimore 1981.

30. Muhm, J. R., L. R. Brown, J. K. Croew, P. F. Sheddi, R. Hattery, D. H. Stephans: Comparison of whole lung tomography and computed tomography for detecting pulmonary nodules. Amer. J. Roentgenol. 131 (1978) 961.

31. Naidich, D. P., E. A. Zerhouni, S. S. Siegelmann: Computed Tomography of the Thorax. Raven Press, New York 1984.

32. Nakata, H., T. Kimoto, T. Nakayama, M. Kido, N. Miyazaki, S. Harada: Diffuse peripheral lung disease: Evaluation by high-resolution computed tomography. Radiology 157 (1985) 181.

33. Neufang, K. F., D. Beyer: Diagnostische Wertigkeit pleuromediastinaler Linien für die Röntgennativuntersuchung des Mediastinums. Röntgen-Bl. 33 (1980) 257, 335.

34. Neufang, K. F. R., G. Friedmann, P. E. Peters, P. G. Fischer, H. L. Kronholz: Erste klinische Erfahrungen mit einem Großbildverstärker in der Thoraxdiagnostik. Fortschr. Röntgenstr. 137 (1982) 535.

35. Otto, H.: Die Morphologie der interstitiellen Lungenparenchymerkrankungen. Radiologe 17 (1977) 17.

36. Rau, W. S., K. Wybitul, A. Tassinaré: Die röntgenologische Feinstruktur der Lunge. Fortschr. Röntgenstr. 133 (1980) 571.

37. Recavarren, S., C. Benton, E. A. Gall: The pathology of acute alveolar diseases of the lung. Semin. Röntgenol. 2 (1967) 22.

38. Resnik, J. E. J.: Is a roentgenogramm of fine structures a summation image or a real picture? Acta Radiol. 32 (1949) 32.

39. Rösler, H.: Nuklearmedizinische Diagnostik. In: Frommhold. W., P. Gerhardt (Hrsg.): Erkrankungen des Lungenparenchyms. Klinisch-radiologisches Seminar, Bd. VIII, S. 43. Thieme, Stuttgart 1978.

40. Schaner, E. G., A. E. Chang, J. R. Doppman et al.: Comparison of computed and conventional whole lung tomography in detecting pulmonary nodules. AJR 131 (1978) 131.

41. Siegelman, S. S., E. A. Zerhouni, F. R. Leo et al.: CT of the solitary pulmonary nodule. AJR 135 (1980) 1.

41a. Sonoda, M., M. Takano, J. Miyahara, H. Kato: Computed Radiography utilizing scanning laser stimulated luminescence. Radiology 148 (1983) 833.

42. Steinbrich, W., G. Friedmann, D. Beyer, A. Brower: Erste Erfahrungen mit der magnetischen Resonanz-Tomographie (MR) bei tumorösen Erkrankungen des Mediastinums und der Lungenhili. Fortschr. Röntgenstr. 141 (1984) 629.

43. Stender, H. St.: Röntgenologische Veränderungen bei chronischer Bronchitis, Bronchiektasie, Asthma und Emphysem. In: Schwiegk, H. (Hrsg.): Handbuch der inneren Medizin, Bd. IV/2, S. 235. Springer, Berlin–Heidelberg–New York 1979.

44. Stender, H. St.: Vorgehen und Effizienz bei der Röntgenuntersuchung des Thorax. Radiologe 22 (1982) 291.

45. Stender, H. St.: Computertomographie und Kernspintomographie des Mediastinums. Prax. Klin. Pneumol. 39 (1985) 613.

46. Stender, H. St.: Allgemeine Röntgensymptomatologie der Lungenerkrankungen. In: Frommhold, W. (Hrsg.): Radiologische Diagnostik in Klinik und Praxis, Band I/2. Thieme, Stuttgart 1988.

47. Stender H. St., D. Saure: Röntgen-Untersuchungstechnik der Lunge. Röntgen-Bl. 35 (1982) 158.

48. Stender, H. St., W. Schermuly: Allgemeine Röntgensymptomatologie der Lungenerkrankungen. In: Diethelm, L., et al. (Hrsg.): Handbuch der medizinischen Radiologie, Bd. IX/I, S. 226. Springer, Berlin 1968.

49. Stender, H. St., H. H. Wagner, J. Kalstorf: Dynamische Bronchographie bei chron. Bronchitis. Fortschr. Röntgenstr. 111 (1969) 763.

50. Stieve, F.-E.: Kontrast und Schärfe im Röntgenbild der Lunge. In: Stieve, F. E. (Hrsg.): Bildgüte in der Radiologie. Fischer, Stuttgart 1966.

51. Stieve, F.-E.: Bevorzugte Darstellung einzelner Körperschichten. In: Diethelm, L., et al. (Hrsg.): Handbuch der medizinischen Radiologie, Bd. III. Springer, Berlin 1967.

52. Stutz, E., H. Vieten: Die Bronchographie. Thieme, Stuttgart 1955.

53. Swart, B., W. Dingendorf, H. D. Kappe: Grundsätze der tomographischen Praxis. Radiologie 9 (1969) 93.

54. Thurlbeck, W. H.: Chronic Airflow Obstruction in Lung Disease. Saunders, Philadelphia 1976.

55. Tsuiki, K., K. Miyazawa, K. Ischikawa, A. Matsunaga, T. Haneda, R. Katori, T. Nakamura: Correlation of magnifying pulmonary wedge angiogram and pulmonary haemodynamics. Amer. Rev. resp. Dis. 104 (1971) 899.

56. Webb, M. R., G. Gamsu, D. D. Stark, E. H. Moore: Magnetic resonance imaging of the normal and abnormal pulmonary hila. Radiology 152 (1984) 89.

57. Weibel, E. R.: Looking into the lung: what can it tell us? Amer. J. Roentgenol. 133 (1979) 1021.

58. Zeitler, E., W. Kaiser, M. Reither, P. Bölcskei, B. Holik: Kernspintomographie des Thorax – Möglichkeiten und Grenzen. In: Vogler, E., G. H. Schneider (Hrsg.): Digitale bildgebende Verfahren. Integrierte digitale Radiologie, S. 342. Schering, Berlin 1986.

59. Zerhouni, E. A., F. P. Stitik, S. S. Siegelman et al.: CT of the pulmonary nodule: A cooperative study. Radiology 160 (1986) 319.

13 Grundzüge der Therapie

Helmut Fabel

Inhalt

1 Medikamentöse Therapie

Alle gesicherten Therapieverfahren zur Besserung oder Heilung bronchopulmonaler Erkrankungen werden ausführlich bei den entsprechenden Krankheitsbildern behandelt. Dieses, den speziellen Teil des Buches einleitende Kapitel, hat im wesentlichen eine Wegweiserfunktion und soll einige allgemeine Therapieprinzipien unter spezieller Berücksichtigung der Langzeittherapie in der Praxis verdeutlichen. Auch sollen immer wieder unterlaufende Fehler in der Behandlung chronischer bronchopulmonaler Erkrankungen diskutiert werden.

1.1 Chronisch obstruktive und chronisch entzündliche Erkrankungen

Es ist das Verdienst der Deutschen Liga zur Bekämpfung der Atemwegserkrankungen, Empfehlungen für die Behandlung erarbeitet zu haben, die den derzeitigen Therapiestandard wiedergeben. Alle Empfehlungen wurden in den letzten Jahren publiziert [2, 3] und können bei der Liga angefordert werden (Prof. Dr. L. Geisler, 4390 Gladbeck, Postfach 269). Sie werden ständig von fachkompetenten Pneumologen überarbeitet und dem neuesten Wissensstand angepaßt.

Tabelle 13–1 gibt das Gerüst der therapeutischen Vorstellungen über die Langzeittherapie obstruktiver Atemwegserkrankungen wieder. Eine solche Therapie setzt den Nachweis einer reversiblen bzw. teilreversiblen Atemwegsobstruktion voraus. Die Wirksamkeit der verabreichten Pharmaka sollte therapiebegleitend kontrolliert werden (Spirographie, Eigenkontrolle der Peak-flow-Werte).

1.1.1 Prophylaxe

Bei der Anwendung prophylaktischer Maßnahmen ist anzumerken, daß die Indikation zu einer Hyposensibilisierungstherapie zunehmend kritischer gestellt wird, weil bei Asthmaauslösung durch mehrere Allergene, insbesondere durch ganzjährig vorhandene Allergene, der Wert einer Hyposensibilisierung nicht bewiesen ist, und weil zunehmend über Todesfälle bei Hyposensibilisierung berichtet wird (s. Kap. 19).

Die wichtigsten Asthmatherapeutika, z. B. Beta$_2$-Sympathomimetika, Theophyllin und Glukokortikoide, werden heute auch als Prophylaktika angewendet. Zweifelsfrei wurde z. B. in Provokationstests mit Allergenen, Histamin und Kaltluft bewiesen, daß diese Substanzen eine gute prophylaktische Wirkung haben. Daraus erklärt sich, daß der Stellenwert der ausschließlichen Prophylaktika wie Dinatriumcromoglykat (DNCG) und Ketotifen in der Therapie abnimmt, wenn wegen der Schwere der Erkrankung ohnehin die genannten Therapeutika eingesetzt werden müssen (s. auch Tab. 13–2).

1.1.2 Langzeittherapie

Ziel einer Langzeittherapie ist nicht nur die subjektive Besserung bzw. Beschwerdefreiheit, sondern die objektivierbare und zu objektivierende Besserung der Lungenfunktion, die mit einfach durchzuführenden spirographischen Untersuchungen nachgewiesen werden kann. Danach hat sich auch die letztlich erforderliche Stufe der Langzeittherapie zu richten, so daß bei

Tabelle 13–1 Medikamentöse Stufentherapie bei obstruktiven Atemwegserkrankungen (Langzeitbehandlung).

1. Stufe	2. Stufe	3. Stufe	4. Stufe
Beta$_2$-Sympathomimetika	Beta$_2$-Sympathomimetika plus Theophyllin	Beta$_2$-Sympathomimetika plus Theophyllin	Beta$_2$-Sympathomimetika plus Theophyllin
	oder	oder (und)	oder (und)
	Beta$_2$-Sympathomimetika plus Parasympatholytika	Parasympatholytika plus inhalative Kortikosteroide	Parasympatholytika plus inhalative Kortikosteroide und orale Kortikosteroide

Tabelle 13–2 Prophylaktische Maßnahmen bei obstruktiven Atemwegserkrankungen.

allgemeine Maßnahmen
- Rauchen einstellen
- Allergenkarenz
- Vermeiden beruflicher oder anderer inhalativer Noxen
- Hyposensibilisierung
  cave: potentiell anfallsauslösende Medikamente (zum Beispiel „Analgetika", β-Rezeptorenblocker)

Medikamente
- Prophylaktika ohne bronchospasmolytische Wirkung (DNCG, Ketotifen)
- Beta$_2$-Sympathomimetika
- Parasympatholytika
- Theophyllin und inhalative Glukokortikosteroide

geringer Symptomatik ein Beginn mit Stufe 1 (ausschließlich Beta$_2$-Sympathomimetika) gerechtfertigt erscheint, hingegen bei schwerem Asthma möglicherweise mit Stufe 4 begonnen werden muß (s. Tab. 13–1). Unter Kontrolle der Lungenfunktion sollte aber eine langsame Reduzierung von Dosis und Zahl der Pharmaka angestrebt werden.

Individuelle Therapiekorrekturen bzw. Abweichungen vom Schema sind sinnvoll. Wenn z. B. ohne inhalative Steroide keine ausreichende Besserung zu erzielen ist, kann versuchsweise Theophyllin weggelassen werden. Dieser letzte Hinweis trägt den wissenschaftlichen Erkenntnissen der letzten Jahre Rechnung, daß viele Patienten mit Asthma bronchiale und hyperreagiblem Bronchialsystem zwar Glukokortikoid-bedürftig sind, auf diese Weise aber mit einem inhalativen Glukokortikoid ohne zusätzliche andere Pharmaka optimal eingestellt werden können.

Beta-Sympathomimetika

Diese Substanzen sind Agonisten mit erhöhter Affinität zu den adrenergen Rezeptoren der glatten Muskulatur, z. B. der Bronchien und des Uterus, und verminderter Afferenz zu den Beta$_1$-Rezeptoren des Herzens. Nur noch dieser Typ von Beta-Mimetika sollte eingesetzt werden, wenn eine Erschlaffung der glatten Bronchialmuskulatur therapeutisches Ziel ist. Adrenergika wie Orciprenalin, Aludrin und Ephedrin sind wegen ihrer kardiovaskulären Wirkungen obsolet. Insbesondere das „Doping"-Mittel Ephedrin sollte wegen seiner zentral stimulierenden Wirkung vermieden werden.

Beta$_2$-Adrenergika werden nicht nur zur Kupierung eines Asthmaanfalls, sondern auch in der Langzeitthe-

rapie bevorzugt inhalativ als Dosieraerosol gegeben. Wegen ihrer relativ kurzen Wirkungsdauer von drei bis vier Stunden kann bei nächtlichem Asthma die orale Gabe eines Beta$_2$-Sympathomimetikums oder die Gabe eines retardierten Theophyllin-Präparates für die Nachtstunden sinnvoll sein. Bei therapeutischer Dosis kommt es oft infolge einer Stimulation der Beta$_2$-Rezeptoren der quergestreiften Muskulatur zu einem feinschlägigen Tremor der Finger, seltener zu einer geringen Tachykardie und Steigerung des Herzzeitvolumens.

Mit der Gabe von Beta$_2$-Adrenergika nutzen wir außerdem deren günstige Wirkung auf die mukoziliäre Clearance und ihre geringe Hemmwirkung auf die Mediatorfreisetzung aus Mastzellen und Leukozyten.

Ihre bronchospasmolytische Wirkung kann insbesondere nach längerer Einnahmedauer durch die Gabe von Glukokortikoiden verstärkt und verlängert werden. Oft ist eine Einsparung von Beta-$_2$-Sympathomimetika durch die Kombination mit einem inhalierbaren Anticholinergikum (Ipratropiumbromid, Oxytropiumbromid) möglich (Auflistung der zur Zeit im Handel befindlichen Beta-$_2$-Sympathomimetika s. Kap. 19).

Anticholinergika (m-Cholinozeptorenblocker)

Diese Substanzen hemmen die vago-vagale Reflex-Bronchokonstriktion bei obstruktiven Atemswegserkrankungen und sollten nur inhalativ in Form von Ipratropium- und Oxytropiumbromid (quartäre Atropin-/ Scopolamin-Derivate) angewendet werden. Atropin selbst ist wegen seiner Sekreteindickung bzw. Hemmung der mukoziliären Clearance obsolet. Die Wirkung der genannten Substanzen setzt langsamer ein als die der Beta$_2$-Sympathomimetika, hält aber länger an (drei bis sieben Stunden). Sie ist jedoch meist weniger ausgeprägt als die Wirkung von Beta$_2$-Adrenergika. Nebenwirkungen fehlen bei inhalativer Verabreichung.

Theophyllin

Es handelt sich um die wirksamste bronchospasmolytische Substanz der Methylxanthine. Theophyllinderivate wie Diprophyllin und Proxyphyllin sind weniger wirksam. Der Wirkmechanismus des Theophyllins ist nicht völlig geklärt. Neben seiner bronchospasmolytischen Eigenschaft sind eine Aktivierung der mukoziliären Clearance, eine Drucksenkung im kleinen Kreislauf, eine Hemmung der Mediatorfreisetzung und eine atemanaleptische Wirkung sowie eine verbesserte Kontraktilität der Atemmuskulatur beschrieben worden. Alle Wirkungen entsprechen dem gewünschten Therapieziel bei chronisch obstruktiven Atemwegserkrankungen. Zur Therapie des akuten Asthmaanfalls kommt die intravenöse Gabe von wasserlöslichen Theophyllinsalzen (Theophyllin-Äthylendiamin, Theophyllin-Natriumglycinat, Cholin-Theophyllinat, Theophyllin-Carbomoxylphenoxyessigsäure, Theophyllin-Prospylenglykol) zur Anwendung.

Zu beachten ist die geringe therapeutische Breite (therapeutische Serumkonzentration zwischen 8 und 20 µg/ml). Schon im therapeutischen Bereich können Nebenwirkungen wie Schlaflosigkeit, Übelkeit und gastro-ösophagealer Reflux auftreten. Zeichen einer zunehmenden Intoxikation sind zentralnervös bedingte Unruhe, Tachykardie/Tachyarrhythmie, Hypokaliämie und Hyperglykämie sowie schließlich Krämpfe mit Herz- und Atemstillstand. Bei bedrohlichen Intoxikationen ist eine Hämoperfusionsbehandlung indiziert.

Infolge Variabilität der Biotransformation (Lebermetabolismus, enterale Resorption) können die Halbwertszeiten extrem schwanken (Neugeborene bis zu 30 Stunden, Kinder 1–6 Stunden, Erwachsene 3–12 Stunden!); in Abhängigkeit von Suchtgewohnheiten, z. B. bei starkem inhalativem Rauchen extrem kurze Halbwertszeiten, und von Erkrankungen (extrem lange Halbwertszeiten bei schweren Leberparenchymschäden) und nach Gabe verschiedener Pharmaka wie Cimetidin, Allopurinol und Diphenylhydantoin.

Bei ausbleibendem Therapieerfolg, Unsicherheit der Dosierung wegen Clearance-modifizierender Faktoren, bei fraglicher Patienten-Compliance bzw. bei ausbleibender Wirkung, bei Verdacht auf Nebenwirkungen bzw. Intoxikation und generell bei Schwerstkranken sollte immer eine Bestimmung der Theophyllin-Serumkonzentrationen erfolgen, wofür einfache Testverfahren, z. B. Seralyzer-Teststreifen, zur Verfügung stehen.

Glukokortikosteroide

Obwohl sie nicht akut bronchodilatatorisch wirken, sind Glukokortikosteroide die wirksamsten Mittel in der Behandlung des schweren Asthmaanfalls, des chronischen Asthma bronchiale und der chronisch obstruktiven Bronchitis. Ihr Einsatz muß immer erwogen werden, wenn Beta$_2$-Sympathomimetika allein oder in Kombination mit Theophyllin keine ausreichende Wirkung zeigen. Im sogenannten Status asthmaticus ist es ein Kunstfehler, Steroide nicht einzusetzen!

Die Hauptwirkung besteht in der Synthese von Lipo-

modulin, das die Phospholipase A$_2$ hemmt und damit den Start der Prostaglandin- und Leukotrienkaskade und die Freisetzung von Mediatoren verhindert. Alle bekannten Vorteile wie Reduktion des Bronchomotorentonus, der entzündlichen Infiltrationen und Schleimhautschwellung sowie der Dyskrinie sind so zu erklären. Dieser Mechanismus einer zeitraubenden Proteinsynthese bedingt, daß die Hemmung der Spätreaktion auch nach intravenöser Gabe erst nach Stunden, eine Beeinflussung der Sofortreaktion erst nach mehrtägiger Therapie auftritt. Gerade für den lebensbedrohlichen Asthmaanfall, der mit nichtsteroidalen Antiasthmatika nicht zu kupieren ist, ergibt sich aus dieser Wirkungslatenz, daß unverzüglich Glukokortikoide gegeben werden müssen.

Wegen der zu erwartenden Nebenwirkungen bei einer Langzeittherapie, vor allem Osteoporose, werden zunehmend und erfolgreich topisch stark wirkende Glukokortikoide (Beclometason, Budesonid) inhalativ eingesetzt. Bei einer Dosierung bis zu 2 × 600 µg/Tag sind keine Rückwirkungen auf die körpereigene Kortisolproduktion zu erwarten. Durch diese lokale Applikation können etwa 5–10 mg oral gegebenes Prednison ersetzt und somit viele Asthmapatienten von einer systemischen Glukokortikoidgabe befreit werden.

Gelegentlich auftretende Heiserkeit und Mundsoor können fast immer vermieden werden, wenn unmittelbar nach einer Steroideinnahme gegessen oder die Mundhöhle gespült wird und wenn die Deposition von Glukokortikoid-Aerosol in Mund und Rachen durch die Inhalation mittels vorgeschaltetem „Spacer" drastisch vermindert wird (Kap. 19 und 21).

Cromoglicinsäure und Ketotifen (s. Kap. 19)

Antibiotika

Je nach Auftreten entzündlicher bronchopulmonaler Erkrankungen in Praxis oder Klinik werden Indikation und Auswahl einer Antibiotikatherapie unterschiedlich vorgenommen. Tritt bei einem bisher lungengesunden Patienten eine akute eitrige Bronchitis auf, ist eine Antibiotikatherapie nur dann indiziert, wenn die Symptomatik nicht in fünf bis sieben Tagen abklingt bzw. wenn Komplikationen wie eine Sinusitis oder eine Lungenparenchymbeteiligung hinzukommen.

Handelt es sich jedoch um eine Bronchitis-Exazerbation im Rahmen einer chronisch bronchopulmonalen Erkrankung, wie z. B. einer obstruktiven Bronchitis und eines Asthma bronchiale, ist eine antibiotische Therapie indiziert. Da als Erreger in etwa 80% der Fälle

Pneumokokkenstämme und Haemophilus influenzae in Frage kommen, ist eine ungezielte Therapie mit einem der in Tabelle 13–3 aufgeführten Antibiotika angezeigt. Eine „übliche" bakterielle Sputumuntersuchung mit Prüfung der Antibiotikaresistenz kann in der Regel entfallen, zumal bei Gewinnung von mit Mundspeichel kontaminiertem Auswurf und verzögertem Versand allzuoft Fehlbestimmungen vorkommen. Nur die unmittelbare Trennung von Mundspeichel (Sputumwaschung nach Mulder) und eine Versanddauer von wenigen Stunden gewährleisten eine therapierelevante Aussage.

Tabelle 13–3 gibt eine Übersicht der empfohlenen Antibiotika und Chemotherapeutika zur Behandlung bakterieller Atemwegsinfektionen.

Bei Patienten mit schwerwiegenden bronchopulmonalen Infektionen, die an einer immunschwächenden Grunderkrankung leiden oder deren Infektion in der Klinik auftritt, sollte grundsätzlich ein Bakteriennach-

weis erbracht und entsprechend antibiotisch behandelt werden. Bei den zu erwartenden Problemkeimen ist die gezielte Gewinnung von Bronchialsekret sinnvoll (Kap. 20).

Expektoranzien und Antitussiva

(s. Kap. 3, 15 und 16).

1.2 Obsolete und nicht mehr indizierte Arzneimittel und Arzneimittelkombinationen

Die Rote Liste der Bundesrepublik führt unter den Indikationen Broncholytika und Antiasthmatika sowie Antitussiva und Expektoranzien Hunderte von fixen Kombinationen verschiedenster mehr oder weniger wirksamer Pharmaka auf, deren Verschreibung frag-

Tabelle 13–3 Verzeichnis empfohlener Antibiotika und Chemotherapeutika bei bakteriellen Atemwegsinfektionen (nach [2]).

Gruppenbezeichnung	Freiname	Handelsnamen® (Auswahl)	Dosierung Erwachsene	Kinder	Kontra- indikationen
Aminopenizilline Ampicillinester (Proampicilline)	Bacampicillin Pivampicillin	Penglobe Berocillin Maxifen	3 × 800 mg 3 × 700 mg	3 × 20 mg/kg 3 × 20 mg/kg	
Hydroxyampicilline	Amoxycillin	Clamoxyl Amoxypen	3 × 750 mg bzw. 3 × 1000 mg	3 × 20 mg/kg	Penizillin- allergie
	Azidocillin	Syncillin Nalpen	3 × 750 mg bzw. 3 × 1000 mg	3 × 20 mg/kg	
Tetrazykline	Doxycyclin	Vibramycin Doxitard	1 × 200 mg oder 2 × 100 mg	1 × 4 mg/kg	
	Minocyclin	Klinomycin	1 × 200 mg oder 2 × 100 mg	1 × 4 mg/kg	Schwanger- schaft
	Tetracyclin	Achromycin Hostacyclin und andere	3 × 500 mg	3 × 20 mg/kg	Lebensalter 10 Jahre
	Oxytetracyclin	Macocyn Terramycin	3 × 500 mg	3 × 20 mg/kg	
Trimethoprim- Sulfonamid- Kombinationen	Cotrimoxazol Cotrifamol Cotrimazin	Bactrim Eusaprim und andere Supristol Triglobe	2 × täglich 2 Tabletten (s. Beipackzettel)		Schwanger- schaft
Erythromycine	Erythromycin	Erythrocin (Äthylsuccinat) oder Paediathrocin	3 × 500 mg 2 × 1000 mg	3 × 20 mg/kg	
Cephalosporine	viele oral verab- reichbare Cepha- losporine haben eine unzureichen- de Hemmung von H. influenzae				

würdig ist. Generell ist eine starre Kombination von mehr als zwei bis drei Pharmaka kritisch zu betrachten, da deren additive oder potenzierende Wirkung in aller Regel nicht bewiesen ist, deren Risiko bezüglich Nebenwirkungen und Arzneimittelinteraktionen hingegen höher eingeschätzt werden muß.

Absolut obsolet sind die Kombinationen, die Atropin, Antihistaminika, Antitussiva, Phenobarbital und Ephedrin enthalten. Auch Kombinationen mit Khellin und Papaverin sind abzulehnen, da diese Substanzen praktisch keine bronchospasmolytische Wirkung haben bzw. den heute gebräuchlichen und ausreichend untersuchten Substanzen wie Beta-Mimetika und Theophyllin eindeutig unterlegen sind.

Unsinnig ist auch der Einsatz von Expektoranzien in starrer Kombination mit zentral dämpfenden Antitussiva oder Sedativa, insbesondere dann, wenn eine respiratorische Insuffizienz droht.

Oral dürfen keine starren Kombinationen verwendet werden, die Glukokortikosteroide enthalten, da z. B. in Kombination mit Bronchospasmolytika die Notwendigkeit einer Erhöhung der Steroiddosis zu kardiovaskulären Nebenwirkungen von Sympathomimetika und Theophyllin führen kann, andererseits bei einer Indikation zur Erhöhung von Beta-Mimetika automatisch und eventuell völlig unnötig auch die Steroiddosis erhöht wird.

1.3 Kontraindizierte Arzneimittel

Beta-Rezeptorenblocker

Alle Beta-Rezeptorenblocker, auch die sogenannten kardioselektiven Betablocker, können in Einzelfällen schwere, ja lebensbedrohliche Asthmaanfälle auslösen. Sie sind bei bekanntem Asthma bronchiale kontraindiziert. Selbst die niedrig dosierte topische Anwendung von Betablockern zur Behandlung des Weitwinkelglaukoms kann bei entsprechender Disposition schwere Bronchospasmen auslösen.

Parasympathomimetika

Pilocarpin, Carbachol und Neostigmin, die ebenfalls zur Glaukombehandlung eingesetzt werden, können (seltener) eine bronchiale Obstruktion bei vorbestehendem Asthma bronchiale verstärken. Das gilt auch für Parasympathomimetika wie Pyridostigmin und Distigminbromid (Mestinon® und Ubretid®), die zur Thera-

pie der Darm- und Blasenatonie, vor allem postoperativ, verordnet werden.

Adrenergika

Ephedrin ist wegen seiner zentral stimulierenden Wirkung (Doping-Mittel!) und der Gefahr einer Abhängigkeit streng kontraindiziert. Besondere Vorsicht ist bei der Gabe von peripher wirkenden Analgetika und Antirheumatika geboten, da sie über die Beeinflussung des Arachidonsäure-Stoffwechsels, insbesondere beim Intrinsic-Asthma bronchiale, lebensbedrohliche Asthmaanfälle auslösen können.

1.4 Häufige Fehler bei der Therapie von Asthma bronchiale und obstruktiver Bronchitis

Bei der Anamneseerhebung kritisch kranker Asthma-Patienten, die als Notfall in die Klinik eingewiesen werden, sowie bei scheinbar therapieresistentem Asthma bronchiale fallen dem erfahrenen Pneumologen immer wieder Fehleinschätzungen und therapeutische Unterlassungen des weniger erfahrenen erstbehandelnden Arztes auf (Zusammenstellung Tab. 13–4).

Übersehen nichtallergischer Auslöser von Asthmaanfällen (Betablocker, Analgetika, Kälte, Anstrengung)

Im Bewußtsein großer Teile der Bevölkerung ist Asthma eine allergische Erkrankung. Dabei wird übersehen, daß im Erwachsenenalter mehr als 50% alle Asthmaerkrankungen überwiegend nichtallergischer Natur und daß auch Asthmaanfälle überwiegend nicht allergenbedingt sind: Asthmaanfälle können auch iatrogen, bei mangelnder Kenntnis der Zusammensetzung von Pharmaka (Betablocker in Hochdruckmitteln, periphere Analgetika in Rheumamitteln), ausgelöst werden.

Überbewertung allergologischer Tests mit konsekutiven therapeutischen Fehlentscheidungen

Allergologische Tests haben Eingang in die Allgemeinpraxis gefunden. Hauttests mit häufig vielfältig positiven Reaktionen ziehen als therapeutische Konsequenz Hyposensibilisierungsversuche nach sich, auch wenn die Anamnese unverdächtig und weitergehende Untersuchungen (z. B. inhalativer Provokationstest) nicht durchgeführt worden sind (s. Kap. 19).

Tabelle 13–4 Häufige Fehler bei der Behandlung von Asthma bronchiale und chronischer Bronchitis.

- Übersehen nichtallergischer Auslöser von Asthmaanfällen (Betablocker, Analgetika, Kälte, Anstrengung)
- Überbewertung allergologischer Tests mit konsekutiven therapeutischen Fehlentscheidungen
- ungenügende Überwachung des Therapieerfolges durch Patient (peak flow) und Arzt (kleine Spirometrie, Broncholysetest)
- Fehlinterpretation eines Asthma cardiale als Asthma bronchiale
- Unterschätzung des Schweregrades, besonders bei Intrinsic-Asthma
- „Verteufelung" der Steroide durch Patient und Arzt
- Fehlinterpretation der Asthma-Exazerbation als „akuter Infekt" (Antibiotika- statt Steroidtherapie)
- kritikloser Einsatz von Sedativa und Psychopharmaka (Unterschätzung der atemdepressiven und muskelrelaxierenden Wirkung)
- mangelnde Berücksichtigung der zirkadianen Rhythmik („morning dipper")
- mangelnde Instruktion über Wirkungsweise und Wirkungsdauer von Prophylaktika und Bronchospasmolytika
- mangelnde ärztliche Unterweisung in die Inhalationstechnik
- nichtindizierte Inhalationstherapie mit Expektoranzien bei akutem Asthmaanfall
- fehlende Theophyllin-Dosisanpassung (z.B. bei gestörter Leberfunktion); keine Kontrolle der Blutspiegel bei kritisch Kranken, unzureichender Wirkung, Verdacht auf Überdosierung
- Fehler bei der Steroidtherapie, z.B. zu rasche Reduktion der Steroide, unüberlegte Gabe von Depotsteroiden, längerdauernde intravenöse Gabe von Steroiden anstelle einer inhalativen oder oralen Langzeittherapie
- Taktik statt Strategie, „Ärztemustertherapie" statt Therapieplanung
- Herunterspielen des subjektiven Leidensdruckes, Unterschätzung der Akzeptanz von Außenseitermethoden
- mangelnde Aufklärung über die Chronizität des Leidens und daraus resultierende mangelnde Therapietreue (Compliance)

Ungenügende Überwachung des Therapieerfolges durch Patient (peak flow) und Arzt (kleine Spirometrie, Broncholysetest)

Es hat sich gezeigt, daß die Therapietreue (Compliance) von Patienten erheblich verbessert werden kann, wenn sie selbst regelmäßig Kontrollen der Lungenfunktion (Peak-flow-Protokolle) durchführen. Zunehmende Bronchialobstruktion kann so rechtzeitig erkannt und therapeutisch besser beeinflußt werden. Die verantwortliche Einbeziehung des Patienten in die Therapieplanung ist die beste Voraussetzung für eine konsequente Langzeittherapie.

Fehlinterpretation eines Asthma cardiale als Asthma bronchiale

Es ist zu wenig bekannt, daß eine akute Linksherzinsuffizienz mit beginnendem Lungenödem in ihrer Symptomatik durchaus mit einem Status asthmaticus verwechselt werden kann. Für beide Zustände ist auskultatorisch eine Bronchospastik mit Giemen und Brummen typisch. Anamnese, EKG und Thoraxaufnahme sichern in der Regel die Diagnose, wobei ein „Asthmaanfall", der erstmals in hohem Alter auftritt, im Zweifelsfall eher als Asthma-cardiale-Anfall zu interpretieren ist.

Unterschätzung des Schweregrades, besonders bei intrinsic Asthma, „Verteufelung" der Steroide durch Patient und Arzt

Schweregrad und Gefährlichkeit von Asthmaanfällen werden häufig von Patient und Arzt unterschätzt. Statistiken aus England belegen, daß eine große Zahl von Patienten, die im Asthmaanfall verstarben, vorher nicht adäquat, insbesondere nicht mit Steroiden behandelt worden sind. Kortisonpräparate werden in der Laienpresse wegen ihrer unerwünschten Nebenwirkungen häufig derart verteufelt, daß der behandelnde Arzt von seinem Patienten bedrängt wird, diese Mittel nicht einzusetzen. Es gehört zu den verantwortungsvollsten Aufgaben eines Arztes, den steroidbedürftigen Asthma-Patienten über die Risiken einer Therapieunterlassung im Verhältnis zu den Risiken einer Therapie mit Steroiden aufzuklären.

Fehlinterpretation der Asthma-Exazerbation als „akuter Infekt" (Antibiotika- statt Steroidtherapie)

So wichtig es ist, eine Infekt-Exazerbation bei einem Patienten mit chronischer bronchialer Obstruktion schon rechtzeitig zu erkennen und zu behandeln, so wichtig ist es aber auch, daran zu denken, daß eine Zunahme von Dyspnoe und Auswurf auch Ausdruck einer Verschlimmerung der Grundkrankheit sein kann. Insbesondere bei Asthma bronchiale kann eine Erhöhung der Eosinophilen im Sputum zu einer Gelbverfärbung des Auswurfes führen. Differentialdiagnostisch ist es wichtig, einen Sputumausstrich anzufertigen. Patienten mit dieser Symptomatik werden häufig oft wochenlang mit verschiedenen Antibiotika behandelt, obwohl sie de facto eine erhöhte Steroiddosis benötigen.

Kritikloser Einsatz von Sedativa und Psychopharmaka (Unterschätzung der atemdepressiven und muskelrelaxierenden Wirkung)

Je schwerer ein Asthmaanfall ist und je länger er anhält, um so eher ist mit einem Zusammenbruch der Ventilation zu rechnen, sei es durch Kohlendioxid-bedingte Dämpfung des Atemzentrums, sei es durch Erschöpfung der Atemmuskulatur. Ein solcher Zustand kann durch die kritiklose Gabe von Sedativa und Psychopharmaka herbeigeführt oder verstärkt werden. Insbesondere die Behandlung eines Status asthmaticus außerhalb der Klinik und ohne ausreichende Intubationsmöglichkeiten oder Intubationserfahrung darf nicht mit der intravenösen Gabe von Diazepam oder einem ähnlichen Präparat eingeleitet werden. Lebensbedrohliche Zustände und Todesfälle wurden beobachtet!

Mangelnde Berücksichtigung der zirkadianen Rhythmik („morning dipper")

Bedingt durch die zirkadianen Schwankungen der körpereigenen Produktion von Kortisol und Adrenalin kommt es auch zu entsprechenden Schwankungen im Bronchomotorentonus. Daraus resultiert nahezu regelhaft eine Zunahme des Atemwegswiderstandes in den frühen Morgenstunden (3.00 bis 6.00 Uhr). Patienten mit einer solchen Rhythmik ihrer Asthmasymptomatik bedürfen in der Regel einer Langzeittherapie mit retardiertem Theophyllin oder entsprechenden Beta$_2$-Sympathomimetika. Dabei ist es sinnvoll, daß diese Präparate unmittelbar vor dem Schlafengehen eingenommen werden.

Mangelnde Instruktion über Wirkungsweise und Wirkungsdauer von Prophylaktika und Bronchospasmolytika

Mangelnde Compliance des Patienten wird häufig u. a. dadurch provoziert, daß vom behandelnden Arzt nicht eindeutig klargestellt wird, welche Medikamente unmittelbar bronchospasmolytisch wirken und welche Pharmaka ausschließlich prophylaktisch wirksam sind. Das betrifft insbesondere die Unterschiede in der Wirkung von inhalativ gegebenen Beta-Mimetika auf der einen Seite und Präparaten wie Cromoglicinsäure und Steroiden auf der anderen Seite. Da der Patient in der Regel eine unmittelbare Wirkung erwartet, ist die Compliance für die genannten Prophylaktika oft ungenügend.

Mangelnde ärztliche Unterweisung in die Inhalationstechnik

Untersuchungen haben gezeigt, daß mehr als die Hälfte der Patienten ihre Dosieraerosole nicht richtig anwenden. Die Behandlung ist deswegen oft unzureichend und führt in Ausnahmefällen aber auch zu Überdosierungen. Die notwendige atemsynchrone Inhalationstechnik muß gelernt werden. Der behandelnde Arzt muß sich bei der Verschreibung eines Dosieraerosols davon überzeugen, daß die Inhalationstechnik beherrscht wird.

Inhalationstherapie mit Expektoranzien bei akutem Asthmaanfall

Im akuten Asthmaanfall besteht ein extrem hyperreagibles Bronchialsystem. Alle Inhalationsreize können kurzfristig zu einer Verstärkung der Asthma-Symptomatik führen. Das gilt besonders für die inhalierbaren Expektoranzien, die alle eher für eine Langzeittherapie im Rahmen einer chronisch obstruktiven Bronchitis geeignet sind und wenig dazu beitragen, die akute Symptomatik des schweren Asthmaanfalls zu verbessern. Das Auftreten eines starken Hustenreizes während der inhalativen Behandlung mit Expektoranzien sollte Grund genug sein, eine solche Therapie abzubrechen bzw. zurückzustellen.

Theophyllin-Überdosierung und fehlende Theophyllin-Dosisanpassung (z. B. bei gestörter Leberfunktion)

Zunehmend werden in der Klinik, besonderes bei Patienten, die wegen der Schwere ihrer Erkrankung zusätzlich vom Notarzt intravenös Theophyllin erhalten haben, Überdosierungen bzw. Intoxikationen beobachtet. Das beruht einerseits drauf, daß eine vorbestehende orale Theophyllin-Medikation nicht hinreichend berücksichtigt worden ist bzw. daß generell die Variationen von Resorption und Metabolismus des Theophyllins unzureichend bekannt sind (s. Kap. 19).

Fehler bei der Steroidtherapie

Aus Angst vor Steroidnebenwirkungen wird bei schwerkranken Asthma-Patienten, die eindeutig steroidbedürftig sind, die Glukokortikoidtherapie häufig zu rasch reduziert, was dann eine erneute hochdosierte Steroidtherapie notwendig macht und damit einen insgesamt höheren „Steroidverbrauch" bedingt. Auch die Gabe von Steroiden als intramuskuläre Depotpräparate ist in der Langzeittherapie wegen der ungleich höheren Nebenwirkungsrate und der schlechteren Steuerbarkeit in aller Regel nicht indiziert. Auch ein Ausweichen auf eine immer wiederkehrende intravenöse Steroidgabe ist wegen der kurzen Halbwertszeit rational und rationell nicht begründbar. Intravenöse Steroidgaben sind nur für die kurzfristige Initialtherapie bei schwerstem Asthma bronchiale angezeigt. Für die Langzeittherapie sollten eindeutig die inhalative Steroidgabe und, wenn das nicht ausreicht, die orale Steroidgabe bevorzugt werden.

Taktik statt Strategie, „Ärztemustertherapie" statt Therapieplanung

Chronisch Kranke kommen wegen unzureichender Wirkung einer Behandlung häufig mit einer Vorwurfs- und Anspruchshaltung in die Sprechstunde, weil sie Heilung suchen und eine Dauerbehandlung schwer akzeptieren können. In dieser Situation besteht eine gewisse Gefahr, und es ist eine häufig geübte Praxis, statt eines längeren Gesprächs und einer eventuellen Optimierung der Therapie durch Dosisanpassung mehr oder weniger wahllos ein ähnliches Pharmakon („Ärztemustertherapie") auszuhändigen. Der Patient fühlt sich dadurch bestätigt, daß seine Krankheit nicht ausreichend therapierbar ist.

Herunterspielen des subjektiven Leidensdrucks, Unterschätzung der Akzeptanz von Außenseitermethoden

Patientenpersönlichkeiten, die chronisch krank sind und einer ständigen Pharmakotherapie bedürfen, haben in der Regel einen erheblichen Leidensdruck. Bei unzureichender Aufklärung und bei subjektiv als unzureichend empfundener Besserung des Leidens wenden sie sich deshalb häufig Außenseitern zu. Es werden vielfältige Behandlungsmethoden versucht, die nicht den Vorstellungen der Schulmedizin entsprechen und die durchaus auch Risiken in sich bergen (z. B. Frischzellentherapie mit der Möglichkeit schwerer allergischer Nebenwirkungen).

Mangelnde Aufklärung über die Chronizität des Leidens

Ein Patient, der über die Chronizität seines Leidens nicht hinreichend aufgeklärt ist und der die Heilung seiner Krankheit erwartet, wo nur eine Behandlungsfähigkeit vorliegt, wird sehr häufig bei vorübergehender Besserung die Therapie abbrechen oder unzureichend befolgen. Patienten mit chronischen Atemswegserkrankungen benötigen lange Gespräche und Antworten auf viele Fragen, ehe sie eine oft lebenslange medikamentöse Therapie akzeptieren können.

2 Operative Therapie

Die Entwicklung neuer konservativer Untersuchungs- und Behandlungsverfahren hat die Notwendigkeit operativer Eingriffe zur Diagnostik und Therapie von bronchopulmonalen Verfahren eher eingeschränkt.

So ist die Indikation zu einer offenen Lungenbiopsie zur Abklärung unklarer Lungeninfiltrationen nur dann zu stellen, wenn weniger eingreifende Verfahren wie bronchoalveoläre Lavage und transbronchiale Lungenbiopsie nicht zur Diagnose führen oder wenn, wie z. B. im Falle einer ausgeprägten pulmonalen Hypertonie, eine transbronchiale Biopsie ein zu großes Blutungsrisiko darstellt. Auch ätiologisch unklare Lungenrundherde können in aller Regel bronchoskopisch oder mittels transkutaner Nadelbiopsie diagnostiziert werden.

Bei entzündlichen Erkrankungen wie Bronchiektasie und Lungenabszeß erweisen sich konservative Therapieverfahren, z. B. eine konsequente Antibiotikatherapie, oft als überlegen und ausreichend.

Die Indiaktionen zur Tumor- und Metastasenchirurgie sind bei zwar begrenzten Fortschritten in der Chemotherapie ebenfalls im ständigen Wandel, so daß hier keine allgemeingültigen Richtlinien aufgestellt werden können. Einzelheiten über spezielle Indikationen und Erfolge operativer Therapieverfahren sind in den Kapiteln Bronchiektasen, Lungentumoren und Pleurerkrankungen dargestellt.

2.1 Indikation

Bei parenchymresezierenden Eingriffen stehen neben Alter, Grundkrankheit und kardialer Situation die Beurteilung der Lungenfunktion bzw. die Abschätzung der postoperativ verbleibenden Lungenfunktionsreserven im Vordergrund. Lungenchirurgische Eingriffe können risikoarm, problematisch oder vorhersehbar risikoreich sein. Dabei ist zu berücksichtigen, ob die präoperative Lungenfunktionseinschränkung Folge des zu operierenden Befundes, z. B. einer Lappenatelektase bei zentralem Bronchialneoplasma, oder Folge einer vorbestehenden bronchopulmonalen Erkrankung, z. B. einer obstruktiven Bronchitis, ist. Im ersten Fall ist von einer Lappenresektion keine wesentliche Verschlechterung der postoperativen Lungenfunktion zu erwarten. Im zweiten Fall kommt es mit Resektion noch funktionstüchtigen Parenchyms zu einer erheblichen Verschlechterung der postoperativen Situation, die es im ungünstigsten Fall unmöglich macht, den Patienten von der maschinellen Beatmung „abzutrainieren".

Zu Indiaktionen siehe chirurgische Maßnahmen bei Bronchiektasen Kapitel 16, operative Therapie beim Bronchialkarzinom Kapitel 24, Chirurgie des Pleuraraums bei Pleuraerkrankungen Kapitel 26.

2.2 Voruntersuchungen

Zur Beurteilung der Problematik sind neben den spirographischen und bodyplethysmographischen Größen (VC, FEV 1, RV und R) die arteriellen Blutgase, bei problematischen Fällen auch ein Perfusionszintigramm (besser Ventilations-Perfusions-Szintigramm) und eine Druckmessung im kleinen Kreislauf notwendig (s. Kap. 9). Allein aus der morphologischen „Resektabilität" darf eine Operationsindikation nicht gestellt werden. Entscheidend ist die funktionelle „Resektabilität" und darüber hinaus die allgemeine Operabilität, die nicht nur die mittel- bis langfristige Prognose berücksichtigt, sondern auch die Morbidität. Immer sind peri- und postoperative Komplikationsmöglichkeiten infolge anderer Erkrankungen oder Beteiligung anderer Organe einzubeziehen und möglichst vorher abzuklären. Starre Grenzen als Kontraindikationen für Parenchymresektionen (FEV_1 unter 1500 ml, P_{aO_2} unter 60 Torr, mittlerer pulmonalarterieller Druck über 30 mm Hg) sind nur bedingt von Nutzen und bedürfen einer individuell angepaßten Abschätzung des Operationsrisikos.

Literatur

1. Böhm, E., H. Fabel: Änderungen der Lungenfunktion nach Timolol-, Metipranolol-, Pindolol- und Pilocarpin-haltigen Augentropfen bei Gesunden und Patienten mit leichtem Asthma bronchiale. Klin. Wschr. 65 (1987) 920.
2. Deutsche Liga zur Bekämpfung der Atemwegserkrankungen: Empfehlungen zur Antibiotikatherapie bei infektiösen Bronchialerkrankungen für die Praxis. Dtsch. med. Wschr. 105 (1980) 1581.
3. Deutsche Liga zur Bekämpfung der Atemwegserkrankungen: Empfehlungen für ein Stufenschema der medikamentösen Langzeittherapie obstruktiver Atemwegserkrankungen. Dtsch. med. Wschr. 109 (1984) 392.
4. Fabel, H.: Corticosteroide bei Atemwegserkrankungen. Verlag für angewandte Wissenschaften, München 1985.
5. Kaik, G.: Bronchospasmolytika. Urban & Schwarzenberg, München–Wien–Baltimore 1980.
6. Konietzko, N., R. Ferlinz, R. Loddenkemper, H. Magnussen, P. Schlimmer, H. Toomes, P. v. Wichert: Empfehlungen zur präoperativen Lungenfunktionsdiagnostik. Prax. Klin. Pneumol. 37 (1983) 1199.
7. Oellerich, M., G. Sybrecht, R. Wettengel: Theophyllin. Verlag IMP-KG, Neu-Isenburg 1983.
8. Overbeck, J., H. Fabel: Bewertung von Arzneimitteln zur Behandlung chronisch-obstruktiver Lungenerkrankungen. Prax. Klin. Pneumol. 39 (1985) 957.
9. Palm, D., J. Meier-Sydow: In: Füllgraff, G., D. Palm (Hrsg.): Pharmakotherapie, klinische Pharmakologie, S. 169. Fischer, Stuttgart 1986.
10. Wettengel, R., H. Fabel: Wirkung verschiedener β-Rezeptoren-Blocker auf die Ventilation bei obstruktiven Atemwegserkrankungen. Dtsch. med. Wschr. 95 (1970) 1816.

14 Physikalische Therapie und Sauerstoff-Langzeittherapie

Wilfried Böhning

Inhalt

1 Einleitung

Die chronisch obstruktiven Atemwegserkrankungen (COPD) zeigen einen progredienten Verlauf und führen unbarmherzig, wenngleich in unterschiedlichem Ausmaß, zur körperlichen Behinderung oder zu frühzeitigem Tod [14, 18]. Fortschritte der medikamentösen und physikalischen Therapie haben dagegen mit umfassenden Rehabilitationsprogrammen sowohl das Ausmaß als auch den Zeitpunkt des Auftretens der Körperbehinderung verändern können.

Programme zur Rehabilitation beinhalten Aufklärung der Kranken über pathophysiologische Zusammenhänge und Möglichkeiten des Meidens von Auslösefaktoren, Ernährungsberatung, Optimierung medikamentöser Maßnahmen, Einsatz physikalischer Therapie einschließlich der Langzeit-Sauerstoffinsufflation und körperliches Training sowie krankengymnastische Betreuung mit psychosozialer Unterstützung und können so auf den Verlauf der Erkrankung einwirken [2, 9, 49]. Neben der möglichen lebensverlängernden Wirkung sind diese Programme auch geeignet, das Selbstwertgefühl der Kranken anzuheben als Folge der verbesserten körperlichen Leistungsfähigkeit – auch hin-

sichtlich der gewöhnlichen Alltagsaktivitäten und der Abnahme von Dauer und Häufigkeit notwendiger Krankenhausbehandlungen wegen immer wieder zu erwartender Exazerbationen.

In Tabelle 14–1 sind die Inhalte solcher Rehabilitationsprogramme zusammengefaßt, die per definitionem für die Langzeit- und nicht für die Akutbehandlung angelegt sind.

Tabelle 14–1 Physikalische Therapie bei chronisch obstruktiven Atemwegserkrankungen (COPD).

Krankengymnastik
Aerosoltherapie
– Zweistoffdüsenverneblung
– Ultraschallverneblung
– Dosieraerosole
– Pulverinhalatoren
– Respirator-Inhalation
 (intermittierende positive Druckbeatmung, IPPB)
Sauerstoff-Langzeittherapie
Atemmuskel- und allgemeines körperliches Training

2 Physikalische Therapie

Unter physikalisch-therapeutischen Verfahren wird ein physikalisch quantifizierbarer Reiz verstanden, der direkt, manuell oder apparativ zu einer biologischen Reaktion im Körper führt. Der Reiz ist weitgehend quantifizierbar, während die Reaktion des behandelten Menschen schwer zu objektivieren ist.

Die „Konferenz über die wissenschaftliche Basis der Atemtherapie bei hospitalisierten Patienten" definierte die physikalische Therapie als bestehend aus physikalischen Manövern wie Husten, forcierte Exspiration, Brustkorbvibrationen und Lagerungsdrainagen mit dem Ziel, die Atemfunktion zu verbessern und deformierende Bronchialveränderungen bzw. Pneumonien zu behandeln [47]. Diese Zielsetzung beinhaltet den zentripetalen Versatz übermäßigen Sekrets aus den tieferen Atemwegen, so daß Husten effektiv werden kann für den weiteren Transport des Sekrets.

2.1 Krankengymnastische Atemtherapie

Mit Hilfe krankengymnastischer Atemtherapie sollen folgende Therapieziele erreicht werden [51]:
– Unterstützung der Sekretmobilisation und Reinigungsvorgänge
– Hilfestellung bei erschwerter Ein- und Ausatmung
– Vermeidung oder Abschwächung von unproduktivem Husten oder Reizhusten
– Atemmuskeltraining (speziell Zwerchfellatmung)
– Angstminderung bei Atemnot.
Behandlungsprinzipien sind eine kurzzeitige exspiratorische Erhöhung des intrabronchialen Drucks und Verschiebung des *equal pressure point* (Ort gleichen Drucks) nach zentral, Vordehnung des Lungen-Thorax-Systems durch willkürlich erhöhtes Atemzugvolumen sowie Entlastung von Atemarbeit durch angehobene Atemmittellage. Dabei treten folgende Fragen auf:

- Erhöht die physikalische Therapie die Clearance für die Sekretbildung der unteren Atemwege?
- Wenn ja, welche Mechanismen wandeln den externen Reiz in der Weise um, daß eine zentripetale Bewegung des Sekrets erfolgt?
- Verbessern diese Maßnahmen zur Sekretmobilisierung aus den unteren Atemwegen die Atemmechanik und den Gasaustausch bzw. mindern sie die Rezidivhäufigkeit von Atemwegsinfekten?

Die Beantwortung dieser Fragen war Gegenstand zahlreicher Untersuchungen, die teilweise zu sehr entgegengesetzte Ergebnisse gekommen sind.

Studienergebnisse

Die Studien basieren auf zwei prinzipiellen Methoden:

Einmal ist dies die Erfassung der Menge des expektorierten Sputums und zum anderen die Messung der Clearance im Tracheobronchialsystem; häufiger wurden beide Methoden zusammen evaluiert.

In der Vergangenheit ist vermutet worden, daß gerichteter Husten ebenso effektiv bei der Mobilisierung tracheobronchialen Sekrets sei wie eine kombinierte physikalische Therapie. Manche Untersuchungen scheinen diese Annahme zu bestätigen [42, 48]. Fehlerhafte Ansätze in den Studiendesigns, z. B. das Unterdrücken des spontanen Hustens in einer Therapiegruppen, erklären hinreichend solche Fehlergebnisse. In genügend Studien konnte dagegen die Effektivität der Lagerungsdrainage (in der Regel 20 bis 45° rückwärts geneigt mit tiefliegendem Kopf) hinsichtlich Anstieg der Clearance und der Zunahme des Sputums bei Patienten mit zystischer Fibrose oder chronischer Bronchitis belegt werden [34, 44, 53]. Sutton wies dabei eine deutliche zusätzliche Steigerung der Lagerungsdrainage bei Kombination mit der sogenannten forcierten Exspirationstechnik nach. Diese Methode besteht aus ein oder zwei forcierten Exspirationen ohne Glottisschluß und Hustenauslösung, die bei mittlerem Lungenvolumen einsetzt. Angeschlossen wird eine Phase der Relaxation mit betonter Zwerchfellatmung [53]. Ob die ergänzend zur Lagerungsdrainage häufig eingesetzte Thoraxperkussion oder -vibration einen stimulierenden Einfluß auf die mukoziliare Clearance hat, wird kontrovers beurteilt [44, 53]. Theoretisch kann die externe Perkussion oder Vibration die Clearance anregen durch Verbesserung der mukoziliaren Eigenschaften, z. B. in Form einer Erhöhung der Zilienschlag-Amplitude als Folge des mechanischen Reizes.

In der Tat konnte gezeigt werden, daß die Frequenz der Brustkorb-Oszillationen von großer Bedeutung ist [27]. Bei unterschiedlichen Oszillationsfrequenzen zeigte sich ein Optimum für den trachealen Schleimtransport in einem Frequenzbereich um 15 Hz, der sehr nahe der natürlichen Zilienschlag-Frequenz liegt. Gleichzeitig wurde demonstriert, daß der positive Effekt der Brustkorb-Oszillationen gebunden ist an das Vorhandensein des Atemstroms [28]. Diese Abhängigkeit stützt wesentlich die These über die Bedeutung des zwei-Phasen-Flusses beim Sekrettransport.

Für die Praxis kann davon ausgegangen werden, daß aus dieser Form der Physiotherapie vor allem Patienten Nutzen ziehen, die größere Mengen Sekret produzieren, während dies bei Patienten mit kleineren Sputumvolumina weniger der Fall sein wird.

Die anderen Zielsetzungen der krankengymnastischen Atemtherapie müssen wohl mehr unter psychotherapeutischen Gesichtspunkten denn unter Beeinflussung pathophysiologischer Veränderungen gesehen werden. Es ist jedem Kliniker bekannt, daß eine akut einsetzende Atemwegsobstruktion mit einer Änderung des Atemtyps einhergeht. Dabei atmet der Kranke nicht im eigentlichen Sinne falsch, sondern den pathophysiologischen Gegebenheiten, die durch die Atemwegsobstruktion ausgelöst werden, angemessen. Umgekehrt kommt es mit Lösen der Obstruktion umgehend wieder zur Normalisierung des Atemtypus.

Eine gewisse Bedeutung kommt dem Vermeiden des vorzeitigen Atemwegskollapses zu. Ein solches Verhalten wird häufig schon intuitiv vom Kranken nachvollzogen. Durch Bildung einer körpereigenen Stenose (Ausatmung durch fast geschlossene Lippen = dosierte Lippenbremse) wird der frühzeitige Abfall des intraluminären Drucks verhindert, so daß der hohe intrathorakale, extraluminär wirksame Druck nicht zum Atemwegskollaps führt. Berger konnte bei dieser Atemtechnik eine Senkung der gasdynamischen Atemarbeit nachweisen, obwohl es zu einem Anstieg des Gesamt-Atemwiderstandes kommt [5].

2.2 Aerosoltherapie

Allen Erkrankungen der Atemwege liegen gleichartige pathophysiologische Veränderungen in jeweils andersartiger Konstellation zugrunde. Entzündliches Schleimhautödem, Hypersekretion zähen Bronchialschleims und Bronchospasmus stellen die drei Komponenten der bronchialen Obstruktion dar. Eine Aerosolbehandlung kann die Beseitigung von Sekret, Eiter und Pfropfbildung, Anregung oder Verminderung der Sekretion, Beseitigung des Bronchospasmus und Minderung entzündlicher Prozesse bewirken.

Die folgenden Überlegungen lassen eine Aerosoltherapie gegenüber einer systemischen Behandlung vorteilhaft erscheinen:

- niedrigere Dosierung als bei peroraler oder parenteraler Gabe
- Verminderung oder Vermeidung von Nebenwirkungen an anderen Organen
- rascher Wirkungseintritt wegen großer Resorptionsflächen
- lokale Wirkung auch bei verminderter Lungenperfusion
- Selbstbehandlung durch den Patienten.

2.2.1 Physikalische Grundlagen

Die Aerosoltherapie macht sich den Umstand zunutze, daß flüssige oder feste Wirkstoffe als feine Teilchen dem Inspirationsluftstrom beigemischt in den Atemtrakt gebracht und dort deponiert werden können.

Die Erzeugung geeigneter nebel- und staubförmiger Gemische und deren Transport auf die innere Oberfläche der Atemwege und der Lungen unterliegen einer Reihe physikalischer Gesetzmäßigkeiten.

Für die Charakterisierung der Qualität eines Aerosols wurden in den 20er Jahren die Begriffe Nebelmenge (erzeugte Aerosolmenge in l/min) und Nebeldichte (in 1 l Luft als feine Teilchen enthaltene Flüssigkeitsmenge in mg) erarbeitet. Der Transport- und Depositionsvorgang der Aerosolteilchen wird von physikalischen Kräften bestimmt, die auf der einen Seite ein Mitschweben im Gasstrom, andererseits aber auch eine Abweichung von der Strömungsrichtung im Gas und somit die Ablagerung auf der begrenzenden Schleimhaut bewirken. Die mitführende Kraft beruht allein auf der Reibung zwischen Gas- und Aerosolpartikeln; sie ist abhängig von der geometrischen Form und Größe des Teilchens. Da therapeutische Aerosolteilchen fast ausschließlich Kugelgestalt haben, ist die unterschiedliche Mitführung im Gasstrom nur abhängig von der Partikelgröße.

Für die Abweichung der Aerosolpartikel von der Strömungsrichtung im Gas kommen dagegen mehrere Mechanismen in Frage. Die Sedimentation erfolgt unter der Einwirkung der Schwerkraft; Trägheitskräfte bewirken eine Ablenkung aus einer gekrümmten Strömungsbahn. Sedimentation und Trägheit verhalten sich beide proportional zur Masse des Teilchens. Die Trägheitsabscheidung hängt dabei vom Strömungsradius und von der Strömungsgeschwindigkeit des Aerosolteilchens ab. Turbulente Strömungen verursachen hohe Beschleunigungen und damit hohe trägheitsbedingte Abscheidungen.

Eine weitere Ursache für die Partikeldeposition liegt in der Braun-Molekularbewegung, die jedoch nur eine Bedeutung bei sehr kleinen Partikeln unter 0,5 μm Durchmesser hat. Mengenmäßig ist dieser Abscheidungsmechanismus in therapeutischer Hinsicht jedoch zu vernachlässigen. Innerhalb des Atemtrakts sind die Aerosolpartikel ganz unterschiedlichen Strömungsverhältnissen ausgesetzt (s. Tab. 14–2) [17]. Hohe Strömungsgeschwindigkeiten bedingen überwiegend Trägheitsabscheidung, so daß die Atemfrequenz bzw. der Verlauf der Atemstromstärke einen wesentlichen Einfluß auf das Depositionsmuster bis zu den Bronchien dritter Ordnung hat. In den tiefer gelegenen Bronchialabschnitten nimmt die Luftgeschwindigkeit wegen des hohen Verzweigungsfaktors rasch ab. Bei entsprechend langer Verweildauer wirkt sich jetzt überwiegend die Sedimentation für die Aerosolteilchen aus. Eine optimale Deposition in diesen Abschnitten erreicht man daher durch eine möglichst lange Pause am Ende der Inspiration.

Wichtigste Bestimmungsgröße für Eindringungsvermögen und Deposition eines Aerosols ist dessen Teilchengröße. Tabelle 14–3 zeigt einen schematischen Überblick über die Depositionsgebiete in Abhängigkeit von der Teilchengröße [17].

Die Aerosoltherapie bewirkt den Transport von Medikamenten in behandlungsbedürftige Atemwegsabschnitte. Für diesen Medikamententransport ist die Teilchengröße ebenfalls von erheblicher Bedeutung, da das Volumen eines Aerosolpartikels um die dritte Potenz seines Durchmessers ansteigt. Das durch die Aerosolgeneratoren erzeugte Tröpfchenspektrum muß daher so angelegt sein, daß die Partikelgrößen sowohl einen mengenmäßig ausreichenden Medikamententransport gewährleisten als auch ein geeignetes Ein-

Tabelle 14–2 Strömungsverhältnisse in verschiedenen Atemwegsabschnitten (nach [29]).

Abschnitt	Querschnitt (cm^2)	Luftgeschwindigkeit (cm/sec)
Mund, Pharynx, Trachea	2–7	50–150
Bronchien		
1. und 2. Ordnung	0,12–0,8	190–210
3. Ordnung	0,03	100
4. Ordnung	0,018	22
Terminalbronchien bis Sacculi alveolares	0,003–0,0005	1,8–0

Tabelle 14–3 Zusammenhänge zwischen Teilchengröße und Deposition eines Aerosols (nach [17]).

Abschnitt	Teilchengröße (μm)	Ausmaß der Deposition (%)
Mund, Nase, Trachea	> 20	80–100
große Bronchien	6–20	30– 50
mittlere und kleine Bronchien	3– 6	30– 50
terminale Bronchien, Alveolen	1– 3	10– 30

dringvermögen zeigen. Die zur Verfügung stehenden Aerosolgeräte erlauben allerdings keine getrennte Regulierung der Teilchengröße der Aerosolmenge und der Aerosolkonzentration (Aerosoldichte), so daß die Aerosoleigenschaften mehr Ergebnis der zur Erzeugung therapeutischer Aerosole zur Verfügung stehenden unterschiedlichen technischen Prinzipien sind.

2.2.2 Düsenvernebelung durch Preßluft oder Sauerstoff

Das Standardverfahren zur Herstellung flüssiger Aerosole bedient sich der sogenannten Zweistoffdüse. Die zu vernebelnde Flüssigkeit wird von einem Unterdruck angesaugt, der sich an der Austrittsstelle eines komprimierten Luft- oder Sauerstoffstrahls bildet. Unter Vermischung mit dem Gas zerfällt die Flüssigkeit dabei in Tröpfchen der verschiedensten Größen, wobei durch Erhöhen des Drucks an der Düse der Zerteilungsgrad verfeinert werden kann. Der dabei zunächst entstehende sogenannte Primärnebel besteht zu einem Großteil aus großen, zur tiefen Inhalation ungeeigneten Tröpfchen. Eine Ausfilterung dieser großen Tröpfchen wird erreicht durch die Vorabscheidung dieser Tropfen an sogenannten Prallhelmen oder Prallwänden (Sichter). Diese abgeschiedene Flüssigkeit wird dem zu vernebelnden Flüssigkeitsvorrat wieder zugeführt. Das sekundäre Tröpfchenspektrum entsteht also durch das Ausfiltern des größeren Anteils gröberer Tröpfchen im Primärnebel. Die Konzentration der erwünschten kleinen Partikel wird dagegen nicht verändert. Da die Vernebelung von Flüssigkeit mit zunehmender Feinheit der Partikel eine entsprechend höhere Energie und damit mehr Druckluft erfordert, kann eine bestimmte Nebeldichte nicht überschritten werden. Bei zu starker Druckluft, die ja nicht nur der Vernebelung der Flüssigkeit, sondern auch als Trägermedium für das Aerosol dient, erfolgt eine zu starke Verdünnung. Abbildung 14–1 stellt die Zusammenhänge zwischen Nebeldichte und erreichbarer Teilchengröße dar.

2.2.3 Ultraschallvernebelung

Wirken hochfrequente mechanische Schwingungen, z.B. von Keramikschwingern, in Form fokussierter Schallfelder auf eine Flüssigkeitsoberfläche ein, bewirken sie eine Zerteilung der Flüssigkeit. Der Schwinger benötigt dazu Frequenzen von etwa 10^3 bis 10^5 Hz.

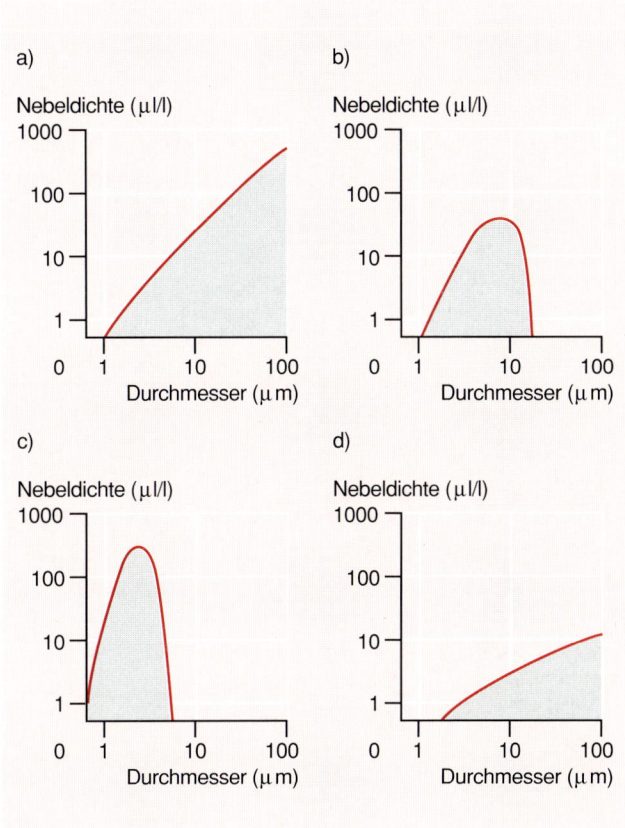

Abb. 14–1 Abhängigkeit der Nebeldichte von der Teilchengröße (nach [17]).
a) Düse ohne Sichter
b) Düse mit Sichter
c) Ultraschallvernebler
d) Treibgasvernebler.

Auch durch Ultraschall entsteht ein recht breit gestreutes Teilchenspektrum mit zum Teil groben, vom Schallsprudel stammenden Spritzern, die durch einen gesonderten Sichter abgefangen werden müssen. Im Vergleich mit der Düsenvernebelung läßt sich beim Ultraschall eine ganz erheblich größere Nebeldichte erzeugen (s. Abb. 14–1). Wegen der geringen Eigenströmung der Tröpfchen ist eine gute Lenkbarkeit des Aerosols gegeben. Dies wird auch für andere Zwecke als die Medikamentenapplikation genutzt, z.B. zum Anfeuchten der Atemluft.

2.2.4 Treibgas-Dosieraerosol

Die größte Bedeutung in der Aerosoltherapie haben zweifelsohne in den letzten Jahrzehnten die mit verflüssigtem Treibgas (in aller Regel fluorierte Kohlenwasserstoffe) arbeitenden Dosieraerosole erlangt. Das Medikament ist dabei im Treibmittel gelöst oder bereits in Partikelform suspendiert. Das exakt arbeitende Betätigungsventil ermöglicht konstant die Abgabe einer genau bemessenen Einzeldosis. Beim Austritt aus der Düse des Dosierventils wird das Medikamenten-Treibmittel-Gemisch zerstäubt. Das Treibmittel verdampft dabei und läßt die Medikamententeilchen zurück, die in der Umgebungsluft weiterschweben und im Atemstrom mitgerissen werden. Das Verhältnis von Nebeldichte und Teilchengröße ist ebenfalls in Abbildung 14–1 dargestellt.

Für eine kontinuierliche Inhalation ist dieses Verfahren nicht geeignet wegen der begrenzten Behältergröße und Treibmittelmenge. Seine Anwendung kommt daher nur in Betracht für Medikamente, die ihre Wirksamkeit bereits bei minimalen Dosen (mg-Bruchteil) entfalten.

Die Dosieraerosol-Technik stellt zugleich auch die größten Anforderungen an die Mitarbeit des Patienten, denn die angestrebte Aerosoldeposition in den Atemwegen erfordert die exakte Koordination zwischen Aerosolfreisetzung und Inhalation.

Zwischen der Bildung des Medikamenten-Aerosols und der Aufnahme durch den Patienten geht ein Teil der Partikel verloren. Am Mundstück eines Treibgas-Aerosols und am Ventil werden dabei jeweils bis zu 10% deponiert [36, 37]. Von größerer Bedeutung ist jedoch die Abscheidung im Mund, die ein beträchtliches Ausmaß erreichen kann. Bei Treibgas-Aerosolen beträgt sie fast 50%, auch wenn eine einwandfreie Koordination zwischen Freisetzen des Aerosols und der Inhalation erfolgt. Mit Hilfe zwischengeschalteter Toträume können diese Abscheidungen im Mund deutlich reduziert werden: z. B. durch ein birnenförmiges Zwischenstück mit einem Fassungsvermögen von ca. 1 l auf weniger als 20% [38]. Das Zwischenstück führt zu einer Reduktion der Strömungsgeschwindigkeit, womit die durch Aufprall im Mund erfolgte Deposition vermindert wird. Außerdem resultiert daraus eine weitere Verdunstung des Treibmittels, was zunächst zu einer Verkleinerung der Partikel führt.

2.2.5 Pulverinhalation

Der Feuchtigkeitsgehalt der Umgebungsluft beeinflußt auch das Spektrum von Treibgas-Aerosolen. Es konnte festgestellt werden, daß sich Pulver sehr viel günstiger verhält, da Flüssigkeits-Aerosole eine wesentlich stärkere Teilchengrößenzunahme zeigen [22].

Es wurden daher Insufflatoren mit niedrigem Atem-

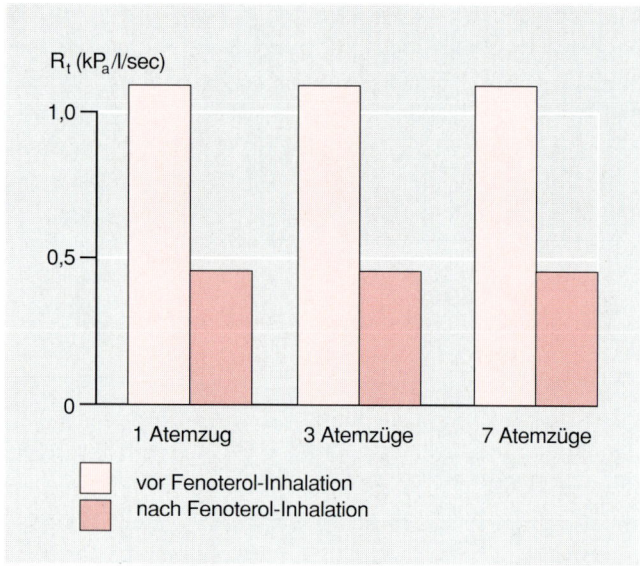

Abb. 14–2 Atemwegswiderstände (R_t) bei unterschiedlicher Inhalationsdauer von 0,2 mg Fenoterol (n = 12).

widerstand entwickelt, die eine Freisetzung des Medikaments, das jetzt als feingemahlener, wasserunlöslicher Wirkstoff in Pulverform vorliegt, aus einer Gelatinekapsel ermöglichen. Der wesentliche Unterschied gegenüber anderen Applikationsformen besteht darin, daß eine Freisetzung und damit eine intrabronchiale Applikation ausschließlich im Zusammenhang mit einer Inspiration erfolgen kann.

Auch bei dieser Applikationsform muß natürlich gewährleistet sein, daß genügend rasch, d. h. mit wenigen Atemzügen, eine optimale Bronchodilatation erreicht wird. Dieser Anspruch wird ohne weiteres erfüllt, wie die in Abbildung 14–2 dargestellten Ergebnisse erkennen lassen [6]. Daß ein nennenswerter Unterschied gegenüber der Dosieraerosol-Form nicht besteht, zeigt Abbildung 14–3. Ähnliche Ergebnisse sind auch von verschiedenen anderen Untersuchern mitgeteilt worden [21, 32]. In einem Therapievergleich über vier Wochen konnte ein gleichbleibender bronchospasmolytischer Soforteffekt nachgewiesen werden. Ein Gewöhnungseffekt war nicht zu beobachten [6].

2.2.6 Inhalation mit intermittierender positiver Druckbeatmung

Eine besondere Form der Inhalation stellt die Applikation von Medikamenten mit Hilfe intermittierender positiver Druckbeatmung (IPPB) dar. Seit über 30 Jahren wird sie sowohl in der Akut- als auch in der Langzeit-

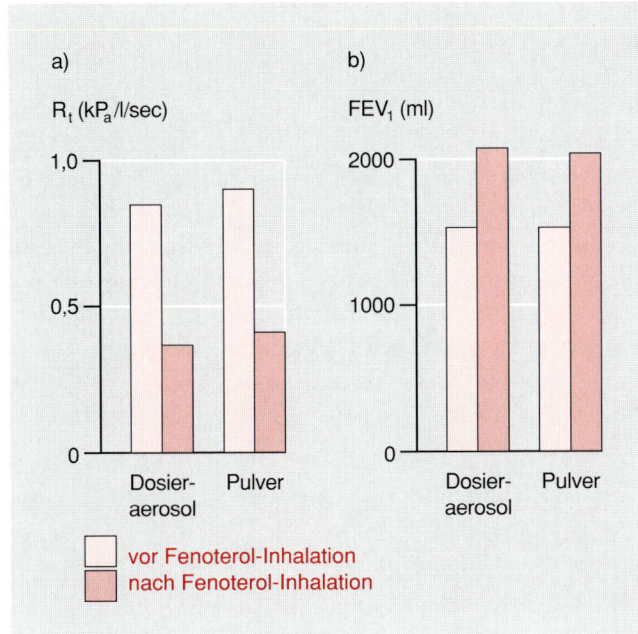

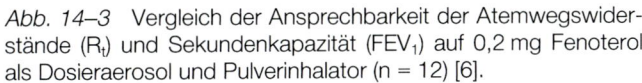

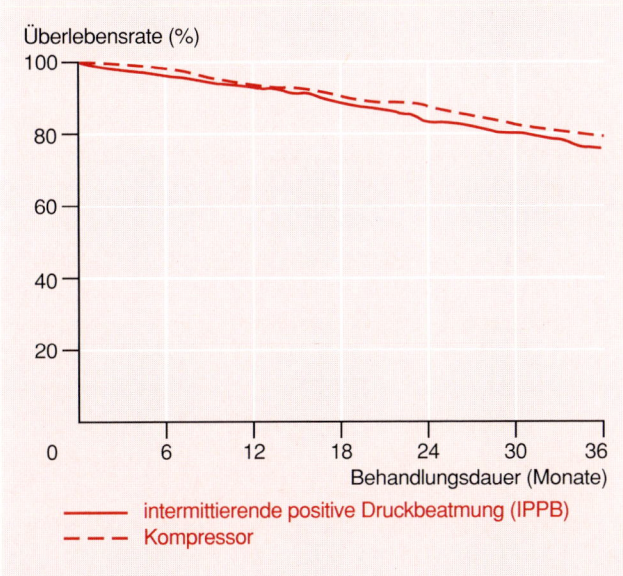

Abb. 14–3 Vergleich der Ansprechbarkeit der Atemwegswiderstände (R_t) und Sekundenkapazität (FEV_1) auf 0,2 mg Fenoterol als Dosieraerosol und Pulverinhalator (n = 12) [6].

Abb. 14–4 Überlebensrate bei intermittierender positiver Druckbeatmung im Vergleich mit herkömmlicher Kompressorvernebelung (n = 24).

therapie der chronisch obstruktiven Atemwegserkrankungen eingesetzt. Wegen der hohen Kosten ist in zahlreichen Untersuchungen der Frage nach dem Nutzen dieser Behandlung nachgegangen worden.

Trotz der vorliegenden überwiegend negativen Ergebnisse wurde dies auf der Konferenz über die wissenschaftliche Basis der Atemtherapie 1974 als noch nicht ausreichend beurteilt und die Forderung nach einem umfassenden klinischen Versuch erhoben [46]. Die Abteilung für Lungenerkrankungen (DLD) des National Heart, Lung and Blood Institute in den USA (NHLBI) initiierte dann 1977 eine solche Studie, in die fast 1000 Patienten mit chronisch obstruktiven Atemwegserkrankungen aufgenommen und deren Ergebnisse 1983 vorgelegt wurden [24].

In fünf nordamerikanischen Zentren wurde die Wirkung von IPPB mit der eines herkömmlichen Kompressorverneblers bei 985 Patienten verglichen, bei denen die in Nordamerika übliche Standardtherapie für COPD durchgeführt wurde.

Die IPPB-Therapie zeigte keinen erkennbaren Vorteil gegenüber dem Einsatz eines herkömmlichen Kompressorverneblers.

Während des dreijährigen Überwachungszeitraums ergaben sich für beide Gruppen ganz ähnliche Überlebensraten (s. Abb. 14–4). Ebenso verhielten sich auch die Häufigkeit und Dauer von Krankenhausaufenthalten sowie die Lungenfunktionsparameter, die sowohl in der IPPB- als auch in der Kompressorvernebler-Gruppe erhebliche Verschlechterungen zeigten, in ganz ähnlichem Ausmaß (s. Tab. 14–4). Die Änderung der Lebensqualität ließ ebenfalls keinen Unterschied zwischen den beiden Gruppen erkennen [24].

Selbst wenn die beiden Gruppen weiter unterteilt werden hinsichtlich des Ausmaßes der Atemwegsobstruktion, der Reversibilität der Obstruktion, der Sputummenge und der Wahrscheinlichkeit des Vorliegens eines Emphysems sowie des Nachweises einer Hypoxämie, ist ein therapeutischer Vorteil von IPPB nicht nachweisbar. Diese Ergebnisse, die natürlich nur für die ambulante Behandlung von COPD-Patienten angewandt werden können, lassen die Schlußfolgerung zu, daß bei dieser Patientengruppe eine ambulante IPPB-Therapie nicht mehr zu rechtfertigen ist. Sicherlich kann jedoch nicht der Schluß gezogen werden, daß IPPB als therapeutische Maßnahme bei akuten Zustandsänderungen von COPD-Patienten ebenfalls ungeeignet ist.

Tabelle 14–4 Stationäre Behandlungsdauer und Veränderung der Lungenfunktion bei intermittierender positiver Druckbeatmung (IPPB) im Vergleich zur Kompressorvernebler-Behandlung.

	IPPB	Kompressor
stationäre Behandlung (pro Jahr)	1,07	1,16
mittlere Aufenthaltsdauer (Tage)	12,2	11,3
mittlere Änderung von FEV_1 pro Jahr (ml/sec)	– 38	– 38

FEV_1 = forciertes Exspirationsvolumen in 1 Sekunde

3 Sauerstoff-Langzeittherapie

Die Hypoxämie bei COPD-Patienten als Ausdruck der ventilatorischen Insuffizienz kann Folge der zugrundeliegenden Ventilationsstörung, eines inadäquaten Atemantriebs oder einer körperlichen Belastung sein, deren peripherer Sauerstoffbedarf die Leistungsfähigkeit des kardio-pulmonalen Systems übersteigt. Die Verminderung der Sauerstoffspannung im Alveolarraum ist der primär verantwortliche Faktor für die Entwicklung der pulmonalen Hypertonie und konsekutiv des Cor pulmonale. Die Prognose für COPD-Patienten, deren Erkrankung kompliziert ist durch hypoxisch bedingtes Cor pulmonale und Anstieg der arteriellen P_{CO_2}-Spannung ist sehr ernst, wobei die Angaben über eine Drei-Jahres-Mortalitätsrate zwischen 30% und 100% variieren [8, 14, 16]. Verschiedene Untersuchungen lassen erkennen, daß die Verbesserung der arteriellen Sauerstoffspannung durch häusliche Sauerstofftherapie die pulmonale Hypertonie und auch die sekundäre Polyglobulie günstig beeinflussen kann [1, 55].

rend körperlicher Belastung schwere Minderungen der Sauerstoffsättigung trotz normaler Blutgaswerte in Ruhe erfahren, können möglicherweise auch von einer Langzeit-Sauerstoffbehandlung profitieren, doch sind diese Zusammenhänge bisher nicht angemessen untersucht. Denkbar ist eine Minderung der belastungsbedingten Dyspnoe durch die Sauerstoffinsufflation mit daraus resultierender Verbesserung der Belastbarkeit [56], wobei diese Mechanismen durchaus kontrovers diskutiert werden.

Studienergebnisse

Die Fragen nach dem Nutzen einer Langzeit-Sauerstoffbehandlung bei COPD-Patienten wurden im wesentlichen beantwortet durch zwei groß angelegte multizentrische Untersuchungen in den USA und Großbritannien. Es sind dies die Studien des British Medical Research Council und des nordamerikanischen National Heart, Lung and Blood Institute [40, 41]. Die Auswahlkriterien waren in beiden Studien ähnlich: Die Patienten mußten an COPD leiden und eine arterielle Sauerstoffspannung (P_{aO_2}) von

3.1 Indikation

Unklar ist, wann eine Sauerstoffbehandlung bei COPD indiziert ist. Von der Deutschen Gesellschaft für Pneumonologie und Tuberkulose sind folgende Bedingungen festgelegt worden [15]:
- Trotz optimaler medikamentöser Therapie muß bei mehrfachen Messungen der arterielle Sauerstoffdruck unter 55 mmHg = 7,3 kPa liegen.
- Bei Sauerstoffinsufflationen muß es gelingen, den Sauerstoff-Partialdruck sicher über 60 mmHg anzuheben.
- Es muß sichergestellt sein, daß es unter O_2-Atmung zu keinem bedrohlichen Anstieg des CO_2-Partialdrucks kommt. In Zweifelsfällen muß die Gefahr der CO_2-Narkose mittels kontinuierlicher transkutaner CO_2-Messung während der Nacht überprüft werden.
- Der Patient muß kooperationsfähig und genügend motiviert sein, die O_2-Therapie mindestens 12 Stunden täglich zu Hause durchzuführen

Die Hypoxämie ist jedoch bei COPD kein statischer Prozeß. Schwere nächtliche oder belastungsinduzierte Hypoxämien können mit normalen Blutgasanalysen in Ruhe zur Tageszeit einhergehen. Patienten, die wäh-

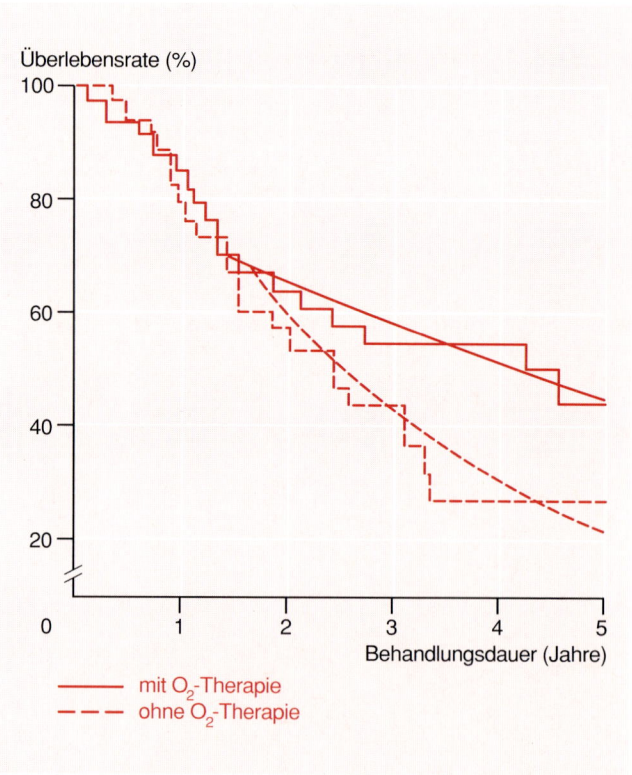

Abb. 14–5 Überlebensrate in der MRC- (Medicial Research Council)Studie (s. Text).

weniger als 60 Torr während einer stabilen Phase der Atemwegserkrankung haben. Die MRC-Studie führte weiter aus, daß die Patienten ein chronisches Cor pulmonale haben sollten, ohne daß dies genauer definiert wurde. In der NHLBI-Studie sollte der P_{aO_2} unter 55 Torr liegen. Patienten mit einem P_{aO_2} zwischen 56 und 59 Torr wurden nur dann eingeschlossen, wenn Knöchelödeme oder Hämatokritwerte über 55% vorlagen oder wenn ein Cor pulmonale aufgrund elektrokardiographischer Kriterien wahrscheinlich war. In beiden Studien wurden die Patienten intensiven Untersuchungen unterworfen einschließlich Rechtsherzkatheterisierung bei Aufnahme und nach sechs Monaten Sauerstoffbehandlung. In der MRC-Studie wurde der Effekt einer 15stündigen (auch nächtlichen) Sauerstoffbehandlung mit einer Kontrollgruppe verglichen, die keinerlei Sauerstoffinsufflationen erfuhr. Die NHLBI-Studie verglich eine nächtliche Sauerstoffinsufflation von 12 Stunden mit einer Langzeit-Insufflation von wenigstens 18 Stunden. Eine Kontrollgruppe ohne Sauerstoff wurde aus ethischen Gründen nicht gebildet.

Compliance-Probleme haben offensichtlich in beiden Studien nicht bestanden. Die Ergebnisse der MRC-Studie basieren auf den Daten von 87 Patienten, die über fünf Jahre beobachtet wurden. Die NHLBI-Studie untersuchte über 200 Patienten, jedoch über einen kürzeren Zeitraum von durchschnittlich 19,3 Monaten.

Beide Studien konnten signifikante Unterschiede der Mortalität in den Untersuchungsgruppen zugunsten der Sauerstoffbehandlung demonstrieren (Abb. 14–5 und 14–6). Infolge des unterschiedlichen Designs konnte die NHLBI-Studie zusätzlich aufzeigen, daß die Überlebensrate eine Funktion der Sauerstoffinsufflationsdauer ist [41].

Die Folgerungen aus diesen Untersuchungen scheinen somit klar. Eine nächtliche Sauerstoffbehandlung ist besser als keine und längerdauernde Sauerstoffbehandlung noch besser als die

Tabelle 14–5 Basiswerte der MRC – (British Medical Research Council) und NHLBI – (National Heart, Lung and Blood Institute) Studie bei chronisch obstruktiven Atemwegserkrankungen mit Hypoxämie.

	MRC	NHLBI
P_{aO_2} (Torr)	51,0	51,1
P_{aCO_2} (Torr)	54,0	43,7
FEV_1 (l)	0,71	0,75
Hämatokrit (%)	53,0	47,5
Pulmonalis-Mitteldruck (Torr)	34,4	29,5
Herzminutenvolumen (l/min)	6,01	5,07

P_{aO_2} = arterieller Sauerstoff-Partialdruck
P_{aCO_2} = arterieller Kohlendioxid-Partialdruck
FEV_1 = forciertes Exspirationsvolumen in 1 Sekunde

ausschließliche nächtliche Anwendung. Patienten mit chronisch hypoxämischer Lungenerkrankung erfahren eine Lebensverlängerung, wenn sie einer Langzeit-Sauerstoffbehandlung über 15 Stunden zugeführt werden.

Wenn auch die Hauptaussagen der beiden Studien gut übereinstimmen, zeigten sich doch Differenzen, die nicht ohne weiteres erklärbar waren. Die Patienten der beiden Studien unterschieden sich auffällig in den Mittelwerten für Hämatokrit, P_{aCO_2}, Herzzeitvolumen und im pulmonalen arteriellen Mitteldruck mit durchgehend höheren Werten bei den britischen Patienten (Tab. 14–5). In der britischen Studie war der Verlauf bei der relativ kleinen Anzahl von Frauen auffällig günstiger als bei den Männern im Gegensatz zur nordamerikanischen Studie. Weiterhin zeigte sich in der britischen Studie der positive Effekt der Sauerstoffbehandlung erst nach einer Beobachtungszeit von ca. 500 Tagen. Bis dahin war der Verlauf zwischen Kontroll- und Behandlungsgruppe gleich, während in der NHLBI-Studie der positive Effekt der O_2-Therapie von Beginn an nachweisbar war. Es wurde vermutet, daß dies aus der insgesamt relativ geringen Anzahl von Patienten der MRC-Studie resultiert, die somit zu weniger zuverlässigen Daten führte. Die kürzlich vorgelegten Ergebnisse einer 12-Jahres-Studie mit COPD-Patienten unter häuslicher Sauerstofftherapie sind geeignet, diese Differenzen auszuräumen [13]. Die Basiswerte entsprechen weitgehend denen der MRC-Studie. Die nicht zu erklärenden Unterschiede zur NHLBI-Studie sind jedoch nicht erkennbar. Die Überlebensrate ist zudem beträchtlich günstiger als in vergleichbaren vorherigen Untersuchungen mit 62% nach fünf Jahren bei einem jährlichen Mortalitätsrisiko von 8,8%. Im Vergleich dazu betrug die Überlebensrate in der NHLBI-Studie bei 24stündiger Sauerstoffinsufflation und in der MRC-Studie 53%, das Mortalitätsrisiko 11,9%. Vergleicht man die Ergebnisse der Langzeit-Sauerstofftherapie von wenigstens 15 Stunden täglich mit denen einer gleichartigen, nicht mit Sauerstoff behandelten Patientengruppe, resultiert eine Verdopplung der Überlebensrate zugunsten der Langzeit-Sauerstofftherapie.

Die Überlebensrate korreliert sehr eng mit dem Ausmaß der Atemwegsobstruktion, während kein Zusammenhang erkennbar ist mit Blutgasanalysen bei Ruheatmung, dem Anstieg des P_{aO_2} während Sauerstoffatmung, dem pulmonalarteriellen Druck und dem Lungengefäßwiderstand. Die Überlebensrate ist auffällig schlecht bei Patienten mit einem FEV_1 unter 30% des Sollwertes. Daraus wird geschlossen, daß die Mortalitätsrate eng an den fortschreitenden pathologisch-anatomischen Prozeß innerhalb der

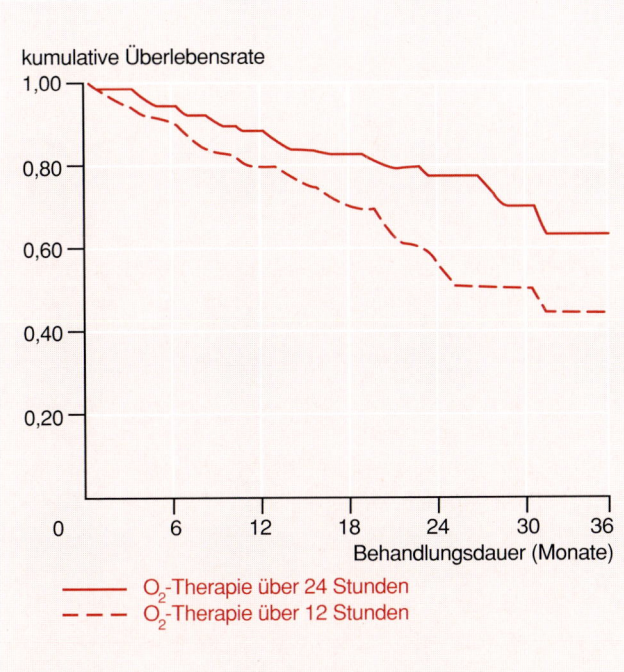

Abb. 14–6 Überlebensrate der NHLBI- (National Heart, Lung and Blood Institute)Studie (s. Text).

Atemwege gekoppelt ist, während die hämodynamischen Veränderungen im weiteren Verlauf der Erkrankung, insbesondere unter der Sauerstoffbehandlung, wohl auch dadurch in den Hintergrund treten, weil die Zunahme hämodynamischer Störungen durch die Sauerstoffapplikation unterbrochen wird.

Das Ergebnis, daß Patienten mit stärkerer Hyperkapnie eher sterben als normokapnische Patienten, läßt die Forderung zu, diese Behandlungsform bereits sehr frühzeitig bei entsprechender Erniedrigung des arteriellen P_{O_2} einzusetzen.

3.2 Technik

Der Sauerstoff wird Patienten in unterschiedlicher Form angeboten
- Sauerstoffflaschen mit Reduzierventil
- Flüssigsauerstoff (mobil und stationär)
- Sauerstoff-Konzentratoren

Die vorgegebene Anwendung von wenigstens 15 Stunden täglich mit einem durchschnittlichen Sauerstofffluß zwischen 1,0 und 2,0 l/min stellt einen täglichen Bedarf von 1500 bis 3000 l Sauerstoff dar. Die Nachteile der Sauerstoffflasche mit relativ geringer Sauerstoffmenge (2000 l bei 10-l-Flaschen mit einem Druck von 200 bar) sowie die umständlichen und teuren Transportbedingungen schließen ihre Anwendung für diesen Indikationsbereich aus.

Mit gewisser Einschränkung gilt dies auch für den Flüssigsauerstoff, wobei diese Technik in nächster Zeit jedoch wohl eine deutliche Aufwertung erfahren wird.

Der Vorteil liegt darin, daß aus dem stationären Hausreservoir ohne größere Schwierigkeiten kleinere Mengen abgefüllt werden können, die den Patienten dann mobiler machen, z. B. für Autofahrten oder auch für Tansporte im Krankenrollstuhl.

Derzeit sind jedoch die Sauerstoffkonzentratoren den anderen Systemen hinsichtlich Wirtschaftlichkeit deutlich überlegen. Ihre Anwendung ist jedoch fast ausschließlich auf den Hausbereich beschränkt, auch wenn zunehmend kleinere Geräte hergestellt werden. Die technischen Bedingungen lassen eine befriedigende Mobilität auch in Zukunft für den Patienten kaum erwarten.

Die Sauerstoffapplikation kann über verschiedene Nasenbrillen oder Nasenkatheter mit fast gleich guter Effektivität erfolgen. Es ist jeweils gewährleistet, daß sowohl bei Mund- als auch bei der Nasenatmung genügend Sauerstoff der Inspirationsluft beigemischt wird. Um die hohen Kosten der Sauerstoffbehandlung zu reduzieren, werden auch Anstrengungen unternommen, den Sauerstofffluß effektiver zu gestalten. Die Inspiration nimmt schätzungsweise 40% eines Atemzyklus in Anspruch gegenüber 60% der Exspiration. Auf diese Weise gehen ca. 60% des Sauerstoffs bei kontinuierlicher Sauerstoffapplikation an die Umgebungsluft verloren. Hier können vielleicht in Zukunft sogenannte Demand-Systeme zu einer Ökonomisierung beitragen [57].

4 Körperliches Training

Voraussetzungen

Das Gefühl der Atemnot limitiert bei den meisten Patienten mit COPD die körperliche Belastbarkeit. Die Verschlechterung der Atemwegserkrankung führt zu einer Zunahme der Atemnot und nachfolgend zu einer weiteren Reduktion der körperlichen Aktivität.

Der genaue Mechanismus, der zum Gefühl der Atemnot führt, ist bisher nicht eindeutig bekannt. Jones führt sie zurück auf die Anstrengung der Atemmuskeln, die ein Zusammenspiel darstellt zwischen Spannung, Stärke und Ausdauer der Atemmuskeln [25]. Mit Zunahme der Atemwegsobstruktion nimmt die Atemarbeit, besonders während körperlicher Belastung zu. Die Atemnot wird somit zunehmend bewußter bei immer geringeren Belastungsstufen.

In Anlehnung an die positiven Ergebnisse eines körperlichen Trainings bei Patienten mit kardiovaskulären Erkrankungen wurde daher auch bei COPD-Patienten der Einfluß eines Trainings der Atemmuskulatur und der allgemeinen körperlichen Leistungsfähigkeit untersucht.

Aufgrund der besonderen Muskelfaserbeschaffenheit des Zwerchfells ist dieses kaum ermüdbar. Mit dem natürlichen Alterungsprozeß und der Entwicklung einer obstruktiven Atemwegserkrankung ändert sich auch das Verteilungsmuster der Muskelfasern mit besonderer Abnahme der ermüdungsresistenten Fasern. Die Ermüdung des Zwerchfells mag bei COPD als Ergebnis verschiedener pathophysiologischer Mechanismen eintreten. Gewichtsverlust reduziert die inspirato-

Tabelle 14–6 Signifikante Änderungen verschiedener Parameter nach körperlichem Training (nach [7]).

Autor	n	Dauer	Häufigkeit	Belastung	Parameter	Δ	%	p
Haber (1981)	6	3–5 Wochen	30–60 Min. täglich	Fahrradergometer 75–150 W (ansteigende Belastung)	FEV_1 Trainingsbelastung max. Belastbarkeit	+ + +	14 67 40	0,05 0,005 0,05
Chester (1977)	21	4 Wochen	30–60 Min. täglich	Laufband, Ergometer, Rudermaschine 25–50 W	$\bar{P}_c$ Leistung max. HF max. Arbeit ges.	+ + + +	29 143 9 392	0,01 0,01 0,01 0,01
Sinclair (1980)	14	> 6 Mon.	ca. 15 Min. täglich	forciertes Gehen (12 Min), Treppensteigen	12 Min. Gehstrecke FVC	+ +	25 8	0,001 0,01
Moser (1980)	42	12 Mon.	ca. 30 Min. täglich	Laufband, Spazierengehen	V_{O_2} AMV HF AF	– – – –	13 18 8 18	0,01 0,01 0,01 0,01
Sergysels (1979)	16	4 Mon.	3 × pro Woche je 25 Min.	Ergometer, 75% der max. Leistung	R_{aw} P_{O_2} P_{aCO_2} $\dot{V}_{O_2}$	– + – +	20,4 11 4 13,6	0,05 0,05 0,05 0,5
Alpert (1974)	5	4 Mon.	3 × 10–20 Min. täglich	Ergometer	bei Belastung: HF $\dot{V}_{O_2}$ $a = v\,D_{O_2}$	 – – –	 12 22 19	 0,05 0,05 0,01
Cockcroft (1981)	39	6 Wochen	1–2 × täglich	Ergometer, Rudermaschine, Gymnastik, Schwimmen, Gehen	12 Min. Gehstrecke	+	23	0,05
McGavin (1977)	24	3 Mon.	5–10 Min. täglich	Treppensteigen	12 Min. Gehstrecke Schrittlänge Leistung max.	+ + +	6 5 23	0,001 0,01 0,05
Brundin (1974)	24	6–18 Mon.	30 Min. 1–2 × wöchentlich	Ergometer	Leistung max.	+	54	0,05

FEV_1 = forciertes exspiratorisches Volumen in 1 Sekunde; V_{O_2} = Sauerstoffaufnahme; $\bar{P}_c$ pulmonar-kapillärer Verschlußdruck; HF = Herzfrequenz; FVC = forcierte exspiratorische Vitalkapazität; AMV = Atemminutenvolumen; AF = Atemfrequenz; R_{aw} = Strömungswiderstand in den Atemwegen; P_{aO_2}/P_{aCO_2} arterieller Partialdruck für O_2/CO_2; av D_{O_2} = arterio-venöse O_2-Gehaltsdifferenz.

rische Muskelkraft und kann schon selbst zur Hyperkapnie führen. Diese, besonders in Verbindung mit Hypoxie, kann die Ermüdung der Atemmuskulatur beschleunigen.

Wenn die Voraussetzungen für eine frühzeitige Ermüdung kombiniert sind mit einer ungünstigen Positionierung des Zwerchfells bei Beginn der Inspiration – d. h. tiefstehende Zwerchfelle bei Überblähung der Lunge –, kann man leicht die entscheidende Rolle der Atemmuskulatur abschätzen, die diese bei der Entwicklung der verminderten körperlichen Belastbarkeit spielen kann.

Studienergebnisse

Leith und Bradley konnten 1976 erstmalig bei Normalpersonen demonstrieren, daß Atemmuskeltraining eine signifikante Steigerung der Muskelfunktion bewirken kann [31]. Nachfolgend wurde ein solches Training bei verschiedenen Patientenpopulationen (zystische Fibrose, COPD und traumatische Quadriplegie) mit insgesamt ermutigenden Ergebnissen eingesetzt [4, 19, 26, 43].

Die Trainingsprogramme bestanden entweder aus einer Volumenbelastung in Form der isokapnischen Hyperventilation oder einer inspiratorischen resistiven Belastung.

Die angegebenen Untersuchungen lassen nicht durchgehend positive Ergebnisse erkennen, wobei dies zum Teil durch unterschiedliche Trainingsanordnungen erklärt werden kann [3]. Besondere Unsicherheit besteht hinsichtlich der Definierung der kritischen Trainingsschwelle.

Auch die Effekte eines allgemeinen körperlichen Muskeltrainings auf die Belastbarkeit von Patienten mit COPD haben in den letzten Jahren großes Interesse gefunden. Eine Analyse der bisher durchgeführten Studien ergibt, daß die Aufnahmebedingungen, die Trainingsprogramme und die geprüften Parameter nicht einheitlich sind (s. Tab. 14–6). Die Ergebnisse sind daher kaum zu vergleichen.

Die Aufnahmekriterien beinhalten selten Angaben über den Grad der Atemwegsobstruktion. Übereinstimmung herrscht bei den Ausschlußkriterien. Patienten mit Muskel- und Gelenkerkrankungen, neurologischen Erkrankungen sowie Herz- und Gefäßkrankheiten wurden nicht in die Studien einbezogen.

Die Trainingsarten differieren ebenfalls ganz erheblich. Die Trainingsanforderungen liegen häufig niedriger als allgemein zur Erzielung von Trainingseffekten angenommen wird. Diese für kardiovaskuläre Erkrankungen erarbeiteten Richtlinien sind jedoch bei COPD-Patienten von geringerem Wert [23, 54]. Bei diesen Patienten ist die Belastbarkeit typischerweise begrenzt durch die Ventilationsleistung bzw. das Auftreten von Dyspnoe. Entsprechend der Grunderkrankung kann daher bei COPD-Patienten ein Training meist nur symptomlimitiert durchgeführt werden.

In Tabelle 14–7 sind die möglichen Nutzen eines solchen Belastungstrainings aufgelistet.

Die Summe der möglichen Nutzeffekte kann die Bedeutung solcher Trainingsprogramme für längere Zeiträume ausmachen. So konnte z. B. nachgewiesen werden, daß die Häufigkeit stationärer Behandlungen in einem Beobachtungszeitraum von ca. sieben Jahren reduziert wird [45].

Die Ergebnisse der objektiven Messungen differieren erheblich. Dafür gibt es teilweise systematische Gründe. Wird beispielsweise das Training der kontinuierlichen Belastbarkeitssteigerung angepaßt, geht am Ende der Trainingsperiode eine höhere Belastung mit einer höheren Sauerstoffaufnahme parallel [20]. Wird dagegen die Trainingsintensität konstant gehalten, drückt sich der positive Effekt des Trainings darin aus, daß die gleiche Belastung mit einer niedrigeren Sauerstoffaufnahme einhergeht [39]. Es wird also eine Ökonomisierung der Bewegungsabläufe erreicht.

Für verschiedene Parameter ergab sich eine recht gute Übereinstimmung. Dies gilt für die geleistete körperliche Arbeit, die maximale Belastbarkeit und die 12-Minuten-Gehstrecke. Lungenfunktionsparameter und hämodynamische Meßwerte zeigen dagegen keine gerichteten Veränderungen. Einheitlich wird eine Verbesserung des Befindens angegeben. Die Patienten äußern sich positiv über ihre Leistungsfähigkeit und geben auf Befindlichkeitsskalen bessere Werte für Aktivitäten des täglichen Lebens an. Das Dyspnoe-Empfinden sinkt auch dann, wenn objektive Parameter keine Veränderungen zeigen. Das Selbstwertgefühl steigt vielleicht auch deshalb, weil die Teilnehmer feststellen, daß bisher unüberwindbar erscheinende Aufgaben bewältigt werden können. Durch die Vergleichsmöglichkeiten innerhalb der Gruppe besteht für viele Patienten die Möglichkeit, die eigene Behinderung zu relativieren.

Insgesamt kommen alle Autoren zu einer positiven Bewertung der Trainingsprogramme und stellen fest, daß körperliches Training bei Patienten mit COPD das Befinden und die leistungsbezogene Einstellung günstig beeinflußt. Teilweise wird eine Steigerung der körperlichen Belastbarkeit und eine Ökonomisierung der Bewegungsabläufe erreicht.

Tabelle 14–7   Mögliche Nutzeffekte eines körperlichen Trainings.

Abnahme von Angst und Depression
Abnahme der Dyspnoe
Zunahme der allgemeinen Aktivität
Zunahme der Lebensqualität
Erhalt oder Wiederaufnahme beruflicher Tätigkeit
Zunahme der körperlichen Ausdauer
Zunahme der maximalen O_2-Aufnahme
Abnahme der Ventilation bei gegebener Belastungsstufe
Abnahme der Herzfrequenz in Ruhe

Literatur

1. Abraham, A. S., R. B. Cole, J. M. Bishop: Reversal of pulmonary hypertension by prolonged oxygen administration to patients with chronic bronchitis. Cir. Res. 23 (1968) 147 to 157.
2. Alpert, J. S., H. Bass, M. M. Szucs, J. S. Banas, J. E. Dalen, L. Dexter: Effects of physical training on hemodynamics and pulmonary function at rest and during exercise in patients with chronic obstruktive pulmonary disease. Chest 66 (1974) 647–651.
3. Ambrosino, N., P. L. Paggiaro, M. G. Roselli, V. Contini: Failure of resistive breathing training to improve pulmonary function tests in patients with chronic obstructive pulmonary disease. Respiration 45 (1984) 455–495.
4. Belmann, M. J., C. Mittman: Ventilatory muscle training improves exercise capacity in chronic obstructive pulmonary disease patients. Amer. Rev. respir. Dis. 121 (1980) 273–280.
5. Berger, D: Zur Effektivität des „pursed lips breathing". Atemwegs-Lungenkr. 5 (1979) 12.
6. Böhning, W.: Neue Applikationsformen von Sympathikomimetika. Atemwegs-Lungenkr. 5 (1981) 274–276.
7. Böhning, W., M. Golinske, R. Wettengel: Rehabilitation bei Atemwegserkrankungen. Internist 26 (1985) 228–232.
8. Boushy, S. F., H. K. Thomson, L. B. North et al: Prognosis in chronic obstructive pulmonary disease. Amer. Rev. respir. Dis. 108 (1973) 1373–1383.
9. Branscomb, B. U.: The restoration of exercise tolerance in patients with chronic pulmonary insufficiency by outpatient treatment in a pulmonary rehabilitation centre. Paper presented at the Ninth International Congress of Disease of the Chest, Kopenhagen 1966.
10. Brundin, A.: Physical training in severe chronic obstructive lung disease. Scand. J. respir. Dis. 55 (1974) 25–46.
11. Chester, E. H., M. J. Belmann, R. C. Bahler, G. L. Baum, G. Schey, P. Buch: Multidisciplinary treatment of chronic pulmonary insufficiency. Chest 72 (1977) 695.
12. Cockcroft, A. E., M. J. Saunders, G. Berry: Randomised controlled trial of rehabilitation in chronic respiratory disability. Thorax 36 (1981) 200–203.
13. Cooper, C. B., J. Waterhouse, P. Howard: Twelve year clinical study of patients with hypoxic cor pulmonale given long term domiciliary oxygen therapy. Thorax 42 (1987) 105–110.
14. Damsgaard, T., A. Kok-Jensen: Prognosis in severe chronic obstructive pulmonary disease. Acta Med. Scand. 196 (1974) 103–108.
15. Deutsche Gesellschaft für Pneumonologie und Tuberkulose: Empfehlung zur Sauerstoff-Langzeit-Therapie bei chronisch-respiratorischer Insuffizienz. Prax. Klin. Pneumonol. 38 (1984) 199–200.
16. Diener, C. E., B. Burrows: Further observations on the course and prognosis of chronic obstructive lung disease. Amer. Rev. resp. Dis. 111 (1975) 719–724.

17. Dirnagel, K.: Physikalische Grundlagen der Aerosol-Therapie. Atemwegs-Lungenkr. 1 (1979) 22–27.
18. Emirgil, C., B. J. Sobal: Long term course of chronic obstructive pulmonary disease. A. J. Med. 51 (1971) 504–512.
19. Gross, D., H. W. Ladd, E. J. Riley, P. T. Macklen, A. Grassino: The effect of training on strength and endurance of the diaphragm in quadriplegia. Amer. J. Med. 68 (1980) 27–35.
20. Haber, P., O. Burghuber, F. Kummer: Körperliches Training bei obstruktiven Atemwegserkrankungen. Atemwegs-Lungenkr. 7 (1981) 315–318.
21. Hetzel, M. R., T. J. H. Clark: Comparsion of salbutamol Rotahaler with conventional pressurized aerosol. Clin. Allergy 7 (1977) 563–568.
22. Hiller, F. C., M. K. Mazumber, J. D. Wilson, R. C. Bone: Effect of low and high relative humidity on metered-dose bronchodilator solution and powder aerosol. J. Pharmaceut. Sci. 69 (1980) 334.
23. Hollmann, W., T. Hettinger (Hrsg.): Sportmedizin, Arbeits- und Trainingsgrundlagen. 2. Aufl. Schattauer, Stuttgart–New York 1980.
24. IPPB Trial Group: Intermittent positive pressure breathing therapy of chronic obstructive pulmonary disease: a clinical trial. Ann. Intern Med. 99 (1983) 612–620.
25. Jones, N. L., G. Jones, R. H. T. Edwards: Exercise tolerance in chronic airway obstruction. Amer. Rev. resp. Dis. 103 (1971) 477–491.
26. Keens, T. G., I. R. Kraspins, E. M. Wanamaker, H. Levison, D. N. Crozier, A. C. Bryan: Ventilatory muscle endurance training in normal subjects and patients with cystic fibrosis. Amer. Rev. resp. Dis. 116 (1977) 856–860.
27. King, M., D. M. Phillips, D. Gross, V. Vartian, H. K. Chang, A. Zidulak: Enhanced tracheal mucus clearance with high frequency chest wall compression. Amer. Rev. resp. Dis. 128 (1983) 511–515.
28. King, M., D. M. Phillips, A. Zidulka, H. K. Chang: Tracheal mucus clearance in high-frequency obstruction. Amer. Rev. resp. Dis. 130 (1984) 703–706.
29. Landal, H. D.: On the removal of air-borne droplets by the human respiratory tract. Bull. Math. Biophys. 12 (1950) 43.
30. Larsson, L., G. Grimby, J. Carlsson: Muscle strength and speed of movement in relation to age and muscle morphology. J. Appl. Physiol. 46 (1979) 451–456.
31. Leith, D. E., M. Bradley: Ventilatory muscle strength in endurance training. J. Appl. Physiol. 41 (1976) 508–516.
32. Lenney, W., A. D. Milner, E. J. Hiller: Use of salbutanol powder in childhood asthma. Arch. Dis. Childh. 53 (1978) 958–961.
33. Lieberman, D. A., J. A. Faulkner, A. B. Craig jr., L. C. Maxwell: Performance and histochemical composition of guinea pigs and human diaphragm. J. Appl. Physiol. 34 (1973) 233–237.
34. Maxwell, M., A. Redmond: Comparative trial of manual and menchanical percussion technique with gravity assisted bronchial drainage in patients with cystic fibrosis. Arch. Dis. Child. 54 (1979) 542–544.
35. McGavin, C. R., S. P. Gupta, E. L. Lloyd, G. J. R. McHardy: Physical rehabilitation for the chronic bronchitic: results of a controlled trial of exercise in the home. Thorax 32 (1977) 307–311.
36. Morén, F.: Intern. J. Pharmaceutics 1 (1978) 213.
37. Morén, F., S. E. Jacobssen: Intern. J. Pharmaceutics 5 (1980) 287.
38. Morén, F.: Intern. J. Pharmaceutics 1 (1978) 205.
39. Moser, K. M., G. E. Bokinsky, R. T. Savage, C. J. Archibald, P. R. Hansen: Results of a comprehensive rehabilitation program. Physiologic and functional effects on patients with chronic obstructive pulmonary disease. Arch. Intern. Med. 140 (1980) 1596.
40. MCR Working Party: Long term domiciliary oxygen therapy in chronic bronchitis and emphysema. Lancet I (1981) 681–686.
41. Nocturnal Oxygen Therapy Trial Group: Continuous or nocturnal oxygen therapy in hypoxemic chronic obstructive lung disease. Ann. Intern. Med. 93 (1980) 391–398.
42. Oldenburg, F. A. jr., M. B. Dolovich, J. M. Montgomery, M. T. Newhouse: Effects of postural drainage, exercise and cough on mucus clearance in chronic bronchitis. Amer. Rev. resp. Dis. 120 (1979) 739–745.
43. Pardy, R. L., R. N. Rivington, P. J. Despas, P. T. Macklen: The effects of inspiratory muscle training on exercise performance in chronic airflow limitation. Amer. Rev. resp. Dis. 123 (1981) 426–433.
44. Pavia, D., M. L. Thomason, D. Philipakos: A preliminary study of the effect of a vibrating pad on bronchial clearance. Amer. Rev. resp. Dis. 113 (1976) 92–96.
45. Petty, T. L.: Pulmonary rehabilitation. Basics Resp. Dis. 4 (1) (1975) 1–6.
46. Pierce, A. K., H. A. Saltzmann: Conference on the scientific basis of respiratory therapy. Amer. Rev. resp. Dis. 110 (part 2) (1974) 1–3.
47. Proceedings of the conference on the scientific basis of in-hospital respiratory therapy. Atlanta/Georgia, November 14–16, 1979. Amer. Rev. resp. Dis. 122 (1980) 1–161.
48. Rossmann, C. M., R. Waldes, D. Sampson, M. T. Newhouse: Effect of chest physiotherapy on the removal of mucus in patients with cystic fibrosis. Amer. Rev. resp. Dis. 126 (1982) 131–135.
49. Sahn, S. A., L. M. Nett, T. L. Petty: Ten year follow-up of a comprehensive pulmonary rehabilitation program for severe chronic obstructive pulmonary disease. Chest 77 (1980) 311 bis 314.
50. Sergysels, R., A. De Coster, S. Degre, H. Denolin: Functional evaluation of a physical rehabilitation program including breathing exercise and bicycle training in chronic obstructive lung disease. Respiration 38 (1979) 105–111.
51. Siemon, G.: Objektivierbarkeit atemtherapeutischer Wirkungen. Atemwegs- Lungenkr. 5 (1979) 7–11.
52. Sinclair, D. J. M., C. G. Ingram: Controlled trial of supervised exercise training in chronic bronchitis. Brit. Med. J. 280 (1980) 519–521.
53. Sutton, P. P., R. A. Parker, B. A. Webber et al: Assessment of the forced exspiration technique, postural drainage and directed coughing in chest physiotherapy. Eur. J. Resp. Dis. 64 (1983) 62–68.
54. Schneider, F. S.: Die Auswirkungen eines 10wöchigen Trainingsprogramms auf die Herz-Kreislauf-Funktion, den Körperbau und die motorische Grundleistungsfähigkeit 40- bis 50jähriger, untrainierter Männer und Frauen. Dtsch. Z. Sportmed. (1983) 343–350.
55. Stark, R. D., P. Finnegan, J. M. Bishop: Long term domiciliary oxygen therapy in chronic bronchitis with pulmonary hypertension. Brit. Med. J. 3 (1973) 467–470.
56. Stein, D. A., B. L. Bradley, W. C. Miller: Mechanisms for oxygen effects on exercise in patients with chronic obstructive pulmonary disease. Chest 81 (1982) 6–10.
57. Tiep, B. L., B. Nicotra, R. Carter, R. Phillips, B. Otsap: Low-concentration oxygen therapy via a demand oxygen delivery system. Chest 87 (1985) 636–638.

Teil C Krankheitsbilder

15 Akute Bronchitis

Helmut Fabel

Inhalt

1 Definition

Die akute Bronchitis ist eine meist infektiöse Entzündung des zentralen Bronchialbaums, wobei in der Regel die Trachea, oft auch Larynx und Pharynx mit einbezogen sind.

Sind überwiegend die peripheren Atemwege betroffen, spricht man von einer Bronchiolitis („small airway disease").

Man unterscheidet folgende Krankheitsbilder:
– infektiöse Bronchitis (bakteriell, viral)
– pilzbedingte Bronchitis
– allergische Bronchitis und hyperreagibles Bronchialsystem
– toxische Bronchitis
– „Stauungsbronchitis"

2 Ätiologie

Man schätzt, daß die Mehrzahl der akuten infektiösen Bronchitiden primär durch Viren verursacht wird (etwa 80%), insbesondere wenn die Bronchitis im Rahmen eines grippalen Infekts mit Schnupfen und Husten auftritt. Bei gleichzeitiger Rhinitis, Pharyngitis, Laryngitis und Tracheobronchitis ist eine Infektion mit Myxoviren (Influenza, Parainfluenza), Respiratory-syncytial-Viren oder einer Vielzahl anderer bronchopneumotroper Viren höchstwahrscheinlich. Auch Mykoplasmen können das gleiche Krankheitsbild hervorrufen. Im Kindesalter muß u.a. auch an das Prodromalstadium von Masern oder Windpocken gedacht werden. Eine nachfolgende bakterielle Superinfektion ist bei Erwachsenen mit vorbestehender chronischer Bronchitis sehr häufig.

Primär bakterielle akute Bronchitiden sind bei bislang Lungengesunden selten. Häufiger finden sich akute Bronchitisexazerbationen im Rahmen chronischer bronchopulmonaler Erkrankungen wie chronisch obstruktive Bronchitis, Asthma bronchiale, Bronchiektasie und bei immungeschwächten hospitalisierten Patienten.

Kommt es außerhalb des Krankenhauses zu einer bakteriellen Bronchitis, kommen als Erreger hauptsächlich Pneumokokken und Hämophilus influenza, bei jugendlichen Patienten nicht selten auch Mykoplasmen in Frage. Hospitalisierte Patienten bzw. Patienten mit chronischer Bronchitis, die mehrfach antibiotisch behandelt wurden, erkranken häufig durch Problemkeime wie Staphylococcus aureus, Enterokokken, Escherichia coli, Klebsiellen und Pseudomonas-Stämme.

3 Vorkommen und Häufigkeit

Neben bzw. gemeinsam mit der Rhinitis ist die Tracheobronchitis die häufigste Infektionserkrankung, insbesondere im Kindesalter. Die akute infektiöse Bronchitis ist durch Schleimhautrötung, Schleimhautschwellung und Dyskrinie gekennzeichnet. Die Übertragung erfolgt durch Tröpfchen- oder Schmierinfektion; ein endemisches oder epidemisches Auftreten, insbesondere in der kalten Jahreszeit, ist häufig. Bei Kindern ist ein drei- bis fünfmaliges Erkranken an Schnupfen und Husten pro Jahr durchaus noch als normal zu werten.

4 Beschwerden und Symptome

Bei virusbedingten Bronchitiden besteht ein allgemeines Krankheitsgefühl, oft mit Prodromi in Form von Glieder- und Kopfschmerzen. Die Körpertemperatur ist oft erhöht. Die Leukozyten verhalten sich unterschiedlich je nach Erreger (Virusbronchitis eher Granulopenie, bakterielle Bronchitis eher Leukozytose). In der Regel findet sich initial ein Reizhusten mit retrosternalen Schmerzen, später kann der Husten produktiv und der Auswurf infolge des erhöhten Granulozytenanteils auch eitrig werden. Mit dem produktiven Husten verschwindet in der Regel der retrosternale Schmerz.

5 Diagnostik und Differentialdiagnose

Auskultatorisch findet sich initial oft ein unauffälliger Befund, später hört man mittel- bis grobblasige Rasselgeräusche, bei prädisponierten Patienten (hyperreagibles Bronchialsystem, Asthma bronchiale) auch spastische Nebengeräusche.

Bei Verdacht auf eine bakterielle Bronchitis kann der Versuch eines Erregernachweises in der Regel entfallen, allerdings sollte häufiger eine Gramfärbung des frisch gewonnenen Sputums angefertigt werden. Bei viralen Infekten ist der Erregernachweis aus Rachenspülwasser und Blut schwierig. Der Anstieg entsprechender Virusantikörper kommt für die individuelle Behandlung eines Patienten viel zu spät und hat keine praktische, sondern nur epidemiologische Bedeutung.

Bei erneutem Anstieg der Körpertemperatur bzw. Wiederaufflackern der Symptome muß an eine Bronchopneumonie gedacht werden (Röntgen-Thorax). Bei Dyspnoe bzw. spastischen Nebengeräuschen ist eine Lungenfunktionsprüfung angezeigt. Immer muß auch eine Komplikation einer schwerwiegenderen Erkrankung (Bronchialkarzinom, Bronchiektasie, Tuberkulose) in Betracht gezogen werden. In diesem Fall sollte immer bronchoskopiert werden!

6 Therapie

Allgemeine Maßnahmen

Bei einer akuten Bronchitis im Rahmen eines viralen Infekts ist eine kausale Behandlung nicht möglich. Antibiotika sind dabei unwirksam. Jede symptomatische Therapie ist ein Zugeständnis an die körperlichen Mißempfindungen des Patienten. Bei starken Schmerzen helfen Analgetika; Antipyretika werden bei Fieber, Antitussiva bei quälendem trockenem Husten, Expektoranzien bei zähem, schwer abhustbarem Schleim eingesetzt.

Antibiotika

Besteht der Verdacht auf eine bakterielle Infektion, können in der Praxis zunächst „blind" Antibiotika eingesetzt werden. Dabei kommen bei Erwachsenen moderne Sulfonamidkombinationen wie Cotrimoxazol (z. B. Bactrim®, Eusaprim®), Tetrazykline wie Doxycyclin (z. B. Vibramycin®) oder Aminopenicilline wie Amoxycyllin, Bacampicillin und Pivampicillin (z. B. Amoxypen®, Penglobe®, Maxifen®) in Frage.

Alternativ wird bei jüngeren Patienten und Kindern zunehmend auch Erythromycin (z. B. Erythrocin®) eingesetzt, das den Vorteil hat, neben Pneumokokken und Hämophilus influenzae auch Mykoplasmen, Chlamydien und Legionellen abzutöten.

Eine antibiotische Therapie sollte etwa acht Tage bzw. drei Tage über das Ende der Symptomatik (eitriges Sputum!) hinaus fortgesetzt werden. Bei Persistieren des eitrigen Sputums, Wiederaufflackern der Bronchitis, bei Verdacht auf Bronchiektasen und bei nosokomialen Infektionen ist mit gramnegativen Erregern zu rechnen. In diesem Fall sollte das Ergebnis einer mikrobiologischen Untersuchung des frischen Sputums abgewartet und entsprechend behandelt werden, wobei für gramnegative Erreger Cephalosporine (z. B. Bidocef®), Aminoglykoside (z. B. Gernebcin® i. m.) und Gyrasehemmer (z. B. Tarivid®) in Frage kommen. Eine inhalative Therapie mit Antibiotika ist bei Bronchitis sinnlos.

Prophylaxe

Eine antibiotische Dauerprophylaxe ist nur ausnahmsweise sinnvoll (z. B. bei schweren Verlaufsformen einer Mukoviszidose, einer Bronchiektasie oder einer ausgeprägten Immunschwäche). Der Wert einer prophylaktischen Grippeschutzimpfung, die niemals alle in Frage kommenden Virusstämme umfaßt, ist umstritten. Wichtig ist das Erkennen und Objektivieren einer sich entwickelnden Bronchospastik (spirographische Kontrolluntersuchung der Lungenfunktion). In diesem Fall ist die zusätzliche Gabe von Beta$_2$-Adrenergika und/oder Theophyllin sinnvoll, auch um die mukoziliäre Clearance anzuregen.

7 Sonderformen

7.1 Pilzbedingte Bronchitis

Pilzerkrankungen von Lunge und Atemwegen sind selten und treten fast ausschließlich bei Patienten unter immunsuppressiver oder zytostatischer Therapie, seltener unter Antibiotikatherapie auf. Bronchiale Candida-Mykosen sind aber auch bei erworbener Immunschwäche möglich. Der Infektionsweg ist häufiger hämatogen-pulmonal. Das Auftreten eines Mundsoors, z. B. bei einer antibiotisch anbehandelten Bronchitis oder bei einem steroidbedürftigen Asthma bronchiale, berechtigt nicht zur Annahme, daß gleichzeitig bestehende Lungeninfiltrationen pilzbedingt sind. Zur Diagnosesicherung ist immer der bronchiale Nachweis (Fiberglasbronchoskopie, Lavage) notwendig. Neben Candida-Spezies (Hefepilzen) kommen auch Schimmel- und Fadenpilze wie Mukor und Aspergillus in Frage.

Eine weitere pilzbedingte Sonderform der Bronchitis ist die saprophytäre und die allergische Bronchialaspergillose. Aspergillen können sich auf einer vorgeschädigten Bronchialschleimhaut und in präformierten Lungenhöhlen ansiedeln und verschiedene Erkrankungsbilder hervorrufen. Bei der saprophytären bronchialen Aspergillose treten meist nur bronchitische Symptome auf, bei der allergischen bronchopulmonalen Aspergillose kommt es zu einem Aspergillusasthma oder einer allergischen Alveolitis. Daneben gibt es die Aspergilluspneumonie und das Aspergillom („Fungusball"), das sich in präformierten Höhlen (z. B. gereinigten tuberkulösen Kavernen) bildet.

Eine Sanierung ist schwer zu erreichen, wenn nicht die Grundkrankheit bzw. die Immunschwäche entscheidend gebessert werden kann.

7.2 Akute toxische Bronchitis

In Abhängigkeit von Expositionsintensität und -dauer, Partikelgröße und Gaskonzentration können die verschiedensten physikochemischen Inhalationsnoxen schwerwiegende toxische Reaktionen der Schleimhäute der oberen Luftwege, der Bronchien und auch des Lungenparenchyms (toxisches Lungenödem) hervorrufen.
Die wichtigsten Substanzen sind
- Schwefeldioxyd (SO$_2$), das in der Regel aus fossilen Brennstoffen entstammt, auch SO$_3$ und H$_2$SO$_4$
- Nitrosegase, die akzidentell in chemischen Werken oder z. B. bei Sprengungen im Tunnelbau und in schlecht belüfteten Futtersilos und Jauchegruben in hohen Konzentrationen freigesetzt werden können
- Ozon (O$_3$), das in hohen Konzentrationen in großen Höhen (z. B. bei Interkontinentalflügen) oder in photochemischem Smog aus Autoabgasen entsteht
- Kohlenwasserstoffe, die aus unvollkommener Verbrennung verschiedener organischer Stoffe entstehen
- sowie eine Vielzahl von chemischen Stoffen, wie Fluorkohlenwasserstoffpolymere, Kadmiumoxyd, Platinsalze, Zink und Kupfer (s. Kap. 22).

Diese akuten inhalativen Intoxikationen zeichnen sich durch massive Reizerscheinungen, ja Verätzungen an Augen, Larynx (Gefahr von Glottisödem und Laryngospasmus) und Bronchien aus. Oft besteht extremer Hustenreiz mit teilweise blutigem Sputum. Wichtig ist auch bei vorübergehender Besserung der Symptome eine mindestens 24stündige klinische Überwachung dieser Patienten, da, insbesondere bei Inhalation von Nitrosegasen, nach einem freien Intervall von 3 bis zu 24 (!) Stunden noch ein toxisches Lungenödem auftreten kann. Deshalb ist neben einer symptomatischen Therapie die sofortige Gabe von Steroiden inhalativ und systemisch notwendig.

Eine akute Reizgasbronchitis kann nachfolgend in eine schwere infektiöse Bronchitis übergehen, die die mukoziliäre Reinigungsfunktion des Bronchialbaums langfristig so schädigt, daß es zur Ausbildung einer chronischen Bronchitis kommen kann.

7.3 Stauungsbronchitis

Der Begriff ist umstritten, da die Symptome (Husten, Dyspnoe, weißlicher Auswurf), die bei einer akuten oder chronischen Lungenstauung auftreten, in der Regel nicht Folge einer Infektion, sondern Ausdruck eines Schleimhautödems infolge Stimulation von Irritantrezeptoren sind bzw. mit dem erhöhten Flüssigkeitsgehalt der Lunge zusammenhängen. Superinfektionen sind möglich. Auskultatorisch finden sich exspiratorisches Giemen und Brummen wie bei einer obstruktiven Bronchitis, so daß ein Asthma bronchiale vorgetäuscht werden kann (s. Kap. 19).

Literatur (s. Kap. 16)

16 Bronchiektasen

Helmut Fabel

Inhalt

1 Definition

Unter Bronchiektasen versteht man sackförmige oder zylindrische Erweiterungen großer Bronchien mit Destruktion der Bronchialwand und meist auch der nachgeschalteten Alveolarbezirke. Die entstehenden Blindsäcke verursachen in der Regel eine Sekretretention und damit eine bakterielle Besiedlung. Bronchiektasen können umschrieben oder diffus ausgebildet, angeboren oder erworben sein.

2 Ätiologie und Pathogenese

Vorstufe der Bronchiektasie ist die chronische Bronchitis deformans mit irregulärer Bronchialdilatation, teilweise auch mit enggestellten Bronchialsegmenten und erweiterten Ausführungsgängen der submukösen Bronchialdrüsen (Abb. 16–1). Durch ziehharmonikaartige Verkürzung und Dilatation von Atemwegen in atelektatischen Lungenbezirken können Bronchiektasen vorgetäuscht werden.

2.1 Angeborene Bronchiektasen

Angeborene Bronchiektasen sind die Folge einer Störung der Alveolardifferenzierung oder der Zilienfunktion.

Als neuerkannte genetische Einheit gilt das Syndrom der unbeweglichen Zilien (und Spermien), das sogenannte „immotile cilia"-Syndrom, wozu auch die Ziliendyskinesie gerechnet wird. Diese Anomalie führt zu rezidivierenden sinubronchialen Infektionen, Infertilität und Störungen der Embryogenese mit Dextrokardie, ein Krankheitsbild, das ohne Kenntnis der Pathogenese bereits Anfang dieses Jahrhunderts von dem Schweizer Internisten Kartagener beschrieben wurde.

Hereditäre Faktoren schaffen häufig die Voraussetzung für die spätere Entwicklung von Bronchiektasen. In der Regel liegt eine Störung der exogenen Drüsenfunktion (z. B. Mukoviszidose) oder eine Störung der Zilienfunktion vor. Hereditäre Immundefekterkrankungen wie zellulärer oder humoraler Antikörpermangel können bei primär gesundem Bronchialsystem zu frühkindlichen rezidivierenden bronchopulmonalen Infektionen mit nachfolgender Ausbildung von Bronchiektasen führen.

Kongenitale Mißbildungen im Rahmen von Entwicklungsstörungen sind ausgesprochen selten. Präformierte Blindsäcke und Zysten mit Sekretretention wer-

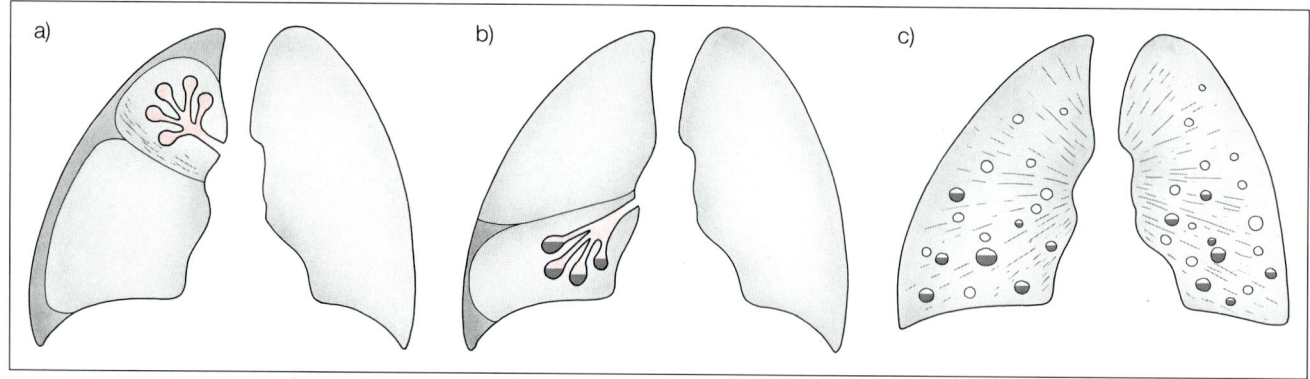

Abb. 16–1 Typische Formen von Bronchiektasen.
a) Zustand nach Oberlappen-Tbc
b) umschriebene Bronchiektasie im Mittellappen (z.B. poststenotisch)
d) diffuse Bronchiektasie: „Wabenlunge" (z.B. bei Mukoviszidose oder bei Sklerodermie).

den sekundär bakteriell infiziert. Die infektiöse Destruktion von Bronchialwandungen und peribronchiektatische Pneumonien können zu einer Ausweitung des Prozesses führen.

2.2 Erworbene Bronchiektasen

Erworbene Bronchiektasen entstehen als Folge akuter oder chronischer bronchopulmonaler Entzündungen in der Kindheit (z.B. bei Masern, Keuchhusten, Mukoviszidose, poststenotischer Pneumonie bei Fremdkörperaspiration) und im Erwachsenenalter (z.B. bei obstruktiver Bronchitis, Lungentuberkulose, poststenotischer Pneumonie bei Tumor). Sekundäre diffuse Bronchiektasen finden sich auch bei Lungenfibrosen, z.B. bei der Sklerodermie in Form der sogenannten „Wabenlunge".

Ätiologisch spielt offensichtlich eine gestörte mukoziliäre Clearance eine entscheidende Rolle. Aus diesem Grund ist jede bronchiale Obstruktion mit nachgeordneter Schleimretention ein Terrain für rezidivierende Bronchialschleimhaut- und Lungenparenchym-destruierende Infektionen. Daraus erklärt sich die Häufung von Bronchiektasen bei Asthma bronchiale. Andererseits kann eine generalisierte obstruktive Bronchitis auch sekundär im Gefolge einer rezidivierenden und auf andere Bronchien übergreifenden Infektion bei Bronchiektasie entstehen.

Nekrotisierende Entzündungen mit Bronchialwanddestruktionen entstehen im Kindesalter besonders häufig nach Masern, Pertussis, Adenovirusinfektionen und Staphylokokken-Pneumonien, aber auch im Rahmen eines Intrinsic-Asthma-bronchiale und nach Aspiration vegetabiler Fremdkörper. Die Erkrankung ist in der Regel nach Fremdkörperaspiration umschrieben, sonst eher diffus.

Im Erwachsenenalter entstehende Bronchiektasen finden sich insbesondere bei zirrhotischer Oberfeldtuberkulose (umschrieben), nach Aspirationspneumonie (dorso-basale Unterfelder) und im Rahmen chronisch obstruktiver Bronchialerkrankungen (meist symmetrisch, bevorzugt basal).

3   Diagnostik

3.1 Allgemeine Symptomatik

Die Symptome der Bronchiektasie sind von Lokalisation, Ausdehnung und Komplikationen, z.T. auch von der Grundkrankheit geprägt. Produktiver Husten, besonders frühmorgens und nach Lagewechsel, gehäufte Hämoptysen und rezidivierende peribronchiale Pneumonien sowie eine zunehmende Bronchialobstruktion sind die Leitsymptome. Es gibt aber auch leichte, nahezu asymptomatische Verlaufsformen, insbesondere bei gut drainierter, umschriebener Oberlappenbronchiektasie.

In großen Mengen wird mukopurulentes, oft putride stinkendes Sputum produziert. Oft enthält der Auswurf Blutfäden.

3.2 Bronchographie

Der Nachweis von Bronchiektasen erfolgt in der Regel bronchographisch. Auch wenn bereits im Röntgen-übersichtsbild teilgefüllte Bronchiektasen mit Flüssigkeitsspiegelbildungen sichtbar sein können, sollten Lokalisation und Ausdehnung der Bronchiektasie bronchographisch immer dann gesichert werden, wenn eine umschriebene, auf einen Lungenlappen beschränkte Bronchiektasie vermutet wird und wenn die Lungenfunktion eine Resektion zuläßt (s. Abb. 16–2). Der Verdacht auf eine Bronchiektasie ergibt sich immer dann, wenn chronisch produktiver Husten mit intermittierend eitrigem und blutigem Sputum besteht. Patienten mit ausgeprägten Bronchiektasen haben in der Regel eine deutliche arterielle Hypoxämie und neigen in einem hohen Prozentsatz zur Ausbildung von Trommelschlegelfingern.

Die Bronchographie sollte wegen der Beeinträchtigung der Lungenfunktion grundsätzlich zunächst nur einseitig erfolgen. Es ist nicht günstig, die Untersuchung während massiver Symptomatik auszuführen, da dann einerseits bronchopulmonale Komplikationen zu befürchten sind und andererseits die sekretgefüllten Bronchiektasen nicht ausreichend mit Kontrastmittel gefüllt und dargestellt werden können. Eine Broncho-

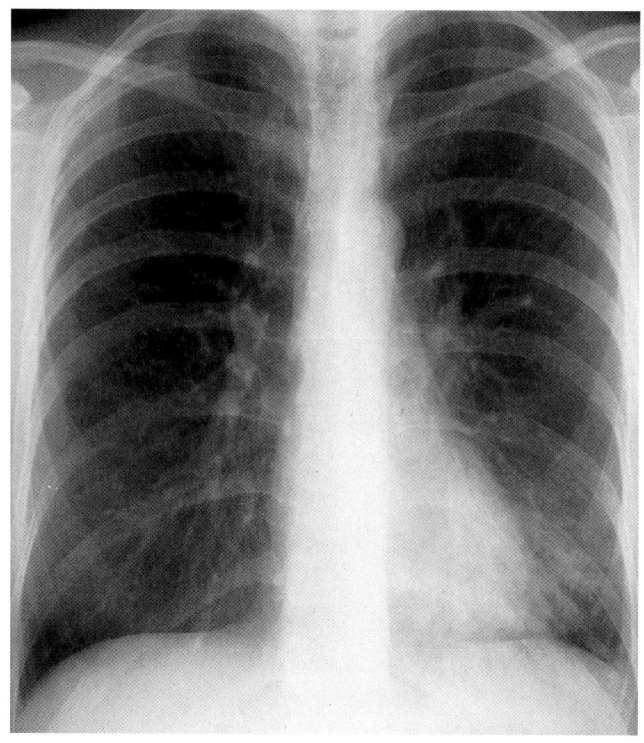

a)

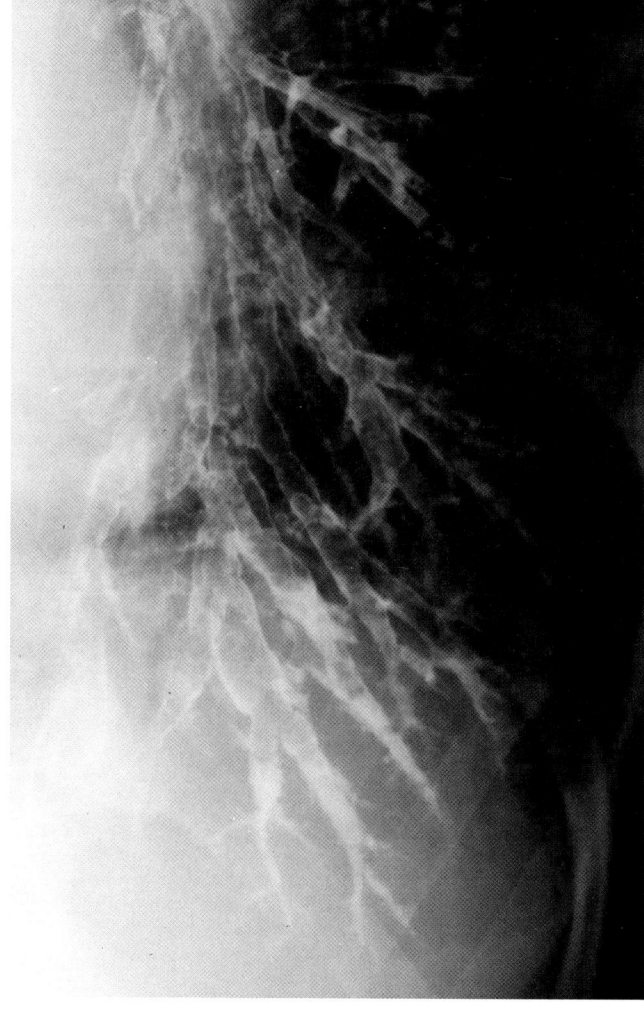

b)

Abb. 16–2   Röntgen-Thoraxaufnahmen einer 37jährigen Patientin mit Bronchiektasen.
a) Die Übersichtsaufnahme zeigt peribronchiale Infiltrationen im
   linken Unterfeld auf dem Boden einer Bronchiektasie
b) Ausschnitt linke Lunge.

graphie wird zweckmäßigerweise mit einer Fiberbronchoskopie verbunden, um gleichzeitig die darzustellenden Bronchialabschnitte vor der Füllung zu reinigen, Sekret zur bakteriellen Analyse zu gewinnen, die Quelle einer eventuellen Hämoptoe zu identifizieren und andere Krankheiten, die mit einer Hämoptoe (z. B. Bronchialkarzinom) einhergehen, auszuschließen.

3.3 Sputumuntersuchung

Bei Patienten mit Bronchiektasie und Asthma bronchiale sollte immer auch an eine bronchopulmonale Aspergillose gedacht werden (Sputumbakteriologie, Serologie). Fötid riechendes Sputum weist auf die häu-

fige Besiedlung mit gramnegativen Problemkeimen, insbesondere mit Pseudomonas-aeruginosa-Stämmen (besonders häufig bei Mukoviszidose) und Staphylokokken hin.

3.4 Lungenfunktionsprüfung

Untersuchungen der Lungenfunktion sind zur Abschätzung des Schweregrades der Bronchiektasie, der zugrundeliegenden oder komplizierenden Erkrankung (Mukoviszidose, obstruktive Bronchitis, Lungenfibrose) sinnvoll, zur Beurteilung einer eventuellen Operabilität absolut notwendig. Die Bronchiektasie selbst bedingt in der Regel keine schwerwiegende Einschränkung der spirographischen Größen, wohl aber eine regionale Ventilations-Perfusions-Störung mit arterieller Hypoxie. Entscheidend ist meist, ob komplizierend eine mittel- bis hochgradige obstruktive Bronchitis hinzugekommen ist, die prognostisch ungünstig ist und in aller Regel eine Resektionsbehandlung verbietet.

4 Differentialdiagnose

Grundsätzlich sollten zusätzliche Untersuchungen zur Abklärung von Immundefekten, bei Kindern und Jugendlichen auch Schweißanalysen zum Ausschluß einer Mukoviszidose, bei Verdacht elektronenoptische Untersuchungen des bronchialen Flimmerepithels und ggf. der Spermien zum Nachweis eines „immotile cilia"-Syndroms durchgeführt werden.

5 Komplikationen

Bei Infektexazerbation kann infolge Gewebsnekrose mit Arrosion von Pulmonal- und Bronchialgefäßen eine profuse, lebensbedrohliche Blutung auftreten. Besonders bei basalen Bronchiektasen kann es zu peribronchiektatischen Pneumonien kommen. Als Komplikationen sind Lungenabszeß, Pleuraempyem und Pneumothorax nicht selten. Bei diesen schweren Verlaufsformen treten Fieber, Gewichtsverlust und Anämie auf. Infolge einer konsequenten Antibiotikatherapie sind heute diese Komplikationen selten geworden; das gilt auch für septische Metastasen (z. B. Hirnabszeß). Insgesamt sind infolge einer Antibiotikatherapie der zugrundeliegenden bronchopulmonalen Infektion im Kindesalter und als Folge von Schutzimpfungen (Pertussis, Masern) Bronchiektasien seltener geworden bzw. werden sie häufiger erst im späteren Lebensalter im Rahmen einer chronisch obstruktiven Bronchialerkrankung und einer Lungenfibrose beobachtet.

6 Therapie

6.1 Antibiotische Therapie

Das Hauptproblem der Bronchiektasie ist die bakterielle Besiedlung der Hohlräume. Bei Aufflackern der Infektion bzw. bei Eitrigwerden des Sputums ist immer eine antibiotische Therapie indiziert. Liegen keine Problemkeime vor, kann zunächst wahlweise ein Behandlungsversuch mit einem oralen Aminopenizillin, mit Cotrimoxazol oder mit Tetrazyklinen unternommen werden. Eine inhalative Therapie mit Antibiotika ist völlig unzureichend und sollte wegen der ungenügenden Deposition im Bronchiektasiebereich und auch wegen der Gefahr einer Allergisierung unterlassen werden.

Schlägt eine Therapie mit den genannten Antibiotika nicht an bzw. ergibt die Sputumbakteriologie Problemkeime, ist entsprechend dem Antibiogramm zu behandeln, wobei vorzugsweise Aminoglykoside, Clindamycin und penizillinasefeste Penizilline zur Anwendung kommen. Eine Antibiotika-Dauerbehandlung bzw. -Dauerprophylaxe bringt gegenüber der intermittierenden Behandlung keine Vorteile; sie ist wegen der Entwicklung resistenter Keime in der Regel eher ungünstig.

6.2 Physikalische Therapie, Sekretolytika und Bronchospasmolytika

Adjuvant sind physikalische Maßnahmen wie Atemgymnastik und Lagerungsdrainage, insbesondere bei basalen Bronchiektasen mit reichlich zähem Sekret, von großem Wert. Der Einsatz von oralen Sekretolytika wie Acetylcystein kann versucht werden, eine ausreichende Flüssigkeitszufuhr ist wahrscheinlich bedeutsamer (Tab. 16–1). Auch der Wert der früher als obligat erachteten Atemluftbefeuchtung („Nebelzelt") ist umstritten.

Sehr viel wichtiger ist bei Nachweis einer teilreversiblen Bronchialobstruktion die Gabe von Bronchospasmolytika (Beta$_2$-Adrenergika und Theophyllin), die auch einen günstigen Einfluß auf die mukoziliäre Clearance haben. Bei großen Mengen zähen, nicht abhustbaren Sekrets und bei Befundverschlechterung trotz der oben genannten Therapie kann als Ultima ratio eine therapeutische Bronchoskopie mit Schleimabsaugung sinnvoll sein. Bei nachgewiesener arterieller Hypoxie ($P_{O2} < 60$ Torr) ist auch eine langfristige Sauerstoff-Heimtherapie indiziert. Eine jährliche prophylaktische Schutzimpfung gegen Influenza und Pneumokokken wird empfohlen.

Tabelle 16–1   Möglichkeiten zur Verbesserung der Expektoration.

- Sekretstimulation
  z.B. viel Trinken, Ambroxol
- Mukolyse durch Aufbrechen von Disulfidbrücken
  z.B. Acetylcystein
- Mukusverdünnung
  z.B. durch Inhalation
- Verbesserung der Zilienfunktion
  z.B. Beta$_2$-Adrenergika, Theophyllin
- Senkung der Adhäsivität an Grenzflächen
  z.B. Ambroxol
- Verbesserung der Bronchialgeometrie und der Ventilation durch Broncholyse
  z.B. Beta$_2$-Adrenergika
- Verbesserung des Hustenmechanismus
  z.B. Atemgymnastik

6.3 Operative Therapie

Die Indikation zu einer chirurgischen Resektion wird heute sehr viel zurückhaltender gestellt, weil die oben beschriebene konservative Therapie sehr wirkungsvoll ist und Nachbeobachtungen operierter Patienten gezeigt haben, daß bei scheinbar lokalisierter Bronchiektasie meist doch eine generalisierte Störung der mukoziliären Clearance vorliegt, die den weiteren Verlauf der Krankheit bestimmt. Als gesicherte Operationsindikation gilt der Nachweis einer lokalisierten resezierbaren Bronchiektasie, die auf konservative Therapie nicht befriedigend anspricht oder die zu schweren Komplikationen wie rezidivierenden Pneumonien und lebensbedrohlicher Hämoptoe geführt hat.

7   Prognose

Für die früher schlechte Prognose waren Hämoptoe, Empyem, Hirnabszeß und Amyloidose ausschlaggebend. Heute stehen bei insgesamt besserer Prognose, höherer Lebensqualität und höherer Lebenserwartung terminal die zunehmende Atemwegsobstruktion mit Ateminsuffizienz sowie die Entwicklung eines Cor pulmonale im Vordergrund.

Literatur

1. Davis, A. L.: Bronchiectasis. In: Fishman, A. P. (ed.): Pulmonary diseases and disorders, pp. 1209–1219. McGraw-Hill, New York 1980.
2. Eliasson, R., B. Mossberg, P. Camner, B. A. Afzelius: The immotile cilia-syndrome. New Engl. J. Med. 297 (1977) 1.
3. Matthys, H., D. Köhler, G. Daikeler: Additive actions of bronchodilators on mucus transport. Progr. Resp. Res. 19 (1985) 369.
4. Meister, R.: Rauchgewohnheiten und Prävalenz bronchopulmonaler Krankheiten in der Bevölkerung der Bundesrepublik. In: Geisler, L., et al. (Hrsg.): Rauchen und Atemwege. S. 19. Verlag für angewandte Wissenschaften, München 1986.
5. Meister, R.: N-Acetylcystein in der Langzeittherapie chronischer Atemwegserkrankungen. In: Geisler, L., et al. (Hrsg.): Rauchen und Atemwege. S. 151. Verlag für angewandte Wissenschaften, München 1986.
6. Monto, A. S., H. W. Ross: The Tecumseh study of respiratory illness: X. Relation of acute infections to smoking, lung function and chronic symptoms. Amer. J. Epidemiol. 107 (1978) 47.
7. Petro, W.: Klinischer Einsatz von Expektoranzien. In: Geisler, L., et al. (Hrsg.): Rauchen und Atemwege. S. 119. Verlag für angewandte Wissenschaften, München 1986.
8. Rossmann, C. M., J. B. Forrest, R. Lee, M. T. Newhouse: The dyskinetic cilia-syndrome. Ciliary motility in immotile-cilia syndrome. Chest 78 (1980) 4.
9. Wassermann, S. J.: Ciliary function and disease. J. Allergy Clin. Immunol. 73 (1984) 17.

17 Respiratorische Insuffizienz, chronische Bronchialobstruktion

Jürgen Krause

Inhalt

1 Definition

Der Begriff der respiratorischen Insuffizienz umfaßt Störungen sowohl der Ventilation als auch des Gasaustausches, wobei Kombinationen dieser Mechanismen häufig sind. Während bei Vorliegen von geringeren Schweregraden eine Beeinträchtigung der respiratorischen Funktion nur während körperlicher Belastung symptomatisch wird, geht typischerweise eine fortgeschrittene Ateminsuffizienz bereits in Ruhe mit einer Verminderung des arteriellen Sauerstoff-Partialdrucks (P_{aO_2}) einher, wobei im allgemeinen Werte unter 60 mm Hg als pathologisch anzusehen sind.

Unter physiologischen Bedingungen ist der arterielle Kohlendioxid-Partialdruck (P_{aCO_2}) in engen Grenzen reguliert und beträgt 35–45 mm Hg. Der Anstieg auf über 50 mm Hg zeigt eine alveoläre Minderbelüftung an. In Abhängigkeit vom Verhalten des P_{aCO_2} ist eine Unterteilung der respiratorischen Insuffizienz in zwei Gruppen möglich (Abb. 17–1). Das primäre Lungenversagen ist in erster Linie durch eine Störung des Gasaustausches mit resultierender Hypoxämie gekennzeichnet, hingegen geht das primäre Versagen der ventilatorischen Pumpfunktion obligat mit einer Erhöhung des arteriellen P_{aCO_2} einher.

Die Diagnose einer respiratorischen Insuffizienz ist allein aufgrund der Blutgaskonstellation jedoch nicht zu stellen, da bei vielen schweren Lungenerkrankungen der Gasaustausch in Ruhe unter Einsatz vermehrter Atemarbeit aufrechterhalten wird. Um dem einzelnen

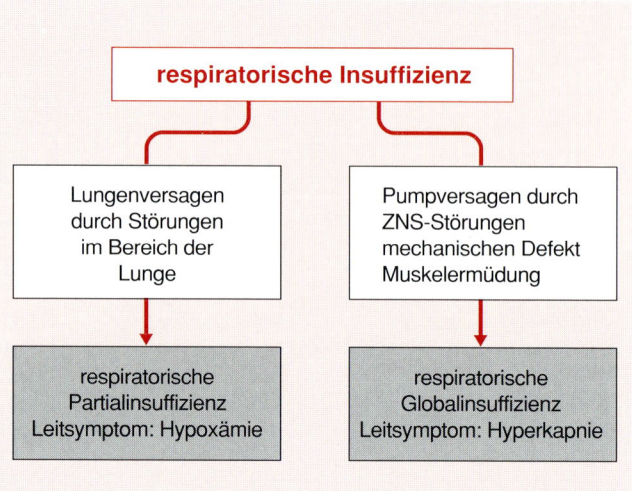

Abb. 17–1 Differenzierung der Ateminsuffizienz. Vereinfachtes Schema des respiratorischen Systems mit zwei Kompartimenten: Eine Störung im Bereich der Lunge führt vorrangig zu Hypoxie, eine Störung der Pumpfunktion obligat zu Hyperkapnie (nach [22]).

Patienten gerecht zu werden, müssen somit zusätzliche klinische und funktionelle Parameter wie beispielsweise die Befunde der körperlichen Untersuchung, der Lungenfunktionsanalyse und der Röntgendiagnostik in die Beurteilung mit einbezogen werden.

2 Ätiologie

Eine Vielzahl von verschiedenen Erkrankungen vermag in eine Ateminsuffizienz zu münden. Der Beeinträchtigung des exspiratorischen Flusses im Sinne einer obstruktiven Ventilationsstörung kommt dabei die größte Bedeutung zu. Die überwiegende Zahl der Patienten leidet entweder an obstruktiver Bronchitis, Asthma bronchiale oder Lungenemphysem, wobei im Stadium der fortgeschrittenen Atemwegsobstruktion Überlappungen zwischen diesen drei Kategorien eher die Regel als die Ausnahme sind. Diese Kombination wird in der englischsprachigen Literatur als „chronic obstructive pulmonary disease" (COPD) bezeichnet, wobei die Termini „chronic obstructive lung disease" (COLD) und „chronic airflow obstruction" (CAO) weitgehend synonym gebraucht werden. In Anlehnung an diesen Sprachgebrauch wird im folgenden die Abkürzung „COPD" verwendet.

Chronisch obstruktive Bronchitis

Eine chronisch obstruktive Bronchitis ist charakterisiert durch wiederholte oder anhaltende Phasen von bronchialer Hypersekretion, die klinisch mit Husten und Auswurf einhergehen. Die morphologischen Veränderungen bestehen in erster Linie aus einer Vermehrung der Schleimdrüsen und Becherzellen, teilweiser oder vollständiger Verlegung des Lumens durch zähen Mukus, entzündlicher Infiltration der Submukosa und narbig-entzündlicher Verziehung der peripheren Atemwege.

Asthma bronchiale

Beim Asthma bronchiale dominiert eine Hyperreaktivität des Bronchialsystems, so daß es als Reaktion auf irritative Stimuli oder Allergene zu einer Konstriktion der hypertrophierten glatten Muskulatur kommt. Dabei wird die Obstruktion durch ein Schleimhautödem und Schleimpfröpfe weiter verstärkt.

Lungenemphysem

Das Lungenemphysem ist durch eine abnormale und dauerhafte Erweiterung der Lufträume distal der nicht-respiratorischen Bronchiolen gekennzeichnet, es geht mit einer teilweisen Destruktion von Alveolarwänden einher. Der hierdurch eintretende Verlust von elastischer Rückstellkraft führt zu einem frühzeitigen exspiratorischen Kollaps der Atemwege mit Behinderung des Flusses. Häufig liegen dieser Entwicklung eine lange bestehende obstruktive Bronchitis oder ein Asthma bronchiale zugrunde, rezidivierende Infektionen tragen zusätzlich zur Parenchymdestruktion bei. Darüber hinaus können im Rahmen von granulomatösen oder narbigen Lungenprozessen umschriebene Überblähungszonen auftreten. Pathologisch-anatomisch wird eine Unterteilung in eine zentriazinäre, eine panazinäre und eine distalazinäre Form vorgenommen; eine eindeutige klinische Entsprechung hierzu ist nicht gesichert.

Für eine sehr kleine Zahl von Patienten kann angenommen werden, daß die Entwicklung von COPD maßgeblich durch einen Mangel an Alpha$_1$-Antitrypsin verursacht wird. Diese wichtigste Antiprotease ist normalerweise im Plasma in einer Konzentration von 2,3 g/l vorhanden. Bedingt durch einen genetischen Defekt, der zum Austausch einer Aminosäure führt, wird eine veränderte Antiprotease in der Leber synthetisiert und akkumuliert. Während für heterozygote Merkmalträger kein eindeutig erhöhtes Risiko besteht, an COPD zu erkranken, entwickelt sich bei Homozygoten mit einem Alpha$_1$-Antitrypsin von weniger als 0,7 g/l typischerweise im dritten oder vierten Lebensjahrzehnt ein symptomatisches Lungenemphysem vom panazinären Typ, das einen raschen Progreß zeigt.

Erkrankungen mit restriktiver Ventilationsstörung

Neben der Atemwegsobstruktion sind noch Erkrankungen von Bedeutung, die zu einer herabgesetzten Dehnbarkeit des Lungenparenchyms mit restriktiver Ventilationsstörung führen. Veränderungen der Thoraxwand, wie z. B. Pleuraschwarten, Kyphoskoliose oder M. Bechterew, bewirken dagegen eine Fesselung der Lunge mit Ventilationsbehinderung, ohne daß Parenchym oder Atemwege alteriert sein müssen, während neuromuskuläre Läsionen zu einer primären Insuffizienz der ventilatorischen Pumpfunktion führen. Tabelle 17–1 gibt einen Überblick über weitere wichtige Ursachen für eine Ateminsuffizienz.

Tabelle 17–1 Häufige Ursachen einer respiratorischen Insuffizienz.

primäres Lungenversagen
- obstruktive Ventilationsstörung
- kardiales und nichtkardiales Lungenödem
- Pneumonie
- Alveolitis
- Lungenfibrose
- Lymphangiosis carcinomatosa
- Atelektase
- Vaskulitis
- Lungenembolie

primäres Pumpversagen
- obstruktive Ventilationsstörung
- Trachealstenose, Glottisödem
- schwere Thoraxwanddeformität
  (Schwarten, M. Bechterew, Kyphoskoliose)
- instabiler Thorax nach Trauma
- neuromuskuläre Erkrankungen
  (Myasthenia gravis, Guillain-Barré-Syndrom, Myositis, Querschnittslähmung)
- Muskelermüdung
- zentral bedingte Hypoventilation
  (Intoxikation, Trauma, Tumor, idiopathisch)
- Schlaf-Apnoe-Syndrom
- extreme Adipositas

3 Epidemiologie

Durch umfangreiche epidemiologische Studien ist der Nachweis erbracht, daß die Erkrankung an COPD wesentlich häufiger bei Männern als bei Frauen zu beobachten ist. Nach einer Statistik der Weltgesundheitsorganisation aus dem Jahr 1977 wurde die Mortalität in dieser Krankheitsgruppe für die Bundesrepublik Deutschland mit 76 Männern und 17 Frauen bezogen auf 100 000 Einwohner angegeben. Es existieren zwischen verschiedenen Nationen allerdings erhebliche Unterschiede. So betrug die Mortalität für Männer während des gleichen Zeitraums in England 121, in den USA 42 und in Japan 21 pro 100 000 [6]. Schätzungen aus dem Jahr 1980 nehmen für den Bereich der USA an, daß von 7,5 Millionen Patienten mit chronischer Bronchitis, 6,4 Millionen Patienten mit Asthma bronchiale und 2,1 Millionen Patienten mit überwiegendem Lungenemphysem auszugehen ist. 1981 wurden etwa 60 000 Todesfälle unmittelbar durch COPD verursacht, in weiteren 90 000 Todesfällen wurde ein den Verlauf wesentlich bestimmender Einfluß angenommen.

Sowohl Prävalenz als auch Inzidenz und Mortalität der chronisch obstruktiven Ventilationsstörung zeigen eine eindeutige Zunahme mit steigendem Alter, der Gipfel der Erstmanifestation liegt zwischen dem 40. und 60. Lebensjahr. Personen mit niedrigem Einkommen und geringem Ausbildungsgrad erkranken wesentlich häufiger; eine zusätzliche Häufung von COPD ist innerhalb von Familien festzustellen. An diesem Phänomen scheinen sowohl genetische Faktoren als auch Umwelteinflüsse und Lebensgewohnheiten beteiligt zu sein. Tabelle 17–2 gibt einen Überblick über die wichtigsten bewiesenen und vermuteten Risikofaktoren für die Entwicklung von COPD. Besonders soll in diesem Zusammenhang nochmals der außerordentliche Einfluß des Zigarettenrauchens herausgestellt werden. Etwa die Hälfte der Raucher leidet unter einer vermehrten Sputumproduktion, bei jedem zehnten ist die Entwicklung einer obstruktiven Ventilationsstörung zu erwarten. Selbst bei Beschäftigten an staubbelasteten Arbeitsplätzen diskriminiert der Faktor „Zigarettenrauchen" hochgradig zwischen der Gruppe mit schneller und langsamer Verschlechterung der Atemwegsfunktion.

Die Auswirkung der allgemeinen Luftverschmutzung auf den Respirationstrakt ist nur schwer zu beurteilen. Die zur Auslösung von akuten Symptomen bei sonst gesunden Personen notwendigen Konzentrationen von inhalativen Schadstoffen werden nur in seltenen Ausnahmefällen erreicht. Weitgehend ungeklärt sind jedoch langfristige Auswirkungen einer Exposition gegenüber niedrigkonzentrierten Schadstoffen, wobei eventuelle Synergismen noch weitgehend unerforscht sind. In jedem Fall ist bei Patienten mit bereits manifesten Atemwegserkrankungen eine wesentlich größere Empfindlichkeit gegeben. Umfangreiche epidemiologische Untersuchungen haben jedoch einen nachteiligen Einfluß der gegenwärtigen Luftverschmutzung auch auf die Allgemeinbevölkerung wahrscheinlich gemacht [12].

Als weiterer Risikofaktor für die Entwicklung von COPD sind wiederholt auftretende respiratorische Infekte herauszuheben. Ob diese allein in der Lage sind, die Ausbildung einer chronisch obstruktiven Ventilationsstörung in Gang zu setzen, ist ungeklärt. Kein Zweifel besteht allerdings an der Tatsache, daß derartige Infekte häufig zu einer kurzfristigen und teilweise massiven Verschlechterung des Krankheitsbildes führen.

Tabelle 17–2 Risikofaktoren chronisch obstruktiver Lungenerkrankungen (nach [12]).

gesichert	vermutet
Lebensalter	respiratorische Infekte
männliches Geschlecht bevorzugt	Allergie
Zigarettenkonsum	bronchiale Hyperreaktivität
eingeschränkte Lungenfunktion	sozialer Status
berufliche Schadstoffexposition	Alkoholkonsum
Luftschadstoffe allgemein	Immundefekte
Mangel an α_1-Antitrypsin	genetische Faktoren
	Ernährung

4 Pathophysiologie und Pathogenese

Eine respiratorische Insuffizienz geht zumeist mit erhöhter Atemarbeit, Störungen des Gasaustauschs auf pulmonaler Ebene oder einer Insuffizienz der ventilatorischen Pumpfunktion einher, Kombinationen dieser Pathomechanismen sind häufig.

4.1 Ventilations-Perfusions-Verhältnis

Die Effizienz des pulmonalen Gasaustausches hängt kritisch vom Zusammenspiel zwischen alveolärer Ventilation und Perfusion ab. Die Verteilung des inspirierten Atemzugvolumens V_T wird dabei maßgeblich durch die regionale Lungendehnbarkeit und den regionalen Atemwegswiderstand determiniert. Aufgrund der Transporteigenschaften des Blutes für Kohlendioxid und Sauerstoff wird ein besonders ökonomischer Gasaustausch dann erreicht, wenn alveoläre Ventilation und Perfusion in einer definierten Relation zueinander stehen. Anhand der Abbildung 17–2 sollen die Auswirkungen einer Fehlanpassung zwischen Ventilation und Perfusion illustriert werden.

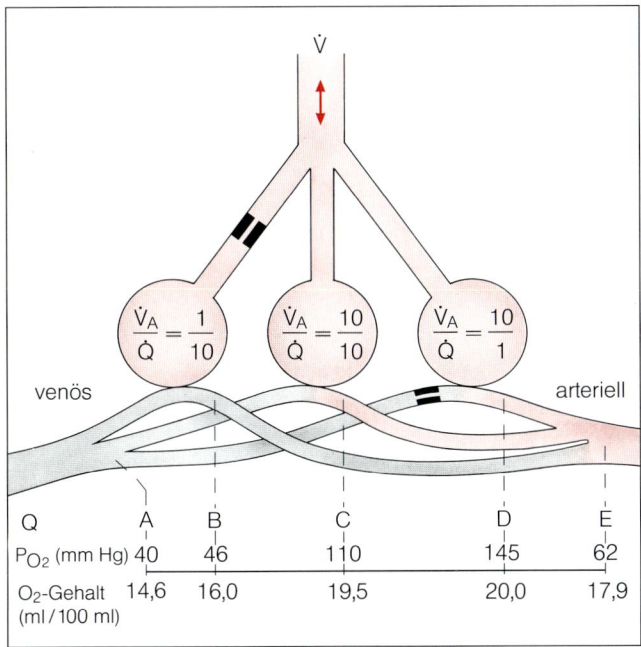

Abb. 17–2 Auswirkung von Ventilations-Perfusions-Mißverhältnissen ($\dot{V}_A/\dot{Q}$). Erläuterungen im Text (nach [24]).

Unter Zugrundelegung einer normal zusammengesetzten Einatmungsluft ergibt sich bei $\dot{V}$ und $\dot{Q}$ von jeweils 5 l/min ein Ventilations-Perfusions-Quotient $\dot{V}_A/\dot{Q}$ von 1,0, und es resultiert am Ende der Kapillare ein arterieller Partialdruck von 110 mm Hg für O_2. Wird nun unter konstanter Perfusion die Ventilation um den Faktor 10 verringert, also $\dot{V}_A/\dot{Q}$ auf 0,1 erniedrigt, so fällt der P_{O_2} in der Folge auf 46 mm Hg ab. Eine Erhöhung des Ventilations-Perfusions-Quotienten auf 10,0 führt zum Anstieg des P_{O_2} auf 145 mm Hg, aufgrund des flachen Verlaufs der O_2-Bindungskurve in diesem Bereich bleiben jedoch die Auswirkungen auf den Sauerstoffgehalt gering. Regionale Hypoventilation ist somit ein wirksamer Mechanismus zur Verursachung von Hypoxämie. Wie in Abbildung 17–2 zu ersehen, ergibt sich in diesem von idealen Alveolen ausgehenden Berechnungsbeispiel ein arterieller P_{O_2} von 62 mm Hg.

Insgesamt stellen Ventilations-Perfusions-Mißverhältnisse die mit Abstand häufigste Ursache für Hypoxämien dar. Selbstverständlich führt nach den genannten Prinzipien eine globale Hypoventilation ebenfalls zu einem Abfall des P_{O_2}, der allerdings unvermeidlich von einem Anstieg des P_{CO_2} begleitet wird.

Ein dritter grundsätzlicher Wirkmechanismus ist ebenfalls an der Entstehung von Hypoxämien beteiligt: Durch eine Verdickung der Alveolarmembran, z. B. bei Ödem oder Infiltration, kann eine Behinderung der Diffusion, insbesondere für Sauerstoff hervorgerufen werden. Diese Störung wird jedoch in erster Linie unter körperlicher Belastung relevant, da mit einer Steigerung des Herzzeitvolumens die Kontaktzeit des Kapillarblutes in der Alveole wesentlich verkürzt wird und damit eine vollständige Äquilibrierung der Partialdrükke nicht mehr möglich ist. Durch quantitative Untersuchung von $\dot{V}_A/\dot{Q}$ bei interstitiellen Lungenerkrankungen mittels multiplen Inertgasen konnte gezeigt werden, daß auch hier das Mißverhältnis von Ventilation und Perfusion den Grad der Hypoxämie maßgeblich bestimmt. Den Extremfall einer Fehlanpassung stellt zum einen die Ventilation einer nichtdurchbluteten Alveole dar, die mit einer Totraumventilation gleichbedeutend ist. Bei einer genügenden Anzahl von verbliebenen intakten Alveolen kann dieser Zustand ohne Auswirkung auf die arteriellen Blutgase bleiben, es kommt jedoch zu einer Erhöhung der Atemarbeit. Im umgekehrten Fall der Perfusion von unventilierten Alveolen resultiert eine venöse Beimischung mit Erniedrigung des P_{O_2}, die nur begrenzt durch Hyperventilation ausgeglichen werden kann.

Euler-Liljestrand-Reflex

Während der Atemwegswiderstand keiner direkten physiologischen Kontrolle unterliegt, besitzen die Lungengefäße die Fähigkeit zur Autoregulation. Fällt der alveoläre Sauerstoff-Partialdruck unter einen kritischen Schwellenwert von ca. 50 mm Hg ab, kommt es über eine Erhöhung des lokalen Gefäßwiderstandes zu einer Perfusionsminderung. Das Ausmaß dieser Reaktion wird bei Vorliegen von Azidose oder Hyperkapnie erheblich gesteigert. Diese als Euler-Liljestrand-Reflex bekannte hypoxische Vasokonstriktion stellt eine prinzipiell sinnvolle Regulation dar, indem unter Umständen eine vermehrte venöse Beimischung gedrosselt wird. Der potentielle Vorteil wird allerdings mit einem erhöhten Lungengefäßwiderstand und einer Druckbelastung des rechten Ventrikels erkauft, im Falle verminderter inspiratorischer O_2-Konzentrationen, wie z. B. in großen Höhen, ergibt sich hierdurch keine Verbesserung des Gasaustausches.

4.2 Obstruktive Ventilationsstörung

Unabhängig von der individuellen Ätiologie besteht in dieser Gruppe eine Erhöhung des Atemwegswiderstandes, der bei Asthma bronchiale und chronischer Bronchitis am ausgeprägtesten ist. Die Überwindung dieses Widerstandes macht eine erhöhte Atemarbeit erforderlich, zusätzlich bilden sich über eine inhomogene Verteilung des Atemzugvolumens Mißverhältnisse des Ventilations-Perfusions-Quotienten aus. Während exspiratorisch unter physiologischen Verhältnissen der Verschluß der Atemwege in den abhängigen Lungenabschnitten bei etwa 30% der Totalkapazität einsetzt, kann bei schwerer obstruktiver Ventilationsstörung das Verschlußvolumen auf 80% und mehr der Totalkapazität erhöht sein. Hierdurch werden große Lungenareale weitgehend von der Ventilation abgeschnitten, so daß sich unbehandelt eine Hypoxämie und hypoxische Vasokonstriktion ausbilden. Die extreme Erhöhung der Atemmittellage schafft darüber hinaus ungünstige Arbeitsbedingungen für die Inspirationsmuskulatur (hierauf wird im Abschnitt 4.4 ausführlicher eingegangen).

4.3 Restriktive Ventilationsstörung

Definitionsgemäß ist bei dieser Gruppe die Dehnbarkeit des Lungengewebes herabgesetzt, so daß die erforderliche Ventilation nur durch eine vermehrte Atemarbeit aufrechterhalten werden kann. Auch bei fortgeschrittener interstitieller Lungenerkrankung ist der arterielle CO_2-Partialdruck typischerweise erniedrigt, der P_{O_2} liegt häufig noch im unteren Normbereich. Dies ist trotz ausgedehnter Destruktion der terminalen Atemwege und Alveolarräume möglich, weil das Lungengefäßbett in ähnlichem Maß zerstört wird und so die Relation zwischen Ventilation und Perfusion keine schwerwiegende Veränderung erfährt. Eine Steigerung des Herzzeitvolumens, z. B. bei körperlicher Arbeit, führt allerdings zu einer Verkürzung der Kontaktzeit zwischen Alveolargas und Kapillarblut, so daß insbesondere bei Vorliegen von zusätzlichen Diffusionsbarrieren eine deutliche Hypoxämie resultieren kann.

4.4 Atemmuskulatur

Unser Verständnis für die Rolle der Atemmuskulatur im Rahmen der chronischen respiratorischen Insuffizienz ist durch die Untersuchungen der letzten 15 Jahre wesentlich vertieft worden. Mittlerweile kann als gesichert angesehen werden, daß Ventilationsstörungen fast ausschließlich zu einer Mehrbelastung der Inspirationsmuskulatur führen. Bei einer Anzahl von Patienten mit obstruktiver Ventilationsstörung ist die Ermüdung des kontraktilen Apparats leistungslimitierend. Abbildung 17–3 stellt schematisch die zu berücksichtigenden Muskelgruppen dar. Die von einer Muskelfaser erbringbare Kraft wird u. a. von ihrer mechanischen Vordehnung bestimmt, für die Inspiration liegt das entsprechende Optimum im Bereich der funktionellen Residualkapazität (FRC). Mit zunehmendem Lungenvolumen tritt entsprechend eine kontinuierliche Verkürzung der Sarkomere ein, bis schließlich in der Nähe der totalen Lungenkapazität (TLC) ein Kraftminimum erreicht wird.

Reziprok dazu verhält sich die Exspirationsmuskulatur, die genau bei TLC ihre maximale Kraft entfalten kann [22]. Mithin führt eine Verschiebung der Atemmittellage in Richtung der TLC zu einem progredienten Wirkungsverlust der inspiratorischen Muskeln, so daß in Kombination mit beispielsweise erhöhtem Atemwegswiderstand die Grenze der Leistungsfähigkeit überschritten werden kann. Aus den genannten

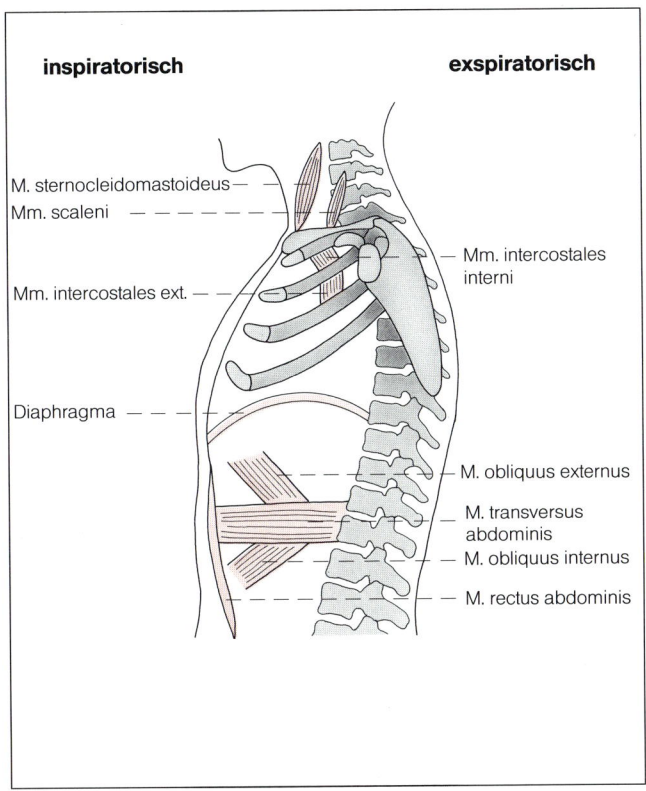

Abb. 17–3 An der Ventilation beteiligter Muskelgruppen. Die Mm. intercostales wirken teilweise inspiratorisch (nach [22]).

Gründen ist verständlich, daß eine erhöhte Leistung von der Inspirationsmuskulatur bei Zuständen mit niedrigem Lungenvolumen leichter erbracht werden kann als bei Lungenüberblähung.

Ermüdung

Die Atemmuskulatur vermag analog zu den übrigen Skelettmuskeln auf Dauer 15% ihrer Maximalkraft zu erbringen, bei höherer Belastung tritt Ermüdung ein. Im Falle intermittierender Beanspruchung erhöht sich diese ohne Ermüdungszeichen zur Verfügung stehende Kraft im Verhältnis zur zeitlichen Belastung des Muskels [10]. Beispielsweise steigt die erbringbare Kraft der Inspirationsmuskulatur bei einer Inspirationsdauer von 1,0 Sekunden und einer Exspirationsdauer von 2,0 Sekunden auf 45% des Maximalwertes an, da die Aktivierung nur während einem Drittel des Atemzyklus besteht (Abb. 17–4). In der Tat ist die physische Leistungsfähigkeit bei einem Teil der Patienten mit COLD durch eine Ermüdung der Atemmuskulatur begrenzt, gleichfalls vermag es aus diesem Grund zu einer akuten Dekompensation der respiratorischen Insuffizienz kommen.

4.5 Atemregulation

Ein komplexes Netz von neurophysiologischen Kontrollfunktionen sorgt normalerweise für eine präzise Abstimmung der Ventilation auf die jeweiligen metabolischen Bedürfnisse des Organismus. Hierbei wirken integrierende zentralnervöse Strukturen über motorische Nerven auf die Atemmuskulatur; afferente Signale werden unter anderem von peripheren und medullären Chemorezeptoren sowie von Dehnungsrezeptoren geliefert. Trotz der subtilen Interaktion führen Störungen der afferenten und zentralnervösen Elemente insgesamt selten zu einer respiratorischen Insuffizienz. Auf die große Bedeutung des efferenten Schenkels wurde bereits im Abschnitt 4.4 hingewiesen.

Diffuse Störungen des Zentralnervensystems

Klinische Relevanz haben besonders diffuse Störungen des ZNS, die durch unterschiedliche Einwirkungen, wie z.B. zerebrovaskuläre Ereignisse, Hypoxie, Tumoren oder Trauma, hervorgerufen werden. Es re-

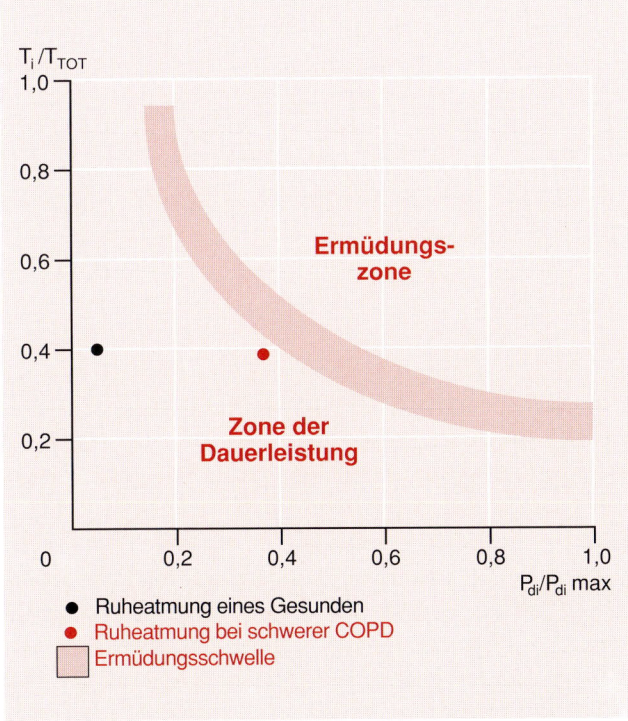

Abb. 17–4 Ermüdungsschwelle der Inspirationsmuskulatur. Das normale Zwerchfell kann ohne Ermüdungszeichen arbeiten, solange das Produkt aus T_i/T_{tot} und $P_{di}/P_{di}max$ kleiner als 0,15 ist (nach [10]). T_i = Inspirationsdauer; T_{tot} = Gesamtdauer von In- und Exspiration; T_i/T_{tot} = relative Dauer der Inspiration; P_{di} = aktueller transdiaphragmaler Druck; $P_{di}max$ = maximaler transdiaphragmaler Druck; $P_{di}/P_{di}max$ = relative Kraftentwicklung.

sultiert typischerweise eine alveoläre Hypoventilation, häufig kann auch eine periodische Atmung vom Typ Cheyne-Stokes beobachtet werden. Intoxikationen mit Sedativa führen zu einer zentralen Atemdepression. Darüber hinaus trägt aber eine direkte inhibierende Wirkung an der Atemmuskulatur und den efferenten Nerven zu einer Hypoventilation bei.

Sieht man vom Zustand der CO_2-Narkose und der schweren Hypoxie ab, so ist bei Patienten mi COPD auch im Stadium der Hyperkapnie der Atemantrieb gesteigert, die Atemmuskulatur arbeitet an der Grenze der Ermüdung. Bei verschiedenen hirnorganischen Prozessen sind neben einer periodischen Atmung auch anhaltende Phasen von Hyperventilation zu beobachten. Hier liegt eine gestörte Atemregulation vor, ohne daß eine respiratorische Insuffizienz resultieren muß.

Isolierte Läsionen des Zentralnervensystems

Für das Verständnis der Pathophysiologie sind die seltenen Fälle von isolierten Läsionen im Bereich des Hirnstamms interessant, die zu einem Ausfall des primären Atemzentrums führen können. Ursächlich kommen dabei Hirnstamminfarkte, aber auch Läsionen im Rahmen von Tumoren und Abszessen sowie die Spätfolgen nach ZNS-Bestrahlung in Betracht. Hierbei kann durch den Einfluß von kortikalen Zentren in wachem Zustand die Ventilation noch aufrechterhalten werden, während des Schlafes kommt es dann zu schwerwiegender Hypoventilation und Atemstillstand (Undine-Fluch).

Schlafapnoe

Eine weitere Sonderform der respiratorischen Insuffizienz soll ebenfalls in diesem Zusammenhang behandelt werden, obwohl ein eindeutiges pathologisches Korrelat im ZNS nicht nachgewiesen ist. Es handelt sich um die Gruppe von schlafbezogenen Ventilationsstörungen.

Bei Gesunden sind insbesondere während des REM-Schlafes kurze Phasen von nichtrepetitiven Atemstillständen zu beobachten, die ca. 10 Sekunden andauern können. Patienten mit Schlafapnoe können mehr als 150 Apnoen pro Stunde entwickeln, wobei die Ventilation für mehr als 10 Sekunden sistiert und auch länger als 60 Sekunden anhalten kann. In der Folge entwickeln sich schwere Hypoxämien mit respiratorischer Azidose, die zu einer Fragmentierung der Schlafarchitektur sowie zu kardialen Arrhythmien und pulmonaler Hypertonie führen.

Bei der häufigen obstruktiven Form liegt ein Verschluß der oberen Atemwege im Bereich des Hypopharynx während der Inspirationsanstrengung zugrunde. Begünstigend wirken dabei Adipositas, Alkohol und Sedativa; anatomische Faktoren wie eine Hypognathie oder Makroglossie spielen ebenfalls eine Rolle. Gehäuft betroffen sind Männer jenseits des 45. Lebensjahres, lautstarkes Schnarchen ist als mögliche Frühform der obstruktiven Schlafapnoe anzusehen. Während eines manifesten Atemstillstandes ruht die Atemmuskulatur nicht, vielmehr können maximale negative Pleuradruckschwankungen bis -100 cm H_2O registriert werden. Die Terminierung der Apnoe wird durch eine kurze und meist unbewußt bleibende Aufwachreaktion herbeigeführt. Bei der zentralen Schlafapnoe finden vorübergehend keine Atemanstrengungen statt. Häufig finden sich beim individuellen Patienten allerdings eine Kombination aus obstruktiver und zentraler Schlafapnoe.

Die Mehrzahl der Erkrankten weist in wachem Zustand eine normale Lungenfunktion einschließlich der arteriellen Blutgase und der ventilatorischen Antwort auf CO_2-Stimulation auf. Gelegentlich liegt jedoch auch in Abwesenheit einer Bronchialobstruktion eine chronische Hyperkapnie mit abgeschwächter CO_2-Antwort vor. Nach erfolgreicher Behandlung der Schlafapnoe, beispielsweise mit nasaler Überdruckinsufflation, normalisieren sich im Verlauf mehrerer Wochen bei einem Teil der Patienten die Ruhe-Blutgase, so daß schließlich eine normale Reglercharakteristik wiederhergestellt wird. Der andere Teil bleibt auch nach Beseitigung der Apnoe hyperkapnisch. Hier wird eine primäre Läsion des Atemzentrums oder seiner Afferenzen diskutiert.

Der Begriff Pickwickier-Syndrom wird häufig für Patienten mit extremer Adipositas, Hyperkapnie, Cor pulmonale und Einschlafneigung während des Tages verwandt. Es stellt das seltene Vollbild des Schlafapnoe-Syndroms dar. Dahinter verbergen sich überwiegend Patienten mit obstruktiver Schlafapnoe und nur im geringeren Maße solche mit primärer alveolärer Hypoventilation, d. h. mit einer primären Störung des Atemzentrums.

4.6 Höhenkrankheit

Ein ausreichender Sauerstoff-Partialdruck in der Inspirationsluft ist Voraussetzung für eine adäquate Oxygenierung des Hämoglobins. Da der Luftdruck mit zunehmender Höhe über dem Meeresspiegel sinkt, nimmt auch der alveoläre P_{O_2} stetig ab. Eine Kompensation kann nur teilweise über eine Hyperventilation erreicht werden, die chronische Anpassung schließt die Entwicklung einer Polyglobulie und die metabolische Korrektur der initialen respiratorischen Alkalose durch vermehrte renale Exkretion von Bikarbonat ein. Zusätzlich erniedrigt sich die Affinität des Hämoglobins für O_2 über eine erhöhte erythrozytäre Konzentration von 2,3-Diphosphoglyzerat (2,3-DPG). Bei nichthöhenadaptierten jungen gesunden Nichtrauchern ist ein

kritischer inspiratorischer O_2-Partialdruck bei 84 mm Hg erreicht. Dies entspricht einer Höhe von ca. 5000 m über NN und resultiert in einem alveolären P_{O_2} von ca. 50 mm Hg. Kognitive und sensorische Fähigkeiten können bereits in Höhen oberhalb 2000 m beeinträchtigt sein; bei einem alveolären P_{O_2} von 20 mm Hg entsprechend einer Höhe von ca. 9000 m tritt nach etwa 90 Sekunden Bewußtlosigkeit und wenig später der Tod ein. Bei Atmung von reinem O_2 können Höhen von maximal 12000 m erreicht werden.

5 Krankheitsbild

Die Diagnosestellung einer respiratorischen Insuffizienz auf alleiniger klinischer Grundlage ist mit erheblichen Unsicherheiten behaftet. Die anamnestische Angabe von Dyspnoe und eingeschränkter körperlicher Belastbarkeit findet sich regelmäßig nur bei Patienten mit bereits mittelschwerer bis schwerer respiratorischer Funktionsminderung, wobei erhebliche interindividuelle Unterschiede bezüglich der Perzeption von Symptomen feststellbar sind. Im Falle einer Atemwegsobstruktion besteht häufig Belastungsdyspnoe, wenn das FEV_1 auf 50% des Normalwertes abgesunken ist; erst bei Unterschreitung von ca. 25% der Norm tritt zusätzlich Ruhedyspnoe hinzu.

5.1 Klinische Befunde

Für die Gruppe der obstruktiven Ventilationsstörungen gilt insgesamt, daß im individuellen Patienten meist eine Kombination der oben beschriebenen pathophysiologischen Prinzipien wirksam ist, wobei der relative Anteil des Lungenemphysems und der Bronchialobstruktion weder lungenfunktionsanalytisch noch radiologisch zuverlässig voneinander abgegrenzt werden kann. Wenngleich auch die klinischen Manifestationen sich über ein Kontinuum erstrecken, können doch zwei grundsätzliche Erscheinungsformen einander gegenübergestellt werden [13]:

Pink puffer: Der Typ des sogenannten *„pink puffer"* wird durch Patienten verkörpert, die meist seit längerer Zeit unter Belastungsdyspnoe leiden; Husten oder Episoden von purulenten Atemwegsinfekten finden sich in

ihrer Vorgeschichte eher selten. Bei relativ normalem Ausgangsgewicht kommt es im Krankheitsverlauf zu einer deutlichen Abmagerung; Zeichen eines dekompensierten Cor pulmonale manifestieren sich aufgrund des über lange Zeit aufrechterhaltenen Gasaustausches oft erst im Terminalstadium. Pathologisch-anatomisch stehen die Zeichen der Lungenüberblähung mit Verlust der elastischen Rückstellkraft im Vordergrund.

Blue bloater: Patienten mit überwiegender Bronchitis klagen vorrangig über regelmäßigen Husten mit häufigen Episoden von mukopurulentem Sputum, meist liegt das Körpergewicht deutlich oberhalb der Norm.

Tabelle 17–3 Klinische Erscheinungsformen chronisch obstruktiver Lungenerkrankungen (nach [13]).

klinische Befunde	emphysematös „pink puffer"	bronchitisch „blue bloater"
Dyspnoe	ausgeprägt	mäßig
Husten	mäßig	ausgeprägt
Sputum	spärlich, mukös	voluminös, purulent
Bronchitis	seltener	häufiger
akute respiratorische Insuffizienz	oft terminal	wiederholt
Röntgen	Überblähung	peribronchiale Infiltrationen
	schlankes Herz	dilatiertes Herz
Pa_{O_2} (mm Hg)	65–75	45–60
Pa_{CO_2} (mm Hg)	35–40	45–60
Cor pulmonale	nur terminal	häufig
Atemwegswiderstand	leicht erhöht	hoch
Diffusionskapazität	erniedrigt	normal

Pa_{O_2} = arterieller Sauerstoff-Partialdruck
Pa_{CO_2} = arterieller Kohlendioxid-Partialdruck

Als Folge von Hypoxämie und Hyperkapnie manifestiert sich im Verlauf relativ früh ein Cor pulmonale, wiederholte Phasen von akuter respiratorischer Insuffizienz sind nicht ungewöhnlich. Wegen des plethorischen Erscheinungsbildes mit begleitender Zyanose und nur mäßiger Dyspnoe werden diese Patienten auch als „blue bloater" bezeichnet.

Die Ursache für dieses unterschiedliche Verhalten ist bisher nicht völlig geklärt, Tabelle 17–3 stellt die Charakteristika der beiden Gruppen nochmals einander gegenüber. Möglicherweise werden bei den bronchitischen Patienten die Irritant-Rezeptoren in der Bronchialschleimhaut verstärkt stimuliert, was zu einer frühzeitigen Terminierung der Inspiration mit verkleinertem Atemzugvolumen und konsekutiv vermehrter Totraumventilation führen könnte.

5.2 Sicherung der Diagnose

5.2.1 Anamnese

Bei der Anamneseerhebung sollte ein besonderer Wert auf die genaue Darstellung der früheren und gegenwärtigen kardio-pulmonalen Leistungsfähigkeit des Patienten und auf die chronologische Entwicklung der respiratorischen Symptome gelegt werden. Besondere Beachtung verdienen außerdem alle Ereignisse, die möglicherweise auslösend für eine akute Exazerbation sein können, wie z. B. Infekte und Exposition gegenüber Inhalationsschadstoffen, aber auch die Einnahme von sedierenden Medikamenten oder Betablockern. Die Quantifizierung der täglich expektorierten Sputummenge liefert in diesem Zusammenhang wesentliche Informationen über einen floriden Atemwegsinfekt. Nicht selten geht eine Infektion mit Rhinoviren, Parainfluenzaviren, Coronaviren und Mycoplasma pneumoniae dem purulenten Stadium voraus und bahnt die bakterielle Superinfektion.

5.2.2 Klinische Untersuchung

In Abhängigkeit von der zur respiratorischen Insuffizienz führenden Grundkrankheit stehen unterschiedliche klinische Befunde im Vordergrund. So dominiert bei Intoxikationen mit Hypnotika und anderen Affektionen des ZNS die Bewußtseinsstörung in Kombination mit langsamer und flacher oder periodischer At-

mung, während z. B. bei einer Kyphoskoliose die Skelettdeformität im Vordergrund steht. Sieht man von den relativ seltenen zentralen Atemregulationsstörungen einmal ab, so ist bei der überwiegenden Mehrzahl der Patienten die Dyspnoe während der Untersuchung offensichtlich.

Atemmechanik

Die Atemfrequenz ist auf mehr als 20/min erhöht und kann bis zu 40/min und mehr betragen, eine ausgeprägte Tachypnoe findet sich besonders bei Lungenfibrosen. Häufig ist ein verstärkter Einsatz der Atemhilfsmuskulatur zu beobachten.

Bei Atemwegsobstruktion vergrößert sich der sagittale Thorax-Tiefendurchmesser als Ausdruck der Lungenüberblähung. Aufgrund der ausgeprägten Inspirationsanstrengung sind außerdem während der Einatmung Einziehungen im Bereich der Interkostalräume sowie der Supraklavikulargruben und des Jugulums zu beobachten. Frühinspiratorische Einwärtsbewegungen des unteren Sternums und bisweilen der Rippenbögen zeigen an, daß das Diaphragma seine Funktion als wichtiger Inspirationsmuskel infolge seines Tiefstandes verloren hat und unter Umständen sogar bei Anspannung eine Verkleinerung des thorakalen Volumens bewirkt. Entsprechend sind am Patienten fast ausschließlich Exkursionen des Thorax zu beobachten; gelegentlich unterstützt eine Anspannung der Bauchmuskulatur die Exspiration.

Perkutorisch bestätigt sich bei dieser Konstellation der Zwerchfelltiefstand mit hochgradig eingeschränkter Atemverschieblichkeit. Auskultatorisch findet sich ein häufig abgeschwächtes Atemgeräusch mit Giemen und Brummen. Ist die Ventilation hochgradig eingeschränkt, können Atemgeräusche fast gänzlich fehlen.

Zyanose

Die zentrale Zyanose stellt zwar ein relativ spezifisches Zeichen für eine Hypoxämie dar, ihr Fehlen schließt jedoch eine wesentliche respiratorische Insuffizienz keineswegs aus. Zur Manifestation bedarf es in etwa einer Menge von 5 g desoxygeniertem Hämoglobin pro 100 ml Blut, darüber hinaus spielen anatomische Faktoren, wie z. B. die Ausbildung des subkutanen Kapillarnetzes, eine Rolle. Bei Vorliegen einer Anämie von 10 g Hb/100 ml müßte die relative Sättigung auf 50% absinken, wozu ein P_{O_2} von 27 mm Hg erforderlich wäre. Auch bei normalem Hb-Gehalt ist die Zyanose ein spätes Zeichen, da durch die meist begleitende Hyperventilation mit respiratorischer Alkalose die Sauerstoffbindungskurve nach links verschoben wird. Gut erkennbar wird die Zyanose nur in der Kombination von hochnormalem Hb, normalem bis niedrigem pH und natürlich niedrigem P_{O_2}.

Uhrglasnägel

Das Vorhandensein von Uhrglasnägeln und Trommelschlegelfingern ist nicht typisch für die chronische respiratorische Insuffizienz auf dem Boden einer COPD. Gehäuft werden diese Zeichen bei Lungenfibrosen beobachtet. Bei langdauernder Hypoxämie sind sie jedoch gelegentlich vorhanden, die Möglichkeit einer anderen Ursache, wie z.B. von Bronchiektasen, Tumoren oder zyanotischen Herzvitien, sollte nicht außer acht gelassen werden.

Kardiale Funktion

Liegt bei dem Patienten akute Dyspnoe vor, so ist die physikalische Untersuchung des Herzens wesentlich erschwert. Bedingt durch die erhöhte Atemmittellage ist ein Herzspitzenstoß meist nicht palpabel, die hebenden Pulsationen eines hypertrophierten rechten Ventrikels können am besten im Epigastrium getastet werden. Entsprechend der Überlagerung durch Lungenparenchym sind die Herztöne abgeschwächt, der Pulmonalklappenschluß erscheint jedoch oft betont als Ausdruck der pulmonalen Hypertonie. Bei Herzinsuffizienz kommen ein S4-Galopp und eventuell Zeichen der Trikuspidalinsuffizienz hinzu.

Pulsus paradoxus

Der hochgradig subatmosphärische Druck während der Inspiration führt typischerweise zu einem Kollaps der Jugularvenen, bei chronischem Rechtsherzversagen mit peripheren Ödemen können diese jedoch auch gefüllt bleiben. Zusätzlich bewirkt der negative intrathorakale Druck eine Mehrbelastung des linken Ventrikels, so daß der systemische arterielle Blutdruck atemsynchron fluktuiert. Übersteigt die als „Pulsus paradoxus" bezeichnete Differenz zwischen in- und exspiratorischem Blutdruck 20 mm Hg, so ist von einer nur noch geringen Funktionsreserve auszugehen.

Neurologische Störungen

Hier sollen ausschließlich die Auswirkungen eines gestörten Gasaustausches auf die zentralnervösen Funktionen angeschnitten werden. Die Toleranz gegenüber erniedrigten O_2-Partialdrücken hängt entscheidend vom zuvor bestehenden Ausgangswert ab. So führt ein akuter Abfall von 80 auf 50 mm Hg zu einer deutlichen Einschränkung der kognitiven Fähigkeiten und der Vigilanz, während die chronischer Adaptation an dieses Niveau mit einer weitgehend normalen Funktion einhergehen kann. Unterhalb von 30 mm Hg wird eine kritische Schwelle erreicht, die über ein Stadium von Agitation und Euphorie zum Koma und Tod führt.

Eine Steigerung des CO_2-Partialdrucks bewirkt über die Autoregulation der zerebralen Arterien zunächst eine Durchblutungssteigerung, jenseits von ca. 60 mm Hg kommt es jedoch zu Unruhezuständen mit teilweise deliranter Symptomatik und schließlich zum Koma. Pathophysiologisch liegt hierbei eine Steigerung des Hirndrucks zugrunde, entsprechend kann bei genügend langem Verlauf eine Stauungspapille gefunden werden. Häufige Begleiterscheinung einer Hyperkapnie sind vegetative Veränderungen mit Tachykardie, Hypertonie und vermehrter Hautdurchblutung.

5.2.3 Röntgenbefund

In Abhängigkeit von der Grunderkrankung sind die radiologischen Befunde variabel. Bei obstruktiver Ventilationsstörung finden sich Zeichen der generalisierten Lungenüberblähung sowie peribronchiale Verdichtungen und Emphysemblasen. Obwohl auch im sagittalen Strahlengang erkennbar, treten Tiefstand und Abflachung des Zwerchfells besonders in der seitlichen Projektion hervor. Auf eventuelle pneumonische Infiltrationen, die sich gehäuft in Form einer Bronchopneumonie zeigen, ist besonders zu achten.

Im Rahmen eines Rechtsherzversagens können bevorzugt rechtsseitig Pleuraergüsse auftreten, bei zusätzlicher Linksherzinsuffizienz treten die Zeichen der Perfusionsumverteilung mit prominenter Gefäßzeichnung in den Oberfeldern und gegebenenfalls Kerley-Linien als Ausdruck des interstitiellen Ödems hinzu.

5.2.4 Klinisch-chemische Befunde

Blutgasanalyse

Der arteriellen Blutgasanalyse einschließlich der Bestimmung des Säure-Basen-Status kommt in der Diagnose und Therapie der Ateminsuffizienz eine Schlüsselrolle zu. Hierdurch wird eine exakte Analyse der

Gasaustauschstörung ermöglicht, so daß die therapeutischen Maßnahmen spezifisch auf das Grundproblem ausgerichtet werden können. Patienten mit chronischer Ateminsuffizienz haben meist auch im stabilen Intervall einen erniedrigten P_{aO_2} und bisweilen einen erhöhten P_{aCO_2}. Daher muß die Interpretation von aktuellen Befunden unter Berücksichtigung dieser Ausgangswerte erfolgen. Als Kriterium für eine akute Insuffizienz wird ein Abfall des P_{O_2} um 20 mm Hg oder ein P_{aCO_2} von mehr als 40 mm Hg bei gleichzeitigem arteriellem pH-Wert unterhalb 7,30 angesehen [13].

Serumanalyse

Die Bestimmung der Serumelektrolyte Natrium, Kalium und Chlorid ist von Bedeutung, um wesentliche Normabweichungen im Rahmen einer Azidose oder Alkalose erkennen und korrigieren zu können. Beispielsweise kann eine chronische Diuretikatherapie ohne Gegenmaßnahmen zu einer hypochlorämischen Alkalose führen, wodurch die Entstehung einer Hyperkapnie begünstigt wird [21]. Die Gefahr kardialer Arrhythmien als Folge von Hypo- oder Hyperkaliämien bedarf in diesem Zusammenhang ebenfalls besonderer Aufmerksamkeit.

Blutbild

Das Routineblutbild liefert Informationen über das Ausmaß einer eventuellen Polyglobulie, gleichzeitig bietet die Leukozytenzahl in Verbindung mit dem Differentialblutbild und der BKS eine Hilfestellung bei der Deutung von fieberhaften Infekten und radiologisch nachgewiesenen pulmonalen Infiltrationen.

Sputumdiagnostik

Zur Diagnostik von bakteriellen Infektionen verweisen wir auf die entsprechenden Kapitel, grundsätzlich ist das Sputum hierfür jedoch eine ungeeignete Probe. Bedeutend ist jedoch die mikroskopische Differenzierung des vorherrschenden Zelltyps und eventuell eine Gram-Färbung. Bei Vorliegen von überwiegend granulozytären Elementen ist eine purulente Infektion wahrscheinlich, während eine Eosinophilie die Diagnose eines Asthma bronchiale unterstützen kann.

5.2.5 Lungenfunktionsprüfung

Spirometrie, Ganzkörperplethysmographie und Messung der Diffusionskapazität erlauben in Verbindung mit der Blutgasanalyse bereits eine weitgehende Beschreibung und Quantifizierung einer respiratorischen Insuffizienz; während einer akuten Erkrankungsphase sind sie allerdings nur eingeschränkt einsetzbar. Weitergehende Verfahren wie die Bestimmung der Compliance und Spiroergometrie sind besonderen Fragestellungen vorbehalten.

Die technisch präzise durchgeführte Spirometrie erschließt bereits wesentliche Informationen zur Lungenfunktion. So ist eine normale forcierte Vitalkapazität (FVC) nur bei guter Funktion sowohl der Inspirations- als auch der Exspirationsmuskulatur möglich; sowohl obstruktive als auch restriktive Ventilationsstörungen resultieren unvermeidlich in einer verminderten FVC. Auch bei Erkrankungen der Thoraxwand, Myopathien und neuralen Läsionen fällt die Vitalkapazität ab, die zusätzliche Bestimmung des maximalen inspiratorischen und exspiratorischen Drucks (P_{Imax}, P_{Emax}) gibt Aufschluß über die maximale Kraft der Atemmuskulatur. Der Quotient aus dem forcierten exspiratorischen Volumen in der ersten Sekunde (FEV_1) und dem FVC weist bei Werten unter 70% auf eine Atemwegsobstruktion hin. Diese kann durch ganzkörperplethysmographische oder oszillometrische Messung der Resistance quantifiziert werden. Eine ausführliche Darstellung hierzu findet sich in Kapitel 9.

6 Differentialdiagnose

Von einer respiratorischen Insuffizienz mit Störung des Gasaustausches auf pulmonaler Ebene sind Zustände abzugrenzen, bei denen eine Gewebshypoxie durch eine verminderte Sauerstoff-Transportkapazität des Blutes, durch ein vermindertes Herzzeitvolumen oder durch eine erniedrigte inspiratorische O_2-Konzentration hervorgerufen wird.

Eine besondere Bedeutung in diesem Zusammenhang hat das Linksherzversagen. Hierbei kann sich eine schwere Hypoxämie entwickeln, indem das erniedrigte

HZV zu einer vermehrten O_2-Ausschöpfung führt und dadurch der P_{aO_2} sinkt. Ein sich ausbildendes Lungenödem trägt über Ventilations-Perfusions-Inhomogenitäten zu einer Verschlechterung des Gasaustausches bei, so daß der P_{aO_2} weiter sinkt. Schließlich kann der gesteigerte O_2-Bedarf der Atemmuskulatur nicht mehr gedeckt werden, es resultiert ein pulmonales Pumpversagen mit Anstieg des P_{aCO_2}. Tabelle 17–4 faßt die differentialdiagnostischen Erwägungen zusammen.

Tabelle 17–4 Ursachen einer arteriellen Hypoxie bei intakter Lungenfunktion.

verminderter inspiratorischer Sauerstoff-Partialdruck
– niedriger Luftdruck
– Anwesenheit von Fremdgasen (z. B. Methan)
reduzierte Sauerstoff-Transportkapazität
– Anämie
– Methämoglobin, Carboxy-Hämoglobin
– erniedrigtes Herzzeitvolumen
erhöhte venöse Beimischung
– kardial bedingter Rechts-Links-Shunt
– pathologische arteriovenöse Fisteln der Lunge

7 Therapie

Primäres therapeutisches Ziel im Rahmen einer respiratorischen Insuffizienz ist die Aufrechterhaltung bzw. Wiederherstellung einer adäquaten Oxygenierung und Ventilation, wobei die Maßnahmen sich an der Grundkrankheit orientieren müssen.

7.1 Sauerstofftherapie

Berücksichtigt man die Form der Hämoglobin-Sauerstoffbindungskurve, so wird deutlich, daß bei einem P_{aO_2} von 62 mm Hg die Sauerstoffsättigung noch 90% beträgt. Außerdem liegt in diesem Bereich keine wesentliche hypoxische Konstriktion der Pulmonalgefäße vor. Eine weitere Erhöhung des P_{aO_2} bewirkt nur noch eine geringfügige Anhebung des O_2-Gehaltes im Blut, sie beinhaltet aber die Gefahr einer CO_2-Retention bei einem Teil der Patienten. Der genaue Mechanismus hierfür ist noch ungeklärt, aber mit Sicherheit spielt der teilweise Wegfall des hypoxischen Atemantriebes bei abgeschwächter CO_2-Empfindlichkeit eine Rolle. Zusätzlich verschlechtert sich offensichtlich das Ventilations-Perfusions-Verhältnis durch Minderung der hypoxischen Vasokonstriktion, so daß die CO_2-Elimination erschwert wird.

Im Einzelfall ist eine Vorhersage darüber, ob unter Sauerstofftherapie ein derartiger Verlauf eintreten wird, nicht möglich. Das Risiko hierfür ist aber keinesfalls auf Patienten mit bereits bestehender Hyperkapnie beschränkt, das Ausmaß von Hypoxämie und Azidose stellt ebenfalls eine wichtige Einflußgröße dar [21].

Durchführung

Bei COPD sollte für den P_{aO_2} zunächst ein Wert zwischen 60 und 70 mm Hg angestrebt werden. Im Hinblick auf die genau kontrollierbare Zusammensetzung des inspiratorischen Gasgemischs sind Venturi-Masken als optimal anzusehen, sie werden allerdings von Patienten oft nicht über längere Zeit toleriert. Als Nachteil ist außerdem eine Vergrößerung des anatomischen Totraumes anzusehen. Sinnvoll ist ein Beginn mit ca. 25% Sauerstoff in der Inspirationsluft. Berücksichtigt man das niedrige Atemminutenvolumen bei Kranken mit COPD in der akuten respiratorischen Insuffizienz, so kann das häufig praktizierte Verfahren der Insufflation von 2 l O_2/min über eine Nasensonde bereits zu gefährlich hohen O_2-Konzentrationen führen, während im kardiogenen Lungenödem die Gabe von 10–15 l O_2/min zur adäquaten Oxygenierung erforderlich sein kann.

Als Konsequenz aus diesen möglichen Gefahren darf dem Patienten keinesfalls eine lebensnotwendige Sauerstofftherapie vorenthalten werden; eine engmaschige klinische Überwachung unter Berücksichtigung der oben genannten vegetativen und zentralnervösen Zeichen einer Hyperkapnie ist allerdings ebenso unerläßlich wie wiederholte Blutgasanalysen zur Therapiekontrolle. Eine klare Grenze für einen noch tolerablen CO_2-Anstieg ist bisher nicht definiert; eine Änderung um mehr als ca. 15 mm Hg sollte jedoch Anlaß zur Reduzierung des Sauerstoffs geben.

Bei beginnender CO_2-Narkose ist die Sauerstoffgabe bis zur Intubation und mechanischen Beatmung fortzusetzen, da sich andernfalls eine schwere Hypoxämie entwickelt. In diesem Stadium kann eine Wiederherstellung des hypoxischen Atemantriebes nicht mehr erreicht werden, da der hohe P_{aCO_2} selbst atemdepressorisch wirkt.

7.2 Medikamentöse Therapie

Hat eine obstruktive Ventilationsstörung zu der respiratorischen Insuffizienz geführt, so sind nachhaltige therapeutische Anstrengungen zur Normalisierung der Atemwegsfunktion angezeigt. Verschiedene Behandlungsprinzipien stehen dabei zur Auswahl.

7.2.1 Beta-Sympathomimetika

Diese Substanzklasse bewirkt die ausgeprägteste Bronchodilatation, das Wirkungsmaximum tritt bereits innerhalb von 15 Minuten ein. Aufgrund der erreichbaren hohen lokalen Konzentration ist die Inhalation zu bevorzugen. Kann der Patient als Folge der hochgradig eingeschränkten Ventilation nicht ausreichend dem Atemmanöver folgen, kommt alternativ die subkutane oder intravenöse Applikation in Betracht. Bezüglich der einzelnen Substanzen und ihrer Besonderheiten wird auf Kapitel 19 verwiesen. Daß die Anwendung dieser Medikamentengruppe auch bei der chronisch obstruktiven Ventilationsstörung vorteilhaft ist, konnte in verschiedenen Studien gezeigt werden. Entgegen früheren Annahmen findet sich auch in dieser Krankheitsgruppe eine deutliche zeitliche Variabilität der Flußbehinderung, so daß das Konzept der irreversiblen Obstruktion nur bedingt aufrechterhalten werden kann [2, 11, 14].

Anticholinerge Substanzen wie Atropin oder Ipratropiumbromid besitzen ebenfalls bronchospasmolytische Eigenschaften, ihre Kombination mit Beta-Agonisten übertrifft jedoch die Wirkung der Monotherapie mit letzteren nur marginal.

7.2.2 Theophyllin

Obwohl der bronchospasmolytische Effekt von Theophyllin und Aminophyllin deutlich schwächer ist als der der Beta-Agonisten, haben diese Substanzen einen festen Platz in der Behandlung der obstruktiven Ventilationsstörung. Neben der direkten Erweiterung der Atemwege sind möglicherweise eine positiv inotrope Wirkung insbesondere auf die ermüdete Atemmuskulatur und eine Verstärkung des hypoxischen Atemantriebes von therapeutischer Bedeutung [5]. Darüber hinaus kommt es bei Patienten mit COPD zu einer Senkung des pulmonalarteriellen Drucks und Steigerung des Schlagvolumens. Voraussetzung für die Erzielung eines bestmöglichen Therapieergebnisses bei gleichzeitiger Vermeidung von toxischen Nebenwirkungen ist die Einhaltung einer Theophyllin-Konzentration von 12–20 mg/100 ml. Da in der Phase der akuten Erkrankung mit fluktuierendem Gasaustausch und instabiler kardialer Funktion die Pharmakokinetik häufig extremen Schwankungen unterliegt, erlauben Dosierungsempfehlungen auf der Grundlage des Körpergewichts nur eine grobe Orientierung. So kann z. B. bei Rauchern wegen der beschleunigten Elimination die Infusion von 0,8 mg/kg/Std. notwendig sein, während bei dekompensierter Herzinsuffizienz bereits 0,2 mg/kg/Std. eine Überdosierung darstellen können. Engmaschige Kontrollen der Serumspiegel sind daher während akuter Exazerbationen der respiratorischen Insuffizienz unentbehrlich.

7.2.3 Kortikosteroide

Der Einsatz dieser Substanzklasse richtet sich nach der zugrundeliegenden Pathophysiologie. Die Indikation bei obstruktiven Ventilationsstörungen mit asthmatischer Komponente ist durch zahlreiche Studien belegt; besonders bei Vorliegen einer Sputum-Eosinophilie kann ein gutes Ansprechen auf diese Medikation erwartet werden. In Fällen von COPD im stabilen Intervall ist ein Therapieversuch mit z. B. 50 mg Prednisolon über vier Wochen zweckmäßig. Bei Ausbleiben einer wesentlichen Besserung der Ventilationsparameter sollte dieser unter üblicher Dosisreduktion auch wieder beendet werden [8].

Tritt jedoch bei vorbestehender Atemwegsobstruktion eine akute respiratorische Insuffizienz auf, so scheinen Steroide den Verlauf günstig zu beeinflussen. Möglicherweise wird diese Wirkung vorrangig über einen antiödematösen Effekt an der Bronchialschleimhaut vermittelt [18]. Die Dosierung orientiert sich hierbei an den Behandlungsprinzipien des Status asthmaticus, wobei z. B. sechsstündlich 100–250 mg Prednisolon-Äquivalent i. v. verabreicht werden.

7.2.4 Antibiotika

Eine akute Verschlechterung einer vorbestehenden respiratorischen Insuffizienz wird häufig durch einen interkurrenten Atemwegsinfekt ausgelöst, der sich durch vermehrte Expektoration von purulentem Sputum und Zunahme der Dyspnoe sowie eventuell durch Fieber manifestiert. Ätiologisch liegen in bis zu 20% der Fälle Infektionen mit Viren und Mykoplasmen zugrunde; bei den pathogenen Bakterien dominieren Haemophilus influenzae und Pneumokokken [23]. Eine Kolonisation des Tracheobronchialsystems ist bei Patienten mit COPD häufig, so daß der alleinige Erregernachweis im Sputum beweislos für eine relevante Infektion ist.

Insgesamt ist bei entsprechendem klinischem Verdacht die Indikation für eine antibiotische Therapie eher großzügig zu stellen, wobei sich die Auswahl der Substanz nach dem vermuteten pathogenen Keim richtet. Außerhalb des Krankenhauses erworbene Infektionen werden bevorzugt mit Amoxycillin, Cotrimoxazol und Tetrazyklinen therapiert, als Reservesubstanz sind auch Cephalosporine und Erythromycin geeignet. Wiederholen sich Atemwegsinfekte in schneller zeitlicher Folge, so kann eine Reduzierung ihrer Frequenz durch eine Langzeittherapie insbesondere mit einer der drei erstgenannten Substanzen versucht werden.

Im Krankenhaus erworbene Infektionen machen bezüglich des Keimspektrums und der zu erwartenden Resistenz besondere Überlegungen erforderlich (s. Kap. 20). Im allgemeinen ist jedoch bei fehlendem eindeutigem Erregernachweis eine Therapie mit Breitband-Cephalosporinen und eventuell Aminoglykosiden nicht zu vermeiden.

7.2.5 Analeptika

Entgegen früheren Vorstellungen ist der zentrale Atemantrieb bei Patienten mit pulmonal bedingter Ateminsuffizienz nicht generell reduziert. Vielmehr arbeitet die Inspirationsmuskulatur nahe der Grenze der Dauerleistung oder weist bereits eine manifeste Ermüdung auf, eine weitere Stimulation kann daher zu einem akuten Pumpversagen führen. Für potente Atemanaleptika mit überwiegend zentralem Wirkort wie Doxapram® kann daher bei diesem Krankheitsbild eine relative Indikation nur gesehen werden, wenn zuvor durch sedierende Substanzen oder übermäßige Sauerstofftherapie eine effektive Atemdepression eingetreten war. Almitrin unterscheidet sich von den zentral wirkenden Analeptika durch eine überwiegende Sensibilisierung der Chemorezeptoren im Glomus caroticum. Zusätzlich führt es über eine Verstärkung des Euler-Liljestrand-Reflexes zu einer Verbesserung von $\dot{V}/\dot{Q}$, wodurch einerseits der Gasaustausch verbessert, andererseits aber der pulmonale Gefäßwiderstand erhöht wird. In Anbetracht des zusätzlichen Risikos, bei langfristiger Anwendung eine Polyneuropathie auszulösen, ist eine generelle Indikation für Almitrin bei fortgeschrittener Ateminsuffizienz nicht gegeben.

7.2.6 Arzneimittelnebenwirkungen

Störungen des Säure-Basen-Haushalts

Patienten mit chronischer respiratorischer Insuffizienz erhalten wegen eines begleitenden Cor pulmonale häufig Digitalis und Diuretika, letztere werden zur Reduzierung von renalen Kaliumverlusten auch mit Amilorid oder Triamteren kombiniert. Als Komplikation dieser Therapie können sowohl Diuretika-induzierte hypochlorämische Alkalosen als auch Hypokaliämien beobachtet werden. Zu einer Hyperkaliämie kommt es bevorzugt im Rahmen einer Azidose oder einer Niereninsuffizienz.

Im Falle einer kurzfristigen Verschlechterung des klinischen Zustandsbildes ist daher bei jedem Patienten eine Analyse der arteriellen Blutgase sowie der Serumelektrolyte Natrium, Kalium und Chlorid indiziert, um drohenden Komplikationen begegnen zu können. Findet sich eine akute respiratorische Azidose mit einem pH oberhalb von 7,25, so kann bei Patienten mit COPD zunächst noch eine maximale konservative Therapie versucht werden, andernfalls ist die Indikation zur maschinellen Beatmung gegeben. Falls exzessive Konzentrationen von Bikarbonat vorliegen, kann zur Korrektur die vorübergehende Anwendung des Karboanhydrase-Hemmers Acetazolamid notwendig sein, wobei diese Medikation nicht bis zur Entstehung einer metabolischen Azidose fortgesetzt werden darf.

7.3 Behandlung von Komplikationen

Pulmonale Hypertonie

Hat sich als Komplikation der respiratorischen Insuffizienz eine pulmonale Hypertonie entwickelt, so ist bei erfolgreicher Behandlung der Grundkrankheit auch mit einer Restitution der Lungenstrombahn zu rechnen.

Wie bereits ausgeführt, stellt die hypoxische Vasokonstriktion eine bedeutende Ursache für den erhöhten Gefäßwiderstand dar, so daß Sauerstoff als das Therapeutikum der Wahl anzusehen ist. Mit dem Ziel der direkten Vasodilatation zur Entlastung des rechten Ventrikels wurden experimentell zahlreiche Substanzen, wie z. B. Hydralazin, Isosorbiddinitrat, Nifedipin, Prazosin und Captopril, eingesetzt, teilweise konnte hierdurch eine deutliche Senkung des Drucks in der A. pulmonalis erreicht werden. Während eine Verbesserung des O_2-Transports nicht regelmäßig festgestellt wurde, kam es teilweise zu schwerwiegenden Nebenwirkungen in Form von systemischer Hypotonie und akutem Herzversagen, außerdem wurde eine Verschlechterung des Gasaustausches durch partielle Aufhebung der hypoxischen Vasokonstriktion mit Verschiebung des Ventilations-Perfusions-Verhältnisses beobachtet. Aufgrund der bisher vorliegenden Erfahrungen sollte der Einsatz dieser Substanzen nur im Rahmen von Therapiestudien erfolgen.

Beträgt der Hämatokrit mehr als 60%, so kann versucht werden, die Blutviskosität durch Aderlaßtherapie zu senken. Dieses Vorgehen ist jedoch bei manifestem Cor pulmonale nicht ohne Risiko, da einerseits hierdurch die Sauerstoff-Transportkapazität reduziert wird und es andererseits bei den typischerweise labilen hämodynamischen Verhältnissen dieser Patienten zu einer akuten kardialen Dekompensation kommen kann.

7.4 Mechanische Beatmung

Indikation

Kommt es trotz Ausschöpfung aller konservativen Behandlungsmöglichkeiten zu einer weiteren Verschlechterung der respiratorischen Funktion, so muß die mechanische Beatmung mittels Trachealtubus und Respirator in Erwägung gezogen werden. Sofern die relevanten Daten aus der medizinischen Vorgeschichte in der Akutsituation verfügbar sind, sollte bei der Abwägung der Indikation der bisherige Krankheitsverlauf berücksichtigt werden. Besteht Anlaß zu der Annahme, daß die aktuelle Verschlechterung auf einer zumindest teilweise reversiblen Störung beruht, so ist die Entscheidung für eine Beatmungstherapie unproblematisch. Handelt es sich jedoch nach aller Wahrscheinlichkeit um den Endpunkt einer chronischen progressiven Erkrankung, so sollte unter Einbeziehung ethischer Gesichtspunkte der Verzicht auf eine Respiratorbehandlung diskutiert werden.

Zeitpunkt und Dauer

Exakte Kriterien für den Zeitpunkt der Intubation konnten bisher nicht etabliert werden. Als prognostisch ungünstig für eine Fortsetzung der konservativen Therapie ist eine Zunahme der Atemfrequenz auf Werte über 40/min sowie eine zunehmende CO_2-Retention anzusehen. In Abhängigkeit von der klinischen Gesamtsituation kann jedoch die Intubation bereits erheblich früher indiziert sein. Das Beatmungsgerät entlastet den Patienten in erster Linie von der erhöhten Atemarbeit, so daß neben einem suffizienten Gasaustausch zusätzlich die Umverteilung des Herzzeitvolumens zugunsten der übrigen Organregionen bewirkt wird. Die von der Atemmuskulatur benötigte Zeit zur Erholung ist nicht genau bekannt. Bei protrahierter Entlastung kommt es allerdings zum raschen Einsetzen einer Muskelatrophie, so daß die Phase der Beatmung schon aus diesem Grunde so kurz wie möglich gehalten werden sollte.

Behandlungsziel

Für die maschinelle Beatmung von Patienten mit chronischer Ateminsuffizienz sollen folgende Prinzipien besonders herausgestellt werden (s. a. Literatur zur Intensivtherapie):
- Für die alveoläre Ventilation ist als initiales Ziel ein Pa_{CO_2} anzustreben, der den arteriellen pH normalisiert.
  Da bei dieser Patientengruppe vor der Intubation häufig eine reduzierte alveoläre Ventilation mit metabolischer Kompensation besteht, führt die Einstellung des Respirators nach den üblichen Faustregeln (Hubvolumen 10 ml/kg, Atemfrequenz 14/min) leicht zu einer krassen Hyperventilation mit respiratorischer Alkalose. Diese wiederum bewirkt eine Abnahme des zerebralen Blutflusses sowie eine Behinderung der O_2-Abgabe in der Peripherie; über Elektrolytverschiebungen können außerdem kardiale Arrhythmien begünstigt werden.
- Der Pa_{O_2} soll nicht wesentlich über 60 mm Hg liegen. Höhere Werte führen zu keiner wesentlichen Verbesserung des arteriellen O_2-Gehaltes, sie beinhalten jedoch die Möglichkeit einer Depression des zentralen Atemantriebs. Außerdem soll die inspiratorische O_2-Fraktion niedrig gehalten werden, um eine pulmonale Toxizität des Sauerstoffs zu vermeiden.
- Bei obstruktiver Ventilationsstörung ist auf eine ausreichend lange Exspirationsphase zu achten. Dies wird erreicht, indem bei niedriger Atemfrequenz eine relativ hohe inspiratorische Flußge-

schwindigkeit unter Beibehaltung des Atemzugvolumens eingestellt wird. Hierdurch kann eine dynamische Überblähung der Lunge mit den bekannten Nachteilen für die Inspirationsmuskulatur vermieden werden [16].

Die Beatmung bis zur Extubation muß sich an den vor der Dekompensation ermittelten Blutgasen orientieren. War der Patient zuvor trotz optimaler Therapie chronisch hyperkapnisch, so ist ein erfolgreiches Abtrainieren bei normokapnischen Blutgasen in der Regel nicht zu erwarten.

Beatmungsmöglichkeiten

Die heute verbreiteten modernen Beatmungsgeräte erlauben die separate Einstellung der verschiedenen Parameter und die Überwachung der Ventilation, so daß die praktische Handhabung weitgehend vereinfacht ist. Zusätzlich bieten sie eine Auswahl zwischen verschiedenen Beatmungsverfahren wie die kontrollierte mechanische Beatmung (CMV), assistierte Beatmung, die intermittierende Beatmung (IMV), die synchrone intermittierende Beatmung (SIMV) und weiteren Varianten. Beispielhaft sei SIMV herausgegriffen. Vorgegeben werden ein minimales Atemminutenvolumen (AMV) sowie die hierzu erforderliche Atemfrequenz und das Zugvolumen. Ist die spontane Ventilation des Patienten höher als das eingestellte AMV, erfolgt keine maschinelle Beatmung. Andernfalls wird synchronisiert mit einer Inspirationsanstrengung durch den Patienten das eingestellte Zugvolumen durch den Respirator appliziert. Obwohl das Konzept dieser Beatmungsform zur Aufrechterhaltung der muskulären Koordination faszinierend ist, konnte der Nachweis seiner Überlegenheit gegenüber den älteren Verfahren nicht erbracht werden.

Die routinemäßige Anwendung der positiven endexspiratorischen Druckbeatmung (PEEP) in der hier besprochenen Patientengruppe kann aufgrund der dargestellten Pathomechanismen nicht empfohlen werden. Da bei obstruktiver Ventilationsstörung Atemwegsverschlüsse bereits bei hohen Lungenvolumina auftreten, können niedrige Niveaus von PEEP den Gasaustausch gelegentlich verbessern. In der Phase der Entwöhnung vom Respirator fehlt den Patienten aufgrund des Trachealtubus die Möglichkeit zum Einsatz von Lippen und Glottis als Exspirationsbremse, so daß zu diesem Zeitpunkt der Einsatz von niedrigem kontinuierlichem positivem Atemwegsdruck (CPAP) erfolgversprechend sein kann [15].

7.5 Langzeitbehandlung

Stellt die Ateminsuffizienz den Folgezustand einer eigenständigen Grundkrankheit dar, so richtet sich selbstverständlich auch die Langzeitbehandlung in erster Linie auf die Primärerkrankung aus. Die Vielzahl der Möglichkeiten erlaubt keine detaillierte Darstellung in diesem Rahmen, hierzu wird auf die jeweiligen speziellen Kapitel verwiesen. Wegen der außerordentlich hohen Prävalenz sollen jedoch im folgenden einige Strategien bei der Therapie der chronisch obstruktiven Lungenerkrankung beleuchtet werden.

7.5.1 Bronchodilatation

Der Wert einer Dauerbehandlung bei COPD kann mittlerweile als gesichert angesehen werden. Entgegen früheren Ansichten ist die Atemwegsobstruktion hierbei nicht generell fixiert, in einer Gruppe von 846 Patienten mit der Diagnose COPD fand sich nach Inhalation von 250 µg Isoproterenol im Mittel eine relative Zunahme des FEV_1 von 15%. Eine gleichzeitige Medikation mit Theophyllin verringerte die Bronchodilatation nicht, so daß eine unabhängige Wirkung anzunehmen ist [2]. Besonders bedeutend ist die Beobachtung, daß bei den Patienten mit dem größten Anstieg des FEV_1 die geringste Abnahme dieses Parameters im Verlaufszeitraum gemessen wurde.

Hieraus ergibt sich die Folgerung, diese Patientengruppe langfristig bevorzugt mit inhalierbaren Beta-Sympathomimetika und Theophyllin zu behandeln, wobei letzteres zur Senkung der pulmonalen Hypertonie beitragen kann. Eine langfristige Medikation mit Kortikosteroiden ist nur bei nachgewiesener Verbesserung der Lungenfunktion gerechtfertigt.

7.5.2 Infektionsprophylaxe

Neben der gelegentlich praktizierten antibiotischen Langzeittherapie sind hier Impfungen mit polyvalenter Pneumokokken-Vakzine zu erwähnen. Bezüglich der Impfresultate liegen widersprüchliche Berichte vor, möglicherweise existiert ein marginaler Gewinn für Patienten oberhalb von 60 Jahren.

7.5.3 Sauerstoff-Heimtherapie

Werden bei einem Patienten im stabilen Krankheitsintervall wiederholt arterielle O_2-Partialdrücke unter 60 mm Hg ermittelt, so ist die Indikation zur Sauerstoff-Heimtherapie zu stellen. Zunächst muß unter sorgfältiger klinischer Überwachung und wiederholten Blutgaskontrollen die Wirksamkeit nachgewiesen und die Dosierung festgelegt werden; ein eventueller geringer Anstieg des Pa_{CO_2} darf zu keiner signifikanten Azidose führen. Die Gefahr der Atemdepression scheint besonders bei schwerer Thoraxwanddeformität und bei chronisch obstruktiver Bronchitis gegeben zu sein, sie muß jedoch auch bei Emphysem und interstitiellen Lungenerkrankungen berücksichtigt werden.

Seit geraumer Zeit stehen zuverlässige Geräte zur Verfügung, die auf der Grundlage eines Molekularsiebes den Sauerstoff aus der Umgebungsluft anreichern und dem Patienten über ein fast beliebig langes Schlauchsystem zur Verfügung stellen können. Auf diesem Weg ist eine kontinuierliche Therapie im häuslichen Bereich möglich; zur deutlichen Verbesserung der Lebensqualität und Lebenserwartung muß sie täglich 16 Stunden und länger erfolgen. Ein Nachteil dieser Apparatur liegt in der noch unhandlichen Baugröße und Abhängigkeit vom Netzstrom, so daß die Mobilität des Patienten eingeschränkt bleibt. Dem besonders unter körperlicher Belastung erhöhten Sauerstoffbedarf kann bisher therapeutisch nur unzureichend Rechnung getragen werden. Ein nicht geringer Anteil von Patienten mit chronischer respiratorischer Insuffizienz weist erst unter diesen Bedingungen deutliche und beeinträchtigende Hypoxämien auf.

Hier bietet sich derzeit nur die Versorgung mit tragbaren O_2-Druckflaschen von ca. 150 l Fassungsvermögen an. In den USA liegen bereits seit längerem positive Erfahrungen mit der Anwendung von Flüssigsauerstoff in tragbaren Behältern von ca. 5 kg Gewicht vor. Der nutzbare O_2-Vorrat beträgt dabei etwa 800 l, so daß insbesondere in der Kombination mit sauerstoffsparenden transtrachealen Applikationssystemen eine erhebliche Verbesserung der Mobilität erreicht werden kann. Gegenwärtig erlauben die gesetzlichen Bestimmungen in der Bundesrepublik die Verwendung von Flüssigsauerstoff noch nicht, mit einem Abschluß der sicherheitstechnischen Überprüfungen und der Zulassung ist jedoch in der näheren Zukunft zu rechnen.

7.5.4 Ernährung

Etwa ein Drittel der Patienten mit COPD ist deutlich unterernährt. Dieser Zustand geht mit einer verschlechterten Lungenfunktion und erhöhten Letalität einher. Bisher konnte nicht bewiesen werden, daß durch eine optimierte Kalorienzufuhr eine Verbesserung der Prognose erreicht werden kann. Ein ungünstiger Einfluß von Unterernährung auf den Verlauf der respiratorischen Insuffizienz ist jedoch über verschiedene Mechanismen vorstellbar. Tierexperimentell kann bei Hungerversuchen eine Verminderung der Proteinsynthese und Hemmung von Reparaturvorgängen nachgewiesen werden. Beim Menschen korreliert die Masse der Atemmuskulatur mit dem Ernährungszustand. Zusätzlich ist bei kalorischer Depletion der hypoxische Atemantrieb gedämpft, das Regulationsverhalten für CO_2 bleibt jedoch unverändert [4, 7, 20].

Insgesamt sollte einem eventuellen Untergewicht durch diätetische Maßnahmen entgegengewirkt werden, wobei eine ausgeglichene Zusammensetzung der Nahrung anzustreben ist. Ein übermäßiges Angebot von Kohlenhydraten ist dabei zu vermeiden, da hierdurch die CO_2-Produktion erhöht werden kann.

7.5.5 Ausdauertraining

Unter der Vorstellung, daß durch körperliches Training die physische Belastbarkeit und die maximale Ventilation steigerbar ist, wurden unterschiedliche Übungsprotokolle vorgeschlagen. Die bisher untersuchten Gruppengrößen sind noch zu klein für eine abschließende Beurteilung. Durch isokapnische Hyperventilation oder Atemtraining gegen einen Inspirationswiderstand scheint jedoch eine Verbesserung der maximalen O_2-Aufnahme und Ventilation möglich zu sein, während Gehtraining lediglich die beschwerdefreie Gehstrecke verlängert [1, 19].

7.5.6 Intermittierende Beatmung

Ein kleiner Anteil der Patienten ist dauerhaft nicht in der Lage, die zur Aufrechterhaltung der Ventilation notwendige Atemarbeit zu leisten, und bedarf daher der Unterstützung durch einen Respirator. Wenn der Gasaustausch während des Tages noch aus eigener Kraft gelingt, kann die Überdruckbeatmung über eine Trachealkanüle oder in einem Tankrespirator eventuell auf die Nachtstunden begrenzt werden. Kürzlich wurde bei Patienten mit neuromuskulärer Erkrankung über den erfolgreichen Einsatz von intermittierender Beatmung ausschließlich über eine Nasenmaske berichtet [9]. Diese Form dürfte allerdings nur bei ungestörter Lungenmechanik in Betracht kommen.

7.5.7 Organtransplantation

Auch bei bestmöglicher Abstimmung der Therapie nimmt die respiratorische Insuffizienz häufig einen progredienten Verlauf; schließlich leidet der Patient bereits in Ruhe unter Dyspnoe und Hypoxämie. Falls die Art der Grunderkrankung keine Aussicht auf Verbesserung der Grundkrankheit erlaubt, so ist bei ausgesuchten Patienten die Möglichkeit einer Organtransplantation in Betracht zu ziehen.

Diese Behandlung war in der Vergangenheit durch eine regelmäßige fatale Dehiszenz der Bronchus-Anastomose kompliziert. Zusätzlich bestehen natürlich auch alle anderen postoperativen Probleme der Transplantationsmedizin wie Infektionen und Abstoßungen. Seit der Einführung einer modifizierten Operationstechnik, bei der ein mobilisiertes Segment des Omentum majus die Anastomose umschließt, steht die Nahtinsuffizienz als Komplikation nicht mehr im Vordergrund. Zur Verbesserung der Wundheilung wird die Immunsuppression in den ersten drei postoperativen Wochen ohne Kortikosteroide durchgeführt.

Ermutigende Erfahrungen liegen bisher bei Patienten mit pulmonalvaskulären Erkrankungen und mit idiopathischer Lungenfibrose vor. Die atemmechanischen Besonderheiten bei der Lungenfibrose ermöglichen eine vereinfachte Operation mit einseitiger Lungentransplantation, da für eine ausreichende Belastbarkeit die Leistungskapazität einer Lunge genügt. Durch die niedrige Compliance der verbliebenen fibrotischen Lunge wird fast ausschließlich das Transplantat ventiliert. Im Falle einer schwerwiegenden Abstoßungsreaktion steht dem Patienten mit seiner Restlunge noch eine geringe funktionsfähige Gasaustauschfläche zur Verfügung, die u. U. lebensrettend sein kann.

Bei pulmonalvaskulären Erkrankungen wie der primären pulmonalen Hypertonie oder einer Eisenmenger-Reaktion bei kardialem Shunt kommt wegen der andernfalls resultierenden hohen Totraumventilation nur eine beidseitige Transplantation in Betracht. Aus technischen Gründen wird diese vorzugsweise mit einer Herztransplantation kombiniert, zumal kardiale Shunts und myokardiale Folgeschäden gleichzeitig korrigiert werden.

Problematisch ist die Identifizierung derjenigen Patienten, denen eine Transplantation von Nutzen sein kann. Der variable Verlauf der Grundkrankheit macht die Einschätzung der Prognose unsicher, so daß sich im Einzelfall die Indikation nicht auf eine streng rational abgewogene Risikoanalyse zu gründen vermag.

8 Prognose

Der Verlauf der Ateminsuffizienz ist maßgeblich von der Beeinflußbarkeit der Grundkrankheit abhängig; die kurzfristige Prognose bei akuter Dekompensation hat sich seit 1970 deutlich verbessert. Während die Letalität im Krankenhaus früher ca. 30% betrug, überleben heute mehr als 90% der Patienten eine akute Ateminsuffizienz [17]. Hierbei zeigt die Häufigkeit der maschinellen Beatmung ebenfalls eine rückläufige Tendenz. Bei Patienten mit COPD haben das FEV_1 nach Bronchospasmolyse sowie das Lebensalter einen gewichtigen Einfluß auf die Prognose. Abbildung 17–5 gibt die Überlebensrate in Abhängigkeit vom Grad der Obstruktion bei 985 Patienten wieder; nach drei Jahren waren 23% der Patienten verstorben [3].

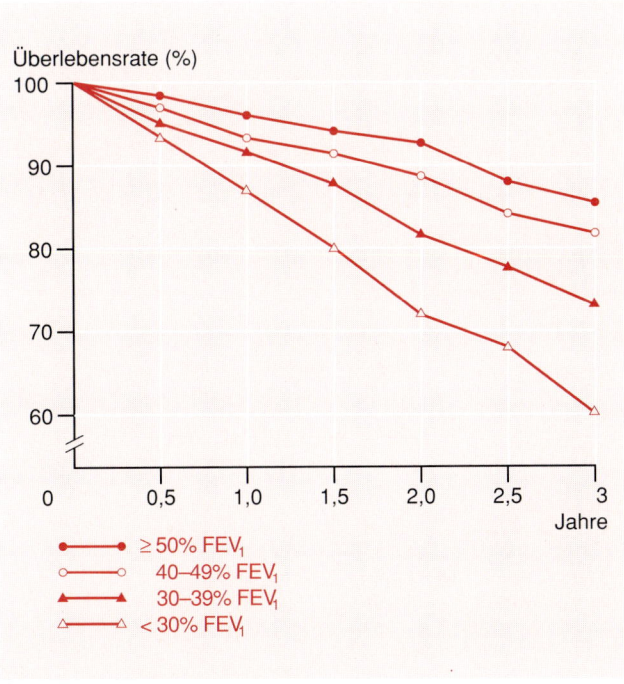

Abb. 17–5 Überlebensrate bei COPD in Abhängigkeit vom Grad der Obstruktion. Überlebensrate in einer Gruppe von 985 Patienten mit chronisch obstruktiven Lungenerkrankungen COPD. Die Stratifizierung erfolgte nach dem FEV_1 (forciertes Exspirationsvolumen in einer Sekunde) bei Studienbeginn, es wurde der Wert nach Bronchospasmolyse zugrunde gelegt (nach [3]).

Literatur

1. Aldrich, T. K.: The application of muscle endurance training techniques to the respiratory muscles of COPD. Lung 163 (1985) 15–22.
2. Anthonisen, N. R., E. C. Wright, IPPB Trial Group: Bronchdilator response in chronic obstructive pulmonary disease. Amer. Rev. respir. Dis. 133 (1986) 814–819.
3. Anthonisen, N. R., E. C. Wright, J. E. Hodgkin, IPPB Trial Group: Prognosis in chronic obstruktive pulmonary disease. Amer. Rev. respir. Dis. 133 (1986) 14–20.
4. Casaburi, R., K. Wassermann: Exercise training in pulmonary rehabilitation. New Engl. J. Med. 314 (1986) 1509–1511.
5. Criée, C. P., E. Wilhelms, K.-L. Neuhaus: Ist die Kontraktilität der Atemmuskulatur pharmakologisch beeinflußbar? Dtsch. med. Wschr. 111 (1986) 509–512.
6. Crofton, J., A. Douglas: The epidemiology of respiratory disease. In: Crofton, J., A. Douglas (eds.): Respiratory Diseases, 3th ed., pp. 80–87. Blackwell, Oxford–London–Edinburgh–Boston–Melbourne 1981.
7. Edelman, N. H., R. B. Rucker, H. H. Peavy: Nutrition and the respiratory system; NIH Workshop Summary. Amer. Rev. respir. Dis. 134 (1986) 347–352.
8. Eliasson, O., J. Hoffmann, D. Trueb, D. Frederick, J. R. McCormick: Corticosteroids in COPD; a clinical trial and reassesment of the literature. Chest 89 (1986) 484–490.
9. Ellis, E. R., P. T. P. Bye, J. W. Bruderer, C. E. Sullivan: Treatment of respiratory failure during sleep in patients with neuromuscular disease. Amer. Rev. respir. Dis. 135 (1987) 148–152.
10. Grassino, A., F. Bellemare, D. Laporta: Diaphragm-fatigue and the strategy of breathing in COPD. Chest 85 (1984) Supplement 51S–54S.
11. Gross, N. J.: COPD: A disease of reversible air-flow obstruction. Amer. Rev. respir. Dis. 133 (1986) 725–726.
12. Higgins, M.: Epidemiology of COPD, state of the art. Chest 85 (1984) Supplement 3S–8S.
13. Ingram, R. H.: Chronic bronchitis, emphysema, and airway obstruction. In: Braunwald, E., K. I. Isselbacher, R. G. Petersdorf, J. D. Wilson, J. B. Martin, A. S. Fauci (eds.): Harrisons's Principles of Internal Medicine. 11th ed., pp. 1087–1095. McGraw-Hill, New York 1987.
14. IPPB Trial Group: Intermittent positive pressure breathing therapy of chronic obstructive pulmonary disease; a clinical trial. Ann. Intern. Med. 99 (1983) 612–620.
15. Khan, F. A., R. Mukherji, R. Chitkara, J. Juliano, R. Iorio: Positive airway pressure in patients receiving intermittent mandatory ventilation at zero rate; the role in weaning in chronic obstructive pulmonary disease. Chest 84 (1983) 436–438.
16. Kimball, W. R., D. E. Leith, A. G. Robins: Dynamic hyperinflation and ventilator dependence in chronic obstructive pulmonary disease. Amer. Rev. respir. Dis. 126 (1982) 991–995.
17. Martin, T. R., S. W. Lewis, R. K. Albert: The prognosis of patients with chronic obstructive pulmonary disease after hospitalization for acute respiratory failure. Chest 82 (1982) 310–314.
18. Morris, H. G.: Mechanism of glucocorticoid action in pulmonary disease. Chest 88 (1985) Supplement 133S–141S.
19. Ries, A. L., K. Moser: Comparison of isocapnic hyperventilation and walking exercise training at home in pulmonary rehabilitation. Chest 90 (1986) 285–289.
20. Rogers, R. M., J. H. Dauber, M. H. Sanders, W. D. Claypool, D. Openbrier, M. Irwin: Nutrition and COPD; state-of-the-art minireview. Chest 85 (1984) Supplement 63S–66S.
21. Rosen, R. L.: Acute respiratory failure and chronic obstructive lung disease. Med. Clin. North Amer. 70 (1986) 895–907.
22. Roussos, Ch.: Function and fatigue of respiratory muscles. Chest 88 (1985) Supplement 124S–132S.
23. Simon, C., W. Stille: Antibiotika-Therapie in Klinik und Praxis. 6. Aufl. S. 339–343. Schattauer, Stuttgart–New York 1985.
24. West, J. B.: Ventilation-perfusion inequality and overall gas exchange. In: West, J. B. (ed.): Ventilation/blood/flow and gas exchange, 3th ed., pp. 53–82. Blackwell, Oxford–London–Edinburgh–Boston–Melbourne 1977.

18   Cor pulmonale

Jürgen Krause

Inhalt

1   Definition

Der Begriff Cor pulmonale steht für eine Überlastung der rechten Herzkammer, deren Ursache eine Lungenerkrankung oder eine Ventilationsstörung sein kann. So kommen kongenitale Herzerkrankungen, erworbene Vitien und Rückwirkungen einer Linksherzinsuffizienz auf den kleinen Kreislauf nicht in Frage, wohl aber primäre Alterationen der Lungengefäße. Eine manifeste Rechtsherzinsuffizienz oder Hypertrophie gehört nicht zu den obligaten Kriterien eines Cor pulmonale.

Plötzliche Druckbelastung des rechten Herzens, z. B. bei embolischen Prozessen, führen ebenfalls zum klinischen Bild des akuten Cor pulmonale.

2   Ätiologie

Grundsätzlich wird die Rechtsherzbelastung durch eine Erhöhung des pulmonalen Gefäßwiderstandes verursacht: In Abhängigkeit von der Grunderkrankung tragen unterschiedliche pathophysiologische Mechanismen zu einer pulmonalarteriellen Druckerhöhung bei. Die Häufigkeit eines chronischen Cor pulmonale wird mit 5–10% der organischen Herzerkrankungen angegeben, wobei exakte Daten über die Prävalenz nicht verfügbar sind. Nach koronarer und hypertensiver Herzkrankheit stellt es jenseits des 45. Lebensjahres die häufigste Ursache für Herzinsuffizienz und Herztod dar [1], Männer sind deutlich häufiger betroffen als Frauen. Hierin spiegeln sich die unterschiedlichen Rauchgewohnheiten, aber wohl auch eine vermehrte berufliche Exposition gegenüber inhalativen Schadstoffen wider. Chronisch obstruktive Ventilationsstörungen sind allein für mehr als 50% der Fälle von chronischem Cor pulmonale verantwortlich.

Entsprechend der jeweilig vorherrschenden Pathophysiologie können bei den zu einer pulmonalarteriellen Hypertonie führenden Krankheiten sinnvoll drei Gruppen unterschieden werden, im Einzelfall ist eine strikte Trennung wegen der offensichtlichen Überlappungen im Krankheitsgeschehen nicht immer möglich (Tab. 18–1).

2.1 Hypoxische Vasokonstriktion

Allen Krankheitsbildern ist gemeinsam, daß es in ihrem Verlauf über eine regionale und seltener auch über eine globale alveoläre Hypoventilation zu einer Hypoxie

Tabelle 18–1   Ätiologie des chronischen Cor pulmonale.

hypoxische Vasokonstriktion
obstruktive Ventilationsstörungen
chronische Hypoventilation
- Thoraxwanderkrankung
- neuromuskuläre Erkrankung
- Schlafapnoe-Syndrom
- Pickwickier-Syndrom
- primäre alveoläre Hypoventilation
Höhenkrankheit

chronische Lungenparenchymerkrankung mit Beteiligung des Gefäßbetts
Lungenemphysem
diffuse interstitielle Lungenerkrankung
- Pneumokoniosen
- idiopathische Lungenfibrose
- allergische Alveolitis mit Fibrose
- postinfektiöse Lungenfibrose
- Kollagenosen
- Sarkoidose
- Atemnotsyndrom des Erwachsenen (ARDS)
- Lymphangiosis carcinomatosa
- Strahlenfibrose
- idiopathische Lungenhämosiderose u. a.

primäre Zerstörung des pulmonalen Gefäßbetts
rezidivierende Embolien
- Thromboembolien
- Fett, Fruchtwasser
- Parasiteneier
- Sichelzellanämie
primäre pulmonalarterielle Hypertonie
- idiopathisch
- medikamenteninduziert (z. B. Appetitzügler)
Vaskulitis bei Systemerkrankung
venookklusive Erkrankung

kommt. Zahlenmäßig führen die obstruktive Bronchitis und das Lungenemphysem, die Einengung der Atemwege ist hier entscheidend. Im Gegensatz dazu können Erkrankungen der Thoraxwand (ausgedehnte Pleuraschwarten, Deformierung des Skeletts durch hochgradige Kyphoskoliose) die Atemexkursionen beschränken, ohne daß das Lungenparenchym selbst in seiner Struktur oder Funktion nennenswert beeinträchtigt sein muß.

Ein primäres Versagen der muskulären Pumpfunktion vermag sowohl im Rahmen einer Myopathie als auch einer neurologischen Erkrankung aufzutreten. So können beispielsweise eine Myasthenia gravis und eine Poliomyelitis ebenso zu einer Minderbelüftung führen wie ein Guillain-Barré-Syndrom oder eine Querschnittsläsion, während einem Schlafapnoe-Syndrom meist ein mechanisches Problem im Bereich des Oropharynx mit sich ständig wiederholenden Episoden von obstruktionsbedingten Apnoen zugrunde liegt.

Unter der Bezeichnung „Pickwickier-Syndrom" ist eine heterogene Gruppe von Patienten zusammengefaßt, deren herausragende Merkmale eine außerordentliche Adipositas und eine chronische alveoläre Hypoventilation sind. Weltweit leidet außerdem eine nicht unwesentliche Anzahl von Menschen an einer chronischen Höhenkrankheit, die durch Hypoxie verursacht wird. Voraussetzung für ihre Manifestation ist selbstverständlich ein langfristiger Aufenthalt oberhalb von 4500–5000 m.

2.2 Erkrankung des Lungenparenchyms

Generell kann gesagt werden, daß sämtliche Krankheitsprozesse im Lungengerüst auch zu einer Rückwirkung auf das Gefäßsystem führen. So kommt es im Rahmen eines fortschreitenden Lungenemphysems ebenso zu einer Destruktion von Lungengefäßabschnitten wie in der Folge der unterschiedlichen Erkrankungen des Interstitiums. Dabei soll nicht übersehen werden, daß sich im Falle einer Hypoxie die oben genannten Mechanismen den organischen Einengungen des Gefäßbettes noch zusätzlich überlagern. In Abhängigkeit vom inhalierten Schadstoff bewirken die Pneumokoniosen zusätzlich zur restriktiven Ventilationsstörung auch eine nachweisbare Atemwegsobstruktion, letztere ist in geringem Ausmaß auch bei den idiopathischen und exogen-allergisch bedingten Fibrosen meist vorhanden.

2.3 Zerstörung des pulmonalen Gefäßbettes

Rezidivierende Mikroembolien verlaufen oft über einen langen Zeitraum klinisch stumm, bis sich schließlich die Zeichen eines manifesten Cor pulmonale einstellen. Disponierend finden sich bisweilen variköse Veränderungen im Bereich der unteren Extremitäten, als Risikofaktor gilt die Kombination hormonelle Kontrazeptiva und Nikotinkonsum. Nichtthrombotische Embolien kommen besonders in Form von Fettpartikeln und Fruchtwasser vor, während in Mitteleuropa Embolien durch Parasiteneier oder durch deformierte Erythrozyten im Rahmen einer Sichelzellanämie selten sind.

Eine besondere Stellung nimmt die primäre pulmonale Hypertonie ein. Diese Diagnose kann nur gestellt werden, wenn zuvor andere Ursachen einer pulmonalen Hypertonie ausgeschlossen worden sind. Es handelt sich um ein seltenes Krankheitsbild, das in seiner frühen Form histologisch durch eine Muskularisierung der Lungenarteriolen und durch Proliferation der Intima gekennzeichnet ist, während sich in späteren Stadien sogenannte plexiforme Läsionen und fokale fibrinoide Nekrosen finden [6]. Ätiologisch scheinen neben genetischen und anderen Faktoren auch Kollagenerkrankungen eine Rolle zu spielen, eine Häufung von Fällen in den Jahren 1967 bis 1969 stand mit dem damals gebräuchlichen Appetitzügler Aminorex in Zusammenhang.

3 Physiologie und Pathophysiologie

Das Lungengefäßbett ist ein Niederdrucksystem, das dank seiner besonderen Struktur unter Zwischenschaltung von minimalen Diffusionsbarrieren eine größtmögliche Gasaustauschfläche zur Verfügung stellt. Beim Gesunden beträgt der Mitteldruck in der Arteria pulmonalis in Ruhe 12–17 mm Hg, eine Erhöhung auf über 20 mm Hg ist als pathologisch anzusehen.

Normalerweise besitzt die Lungenstrombahn große Funktionsreserven zur Bewältigung einer gesteigerten Perfusion; selbst bei einer erheblichen Steigerung des Herzzeitvolumens nimmt aufgrund der Rekrutierung zuvor geschlossener Gefäßareale der pulmonalarterielle Druck nur geringgradig zu. Erst nach einer Reduzierung des Gefäßquerschnitts um mehr als 50% ist zumindest unter Belastung regelmäßig eine Hypertonie nachzuweisen.

Häufiger als durch eine irreversible Verlegung wird eine Widerstandserhöhung durch eine funktionelle Engstellung des Gefäßbettes hervorgerufen. Unterhalb eines alveolären P_{O_2} von 55 mm Hg bewirkt der Euler-Liljestrand-Reflex eine ausgeprägte *hypoxische Vasokonstriktion,* die nach Beseitigung der Hypoxie reversibel ist und deren Ausmaß durch einen niedrigen arteriellen pH und einen hohen P_{CO_2} potenziert wird [4]. Der entscheidende Mediator für diesen autoregulatorischen Vorgang ist bisher nicht identifiziert. Tabelle 18–2 gibt einen Überblick über den Einfluß einiger wichtiger Substanzen auf den pulmonalen Gefäßtonus [12].

Als Adaptation an eine chronische Hypoxämie kommt es zu einer *Polyglobulie.* Durch Vermehrung der Erythrozytenzahl steht eine höhere Sauerstoff-Transportkapazität pro Volumeneinheit zur Verfügung. Übersteigt der Hämatokrit jedoch einen Wert von ca. 55%, so verschlechtern sich die Fließeigenschaften des Blutes zunehmend, und der Druck im kleinen Kreislauf

steigt weiter an. Diese Entwicklung kann soweit führen, daß der effektive Sauerstofftransport trotz erhöhten Hämoglobingehalts aufgrund des rückläufigen HZV abnimmt.

Die gemessenen Druckwerte in der A. pulmonalis ermöglichen eine Einteilung in verschiedene Schweregrade, die klinisch von Bedeutung sind [3]:
– chronisches Cor pulmonale mit latenter pulmonaler Hypertonie (pathologische Druckerhöhung nur bei erhöhtem Herzzeitvolumen)
– chronisches Cor pulmonale mit manifester pulmonaler Hypertonie (pathologische Druckerhöhung bereits in Ruhe)
– dekompensiertes chronisches Cor pulmonale mit manifestem Rechtsherzversagen.
Neben dem Schweregrad bestimmt die zeitliche Entwicklung einer pulmonalen Hypertonie die Veränderungen an der rechten Herzkammer. Während bei Rechtsherzbelastungen, die seit früher Kindheit bestehen, die Muskelmasse der linken Kammer entsprechen kann, werden bei Erkrankungen, die im späteren Lebensalter auftreten, diese Ausmaße von Hypertrophie nicht mehr erreicht. Trotzdem ist bei protrahiertem Verlauf der Grundkrankheit die Adaptation des rechten Ventrikels an Druckwerte möglich, die bei einem akuten Auftreten zu einem sofortigen Herzversagen führen würden. Bemerkenswert ist in diesem Zusammenhang, daß trotz der häufig extrem hohen Drucke eine Dekompensation bei Patienten mit interstitiellen oder primär vaskulären Lungenerkrankungen erst spät auftritt, während bei einer obstruktiven Ventilationsstörung bereits mittelgradige Hypertonien schwerwiegende Konsequenzen haben [12].

Im Stadium der latenten und manifesten pulmonalen Hypertonie liegt das Herzzeitvolumen unter Ruhebedingungen meist noch im Normbereich [16]. Eine Beeinträchtigung der Nierenfunktion ist erst zu erwarten, wenn zu einem hochgradig erniedrigten HVZ eine ausgeprägte Hypoxie hinzukommt, so daß in Verbindung mit einem hohen Venendruck die Entstehung von peripheren Ödemen begünstigt wird.

Ein Cor pulmonale alleine beeinträchtigt die Funktion des linken Ventrikels nicht nennenswert, obwohl echokardiographische Befunde teilweise eine Verlagerung des interventrikulären Septums zum linken Ventrikel mit möglicher Einschränkung der diastolischen Füllung zeigen.

Tabelle 18–2   Modulatoren des pulm. Gefäßtonus (nach [12]).

Dilatation	Konstriktion
Beta-Sympathomimetika	Alpha-Sympathomimetika
Histamin H_2	Histamin H_1
Azetylcholin	Serotonin
vasoaktives intestinales Peptid	Substanz P
Prostazyklin	Leukotriene
Prostaglandin E_1	Prostaglandin F_{2a}
	Prostaglandin D_2
	Thromboxan

4   Diagnostisches Vorgehen

Insgesamt kann angenommen werden, daß die Diagnose eines Cor pulmonale wegen des oft uncharakteristischen klinischen Erscheinungsbildes zu selten erwogen und gestellt wird.

4.1 Anamnese

Anamnestische Angaben, die auf ein Cor pulmonale hinweisen, sind insgesamt wenig charakteristisch, meist stehen die Beschwerden der Grundkrankheit ganz im Vordergrund. Symptome wie Dyspnoe oder Zyanose bei Belastung erlauben keine sichere Abgrenzung von einer Linksherzinsuffizienz; das Auftreten von Beinödemen in der Vorgeschichte stellt allenfalls ein Zeichen bei bereits weit fortgeschrittener Rechtsherzbelastung dar.

4.2 Klinische Befunde

Verläßliche Zeichen für ein Cor pulmonale sind nicht bekannt, häufig ist die kardiale Auskultation durch begleitende Lungenveränderungen erschwert. Relativ spezifisch ist eine Betonung des Pulmonalklappenschlußtons P_2, der insbesondere bei primär vaskulärer Ätiologie im 2. ICR links parasternal gut auskultierbar und sogar tastbar sein kann. Hierbei gibt es allerdings ebenso falsch-positive und -negative Befunde wie bei der Palpation von epigastrischen Pulsationen, die Ausdruck einer rechtsventrikulären Hypertrophie sein können. Ist der pulmonale Ausflußtrakt dilatiert, so können ein Ejektionsklick und eine Pulmonalinsuffizienz zu hören sein.

Der sogenannte hepatojuguläre Reflux wird am liegenden Patienten geprüft, wobei der Oberkörper ca. 45° angehoben sein sollte. Die Kompression des rechten Oberbauchs mit der flachen Hand führt zu einem beschleunigten venösen Rückstrom, der von einem suffizienten rechten Ventrikel mühelos bewältigt wird. Füllen sich die Halsvenen hingegen während der Kompression sichtbar, so ist eine latente Rechtsherzinsuffizienz anzunehmen. Beim manifesten Rechtsherzversagen sind die Halsvenen kräftig gefüllt und kollabieren auch während der Inspiration nicht, typisch ist ein frühdiastolischer dritter Herzton (S_3). Eine begleitende Trikuspidalinsuffizienz ist neben dem holosystolischen Geräusch an einem Venenpuls mit eventuellen Leberpulsationen erkennbar.

4.3 Klinisch-chemische Befunde

Eine wichtige Untersuchung ist die arterielle Blutgasanalyse. Das Vorliegen eines Cor pulmonale kann damit nicht ausgeschlossen werden, es findet sich jedoch fast regelmäßig bei Sauerstoff-Partialdrücken unter 60 mm Hg ein Hochdruck im kleinen Kreislauf [7]. Besteht zusätzlich eine Hyperkapnie, findet sich eine Druckerhöhung regelmäßig. Blutbild und Elektrolytwerte lassen Folgewirkungen erkennen und sind für die Stellung der Erstdiagnose nicht notwendig.

4.4 Röntgenbefund

Nicht selten wird anläßlich einer Routineaufnahme des Thorax erstmalig der Verdacht einer Rechtsherzbelastung geäußert, wobei die genaue Beurteilung der Herzsilhouette und der Gefäßstruktur durch eventuelle Veränderungen des Lungenparenchyms erheblich erschwert sein kann. So kann das Herz bei Lungenüberblähung mit Zwerchfelltiefstand und einer Rarefizierung der Gefäße frühzeitig an eine Hypertonie denken lassen, während ausgedehnte interstitielle Prozesse mit Restriktion eine verläßliche Diagnose erheblich erschweren können (Abb. 18–1a, b). Folgende Kriterien erleichtern die Diagnose einer pulmonalen Hypertonie [3]:
- Durchmesser der A. intermedia rechts
- Abstand zwischen der Medianlinie und der lateralen Randkontur des rechten Ausflußtraktes
- Kalibersprünge zwischen den zentral erweiterten und peripher enggestellten Lungenarterien

Die Bestimmung des Durchmessers der A. intermedia rechts ist besonders geeignet; bei einem Durchmesser von mehr als 16 mm findet sich bei zwei Drittel der Patienten ein gesicherter Hochdruck [7].

4.5 Elektrokardiographie

Ein elektrokardiographischer Normalbefund schließt die Diagnose keinesfalls aus. Als klassische Zeichen eines Cor pulmonale gelten:
- P-pulmonale (> 0,25 mV in Ableitung II, III, aVF)
- elektrische Herzachse > 90° in der Frontalebene

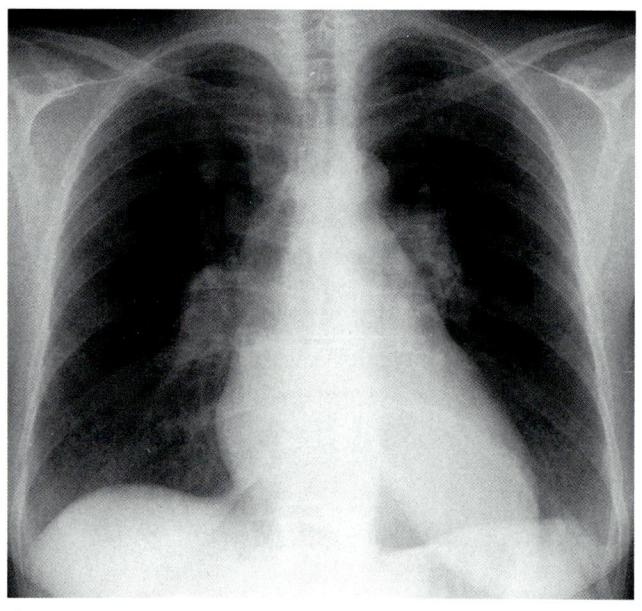

a)

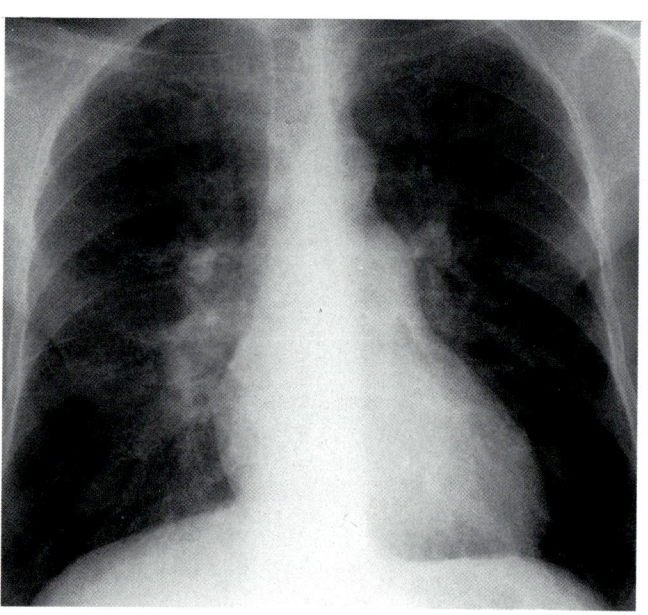

b)

Abb. 18–1   Röntgenbefunde bei Cor pulmonale.
a) 44jährige Patientin mit primär pulmonalvaskulärer Hypertonie (vergrößerter rechter Ventrikel, dilatierte zentrale Pulmonalgefäße, periphere Gefäßrarefizierung)

b) 45jähriger Patient mit schwerster obstruktiver Ventilationsstörung (beidseits betontes Herz mit prominentem Truncus pulmonalis, teilweise irregulär verlaufende periphere Gefäße, zusätzlich Zeichen einer Redistribution bei Linksherzinsuffizienz)

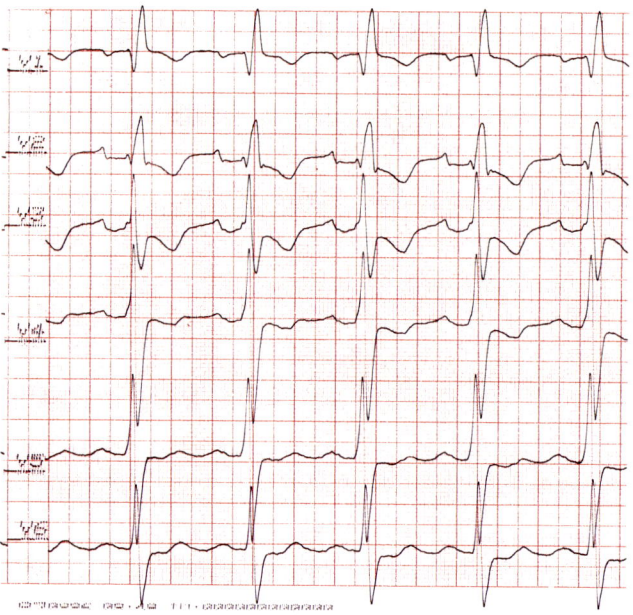

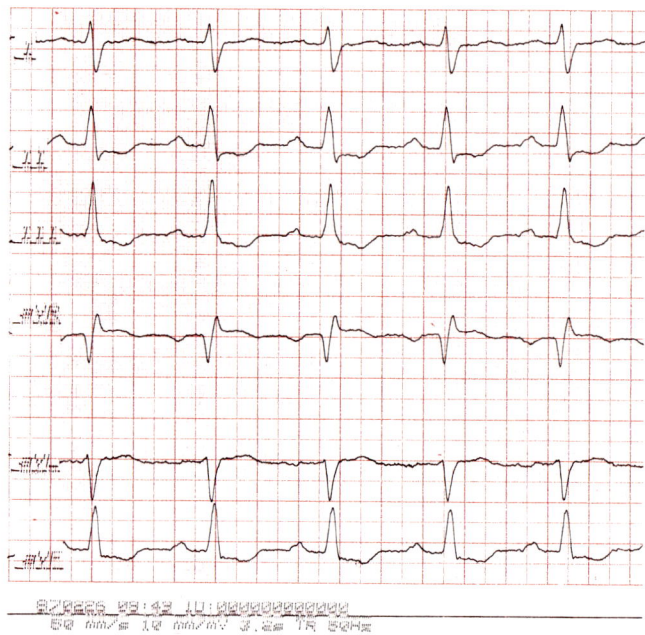

Abb. 18–2   Elektrokardiogramm einer 26jährigen Patientin mit rezidivierenden Lungenembolien (pulmonalarterieller Mitteldruck

57 mm Hg, Steiltyp, grenzwertiges P-dextroatriale, Rechtsschenkelblock mit tiefem S in I und aVL).

– Erregungsrückbildungsstörungen vom Innenschichttyp in den Brustwandableitungen V_1 bis V_3.
Zusätzliche Verdachtsmomente sind ein Rechtsschenkelblock und ein tiefes S in V_6 (Abb. 18–2).

4.6 Echokardiographie

Die exakte Darstellung der rechten Herzkammer und ihrer Wanddicke ist nicht einfach, die erkennbaren Veränderungen im zweidimensionalen Echokardiogramm beginnen mit Erweiterung des Ventrikels und des Trikuspidalringes. Bei Patienten mit chronisch obstruktiver Ventilationsstörung scheint der parasternale Zugang dem subkostalen überlegen zu sein [18]. Die Doppler-Technik ermöglicht eine Quantifizierung der pulmonalen Hypertonie. Hierbei wird über die Strömungsgeschwindigkeit des systolischen Refluxes an der Trikuspidalklappe der Druck im rechten Ventrikel geschätzt, wobei eine gute Korrelation zu den Katheterbefunden zu bestehen scheint. Das Verfahren kann allerdings nur bei Vorhandensein einer Trikuspidalinsuffizienz angewendet werden; der endgültige Stellenwert bleibt abzuwarten [5].

4.7 Nuklearmedizinische Verfahren

Das Verfahren eignet sich, um im Rahmen von Therapiestudien hämodynamische Veränderungen im kleinen Kreislauf nicht invasiv nachzuweisen. Mit der Blutpool-Szintigraphie lassen sich enddiastolisches Volumen und die Ejektionsfraktion des rechten Ventrikels bestimmen. Die Diagnose eines Cor pulmonale ist nicht möglich.

4.8 Rechtsherzkatheterisierung

Die Untersuchung mit dem Rechtsherzkatheter ist das zuverlässigste Verfahren zur Feststellung und Quantifizierung einer pulmonalen Hypertonie. Wegen des nicht unbeträchtlichen Aufwandes und des invasiven Charakters sollte diese Untersuchung den Abschluß eines diagnostischen Programms zur Eingrenzung einer Funktionsstörung bilden.

Die direkte Druckmessung in der A. pulmonalis einschließlich der Bestimmung des pulmonalkapillären Drucks wird mit einem Swan-Ganz-Katheter durchgeführt. Auf Technik und Komplikationsmöglichkeiten soll hier nicht eingegangen werden [15]. Pulmonalarterielle Drücke über 20 mm Hg in Ruhe sind pathologisch. Für eine präzise Beurteilung wird über das Herzzeitvolumen der pulmonalvaskuläre Widerstand errechnet. Da eine pulmonale Hypertonie nicht selten erst unter Belastung auftritt, ist bei entsprechender klinischer Fragestellung eine Fahrradergometrie mit fortlaufender Druckmessung indiziert. Bei der Interpretation der Meßdaten muß allerdings berücksichtigt werden, daß aufgrund einer verminderten linksventrikulären Compliance im höheren Lebensalter auch bei kardiopulmonal Gesunden der Mitteldruck unter Belastung auf über 30 mm Hg ansteigen kann.

5 Therapie

Da das Cor pulmonale stets eine sekundäre Erscheinung ist, muß sich die Behandlung in erster Linie an der Grundkrankheit ausrichten.

5.1 Senkung des pulmonalarteriellen Drucks

Die Anteile des Lungengefäßbetts, die im Verlauf des Krankheitsprozesses noch nicht irreversibel geschädigt sind, können möglicherweise durch unterschiedliche Behandlungen günstig beeinflußt werden, während es für die Arealen, die bereits narbig umgebaut sind, kaum therapeutische Ansatzpunkte gibt.

Sauerstoff-Langzeittherapie

Eine Hypoxämie mit einem arteriellen Sauerstoff-Partialdruck unter 60 mm Hg bei einem Patienten mit einem Cor pulmonale ist eine Indikation für eine Sauerstoff-Langzeittherapie. Eine deutliche Verbesserung der Überlebensrate durch diese Maßnahme ist eindeutig belegt [10], wobei die Wirkung bei einer respiratorischen Globalinsuffizienz besonders günstig ist. Der Erfolg ist abhängig von der Dauer der täglichen Anwendung; eine ununterbrochene Anwendung stellt möglicherweise das Optimum dar (s. Kap. 17).

Pharmakologische Vasodilatation

Es werden immer noch geeignete Substanzen gesucht, die analog zur Behandlung der Hypertonie eine direkte Erweiterung der Lungengefäße bewirken. Bis heute sind die Resultate noch unbefriedigend und die Therapie mit häufigen und teilweise schwerwiegenden Komplikationen belastet. So wird das Auftreten von Herzinsuffizienz, Ödemen, Hypotonie und akuten Schockzuständen mit tödlichem Ausgang beschrieben, auch eine Verschlechterung des Gasaustauschs kann eintreten.

Unbeantwortet ist die zentrale Frage, welche Änderungen der üblicherweise erfaßten physiologischen Parameter den Erfolg einer solchen antihypertensiven Therapie wahrscheinlich machen. So geht z. B. eine pharmakologische Drucksenkung häufig mit einem Abfall des arteriellen P_{O_2} einher, während u. U. der O_2-Transport über ein gesteigertes HZV zunimmt. Befriedigende Studien über Langzeiteffekte und die zu bevorzugenden Substanzen liegen bisher noch nicht vor [17].

Bei den primär pulmonalen Hypertonien ist der Einsatz von Vasodilatatoren wie Hydralazin, Kalziumantagonisten, Beta-Sympathomimetika noch am besten begründet. Weitgehend verlassen sind die Alphablocker sowie Diazoxid; auch Captopril hat keinen Durchbruch

Tabelle 18–3 Bei pulmonaler Hypertonie untersuchte Vasodilatatoren mit fraglicher Langzeitwirkung (nach [1]).

Alphablocker
– Phenoxybenzamin
– Prazosin
– Tolazolin

Beta-Sympathomimetika
– Isoproterenol
– Pirbuterol
– Terbutalin

Anticholinergika
– Azetylcholin

Serotonin-Antagonisten
– Ketanserin

direkte Vasodilatatoren
– Amrinon
– Captopril
– Diazoxid
– Hydralazin
– Isosorbiddinitrat
– Nitroglyzerin
– Nitroprussid
– Theophyllin

Kalzium-Antagonisten
– Diltiazem
– Nifedipin
– Nitrendipin
– Verapamil

Prostaglandine
– Prostzyklin
– Prostaglandin E_1

in der Therapie der pulmonalen Therapie bewirken können. Tabelle 18–3 gibt eine Übersicht über die gebräuchlichsten Medikamente; eine vorbehaltlose Empfehlung kann nur für Theophyllin bei Patienten mit chronischer Atemwegsobstruktion ausgesprochen werden [9, 13, 14].

Antikoagulation

Rezidivierende Lungenembolien als Ursache einer pulmonalen Hypertonie sind die Indikation einer dauerhaften Antikoagulation. Wie lange Antikoagulanzien nach einer einmaligen akuten Embolie gegeben werden sollen, ist noch ungeklärt [8, 11]. Bei bestehendem Cor pulmonale soll die Behandlung nur bei schwerwiegenden Nebenwirkungen, wie z. B. erhebliche Blutungskomplikationen, beendet werden. Eine weitere Indikation sind Patienten mit einer primär pulmonalen Hypertonie, da hier durch Inaktivität und Ödeme eine Disposition zu Thrombosen und Embolien gegeben ist.

Da autoptisch bei Patienten mit Cor pulmonale häufig thrombotische Verschlüsse von Lungengefäßen gefunden werden, obwohl es dafür zuvor keine klinische Anhaltspunkte gegeben hat, ist es naheliegend, Antikoagulanzien prophylaktisch einzusetzen. Allerdings ist bisher weder die Wirksamkeit noch das Verhältnis von Nutzen und Risiko einer solchen prophylaktischen Therapie ausreichend untersucht.

5.2 Unterstützende Kreislauftherapie

Digitalis

Die Substanz entfaltet ihre positiv inotrope Wirkung auch am rechten Ventrikel, so daß sie bei gesichertem Cor pulmonale indiziert ist. Auf die Möglichkeit von gehäuften Arrhythmien wird von verschiedenen Autoren seit langem hingewiesen; teilweise werden niedrigere als die zur Behandlung der Linksherzinsuffizienz üblichen Dosierungen empfohlen. Bei Patienten mit respiratorischer Insuffizienz kommen Arrhythmien auch ohne Digitalismedikation gehäuft vor. Ursächlich hierfür dürften Hypoxie und Azidose sein. Unter Theophyllin kommt es zu keiner wesentlichen Änderung der Rhythmusstörungen. Charakteristisch für eine Digitalis-Intoxikation sind paroxysmale atriale Tachykardien mit AV-Block; in einer Analyse von Brashear wird ca. ein Viertel der Arrhythmien als Digitalis-induziert angesehen [2, 4].

Diuretika tragen zur Mobilisierung von Ödemen und zur Senkung der kardialen Vorbelastung bei. Besondere Sorgfalt ist notwendig, um schwerwiegende Elektrolytstörungen und einen kritischen Anstieg des Hämatokrits zu vermeiden; gegebenenfalls kann eine vorsichtige Aderlaßtherapie nützlich sein.

6   Prognose

Auch nach dem Auftreten eines Cor pulmonale ist der weitere Verlauf der Grundkrankheit maßgeblich bestimmend für das Schicksal eines Patienten. Wenn eine Normalisierung des Lungengefäßwiderstandes erreicht werden kann, sind kardiale Komplikationen nicht zu erwarten. In der Regel handelt es sich jedoch um progrediente Krankheitsbilder, die zu einer unaufhaltsamen Einschränkung der ventilatorischen Funktion oder der Lungenperfusion führen, so daß früher oder später ein Rechtsherzversagen eintritt. Im Einzelfall vermag die Manifestation eines Cor pulmonale um mehr als zehn Jahre überlebt werden, bei einem Mitteldruck von 50 mm Hg liegt die Fünf-Jahres-Überlebensrate bei 0%. Akute Dekompensationen können bereits bei einem fieberhaften Infekt oder einer Bronchitis auftreten; eine eventuell hinzukommende Linksherzinsuffizienz kann dabei zu einer raschen und fatalen Dekompensation des rechten Herzens führen. Es ist deshalb wichtig, daß möglichst frühzeitig die auslösende Grundkrankheit diagnostiziert und behandelt wird, um ein Cor pulmonale zu verhindern.

Literatur

1. Bezel, R., O. Brändli: Sauerstofftherapie und Therapie des Cor pulmonale. Schweiz. Rundschau Med. 75 (1986) 511–516.
2. Brashear, R. E.: Arrhythmias in patients with chronic obstructive pulmonary disease. Med. Clin. North Amer. 68 (1984) 969–981.
3. Fabel, H.: Diagnose und Therapie des chronischen Cor pulmonale. Therapiewoche 27 (1977) 2870–2877.
4. Ferrer, M. I.: Management of patients with Cor pulmonale. Med. Clin. North Amer. 63 (1979) 251–265.
5. Hecht, S. R., M. Berger, R. L. Berdoff, A. Van Tosh, J. M. Stimola: Use of continuous-wave Doppler ultrasound to evaluate and manage primary pulmonary hypertension. Chest 90 (1986) 781–783.
6. Hughes, J. D., L. J. Rubin: Primary pulmonary hypertension; an analysis of 28 cases and a review of the literature. Medicine 65 (1986) 56–72.
7. Keller, C. A., J. W. Shepard, D. S. Chun, P. Vasquez, G. F. Dolan: Pulmonary hypertension in chronic obstructive pulmonary disease; multivariate analysis. Chest 90 (1986) 185–192.
8. Kinasewitz, G. T., R. B. George: Management of thromboembolism. Chest 86 (1984) 106–111.
9. Matthay, R. A.: Effects to theophylline on cardiovascular performance in chronic obstructive pulmonary disease. Chest 88 (1985) Supplement 112S–117S.
10. Nocturnal Oxygen Therapy Trial Group: Continuous or nocturnal oxygen therapy in hypoxemic chronic obstructive lung disease; a clinical trial. Ann. Intern. Med. 93 (1980) 391–398.
11. Peterson, C. E., H. C. Kwaan: Current concepts of warfarin therapy. Arch. Intern. Med. 146 (1986) 581–584.
12. Ross, J. C., J. H. Newman: Chronic Cor Pulmonale. In: Hurst, J. W., R. B. Logue, C. E. Rackley, R. C. Schlant, E. H. Sonnenblick, A. G. Wallace, N. K. Wenger (eds.): The Heart. 6th ed., pp. 1120–1129. McGraw-Hill, New York 1986.
13. Rubin, L. J.: Cardiovascular effects of vasodilator therapy for pulmonary arterial hypertension. In: Matthay, R. (ed.): Cardiovascular-Pulmonary Interaction in Normal and Diseased Lungs, pp. 309–319. Saunders, Philadelphia 1983.
14. Rubin, L. J., K. Moser: Long-term effects of nitrendipine on hemodynamics and oxygen transport in patients with Cor Pulmonale. Chest 89 (1986) 141–145.
15. Sprung, C. L., E. C. Rackow, J. M. Civetta: Direct measurements and derived calculations using the Pulmonary Artery Catheter. In: Sprung, C. L. (ed.): The Pulmonary Artery Catheter; Methodology and Clinical Applications, pp. 105–140. University Park Press, Baltimore 1983.
16. Stewart, R. I., C. M. Lewis: Cardiac output during exercise in patients with COPD. Chest 89 (1986) 199–204.
17. Theodore, J., C. M. Burke: Long term clinical trials in pulmonary hypertension: long overdue. (Editorial) Chest 89 (1986) 4–5.
18. Zenker, G., G. Forche, K. Harnoncourt: Two-Dimensional echocardiography using a subcostal approach in patients with COPD. Chest 88 (1985) 722–725.

19   Asthma bronchiale

Ralf Wettengel

Inhalt

1   Definition

Asthma ist eine multifaktorielle Erkrankung, deren Ätiologie nur teilweise bekannt ist. Erbfaktoren und Umwelt, primäre Abnormität und erworbene Schädigung von Strukturen, pathologische Immunreaktionen und eine vermehrte Empfindlichkeit gegen unspezifische Reize sind beteiligt. Es ist heute verständlich geworden, auf welche Weise Bronchospasmus und Entzündung zu Episoden von Atemnot führen. Die entscheidende Frage jedoch, wie die Asthmakrankheit entsteht, wie es zur Perpetuierung einmal angestoßener Prozesse kommt, ist vorläufig nur für das allergische Asthma zu beantworten.

Bemühungen um eine Asthma-Definition müssen sich auf Merkmale konzentrieren, die allen Asthmaformen mehr oder weniger gemeinsam sind. Dies trifft zu für *klinische Symptome* und für die zugrundeliegende *Funktionsstörung*. Die folgenden Definitionen sind weitgehend akzeptiert:
– Asthma ist gekennzeichnet durch Episoden von Atemnot mit Giemen.
– Asthma ist eine Krankheit, die durch erhebliche und kurzfristige Änderungen (Erhöhung und Minderung!) der intrabronchialen Strömungswiderstände charakterisiert ist.
Beide Definitionen sind nicht völlig befriedigend, denn Asthma geht nicht immer mit Giemen einher, und das Ausmaß und die Dauer der Atemwegsobstruktion sind nicht festgelegt.

Die Frage bleibt offen, aufgrund welcher Kriterien die Abgrenzung zur obstruktiven Bronchitis erfolgen soll. Ein neuer Definitionsvorschlag verbindet die Beschreibung der Lungenfunktionsstörung mit dem Hinweis auf das zentrale pathogenetische Prinzip: „Asthma ist eine variable und reversible Atemwegsobstruktion infolge Entzündung und Hyperreaktivität der Atemwege."

Damit wird der Tatsache Rechnung getragen, daß die Grundlagenforschung der letzten Jahre den Aspekt „Entzündung" in den Mittelpunkt der Asthma-Pathogenese gerückt hat.

Für die Charakterisierung des einzelnen Kranken muß die Diagnose „Asthma" spezifiziert werden:
– Ist die Variabilität der Atemwiderstände erheblich oder gering?
– Ist die Atemwegsobstruktion vollständig oder nur noch partiell reversibel?
– Welche Auslöser von Entzündung und Hyperreaktivität spielen eine Rolle?
– Welche Medikation ist zur Kontrolle der Asthma-Symptome geeignet?

2   Ätiologie

2.1 Genetik

Hinweise auf die Bedeutung von Erbfaktoren für das Auftreten von Asthma geben Studien, die auf drei Ebenen durchgeführt worden sind:
– ethnische Gruppen
– Familien
– Zwillinge

2.1.1 Asthma-Häufigkeit in ethnischen Gruppen

Ein besonders eindrucksvolles Beispiel ist die große Asthma-Häufigkeit auf Tristan da Cunha, einer kleinen Insel im südlichen Atlantik: Etwa ein Drittel der Bevölkerung leidet an Asthma. Diese auffällige Häufung wird darauf zurückgeführt, daß drei der 15 ursprünglichen Siedler Asthma hatten. Unter Inzuchtbedingungen – 1963 bestand die Bevölkerung aus 70 Familien, aber es gab nur sieben Nachnamen – hat offenbar eine Selektion pathogener Faktoren stattgefunden. Frauen sind viermal häufiger betroffen als Männer, während normalerweise eine geschlechtsgebundene Asthma-Disposition nicht besteht. Diese Besonderheit wird vielleicht damit erklärt, daß die asthmakranken Erstsiedler Frauen waren. Allergietests bei den Inselbewohnern haben keine ungewöhnliche Sensibilisierungsrate ergeben. Daraus folgt, daß nicht die Umgebung, sondern hereditäre Faktoren für die abnorme Asthma-Häufigkeit verantwortlich sind; ferner, daß nicht die Allergie das vererbte Merkmal sein kann.

Interessante Gegenbeispiele sind die geringe Asthma-Inzidenz bei Eskimos und bei Indianern, die unter gleichen Umweltbedingungen wesentlich seltener an Asthma erkranken als die in Nordamerika lebenden Einwanderer.

Zur Frage nach dem Zusammenhang von Atopie (Bildung spezifischer IgE-Antikörper auf Umweltantigene) und der Manifestation von Asthma verdanken wir den Ethnologen einen interessanten Befund: Bei bestimmten Papua-Stämmen in Neuguinea kommt Asthma angeblich nicht vor, obgleich etwa 25% der Erwachsenen positive Hauttests auf Umweltantigene aufweisen. Offenbar fehlt hier der Faktor „X", der die Organwahl und Organmanifestation der allergischen Erkrankung bestimmt.

2.1.2 Asthma-Häufigkeit in Familien

Stammbaumforschung und Querschnittsuntersuchungen zeigen eine Häufung von Asthma-Fällen in bestimmten Familien. Bereits 1952 wurden die Ergebnisse einer Fragebogenerhebung bei ca. 6000 Verwandten ersten Grades von Asthmatikern publiziert [36]. Das Risiko für ein Kind, asthmakrank zu werden, wurde bei Erkrankung eines Elternteils mit 13%, bei Erkrankung beider Eltern dagegen mit 20 bis 25% berechnet. Mit diesem Nachweis, daß sich das Krankheitsrisiko etwa verdoppelt, wenn die Eltern betroffen sind, schien die Bedeutung genetischer Faktoren gesichert zu sein.

Neuere Untersuchungen mit verbesserter Methodik haben diese Ergebnisse grundsätzlich bestätigt. So ergab eine Studie an 344 Kernfamilien ein zehnfach höheres Risiko bei Erkrankung beider Eltern gegenüber dem Risiko eines Kindes mit gesunden Eltern. Die Titer spezifischer IgE-Antikörper bei Geschwistern und bei Eltern und Kindern waren korreliert [24].

2.1.3 Zwillingsuntersuchungen

Zwillingsuntersuchungen sind ein wichtiges Modell für genetische Studien. Monozygote Paare haben identische Erbanlagen. Hereditäre Faktoren sind als Krankheitsursache wahrscheinlich, wenn der Vergleich mit dizygoten Zwillingen eine Häufigkeitsdifferenz ergibt. Die umfangreichste Zwillingsuntersuchung erfaßt in einer Fragebogenerhebung („Hatten Sie jemals Asthma?" ja/nein) 7000 Paare im Alter von 42 bis 81 Jahren

[9]. Die Konkordanz betrug bei monozygoten Zwillingen 19%, bei dizygoten 4,8%. Mit anderen Worten: Wenn ein monozygoter Zwilling erkrankt ist, beträgt das Risiko für den Partner 1 : 5, bei dizygoten Zwillingen nur 1 : 20. Dieses Ergebnis spricht für eine hereditäre Komponente (bei dominantem Erbgang wäre für monozygote Zwillinge eine Konkordanz von 100% zu erwarten) und für die überwiegende Bedeutung von Umgebungsfaktoren.

Eine differenziertere Untersuchung dieser Fragestellung kommt zu einem ähnlichen Ergebnis. 107 nicht-selektierte Zwillingspaare wurden im Alter von 14 Jahren untersucht. Das jugendliche Alter sollte eine weitgehende Identität der Umgebung gewährleisten. Unter diesen Voraussetzungen können Unterschiede zwischen monozygoten und dizygoten Zwillingen auf Erbfaktoren bezogen werden. 18 monozygote und 12 dizygote Paare hatten eine Asthma-Anamnese. Im Hauttest mit Referenzantigenen und bei der Prüfung der unspezifischen Hyperreaktivität (Metacholin-Test) zeigten die monozygoten Paare eine bessere Übereinstimmung der Testergebnisse. Dieser Befund bedeutet, daß die Bildung von IgE-Antikörpern und das Ausmaß der Hyperreaktivität teilweise genetisch determiniert sind. Das Hauttestergebnis stimmte bei den monozygoten Paaren in der Summe überein, jedoch war das Antigenspektrum unterschiedlich. Daraus folgt, daß die Disposition zu allergischen Reaktionen teilweise durch Erbfaktoren gesteuert wird, das aktuelle Sensibilisierungsspektrum jedoch von der Umgebung abhängig ist.

Mit der Entstehung von Asthma sind zwei pathogenetische Faktoren korreliert:
- gesteigerte spezifische Empfindlichkeit bei einem Teil der Patienten (Allergie)
- gesteigerte unspezifische Empfindlichkeit, die bei manifestem Asthma stets nachweisbar ist (Hyperreaktivität)

Inwieweit sind Erbfaktoren für die Ausprägung dieser Merkmale verantwortlich?

2.1.4 Allergie und Asthma bronchiale

In den letzten Jahren sind Beziehungen zwischen dem HLA-System und der Bereitschaft zur Bildung spezifischer IgE-Antikörper auf Umweltantigene (Atopie) nachgewiesen worden. Die Genorte des HLA-Systems bilden den Hauptteil der MHC-Region (major histocompatibility complex), die auf dem kurzen Arm von Chromosom 6 lokalisiert ist. Zur Zeit sind vier HLA-

Allele beschrieben. Sie tragen die Bezeichnung A, B, C und D. Der individuelle HLA-Haplotyp wird durch Buchstaben ergänzt. Die Chiffre für Atopie lautet: HLA A3, B7, Dw2.

Bei Patienten mit Ragweed- und Lollium-Allergie wurden Beziehungen zwischen bestimmten HLA-Haplotypen und Pollenantigenen beschrieben [25]. Die IgE-Immunantwort ist mit dem HLA-B8-Antigen assoziiert.

Nach heutigem Kenntnisstand ist die Reaktion des IgE-bildenden Systems nicht allein genetisch determiniert. Damit erklärt sich die Erfahrungstatsache, daß es in der Praxis nicht gelingt, Atopiker und Nicht-Atopiker strikt zu trennen.

Zwischen den Extremen der fehlenden und der hochgradigen Stimulierung des IgE-Systems durch Umweltantigene sind die Übergänge fließend.

Die Situation wird an einer Untersuchung der Asthma-Häufigkeit bei Verwandten ersten Grades von Patienten mit exogenem bzw. endogenem Asthma verdeutlicht [37]. In einem Kollektiv von 1166 Asthma-Patienten erfolgte nach dem Hauttest folgende Differenzierung: exogen 28%, endogen 7,6%, gemischt 64,4%.

Die Asthma-Häufigkeit korrelierte mit der Ausprägung der Hautreaktionen (Atopie-Status): 13,3% in der Gruppe „exogen-allergisch" gegenüber 4,5% in der Gruppe „endogen". Angehörige von Patienten mit allergischem Asthma hatten ein dreimal größeres Risiko als Angehörige von Patienten mit endogenem Asthma und erkrankten früher. Somit scheint die Disposition zur Bildung von IgE-Antikörpern die Asthma-Manifestation und das Auftreten der Erkrankung im jüngeren Lebensalter zu fördern.

2.1.5 Hyperreaktivität und Asthma bronchiale

Die Frage, ob die Hyperreaktivität der Atemwege durch Erbfaktoren determiniert wird, läßt sich nach dem Schrifttum nicht eindeutig beantworten. So ist es kaum möglich, das Merkmal „Hyperreaktivität" von dem Merkmal „Allergie" zu trennen, da in den meisten Studien eine solche Unterscheidung nicht vorgenommen wurde: Allergie und Asthma werden gleichgesetzt.

Bisher ist lediglich festzustellen, daß eine familiäre Häufung der Hyperreaktivität auch unabhängig von einer allergischen Disposition beobachtet wurde. Eine deutliche Evidenz genetischer Faktoren besteht aber nur für die IgE-Immunantwort.

Beim gegenwärtigen Kenntnisstand ist nur eine allgemeine Aussage möglich: Asthma ist die Folge einer Interaktion von genetischen Faktoren und Umwelteinflüssen.

2.2 Hyperreaktivität

2.2.1 Definition

Der Ausdruck „Hyperreaktivität" bezeichnet die gesteigerte Bereitschaft der Atemwege, auf verschiedene nichtimmunologische Reize mit einer Engstellung zu reagieren.

Zahlreiche Faktoren kommen als Auslöser einer Bronchokonstriktion in Betracht:
- physikalische Reize (kalte Luft, Hyperventilation, Inhalation von destilliertem Wasser, inhalierte Partikel, Husten, Lachen oder forcierte Atemmanöver)
- chemische Reize (Ozon, NO_x, SO_2, intensive Gerüche, Haar- und Körpersprays)
- pharmakodynamische Substanzen (Histamin, Metacholin, Karbachol, Azetylcholin, Prostaglandine, Leukotriene, Beta-Rezeptorenblocker)

Während spezifische Reize nur bei einigen (sensibilisierten) Asthmatikern eine Reaktion hervorrufen, können die genannten unspezifischen Auslöser bei jedem Kranken wirksam werden:

Die gesteigerte Empfindlichkeit der Atemwege ist bei manifestem Asthma regelmäßig nachweisbar.

Hyperreaktivität und normales Verhalten der Atemwege lassen sich durch verschiedene Tests abgrenzen:
- Gesunde beantworten körperliche Belastung, Hyperventilation und die Inhalation von destilliertem Wasser nicht mit einer Bronchokonstriktion; ein FEV_1-Abfall um mehr als 10% ist deshalb pathologisch.
- Die Reaktion auf pharmakodynamische Substanzen wird nach quantitativen Kriterien festgelegt: Patienten mit Asthma unterscheiden sich von Gesunden durch niedrigere Schwellenwerte (s. Kap. 11).

2.2.2 Häufigkeit

Im Schrifttum finden sich nur wenige epidemiologische Daten. Bei einer sorgfältigen Untersuchung an 876 Einwohnern einer Kleinstadt in Australien wurde eine Frequenz von 10,5% ermittelt. Als Kriterium der Hyperreaktivität galt ein Abfall des Einsekundenwerts um

20% (PD_{20} FEV_1) nach Inhalation von $\leqq 3,9$ μmol Histamin [41].

Die Asthma-Häufigkeit (Kriterien: Asthma-Symptome während der letzten 12 Monate und Hyperreaktivität) betrug 5,9%. Somit hatten 40 beschwerdefreie Personen eine unspezifische Überempfindlichkeit. Die prognostische Bedeutung eines solchen Befunds ist unklar, da Längsschnittbeobachtungen fehlen.

Hinweise auf Ursachen der Hyperreaktivität gegeben Korrelationen mit Atopie und Rauchgewohnheiten. Auffälligerweise bestand keine Beziehung zu kürzlich abgelaufenen Atemwegsinfekten.

2.2.3 Ursachen

Zahlreiche Faktoren können eine bereits vorhandene Hyperreaktivität steigern bzw. eine Hyperreaktivität induzieren, also die Dosis-Wirkungs-Kurve für pharmakodynamische Substanzen aus dem Normbereich in den pathologischen Bereich verschieben. Dazu gehören Allergene, Toluen-Diisocyanat (TDI) und Plicatsäure (die toxische Substanz der Rotzeder). Die Frage, auf welche Weise die Hyperreaktivität entsteht, läßt sich noch nicht vollständig beantworten. Folgende Hypothesen werden diskutiert (Übersicht bei [18]):
- Entzündung
- Freisetzung von Mediatoren aus Mastzellen (evtl. gesteigerte Bereitschaft zur Degranulierung der Mastzellen)
- Attraktion von Entzündungszellen durch chemotaktische Faktoren
- persistierende Entzündung durch Bildung von Mediatoren in Entzündungszellen (lysosomale Enzyme, Lymphokine)
- erhöhte Permeabilität des Bronchialepithels
- Lockerung der festen Verbindungen zwischen Epithelzellen („tight junctions"), so daß Allergene und niedermolekulare Substanzen in die Schleimhaut eindringen können
- Freilegung cholinerger Nervenfasern und Schädigung von Rezeptoren in der Mukosa
- gestörte Funktion des vegetativen Nervensystems
- Stimulation von Rezeptoren (muskarinerge, cholinerge und alpha-adrenerge Rezeptoren)
- Blockade von Beta-Rezeptoren
- Beeinflussung der exzitatorischen und inhibitorischen Systeme des Parasympathikus und Sympathikus
- Veränderungen im Bereich der Muskelfasern
- vermehrte Anzahl an Rezeptoren?

- Vermehrung der Muskelmasse?
- veränderte Kommunikation zwischen Muskelfasern?

Die Hypothese von Hogg, wonach die Schädigung von Epithelzellen der Bronchialschleimhaut ein pathogener Faktor und möglicherweise die wesentliche Asthma-Ursache überhaupt darstellt, hat neuerdings an Wahrscheinlichkeit verloren [20]. Untersuchungen mit radioaktiv markierten Substanzen haben ergeben, daß die Permeabilität der Schleimhaut bei Asthma nicht erhöht ist. Dies ist bei Rauchern der Fall, die wiederum keine Hyperreaktivität zeigen.

Die Mediatorenforschung der letzten Jahre hat zu einer Betonung der *Entzündung* als Asthma-Ursache geführt. Wahrscheinlich wird auch dieses Konzept Korrekturen erfahren, denn folgende wichtige Fragen bleiben unbeantwortet:
- Warum gehen Atemwegserkrankungen, die im Vergleich mit Asthma wesentlich ausgeprägtere morphologische Entzündungszeichen aufweisen (akute Schübe einer chronischen Bronchitis, Bronchiektasen mit florider Entzündung) nicht mit einer Hyperreaktivität einher?
- Warum findet sich auch bei asymptomatischen Personen eine Hyperreaktivität?

Wie die vorangehende Darstellung zeigt, existieren zahlreiche Einzelbefunde, die in Tiermodellen und bei In-vitro-Tests erhoben worden sind. Eine zusammenhängende Erklärung des Phänomens „Hyperreaktivität" ist aber bis heute nicht möglich. Aus klinischer Sicht interessiert insbesondere die Kenntnis von Faktoren, die eine Hyperreaktivität verursachen oder steigern können. Vorrangig handelt es sich um drei Komplexe: Allergie, Infekte und chemische Reizstoffe.

2.3 Allergie

Asthma galt lange Zeit als allergische Krankheit. Bei negativen Testergebnissen wurde das Vorhandensein bisher noch unbekannter Allergene postuliert, die mit der Atemluft oder mit der Nahrung in den Organismus gelangen. Wir wissen heute, daß diese vereinfachende Betrachtung nicht zutrifft. Obgleich ständig neue allergisierende Substanzen identifiziert werden – dies gilt besonders für das berufsbedingte Asthma –, ist für die große Zahl der Patienten mit endogenem Asthma eine immunologische Ursache sehr unwahrscheinlich. Dennoch bleibt die Allergie ein faszinierender Aspekt dieser Erkrankung:

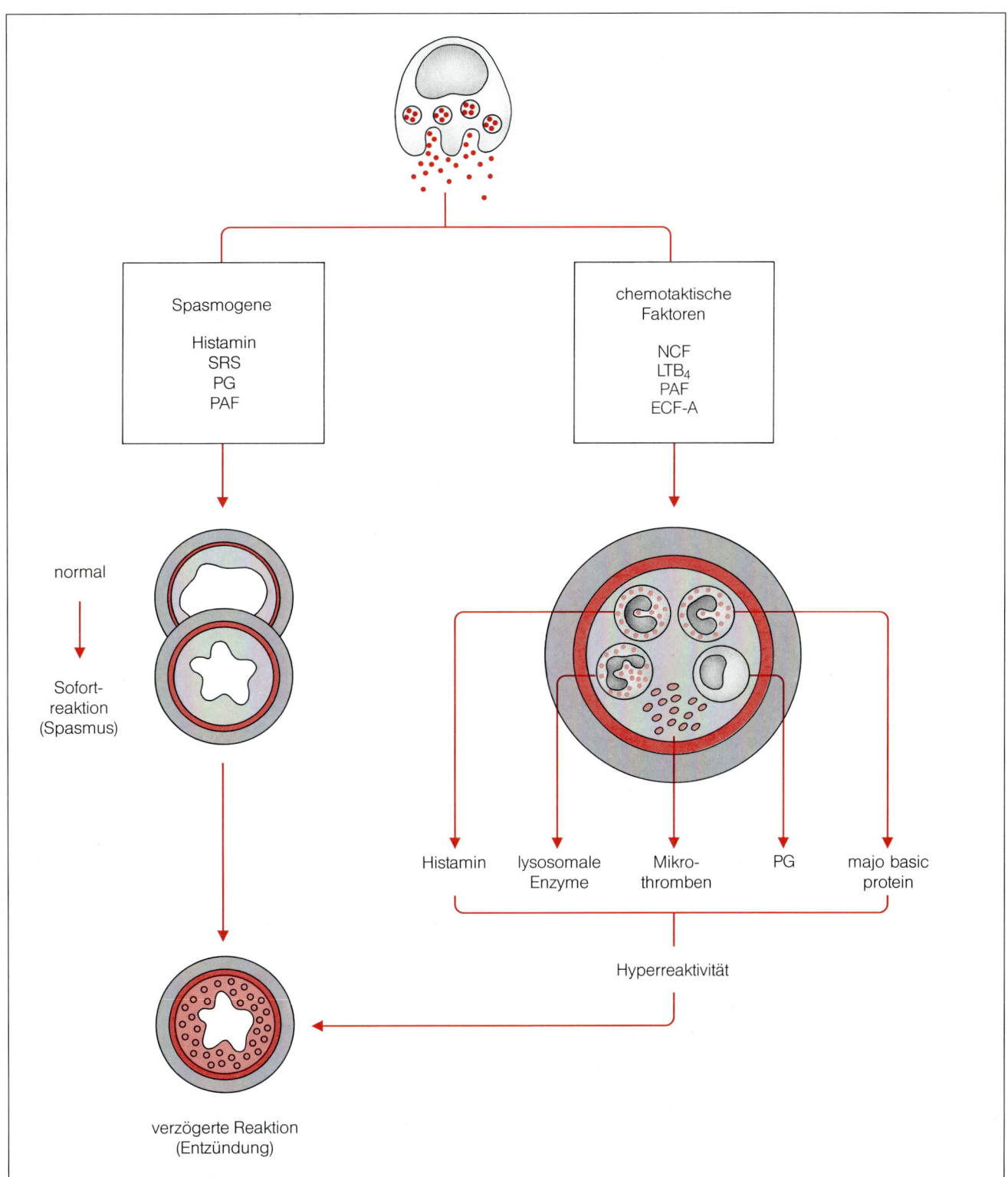

Abb. 19–1 Entzündungsreaktionen bei Asthma.
Mediatoren der Mastzelle können in zwei Gruppen eingeteilt werden: Primäre Mediatoren (Spasmogene) sind für die allergische Sofort-reaktion mit Bronchokonstriktion, gesteigerter Gefäßpermeabilität und Schleimhautödem verantwortlich.
Sekundäre Mediatoren (chemotaktische Faktoren) führen zur Einwanderung von Entzündungszellen, die ihrerseits Mediatoren produzie-ren und eine verzögert einsetzende protrahiert verlaufende Entzündung induzieren (nach [35a]).
NCF = neutrophiler chemotaktischer Faktor; LTB_4 = Leukotrien B_4; PAF = plättchenaktivierender Faktor; ECF-A = eosinophiler chemo-taktischer Anaphylaxie-Faktor, PG = Prostaglandine.

– In bestimmten Fällen ist der Zusammenhang zwischen Allergenexposition und dem Auftreten von Asthma-Episoden unmittelbar evident.
– Allergene sind bei Kindern und Jugendlichen eine häufige Ursache oder Teilursache.
– Die allergische Reaktion ist das am besten untersuchte Modell einer Asthma-Pathogenese.

2.3.1 Formen der allergischen Reaktion

Die Reaktion der Atemwege auf inhalierte Allergene läßt sich am besten im Modell des bronchialen Provokationstests (BPT) untersuchen (s. Kap. 11). Der allergische Patient empfindet einige Minuten nach Beginn der Inhalation zunächst Husten, dann Engegefühl und Atemnot. Die Lungenfunktionsprüfung zeigt einen Anstieg des Atemwegswiderstands bzw. eine Einschränkung von Strömungsparametern (Einsekundenwert, peak flow). Die Asthma-Episode klingt spontan im Verlauf von einer bis zwei Stunden ab, kann aber durch Anwendung eines beta-adrenergen Dosieraerosols rasch unterbrochen werden. Damit ist ersichtlich, daß die „Sofortreaktion" auf einem Bronchospasmus beruht. Beta-Sympathikomimetika, Theophyllin und DNCG (Dinatriumcromoglykat) wirken protektiv, während die vorherige Gabe von Steroiden die Reaktion nicht beeinflußt.

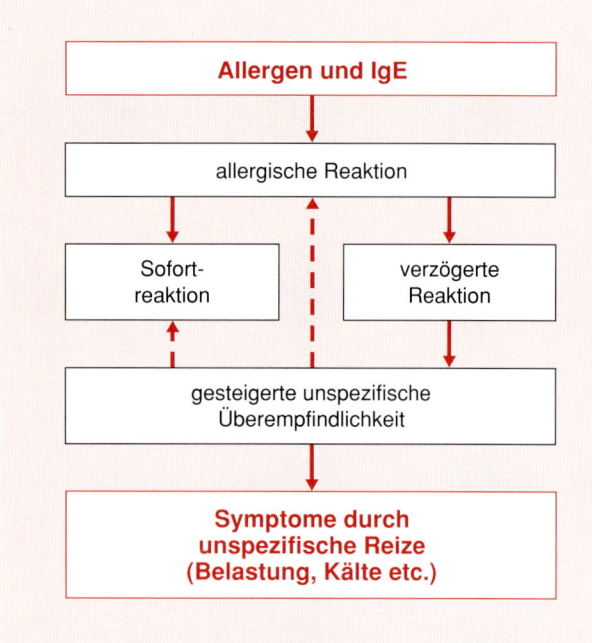

Allergen und IgE

↓

allergische Reaktion

Sofort-reaktion | verzögerte Reaktion

gesteigerte unspezifische Überempfindlichkeit

Symptome durch unspezifische Reize (Belastung, Kälte etc.)

Abb. 19–2 Entwicklung von Asthma-Symptomen aus einer IgE-vermittelten allergischen Sofortreaktion (nach [9]).

Dieser Reaktionstyp entspricht der Atemnot-Episode, die von Patienten mit einer Pollen- oder Tierhaar-Allergie nach kurzdauernder intensiver Allergenexposition beobachtet wird.

Eine Brücke zum Verständnis längerdauernder Beschwerdephasen oder des ganzjährigen Asthmas bei Allergikern bietet die verzögerte Reaktion. Bei einem Teil der Provokationstests kommt es nach vier bis sechs Stunden zu einer erneuten Atemwegsobstruktion, die länger dauert und weniger durch Bronchospasmolytika beeinflußt wird. Kortikoide haben eine gute protektive Wirkung.

Die verzögerte asthmatische Reaktion wird durch Mediatoren vermittelt, die nach einer Antigen-Antikörper-Reaktion aus Membranphospholipiden von Mastzellen gebildet werden (s. Kap. 11). Die Einwanderung von Entzündungszellen, die Ausbildung eines Schleimhautödems, Hypersekretion und vermehrter Tonus der Muskelfasern führen zu einer protrahiert verlaufenden Atemwegsobstruktion (Abb. 19–1).

2.3.2 Verzögerte Reaktion und Hyperreaktivität

Die Untersuchungen der Arbeitsgruppe von Cockroft belegen, daß mit der Entzündung auch eine Hyperreaktivität der Atemwege einhergeht [7]. Nach einer verzögerten Reaktion führen unspezifische Reize wie Zigarettenrauch, kalte Luft oder körperliche Belastungen zu Atembeschwerden, und die Histaminschwelle kann über mehrere Tage herabgesetzt sein. Wenn es in dieser Phase zu einer erneuten Allergenexposition kommt, genügen bereits kleinere Allergenmengen, um eine Reaktion auszulösen, denn spezifische und unspezifische Überempfindlichkeit sind korreliert (Abb. 19–2). So kann ein Circulus vitiosus eingeleitet werden. Diese Hypothese erklärt, warum bei manchen Patienten mit einer Pollenallergie Beschwerden auch unabhängig von einer Exposition weiterbestehen oder im Laufe der Pollensaison zunehmen. Besonders deutlich läßt sich die Verselbständigung der Symptomatik bei beruflichen Sensibilisierungen beobachten (s. Kap. 11).

Platts-Mills hat darauf aufmerksam gemacht, daß die Reaktion der Atemwege auch von den Bedingungen der Allergenexposition abhängig ist [32]. Beim inhalativen Provokationstest wird das Allergen in Form kleinster Tröpfchen angeboten. Die gleichmäßige Verteilung hat eine Reaktion des ganzen Bronchialsystems zur Folge. Die in wenigen Minuten inhalierte Allergenmenge kann der Exposition mehrerer Wochen entsprechen. Unter natürlichen Bedingungen werden wenige und relativ große Partikel aufgenommen (Tab. 19–1) und an wenigen Stellen in den Atemwegen deponiert. Der örtlich begrenzte Allergenkontakt führt zu einer lokalen Entzündung. Das Ergebnis ist nicht, wie im BPT, eine Atemnot-Episode, sondern eine Zunahme der Hyperreaktivität. Verschiedene Untersuchungen haben nachgewiesen, daß die Hyperreaktivität auch bei Allergenkarenz noch lange Zeit weiterbestehen kann. So hat eine Expositionsprophylaxe bei Kindern mit Hausstaubmilben-Allergie erst im Verlauf von Monaten zu einer Abnahme der Reaktion auf Histamin geführt.

Für das Verständnis des chronischen Asthmas ergeben sich wichtige Schlußfolgerungen:

– Die verzögerte asthmatische Reaktion induziert und verstärkt die unspezifische Überempfindlichkeit der Atemwege.
– Bei natürlicher Exposition werden häufig kleine Allergenmengen in Form von Partikeln inhaliert, die über eine lokale Entzündung ebenfalls die unspezifische Überempfindlichkeit steigern.
– Spezifische und unspezifische Überempfindlichkeit der Atemwege stehen in einer engen Wechselbeziehung.

2.4 Infekte

Es wurde bereits dargestellt, daß die Entzündung eine wichtige Ursache der Atemwegshyperreaktivität ist (s. Abschn. 2.2). Infektionserreger können durch Läsion des Schleimhautepithels zur Freisetzung von Mediatoren führen. Damit wird ein Reaktionsablauf gestartet, der dem Modell der allergischen Entzündung entspricht (Abb. 19–3). Diese Analogie erklärt, daß

Atemwegsinfekte eine Überempfindlichkeit der Atemwege induzieren, verstärken und unterhalten können. Derartige Zusammenhänge werden durch verschiedenartige Erfahrungen belegt.

2.4.1 Klinische Beobachtungen

Etwa die Hälfte der Patienten, die erstmals im mittleren Lebensalter an Asthma erkranken, bringen ihre ersten Beschwerden mit einer akuten oder „verschleppten" Erkältung in Zusammenhang. Häufig sind die Zeichen eines Virusinfekts der oberen Luftwege – Rhinitis, Tracheobronchitis, Fieber und Allgemeinsymptome – zu erfragen. Angaben über purulentes Sputum lassen auch an eine bakterielle Infektion denken. Retrospektiv ist allerdings nicht zu entscheiden, ob zunächst ein Virusinfekt vorgelegen hat und eine bakterielle Superinfektion hinzukam.

2.4.2 Epidemiologie

Epidemiologische Untersuchungen geben Aufschluß über die Bedeutung von Infektionserregern bei Beginn und im Verlauf einer Atemwegserkrankung. 32 Kinder im Alter von einem bis fünf Jahren mit Episoden von Giemen wurden über zwei Jahre beobachtet. Bei Anzeichen eines Atemwegsinfekts erfolgten serologische und kulturelle Untersuchungen auf Viren und Bakterien. Im Beobachtungszeitraum traten 102 Virusinfekte und 139 Asthma-Episoden auf. In etwa zwei Drittel der Fälle ergab sich eine Koinzidenz mit Virusinfekten, am häufigsten für Respiratory-Syncytial-Viren (RS-Viren), seltener für Parainfluenzaviren. Der Nachweis von Haemophilus influenzae, Streptococcus pneumo-

Tabelle 19–1 Drei verschiedene Beispiele für Inhalationsallergene. Beziehung zwischen Partikelgröße, Allergenkonzentration und Anzahl der Partikel, nach [32].

Partikelgröße	Beispiel	Allergenkonzentration	Anzahl der Partikel	inhalierte Menge (%)	Allergenmenge
groß > 10 μm	Milbenkot Pollenkörner Pilzsporen	~ 10 mg/ml ~ 0,2 ng/Partikel	~ 100	~ 5	20 ng
mittel 5–8 μm	Rattenallergen	1 mg/ml	~ 27 000	15–20	20 ng
klein < 3 μm	Aerosol kleine Pilzsporen?	10 μg/ml	~ 100×10^6	15–25	20 ng

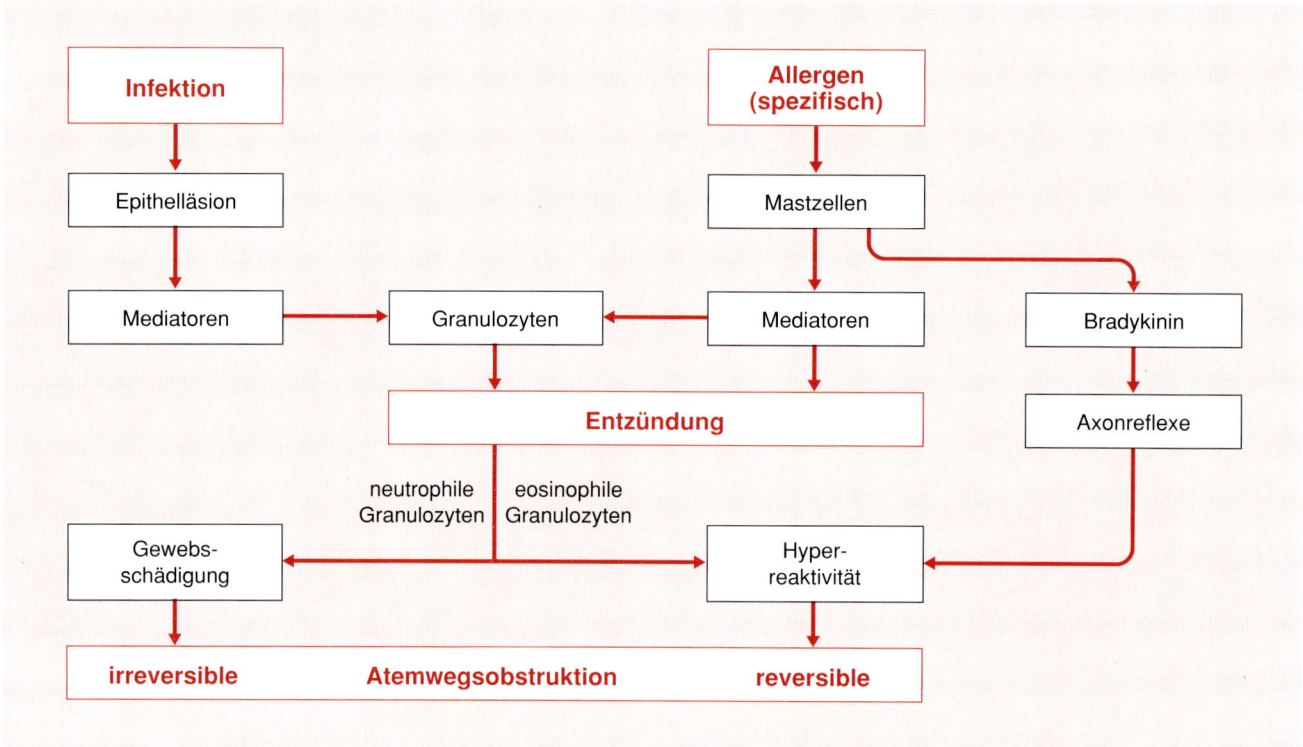

Abb. 19–3   Die Entzündungsreaktion kann durch verschiedene Auslöser gestartet werden, hat aber eine gemeinsame Endstrecke.

niae und anderen Bakterien korrelierte nicht mit klinischen Symptomen [26].

Die pathogene Bedeutung von Viren ist auch aus einer Untersuchung an 16 Kindern im Alter von drei bis elf Jahren abzuleiten. Auswahlkriterium für diese Studie war das Auftreten von Asthma-Episoden im Zusammenhang mit Hinweisen auf einen Atemwegsinfekt. Während eines Winterhalbjahrs wurden zweimal pro Woche Proben für den Nachweis von Viren und Bakterien entnommen, außerdem sofort bei Anzeichen eines Atemwegsinfekts. Im Verlaufe von acht Monaten wurden durchschnittlich vier Asthma-Episoden pro Kind registriert. In der Mehrzahl der Fälle konnten in der akuten Beschwerdephase Rhinoviren nachgewiesen werden. Nur einmal bestand eine Koinzidenz zwischen Atemnot und dem Nachweis von Bakterien. Interessant ist die Beobachtung, daß die Kinder mit Asthma nicht häufiger Atemwegsinfekte hatten als ihre gesunden Geschwister [27].

2.4.3 Untersuchungen bei Asthmatikern

Wie die folgenden Beispiele belegen, ist die kausale Bedeutung von Infektionserregern für Asthma-Exazerbationen wenig gesichert:
- 19 Erwachsene mit chronischem Asthma wurden über 15 Monate beobachtet. Bei 243 Routineuntersuchungen gelang es achtmal, Viren nachzuweisen. Die Ausbeute war bei gezielter Untersuchung während Asthma-Exazerbationen höher, betrug aber nur 11% [21].
- Bei 27 erwachsenen Asthmatikern wurde während eines Atemwegsinfekts Bronchialsekret mittels transtrachealer Aspiration gewonnen. Die bakteriologischen Befunde waren geringfügig und entsprachen weitgehend der normalen saprophytischen Flora [4].
- In einer Plazebo-kontrollierten Studie an 60 erwachsenen Asthmatikern konnte nicht nachgewiesen werden, daß Antibiotika die klinischen Symptome und den Bedarf an Medikamenten beeinflussen [16].

2.4.4 Untersuchungen bei Gesunden

Untersuchungen bei Gesunden lassen erkennen, daß Virusinfekte der oberen Luftwege in der Lage sind, vorübergehend eine Atemwegshyperreaktivität zu erzeugen. Die Reizschwelle für das Auftreten von Husten und für die Histamin-induzierte Bronchokonstriktion ist nach einem Virusinfekt für einige Wochen herabgesetzt [10]. In dieser Zeit lassen Schleimhautbiopsien ausgeprägte Entzündungszeichen und eine Desquamation von Epithelzellen erkennen.

Der Zeitbedarf für morphologische Reparationsvorgänge und für das Abklingen der Atemwegshyperreaktivität beträgt übereinstimmend einige Wochen. Es ist nicht bekannt, warum in einigen Fällen die Entzündung persistiert und die Atemwegshyperreaktivität weiterbesteht oder sogar zunimmt und zu einem manifesten Asthma mit Anfällen von Atemnot führt. Auf die Bedeutung von Erbfaktoren wurde bereits hingewiesen. Im Kindesalter könnte das *Persistieren* von Asthma durch rezidivierende Atemwegsinfekte, die häufige beobachtete *Besserung in der Pubertät* mit einer erworbenen Immunität gegen die wichtigsten Viren erklärt werden.

2.4.5 Tiermodelle

Untersuchungen an Tiermodellen bestätigen, daß die Infektion mit Viren zu einer unspezifischen Überempfindlichkeit der Atemwege führt. Die Reaktion auf Histamin kann durch Vorbehandlung mit Atropin, Ganglienblockern (Hexamethonium) sowie durch Vagusdurchtrennung blockiert werden. Diese Befunde sprechen für eine vagusvermittelte Reflex-Bronchokonstriktion.

Im Zusammenhang mit Atemwegsinfekten wird auch eine *allergische Reaktion auf Bakterien* diskutiert. Neben unspezifischen Reaktionen durch Endotoxine und Lektine, die Histamin freisetzen, sind auch immunologische Reaktionen auf Bakterienantigene nachweisbar: Positive Hauttests, Sofortreaktionen und verzögerte Reaktionen mit Bakterienlysaten im bronchialen Provokationstest, IgE- und IgG-Antikörper.

Bisher steht allerdings der Beweis aus, daß auch die endogene Freisetzung bakterieller Antigene klinisch bedeutsame allergische Reaktionen bei Asthma hervorruft. Versuche, den Asthmaverlauf durch eine Vakzinebehandlung zu beeinflussen, haben bisher enttäuscht.

2.5 Chemische Reizstoffe

Die Inhalation chemischer Verbindungen kann zu unterschiedlichen Reaktionen der Atemwege führen. Maßgebend sind die Umstände der Exposition (akute oder langdauernde Einwirkung), ferner Toxizität und Konzentration der inhalierten Substanzen und die Reaktion des Organismus. Die folgende Klassifizierung stellt zunehmende Schweregrade der Atemwegsreaktion dar

- Bei vorbestehender Hyperreaktivität werden Beschwerden *ausgelöst* (z. B. Husten und Atemnot durch Treibgas eines Körpersprays oder durch Ammoniakdämpfe bei Aufenthalten im Schweinestall).
- Vorbestehende Hyperreaktivität wird *vorübergehend gesteigert* (z. B. durch Inhalation leicht flüchtiger Arbeitsstoffe wie Acrolein oder Formaldehyd).
- Bei Gesunden wird eine Hyperreaktivität der Atemwege *erzeugt* (tierexperimentell nachgewiesen für Ozon, NO_x, SO_2, s. Abschn. 2.2).
- Die intensive Einwirkung toxischer Substanzen führt zu Schleimhautläsionen, die rasch oder im Verlauf von Wochen reversibel sind.
- Durch toxische und/oder allergisierend wirkende niedermolekulare Verbindungen wird eine chronische Atemwegsobstruktion hervorgerufen und unterhalten. Wichtigste Vertreter dieser Stoffgruppe sind Isozyanate.

Asthma durch chemische Substanzen entsteht bei Kontakt mit speziellen Arbeitsstoffen und ist deshalb an bestimmte Berufsgruppen gebunden (s. Kap. 22).

3 Vorkommen und Häufigkeit

Fragen an die Epidemiologie betreffen vorrangig drei Problemkreise

– Häufigkeit in der Bevölkerung (Einfluß von Alter, Geschlecht, Rasse, geographischen Bedingungen). In diesem Zusammenhang ist u. a. interessant, ob sich Morbidität und Mortalität ändern und welche Kosten die Krankheit verursacht.
– Einfluß von Risikofaktoren (Allergene, Komponenten der Luftverschmutzung, Rauch, Klima, primitive Lebensbedingungen oder westliche Zivilisation)
– Einfluß von Prävention und Therapie auf den Krankheitsverlauf.

3.1 Häufigkeit in der Bevölkerung

Die Angaben im Schrifttum über die Asthma-Häufigkeit sind sehr unterschiedlich. Die Extremwerte liegen zwischen 0,07% (Personen unter 20 Jahren im Hochland von Papua/Neuguinea) und 19,1% (Kinder in Australien). In den skandinavischen Ländern wurden relativ homogene Zahlen zwischen 0,7 und 3,3% ermittelt. Aus den USA liegen Angaben von 2 bis 9,9% vor. In Deutschland sind repräsentative Untersuchungen bisher nicht durchgeführt worden. Diese beträchtlichen Unterschiede sind zu einem erheblichen Teil methodisch bedingt: Die verwendeten diagnostischen Kriterien sind nicht einheitlich. Ein Kardinalproblem für epidemiologische Studien ist das Fehlen eindeutiger diagnostischer Kriterien. Während die Hochdruck- und Diabetes-Forschung auf quantitative Angaben über Blutdruck und Blut- bzw. Urinzucker zurückgreifen können, ist man bei Asthma auf subjektive Angaben angewiesen. Die meisten Studien beziehen sich auf Fragebogenerhebungen, deren Ergebnis von der Formulierung der Frage, aber auch von der Sorgfalt und vom Verständnis der beantwortenden Personen abhängig ist. Erhebungen, in denen nach Episoden von Giemen gefragt wird, ergeben bei Kindern häufiger positive Antworten (7–25%) als die Frage nach Episoden von Atemnot (0,7–5%). Eine Untersuchung an 29 000 Rekruten beleuchtet das Spektrum verwirrender Alternativen. Die Frage „Hatten Sie jemals Anfälle von Atemnot mit Giemen?" wurde in 9,7% der Fälle positiv beantwortet; die Frage „Hatten Sie jemals Asthma?" dagegen in 7,4%, und nur 4,6% bejahten beide Fragen

(zitiert nach [25]). Bei der Bewertung epidemiologischer Studien ist weiterhin zu beachten, ob die kumulative Häufigkeit („Hatten Sie jemals Asthma") oder die punktuelle Häufigkeit („Haben Sie gegenwärtig Atembeschwerden") erfragt werden. Aus Gründen, die in der Krankheit selbst liegen – uncharakteristischer, schleichender Beginn in einem Teil der Fälle mit nächtlichem Husten, erhebliche Variabilität der Symptome –, ist es kaum möglich, Beginn und Schweregrad exakt zu erfassen.

Neuere Studien berücksichtigen neben den subjektiven Angaben auch die ärztliche Beurteilung, Lungenfunktionsparameter und Kriterien der Atemwegshyperreaktivität. Mit dieser verbesserten Methodik ergab sich eine aktuelle Asthma-Häufigkeit von 5,9%. Die Häufigkeit der unspezifischen Hyperreaktivität betrug 11,4% (s. Abschn. 2.2).

Die Asthma-Mortalität ist gering. Die Zahlenangaben liegen zwischen 0,5 und drei Personen pro 100 000

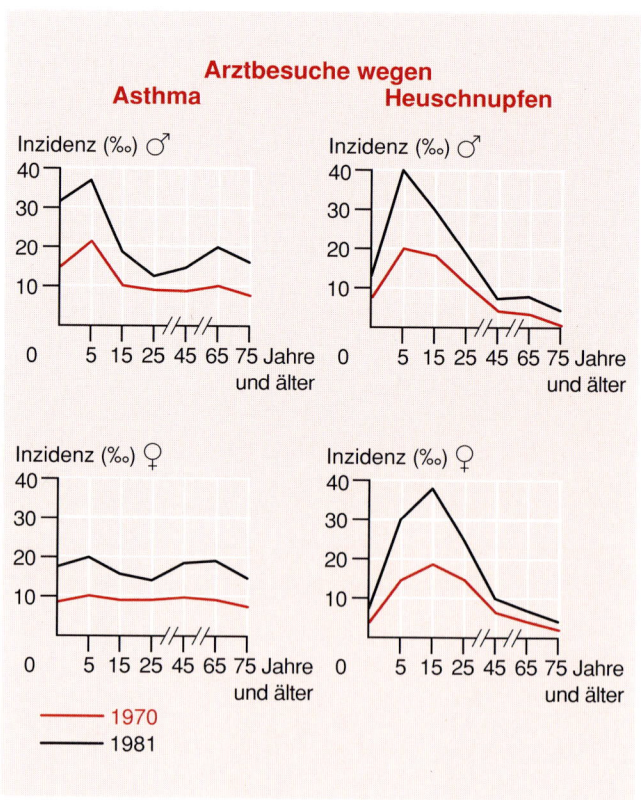

Abb. 19–4 Anzahl der Personen pro 1000 Einwohner, die Allgemeinpraxen wegen Asthma und Heuschnupfen konsultiert haben [19].

Einwohner. In den 60er Jahren wurde vorübergehend eine deutliche Zunahme der Asthma-Mortalität in England und Neuseeland beobachtet. Die Ursache ist letzlich unklar geblieben. Der Verdacht, daß die höhere Mortalität mit der gleichzeitigen Einführung von Dosieraerosolen in Zusammenhang steht, hat sich als nicht haltbar erwiesen. Beunruhigend ist die Tatsache, daß Fortschritte in der Asthma-Therapie in den letzten hundert Jahren nicht zu einer Abnahme der Asthma-Mortalität geführt haben.

3.2 Einfluß von Risikofaktoren

Der Einfluß von Risikofaktoren auf Entstehung und Verlauf von Atemwegserkrankungen ist bisher nicht überzeugend dokumentiert worden. Die öffentliche Diskussion geht meist davon aus, daß Allergie und Asthma zunehmen und Umweltfaktoren – Streß, Luftverschmutzung, unnatürliche Methoden der Erzeugung und Verarbeitung von Nahrungsmitteln – dafür verantwortlich sind. Angaben über Änderungen der Asthma-Häufigkeit sind sehr kritisch zu betrachten. Bei epidemiologischen Studien muß sichergestellt sein, daß Auswahl- und Beurteilungskriterien vergleichbar sind. Einige Untersuchungen, die diese Voraussetzungen erfüllen, sprechen in der Tat für eine Zunahme der Asthma-Häufigkeit

– In zwei Schulen in Neuseeland betrug die Asthma-Häufigkeit 1968 7,1%, 1982 13,5%. Da gleiche Methoden verwendet wurden, sind die Zahlen aussagekräftig (zitiert nach [17]).
– In England und Wales wurde in 19 ärztlichen Praxen 1970/71 und 1981/82 die Häufigkeit der Konsultationen wegen Asthma verglichen. Die entsprechenden Zahlen betragen für Männer 11,6 bzw. 20,5 pro 1000 Personen in der Bevölkerung (Abb. 19–4).

Dieser eindrucksvolle Anstieg wurde gleichmäßig bei beiden Geschlechtern, in allen Altersgruppen und in allen beteiligten Praxen beobachtet. Die Häufigkeit der Konsultationen wegen Heuschnupfen hat in gleicher Weise zugenommen. Eine befriedigende Erklärung existiert bisher nicht. Es liegt nahe, die zahlreichen Belastungen des Atemtrakts durch die Schadstoffemissionen von Industriebetrieben und Autoabgase anzuschuldigen. Die Beziehung zwischen Luftverschmutzung und Asthma-Morbidität ist allerdings nicht eindeutig dokumentiert, und die Ergebnisse verschiedener Autoren sind widersprüchlich [6].

In städtischen Gebieten mit hoher Luftverschmutzung scheint die Asthma-Häufigkeit größer zu sein. Für die Bedeutung der Umweltbedingungen spricht auch die Beobachtung, daß Einwanderer aus der dritten Welt in westliche Industrienationen häufiger erkranken. Auf der anderen Seite ist auch in einigen unterentwickelten und entlegenen Gebieten die Asthma-Häufigkeit beträchtlich (z. B. bei Schulkindern in Tansania 7,9%, bei Kindern und Erwachsenen auf den Malediven 20%, auf Tristan da Cunha 46%; zitiert nach [17]).

3.3 Prävention und Therapie

Die epidemiologische Bedeutung präventiver und therapeutischer Maßnahmen ist bisher noch wenig untersucht worden. Fragen, die dringend einer Klärung bedürfen, sind u. a., welche Bedeutung das längerdauernde Stillen tatsächlich für die Sensibilisierung des Kleinkindes gegen Nahrungsmittelallergene hat, in welchem Umfang die Haltung von Haustieren die Asthma-Häufigkeit beeinflußt und inwieweit Milben-Bekämpfungsmaßnahmen mit chemischen Substanzen Inzidenz und Verlauf des Asthmas beeinflussen.

Der gleiche Mangel an wissenschaftlich begründeten Vorstellungen, der uns auf dem Gebiet der Prophylaxe begegnet, herrscht auch im Bereich der Therapie. Die Wirksamkeit der wichtigen Asthma-Mittel ist im Akutversuch und in Studien über einige Wochen oder Monate gut dokumentiert. Langzeitbeobachtungen, die über den Einfluß bestimmter Therapieformen auf die Prognose Auskunft geben, existieren bisher nicht.

4 Pathophysiologie und Pathogenese

4.1 Morphologie

Die Atemwege verbinden die Außenwelt mit der inneren Oberfläche der Lunge, dem Alveolarraum. Auffällig häufig sind die oberen Abschnitte – Nase, Pharynx und Larynx – und die tiefen Atemwege – Trachea, Bronchien und Bronchiolen – bei krankhaften Prozessen gleichzeitig oder in zeitlicher Aufeinanderfolge betroffen. Etwa 15% der Heuschnupfen-Patienten erkranken später an Asthma, das saisonal oder auch ganzjährig auftreten kann. In gleicher Weise disponiert die nichtallergische Rhinitis, oft in Verbindung mit Nasenpolypen und Affektionen der Nasennebenhöhlen zu einer Erkrankung der tieferen Atemwege. Der sogenannte „Etagenwechsel" wird gelegentlich mechanistisch durch Überlaufen von Sekret des Nasen-Rachen-Raums in die Atemwege erklärt. Diese Interpretation begründet das Therapiekonzept der operativen Sanierung der Nasennebenhöhlen. Richtiger ist wohl die Vorstellung, die Atemwege als ein einheitliches Organ aufzufassen, das in seinen verschiedenen Abschnitten mit ähnlichen Strukturen ausgestattet ist und vergleichbaren krankhaften Veränderungen unterliegt.

Bei diesen Strukturen handelt es sich um Epithelzellen unterschiedlicher Bauart, Zilien mit einer hochdifferenzierten Ultrastruktur, Schleimdrüsen in der Epithelschicht (Becherzellen), submuköse Drüsen und glatte Muskelfasern. Diese Strukturen sind über intramurale Ganglien und nervale Rezeptoren an das autonome Nervensystem angeschlossen.

Asthma beruht auf einer Funktionsstörung und ist nicht durch eindeutige morphologische Veränderungen charakterisiert. Patienten mit langjährigem Asthma, die im Intervall versterben, können einen unauffälligen Befund im Bereich der Atemwege und der Lungen aufweisen. Krankheitsfolgen wie Lungenemphysem und chronisches Cor pulmonale werden beim Anfallsasthma nicht angetroffen.

Obgleich es kein pathognomonisches Substrat für Asthma gibt, sind bei manifester Erkrankung bestimmte makroskopische, feingewebliche und zytologische Veränderungen häufig.

Bronchoskopische Befunde

Etwa ein Drittel der Patienten weist ein unauffälliges Bronchialsystem auf. In der Mehrzahl der Fälle jedoch findet man Hinweise auf eine chronische Bronchitis. Häufigster Befund ist eine Hypersekretion. Das Sekret ist glasig, viskös und schwer abzusaugen, mitunter aber auch locker und schaumig. Eine Unschärfe der zentralen Karinen weist in etwa die Hälfte der Fälle auf ein Schleimhautödem hin. Dieser Befund pflegt mit einer vermehrten Gefäßinjektion und einer erhöhten Vulnerabilität der Schleimhaut einherzugehen.

In den letzten Jahren hat man der *Zytologie* der bronchoalveolären Spülflüssigkeit bei Asthma Aufmerksamkeit gewidmet. Beschrieben ist eine signifikante Zunahme der Lymphozyten sowie der neutrophilen und eosinophilen Granulozyten auf Kosten der Alveolarmakrophagen. Interesssant ist der Nachweis von Mastzellen, die in geringer Zahl ($< 0,1\%$) frei im Lumen vorkommen. Sie könnten der Startpunkt für die Kettenreaktion der allergischen Entzündung sein. Schleimhautbiopsien bei Asthma zeigen eine Hypertrophie der glatten Muskelfasern, die als Substrat der Bronchialspasmen gedeutet wird, ferner eine Verdikkung der Basalmembranen, ein Schleimhautödem und Veränderungen an den Drüsenzellen, die auf eine Dyskrinie und Hyperkrinie hindeuten.

Das Ausmaß dieser Veränderungen hängt von vielen Faktoren – aktuelle Infektion, Dauer und Umfang der Therapie, Art und Schweregrad der Erkrankung – ab. Da es nicht üblich ist, bei Asthma-Patienten diagnostische Schleimhautbiopsien routinemäßig durchzuführen, liegen kaum systematische Untersuchungen vor.

Pathologisch-anatomische Befunde

Der pathologisch-anatomische Befund bei akutem Asthmatod ist dagegen gut dokumentiert. Typisch sind überblähte Lungen, die auch nach Eröffnung des Thorax nicht kollabieren, weil die Atemwege durch zähen Schleim verschlossen sind. Die Alveolen sind teils luftleer und kollabiert, teils überbläht und können Ödem und Entzündung aufweisen. Seltener werden bei akutem Asthmatod völlig unauffällige makroskopische und mikroskopische Befunde beschrieben. In diesen Fällen dürfte ein massiver Bronchospasmus für den letalen Verlauf verantwortlich sein. Auch heute noch beobachtet man, daß einzelne Asthmatiker von plötzlich einsetzender Atemnot überrascht werden und das Bewußtsein verlieren, ohne sich bemerkbar machen zu können.

4.2 Entzündung

Lange Zeit galt der Bronchospasmus als das wesentliche pathophysiologische Prinzip der Asthmaerkrankung. Die in den letzten Jahren sehr vorangetriebene Mediatoren-Forschung hat zu der Erkenntnis geführt, daß auch die Entzündung eine wichtige Rolle spielt. Auf den Zusammenhang zwischen inflammatorischen Vorgängen und Hyperreaktivität wurde bereits hingewiesen (Abschn. 2.2). Verschiedene inhalative Noxen wie Ozon und Isozyanate, Antigene und Infektionserreger können das in Zellen gespeicherte Potential an Mediatoren aktivieren und auf diese Weise eine Kettenreaktion in Gang setzen.

Entzündungszellen

Mastzellen, Alveolarmakrophagen und Epithelzellen werden als primäre Effektorzellen bezeichnet. Sie befinden sich unmittelbar in den Atemwegen und können durch die oben genannten Entzündungsreize aktiviert werden. Dabei werden chemotaktische Substanzen freigesetzt, die zum Einwandern sekundärer Effektorzellen in das Entzündungsgebiet führen. Auch diese Zellen enthalten und produzieren hochaktive proinflammatorisch wirkende Moleküle. Es handelt sich um Metaboliten der Arachidonsäure. (Auf Einzelheiten der komplizierten Biochemie der Mediatoren wird in diesem Beitrag nicht eingegangen; eine kurze Übersicht findet sich in Kapitel 11; ausführliche Darstellung bei [22]). Eine wichtige praktische Nutzanwendung der Mediatoren-Forschung beruht auf der Erkenntnis, daß Steroide durch Hemmung eines Enzyms die Freisetzung von Mediatoren verhindern. Damit wird der frühzeitige Einsatz von Steroiden bei Asthma theoretisch begründet. Eine spezifische Therapie mit Leukotrien-Antagonisten ist noch nicht möglich und wegen der Interaktion zwischen den zahlreichen Stoffwechselprodukten der Arachidonsäure auch wenig erfolgversprechend.

Mastzellen

Die Mastzellen des Atemtrakts verteilen sich etwa zur Hälfte auf die Atemwege und den Alveolarraum. Die Mastzellen der Atemwege befinden sich überwiegend zwischen der epithelialen Schleimhautoberfläche und der Basalmembran. Die besondere Bedeutung der Mastzellen für IgE-vermittelte allergische Reaktionen liegt in der Tatsache, daß sie hochaffine Rezeptoren für IgE haben. Eine hohe Bindungskonstante und eine lange Bindungsdauer führen zu einer starken Konzentration von IgE-Antikörpern an der Oberfläche von Mastzellen. Damit sind die Voraussetzungen für starke biologische Wirkungen eines Immunglobulins gegeben, das nur in äußerst geringen Konzentrationen vorkommt. Kontakt der antikörperbeladenen Zelle mit dem spezifischen Antigen führt zur Degranulierung (Abb. 19–5).

Die Mastzelle hat Rezeptoren für zahlreiche weitere Substanzen. Die Freisetzung von Mediatoren kann u. a. durch Komplementfraktionen (C3a, C5a), Bakterienlektine, den Plättchen-aktivierenden Faktor (PAF), Substanz P und das „major basic protein" von eosinophilen Leukozyten ausgelöst werden. Auf diese Weise könnten die Allergie-ähnlichen Symptome beim nichtallergischen Asthma zustande kommen.

Alveolarmakrophagen

Dieser Zelltyp dominiert in der bronchoalveolären Spülflüssigkeit (90% bei Gesunden, durchschnittlich etwa 70% bei Asthmatikern). Alveolarmakrophagen sind ebenfalls in der Lage, chemotaktische Faktoren für eosinophile und neutrophile Leukozyten zu produzieren. Trotz ihrer großen Anzahl scheint ihre Bedeutung im Vergleich mit den seltenen intraluminalen Mastzellen jedoch gering zu sein.

Epithelzellen

Tierexperimentelle Befunde sprechen dafür, daß in Epithelzellen chemotaktische Faktoren für neutrophile Granulozyten (NCF) enthalten sind. Auch Epithelzellen der Trachea vom Menschen sind in der Lage, in vitro Leukotriene zu produzieren, die chemotaktisch auf Neutrophile wirken. Damit kann auch eine Schädigung des Oberflächenepithels die Initialentzündung für weiterlaufende Entzündungsprozesse geben. Die Abschilferung von Epithelzellen ist ein häufiger Befund in Schleimhautbiopsien von Asthmatikern.

Eosinophile und neutrophile Granulozyten

Eosinophile Granulozyten sind bei Asthma im Bronchialsekret und in histologischen Schnitten der Bronchialwände häufig anzutreffen. Ihre Funktion ist nicht völlig klar. Proteine, die in den eosinophilen Granula gespeichert werden, wirken toxisch auf Epithelzellen und können damit zu der geschilderten Abschilferung beitragen. Durch die Bildung von Leukotrien (C4) und PAF sind proinflammatorische Wirkungen möglich.

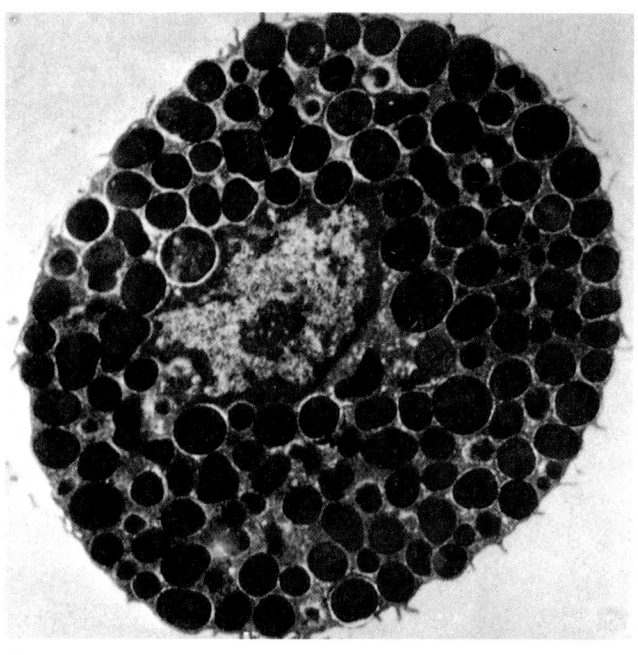

a)

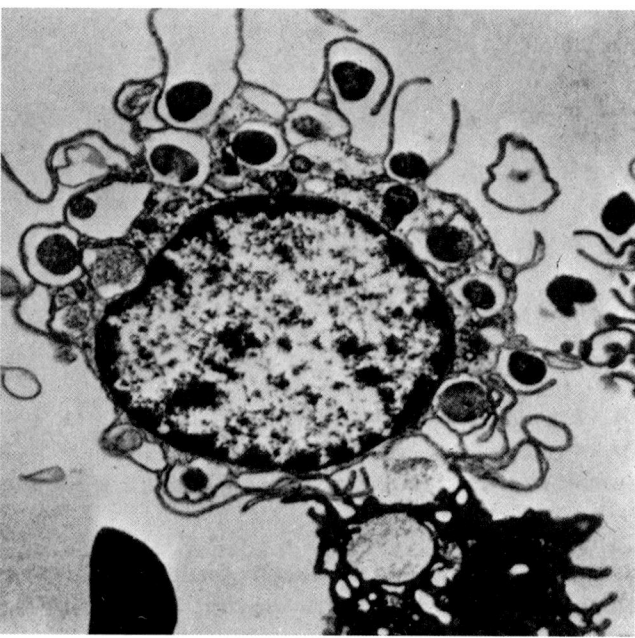

b)

Abb. 19–5 Mastzelle aus dem Peritoneum der Ratte (nach [3]).
a) Die Zelle ist vollgepackt mit Granula, die präformierte Mediatoren enthalten.

b) Mastzelle nach Freisetzung der Granula. Die Zelle bleibt dabei intakt.

Diese In-vitro-Befunde über potentiell ungünstige Wirkungen von Eosinophilen lassen sich mit der klinischen Erfahrung in Einklang bringen, daß Asthma-Exazerbationen häufig eine ausgeprägte Eosinophilie (insbesondere bei endogenem Asthma) vorausgeht.

Auch die neutrophilen Granulozyten gehören in das Spektrum der Zellen, die zur Bildung von Entzündungsmediatoren befähigt sind (Thromboxane, Leukotriene und PAF).

4.3 Autonomes Nervensystem

Jeder Asthmatiker macht die Erfahrung, daß physikalische oder chemische Reize bei ihm Atembeschwerden hervorrufen. Husten oder Lachen, kalte Luft oder intensive Gerüche können innerhalb von Sekunden eine Atemnot-Episode auslösen. Derartige Beobachtungen haben schon vor mehr als hundert Jahren zu der Vorstellung geführt, daß Reflexe bei der Entstehung von Asthma eine wichtige Rolle spielen müssen.

Salter (1882) beschreibt die erhöhte Reizbarkeit des Nevensystems bei Asthma sehr anschaulich: „Worin besteht eigentlich die Besonderheit des Asthmatikers? Offensichtlich liegt eine krankhafte Anomalie des muskulär-nervösen Systems der Atemwege vor: Sie geraten leicht in einen Zustand der Aktivität. Der Auslö-

ser kann unmittelbar einwirken oder entfernt sein, aber in jedem Falle würde er normalerweise kein solches Ergebnis zeitigen. Die Besonderheit liegt also nicht im Auslöser – die eingeatmete Luft ist die gleiche für den Asthmatiker wie für den Nichtasthmatiker; Ipecacuanha-Staub oder Heustäube sind dieselben für beide; noch liegt irgendeine Besonderheit in der Reizbarkeit der Bronchialmuskelfasern selbst. Die Besonderheit liegt vielmehr in der Klammer, die diese beiden verbindet – im Nervensystem –, und besteht in einer fehlgesteuerten Empfindlichkeit. Ein Stimulus zur Kontraktion, der eigentlich gar nicht registriert werden sollte, wird aufgenommen und an Muskelfasern weitergeleitet. Es ist offensichtlich, daß die Anomalie beim Asthma nicht im Vorhandensein bestimmter Reizstoffe liegt, sondern in der Reizbarkeit von Strukturen, die diesen Reizen ausgesetzt sind" (zitiert nach [31]).

Bereits zu Beginn dieses Jahrhunderts wurde die Richtigkeit dieser Überlegungen durch tierexperimentelle Befunde bestätigt:

Durch Vagusreizung, aber auch durch Reizung der Nasenschleimhaut, also reflektorisch, konnte eine Bronchokonstriktion hervorgerufen werden.

Die Grundlagenforschung auf dem Gebiet der Anatomie, der Neurophysiologie und der Biochemie von Neurotransmittern hat die Kenntnisse über Bau und Funktion des vegetativen Nervensystems während der letzten Jahre sehr bereichert. Bisher ist allerdings wenig bekannt über die Bedeutung von Neurorezeptoren für die Entstehung und den Verlauf von Atemwegserkrankungen. Vagolytika spielen zur Prophylaxe und Therapie der Bronchokonstriktion eine so geringe Rolle, daß der Einfluß des Vagus als vergleichsweise gering erscheint.

4.3.1 Innervation der Atemwege

Die Anatomie hat eine Reihe von Kriterien entwickelt, mit deren Hilfe Rezeptoren identifiziert werden können [1]:
- Klassifizierung der afferenten Nervenfasern (markhaltig, marklos, Verzweigungsmodus)
- Beurteilung der Rezeptorstruktur (Größe, Verzweigung, Matrix)
- Beschaffenheit des rezeptiven Areals (Epithelzellen, Bindegewebszellen, Bindegewebsfasern etc.)
- Topographie (Lage im Tracheobronchialsystem, im Lungengewebe oder in der Pleura).

Rezeptoren der glatten Muskulatur liegen in Serie zu den glatten Muskelzellen und sind damit in der Lage, den Spannungszustand der Muskelfaserzüge zu registrieren. Dehnungsrezeptoren in der Schleimhaut der Bronchien und in der Pleura pulmonalis haben Bezug zu Kollagenfasern und elastischen Fasern. Die Strekkung des Bronchialbaums und eine Spannungszunahme der Pleura sind wohl der adäquate Reiz für diese Rezeptoren: Sie bilden den afferenten Schenkel des Hering-Breuer-Reflexes und bewirken die Inspirationshemmung bei zunehmender Lungendehnung.

Die Rezeptoren des Atemtraktes liegen im Epithel der Schleimhaut. Sie reagieren auf physikalische und chemische (Irritant-Rezeptoren) oder auf mechanische Reize (Dehnungsrezeptoren). Eine weitere Gruppe von Rezeptoren wird sowohl durch exogene Reize als auch durch verschiedene Mediatoren stimuliert (J-Rezeptoren). Diese Rezeptoren wurden zunächst in der Umge-

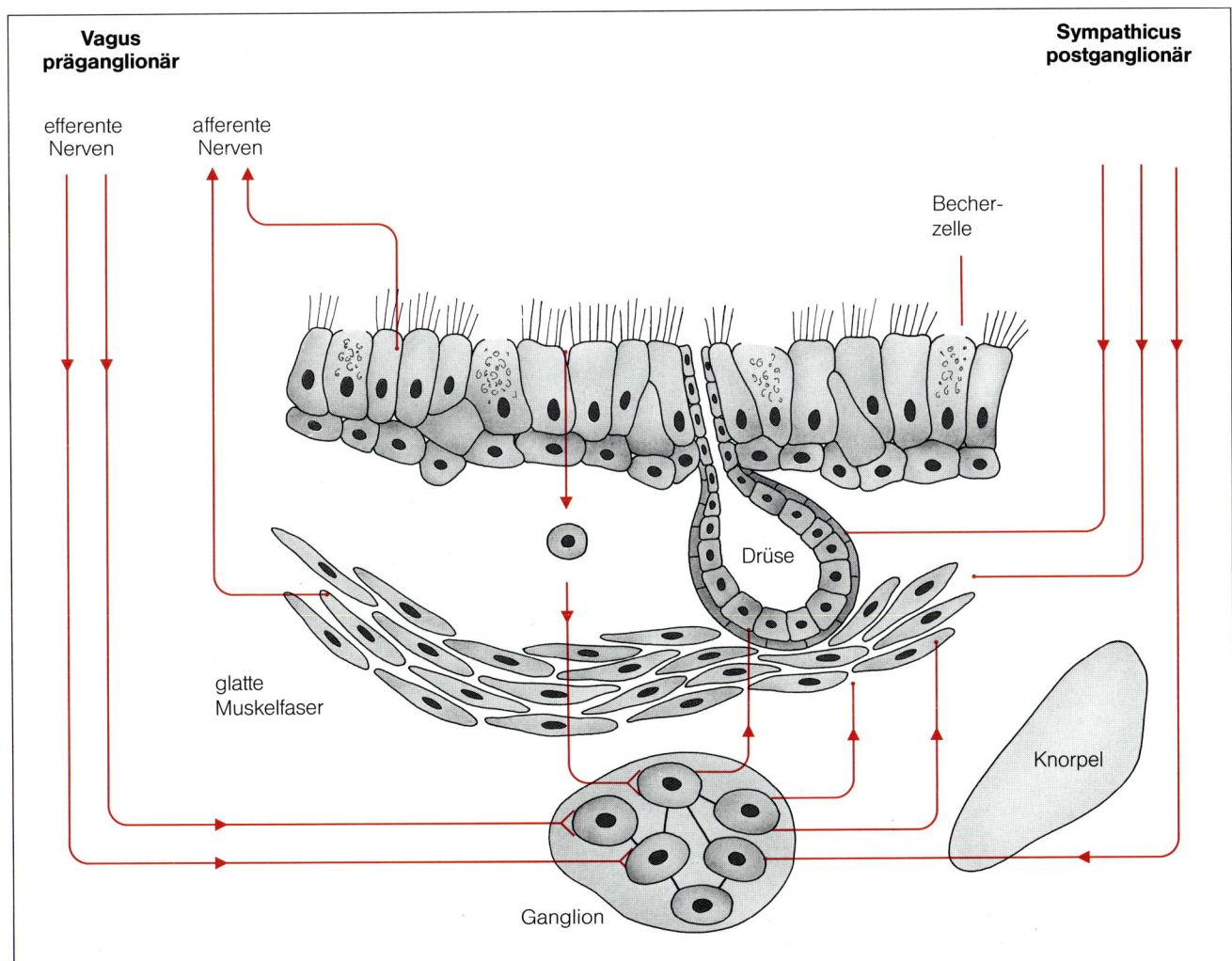

Abb. 19–6 Innervation der Atemwege (nach [23]). Erklärung siehe Text.

bung der Alveolen (juxtakapillär), später aber auch im Larnyx und in den Bronchien nachgewiesen.

Rezeptoren vermitteln Reflexe, die eine mechanische Abwehrfunktion haben:
– Der Hustenreflex dient der Entfernung verschluckter Fremdkörper.
– Die Reflex-Bronchokonstriktion, vermittelt durch Reizrezeptoren, stabilisiert die zentralen Atemwege durch erhöhten Bronchialmuskeltonus.
– Niesreiz, pharyngealer und laryngealer Expulsionsreflex dienen der Abwehr chemischer Reize.

Für den Kranken sind diese Reflexe wenig nützlich, da sie die Gefährdung durch Allergene oder Bakterien nicht erkennen und deren lokalen Angriff auf die Schleimhaut somit nicht verhindern.

Die autonome Innervation der Atemwege ist in Abbildung 19–6 dargestellt. Parasympathische (präganglionäre) Fasern verlaufen deszendierend im Vagus und enden in den intramuralen Ganglien. Diese Ganglien enthalten verschieden Neurone:
– cholinerge Neurone (Neurotransmitter: Azetylcholin)
– Neurone des nichtadrenergen inhibitorischen Systems (Neurotransmitter: vasoaktives intestinales Peptid, VIP)

Dieser Überträgerstoff vermittelt postganglionär inhibitorische Impulse, die eine Bronchodilatation bewirken. Ein bestimmter Typ von Nervenfasern („C-Fasern") vermittelt exzitatorische Impulse. Postganglionäre Fasern verlaufen auch zu Muskelfasern und Drüsenzellen. Afferente Impulse werden über Nervenendigungen im Epithel und an den glatten Muskelfasern zu Neuronen im Vagus oder in Vaguskernen geleitet. Sympathische Fasern kommen aus dem Grenzstrang und sind deshalb postganglionär. Sie enden in den intramuralen Ganglien. Beim Menschen sind Fasern, die Drüsen- und Muskelzellen versorgen, nicht nachgewiesen worden [35].

4.3.2 Regulation des Bronchialmuskeltonus

Die Atemwege sind bis hin zu den Bronchiolen von spiralförmig angeordneten glatten Muskelfasern umgeben. Ihre physiologische Funktion ist nicht bekannt. Beim Asthma spielen sie eine wichtige Rolle: Sie sind das Substrat des plötzlich auftretenden und rasch reversiblen Asthmaanfalls.

Die Bereitschaft zur Bronchokonstriktion kann grundsätzlich auf unterschiedlichen Mechanismen beruhen:

– primäre Anomalie der Muskelzellen
– Störungen der kalziumabhängigen Prozesse, die für die elektromechanische Kopplung verantwortlich sind
– verstärkte Stimulation der Muskelfasern durch nervale Reize und Mediatoren.

Die beiden erstgenannten Mechanismen sind hypothetisch. Der Bronchialmuskeltonus wird durch nervale und humorale Impulse gesteuert. Die Muskelfasern sind mit Rezeptoren ausgestattet
– für Neurotransmitter des Sympathikus (Adrenalin) und des Vagus (Acetylcholin)
– für Neuropeptide
– für Mediatoren (Histamin, Bradykinin, Leukotriene, Prostaglandine, s. Abb. 19–7).

Neuropeptide vermitteln zwischen nervalen und humoralen Impulsen. Sie setzen Mediatoren aus Mastzellen frei und induzieren damit eine „neurogene" Entzündung. Diese Funktion der Neuropeptide macht deutlich, daß zwischen nervalen und humoralen Impulsen keine Trennlinie gezogen werden kann. Es besteht vielmehr eine enge Kopplung zwischen den beiden Ver-

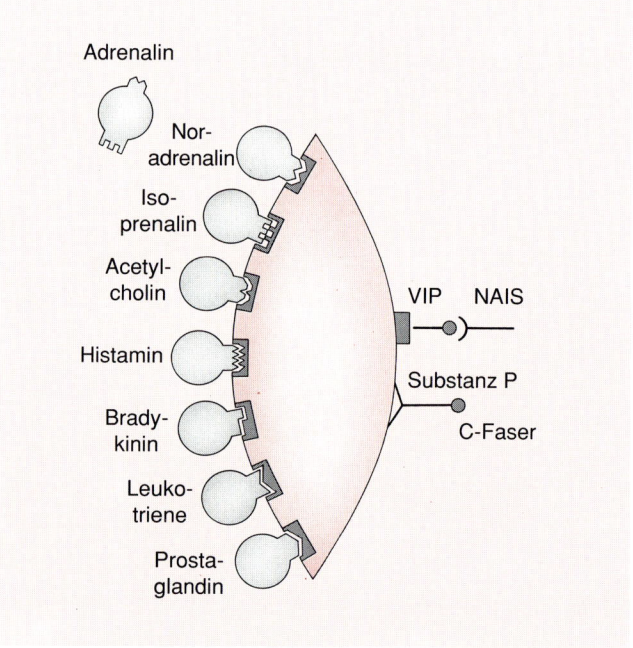

Abb 19–7 Rezeptoren der glatten Muskelfasern und efferente Terminals. Dargestellt sind Rezeptoren und ihre Agonisten. Adrenalin kann Alpha- und Beta-Rezeptoren stimulieren. Fasern des nichtadrenergen inhibitorischen Systems (NAIS) bewirken über die Freisetzung von vasoaktivem intestinalem Peptid (VIP) eine Relaxation. Langsam leitende marklose Fasern (sog. C-Fasern) übertragen Impulse bestimmter Neurorezeptoren auf die glatte Muskelfaser. Dabei wird ein Neuropeptid freigesetzt (Substanz P), das eine Kontraktion bewirkt.

stärkermechanismen, die den Tonus glatter Muskelfasern regulieren: den Mediatoren der Mastzelle und neurogenen Reflexen. Mediatoren können direkt auf glatte Muskelfasern einwirken, aber auch efferente Impulse vermitteln, die über einen Reflexbogen eine Bronchokonstriktion bewirken.

4.4 Atemwegsobstruktion

Die Atemwegsobstruktion ist die grundlegende Störung bei Asthma.

Ursachen sind Bronchospasmus, entzündliches Schleimhautödem und Verstopfung der Atemwege mit Sekret. Der Bronchospasmus ist der wesentliche Faktor bei akuten Atemnot-Episoden. Seine Bedeutung zeigt sich an der unmittelbaren Wirkung eines beta-adrenergen Dosieraerosols.

Die über Stunden, Tage oder Wochen anhaltende Atemwegsobstruktion hat in der Regel auch eine spastische Komponente, wird aber überwiegend durch eine Entzündung unterhalten und erweist sich erst nach Anwendung der antiphlogistisch wirksamen Kortikosteroide als reversibel (Abb. 19–8). Die Sekretobstruktion kann im Status asthmaticus ein entscheidender Faktor sein.

Im Regelfall ist davon auszugehen, daß sich alle drei Pathomechanismen überlagern. Eine Zuordnung ist häufig weder nach dem klinischen Bild noch ex juvantibus möglich: Ausgeprägte zirkadiane Schwankungen der Atemwiderstände werden auch unter hochdosierter Behandlung mit Kortikoiden und Spasmolytika beobachtet.

4.4.1 Störung der Ventilation

Normalerweise genügen für den in- und exspiratorischen Gaswechsel geringe Differenzen des Alveolardrucks, und die Ausatmung erfolgt passiv durch die elastischen Rückstellkräfte von Lunge und Thorax.

Die Atemwegsobstruktion wirkt sich weniger auf die Inspirationsphase aus, weil die Zunahme des Lungenvolumens zu einer Erweiterung der Bronchien führt. Die Exspiration jedoch erfolgt nicht mehr passiv, sondern unter Einsatz der exspiratorischen Atemmuskulatur. Es werden positive Pleuradrücke erzeugt, die zu einer dynamischen Kompression der Atemwege führen. Die Folgen sind eine Verlängerung des Exspiriums, ein Verschluß der kleineren Atemwege gegen Ende der Ausatemphase und eine Verschiebung der Atemmittellage in Richtung Inspiration (Abb. 19–9).

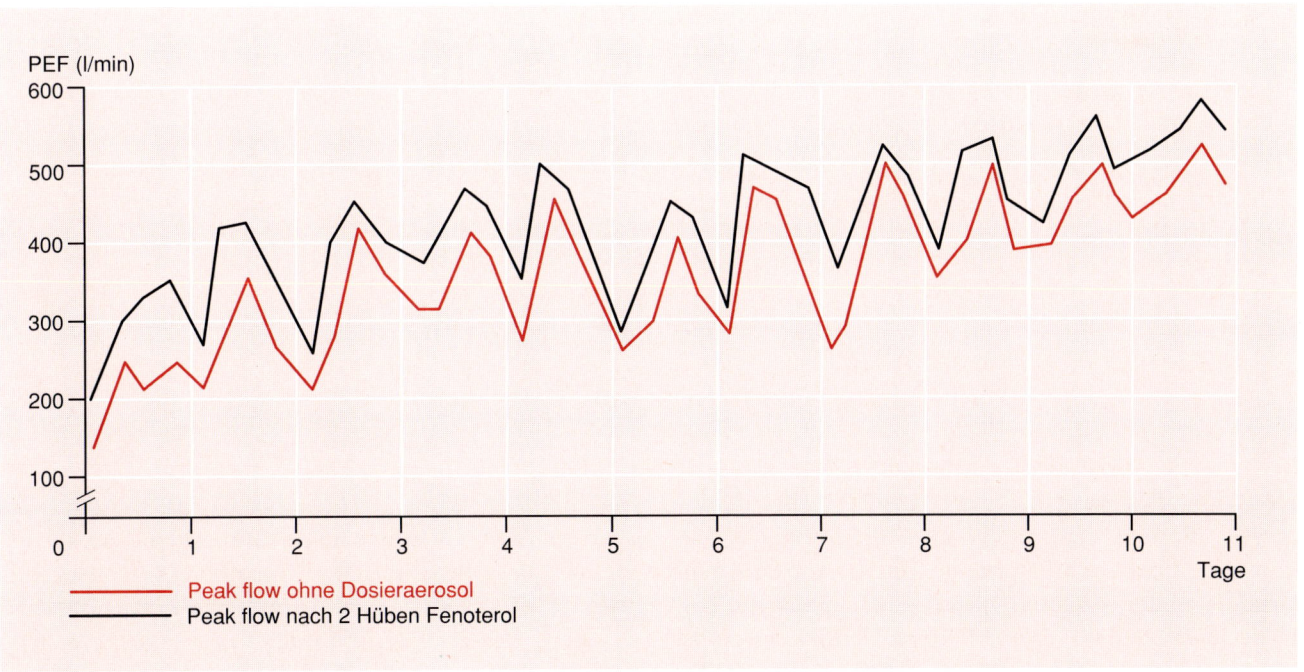

Abb. 19–8 Peak-flow-Verlauf (66jähriger Patient mit Silikose und Emphysem) unter Behandlung mit Kortison.

4.4.2 Störung des Gasaustauschs

Die Atemwege sind in verschiedenen Abschnitten des Bronchialsystems unterschiedlich stark eingeengt. Deshalb kommt es zu einer ungleichmäßigen Verteilung des Atemzugvolumens. Diese ventilatorische Verteilungsstörung kann teilweise durch den von Euler-Liljestrand-Reflex ausgeglichen werden: Hypoventilierte Alveolarbezirke werden auch weniger durchblutet. Bei erheblicher Stenosierung der Bronchien wird jedoch das Belüftungs-Durchblutungs-Verhältnis gestört. Aus diesem Grunde beobachtet man bei manifestem Asthma fast immer eine leichte bis mäßige arterielle Hypoxie. Es kommt nicht in gleicher Weise zu einem Anstieg des Kohlendioxid-Partialdrucks, weil die verminderte CO_2-Abgabe in schlecht ventilierten Bezirken durch vermehrte Ausscheidung in hyperventilierten Regionen ausgeglichen werden kann. Da eine Tendenz zur Hyperventilation besteht, findet man in der Regel sogar niedrige P_{CO_2}-Werte. Erst bei hochgradiger Obstruktion und Erschöpfung kommt es zur alveolären Hypoventilation: Der P_{CO_2} steigt auf normale oder hyperkapnische Werte an.

Im Asthmaanfall führen alveoläre Hypoxie, große intrathorakale Druckschwankungen und Kompression von Blutgefäßen zu einem Anstieg des pulmonalarteriellen Drucks und Zeichen der Rechtsherzbelastung im EKG. Diese hämodynamischen Veränderungen sind reversibel. Zur Entwicklung eines chronischen Cor pulmonale kommt es nur bei der schweren fixierten Atemwegsobstruktion (s. Kap. 9).

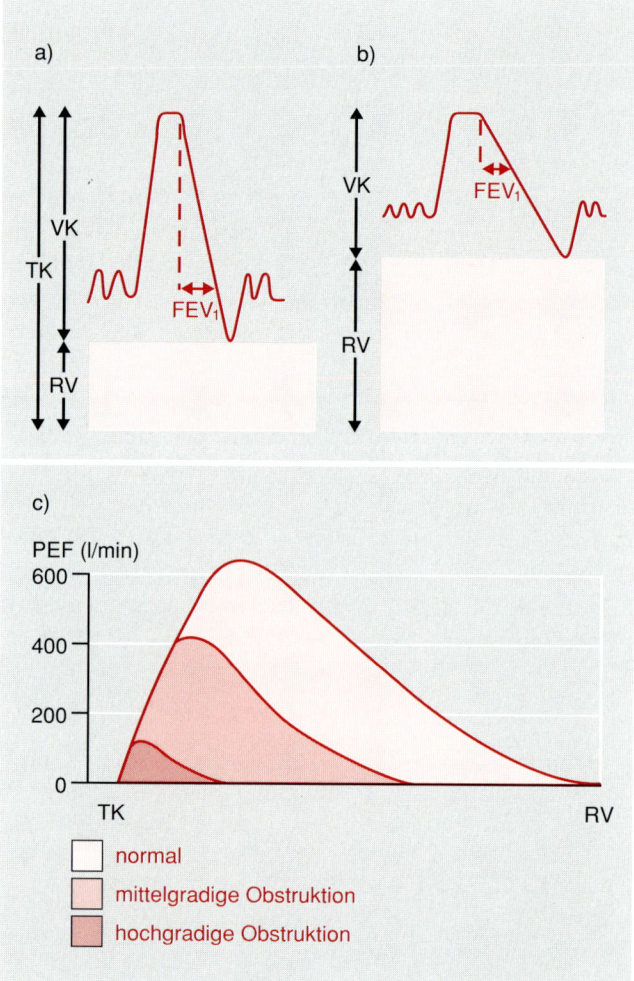

Abb. 19–9 Störungen der Ventilation bei Atemwegsobstruktion.
a) normales Spirogramm.
b) Spirogramm bei mittelgradiger Atemwegsobstruktion. Die Verschiebung der Atemmittellage führt auch zu einer Einschränkung der Vitalkapazität (häufig fälschlich als Ausdruck einer „kombinierten Ventilationsstörung" gedeutet).
c) Flußvolumenkurven bei normaler und behinderter Atemströmung.
TTK = Totalkapazität, RV = Residualvolumen, PEF = Peak flow, VK = Vitalkapazität, FEV_1 = forciertes Exspirationsvolumen in einer Sekunde.

5   Diagnostisches Vorgehen

Sorgfältige Erhebung der Vorgeschichte, Auskultation und der Nachweis einer reversiblen Atemwegsobstruktion mit einem einfachen Lungenfunktionstest sind die Grundlage der Asthma-Diagnose. Einige technische Untersuchungen tragen zur Differenzierung des globalen Krankheitsbegriffs, zum Ausschluß von Komplikationen und anderer Formen einer pulmonalen Dyspnoe bei. Ihre Bedeutung wird oft überschätzt, während Anamnese und Lungenfunktionsprüfung keine genügende Beachtung finden. In dieser Situation erscheint es notwendig, die grundlegende Bedeutung der Anamnese zu betonen. Bei der Erhebung der Vorgeschichte geht es um die möglichst exakte Erfassung der Symptome und aller Umstände, die zum Auftreten von Beschwerden führen. Genauso wichtig ist es aber, die Persönlichkeit des Kranken zu erfassen und sich ein Urteil über die Bewertung von Symptomen, über Krankheits- und Therapieverständnis und die Implikationen der Erkrankung zu bilden. Das erste Anamnesegespräch ist oft entscheidend für die weitere Arzt-Patient-Beziehung. Zu wenig wird bedacht, daß sich dabei auch der Patient über Aufmerksamkeit, Zuwendung und Sachkenntnis des Arztes ein Urteil bildet.

5.1 Anamnese

Die Erarbeitung der Anamnese erfordert Zeit, Geduld und Einfühlungsvermögen. Zahlreiche Fragen müssen geklärt werden. Das folgende Vorgehen – zunächst Bestandsaufnahme, dann Rekonstruieren des Krankheitsverlaufs – hat sich bewährt:

- aktuelle Beschwerden und laufende Therapie
    - Bestehen Anfälle von Atemnot?
    - Häufigkeit und Schweregrad der Atemnot-Episoden?
    - Haben Sie den Notdienst gebraucht?
    - Gehen die Anfälle mit Erstickungsgefühl einher?
    - Wurden Sie dabei bewußtlos?
    - War eine notfallmäßige klinische Behandlung erforderlich?
    - Haben Sie nächtliche Atemnot? Wie oft pro Woche/pro Nacht?
    - Ist der Husten gering oder quälend?
    - Haben Sie Sputum?
    - Menge und Beschaffenheit? (1 Teelöffel entspricht etwa 5 ml, 1 Eßlöffel etwa 10 ml, 1 Kaffeetasse etwa 200 ml)
- derzeitige Medikation
    - Welche Präparate?
    - Anwendung regelmäßig oder bei Bedarf?
    - Wie oft wird ein Dosieraerosol angewendet? (Technik vorführen lassen!)
    - Wie lange reicht ein Dosieraerosol (der Inhalt variiert zwischen 80 und 400 Hüben pro Patrone!)
- bisheriger Krankheitsverlauf
    - Alter bei Krankheitsbeginn?
    - Beschwerdefreie Intervalle?
    - Sind die Symptome progredient?
    - Welche Auslöser von Atembeschwerden wurden beobachtet? (s. Kap. 11).
    - Verträglichkeit von Aspirin?
    - Anwendung von Betablockern? (auch nach Augentropfen fragen!)

Beginn und Verlauf der Asthmaerkrankung können sehr unterschiedlich sein. Die Skala der Schweregrade reicht von leichter zeitweiliger Beeinträchtigung bis zu ständiger therapieresistenter Atemnot, von gelegentlichen Atemnot-Episoden in bestimmten Situationen bis zu heftigen, lebensbedrohlichen Anfällen ohne erkennbare Auslöser.

5.2 Krankheitsbild

Der klinische Befund kann vollständig negativ sein.

Ein Patient, der die Nacht mit Husten und Atemnot verbracht hat, erscheint am nächsten Morgen beschwerdefrei in der Sprechstunde, und die Auskultation ergibt ein normales Atemgeräusch. In dieser Situation besteht die Gefahr, die Beschwerden zu bagatellisieren und die Diagnose „Asthma" nicht zu stellen. Oft leidet der Patient selbst unter der Diskrepanz zwischen seinen zeitweiligen Beschwerden und dem günstigen Eindruck bei der Untersuchung. Mißtrauen gegenüber seinen Angaben ist nicht angebracht. Klagen über nächtlichen Husten und nächtliche Atemnot sind auch bei unauffälligem Untersuchungsergebnis als Symptome von Asthma zu betrachten, solange diese Diagnose nicht ausgeschlossen ist!

Die Erkennung des *Asthmaanfalls* bereitet keine Schwierigkeiten. Distanzgeräusche und sichtbar erschwerte Atmung mit erhöhter Atemfrequenz erlauben eine Blickdiagnose. Über den Lungen ist diffuses Giemen, besonders in der Exspirationsphase, zu hören. Im schweren Anfall sitzt der Patient bewegungslos, mit aufgestützten Armen, konzentriert auf den Atemvorgang, der seine ganze Kraft und Aufmerksamkeit beansprucht. Bei der Auskultation ist auf die Lautstärke des Atemgeräuschs zu achten. Leises Atemgeräusch ist stets Ausdruck einer hochgradigen Atemwegsobstruktion. „Spastische Geräusche" können diskret sein oder fehlen. Dieser Ausdruck ist üblich, aber unglücklich gewählt, denn die Verengung der Luftwege ist nicht nur durch den bronchialen Muskelkrampf, sondern auch durch Schleimhautödem und Sekretansammlung in den Atemwegen bedingt.

5.3 Lungenfunktionsprüfung

Die Asthma-Definition enthält als Charakteristika die reversible Atemwegsobstruktion und die Atemwegshyperreaktivität. Das Vorliegen dieser Störungen kann durch einfache, rasch und kostengünstig durchführbare Lungenfunktionstests geprüft werden.

Bei Verdacht auf Asthma ist eine Lungenfunktionsprüfung obligatorisch.

Fast immer genügt ein Spirogramm mit Bronchospasmolysetest.

Wenn keine Atemwegsobstruktion nachweisbar ist, können folgende Untersuchungen weiterhelfen:
- pharmakodynamische Tests mit Azetylcholin, Histamin, Metacholin oder Karbachol
- Belastungstests (Einzelheiten wie auch die Darstellung der differenzierten Lungenfunktionsdiagnostik s. Kap. 9)
- häusliche Messungen des peak flow (Bei Asthma finden sich zirkadiane Schwankungen dieses Meßwerts um mindestens 20%)
- probatorische Behandlung mit Kortison in einer oralen Tagesdosis von 20–40 mg über 10 bis 14 Tage. Sofern die Atemwegsobstruktion nicht auf einem Bronchospasmus, sondern auf einer Entzündung beruht, erweist sie sich unter Kortisontherapie als reversibel (s. Abb. 19–8).

5.4 Klinisch-chemische Befunde

Laboruntersuchungen leisten nur einen begrenzten Beitrag zur Diagnose und Beurteilung einer Asthmaerkrankung. Routinemäßig sind nur wenige Untersuchungen erforderlich:
- Zählung der eosinophilen Leukozyten im Blut. Die Bestimmung in der Zählkammer (obere Normgrenze 400/ml) ist zuverlässiger als das Differentialblutbild. Werte über 1000/ml zeigen an, daß Steroide indiziert und wahrscheinlich gut wirksam sind. Zur Differenzierung zwischen allergischem und nichtallergischem Asthma ist die Eosinophilie nicht geeignet (s. Kap. 11).
- mikroskopische und ggf. bakteriologische Sputumuntersuchungen. Ein erheblicher Anteil eosinophiler Granulozyten findet sich bei der abakteriellen Entzündung, die das Asthma begleitet bzw. unterhält. Bei diesem Befund sind Steroide indiziert. Zahlreiche Granulozyten und der Nachweis von Bakterien (insbesondere von Haemophilus influenzae und Streptococcus pneumoniae) begründen die Indikation für Antibiotika.
- Kaliumbestimmung, insbesondere bei Behandlung mit Diuretika und Steroiden.

In der Allergiediagnostik kann die Untersuchung auf spezifische IgE-Antikörper (RAST) und die Bestimmung des Gesamt-IgE (PRIST) wertvoll sein (s. Kap. 11).

5.5 Röntgendiagnostik, EKG, Bronchoskopie

Diese Untersuchungen tragen nicht zur Diagnose einer Asthmaerkrankung bei, sind aber für die Differentialdiagnose von Bedeutung. Die Thoraxaufnahme in zwei Ebenen und das EKG werden routinemäßig durchgeführt, die Bronchoskopie nur bei eindeutiger Indikation.

Das *Röntgenbild* der Lungen ist bei Asthma normal. Hinweise auf ein Lungenemphysem, eine pulmonale Hypertonie und ein chronisches Cor pulmonale finden sich häufig bei der chronischen Bronchitis. Zwar wird im schweren Asthmaanfall auch ein Anstieg des Pulmonalisdrucks beobachtet. Diese kurzdauernde pulmonale Hypertonie führt aber nicht zu röntgenmorphologisch faßbaren Veränderungen.

Bei der Beurteilung des Röntgenbilds ist auf Pneumothorax und Mediastinalemphysem, Atelektase (durch Sekretobstruktion) und auf entzündliche Infiltrationen zu achten.

Das *EKG* zeigt im Intervall keine Auffälligkeiten. Im Asthmaanfall wird stets eine Sinustachykardie beobachtet. Die Pulsfrequenz spiegelt einerseits den Schweregrad der Atemwegsobstruktion, andererseits die Anwendung von Bronchospasmolytika wider. Vorübergehend können Zeichen einer vermehrten Rechtsherzbelastung nachweisbar sein (Steil- bis Rechtstyp, P dextroatriale).

Die Indikation zur *Bronchoskopie* ist streng zu stellen. Bei labilem Asthma können bereits Manipulationen am Kehlkopfeingang oder das Einführen des Instruments in die tieferen Atemwege eine massive und mitunter schwer beherrschbare Atemwegsobstruktion hervorrufen.

Die Untersuchung erfolgt mit der üblichen Technik (in der Regel Lokalanästhesie, Fiberglasinstrument, s. Kap. 102).

Die *bronchoalveoläre Lavage* (BAL) wird neuerdings vermehrt zur Untersuchung wissenschaftlicher Fragestellungen eingesetzt. Sie ist noch keine Routinemethode. Die therapeutische Lavage kommt in Einzelfällen bei Status asthmaticus in Betracht.

5.6 Differentialdiagnose

Häufig stellt sich die Frage, ob die Bezeichnung „Asthma" oder „chronische Bronchitis" angebracht ist. Die Unterscheidung hat nicht nur definitorische Bedeutung, sondern auch praktische Konsequenzen. Mancher Asthmatiker, der mit Kortison beschwerdefrei leben könnte, wird unter der Bezeichnung „Bronchitis" ohne Erfolg mit Antibiotika und Sekretolytika behandelt.

In typischen Fällen ist die Abgrenzung leicht. Die wichtigsten Unterscheidungsmerkmale sind in Tabelle 19–2 zusammengestellt. Nicht in allen Fällen ist eine strikte Trennung möglich. Bei länger bestehendem Asthma entwickelt sich oft eine irreversible Atemwegsobstruktion, und die chronische Bronchitis kann mit Atemnotepisoden und in Einzelfällen auch mit einer Hyperreaktivität einhergehen. In diesem Fall bevorzugen wir die Bezeichnung „chronische Bronchitis mit Asthma".

Differentialdiagnostisch sind weiterhin zu berücksichtigen:
- Hyperventilationssyndrom: Das klinische Bild kann dramatisch sein und einem Asthmaanfall ähneln. Beweisend sind das Fehlen von Giemen, normale Werte für peak flow oder FEV_1 und die Blutgasanalyse ($P_{CO_2} \leqq 25$ Torr, P_{O_2} oft über 100 Torr, respiratorische Alkalose)
- Trachealstenose durch Kompression (Struma), Tumoren (selten) und Strikturen nach Intubation. Typisch sind der inspiratorische Stridor und die inspiratorische Strömungsbehinderung, am besten erkennbar am flachen Verlauf der Fluß-Volumen-Kurve. Entscheidend ist die Bronchoskopie
- Bei akuten Zuständen von Atemnot: Pneumothorax, Lungenödem. Die Zuordnung erfolgt durch Auskultationsbefund und Röntgenbild
- Atemnot durch Parenchymerkrankungen (Anamnese, Nachweis einer restriktiven Ventilationsstörung, Veränderungen im Röntgenbild der Lungen)
- Reizgasinhalation (Anamnese!)
- Lungenemphysem (oft typische Konstellation von Lungenfunktionswerten, Röntgenbefund: Zwerchfelltiefstand, verminderte Gefäßstrukturen in der Lungenperipherie bzw. Ausbildung von Bullae).

Tabelle 19–2 Differentialdiagnose Asthma bronchiale – chronische Bronchitis.

Merkmale	Asthma	chronische Bronchitis
Husten	nachts	morgens
Atemnot	in Ruhe besonders nachts und morgens	nur bei Belastungen
Reversibilität der Atemwegsobstruktion	gut z.T. vollständig	gering („fixierte Obstruktion")
tageszeitliche Schwankungen der Atemwiderstände	groß	gering
Ansprechen auf Kortikosteroide	meist gut	meist gering

6   Asthmaformen

Asthma kann durch verschiedene Auslöser hervorgerufen werden, aber auch ohne erkennbare äußere Faktoren auftreten. Auf dieser Basis lassen sich unterscheiden
- allergisches Asthma
- nichtallergisches (endogenes) Asthma
- Belastungsasthma
- Analgetika-Asthma

Eine weitere Einteilung orientiert sich an klinischen Merkmalen
- nächtliches Asthma
- Anfallsasthma/Status asthmaticus
- chronisches Asthma (Dauerasthma)

Diese Einteilung ist uneinheitlich und nicht mehr als ein Notbehelf. Die Ätiologie des Asthmas ist zu wenig bekannt, um eine strenge Klassifizierung nach ätiologischen Kriterien vornehmen zu können. Da verschiedene Kriterien verwendet werden – ursächliche und auslösende Faktoren, zeitliches Auftreten und Krankheitsverlauf –, sind Überschneidungen häufig.

Die heute noch übliche Asthma-Klassifizierung geht auf die klassische Untersuchung von Rackemann zurück [34]. Er hat an 150 Patienten die Hypothese geprüft, ob Asthma, wie damals aufgrund von Untersuchungen an Meerschweinchen behauptet wurde, tatsächlich als eine Manifestation der Anaphylaxie zu deuten sei. Rackemann unterschied zwei Formen: Asthma durch äußere Ursachen (extrinsic) und durch Ursachen, „die im Körper des Patienten liegen" (intrinsic). Als endogene Ursachen galten u. a. akute und chronische Bronchitis, Tbc, Sinusitis, Zahngranulome, in zwei Fällen Schwangerschaft (Asthma trat während der Gravidität auf und verschwand danach wieder) und eine ausgeprägte Lordose (seit Jahren bestehendes Asthma hatte sich nach Anpassung eines Korsetts deutlich gebessert). Resultat der Untersuchung: 28% extrinsic (Allergie gegen Pollen und Pferdehaare), 53% intrinsic, 28% ohne Zuordnung. Der Autor stellt fest, daß eine Asthma-Einteilung problematisch ist, da in seiner Serie keine zwei Fälle einander sehr ähnlich waren. Nur ein sehr kleiner Teil habe sich der Kategorie „extrinsic" zuordnen lassen. „The real problem – what is the fundamental disturbance of anatomy or physiology which expresses itself by attacks of asthma – remains unsolved." Diese Aussage ist auch heute noch gültig.

6.1 Allergisches Asthma bronchiale

In einem geringen Teil der Fälle ist der Zusammenhang zwischen Allergenexposition und dem Auftreten von Husten und Atemnot unmittelbar evident. Häufiger muß durch sorgfältiges Abwägen verschiedener Faktoren und mit Hilfe von Tests geprüft werden, ob eine Kausalität besteht (s. Kap. 11). Hinweisend sind
– positive Familienanamnese
– Krankheitsbeginn im Kindesalter
– die Konstellation Neurodermitis/Pollinose/saisonales Asthma
– positive Hauttests bzw. Nachweis spezifischer IgE-Antikörper mittels RAST
– expositionsbezogene Beschwerden und beschwerdefreie Intervalle
Die im eigenen klinischen Krankengut ermittelten Zahlen sind in Tabelle 19–3 aufgeführt. Bei Kindern und bei ambulanten Patienten ist mit einem etwas höheren Anteil allergischer Faktoren zu rechnen.

6.2 Endogenes Asthma bronchiale

Beim endogenen Astma bronchiale (syn. intrinsic, kryptogenetisch) handelt es sich um eine Ausschlußdiagnose. Typisch ist die folgende Konstellation:

Tabelle 19–3 Asthma bronchiale. Ätiologische Faktoren bei 321 Patienten (eigenes Krankengut).

Ätiologie	Patienten	
	n	%
exogen-allergisch (wesentliche Ursache)	25	7,8
exogen-allergisch (Teilursache)	30	9,3
endogen, Auslösefaktoren bekannt	177	55,1
keine Auslösefaktoren bekannt	88	27,4

– Krankheitsbeginn im mittleren Lebensalter
– Erstmanifestation im Zusammenhang mit Atemwegsinfekten
– chronische Rhino-/Sinupathie
– vollständig negativer Hauttest
– chronischer Krankheitsverlauf
– Steroidbedürftigkeit

Die Pathogenese dieser Asthmaform ist unbekannt. Bei einem Teil der Patienten, die dieser Kategorie zugeordnet werden, sind relevante Allergene möglicherweise unbemerkt geblieben. Für die große Mehrzahl der Fälle ist jedoch eine IgE-unabhängige Pathogenese anzunehmen. Peak-flow-Messungen zeigen ausgeprägte Schwankungen der Strömungswiderstände, die von Umgebungsbedingungen unabhängig sind und oft auch durch Medikamente kaum beeinflußt werden können (Abb. 19–10). Remissionen sind selten [5]. Oft entwickelt sich eine chronische Atemwegsobstruktion. Atemnot-Episoden können durch verschiedene Faktoren ausgelöst werden (Tab. 19–4), aber auch spontan, „wie aus heiterem Himmel" auftreten. Häufig werden vordergründige Erklärungen gesucht (Wetteränderung, Aufregungen), um das Kausalitätsbedürfnis von Arzt und Patient zufriedenzustellen.

Tabelle 19–4 Endogenes Asthma bronchiale. Anamnestische Angaben über Ursachen von Atemnot-Episoden (177 Patienten).

auslösende Faktoren	Patienten	
	n	%
Infekte	162	91,5
körperliche Belastung	37	20,9
chemische Reize	27	15,3
psychische Einflüsse	17	9,6
Analgetika	11	6,2

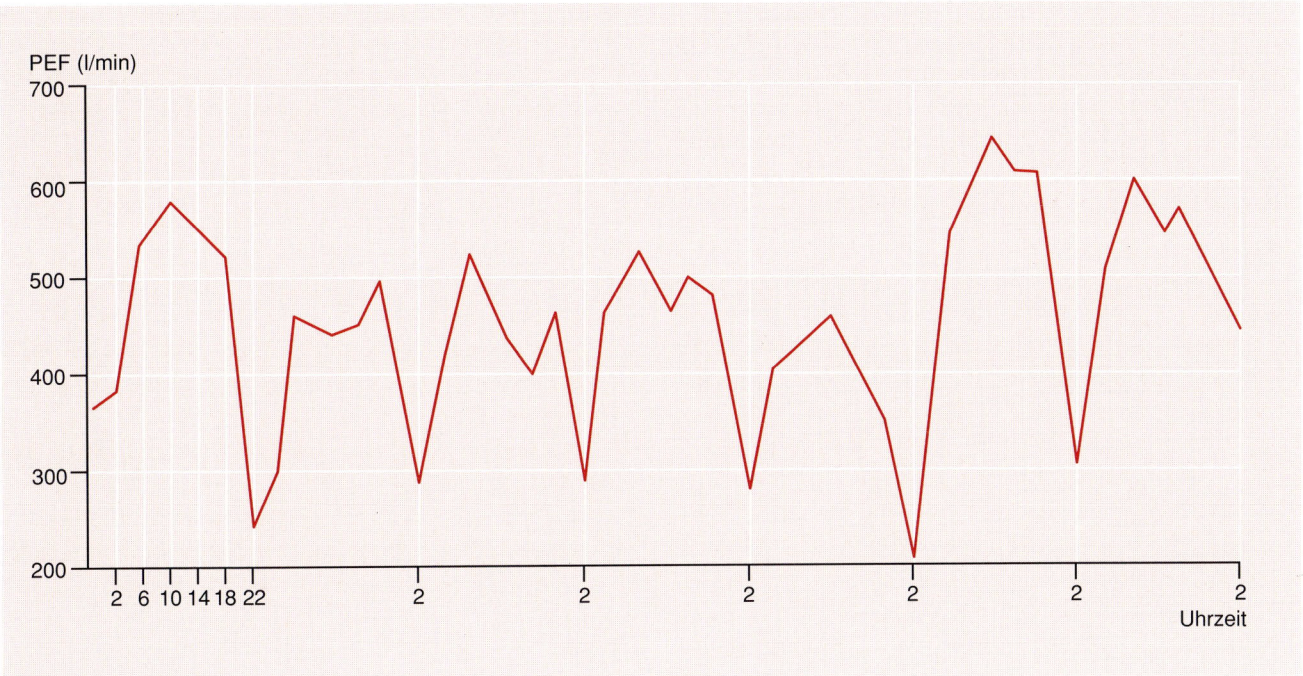

Abb. 19–10 Peak-flow-Verlauf bei einem 45jährigen Patienten mit schwerem endogenem Asthma. Die ausgeprägten zirkadianen Schwankungen sind durch eine hochdosierte antiobstruktive Therapie kaum zu beeinflussen (Prednison 25 mg, Theophyllin 1500 mg, beta-adrenerges Dosieraerosol 10 bis 20 × pro Tag).

6.3 Analgetika-Asthma

Bei einer Untergruppe von Patienten mit endogenem Asthma (nur selten sind auch Atopiker betroffen) wird eine Unverträglichkeit von Azetylsalizylsäure beobachtet. Es handelt sich um eine parallergische Reaktion, die auf einer noch nicht genau identifizierten Störung des Arachidonsäure-Metabolismus beruht. Oft besteht gleichzeitig eine Überempfindlichkeit gegen weitere nichtsteroidale Antiphlogistika wie Indometacin, Metamizol und Diclofenac.

Die Analgetika-Intoleranz wird meist im 3. bis 4. Lebensjahrzehnt erworben. Typisch ist die folgende Entwicklung: Über einige Jahre bestehen Symptome einer Rhinitis vasomotorica mit Anfällen von Niesreiz und wäßriger Sekretion. Später ist die Nasenatmung ständig behindert und der Geruchssinn beeinträchtigt oder aufgehoben. Häufig werden Nasenpolypen und eine chronische Schleimhautschwellung im Bereich der Nasennebenhöhlen beobachtet. Etwa 20% dieser Patienten stellen eines Tages fest, daß sie Antiphlogistika nicht mehr vertragen. Mit einer Latenz von Minuten bis einigen Stunden nach der Einnahme machen sich Rhinitis, Konjunktivitis, Flush im Gesicht und am Hals und Atemnot bemerkbar. Die akute Atemwegsob-struktion wird in der Regel bei Patienten mit manifestem Asthma beobachtet, kann aber auch der Asthma-manifestation um Jahre vorausgehen. Da eine bestimmte Konstellation von Symptomen vorliegt (endogenes Asthma, chronische Rhinitis, Verschattung der Nasennebenhöhlen, Nasenpolypen, Eosinophilie im Sputum und im Blut – bei ca. 50% der Patienten – und Steroidbedürftigkeit), wird die Bezeichnung „Analgetika-Asthmasyndrom" verwendet.

Die Diagnose läßt sich meist zuverlässig aus der Anamnese stellen. Provokationstests sind selten erforderlich und nicht ohne Risiko. Die Gefahr, einen schweren Asthmaanfall zu induzieren, wird durch inhalative Provokation mit Lysin-Azetylsalizylsäure und stufenweiser Dosissteigerung von 2,5 bis 25 mg vermieden.

2,5 bis 4% der Patienten mit Analgetika-Intoleranz sind auch auf Paracetamol und auf einen häufig in der Nahrungsmittelindustrie verwendeten Farbstoff (Tartrazin) überempfindlich.

Die Behandlung besteht in einer strikten Prophylaxe (Allergie-Paß!). Für Einzelfälle kommt die adaptive Desaktivierung in Frage: Durch allmähliche Dosissteigerung läßt sich eine Toleranz erreichen und durch regelmäßige Einnahme von 500 mg Azetylsalizylsäure pro Tag aufrechterhalten. Dies kann bei Patienten mit

Rheuma oder kardiovaskulären Erkrankungen nützlich sein.

Zur Schmerzbekämpfung kommen bei den meisten Patienten Paracetamol, ferner Chloroquin sowie alle zentralen Schmerzmittel (z. B. Tilidin, Opiate) in Frage.

Nichtsteroidale Antiphlogistika können bei dieser Patientengruppe schwere, mitunter lebensbedrohliche Asthmaanfälle auslösen. Leider ist immer wieder zu beobachten, daß Patienten durch die Verordnung von Kombinationspräparaten, deren Inhaltsstoffe dem Arzt nicht ausreichend bekannt waren, in Gefahr gebracht werden.

6.4 Belastungsasthma

Atemnot und Giemen nach körperlichen Anstrengungen wird von den meisten Kindern mit Asthma und von etwa 20 bis 40% der erwachsenen Asthmatiker angegeben. Der Grund für die unterschiedliche Häufigkeit liegt wohl nicht in einer differenten Reaktionsweise des Bronchialsystems, sondern in der größeren körperlichen Aktivität der Kinder. In Modellversuchen läßt sich bei manifestem Asthma stets eine signifikante Bronchokonstriktion auslösen.

Die Reaktion der Patienten ist verschieden. Einige Patienten berichten, daß sie die Belastung abbrechen

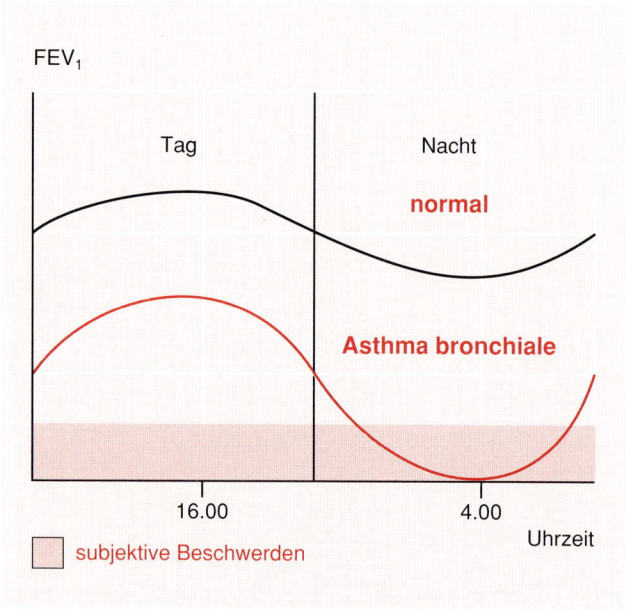

Abb. 19–11 Zirkadiane Schwankungen der Strömungswiderstände beim Asthmatiker und beim Gesunden (nach [26]).

müssen, während andere feststellen, daß sich die Dyspnoe beim Weiterlaufen spontan wieder verliert. Das Ausmaß der Belastungsreaktion und die Perzeption von Atemnot unterscheiden sich erheblich von Patient zu Patient.

Belastungsasthma ist kein Grund, auf körperliche Aktivitäten zu verzichten. In der Regel läßt sich die Atemwegsreaktion durch die vorherige Anwendung eines beta-adrenergen Dosieraerosols vermeiden. In geringerem Maße wirken auch DNCG und Theophyllin protektiv. Über die prophylaktische Wirkung inhalierbarer Steroide liegen bisher nur wenige Untersuchungen vor.

Die Atemwegsreaktion auf körperliche Belastungen wird durch Abkühlung und geringeren Wassergehalt der eingeatmeten Luft bei gesteigertem Atemminutenvolumen erklärt. Schwimmen wird besonders gut toleriert, weil die Inspirationsluft bereits teilweise konditioniert ist.

6.5 Nächtliches Asthma bronchiale

Etwa zwei Drittel der Asthmatiker aller Altersgruppen berichten über nächtliche Episoden von Atemnot, die meisten auch über Engegefühl oder Luftnot am frühen Morgen. „Nachtasthma" ist also nicht eine besondere Asthmaform, sondern vielmehr ein Stichwort für ein didaktisches Konzept, das bei der Untersuchung zirkadianer Rhythmen entwickelt worden ist. Tageszeitliche Schwankungen des Bronchomotorentonus lassen sich auch beim Gesunden nachweisen. Die Amplitude dieser Schwankungen ist bei Asthma jedoch wesentlich größer (Abb. 19–11). Bei einigen Patienten steht die nächtliche Symptomatik ganz im Vordergrund: Sie sind tagsüber beschwerdefrei und haben nachts schwere Anfälle von Atemnot.

Ein Zusammenspiel verschiedener Faktoren scheint für die Bronchokonstriktion während der Nachtstunden verantwortlich zu sein:
- niedrige Serumkonzentrationen des Plasmakortisols und der Katecholamine
- erhöhter Vagotonus
- Freisetzung bronchokonstriktorischer Mediatoren aus Mastzellen (z. B. Histamin).

Die klinisch bedeutsame nächtliche Atemwegsobstruktion kann durch Patientenaufzeichnungen über Häufigkeit nächtlicher Atemnot-Episoden, evtl. in Verbindung mit Peak-flow-Messungen sowie über die Anwendung des Dosieraerosols dokumentiert werden.

Damit ist die Voraussetzung für eine bedarfsangepaßte Dosierung der Medikamente gegeben (Chronopharmakologie).

6.6 Anfallsasthma – Dauerasthma

Asthma wurde eingangs als variable Atemwegsobstruktion definiert. Charakteristisch sind symptomatische Phasen und beschwerdefreie Intervalle. Bei etwa der Hälfte der Asthma-Patienten entwickelt sich jedoch aus der periodisch oder intermittierend auftretenden Erkrankung eine ständige Atemwegsobstruktion. Das Schema in Abbildung 19–12 zeigt, daß weiterhin die für Asthma typischen tageszeitlichen Schwankungen der Atemwiderstände bestehen, auch werden unterschiedliche Niveaus der Lungenfunktionsstörung beobachtet. Ein beschwerdefreier Zustand mit normalen Funktionswerten wird jedoch nicht mehr erreicht.

Diese Entwicklung ist recht typisch für das primär allergische Asthma. So münden die anfänglich saisonalen Symptome der Pollenallergie bei einem Teil der Patienten in ein ganzjährig bestehendes Asthma ein. Ein weiteres typisches Beispiel dieser Art wird an anderer Stelle beschrieben (s. Kap. 11).

Beim endogenen Asthma sind primär chronische Verläufe häufig. Epidemiologische Untersuchungen mit Verlaufsbeobachtungen über neun Jahre zeigen, daß bei Krankheitsbeginn im 5. Lebensjahrzehnt nur in 6% der Fälle mit einer Remission zu rechnen ist [34]. Bei der großen Mehrzahl der Fälle kommt der einmal angelaufene Prozeß nicht wieder zum Stillstand.

Die Übergänge zwischen chronischem Asthma und obstruktiver Bronchitis sind fließend. Dennoch ist bei den meisten Patienten aufgrund der Anamnese mit Wahrscheinlichkeit eine Zuordnung möglich. Auch Lungenfunktionsdaten, Röntgenbild und EKG bzw. hämodynamische Untersuchungen des Lungenkreislaufs erlauben Rückschlüsse: Selbst bei langjährigem schwerem Asthma pflegen sich die Spätfolgen der obstruktiven Bronchitis – Lungenemphysem, Cor pulmonale, Globalinsuffizienz – nicht zu entwickeln.

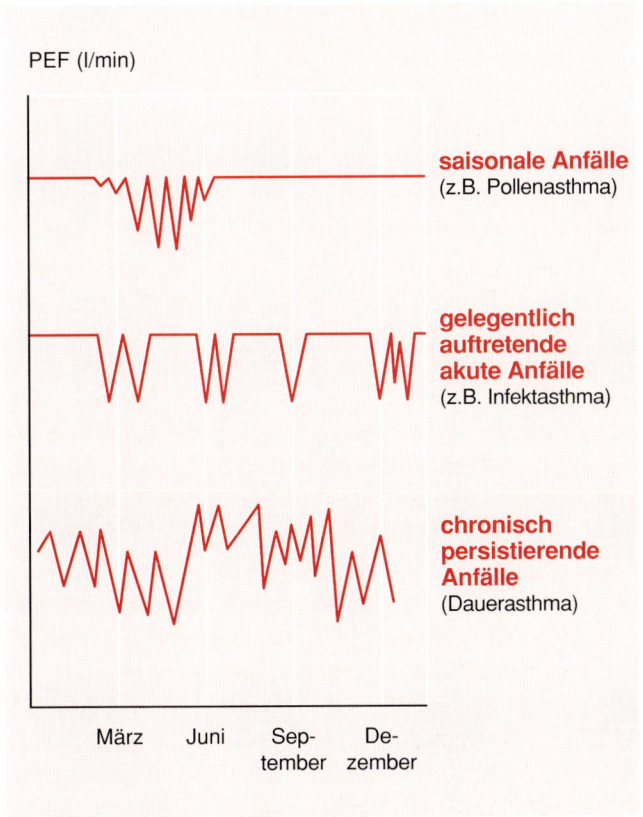

Abb. 19–12 Schematische Darstellung verschiedener Asthmaverläufe. Die Kurven sollen die für ein manifestes Asthma typischen Schwankungen der Atemwiderstände ausdrücken.

6.7 Asthma bronchiale im Kindesalter

Ursachen und Erscheinungsbild von Atemwegserkrankungen werden durch das Lebensalter mitbestimmt. Asthma bei Kindern ist durch folgende Besonderheiten gekennzeichnet:
- Die Bedeutung von Virusinfekten ist wesentlich besser gesichert als bei Erwachsenen. Infektionen mit RS-, Parainfluenza- und Rhinoviren sind in etwa der Hälfte der Fälle als Ursache von Giemen nachweisbar. In diesen Fällen wird allerdings häufig nicht von Asthma, sondern von spastischer Bronchitis (wheezy bronchitis) gesprochen.
- Allergene spielen als Trigger häufiger eine Rolle. Sensibilisierungen gegen Umweltantigene finden sich bei älteren Kindern in einer Häufigkeit von etwa 70%. Allerdings gilt auch beim kindlichen Asthma, daß der IgE-Antikörpernachweis nicht unkritisch als Beweis für eine vermeintlich allergische Asthma-Ursache gewertet werden darf.
- Eine vollständige Reversibilität der Atemwegsobstruktion und anfallsfreie Intervalle werden häufiger beobachtet als im Erwachsenenalter.

Aus verschiedenen Gründen sind Bronchospasmolytika wenig wirksam:
- Bei Kleinkindern sind die glatten Muskelfasern geringer ausgebildet.

- Säuglinge und Kleinkinder haben eine geringe Dichte von Beta-Rezeptoren.
- Schleimdrüsen sind in der Bronchialwand zahlreicher, so daß die Sekretobstruktion eine größere Rolle spielen könnte.
- Der geringe Querschnitt der Atemwege hat zur Folge, daß Schleimhautödem und Verlegung der kleinen Atemwege durch abgeschilferte Zellen den Luftstrom stärker behindern als beim Erwachsenen.

Die Richtlinien zur Asthmatherapie sind beim Kind grundsätzlich die gleichen wie beim Erwachsenen. Einige Abweichungen betreffen die Anwendung und Dosierung von Medikamenten:

- Bei jüngeren Kindern bietet die Anwendung von Pulverkapseln gegenüber Dosieraerosolen den Vorteil, daß die Applikation zuverlässiger erfolgt und eine bessere Kontrolle der Dosis möglich ist.
- Theophyllin wird rascher metabolisiert (Halbwertszeit je nach Lebensalter ca. vier Stunden gegenüber ca. sieben Stunden beim Erwachsenen). Entsprechend ist die zur Einstellung therapeutischer Konzentrationen erforderliche Dosis pro Kilogramm Körpergewicht wesentlich höher.
- Der therapeutische Effekt von DNCG und Ketotifen scheint im Kindesalter größer zu sein.
- Die Anwendung systemischer Steroide muß wegen der Beeinflussung des Längenwachstums besonders strengen Kriterien unterliegen. Inhalierbare Steroide jedoch haben sich zunehmend auch in der pädiatrischen Pneumologie durchgesetzt.

Die Prognose von Asthma im Kindesalter wird allgemein als günstig beurteilt. Allerdings ist die verbreitete Meinung, daß Asthma in der Pubertät meistens aufhört, wenig begründet. Kinder mit leichten Beschwerden und erscheinungsfreien Intervallen haben eine günstige Prognose, während bei von vornherein ausgeprägter Symptomatik mit einem Weiterbestehen der Erkrankung zu rechnen ist. Im Einzelfall bleibt die Prognose unsicher, da auch nach langen beschwerdefreien Intervallen stets mit einer erneuten Manifestation gerechnet werden muß.

6.8 Asthma bronchiale und Psyche

In den Kapiteln zur Ätiologie des Asthmas ist der Faktor „Psyche" bewußt nicht erwähnt worden. Wir sind überzeugt, daß ein psychogenes Asthma nicht existiert. Versuche, charakterologische Merkmale einer „Asthma-Persönlichkeit" zu definieren, haben nicht zu über-

zeugenden Ergebnissen geführt. Der Asthmatiker ist nicht primär ein Neurotiker, obgleich auch Personen mit neurotischen Zügen an Asthma erkranken oder einige Patienten im Verlaufe der Krankheit neurotische Züge entwickeln. Untersuchungen zum Persönlichkeitsprofil des Asthma-Patienten haben keine auffälligen Abweichungen von der Norm ergeben [39].

Die Aussage, daß Asthma nicht durch psychische Vorgänge verursacht wird, impliziert, daß Psychotherapie Asthma auch nicht heilen kann. Damit wird der große Einfluß psychologischer Faktoren auf den *Verlauf* der Erkrankung und die Bedeutung einer Psychotherapie in bestimmten Fällen nicht in Abrede gestellt.

Asthmatiker berichten relativ häufig, daß seelische Einflüsse (Angst, Unruhe, Spannung, Konflikte) Atembeschwerden auslösen können. Für diese Beobachtungen bieten sich verschiedene Erklärungen an:

- Atembeklemmungen oder Atemnot sind eine subjektive Empfindung, die u. a. von der Stimmungslage beeinflußt wird. Auch dem Gesunden „stockt der Atem" in belastenden Situationen, und er „atmet frei", wenn sich die Spannung löst.
- Psychische Erregung verstärkt die bei Asthma ohnehin bestehende Tendenz zur Hyperventilation. Die gesteigerte Atmung erzeugt ein Gefühl von Atemnot und kann auch eine Bronchokonstriktion hervorrufen.
- Es ist wahrscheinlich, daß psychische Einflüsse via Vagus den Bronchialmuskeltonus beeinflussen.

Die Auseinandersetzung mit der Krankheit kann zu Verhaltensänderungen führen. Der Kranke macht die Erfahrung, daß seine Symptome die Umgebung beeindrucken. Durch Darstellung von Symptomen, die der Kranke u. U. willkürlich hervorrufen kann, lassen sich Zuwendung, Rücksichtnahme und Erleichterungen erreichen („sekundärer Krankheitsgewinn"). Besonders die Mutter-Kind-Beziehung kann durch krankheitsbedingte Verhaltensänderungen belastet sein. Asthmaanfälle erzeugen bei manchen Müttern Schuldgefühle, die durch übertriebene Fürsorge kompensiert werden sollen. Es ist eine wichtige Aufgabe des ärztlichen Gesprächs, diese Schuldgefühle nicht zu steigern, sondern der Mutter durch sachliche Information die notwendige Selbstsicherheit beim Umgang mit der Krankheit des Kindes zu vermitteln.

Die „kleine Psychotherapie" kann in bestimmten Fällen durch eine Verhaltenstherapie ergänzt werden. Die Verhaltenstherapie untersucht den Zusammenhang zwischen Symptomen und auffälligen Verhaltensmustern mit dem Ziel, erwünschte Verhaltensweisen zu verstärken (Rekonditionierung) und schädliche Verhaltensmuster bewußtzumachen und abzubauen (Dekonditionierung). Gebräuchliche Therapieformen sind apparative Biofeedback-Verfahren, Entspannungsübungen und operante Techniken.

7 Therapie

Prophylaxe ist ein wichtiges Prinzip der Asthmatherapie. Damit ist einerseits gemeint, daß Auslöser einer Bronchokonstriktion möglichst gemieden werden, andererseits die Einstellung auf eine Langzeitbehandlung, die das Auftreten einer Atemwegsobstruktion verhindert. Anzustreben sind folgende Behandlungsziele:
– keine Anfälle
– gute Belastbarkeit
– normale Lungenfunktion
– herabsetzung der bronchialen Überempfindlichkeit
– geringe aktuelle Nebenwirkungen
– geringes Nebenwirkungsrisiko auf lange Sicht.
Es handelt sich um Idealforderungen, die nur bei einem Teil der Asthmatiker verwirklicht werden können.

7.1 Prophylaxe

Es ist besser, schädigende Einwirkungen auf die Atemwege zu vermeiden, als die Folgen dieser Schädigungen zu behandeln. Überlegungen zur Prophylaxe beziehen sich auf Allergene und auf zahlreiche unspezifische Reize, die eine Bronchokonstriktion hervorrufen können.

Die wichtigsten Allergene sind Gräser- und Getreidepollen sowie die Pollen einiger Bäume (Erle, Birke, Hasel), ferner Tierepithelien und Hausstaubmilben.

Nur selten ist es möglich und notwendig, durch Aufenthalte auf Nordseeinseln oder im Hochgebirge den Pollen aus dem Weg zu gehen. Bei Sensibilisierungen gegen Haustiere – Katze, Hund, Meerschweinchen, Goldhamster – ist großer Wert auf strikte Karenz zu legen. Eindringlich muß den Eltern nahegebracht werden, daß weiterbestehender Kontakt zu Asthma führen kann, das später auch unabhängig von einer Allergenexposition weiter besteht.

Ein besonderes Problem war bisher die Bekämpfung von Hausstaubmilben. Die Ergebnisse von Maßnahmen zur „Milieusanierung" konnten nicht befriedigen. In letzter Zeit durchgeführte Untersuchungen machen die Mißerfolge verständlich:

– Auch durch intensives Staubsaugen können nur etwa 10% der Milben aus dem Teppich entfernt werden.
– Milben kommen in verschiedenen Bereichen eines Hauses in sehr unterschiedlicher Häufigkeit vor, so daß bei ungezieltem Vorgehen die wesentlichen Allergenquellen u. U. nicht erreicht werden.
– Es ist kaum möglich, durch hygienische Maßnahmen das Mikroklima, in dem Milben gedeihen, nachhaltig zu verändern.

Neuerdings ist es möglich, durch einen Teststreifen die allergenhaltigen Ausscheidungsprodukte von Milben mit Hilfe einer Guanin-Farbstoffreaktion nachzuweisen (Acarex-Test). Dieser Test zeigt, ob eine relevante Exposition gegen Hausstaubmilben-Allergene vorliegt und wo der Einsatz von Bekämpfungsmaßnahmen sinnvoll ist. Erste Erfahrungen mit einem akariziden Präparat, das für Menschen untoxisch ist, sind vielversprechend. Es handelt sich um einen Wirkstoff auf der Basis von Benzoesäureestern, der die Milben abtötet (Acarosan). Bei der Anwendung in Schaumform werden Kotpartikel emulgiert und entfernt. Auf diese Weise läßt sich auch die Freisetzung des Allergens aus Milbenkot vermeiden. Kontrollierte Studien müssen zeigen, inwieweit diese Maßnahmen geeignet sind, die Beschwerden von Hausstaubmilben-Allergikern zu reduzieren und den Medikamentenverbrauch zu senken. Nur ausnahmsweise ist Schimmelbildung in feuchten Wohnungen und Kellern für Asthma-Symptome verantwortlich.

Die Bedeutung einer Nahrungsmittelallergie ist bei erwachsenen Asthmatikern gering und wird gelegentlich überschätzt. Unnötige diätetische Restriktionen sind die Folge. Bei Säuglingen gilt Brustmilchernährung während der ersten sechs Monate als geeignete Atopie-Prophylaxe. Beweise für die Wirksamkeit dieser Empfehlung stehen allerdings aus.

Bei manchen Patienten führen verschiedene Alkoholika zu Rhinitis und Asthma. Diese Reaktionen sind teilweise auf Sensibilisierungen gegen Schimmelpilze (Botrytis), überwiegend aber auf Zusatzstoffe (z.B. Sulfite) zurückzuführen. Der Hinweis, daß Patienten mit Azetylsalizylsäure-Intoleranz auch andere nichtsteroidale Antiphlogistika meiden müssen, kann lebenswichtig sein. Bei diesen Patienten ist dringend vor dem Einsatz von Kombinationspräparaten, deren Inhaltsstoffe nicht genau bekannt sind, zu warnen.

Generell sind Betablocker bei Asthma kontraindiziert. Dies gilt auch für Augentropfen, da bereits sehr kleine Dosen eine erhebliche und über Stunden anhaltende Bronchokonstriktion verursachen können.

Häufige unspezifische Auslöser sind Körper-, Haarund Ledersprays, Lacke, Farben und Schutzanstriche (Xyladecor). Verschiedene Asthmatiker reagieren auf Witterungseinflüsse – Nebel, Kälte, hohe oder niedrige Luftfeuchtigkeit – sehr unterschiedlich. Im übrigen wird die Bewertung dieser Faktoren durch Vorurteile und Kausalitätsbedürfnis beeinflußt. Dies gilt auch für die Bewertung klimatischer Einflüsse. Zuverlässige, objektive Daten existieren bisher kaum.

7.2 Hyposensibilisierung

Allergenextrakte wurden erstmals Anfang dieses Jahrhunderts zur Behandlung des Heuschnupfens angewendet. Man glaubte, daß Pollen ein Toxin erzeugen, das durch subkutane Gabe einer „Pollenvakzine" unschädlich gemacht werden könne. Die Vorstellung von Toxin und Antitoxin wurde später modifiziert, aber die Methode hat sich bei der allergischen Rhino-Konjunktivitis recht gut bewährt. Bei sehr unterschiedlichen Ergebnissen im Einzelfall kann man davon ausgehen, daß die Beschwerden im Mittel um etwa 50% reduziert werden. Der Wert einer Hyposensibilisierung bei Asthma wird kontrovers beurteilt. Kritiker der Methode bezeichnen sie als unzuverlässig, unbequem, teuer und potentiell gefährlich. Auch Befürworter dieser Behandlungsform räumen ein, daß wesentliche Fragen noch unbeantwortet sind. Dazu gehören die Auswahl geeigneter Patienten, die Aufklärung des Wirkungsmechanismus und der Nachweis, daß nicht nur symptomatische Effekte (relative Allergentoleranz für eine begrenzte Zeit), sondern tatsächlich kurative Wirkungen erreicht werden. Grundsätzlich kommen für die Hyposensibilisierung nur Patienten in Betracht, bei denen IgE-vermittelte Reaktionen als wesentlicher Faktor nachweisbar sind. Merkmale dieser Patientengruppe sind
– jugendliches Alter
– Episoden von Atemnot und beschwerdefreie Intervalle
– leichtes Asthma ohne wesentliche fixierte Atemwegsobstruktion

Ungeeignet sind Patienten mit breitem Allergenspektrum, mit Sensibilisierungen, die lediglich als Teilfaktor im Rahmen einer komplexen Ätiologie zu bewerten sind, sowie die im Erwachsenenalter überwiegende Zahl der Patienten mit endogenem Asthma. Merkmale dieser Gruppe sind
– Alter oft über 30 Jahre
– protrahierte und progrediente Verläufe
– häufig Steroidbedürftigkeit.
Die Hyposensibilisierung ist also keine Alternative für Patienten, die Therapieprobleme bieten. Sie kommt nur als ergänzende Maßnahme für leichtere Asthmaformen in Betracht.

Wirkungsmechanismus

Die subkutane Injektion von Allergenextraken induziert die Bildung von Immunglobulinen der Klasse IgG, insbesondere der Subklasse IgG4, die zirkulierende Antigene neutralisieren können, ohne selbst mediatorhaltige Zellen zu aktivieren. Die Konzentration dieser „blockierenden Antikörper" korreliert mit der kumulativ verabreichten Allergendosis. Wenn die Zufuhr unterbrochen wird, fällt der Titer spezifischer IgG-Antikörper wieder ab.

Die Vorstellung, daß die Wirkung der Hyposensibilisierung auf der Bildung dieser Antikörper beruht, wird durch verschiedene Beobachtungen in Frage gestellt:
– Die Titer spezifischer IgG-Antikörper korrelieren im Einzelfall nicht mit dem klinischen Effekt.
– Es ist schwer vorstellbar, wie zirkulierende Antikörper Reaktionen auf der Oberfläche von Schleimhäuten inhibieren können.
– Der Antigen-neutralisierende Effekt dieser Antikörper geht langsamer vor sich als die IgE-vermittelte allergische Reaktion.
Neben der Antikörperbildung werden zelluläre Funktionen beeinflußt. Beschrieben sind eine verminderte Histaminfreisetzung aus basophilen Leukozyten, eine geringere Synthese von Mediatoren und die Bildung antigenspezifischer Suppressorzellen.

Durchführung

Verwendet werden Allergenextrakte, die an Aluminiumhydroxyd absorbiert sind (Depot-Extrakte) sowie modifizierte Allergene (Allergoide). Die Modifikation erfolgt durch Vorbehandlung mit Formaldehyd oder Glutaraldehyd. Dabei wird eine bessere Verträglichkeit bei gleicher Fähigkeit zur Induktion spezifischer Antikörper angestrebt.

Ergebnisse

Im Einzelfall ist es schwer, die Wirkung einer Hyposensibilisierung zu beurteilen. Der Patient erhält außer Allergenextrakten stets auch Medikamente, deren Auswahl und Dosierung dem wechselnden Beschwerdebild angepaßt werden.

Die Ergebnisse kontrollierter Therapiestudien sind kontrovers. Jede denkbare Konstellation der angewendeten Beurteilungskriterien kommt vor:
- klinische Besserung *und* Beeinflussung immunologischer Parameter
- klinische Besserung *ohne* Beeinflussung von Antikörpern und zellulären Tests
- *keine* klinische Besserung und *keine* Beeinflussung objektiver Parameter

Diese diskrepanten Ergebnisse sind zum Teil damit zu erklären, daß die Studien kaum miteinander vergleichbar sind. Sie unterscheiden sich hinsichtlich Art und Qualität der verwendeten Allergenextrakte, Anzahl und Auswahl der Patienten und der Beurteilungskriterien.

Bewertung

Die Effektivität dieser Behandlungsform ist ungenügend dokumentiert. Schwerwiegende Nebenwirkungen und tödliche Zwischenfälle durch anaphylaktische Reaktionen kommen vor. Aus diesen Gründen ist die Hyposensibilisierung zur Zeit nicht als Standardmethode der Asthmatherapie zu bewerten. Wahrscheinlich wird eine gültige Beurteilung erst möglich sein, wenn

Tabelle 19–5 Zusammenstellung der wichtigsten Bronchospasmolytika in Tablettenform und als Dosieraerosol (DA) (aus [29]).

Freiname	Handelsname	Hersteller	1 Hub DA	1 Tablette
Beta$_2$-Adrenergika				
Carbuterol	Pirem	Dr. Sasse	0,10 mg	2,0 mg
Clenbuterol	Spiropent	Thomae	–	0,02 mg
Fenoterol	Berotec	Boehringer Ingelheim	0,20 mg	2,5 mg
Hexoprenalin	Etoscol	Byk Gulden	0,20 mg	0,5 mg
Isoetarin	Asthmalitan	Kettelhack	–	10,0 mg
Procaterol	Onsukil	Grünenthal	–	0,05/0,1 mg
Reproterol	Bronchospasmin	Homburg	0,50 mg	20,0 mg
Salbutamol	Sultanol (retard)	Glaxo	0,10 mg	8,0 mg
	Broncho-Spray	Klinge	0,10 mg	–
Terbutalin	Bricanyl (Duriles)	Astra	0,25 mg	7,5 mg
Tulobuterol	Brelomax	Abbott	–	2,0 mg
	Atenos	UCB	–	2,0 mg
Anticholinergika				
Ipratropium	Atrovent	Boehringer Ingelheim	0,02 mg	
Oxitropium	Ventilat	Dieckmann	0,10 mg	
(Kombination	Berodual	Boehringer Ingelheim	0,02 mg	
Ipratropium + Fenoterol)			+ 0,05 mg	
Theophyllin-Retardpräparate				
Theophyllin	Aerobin	Farmasan	–	200/300/400 mg
	Afonilum retard	Minden-Pharma	–	125/250/375 mg
	Bilordyl	Fisopharma	–	100/250 mg
	Bronchoretard	Klinge	–	100/200/350/500 mg
	Cronasma	Farmitalia	–	250/350/400 mg
	PulmiDur	Astra Chemicals	–	200/300 mg
	Pulmo-Timelets	Temmler	–	300 mg
	Solosin retard	Cassella Riedel	–	135/270 mg
	Theolair retard	Kettelhack	–	125/250 mg
	Theospirex	Krewel	–	150/300 mg
	Uniphyllin	Mundipharma	–	200/400/600 mg
Theophyllin-Äthylendiamin	Aminophyllin retard	Promonta	–	175/350 mg
	Euphyllin CR	Byk Gulden	–	150/250/350 mg
	Phyllotemp retard	Mundipharma	–	225/350 mg
Cholintheophyllinat	Euspirax	Asche	–	400/600 mg
Proxyphyllin	Spantin retard	Pharmacia	–	300 mg
(Kombination)	Neobiphyllin retard	Trommsdorff	–	300 mg

der Wirkungsmechanismus aufgeklärt ist und ein immunologischer Parameter gefunden wird, der eine Beurteilung des Behandlungserfolgs erlaubt.

7.3 Bronchospasmolytika

Bronchospasmolytika sind die ältesten Asthmamittel und werden auch heute noch zur Prophylaxe und Therapie der asthmatischen Dyspnoe am häufigsten eingesetzt. Die wichtigsten Vertreter dieser Stoffklasse sind die Beta-Mimetika, die Methylxanthine und die Anticholinergika (Tab. 19–5).

7.3.1 Beta-Sympathomimetika

Es ist schon lange bekannt, daß Räucherpulver von Stechapfel und Tollkirsche eine gewisse krampflösende Wirkung hat. Daneben wurden noch bis zum Ende des letzten Jahrhunderts Brechmittel (Ipecacuana) und so bedenkliche Substanzen wie Morphium und Kokain zur Behandlung des Asthmaanfalls eingesetzt. 1904 gelang die Synthese von Adrenalin. Diese wichtige Entdeckung war die Geburtsstunde der modernen Asthmatherapie. Über Jahrzehnte blieb die subkutane Gabe von Adrenalin die einzige Maßnahme zur Behandlung des akuten Asthmaanfalls. Nachteile des Adrenalins waren die kurze Wirkdauer und der Anstieg von Pulsfrequenz und Blutdruck. Eine geringe Veränderung des Adrenalin-Moleküls führte zum Isoprenalin. Damit stand erstmals eine Substanz zur Verfügung, die inhalativ und oral verabreicht werden kann. Isoprenalin zeichnet sich durch raschen Wirkungseintritt und starke bronchospasmolytische Wirkung aus und steigert den Blutdruck nicht. Allerdings ist seine Wirkdauer kurz, bedingt durch raschen enzymatischen Abbau in unwirksame Metaboliten. Da es in gleicher Weise bronchiale und kardiale Beta-Rezeptoren stimuliert, führen bronchospasmolytisch wirksame Dosen zu einem unerwünschten Anstieg der Herzfrequenz.

Einige Nachteile des Isoprenalins konnten mit der Synthese von Orciprenalin überwunden werden. Diese Substanz weist eine größere Stoffwechselbeständigkeit und damit eine längere Wirkungsdauer von etwa vier Stunden auf. Damit war es erstmals möglich, durch drei bis vier Einzeldosen pro Tag eine Anfallsprophylaxe zu erreichen.

Störende Begleiteffekte des Orciprenalins waren Tremor, Anstieg der Herzfrequenz und Palpitationen. Während der Tremor unvermeidlich zu sein scheint, ließ sich eine weitgehende Trennung von Bronchodilatation und kardialen Nebenwirkungen erreichen.

Nach der Hypothese von Lands gibt es zwei unterschiedliche Typen von Beta-Rezeptoren: die Beta$_1$-Rezeptoren, die vorwiegend am Herzen wirksam sind, und die Beta$_2$-Rezeptoren, die u. a. für die Wirkung von Katecholaminen auf die glatten Bronchialmuskelfasern verantwortlich gemacht werden. In den 60er Jahren gelang die Entwicklung verschiedener Substanzen, die bevorzugt auf die Beta$_2$-Rezeptoren wirken. Diese Stoffklasse wird daher als Beta$_2$-Sympathomimetika bezeichnet.

Wirkung

Die Hauptwirkung dieser Stoffklasse besteht in der *Bronchodilatation*. Sie kommt durch Stimulation des Beta$_2$-Rezeptors der glatten Bronchialmuskelfasern zustande. An diesem Vorgang ist das Adenylzyklase-System beteiligt. Seine Aktivierung vermindert die intrazelluläre Kalziumkonzentration. Dadurch wird die Kontraktilität der Myofibrillen herabgesetzt. Alle Beta$_2$-Sympathomimetika und Theophyllin-Derivate bewirken eine vergleichbare maximale Relaxation der bronchialen Muskelfasern. Bezogen auf die molare Konzentration sind Beta-Mimetika jedoch etwa tausendmal wirksamer als Theophyllin. Sowohl Beta-Mimetika wie auch Theophyllin sind funktionelle Antagonisten für verschiedene bronchokonstriktorische Reize. In dieser Eigenschaft liegt ihre *prophylaktische Wirksamkeit* begründet, die für die Langzeittherapie eine wichtige Rolle spielt.

Weitere Eigenschaften der Beta$_2$-Sympathomimetika:
– Untersuchungen mit radioaktiv markierten Partikeln zeigen, daß der mukoziliäre Transport beschleunigt wird. Es ist nicht bekannt, inwieweit dieser sekretomotorische Effekt therapeutisch eine Rolle spielt. Manche Patienten geben an, daß sie nach der Anwendung eines beta-adrenergen Dosieraerosols besser abhusten können.
– Die Freisetzung von Mediatoren aus Mastzellen wird durch Beta$_2$-Agonisten gehemmt. Dieser Beobachtung entsprechen klinisch-experimentelle Daten, die eine zuverlässige Protektion der allergischen Sofortreaktion im Provokationstest belegen. Die verzögerte Reaktion wird dagegen nicht gehemmt.
– Untersuchungen der Mikrozirkulation zeigen, daß Beta-Mimetika den Austritt von Makromolekülen aus der Strombahn verhindern. Dieser antiödematöse Effekt ist konzentrationsabhängig und dürfte bei lokaler (inhalativer) Anwendung bedeutsam sein.
– Die Stimulation von Beta-Rezeptoren der Gefäße führt zu einer Vasodilatation. Entsprechend werden eine Abnahme des systemischen Drucks und des Widerstands im kleinen Kreislauf beobachtet. Durch Aufhebung des von Euler-Liljestrand-Reflexes kann die Verteilung von Ventilation und Perfusion ungünstig beeinflußt werden und der arterielle Sauerstoffdruck abfallen.
– Die Kontraktilität des ermüdeten Zwerchfells wird – ebenso wie durch Theophyllin – verbessert. Dieser Effekt könnte bei Patienten mit Ateminsuffizienz eine gewisse Rolle spielen.

Unerwünschte Wirkungen

Tremor

Die quergestreiften Skelettmuskelfasern sind offenbar mit den gleichen Rezeptoren ausgestattet wie die glatten Bronchialmuskelfasern. Deshalb ist Tremor ein unvermeidliches Begleitsymptom. Die Tremor-Intensität ist dosisabhängig, aber individuell sehr unterschiedlich. Bei inhalativer Anwendung ist der tremorogene Effekt geringer. Er verschwindet in der Regel bei längerdauernder Anwendung, während die bronchospasmolytische Wirkung erhalten bleibt. Nur wenige Patienten zeigen eine sehr ausgeprägte Empfindlichkeit, so daß die Anwendung von Beta-Mimetika kaum toleriert wird. In diesen Fällen ist es sinnvoll, auf Anticholinergika auszuweichen, evtl. in Kombination mit einer reduzierten Dosis des Beta-Mimetikums.

Kardiovaskuläre Nebenwirkung

Beta$_2$-Sympathomimetika haben nur geringe kardiovaskuläre Nebenwirkungen. Der Blutdruck wird nicht wesentlich beeinflußt, und der Anstieg der Herzfrequenz ist auch bei hochdosierter inhalativer Anwendung gering. Palpitationen können störend sein. Herzrhythmusstörungen, die bei Theophyllin-Überdosierung häufig beobachtet werden, sind ungewöhnlich.

In den 60er Jahren wurde ein sprunghafter Anstieg der Asthma-Mortalität beobachtet und auf die Anwendung von Isoprenalin-Dosieraerosolen zurückgeführt. In Tierversuchen wurden Herzmuskelnekrosen nach hohen Isoprenalin-Dosen beschrieben. Der Verdacht, daß generell die Anwendung von Dosieraerosolen zu einer erhöhten Asthma-Mortalität geführt hätte, ist inzwischen widerlegt. Obwohl Dosieraerosole heute doppelt so häufig angewendet werden wie in den 60er Jahren, ist die Asthma-Mortalität wieder auf den früheren Stand zurückgekehrt.

Anwendung

Beta-Adrenergika zeichnen sich durch eine große therapeutische Breite aus. Dadurch ist der Umgang mit diesen Substanzen in der Akutbehandlung und in der Langzeittherapie des Asthmas unproblematisch.

Inhalation

Aus folgenden Gründen ist die Inhalation von Beta-Adrenergika der günstigste Applikationsweg:

- Rascher Wirkungseintritt. Bereits wenige Sekunden nach der Inhalation ist eine meßbare Wirkung nachweisbar. Die volle Wirkung wird innerhalb von 5 bis 10 Minuten erreicht.
- Die erforderliche Wirkstoffdosis ist gering. Die äquipotente Dosis beträgt nur etwa 10% der oralen Dosis.
- Entsprechend sind die unerwünschten Begleiteffekte geringer.

Die gebräuchlichste Applikationsform ist das Dosieraerosol. Durch Betätigung des Ventils wird eine exakt dosierbare Menge des in Treibgas suspendierten Medikaments in der Gasphase freigesetzt. Nur etwa 10% der inhalierten Partikel gelangen in die Bronchien. Der größte Anteil wird beim Aufprall bereits im Bereich der Mundhöhle und der Rachenhinterwand deponiert und verschluckt.

Die richtige Anwendung des Dosieraerosols kann nur durch Demonstration und häufiges Üben vermittelt werden. Folgende Anweisungen sind zu beachten:
- Schütteln Sie den Kanister vor dem Gebrauch!
- Umschließen Sie das Mundstück mit den Lippen!
- Atmen Sie tief aus!
- Betätigen Sie das Dosierventil am Beginn einer langsamen, tiefen Inhalation!
- Halten Sie am Ende der Einatmung die Luft einige Sekunden an!

Man sollte es sich zur Regel machen, sich vom Patienten zeigen zu lassen, wie er inhaliert. Auch bei Patienten, die seit Jahren Dosieraerosole anwenden, sind folgende Fehler zu beobachten:
- ungenügende Synchronisation von Freisetzung des Aerosols und Inspiration
- bei Verordnung von zwei Hüben wird der zweite Hub unmittelbar nach dem ersten Hub in die Mundhöhle gesprüht
- Ausatmen gegen das freigesetzte Aerosol

Manche Therapieversager und ein vermeintlich hoher Bedarf an Dosieraerosolen sind durch ungenügende Technik der Anwendung zu erklären.

Neben Dosieraerosolen stehen Pulverkapseln und Inhalationslösungen zur Verfügung.

Die Anwendung von Pulverkapseln ist etwas umständlicher, bietet dafür aber einige Vorteile.
- Der Vernebler wird durch die Inspiration aktiviert. Damit entfällt die Notwendigkeit der Synchronisation.
- Die Tagesdosis kann exakt zugeteilt und auch kontrolliert werden. Damit ist besonders bei Kindern eine gute Möglichkeit zur Therapieüberwachung gegeben.

Für die Inhalationstherapie stehen verschiedene Aerosol-Generatoren zur Verfügung. Gebräuchlich sind Düsenvernebler und Ultraschallvernebler. Zur Heimtherapie sind Inhalationsgeräte bei Asthma selten indiziert. Die erreichbare bronchospasmolytische Wirkung ist in der Regel nicht besser als bei korrekter Anwendung des Dosieraerosols. Nachteile sind der Anschaffungspreis und die notwendige Säuberung der Geräte.

Handelsübliche Präparate haben eine durchschnittliche Wirkdauer von vier Stunden. Zur Zeit noch in Erprobung befindliche Substanzen zeichnen sich durch eine Wirkung von acht bis zehn Stunden aus. Dadurch könnte ein wesentlicher Nachteil der Beta-Mimetika – die ungenügende Beeinflussung des nächtlichen Asthmas – überwunden werden.

Systemische Anwendung

Zur oralen Anwendung stehen nichtretardierte Präparate und Retardpräparate zur Verfügung. Wegen des langsamen Wirkungseintritts und der häufigeren Nebenwirkungen ist diese Applikationsform weniger geeignet. Besonders bei Patienten, die Theophyllin nicht vertragen, kann die Verordnung einer Retardtablette zur Nacht für die Vermeidung nächtlicher Atembeschwerden sinnvoll sein.

Parenterale Anwendung

Diese Anwendungsform ist Situationen vorbehalten, in denen der Patient zu einer wirkungsvollen Inhalation nicht mehr in der Lage ist. Im schweren Asthmaanfall kommen die subkutane Gabe, die langsame intravenöse Injektion bzw. die Dauerinfusion mittels Perfusor in Frage (s. Abschn. 8).

Mitunter kann auch bei sehr kurzatmigen Patienten der Vorteil der *Inhalation* durch Anwendung einer Inhalationshilfe (Nebulator, Volumatic) genutzt werden. Bei gleicher oder besserer Bronchospasmolyse ist der Anstieg der Herzfrequenz geringer (Abb. 19–13).

Langzeitbehandlung

Wenn nur gelegentlich Episoden von Atemnot auftreten, genügt die Anwendung des Dosieraerosols bei Bedarf. Täglich auftretende Beschwerden machen die regelmäßige Anwendung erforderlich. Im allgemeinen verordnet man 4 × 1 bis 2 Hübe eines der handelsüblichen Präparate. Auf diese Weise erreicht man, daß verschiedene bronchokonstriktorische Reize, denen der

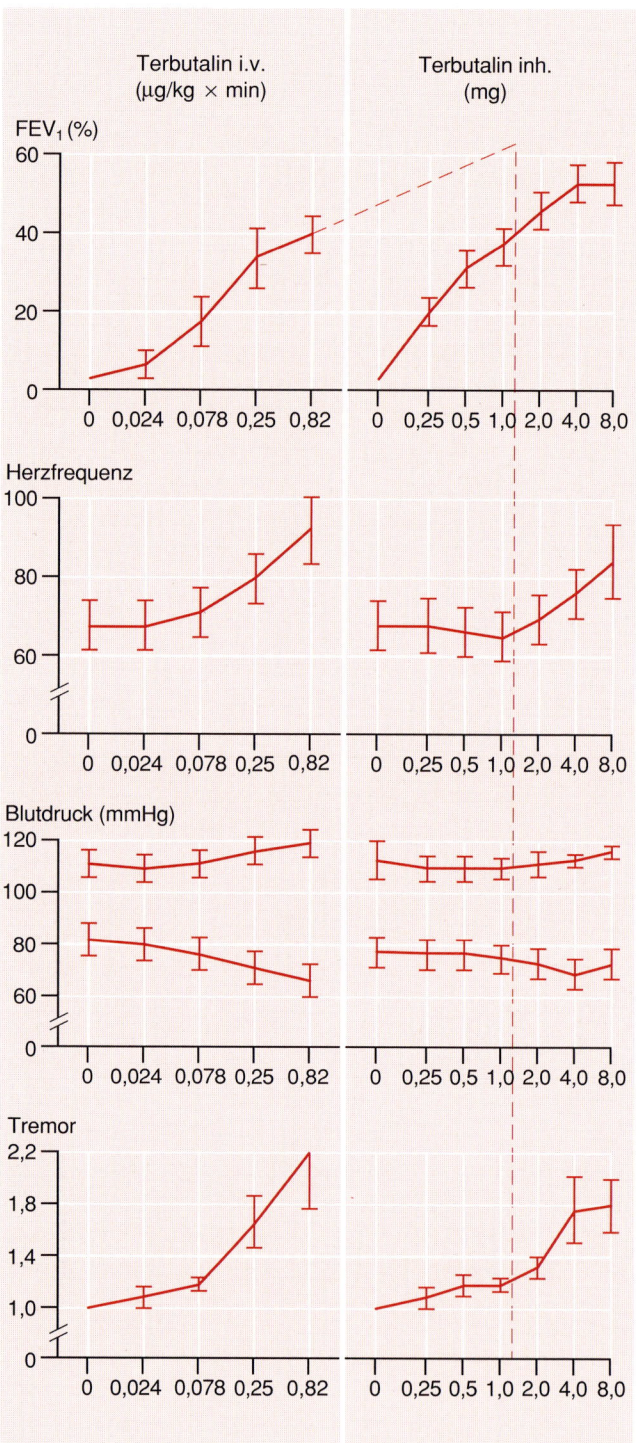

Abb. 19–13 Vergleich der Wirkung von Terbutalin bei intravenöser und inhalativer Gabe. Die punktierte horizontale Linie verbindet den maximalen Effekt auf FEV$_1$ (forciertes Exspirationsvolumen in 1 sec) während der Infusion mit dem gleichen Effekt nach Inhalation. Die vertikale Linie zeigt die inhalierte Dosis, die diesen Grad von Bronchodilatation bewirkt hat, und die Nebenwirkungen bei dieser inhalierten Dosis (nach [27]).

Patient ausgesetzt ist – Husten, Lachen, Staubpartikel, körperliche Belastung – nicht wirksam werden.

Gelegentlich wird die Empfehlung ausgesprochen, daß Beta-Mimetika nur im Notfall angewendet werden dürfen. Diesem Rat liegt die unbegründete Sorge vor ernsten kardialen Nebenwirkungen zugrunde.

Wie auch bei anderen Asthmamitteln sollte die Dosierung individuell gewählt werden. Bei einigen Patienten ist bereits nach einem Hub eine maximale Bronchodilation nachweisbar, bei anderen erst nach zwei bis vier Hüben. Die optimale Dosis kann durch Kontrolle mit dem Peak-flow-Meter leicht ermittelt werden.

7.3.2 Theophyllin

Theophyllin gehört zu einer Gruppe von ZNS-stimulierenden Wirkstoffen, die als Xanthine bekannt sind. Weitere Vertreter dieser Gruppe sind Koffein und Theobromin.

Es ist schon lange bekannt, daß Methylxanthine bei Asthma eine günstige Wirkung haben. In der Mitte des vorigen Jahrhunderts empfahl der bereits früher zitierte H. Salter zwei Tassen starken Kaffee und Aufregung als Mittel gegen Asthmaanfälle. Im Jahre 1900 gelang die Synthese von Theophyllin bei Bayer und Boehringer/Ingelheim. Zunächst fiel die diuretische Wirkung auf und begründete den Einsatz der Substanz bei der Herzinsuffizienz. 1921 entdeckte man die relaxierende Wirkung auf glatte Bronchialmuskelfasern des Schweins, und kurze Zeit später führte S. Hirsch eine Mischung von Theophyllin und Theobromin in die Asthmatherapie ein. Das Präparat geriet zunächst in Vergessenheit und kehrte erst über Amerika nach Europa zurück, nachdem G. Herrmann und M. Aynesworth 1937 die Wirkung des Theophyllins im Status asthmaticus beschrieben hatten. Über Jahrzehnte blieb die Theophyllin-Injektion das Mittel der Wahl zur Behandlung des Asthmaanfalls. Lange Zeit galt die Auffassung, daß Theophyllin nicht vollständig resorbiert wird, weil nach oraler oder rektaler Verabreichung unterschiedliche Serumkonzentrationen auftraten. Erst in den 70er Jahren wurde dieser Irrtum korrigiert und nachgewiesen, daß Theophyllin rasch und vollständig resorbiert wird. Mit der Entwicklung von Retardpräparaten und einer ständigen Verbesserung der Galenik wurde die orale Verabreichung von Theophyllin weltweit zur Standardtherapie obstruktiver Atemwegserkrankungen.

Wirkung

Der Wirkungsmechanismus des Theophyllins ist nicht bekannt. Lange Zeit galt die Hypothese, daß die Erschlaffung der glatten Bronchialmuskelfasern durch Hemmung der Phosphodiesterase und einen daraus resultierenden Anstieg des zyklischen AMP (Adenosinmonophosphat) zu erklären sei. Dabei wurde übersehen, daß Theophyllin bei therapeutischen Serumkonzentrationen die Phosphodiesterase nur wenig hemmt, während Substanzen mit starker Hemmwirkung keine Bronchospasmolyse zeigen.

Einige Koffein-ähnliche Wirkungen des Theophyllins kommen wahrscheinlich durch einen Adenosin-Antagonismus zustande. Dieser Mechanismus – die Hemmung eines purinergen Rezeptors – erklärt aber nicht die Bronchodilatation. Enprophyllin, eine Substanz mit vergleichbarer bronchospasmolytischer Wirkung, hat keine nennenswerten Adenosin-antagonistischen Eigenschaften.

Hauptwirkungen des Theophyllins sind die Bronchospasmolyse und die Protektion gegen verschiedene bronchokonstriktorische Reize. Ein Schutzeffekt wurde in folgenden Modellen nachgewiesen:
– Belastungsasthma
– Bronchokonstriktion durch pharmakodynamische Substanzen
– Allergen-induzierte Bronchokonstriktion.
Angaben über die Zuverlässigkeit, mit der die belastungsinduzierte Bronchokonstriktion vermieden werden kann, sind im Schrifttum unterschiedlich. Verschiedene Therapiestudien kommen zu dem Ergebnis, daß bei etwa 80% der Patienten eine protektive Wirkung nachweisbar ist.

Eine Untersuchung an zwölf Kindern ergab eine gute Korrelation zwischen dem Ausmaß der Protektion und dem Logarithmus der Theophyllin-Serumkonzentration [33].

Der Einfluß des Theophyllins auf die bronchiale Hyperreaktivität wurde durch Schwellenwertbestimmung mit Histamin und Metacholin untersucht. Die Ergebnisse sind nicht einheitlich. In einer Doppelblind-Studie an neun Kindern wurde eine signifikante Protektion gegen die bronchokonstriktorische Wirkung von Metacholin nachgewiesen [29].

Die allergische Sofortreaktion wird durch Theophyllin gehemmt. Das Ausmaß der Protektion korreliert mit der Theophyllin-Serumkonzentration.

Dieser Effekt könnte durch eine Hemmung der Mediatorfreisetzung aus Mastzellen erklärt werden. Neuerdings konnte gezeigt werden, daß auch die verzögerte allergische Reaktion protektiv beeinflußt wird. Eine Erklärung dieser Beobachtung steht aus. Möglicherweise beeinflußt Theophyllin die Aktivierung von Entzündungszellen und die Bildung des Plättchen-aktivierenden Faktors (PAF).

Theophyllin hat mit den Beta-Adrenergika einige weitere erwünschte Wirkungen gemeinsam:
– Steigerung des mukoziliären Transports
– Senkung des Widerstands im kleinen Kreislauf
– Steigerung der Muskelkraft des Zwerchfells

Die klinische Bedeutung dieser Wirkungen ist wahrscheinlich nicht erheblich. Bei Patienten mit chronischem Cor pulmonale läßt sich durch Behandlung mit Theophyllin keine wesentliche und nachhaltige Senkung des Pulmonalarteriendrucks erreichen. Untersuchungen der Zwerchfellkontraktilität sind methodisch schwierig, und die an Probanden erhobenen Befunde lassen sich nicht ohne weiteres auf Patienten mit einer Atemwegsobstruktion, bei denen besonders ungünstige Voraussetzungen für die Zwerchfelltätigkeit bestehen, übertragen. Bisher konnte nicht eindeutig gezeigt werden, daß die körperliche Belastbarkeit von Patienten mit chronischer Atemwegsobstruktion durch Behandlung mit Theophyllin gesteigert wird. Die Bronchospasmolyse und die Vermeidung von Asthmaanfällen stellen deshalb gegenwärtig die einzige gesicherte Indikation für eine Theophyllin-Therapie dar.

Anwendung und Dosierung

Für die Langzeitbehandlung wird Theophyllin überwiegend als orale Retardform verordnet. Zahlreiche Präparate mit guter Bioverfügbarkeit und zuverlässiger Freisetzungskinetik stehen zur Verfügung. Gewöhnlich wird die Tagesdosis in zwei Einzelgaben verabreicht. Wenn nächtliche Atembeschwerden ganz im Vordergrund stehen, ist die abendliche Einmalgabe sinnvoll.

Akute Atembeschwerden können oft durch eine orale Tropflösung beeinflußt werden. Theophyllin-Tropfen werden rasch resorbiert, und der Anstieg der Serumkonzentration entspricht dem Blutspiegelverlauf bei Applikation einer Kurzinfusion. Patienten, die von plötzlichen Asthmaanfällen überrascht werden und keine Besserung nach Anwendung eines Dosieraerosols verspüren, geben oft Erleichterung nach Einnahme der Theophyllin-Tropfen an. Die Theophyllin-Injektion kann in diesen Fällen vermieden werden. Sie ist ohnehin nicht unbedenklich, da bei zu rascher intravenöser Gabe von Theophyllin Blutdruckabfall und Kreislaufkollaps auftreten können. Tödliche Zwischenfälle sind bekanntgeworden.

Theophyllin ist nicht zur Inhalation geeignet. Die weniger zuverlässige und umständliche Anwendung als Suppositorium oder Klysma kommt nur in Ausnahmefällen in Betracht.

Die durchschnittliche Tagesdosis bei Erwachsenen liegt bei 700–1200 mg. Aus verschiedenen Gründen ist die Dosisfindung jedoch nicht unproblematisch
– geringe therapeutische Breite
– große individuelle Unterschiede der Clearance

– therapeutischer Effekt nicht ohne weiteres nachweisbar

Aufgrund von Dosis-Wirkungs-Studien wird angenommen, daß der optimale therapeutische Bereich bei Serumkonzentrationen zwischen 10–20 mg/l liegt.

Allerdings ist auch unterhalb dieser Grenze bereits eine Wirkung nachweisbar und für einen Teil der Patienten ausreichend, andererseits ist oberhalb von 20 mg/l noch kein Plateau erreicht. Dennoch ist es sinnvoll, diese Grenze zu beachten und zu respektieren. Bei höheren Blutspiegeln nehmen Häufigkeit und Gefährdung durch Nebenwirkungen zu (Abb. 19–14).

Theophyllin wird in der Leber metabolisiert. Die Halbwertszeit beträgt bei Erwachsenen im Mittel sieben Stunden, jedoch ist die Schwankungsbreite beträchtlich (3–13 Stunden). Aus diesem Grunde besteht keine enge Korrelation zwischen Körpergewicht und Theophyllin-Serumkonzentration (Abb. 19–15). In extremen Fällen kann die Tagesdosis, die zur Einstellung einer Theophyllin-Konzentration um 15 mg/l benötigt wird, zwischen 400 mg und 3200 mg variieren.

Die Eliminationskinetik wird weiterhin durch eine

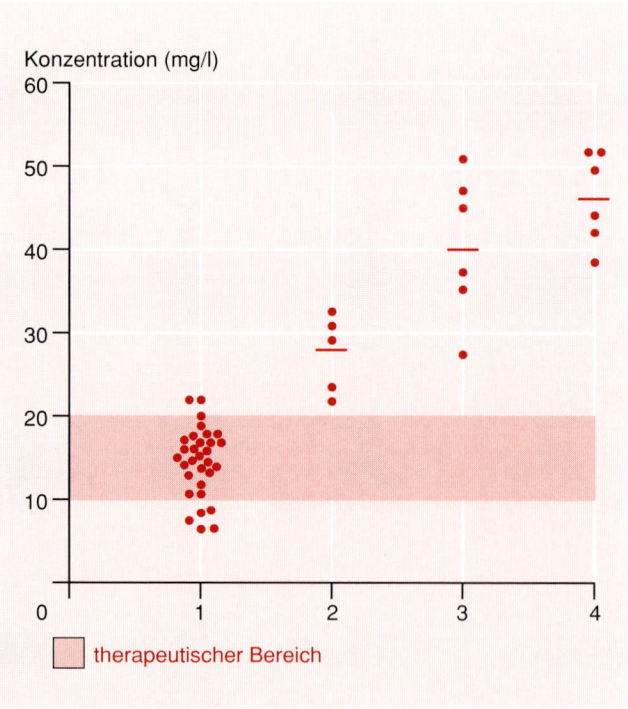

Abb. 19–14 Beziehung zwischen Theophyllin-Nebenwirkungen und Theophyllin-Serumkonzentration (nach [19]).
1 = keine Nebenwirkungen
2 = leichte Nebenwirkungen
3 = potentiell schwere Nebenwirkungen
4 = schwere Nebenwirkungen

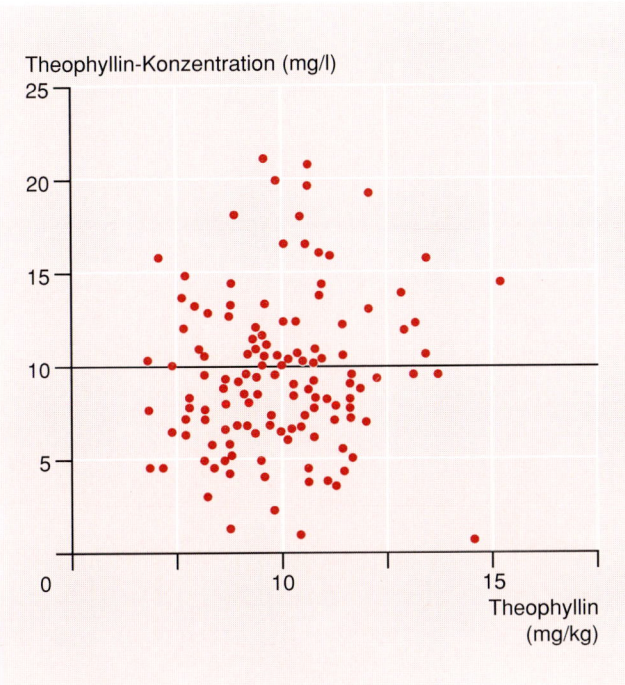

Theophyllin-Konzentration (mg/l)

Theophyllin
(mg/kg)

Abb. 19–15 Theophyllin-Serumkonzentration nach achttägiger Behandlung mit 2 × 350 mg eines Theophyllin-Retardpräparats (n = 138) (nach [30]).

Reihe von Clearance-modifizierenden Faktoren beeinflußt:

Alter: Die Theophyllin-Ausscheidung ist bei Neugeborenen und Frühgeborenen sowie bei alten Patienten verzögert. Kinder bauen Theophyllin rascher ab als Erwachsene.

Medikamente: Cimetidin, Diphenylhydantoin und makrolide Antibiotika (Eryhtromycin, Clindamycin) setzen die Ausscheidung herab, Phenobarbital und Rifampicin beschleunigen die Clearance.

Rauchen: Der Theophyllin-Abbau wird beschleunigt.

Krankheiten: Die Theophyllin-Ausscheidung wird reduziert – und damit besteht die Gefahr toxischer Effekte – bei aktiver Leberzirrhose, dekompensierter Herzinsuffizienz, Lungenödem und akuten fieberhaften Zuständen.

Therapeutisches Drug-Monitoring

Dieser Begriff bezeichnet eine Möglichkeit der Therapiekontrolle, die in den letzten Jahren zunehmend an Bedeutung gewonnen hat. Fortschritte der Analytik erlauben eine rasche und exakte Bestimmung zahlreicher Wirkstoffe. Dazu gehören Herzglykoside, Antiepileptika, Antidepressiva, Antiarrhythmika und Antibiotika.

Für die Theophyllin-Bestimmung stehen neuerdings Teststreifen mit photometrischer Auswertung der Farbreaktion zur Verfügung (Seralyzer). Vereinfachte Teststreifenmethoden, die ohne Photometer auskommen, sind in Erprobung.

Indikationen für eine Bestimmung der Theophyllin-Serumkonzentration sind
– ungenügende Wirkung
– Verdacht auf unzuverlässige Einnahme
– Herzinsuffizienz, aktive Leberzirrhose
– Verdacht auf ernste Nebenwirkungen
– Status asthmaticus

Ungenügende Wirkungen und unzuverlässige Einnahme hängen häufig miteinander zusammen. Die Bestimmung der Theophyllin-Serumkonzentration bietet die Chance, die außerordentlich häufige Non-Compliance zu erkennen und das Therapieverhalten eines Patienten positiv zu beeinflussen. Häufig sind ungenügende Information, unvorbereitet auftretende Nebenwirkungen oder die Angst vor Nebenwirkungen die Ursache.

Tachykardie und Herzrhythmusstörungen, die unter einer Theophyllin-Therapie auftreten, sollten nicht mit Digitalis oder Antiarrhythmika behandelt werden, sondern Veranlassung zu einer Bestimmung der Theophyllin-Serumkonzentration geben. Dringend wünschenswert ist die Bestimmung im protrahierten Asthmaanfall, weil nur auf diese Weise eine zuverlässige Steuerung der Theophyllin-Dosierung möglich ist.

Die Blutspiegelbestimmung sollte nicht zu einer Serum-Kosmetik verleiten. Ein Patient, dessen Asthma-Symptome bei einer Serumkonzentration unter 8–10 mg/l unter Kontrolle sind, bedarf keiner Dosisanpassung. Ohnehin ist bei der Bewertung von Blutspiegeln zu bedenken, daß die Verdopplung der Dosis nicht auch eine doppelte Wirkung verspricht.

Kontrollierte Studien zeigen, daß nur ein Teil der Patienten mit chronischer Atemwegsobstruktion von Theophyllin profitiert. Da in etwa 50% der Behandlungsfälle unter Theophyllin-Therapie mehr oder weniger ausgeprägte Nebenwirkungen vorkommen – am häufigsten werden Unruhe, Schlafstörungen, Tremor, erhöhte Pulsfrequenz und gastrointestinale Beschwerden angegeben – ist es wichtig, Non-Responder zu erfassen: Man spart Kosten und erspart Nebenwirkungen. Eine geeignete Maßnahme ist der Auslaßversuch (Abb. 19–16). In einer stabilen Krankheitsphase und bei konstanter Medikation läßt sich leicht feststellen, ob der Patient vom Theophyllin profitiert. Wenn es nach Absetzen des Theophyllins zu einer deutlichen Zunahme der Atembeschwerden kommt, sind Arzt und Patient vom Wert der Behandlung überzeugt.

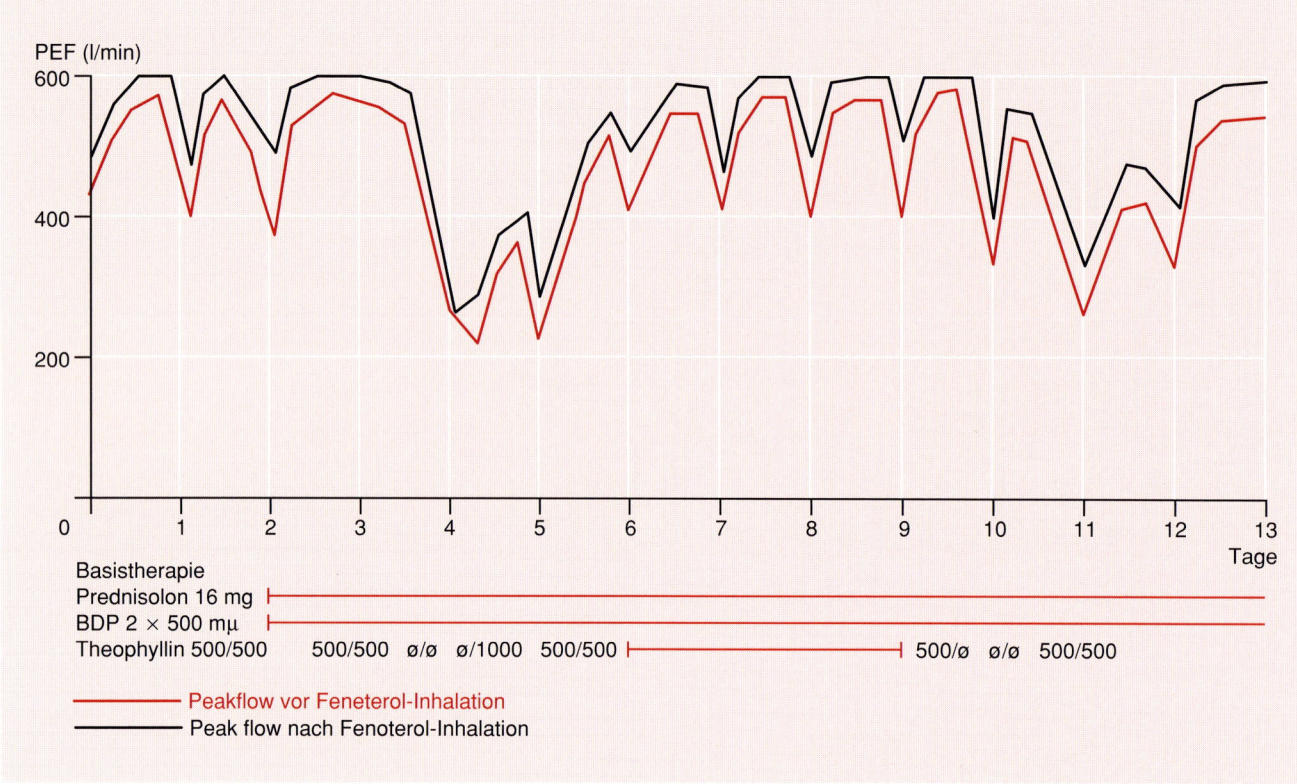

Abb. 19–16 Zweimaliger Theophyllin-Auslaßversuch. Nach Weglassen von drei Einzeldosen kommt es jeweils zu einer deutlichen Verschlechterung der Peak-flow-Werte. BDP = Beclometason-dipropionat; PEF = maximale Ausatmungsstromstärke (Peak flow).

Bei Blutentnahme am Morgen erhält man den tiefsten Punkt der um etwa 3 mg/l fluktuierenden Serumkonzentrationskurve. Mit dem Peak-Wert ist etwa sechs bis acht Stunden nach der Einnahme zu rechnen.

7.3.3 Anticholinergika

Tierexperimentelle Untersuchungen über den bronchokonstriktorischen Einfluß des Vagus haben ein therapeutisches Interesse an Hemmstoffen geweckt. Behandlungsversuche mit Atropin waren an den erheblichen Nebenwirkungen – Mundtrockenheit, Akkommodationsstörungen, Sekreteindickung – gescheitert. Erst die Entwicklung von Atropin-Derivaten (Ipratropiumbromid, Oxitropiumbromid) hat zu einem brauchbaren Therapiekonzept geführt.

Wirkung und Anwendung

Die Wirkung beruht auf einer Blockade cholinerger Rezeptoren der glatten Bronchialmuskelfasern. Außerdem wird eine Hemmung der durch Azetylcholin gesteigerten Mediatorenfreisetzung diskutiert.

Ipratropiumbromid und Oxitropiumbromid wirken nur inhalativ. Die Bronchospasmolyse setzt später ein als bei den Beta-Adrenergika – nach 3 Minuten sind etwa 50%, nach 30 Minuten etwa 80% der maximalen Wirkung erreicht –, hält aber länger an. Einige Therapiestudien zeigen eine mit Beta-Adrenergika vergleichbare Wirkungsintensität. Diese günstigen Befunde werden durch die klinische Erfahrung häufig nicht bestätigt. Offenbar gilt auch für Anticholinergika, daß nicht alle Patienten von diesen Substanzen profitieren. Bevor lange behandelt wird, sollte in jedem Einzelfall der Wirksamkeitsnachweis geführt werden.

Belastungsasthma und die Allergen-induzierte Bronchokonstriktion werden weder protektiv noch therapeutisch wesentlich beeinflußt.

Anticholinergika kommen besonders bei Patienten, die sehr empfindlich auf Beta-Adrenergika und Theophyllin reagieren, als therapeutische Alternative in Betracht. Ihr Vorteil ist, daß sie auch in hohen Dosen keine störenden Nebenwirkungen haben.

7.3.4 Dinatriumcromoglykat

Dinatriumcromoglykat (DNCG) ist eine prophylaktisch wirksame Substanz. Ihre Wirkung wird mit einer Stabilisierung von Mastzellen erklärt. Die regelmäßige Anwendung soll die Freisetzung von Entzündungsmediatoren verhindern.

Wirkung und Anwendung

DNCG wirkt protektiv bei Belastungsasthma und hemmt die Allergen-induzierte Bronchokonstriktion. Im Vergleich zu Beta-Adrenergika sind diese Wirkungen aber geringer und weniger zuverlässig.

DNCG wirkt nur lokal. Es wird in verschiedenen Applikationsformen zur Behandlung des Heuschnupfens eingesetzt (Opticrom – Augentropfen, Lomupren – Nasenspray bzw. Intal – Pulverkapseln).

In der Langzeittherapie des Asthmas sind besonders bei Kindern und bei Erwachsenen mit deutlicher allergischer Komponente günstige Ergebnisse beschrieben worden. Entsprechend wird die Substanz besonders von Pädiatern geschätzt, zumal sie weitgehend nebenwirkungsfrei ist. Mit der zunehmenden Verbreitung inhalierbarer Steroide hat die Bedeutung von DNCG allerdings abgenommen.

7.3.5 Ketotifen

Ketotifen gehört in die Reihe der Substanzen, die als Nachfolgesubstanzen für DNCG entwickelt worden sind. Es ist ein Antihistaminikum, das tierexperimentell auch gute antianaphylaktische Eigenschaften hat. Wahrscheinlich beruht seine Wirkung ebenfalls auf einer Stabilisierung von Mastzellen. Protektive Wirkungen sind im Modell des bronchialen Provokationstests beschrieben worden. Dagegen haben sich anfängliche Hinweise auf eine Beeinflussung des Belastungsasthmas nicht bestätigt.

Wirkung und Anwendung

Kontrollierte Therapiestudien sprechen dafür, daß erst nach längerdauernder Anwendung eine Beeinflussung der Asthma-Symptome erreicht wird. So wurde in einer Studie an Kindern eine Besserung des Nachtasthmas nach Anwendung über zwei bis drei Monate beobachtet [23]. Die Angaben im Schrifttum und die klinische Bewertung der Substanz sind allerdings unterschiedlich. Teilweise wird die Wirkung des Ketotifens mit sedierenden Eigenschaften erklärt, die es mit anderen Antihistaminika gemeinsam hat. Gleiches gilt für die appetitsteigernde Wirkung, die in der Anfangsphase der Behandlung von einigen Patienten bemerkt wird.

7.4 Kortikosteroide

Kortikosteroide sind die potentesten Mittel, die uns heute zur Behandlung des Asthmas zur Verfügung stehen. Da bei langdauernder systematischer Anwendung schwerwiegende Nebenwirkungen auftreten können, ist bei der Verordnung von Steroiden ein sorgfältiges Abwägen von Nutzen und Risiko notwendig. Bei rationalem Umgang mit Steroiden überwiegt der Vorteil für den Patienten: Häufig läßt sich Beschwerdefreiheit, oft eine deutliche Besserung der Symptome, der Lungenfunktion und der Lebensqualität erreichen. Durch die Einführung inhalierbarer Derivate mit hoher lokaler Wirksamkeit konnte in den letzten Jahren die Indikation für eine Steroidbehandlung wesentlich erweitert werden.

Wirkung

Steroide hemmen verschiedene Mechanismen, die in der Asthma-Pathogenese eine Rolle spielen:
- IgE-Bindung an Fc-Rezeptoren von Mastzellen und Basophilen
- Freisetzung von Entzündungsmediatoren
- Einwanderung von Leukozyten und damit Produktion sekundärer Mediatoren
- Chronifizierung der Entzündung mit Gewebsschädigung
- spezifische und unspezifische Überempfindlichkeit der Atemwege

Die Hauptwirkung der Kortikoide beruht auf ihren antiphlogistischen Effekten. Sie induzieren die Bildung eines spezifischen Proteins *(Makrocortin)*, das die Phospholipase A_2 hemmt. Dieses Enzym nimmt eine Schlüsselstellung im Arachidonsäure-Metabolismus ein. Seine Hemmung hat zur Folge, daß auch die Freisetzung von Lipid-Mediatoren inhibiert wird. Außerdem regen Steroide die Bildung von Rezeptorproteinen und damit auch die Bildung von Beta-Rezeptoren an. Damit wird die klinische Beobachtung erklärt, daß Steroide die Wirkung von Beta-Adrenergika wiederherstellen (sog. permissiver Effekt).

Die Synthese von Makrocortin im Zellkern ist ein Vorgang, der wahrscheinlich einige Stunden in Anspruch nimmt. Deshalb können Steroidwirkungen, die auf Entzündungshemmung beruhen, erst nach Stunden bis Tagen erwartet werden. Der klinische Eindruck, daß eine Kortisongabe im Asthmaanfall bereits nach 15 bis 30 Minuten zu einer deutlichen Besserung der Atemnot führt, wird mit unspezifischen Wirkungen der Steroide auf Plasmamembranen erklärt. Es ist allerdings fraglich, ob diese nicht rezeptorabhängigen Steroidwirkungen bei den therapeutisch erreichbaren molaren Konzentrationen eine Rolle spielen.

Offenbar sind alle Körperzellen mit Rezeptoren für Steroide ausgestattet. Steroidwirkungen bleiben deshalb nicht auf Zielzellen – glatte Muskelfasern, Schleimdrüsen, Gefäßmembranen, Mastzellen etc. – beschränkt, sondern betreffen den ganzen Organismus. Unerwünschte Steroidwirkungen sind nur durch eine lokale Anwendung zu vermeiden.

Inhalation

Vor 15 Jahren wurden inhalierbare Steroide – Beclometasondipropionat (BDP) und Betametason-17-Valerat (BV) eingeführt. Diese Substanzen zeichnen sich durch eine gute lokale Wirkung aus. Obgleich auch bei dieser Form der Inhalationsbehandlung etwa 90% verschluckt werden, resultieren keine pharmakodynamischen Serumkonzentrationen. Der Grund hierfür liegt in der raschen Inaktivierung in der Leber. Deshalb sind unerwünschte Hormonwirkungen inhalierbarer Steroide geringer als bei der systemischen Gabe äquipotenter Dosen.

Zahlreiche Therapiestudien und Einzelbeobachtungen beweisen, daß inhalierbare Steroide wirksam sind (Abb. 19–17). Die Tatsache, daß es sich dabei überwiegend um eine lokale Wirkung handelt, wird durch folgende Beobachtungen belegt:

– Kortisol-Basissekretion und Anstieg der Kortisol-Serumkonzentration nach ACTH-Stimulation werden durch niedrige und mittlere therapeutische Dosen nicht signifikant verändert.

– Patienten mit Heuschnupfen, Ekzem oder Polyarthritis, deren Beschwerden unter einer systemischen Kortisontherapie supprimiert waren, berichten nach Umstellung auf inhalierbare Steroide über ein Wiederauftreten der Beschwerden.

In mehr als zwei Jahrzehnten wurden umfangreiche Erfahrungen mit inhalierbaren Steroiden gesammelt. Die dokumentierten Befunde erlauben folgende Aussagen zur Therapiesicherheit:

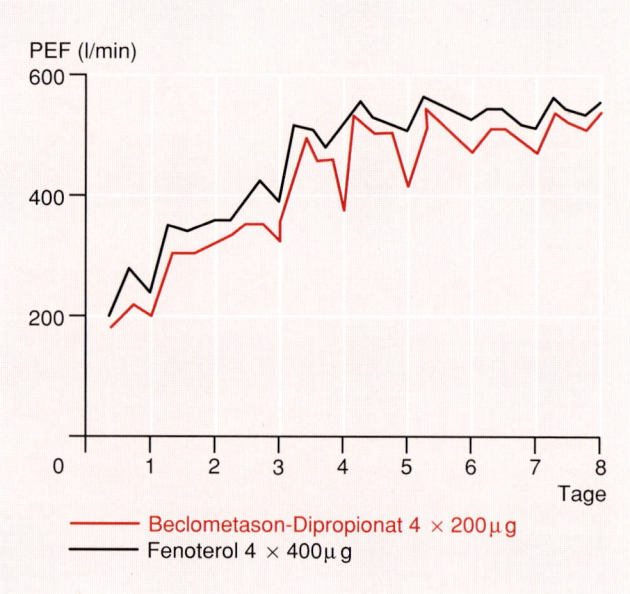

Abb. 19–17 Peak-flow-Verlauf (PEF) bei 30jährigem Patienten mit Intrinsic-Asthma nach Verordnung von 4 × 1 Beclometasondipropionat Pulverkapsel (obere Kurve). Normalisierung von FEV_1 und P_{aO_2} nach siebentägiger Behandlung.
FEV_1 = forciertes Exspirationsvolumen in 1 sec; P_{aO_2} = arterieller Sauerstoff-Partialdruck.

– Eine Zunahme der Infektanfälligkeit wurde nicht beobachtet.

– Das Längenwachstum von Kindern wurde bei drei- bis fünfjähriger Behandlungsdauer mit Tagesdosen von 400 µg BDP nicht beeinträchtigt [14].

– Dagegen konnte die Häufigkeit der Klinikeinweisungen bereits im ersten Jahr der Behandlung um mehr als 50% reduziert werden [15].

– Bei hohen Tagesdosen (1000–2000 µg BDP bzw. Budesonid) wird in einigen Fällen eine Abnahme der Kortisol-Basalsekretion beobachtet, nicht jedoch eine Verminderung der ACTH-Antwort. Eine verminderte Streßadaptation ist somit nicht zu erwarten.

Eine Schädigung des Schleimhautepithels – analog zur Hautatrophie bei Anwendung kortikoidhaltiger Externa – wurde bei elektronenmikroskopischen Untersuchungen von Schleimhautbiopsien nicht beobachtet. Hierfür sind wahrscheinlich die geringen lokalen Konzentrationen und die kurze Verweildauer der deponierten Partikel, die durch die Tätigkeit der Flimmerhaare abtransportiert werden, verantwortlich. Die entzündungshemmende Wirkung scheint Gestalt und Funktion des Flimmerepithels sogar günstig zu beeinflussen.

Anwendung und Dosierung

Inhalierbare Steroide sind in folgenden Situationen indiziert:

- Bei allen Patienten mit leichtem Asthma, die mit Beta-Adrenergika nicht auskommen sind inhalierbare Steroide eine Alternative zu DNCG und Theophyllin.
- Inhalierbare Steroide sind der Anwendung von Theophyllin vorzuziehen, wenn Entzündungszeichen bestehen (Husten, Hypersekretion, Sputum- und Blut-Eosinophilie).
- Zur Einsparung oraler Kortikoide bei Patienten mit schwerem Asthma. Ein Versuch ist besonders bei Kindern und bei Patienten mit erhöhtem Nebenwirkungsrisiko einer systemischen Behandlung (Osteoporose, Diabetes, Hypertonie) angezeigt.

Die Tagesdosis kann in zwei Einzelgaben appliziert werden. In leichteren Fällen genügen bereits 400–500 μg Budesonid (Pulmicort) bzw. BDP (Sanasthmyl, Sanasthmax) zur Kontrolle der Symptome. Falls erforderlich, kann die Dosis auf 1000–1600 μg gesteigert werden.

Eine korrekte Inhalationstechnik ist wichtig. Die Wirkung kann durch Vorschalten einer Kammer (Volumatic) gesteigert werden. Gleichzeitig wird die orale Deposition und damit das Auftreten einer oropharyngealen Candidiasis reduziert. Ein Soorbefall im Bereich der Mundhöhle wird bei etwa 5% der Behandlungsfälle beobachtet. Durch Mundspülung nach der Applikation kann die Häufigkeit des Auftretens wesentlich reduziert werden.

Etwa 1% der behandelten Patienten berichtet über Heiserkeit. Diese Nebenwirkung, bedingt durch eine lokale Steroid-Myopathie, kann störend sein und zum Behandlungsabbruch zwingen.

Ein wichtiges Problem bei der Anwendung inhalierbarer Steroide ist eine ausreichende Information des Patienten. Er muß wissen, daß es sich um eine prophylaktische Behandlung handelt, die regelmäßige Anwendung erfordert. Leider ist es eine tägliche Erfahrung, daß Patienten nicht ausreichend informiert sind, eine unmittelbare Wirkung erwarten und, weil diese Erwartung nicht erfüllt werden kann, das vermeintlich unwirksame Präparat beiseite legen. Untersuchungen mit inhalierbaren Prophylaktika, die eine Registrierung der ausgelösten Aerosol-Stöße erlaubten, haben für diesen Präparatetyp eine besonders große Rate an Non-Compliance ergeben [38].

Systemische Therapie

Leider ist es nicht immer möglich, mit inhalierbaren Steroiden auszukommen. In folgenden Situationen ist die orale Anwendung erforderlich:

- intermittierend bei Verschlechterung eines chronischen Asthma
- Langzeitbehandlung bei Patienten mit schwerem Asthma, die trotz adäquater Anwendung und Dosierung mit inhalierbaren Steroiden nicht auskommen
- Behandlungsversuch bei Patienten mit chronischem Asthma und vermeintlich fixierter Atemwegsobstruktion

Kriterien für die intermittierende Gabe von Steroiden sind nächtliches Asthma, Abnahme der körperlichen Belastbarkeit und meßbare deutliche Einschränkung der Atemfunktion. Auch die Medikamentenanamnese liefert Hinweise. Patienten, die darauf angewiesen sind, ein beta-adrenerges Dosieraerosol mehr als 10- bis 15mal pro Tag zu benutzen, sind steroidbedürftig.

Die intermittierende Anwendung kann bei akuter Asthmaverschlechterung durch spezifische oder unspezifische Reize oder im Rahmen von Infekten ausreichend sein. Je nach Schweregrad wählt man eine Tagesdosis von 20–40 mg Prednison, die schrittweise – nach Maßgabe des Befindens und der Lungenfunktion – reduziert wird. Ein stets gültiges Therapieschema existiert nicht. Zur Beurteilung des Therapieeffekts sind neben Angaben über Husten, nächtliche Atemnot und Engegefühl morgens die regelmäßigen Peak-flow-Messungen besonders hilfreich.

Ein Teil der Patienten mit endogenem Asthma und nahezu alle Asthmatiker, die zu der Untergruppe mit Analgetika-Intoleranz gehören, sind kortikoidbedürftig. Diese Patienten bedürfen einer besonders sorgfältigen Kontrolle und Überwachung.

Auf folgende Kortison-Nebenwirkungen ist zu achten:

- Wachstumsverzögerung
- Gewichtszunahme
- Osteoporose (Frauen in der Postmenopause sind besonders gefährdet)
- Verschlechterung eines Diabetes mellitus
- Glaukom (regelmäßige Messungen des Augendrucks sind erforderlich)
- Blutdruckanstieg

Einige Steroidwirkungen sind harmlos, aber kosmetisch störend (Hautatrophie, Hautblutungen, Striae, abnorme Fettverteilung). Die wichtigste unerwünschte Wirkung ist zweifellos die Kortikoid-Osteoporose. Im Einzelfall ist ihr Auftreten nicht vorherzusehen und

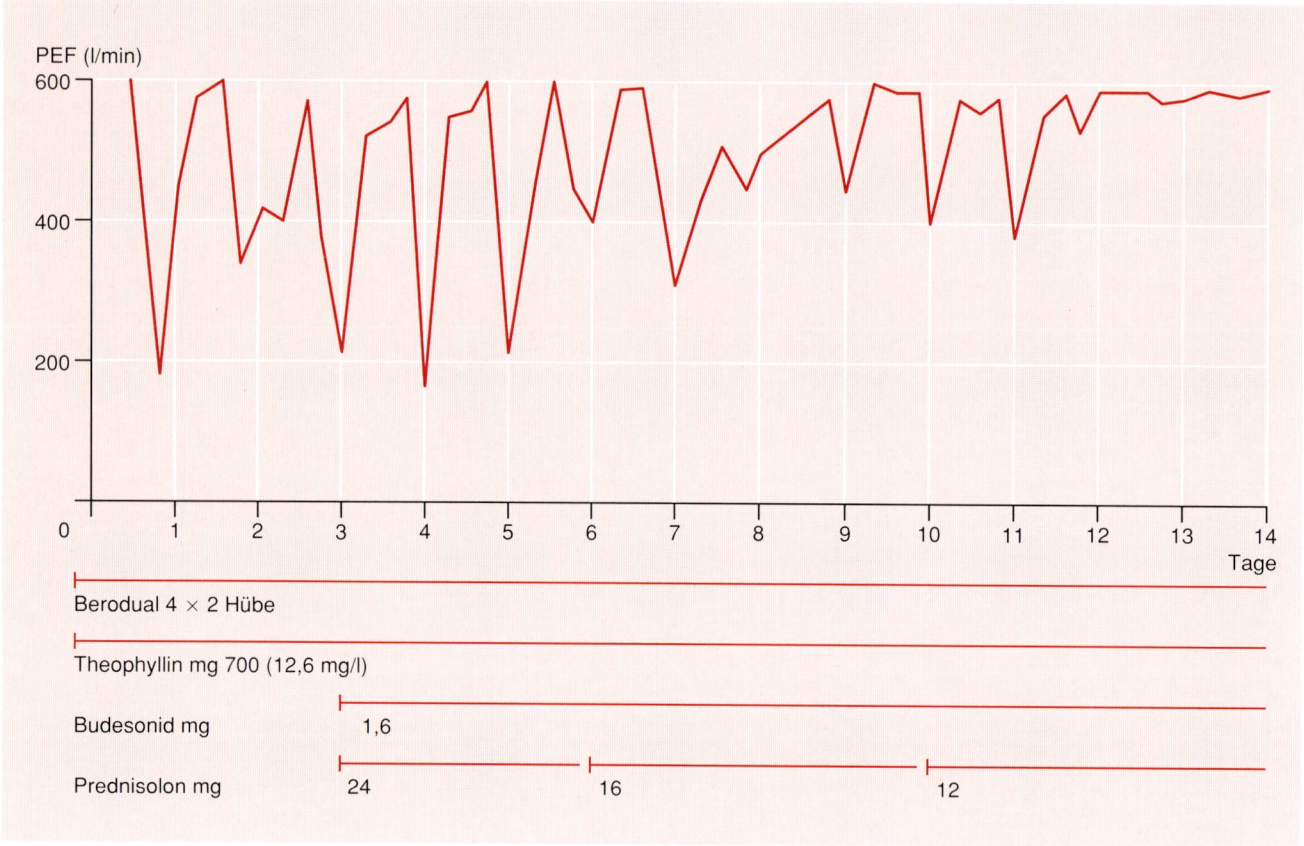

Abb. 19–18 Besserung der Instabilität beim Status asthmaticus unter kombinierter antiobstruktiver Therapie (Peak-flow-Protokoll). PEF = maximale Ausatmungsstromstärke.

auch nicht zu verhindern. Eine gesicherte Prophylaxe existiert bisher ebensowenig wie eine anerkannte Therapie bereits eingetretener Skelettveränderungen.

Die Erhaltungsdosis für eine Langzeittherapie sollte so niedrig sein wie irgend möglich. Wie bereits ausgeführt, sind Patientenangaben und Lungenfunktionsparameter die geeigneten Kriterien. Ungeeignet ist die Orientierung an einer hypothetischen Cushing-Schwellendosis. In der Tat existiert ein solcher Schwellenwert nicht. Die Reaktion auf orale Steroide ist individuell sehr unterschiedlich. Einige Patienten tolerieren Tagesdosen von 50 mg ohne erkennbare Veränderung ihres Aussehens, während andere bei Tagesdosen unter 10 mg cushingoide Veränderungen entwickeln.

Anwendung und Dosierung

Prednison bzw. Prednisolon-Derivate sind für die Langzeitbehandlung zu bevorzugen. Präparate mit langer Halbwertszeit wie Dexamethason hemmen den Regelkreis wesentlich stärker. Im übrigen sind erwünsch-

te und unerwünschte Steroidwirkungen bei allen Glukokortikoiden vergleichbar.

Mit Rücksicht auf die Beeinflussung des Regelkreises wird die zirkadiane Dosierung empfohlen. Nicht immer jedoch ist die morgendliche Einzelgabe zur Kontrolle der Symptome optimal geeignet. Bei Patienten mit ausgeprägtem Nachtasthma kann die Dosisaufteilung bzw. die alleinige abendliche Gabe zweckmäßig sein.

Bei Patienten mit chronischem Asthma kann ein Therapieversuch mit Kortison eine überraschende Wirkung haben. Günstige Voraussetzung bieten Patienten mit der Anamnese eines Anfallsasthmas, erheblichen Tagesschwankungen der Atemwiderstände und einer Blut- oder Sputum-Eosinophilie. Über zwei Wochen werden Tagesdosen von 40–60 mg Prednisolon verabreicht. Fast stets berichtet der Patient über eine Besserung seines Befindens. Die subjektiven Angaben sind aber nicht ausreichend, da sie auch auf einem euphorisierenden Effekt des Kortisons beruhen können. Eine Langzeitbehandlung läßt sich nur durch die eindeutige Besserung objektiver Parameter rechtfertigen. Das Ergebnis des Therapieversuchs begründet das weitere Vorgehen. Bei günstigem Resultat müssen die geeignete Applikationsform und die Erhaltungsdosis ermittelt werden. Andernfalls wird das Präparat abgesetzt.

Eine Untergruppe von Asthmatikern profitiert nicht von Kortison. Diese Patienten müssen identifiziert werden, damit ihnen unnötige Nebenwirkungen erspart bleiben. Bei jeder Langzeittherapie ist es notwendig, sich immer wieder zu vergewissern, daß die derzeitige Erhaltungsdosis tatsächlich erforderlich ist. Ein Teil der kortikoidbedürftigen Patienten kommt zeitweilig ohne Kortison aus. So konnte in einer Verlaufsbeobachtung an 80 Patienten, die mindestens ein Jahr unter einer oralen Kortisonbehandlung standen, bei jedem vierten Patienten über einen Zeitraum von 12 bis 30 Monaten auf orale Kortikoide verzichtet werden [8].

7.5 Therapeutischer Stufenplan

Die Strategie der Asthmabehandlung umfaßt Maßnahmen zur Prophylaxe und einen gestaffelten Einsatz der antiobstruktiven Pharmaka bezüglich Auswahl, Applikationsform und Dosierung. In jedem Fall ist es notwendig zu überlegen, inwieweit Allergene und unspezifische Auslöser als ursächliche Faktoren eine Rolle spielen und vermieden werden können. Für die Wahl der Medikation sind anamnestische Angaben und Untersuchungsergebnisse maßgebend:

- Episoden von Atemnot nur bei Belastung (Belastungsasthma)
- gelegentliche spontane Episoden von Atemnot
- regelmäßig tagsüber oder nachts auftretende Atembeschwerden (Hustenreiz, Engegefühl)
- ständige Atembeschwerden und Einschränkung der körperlichen Belastbarkeit
- rezidivierende schwere Anfälle von Atemnot mit Erstickungsgefühl.

Korrespondierend mit den anamnestischen Angaben erhält man bei der Lungenfunktionsprüfung folgende Befunde:

- normale Lungenfunktion; Bronchokonstriktion bei Belastung oder im pharmakodynamischen Test (Nachweis der Hyperreaktivität)
- tageszeitliche Schwankungen der Atemwiderstände um mehr als 15% (Dokumentaton mittels Peakflow-Protokoll)
- ausgeprägte tageszeitliche Schwankungen, z. T. in Form des *morning dipping;* tagsüber werden normale Werte erreicht (Abb. 19–10, Abschn. 62)

- ausgeprägte zirkadiane Schwankungen, auch die günstigsten Werte bleiben im pathologischen Bereich.

Ein Stufenplan für die Langzeitbehandlung ist in Tabelle 19–6 zusammengestellt. Bei der Anwendung dieser Richtlinien ist ein schematisches Vorgehen zu vermeiden. Ein gutes Behandlungsergebnis setzt sorgfältiges Eingehen auf den Schweregrad der Erkrankung und auf Akzeptanz und Verträglichkeit der Medikamente voraus.

Der wechselhafte Krankheitsverlauf macht bei jedem einzelnen Patienten Flexibilität erforderlich: Die Medikation muß der aktuellen Situation immer neu angepaßt werden. Hierbei ist zu beachten:

- Der Patient muß über die verordnete Medikation informiert sein: Anwendung bei Bedarf oder regelmäßig; zu erwartende Nebenwirkungen (harmlos oder potentiell gefährlich).
- Korrekter Umgang mit Dosieraerosol, Inhalationsgerät bzw. Inhalationshilfen.

7.6 Antibiotika

Leitkeime bei Atemwegsinfekten ambulanter Patienten sind Haemophilus influenzae und Streptococcus pneumoniae. Bei eindeutigen Hinweisen auf eine bakterielle Infektion (s. Sputumdiagnostik) ist die Verordnung einer der folgenden Substanzen indiziert:

- Doxycyclin 2×100 mg
- Cotrimoxazol 2×2 Tabletten

z. B. Amoxycillin (Aminopenizillin) 3×750 mg, Cephaclor (Cephalosporin) 3×1 g, Erythromycin 3×500 mg oder Ofloxacin (Chinolon) 2×200 mg

Im allgemeinen genügt eine Behandlungsdauer von

Tabelle 19–6 Stufenplan für die Langzeittherapie bei Asthma bronchiale.

1. beta-adrenerge Dosieraerosole
   bei Bedarf
   regelmäßig zur Prophylaxe $4–8 \times 1–2$ Hübe
2. inhalierbare Steroide
   Tagesdosis 400–1600 mg, 2 Einzeldosen
3. Theophyllin
   orales Retardpräparat 600–1200 mg, 2 Einzeldosen
   alternativ Anticholinergika als Dosieraerosol
   Dinatriumcromoglykat, Ketotifen
4. orale Kortikoide
   intermittierend 40–60 mg/Tag
   kontinuierlich kleinste Erhaltungsdosis!

fünf bis sieben Tagen. Kriterien für den Behandlungserfolg sind die Entfärbung des Sputums, gewöhnlich auch eine geringere Sputummenge und die Besserung des Hustens.

Wenn die Behandlung mit einer dieser Standardsubstanzen nicht zum Erfolg führt, ist eine bakteriologische Sputumuntersuchung unter Beachtung der notwendigen Kautelen indiziert.

7.7 Sekretolytika

Hypersekretion und Dyskrinie sind beinahe obligate Begleitsymptome eines Asthmas. Manche Patienten leiden ebenso unter der täglichen Mühe, glasiges, hochviskoses Sputum abzuhusten wie unter der Atemnot. Der zur Expektoration notwendige Husten kann quälend sein und eine Atemwegsobstruktion auslösen oder verschlimmern. Die Sputummenge ist bei verschiedenen Patienten und auch beim gleichen Asthmakranken von Zeit zu Zeit sehr unterschiedlich. In der Regel hat auch der Patient, der nicht abhusten kann, das Gefühl, daß eine Sekretverlegung seiner Atemwege vorliegen könnte:

Unproduktiver Husten und Hypersekretion wecken in gleicher Weise das Bedürfnis, die Expektoration zu fördern.

Vor diesem Hintergrund ist wohl die außerordentlich häufige Verordnung sogenannter Mukolytika zu sehen.

Theoretisch sind verschiedene Ansatzpunkte für eine sinnvolle Behandlung denkbar:
- Steigerung des mukoziliären Transports durch Aktivierung des Flimmerepithels
- Hemmung der gesteigerten Sekretion in den Becherzellen und submukösen Drüsen
- Herabsetzung der Viskosität des Schleims
- Verbesserung der Fließeigenschaften durch vermehrte Bildung oberflächenaktiver Substanzen (Stimulierung der Pneumozyten II)

Der mukoziliäre Transport wird durch Beta-Adrenergika und Theophyllin beschleunigt, die Sekretbildung durch Steroide gebremst. Für die zahlreichen Substanzen, die unter dem Etikett „Sekretolytika" im Handel sind, konnte dagegen ein eindeutiger Nachweis ihrer Wirksamkeit nicht geführt werden. Aus diesem Grunde ist diese Stoffgruppe auf dem amerikanischen Arzneimittelmarkt nicht zugelassen.

Dennoch ist eine völlige Ablehnung wahrscheinlich nicht gerechtfertigt. Für folgende Substanzen liegen Hinweise auf eine klinische Wirksamkeit vor:

- Acetylcystein bzw. Carbocystein
- Bromhexin bzw. Ambroxol

Einige Patienten berichten, daß sie bei Einnahme dieser Stoffe eindeutig leichter abhusten können. Dieser subjektive Eindruck läßt sich nicht objektivieren und quantitativ erfassen. In diesem Mangel eines geeigneten Zielparameters liegt ein Problem für kontrollierte Therapiestudien mit diesen Substanzen. Bei Patienten, die über erschwertes Abhusten und Hypersekretion klagen, ist ein Behandlungsversuch gerechtfertigt. Wenn die übrige Medikation konstant gehalten wird, kann man sich nach einigen Tagen über den Wert dieser Therapie ein gewisses Urteil bilden. Selbstverständlich sind Placebo-Effekte zu berücksichtigen. Sehr geeignet ist auch der Auslaßversuch: Die Mehrzahl der Patienten, die über längere Zeit eine Substanz aus dieser Gruppe von Pharmaka eingenommen haben, können nach Absetzen des Präparats keinen Unterschied feststellen.

Die breite unkritische Verordnung dieser Substanzen sollte vermieden werden.

Sekretolytika sind zur inhalativen Anwendung bei Asthma ungeeignet, da sie irritativ wirken und eine Atemwegsobstruktion hervorrufen bzw. verstärken können.

7.8 Physikalische Therapie

Unter diesem Begriff werden traditionell die Atemgymnastik und die Aerosoltherapie verstanden (s. Kap. 14).

Bei Patienten mit Anfallsasthma und beschwerdefreien Intervallen sind atemgymnastische Übungen selten indiziert. Entspannungsübungen können bei ängstlichen Patienten als ein „Antipanik-Training" hilfreich sein. Übungen, die den Atemvorgang bewußt werden lassen und eine „Atemkontrolle" vermitteln, sind geeignet, einer Tendenz zur Hyperventilation entgegenzuwirken. Die Frage, ob der Asthmatiker im Anfall seine Atmung willkürlich beeinflussen kann und soll, ist bisher unbeantwortet. Die vorwiegend exspiratorische Stenosierung seiner Atemwege verschiebt die Atemmittellage in Richtung Inspiration. Dieser Vorgang ist sinnvoll, denn die Lunge wird dabei gedehnt, und der Atemwegswiderstand ist um so geringer, je mehr sich die Atemlage der maximalen Inspirationsstellung nähert. Auf der anderen Seite sind atemmechanische Nachteile in Kauf zu nehmen: Das Zwerchfell steht tief und bewegt sich mit minimaler Amplitude. Sollte man dem Patienten raten, tief auszuatmen, um den Wirkungsgrad des Zwerchfells zu verbessern (Betonung der Bauchatmung)? Die Konsequenz wäre eine stärkere Behinderung der Expiration und damit vermehrte Dyspnoe. Bisher existiert kein Konzept, wie man die komplexen Störungen der Atemmechanik im Asthmaanfall durch Atemübungen korrigieren kann. Die oft geäußerte Ansicht, daß der Patient falsch atmet, verkennt die Tatsache, daß er in einer Phase akuter Atemwegsobstruktion nicht normal atmen kann.

Unbestreitbar ist, daß unsere Patienten auf Atem-übungen großen Wert legen. Zuwendung des Therapeuten, intensive Beschäftigung mit dem erkrankten Organ und die suggerierte Aussicht, daß man durch „richtiges Atmen" seinen Zustand verbessern könne, mögen die Beliebtheit zahlreicher empirisch angewendeter Behandlungsmethoden erklären. Ob eine Änderung des Atemmusters, eine Konditionierung des Atemtyps tatsächlich erlernbar ist, muß allerdings bezweifelt werden.

8 Status asthmaticus

Der Ausdruck „Status asthmaticus" bezeichnet einen Zustand anhaltender schwerer Atemwegsobstruktion, der sich allmählich, über Stunden und Tage, aber auch sehr rasch entwickeln kann. Subjektiv bestehen Atemnot, Erstickungsgefühl und Angst. Der Patient ist nicht in der Lage, diese Symptome mit seiner gewohnten Therapie zu beeinflussen.

8.1 Vorboten des schweren Anfalls

Häufig geht dem lebensbedrohlichen Anfall eine allmähliche Beschwerdezunahme voraus. Warnsymptome sind
- geringere körperliche Belastbarkeit
- Zunahme von Hustenreiz und häufigere Atemnot-Episoden, besonders nachts
- häufigere Anwendung des beta-adrenergen Dosieraerosols
- geringere Wirkung von Spasmolytika
- Abnahme der Peak-flow-Werte
- Beeinträchtigung des Allgemeinbefindens durch Schlafmangel und Inappetenz

Bei einem Teil der Patienten wird die krisenhafte Asthma-Verschlechterung durch Atemwegsinfekte ausgelöst. Oft sind auch Therapiefehler verantwortlich:
- Aus Sorge vor Nebenwirkungen wird Kortison nicht angeordnet, zu rasch reduziert oder abgesetzt, obwohl Kortikoidbedürftigkeit besteht.
- Einnahme von Azetylsalizylsäure bzw. anderer nichtsteroidaler Antiphlogistika bei Analgetika-Intoleranz
- Verordnung von Betablockern.

Ein Status asthmaticus kann in jedem Lebensalter auftreten. Eine Häufung findet sich bei Krankheitsbeginn im mittleren Lebensalter, insbesondere bei Frauen (Relation Frauen zu Männer etwa 3:1). Das Risiko ist bei Patienten mit instabilem Asthma besonders groß. Gefährdet sind auch Asthmatiker, die ständig steroidbedürftig sind und eine eingeschränkte Lungenfunktion haben.

Der Status asthmaticus ist eine lebensbedrohliche Situation, die nur auf der Intensivstation adäquat überwacht und behandelt werden kann.

8.2 Diagnostik

Der Geübte erfaßt die Situation auf einen Blick. Der Patient sitzt aufgestützt und atmet angestrengt unter Einsatz der Atemhilfsmuskeln. Die Atemfrequenz ist beschleunigt, das Exspirium verlängert, und in der Regel sind Distanzgeräusche und Giemen zu hören. Das Fehlen dieser Geräuschphänomene spricht nicht gegen Asthma, sondern kann im Gegenteil Ausdruck einer sehr schweren Atemwegsobstruktion sein. Vermehrte Atemanstrengung, Streß und Bronchospasmolytika führen stets zu einer Tachykardie. Ein Pulsus paradoxus – Abnahme der Blutdruckamplitude bei der Inspiration – ist häufig nachweisbar.

Der *klinische Eindruck* wird durch wenige Fragen zur Anamnese, die evtl. an eine Begleitperson gerichtet werden, ergänzt (frühere Anfälle, Prämedikation, Begleiterkrankungen). Bei der Anamnese ist auf die Sprechweise (mühsames Artikulieren einzelner Worte oder zusammenhängendes Sprechen) und auf die Bewußtseinslage (Konzentrationsschwäche, Verwirrtheit) zu achten. Bevor die weitere Diagnostik anläuft, erhält der Patient 4–6 l Sauerstoff pro Minute über eine Nasensonde. Die notwendigen technischen Untersuchungen sind in Tabelle 19–7 aufgeführt.

Falls eine Mitarbeit noch möglich ist, lassen sich bettseitig einfache, aber sehr aussagefähige Parameter der Atemwegsobstruktion feststellen. Innerhalb einer Minute erhält man Informationen, die zur Beurteilung der aktuellen Situation und des weiteren Krankheitsverlaufs wertvoll sind. Die Bestimmung des forcierten Sekundenvolumens (FEV$_1$) oder des maximalen exspiratorischen Atemstroms (peak flow) (Abb. 19–9) sollte ebenso routinemäßig erfolgen wie die Messung des Blutdrucks. Auch die Beobachtung, daß ein forciertes Atemmanöver nicht gelingt, ist wichtig.

Tabelle 19–7 Diagnostik beim Status asthmaticus.

klinische Symptome
– Distanzgeräusche und Giemen aber auch „stille Lunge"
– Tachypnoe (Atemfrequenz über 25/min),
– verlängertes Exspirium
– Orthopnoe
– Einsatz der Atemhilfsmuskulatur
– Tachykardie (Pulsfrequenz über 120/min)
– Pulsus paradoxus

Lungenfunktion
– Parameter der Atemwegsobstruktion
  (falls Mitarbeit noch möglich)
  FEV$_1$ unter 1 l
  Peak flow unter 100 l/min
– Gasaustausch und Säure-Basen-Haushalt
  arterielle Blutgase (hyperämisiertes Ohrläppchen
  P$_{o2}$ normal oder herabgesetzt
  P$_{co2}$ zunächst niedrig (< 35 Torr)
  normale oder erhöhte P$_{co2}$-Werte sind prognostisch ungünstig

Thoraxaufnahme
– Überblähung mit Zwerchfelltiefstand und vermehrter Strahlentransparenz der Lungen
  (Differenitaldiagnose: Lungenödem, Pneumonie, Pneumothorax, Lungenembolie)

EKG
– Tachykardie
– Zeichen der Rechtsherzbelastung

klinisch-chemische Laboruntersuchungen
– Blutbild
– Hämatokrit
– Elektrolyte
– Theophyllin-Serumkonzentration

FEV$_1$ = forciertes Exspirationsvolumen in 1 Sekunde
Peak flow = maximaler exspiratorischer Atemstrom
P$_{o2}$ = Sauerstoff-Partialdruck
P$_{co2}$ = Kohlendioxid-Partialdruck

Die Bestimmung der *arteriellen Blutgase* ist obligatorisch. Die Untersuchung von Ohrkapillarblut liefert aussagefähige Werte. Wenn der Zustand des Patienten es erlaubt, sollte die Blutentnahme nach Unterbrechung der Sauerstoffzufuhr über etwa vier Minuten erfolgen. Man erhält dann Werte, die zur Stadieneinteilung des Status asthmaticus geeignet sind (Tab. 19–8). Ebenso wichtig wie der aktuelle Wert ist die Verlaufskontrolle. Weitere Blutentnahmen können unter kontinuierlicher Sauerstoffinsufflation erfolgen, der P$_{aCO2}$ und der pH-Wert sind die wesentlichen Kriterien: Die Normalisierung eines zunächst niedrigen P$_{aCO2}$ und das Auftreten einer Azidose können die beginnende Erschöpfung anzeigen.

Die *Thoraxaufnahme* zeigt in typischen Fällen die Überblähung der Lungen mit Zwerchfelltiefstand. Gelegentlich werden Atelektasen durch Sekretobstruktion beobachtet. Differentialdiagnostisch sind die Abgrenzung von Lungenödem, Pneumonie, Pneumothorax und Lungenembolie wichtig. Das EKG zeigt neben der Tachykardie häufig auch Veränderungen, die für eine vermehrte Rechtsherzbelastung sprechen. Im Asthmaanfall ist der Pulmonalarteriendruck in der Regel leicht bis mäßig erhöht (Mitteldruck 20–30 mmHg).

An klinisch-chemischen Untersuchungen sind insbesondere Blutbild und Hämatokrit sowie Elektrolyte wichtig. Zur Einleitung und Steuerung der Theophyllin-Therapie sollte unbedingt auch der Ausgangswert der Theophyllin-Serumkonzentration zur Verfügung stehen (eine zuverlässige Messung ist heute mittels Teststreifen und Photometer innerhalb von 5 Minuten möglich, z. B. Seralyzer®).

8.3 Therapie

Voraussetzungen für eine erfolgreiche Therapie sind intensive ärztliche und pflegerische Betreuung und eine fortlaufende Kontrolle der Vitalfunktionen. Neben der Registrierung von Atem- und Pulsfrequenz liefert die

Tabelle 19–8 Stadieneinteilung des Status asthmaticus nach arteriellem Sauerstoff- und Kohlendioxid-Partialdruck (P$_{aO2}$, P$_{aCO2}$).

	P$_{aO2}$ (Torr)	P$_{aCO2}$ (Torr)	pH-Wert
Stadium I	> 70	< 35	> 7,45
Stadium II	> 55	35–45	~ 7,40
Stadium III	< 55	> 45	< 7,35

Blutgasanalyse die wichtigsten objektiven Kriterien für die Verlaufsbeurteilung (Tab. 19–9). Da der Kreislauf intakt ist, sind Analysen von Ohrkapillarblut ausreichend. Diese Methode erlaubt häufige Kontrollen.

Tabelle 19–10 gibt eine Übersicht über das Therapieprogramm. Essentiell sind die Gabe von Sauerstoff, Glukokortikoiden und Bronchospasmolytia.

Glukokortikoide

Sie wirken antiphlogistisch, vermindern die Gefäßpermeabilität, hemmen die Bildung und Freisetzung von Entzündungsmediatoren und deren Wirkung auf Zielzellen (Muskelfasern, Gefäße, Schleimdrüsen). In der Regel läßt sich unter Kortisonbehandlung beobachten, daß Beta-Mimetika wieder einen deutlichen Effekt haben.

Wirkungsmechanismus, Zeitpunkt des Wirkungseintritts und optimale Dosierung von Kortikosteroiden sind nicht ausreichend geklärt. Nach heutigem Kenntnisstand wird ein spezifisches Protein gebildet (Makrocortin), das durch Hemmung der Phospholipase A_2 die Bildung von Metaboliten der Arachidonsäure verhindert. Über den Zeitpunkt des Wirkungseintritts gibt es unterschiedliche Auffassungen. Kontrollierte Therapiestudien zeigen eine im Verlauf von Stunden allmählich einsetzende Wirkung (Abb. 19–19). Eine volle Reversibilität der Atemwegsobstruktion wird gewöhnlich erst im Laufe von 8 bis 10 Tagen erreicht. Rasche Besserungen, die nach dem klinischen Eindruck mitunter stattfinden, könnten auf unspezifischen Wirkungen (Membraneffekten) der Steroide beruhen. Aus methodischen Gründen ist es schwer, Dosis-Wirkungs-Kurven für Kortikoide zu ermitteln. Die angegebene Dosierung hat bei der Anwendung über einige Tage keine wesentlichen Nebenwirkungen. Höhere Dosen scheinen nicht effektiver zu sein.

Tabelle 19–9 Verflaufsbeurteilung bei Status asthmaticus.

– klinischer Eindruck
   (Bewußtseinslage, Angst, Erschöpfung, Schweregrad der Dyspnoe)
– Atemfrequenz
– Pulsfrequenz
– Blutgase
   (im kritischen Stadium stündliche Kontrollen!)
– später FEV_1 bzw. Peak flow

FEV_1 = forciertes Exspirationsvolumen in 1 Sekunde
Peak flow = maximaler exspiratorischer Atemstrom

Beta-Sympathomimetika

Traditionell wird Theophyllin als Mittel der Wahl beim schweren Asthmaanfall betrachtet. Diese Einstellung hat sich in den letzten Jahren zugunsten der *Beta-Sympathomimetika* geändert. Diese Stoffgruppe hat den Vorteil einer größeren therapeutischen Breite bei gleicher oder stärkerer bronchospasmolytischer Wirkung. Die Relation von erwünschten und unerwünschten Wirkungen

Tabelle 19–10 Therapie beim Status asthmaticus.

Sauerstoff
2–4 l/min via Nasensonde

Glukokortikoide
100–250 mg Prednisolon-Äquivalent i.v.
Wiederholung in 4- bis 6stündigen Abständen (gleiche Dosis)

Beta-Mimetika
– inhalativ
   4 Hübe Dosieraerosol via Nebulator
   evtl. nach 10 und 20 Minuten wiederholen
   Düsenvernebler, z.B. Salbutamol 10 mg
– subkutan
   z.B. Terbutalin 0,5 mg
– intravenös
   z.B. Terbutalin oder Salbutamol 0,25 mg langsam i.v.
   Dauerinfusion 5–20 µg/min

Theophyllin
– Anfangsdosis 400 mg als Kurzinfusion über 30 Minuten
– Erhaltungsdosis 10 mg/kg Sollgewicht/24 Std. (Richtwert!)
– bei Vorbehandlung
   Anfangs 200 mg (insbesondere bei Pulsfrequenz > 140/min.,
   Herzrhythmusstörungen beachten!)
– Theophyllin-Serumkonzentration bestimmen!

Flüssigkeitszufuhr
Richtwert 3–6 l/24 Std., Bilanzierung erforderlich
(Ausgleich von Wasserverlusten durch Schwitzen und gesteigerte Atmung bei reduzierter Flüssigkeitsaufnahme)

Antibiotika
– bei eitrigem Sputum
   Aminopenizillin
   Tetrazyklin
   Cotrimoxazol

Sedativa
– bei ansteigender Tendenz des P_{CO_2} bzw. Werten über 45 Torr
   nur erlaubt, wenn unverzüglich die Intubation erfolgen kann
– bei ängstlichen Patienten mit Hyperventilation z.B. Diazepam
   5–10 mg langsam i.v.
   Promethazin 20–25 mg i.m. oder langsam i.v.

kardiale Therapie
– Digitalis ist nur bei tachykardem Vorhofflimmern indiziert
– bei Linksherzinsuffizienz Vasodilatatoren, z.B. Isosorbitdinitrat
   2–10 mg/Std.

P_{CO_2} = Kohlendioxid-Partialdruck

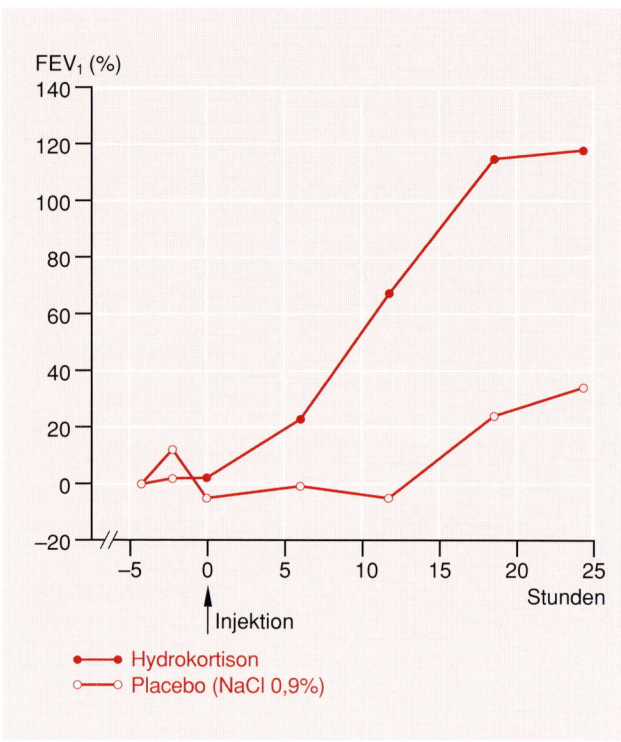

Abb. 19–19 Placebo-kontrollierte Doppelblindstudie über FEV₁-Verläufe bei 20 Patienten mit akutem Asthma. Eine signifikante Kortison-Wirkung ist erst nach ca. 12 Stunden nachweisbar. (Dosis: 2 mg/kg KG Hydrokortison als Bolus, 0,5 mg/kg/h über 24 Stunden versus isotonische Null-Lösung 0,9%) (nach [11 a]). FEV₁ = forciertes Exspirationsvolumen in 1 sec.

ist bei inhalativer Anwendung besonders günstig. Deshalb sollte man auch im schweren Asthmaanfall diesen Applikationsweg versuchen. Durch gezielte ärztliche Applikation oder unter Zuhilfenahme eines Geräts, das die Synchronisation von Wirkstoff-Freigabe und Inhalation überflüssig macht (Nebulator), läßt sich oft eine prompte Wirkung erreichen. Wenn dies nicht gelingt, kommt die parenterale Gabe in Betracht. In diesem Fall ist mit einem Anstieg der Pulsfrequenz zu rechnen. Allerdings kann durch die bronchospasmolytische Wirkung und die damit erreichte Abnahme der Atemarbeit auch ein Rückgang der Pulsfrequenz eintreten.

Theophyllin

Die Handhabung der Theophyllin-Therapie ist unproblematisch, wenn die Theophyllin-Serumkonzentration bestimmt werden kann. Einfache Methoden stehen zur Verfügung, so daß auf diese wichtige Information nicht mehr verzichtet zu werden braucht. Die Theophyllin-Wirkung läßt sich nur dann ausschöpfen, wenn

Serumkonzentrationen von etwa 20 mg/l eingestellt werden. Warnsymptome einer Theophyllin-Überdosierung können bei diesen Patienten nicht erwartet werden – Tachykardie, Unruhe und eine Disposition zu Herzrhythmusstörungen sind ohnehin vorhanden. Man ist deshalb bei der Therapieführung auf Blutspiegelkontrollen angewiesen. Da zahlreiche Asthmatiker unter einer Dauertherapie stehen, ist die Kenntnis des Ausgangswerts bereits bei der Wahl der Ladungsdosis wünschenswert.

Flüssigkeitszufuhr

Eine ausreichende Flüssigkeitszufuhr gewinnt um so mehr an Bedeutung, je länger der Status asthmaticus dauert. Diese Patienten sind so sehr mit ihrer Atmung beschäftigt, daß sie wenig trinken. Auf der anderen Seite führen Schwitzen, gesteigerte Atmung und Störungen der ADH-Sekretion zu Flüssigkeitsverlusten. Eine ausreichende Zufuhr ist deshalb besonders wichtig. Die angegebenen Zahlen sind als Richtwerte zu betrachten. Eine exakte Dosierung ist nur anhand der Serum-Elektrolyte, des Hämatokrits und einer exakten Bilanzierung möglich. Ausreichende Flüssigkeitszufuhr scheint die wichtigste Voraussetzung für die Mobilisierung des zähen Sekrets in den Atemwegen zu sein. Die Wirksamkeit von Sekretolytika ist nicht nachgewiesen.

Antibiotika

Asthma-Exazerbationen werden häufig durch Virusinfekte hervorgerufen. Es ist deshalb nicht in jedem Fall sinnvoll, Antibiotika zu verordnen. Eine Indikation besteht bei eitrigem Sputum (Aspekt, Nachweis von neutrophilen Granulozyten, Stäbchen und Kokken im Direktpräparat bei HE-Färbung bzw. Färbung nach Gram). Anstelle von Tetrazyklinen kommt bei Kindern Erythromycin in Betracht.

Sedativa

Sie werden auch heute noch weithin eingesetzt und waren früher die einzige Asthmatherapie (noch in den 20er Jahren wurde ein schwerer Anfall mit Morphium behandelt). Dabei ist zu bedenken, daß die Beruhigung des Patienten und die scheinbare Besserung seines Zustands mit einer Abnahme des Atemantriebs und dem Risiko einer alveolären Hypoventilation erkauft werden. Sedativa sollten deshalb nur verabreicht werden, wenn die Blutgase bekannt sind und die Möglichkeit einer maschinellen Beatmung besteht.

Maschinelle Beatmung

Indikationen und Technik sind in Tabelle 19–11 dargestellt. Diese Maßnahme ist nur bei etwa 1% der Patienten mit Status asthmaticus erforderlich. Die Indikation ist zwingend, wenn zunehmende Zeichen der Erschöpfung auftreten. Die Blutgasanalyse kann als wertvolle Entscheidungshilfe dienen. Ansteigende Tendenz des arteriellen Kohlensäuredrucks und respiratorische Azidose (in Einzelfällen metabolische Azidose als Zeichen einer muskulären Erschöpfung) markieren eine ungünstige Entwicklung. Im Zweifelsfall ist es günstiger, in einer noch kontrollierten Situation zu intubieren als im Stadium von Apnoe und Kreislaufkollaps.

Tabelle 19–11 Maschinelle Beatmung beim Status asthmaticus. Indikation und Technik.

Indikation
- Erschöpfung
- ansteigender P_{aCO_2}
- respiratorische (metabolische) Azidose

Technik
- volumengesteuertes Gerät
  (Atemfrequenz 10–15/min, Atemzugvolumen 0,5–1 l)
- großlumiger Tubus
- kurzwirkende Narkotika
  (z. B. Etomidat) oder Opiate (z. B. Buprenorphin)
- rasche Extubation anstreben
  (Kriterien spontanes Atemzugvolumen > 0,5 l,
  Beatmungsdruck < 30 cm H_2O)

P_{aCO_2} = arterieller Kohlendioxid-Partialdruck

Andererseits ist zu bedenken, daß jede maschinelle Beatmung mit Risiken verbunden ist. Insbesondere sind Pneumothorax und Infektionen, aber auch Fehler bei der Bedienung des Beatmungsgeräts zu erwähnen. Oft ist die Beatmung nur für wenige Stunden erforderlich. Sobald sich der Patient körperlich erholt hat, sein spontanes Atemzugvolumen mindestens 0,5 l und der Beatmungsdruck weniger als 30 cm H_2O beträgt, ist in der Regel eine ausreichende Spontanatmung gewährleistet. Die Extubation verbessert die Situation des Patienten, da auch ein großlumiger Tubus eine Atemstenose darstellt.

Bronchuslavage

Die therapeutische Lavage zur Entfernung von Sekretpfröpfen ist eine verzweifelte Maßnahme, die nur in Ausnahmesituationen und für geübte Hände in Betracht kommt.

Verlegung des Patienten

Die Verlegung von der Intensivstation auf eine Allgemeinstation sollte erst dann erfolgen, wenn sich der Zustand des Patienten ausreichend stabilisiert hat. Hierüber gibt am besten das Peak-flow-Protokoll Auskunft (Abb. 19–18). Ausgeprägte zirkadiane Schwankungen der Atemwiderstände können Vorboten eines Asthma-Rezidivs sein. Eine Häufung plötzlicher Asthma-Todesfälle wurde kurze Zeit *nach* einer Intensivbehandlung beobachtet.

9   Asthma bronchiale und Schwangerschaft

Es ist nicht genau bekannt, welchen Einfluß die Schwangerschaft auf den Asthmaverlauf hat. Prospektive kontrollierte Studien existieren nicht. Retrospektive Erhebungen zeigen, daß der Schweregrad bei der Hälfte der Patientinnen gleich bleibt und jeweils bei einem Viertel eine Besserung bzw. eine Zunahme der Symptome eintritt. Die Tendenz zur Verschlechterung besteht insbesondere bei schwerem Asthma – möglicherweise infolge einer restriktiven Therapieführung.

Bei Überlegungen zur Asthmatherapie vor einer geplanten Konzeption und während der Schwangerschaft sind zwei Gesichtspunkte zu berücksichtigen:
- mögliche Gefährdung des Feten durch Medikamente

- Gefährdung des Kindes und der Mutter durch ungenügende Behandlung des Asthmas

Der Therapieplan sollte schon vor einer Konzeption überdacht und evtl. korrigiert werden. Dazu gehört der Verzicht auf überflüssige Substanzen wie Antihistaminika und auf die meisten Kombinationspräparate, die z. T. potentiell schädliche Inhaltsstoffe wie Ephedrin, Analgetika und Sedativa enthalten. Besonders interessiert die Frage, ob eine Behandlung mit Kortison ungünstige Auswirkungen auf die fetale Entwicklung haben kann. Diskutiert werden u. a. teratogene Effekte, häufigere Aborte, erhöhte perinatale Sterblichkeit, Frühgeburten, Wachstumsretardierung und niedriges

Geburtsgewicht. Die Angaben im Schrifttum lassen sich dahingehend zusammenfassen, daß Anhaltspunkte für derartige Schäden nicht bestehen (Übersicht bei [11]).

Gefahren für Mutter und Kind drohen nicht durch Medikamente, sondern durch schwere Asthmaanfälle. Der Embryo ist durch Sauerstoffmangel besonders gefährdet, denn der Sauerstoffdruck im Nabelvenenblut ist niedrig (32 mmHg). Diese ungünstige Sauerstoffversorgung wird allerdings teilweise durch die größere Sauerstoff-Affinität des fetalen Hämoglobins und die leichtere Sauerstoff-Freisetzung im Gewebe kompensiert. Die Asthmatherapie stützt sich auch in der Schwangerschaft auf Beta-Adrenergika, Theophyllin und Kortikosteroide. Beta$_2$-Sympathomimetika sind unproblematisch. Auch die Anwendung von Theophyllin in der Schwangerschaft bietet keine besonderen Schwierigkeiten. Fruchtschäden sind selbst bei der Anwendung im 1. Trimenon nicht beobachtet worden. Theophyllin geht in die Brustmilch über, und bei gestillten Kindern ist etwa 10% der mütterlichen Theophyllin-Serumkonzentration nachweisbar.

Inhalierbare Steroide sind für Mutter und Kind unbedenklich. Dies scheint auch für die zeitweilige systemische Kortisongabe zu gelten. Bei der Auswertung von 46 Schwangerschaften bei 51 Patientinnen mit Asthma, die inhalierbare Steroide und z. T. intermittierend orale Steroide in Tagesdosen von 30–60 mg Prednisolon erhielten, wurden Komplikationen des Schwangerschaftsverlaufs und ein überdurchschnittliches Risiko kindlicher Mißbildungen nicht beobachtet [12]. Mütter, die während der Schwangerschaft regelmäßig orale Steroide erhalten haben, sollten vor der Entbindung und bis 24 Stunden post partum parenteral weiterbehandelt werden (Dosierung: 25–50 mg Prednisolon-Äquivalent alle 8 Stunden).

10 Operationen bei Asthma bronchiale

Dieses Thema hat zwei Aspekte:
- Durchführung operativer Eingriffe bei Patienten mit Asthma
- Operationen zur Beeinflussung der Asthmaerkrankung

Für steroidbedürftige Asthmatiker gilt die vorstehende Therapieempfehlung im Zusammenhang mit der Entbindung: Umstellung auf eine parenterale Therapie, bis die orale Zufuhr wieder gewährleistet ist.

Die notwendige Erhaltungsdosis darf postoperativ nicht unterschritten werden. Internistische Konsiliartätigkeit muß diesem Gesichtspunkt gegenüber dem primären Interesse des Chirurgen an einer ungestörten Wundheilung zur Geltung bringen.

Schon lange wird versucht, Asthma-Symptome durch Eingriffe am autonomen Nervensystem zu beeinflussen. Vor etwa 30 Jahren hatte die Glomektomie große Publizität. Nakayama berichtete 1958 über 724 Patienten, die nach ein- oder beidseitiger Entfernung des Glomus caroticum in etwa 80% eine deutliche Besserung ihrer Beschwerden angaben. In den folgenden Jahren wurde eine Sammelstatistik publiziert, die eine ähnliche Erfolgsquote bei etwa 15 000 Beobachtungen auswies. Kontrollierte Studien haben diese Ergebnisse allerdings nicht bestätigt. Eine kontrollierte Studie kam zu dem enttäuschenden Resultat, daß sich der Krankheitsverlauf bei operierten und scheinoperierten Patienten (Halsschnitt ohne Entfernung des Glomus) nicht unterschied.

Während die Glomusresektion weitgehend verlassen worden ist, werden in einigen Zentren weiterhin Eingriffe am vegetativen Nervensystem durchgeführt. Es handelt sich um die thorakoskopische Vagosympathektomie nach Kux und um die Durchtrennung eines Halsastes des Nervus vagus (sog. Bochumer Operation). In Publikationen wird über sehr gute und gute Ergebnisse bei etwa einem Drittel der Patienten berichtet. Die Beurteilung der operativen Methoden ist schwierig, weil bisher noch keine kontrollierten Studien existieren. Bei der Bewertung kasuistischer Beobachtungen sind Plazebo-Effekte und ein günstiger Spontanverlauf zu berücksichtigen. Eigene Erfahrungen sprechen dafür, daß in Einzelfällen und zumindest zeitweilig ein geringerer Schweregrad von Asthmaanfällen und ein reduzierter Kortisonbedarf erreichbar sind. Bei therapieresistenten Patienten erscheint deshalb ein Versuch, den Krankheitsverlauf auf diese Weise zu beeinflussen, gerechtfertigt.

Literatur

1. Andres, K. H., M. von Düring: Rezeptoren und nervöse Versorgung des bronchopulmonalen Systems. In: Boehringer Ingelheim KG (Hrsg.): Bochumer Treff 1984. Gedon & Reuss, München 1985.

2. Barnes, P. J.: Circadian variation in airway function. Amer. J. 79 (1985) 5–9.

3. Behrendt, H.: Zur Morphologie sensibilisierter und stimulierter Mastzellen. Allergol. 2 (1979) 136–142.

4. Berman, S. Z., D. A. Mathison, D. D. Stevenson, E. M. Tan, J. H. Vaughan: Transtracheal aspiration studies in asthmatic patients in relapse with „infective" asthma and in subjects without respiratory disease. J. Allergy clin. Immunol. 56 (1975) 206–214.

5. Bronnimann, S., B. Burrows: A prospective study of the natural history of asthma. Chest 90 (1986) 480–484.

6. Charpin, D., J. Charpin: Epidemiology of bronchial asthma. In: Michel, F. B., J. Bousquet, Ph. Godard (eds.): Highlights in Asthmology, pp. 21–30. Springer, Berlin 1987.

7. Cockcroft, D. W.: Mechanism of perennial allergic asthma. Lancet 30 (1983) 253–255.

8. Dykewicz, M. S., P. A. Greenberger, R. Patterson, J. M. Halwig: Asthma-Verläufe bei corticoidbedürftigen Patienten. Arch. intern. Med. 146 (1986) 2369–2372.

9. Edfors-Lubs, M. L.: Allergy in 7000 twin pairs. Acta allergol. 26 (1971) 249–285.

10. Empey, D. W., L. A. Laitinen, L. Jacobs, W. M. Gold, J. L. Nadel: Mechanisms of bronchial hyperreactivity in normal subjects after upper respiratory tract infection. Amer. Rev. resp. Dis. 113 (1976) 131–139.

11. Fabel, G., H. Fabel: Risiken einer medikamentösen Asthmatherapie während der Schwangerschaft. Prax. Klin. Pneumol. 38 (1984) 320–328.

11. a. Fanta, Ch. H., Th. H. Rossing, E. R. McFadden: Glucocorticoids in acute asthma. A critical trial. Amer. J. Med. 74 (1983) 845–851.

12. Fitzsimons, R., P. A. Greenberger, R. Patterson: Outcome of pregnancy in women requiring corticosteroids for severe asthma. J. Allergy clin. Immunol. 78 (1986) 349–353.

13. Fleming, D. W., D. L. Crombie: Prevalence of asthma and hay fever in England and Wales. Brit. med. J. 294 (1987) 279 bis 283.

14. Godfrey, S., L. Balfour-Lynn, M. Tooley: A three- to five-year follow-up of the use of the aerosol steroid, beclomethasone diproprionate, in childhood asthma. J. Allergy clin. Immunol. 62 (1978) 335–339.

15. Graff-Lonnevig, V., S. Kraepelien: Long-term treatment with beclomethasone dipropionate aerosol in asthmatic children with special reference to growth. Allergy 34 (1979) 57–61.

16. Graham, V. A. L., G. Knowles, A. Milton, R. Davies: Routine antibiotics in hospital management of acute asthma. Lancet I (1982) 4128–4132.

17. Gregg, I.: Epidemiological research in asthma: the need for a broad perspective. Clin. Allergy 16 (1986) 17–23.

18. Hargreave, F. E., J. Dolovich, P. M. O'Byrne, E. H. Ramsdale, E. E. Daniel: The origin of airway hyperresponsiveness. J. Allergy clin. Immunol. 78 (1986) 825–830.

19. Hendeles, L., M. Weinberger: Avoidance of adverse effects during chronic therapy with theophylline. Europ. J. resp. Dis. 61 (Supplement 109) (1980) 103–119.

20. Hogg, J. C.: Is asthma an epithelial disease? Amer. Rev. resp. Dis. 129 (1984) 207–208.

21. Hudgel, D. W., E. Langston, Jr., J. C. Selner, K. MacIntosh: Viral and bacterial infections in adults with chronic asthma. Amer. Rev. respir. Dis. 120 (1979) 393–397.

22. Kay, A. B.: Asthma. Clinical Pharmacology and Therapeutic Progress. Blackwell, Oxford 1986.

23. Kelly, P., M. Taylor: Interim report of a double blind controlled study of ketotifen in childhood asthma. Res. Clin. Forum 4 (1982) 35.

24. Lebowitz, M. D., R. Barbee, B. Burrows: Family concordance of IgE, atopy and disease. J. Allergy clin. Immunol. 73 (1984) 259–264.

25. Marsh, D. G., D. A. Meyers, W. Bias: The epidemiology and genetics of atopic allergy. New Engl. J. 305 (1981) 1551.

26. McIntosh, K., E. F. Ellis, L. S. Hoffmann, T. G. Lybass, J. J. Eller, V. A. Fulginiti: The association of viral and bacterial respiratory infections with exacerbations of wheezing in young asthmatic children. J. Pediatr. 82 (1973) 578–590.

27. Minor, T. E., E. C. Dick, A. N. DeMeo, J. J. Quellette, M. Cohen, C. E. Reed: Viruses as precipitants of asthmatic attacks in children. JAMA 227 (1974) 292–298.

28. Mygind, N.: Essential Allergy. Blackwell, Oxford 1986.

29. Nolte, D.: Asthma. 3. Aufl. Urban & Schwarzenberg, München–Wien–Baltimore 1987.

30. Oellerich, M., G. W. Sybrecht, R. Wettengel: Theophyllin-Optimierung der Therapie in Klinik und Praxis. S. 120. I.M.P. Kommunikationsgesellschaft mbH, Neu-Isenburg 1983.

31. Permutt, S.: Irritability and Allergy: The Neuron and the Mast Cell. Amer. Rev. resp. Dis. 122 (1980) 187–189.

32. Platts-Mills, T. A. E., P. W. Heymann: Natural History of Asthma. In: Michel, F. B., J. Bousquet, Ph. Godard (eds.): Highlights in Asthmology. pp. 7–18. Springer, Berlin 1987.

33. Pollock, J., F. Kiechel, D. Cooper, M. Weinberger: Relationship of serum theophylline concentration to inhibition of exercise-induced bronchospasm and comparison with cromolyn. Pediatr. 60 (1977) 840–844.

34. Rackemann, F. M.: A clinical study of one hundred and fifty cases of bronchial asthma. Arch. Int. Med. XXII (1918) 517 bis 522.

35. Richardson, J. B.: Nerve Supply to the Lungs. Amer. Rev. resp. Dis. 119 (1979) 785–802.

35 a. Roitt, I., J. Brostoff, D. K. Male (eds.): Immunology. pp. 9.14. Churchill-Livingstone, Edinburgh 1985.

36. Schwarz, M.: Heredity in bronchial asthma. Acta allergol. 5 (Suppl. 2) (1952).

37. Sibbald, B., M. Turner-Warwick: Factors influencing the prevalence of asthma among first degree relatives of extrinsic and intrinsic asthmatics. Thorax 34 (1979) 332–337.

38. Spector, S. L., R. Kinsman, H. Mawhinney, S. C. Siegel, G. S. Rachelewsky, R. M. Katz, A. S. Rohr: Compliance of patients with asthma with an experimental aerosolized medication: implications for controlled clinical trials. J. Allergy clin. Immunol. 77 (1986) 65–70.

39. Thiringer G., N. Svedmyr: Comparison of infused and inhaled terbutaline in patients with asthma. Scand. J. resp. Dis. 57 (1976) 17–24.

40. Williams, B., R. Menendez, H. W. Kelly, J. Howick: Effects of theophylline on inhaled methacholine and histamine in

asthmatic children. Amer. Rev. respir. Dis. 130 (1984) 193 bis 197.

41. Woolcock, A. J., J. K. Peat, C. M. Salome, K. Yan, S. D. Anderson, R. E. Schoeffel, G. McCowage, T. Killalea: Prevalence of bronchial hyperresponsiveness and asthma in a rural adult population. Thorax 42 (1987) 361–368.

20 Pneumonie, Lungenabszeß

Gerhard Walter Sybrecht

Inhalt

1   Definition

Sowohl Laien als auch Ärzte verstehen unter der Bezeichnung Pneumonie eine krankheitserregerbedingte Entzündung der Lunge. Die schon auf Hippokrates zurückgehende Bezeichnung (griechisch Pneuma = Atem, Geist, Wind) hat sich als Diagnose bis heute erhalten und umfaßt unpräzise sehr unterschiedliche Krankheitszustände, wobei die Diagnose jedoch stets bedrohlichen Charakter hat und Ausdruck einer ernsten Gefahr bedeutet. Erst in jüngster Zeit ist auch der Ausdruck Pneumonitis gebräuchlicher geworden, hierunter wird jedoch allgemein abgrenzend eine nichterregerbedingte Entzündungsreaktion des Lungengewebes auf physikalische (z. B. Strahlung) oder chemische Reize (z. B. Pharmaka) verstanden. Eine Vielzahl von Einteilungen der Pneumonie sind vorgeschlagen worden (vgl. Tab. 20–1), die jedoch für den praktisch tätigen Arzt meistens wenig hilfreich sind. Aus seiner differentialtherapeutisch orientierten Sicht ist eine Einteilung sinnvoll, die besonders den Abwehrstatus des Kranken einschließlich seiner Grunderkrankungen und die epidemiologischen Umstände der Erkrankung (extra- oder intrahospital erworben) berücksichtigt. Es empfiehlt sich deshalb allgemein eine Einteilung und Diagnosezuweisung unter Berücksichtigung der klinischen Form, der putativen Erregerart und der evtl. zusätzlich bestehenden Grundkrankheit. Dieses erscheint sinnvoller und für die Praxis geeigneter, denn Patienten kommen eben nicht mit einer „Adenovirus-Pneumonie", einer „Klebsiellen-Pneumonie" oder einer „Legionella-Pneumonie" zum behandelnden Arzt, sondern mit Husten, Fieber und Krankheitsgefühl.

Aus diesem Grunde ist das Gesamtkapitel so gegliedert, daß neben der Pathophysiologie besonders der klinisch-diagnostische und therapeutische Ansatz dargestellt wird, wobei eine gewisse Redundanz unvermeidbar ist, da auch die verschiedenen Formen der Übersichtlichkeit halber nach ätiologischen Gesichtspunkten dargestellt werden (Tab. 20–1).

Tabelle 20–1   Einteilung der Pneumonien nach verschiedenen Kriterien.

Ätiologie

  primäre Pneumonien
  sekundäre Pneumonien

Erreger

klinisches Bild
  typische (lobäre) Pneumonien
  atypische Pneumonien
klinisch beschreibend
  z. B. Pneumonia alba, asthenica, caseosa, migrans

Röntgenmorphologie

pathologisch-anatomische Kriterien
  alveoläre Pneumonien
  interstitielle Pneumonien
epidemiologische Kriterien
  nosokomiale Pneumonien
  nichtnosokomiale Pneumonien

Immunstatus

2   Epidemiologie

Sir William Osler hat die Pneumonie als „Kapitän der Männer des Todes" personifiziert und damit unterstrichen, daß bei hohen Morbiditätszahlen in der präantibiotischen Ära eine besonders hohe Mortalität bestand. Diese ist bezüglich der klassischen lobären Pneumokokken-Pneumonie seit Einführung der Antibiose drastisch gesunken (Überlebensrate 1932 17%, 1964 86%) [1]. So ist es nicht verwunderlich, daß mit zunehmenden Erfolgen und effektiveren Pharmaka das Interesse der Ärzte an erregerbedingten Entzündungen des Lungenparenchyms nachließ. Häufig wurden und werden bereits Antibiotika bei sog. „beginnender Pneumonie" gegeben, ohne daß die Diagnose substantiiert wurde. Bei Verdacht auf Pneumonie scheint „richtiges Raten" in der Wahl eines Antibiotikums an die Stelle einer systematischen Diagnostik zu treten; dies mag vor allem der Panacea der jeweiligen Antibiotikamode anzulasten zu sein. Erst mit der Praxis der Intensivmedizin und der

Betreuung Schwerstkranker mit Organversagen, Verbrennungen, nach Traumata oder nach großen Operationen ist das Interesse der Ärzte wieder gewachsen, weil die nosokomialen Infektionen der Lunge mit Problemkeimen eine besonders schwierige klinische Alltagsproblematik mit hoher Mortalität wurden und die Grenzen der Wirksamkeit immer neuer Antibiotika aufzeigten. Schließlich wurde die Bedeutung der Immunkompetenz sowohl in ihrer Manipulierbarkeit durch ärztliche Eingriffe, besonders im Verlauf von Organtransplantationen, aber auch durch die Aktualität und Publizität der AIDS-Epidemie zunehmend ins allgemeine ärztliche Bewußtsein gerückt.

Die noch vor wenigen Jahren unbekannte „opportunistische Infektion" mit zum Teil neuen oder auch altbekannten Erregern (Mykobakterien) gehört inzwischen zum Alltag auch der nichtspezialisierten Allgemeinärzte.

Angesichts der Vielzahl der Krankheitsentitäten ist es nicht möglich, ein klares, einheitliches epidemiologisches Bild „der Pneumonie" zu zeichnen. Wir werden deshalb bei den Einzelformen quantitative Angaben machen. Allgemein kann man jedoch festhalten, daß das Auftreten einer Pneumonie aus voller Gesundheit außerhalb eines Krankenhauses eine Rarität ist, während die im Krankenhaus erworbenen Pneumonien etwa 70% aller Fälle nosokomialer Infektionen ausmachen und dabei eine erschreckende Mortalität haben, die bei den auf Intensivstationen behandelten Patienten über 50% liegt. Lode hat im Krankengut des Klinikums Steglitz in Berlin eine Häufigkeit der Einweisungsdiagnose Pneumonie von ca. 4% aller Patienten gefunden, mit einer Letalität von 19%. 31% dieser Patienten hatten eine primäre Pneumonie, die übrigen sekundäre Pneumonien bei Herzinsuffizienz, anderen pulmonalen, hämatologischen und renalen Erkrankungen sowie auch bei Diabetes mellitus und Intoxikationen [24].

Betrachtet man die Todesursachenstatistik unseres Landes 1985, so sind die Pneumonien mit absolut 15971 Todesfällen (7037 Frauen, 8934 Männer) an vorderer Stelle zu finden. Die Exaktheit der Diagnose Pneumonie ist hierbei jedoch ein großes Problem, so daß diese Daten nicht verläßlich erscheinen. Andere Aspekte der epidemiologischen Bedeutung dieser Erkrankungsgruppe, wie z.B. Exzeß-Mortalität, Notwendigkeit stationärer Therapie, Arbeitsausfallzeiten, sind nicht genügend quantifiziert, was wegen der Inhomogenität der unter der Diagnose Pneumonie subsumierten Patienten nicht verwundert. In Zukunft wird sich u. U. durch neuere quantitative Angaben über die Frequenz von Thoraxaufnahmen eventuell ein klareres Bild zeichnen lassen, wie häufig die Verdachtsdiagnose erwogen wird und wie häufig das Bild mit der Diagnose vereinbar ist. Auch quantitative Angaben aus dem Bereich des spezifischen Pharmakaverbrauchs in der Therapie der Pneumonie sind nicht sehr zuverlässig, reflektieren sie doch häufig aufgrund der Non-Compliance der Patienten im ambulanten Bereich nicht die wahre Einnahmefrequenz und andererseits bei unsicher gestellter Diagnose eine „Übertherapie".

Interessant erscheint uns, wie häufig der Arzt im Notdienst vor das Problem der Differentialdiagnose und die Frage des Vorliegens einer Pneumonie gestellt wird. Nach Bartels 1984 [3] tritt dieses Problem sehr häufig auf, und zwar bei 10075 der von ihm untersuchten 28149 Notdiensteinsätze. Wenngleich die Absolutzahl der realen Fälle von Lungenparenchym-Infektionen deutlich niedriger ist, zeigt diese Häufigkeitsangabe doch die Bedeutung der differentialdiagnostischen Erwägung und noch deutlicher, mit welchem Rüstzeug und Wissen der praktische Arzt ausgestattet sein muß, um die Diagnose nicht zu verpassen respektive die notwendige Therapie nicht zu verzögern und auch eine Übertherapie mit der Gefahr der spezifischen adversen Reaktionen auf Antibiotika zu vermeiden.

3 Pathogenese und Pathophysiologie

3.1 Abwehrmechanismen

Das Gemeinsame aller Formen von Pneumonie mit unterschiedlichsten Erregern ist, daß es zu einer Antwort des Wirtsorganismus auf die Invasion der Erreger im Sinne einer Entzündungsreaktion kommt. Das klinische Bild ist dabei eine Funktion der Wirtsfaktoren respektive Abwehrfaktoren einerseits und Erregerfaktoren andererseits (s. Abb. 20–1).

Die Wahrscheinlichkeit einer Pneumonie ist bei intakter normaler Abwehr nur dann erhöht, wenn ein hoch virulenter Keim wie z. B. das Influenzavirus auf-

Infektions-risiko	Wirtsfaktoren		Erregerfaktoren	
	mukoziliare Clearance	intrapulmonale Abwehr	Partikel-größe	Erreger-virulenz
hoch	behindert	defekt	groß	hoch
	Mukoviszidose	Leukopenie	massive Aspiration	Infuenza Virus
	immobiles Ziliensyndrom	Antikörper-Mangel	endotrachealer Tubus mit bakterieller Besiedelung	Mycobakterien
	chronische Bronchitis			Streptococcus pneumonial
	akute Bronchitis	Diabetis mellitus	Mikro-aspiration	gramnegative Enterobakterien
	Luftver-schmutzung			
	Alkohol	Alkohol	Inhalations-aerosole	Anaerobier
niedrig	normal	normal	klein	niedrig

Abb. 20–1 Einfluß von Wirtsfaktoren und Erregerfaktoren auf die Wahrscheinlichkeit der Entstehung einer pulmonalen Infektion.

tritt oder eine massive Aspiration Keime in das sterile Lungenparenchym befördert (Abb. 20–2). Nur durch Schädigung des kompletten respiratorischen Abwehrsystems kommt es bei weniger gefährlichen Keimen zu einer Infektion des Lungenparenchyms, z. B. bei Leukopenie, oder zur Dauerbesiedelung mit Pseudomonas bei der Mukoviszidose. Die Keiminvasion in das Lungenparenchym ist bis auf wenige hämatogen bedingte Infektionen stets durch Aspiration von oropharyngealem Inhalt bedingt. Bei den hämatogenen Infektionen ist zu beachten, daß die Systeme der pulmonalen Zirkulation die Erreger transportieren können, z. B. über das arterielle System der Bronchialarterien bei Endokarditis der Mitral- oder Aortenklappe oder über das pulmonalarterielle System bei Bakteriämien anderer Genese.

Anatomische Barrieren

Das Abwehrsystem beginnt mit den anatomischen Barrieren der Schleimhäute der nasopharyngealen und oropharyngealen Kavitäten. Die Flüssigkeiten dieser verschiedenen Räume unterscheiden sich durch den Gehalt an Immunglobulinen, wobei die Schleimdrüsensekrete besonders reich an sekretorischem IgA sind. Die Schleimhaut der Nase gleicht der bronchialen Mukosa bezüglich des Flimmerepithels. In der nasalen Submu-

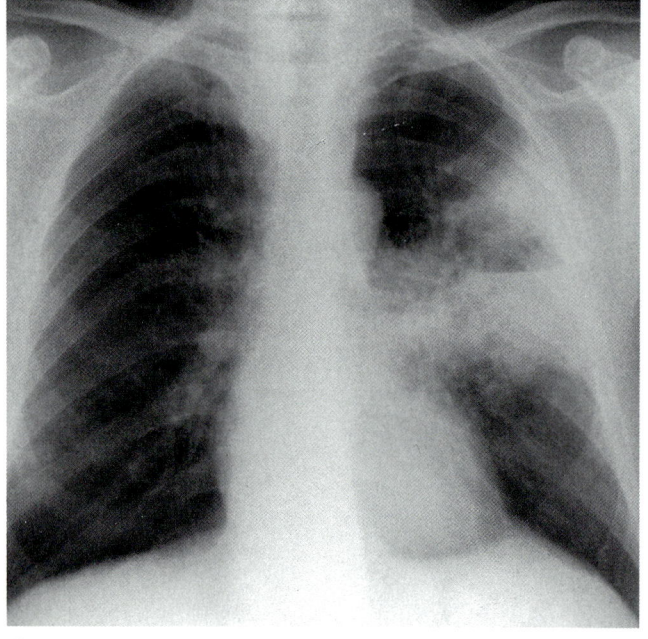

a)

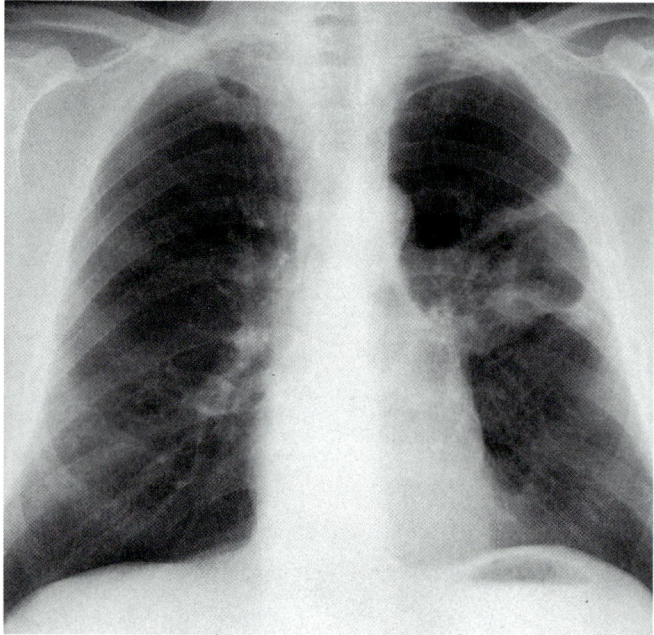

b)

Abb. 20–2 70jähriger Patient mit Aspirationspneumonie im linken Unterlappen mit Abszedierung.
a) Röntgen-Thoraxaufnahme vor Therapiebeginn

b) Röntgen-Thoraxaufnahme nach fünf Wochen Therapie mit Metronidazol.

kosa fällt besonders der Reichtum an Plasmazellen auf. Für die Betrachtung der Pathogenese von Pneumonien erscheint es wesentlich, daß schon ein Defekt dieses Teils der Abwehr für das Auftreten einer Pneumonie von besonderer Bedeutung ist. Beispiele hierfür sind das Auftreten einer Kolonisation mit gramnegativen Keimen bei Mangelernährung mit stark erhöhtem Risiko einer potentiellen pulmonalen Infektion. Die besondere Rolle der oberen Atemwege bei der Lungenabwehr wird auch durch die sofort auftretende Kolonisation der Bronchien bei Ausschaltung der mukokutanen Barriere durch tracheale Intubation deutlich.

Mukoziliare Clearence

Für die Vermeidung von pulmonalen Infektionen ist die Fähigkeit der bukkalen Mukosa von besonderer Bedeutung, eine normale „Flora" zu erhalten. Die genauen Mechanismen zur Erhaltung dieser Homöostase sind nicht vollkommen geklärt. Tabelle 20–2 gibt einen Überblick über die Zusammensetzung der normalen Rachen- und Mundflora.

Bei hospitalisierten Patienten, insbesondere aber bei Patienten während einer Therapie mit Antibiotika kommt es innerhalb von Stunden bis Tagen zur Kolonisation besonders mit gramnegativen Keimen und konsekutiv vermehrter Adhärenz der Bakterien an der bukkalen Mukosa. Hierdurch wird die Voraussetzung für ein Aspirieren in die unteren Atemwege und damit die Möglichkeit der Infektion des Lungenparenchyms geschaffen. Die ungestörte Funktion der Mukosa in den zentralen Bronchien ist bei der Entstehung von Pneumonien deshalb von strategischer Bedeutung. Ein erhöhtes Risiko, an einer Pneumonie zu erkranken, besteht bei chronischen inhalierenden Zigarettenrauchern durch die ziliare Dysfunktion, die bei dieser Gewohnheit auftritt. Aspirierte Keime werden nicht schnell genug in Areale befördert, wo sie abgehustet werden können. Infektionen selbst können zu einem solchen Klärdefekt beitragen. Bei der Mykoplasmen-Pneumonie finden sich regelrechte Ziliolysen. Destruktionen des Ziliarepithels werden bei anderen Virusinfektionen der Bronchien beobachtet. Beide Läsionen machen deutlich, warum es bei diesen Infektionen zu der ausgeprägten klinischen Symptomatik mit dem Leitsymptom Husten kommt: Die Husten- bzw. Irritant-Rezeptoren werden durch die Schleimhautläsion dauernd stimuliert.

Angeborene Defekte der ziliaren Funktion prädisponieren zu infektiösen Manifestationen und Komplikationen [40]. Die quantitative Beurteilung des gesamten Systems der mukoziliaren Klärfunktion mit Hilfe nuklearmedizinischer Verfahren erlaubt es, bei rezidivierenden Infektionen die ursächliche Rolle dieses Defektes zu charakterisieren. Neben den verschiedenen Syndromen pathologischer Ziliarfunktionen ist die zystische Fibrose eine für die Praxis wichtige Form des mukoziliaren Klärdefektes, da zunehmend mehr Patienten durch erfolgreiche pädiatrische Therapie das Erwachsenenalter erreichen und weiterbetreut werden müssen [41]. Mit rezidivierenden Pseudomonas-Infektionen werden sie zu einer besonderen Gruppe, die von der Neuentwicklung oraler Antibiotika mit Wirksamkeit gegen diese gramnegativen Keime profitiert [14].

Tabelle 20–2 Mikroorganismen der normalen Mund- und Rachenflora.

regelmäßig und meist in größerer Menge nachweisbare Mikroorganismen	gelegentlich und eher in geringerer Menge nachweisbare Mikroorganismen
vergrünende (α-hämolysierende) und nichthämolysierende Streptokokken	Hämophilus-Arten
apathogene Neisseriaceae	Pneumokokken (Streptococcus pneumoniae)
Mikrokokken und Plasmakoagulase-negative Staphylokokken	Staphylococcus aureus
Laktobazillen	β-hämolysierende Streptokokken
apathogene Corynebakterien	Enterokokken
Anaerobier (u.a. aus den Familien Actinomycetaceae, Bacteroidaceae, Peptococcaceae, Spirochaetaceae),	Enterobacteriaceae
	Meningokokken (Neisseria meningitidis)
	Branhamella catarrhalis
	Pilze (hauptsächlich Candida-Arten, ferner Torulopsis spp., Geotrichum u.a.

Hustenreflex

Neben der mukoziliaren Clearance und den anatomischen Barrieren des nasopharyngealen Traktes mit den Verschlußsystemen der Epiglottis spielt der Hustenreflex eine besonders wichtige Rolle in der Erhaltung der Homöostase der unteren Atemwege der Lunge. Physiologie und Pathophysiologie des Hustens sind besonders auch unter therapeutischen Gesichtspunkten interessant.

So wie der Niesreflex einen Schutz der oberen Atemwege bedeutet, kann das Räuspern als Klärmechanismus des Oropharynx und der Husten schließlich als ein Klärmechanismus der zentralen Bronchien betrachtet werden.

Die Kenntnis des Hustenmechanismus ist sowohl für

den Arzt als auch für die Krankengymnastik von besonderer Bedeutung. Abbildung 20–3 illustriert die Fließgeschwindigkeiten und die Atemwegsdrucke während eines effektiven Hustenstoßes. Die Abfolge der Ereignisse kann folgendermaßen beschrieben werden:

Nach kurzer schneller Inspiration eines Luftvolumens, das größer ist als das aktuelle Zugvolumen, kommt es für etwa 0,2 Sekunden zum Glottisverschluß. Gegen die geschlossene Glottis kommt es sodann zu einem Druckanstieg im abdominalen, pleuralen und alveolären Raum durch entsprechende Muskelkontraktionen mit Werten von 50–100 mmHg. Darauf folgt eine weitere Erhöhung des abdominalen Druckes im Sinne eines dynamischen Valsalva-Manövers, welches dabei auch sämtliche anderen Drücke des Organismus, nämlich intravaskuläre, intraokulare und intrazerebrale Drücke beeinflußt. Die plötzliche Eröffnung der Glottis erlaubt daraufhin exspiratorische Flußgeschwindigkeiten, die der maximalen Fluß-Volumen-Kurve des jeweiligen Patienten entsprechen. Hierbei kommt es zu dem charakteristischen Geräusch, welches durch Oszillationen der Atemwegsluft und des Lungengewebes entsteht. Die schnelle Erniedrigung des

Atemwegsdruckes bewirkt einen Kollaps der kleinen Atemwege, der größeren Bronchien und der Trachea. Das Hustenende tritt durch erneuten Glottisverschluß oder durch das Erreichen des Atmosphärendrucks in den Alveolen auf.

Wesentlich für den Hustenmechanismus und seine Effizienz ist eine normale Glottisfunktion. Der Glottisverschluß geschieht entweder willkürlich oder reflektorisch durch Kompression supraglottischer Strukturen und der falschen Stimmbänder, nicht jedoch durch die Stimmbänder selbst. Der Hustenmechanismus kann auch ohne Glottisverschluß bewerkstelligt werden, wie z. B. bei Patienten mit Tracheostomie, ist dann jedoch weniger effizient.

Zum Transport von Sekret durch den Hustenmechanismus tragen neben den hohen intrabronchialen Flußgeschwindigkeiten, die durch die maximale Engstellung erzielt werden, auch die husteninduzierten Oszillationen bei, die das Sekret von den Wänden abheben.

Leith hat berechnet, daß bei den höchsten Flußgeschwindigkeiten in der Größenordnung von 16 000 bis 24 000 cm/sec, entsprechend 50–75% Schallgeschwindigkeit, der Großteil aller Sekrete in ein Gas-Flüssigkeits-Gemisch einem Nebel entsprechend umgewandelt wird und dadurch leicht transportiert werden kann [22]. Bei besonders zähem oder viskösem Schleim wie auch bei geringerer Flußgeschwindigkeit ist die Effizienz dieses Mechanismus jedoch nicht ausreichend. Bei den ausgeprägten Kräften, die während des Hustenmechanismus auftreten, kann es auch zu traumatischen Läsionen der Atemwege kommen, insbesondere der Epiglottis und des Larynx-Pharynx-Bereiches mit Blutbeimengung zum Sputum.

Durch den Hustenmechanismus können auch andere Komplikationen auftreten. Bei dem ausgeprägten Valsalva-Manöver kommt es zu einer Verminderung des venösen Rückstroms und dadurch potentiell zu einer schlechteren Füllung des linken Ventrikels mit konsekutivem Blutdruckabfall. Auch der Anstieg der zerebralen spinalen Flüssigkeitsdrücke zusammen mit dem Abfall des Blutdruckes kann dazu beitragen, daß es zu einer zerebralen Hypoperfusion und Hypoxie kommt. Die klinische Symptomatik dieser allgemein als Hustensynkope bezeichneten Zustände kommt besonders bei länger andauernden Hustenattacken vor, sowohl bei Kindern als auch bei Erwachsenen.

Neben der Hauptfunktion des Hustens – Schutz des Lungenparenchyms vor Aspiration bzw. Wiederentfernen solchen Materials – besteht eine weitere Funktion darin, Atelektasen zu vermeiden. Nur hierdurch kann eine normale Ventilations-Perfusions-Relation erhalten

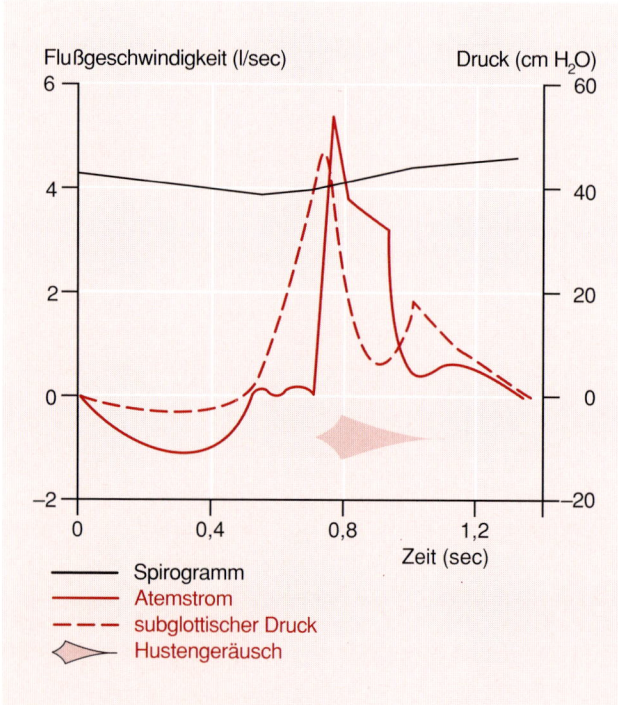

Abb. 20–3 Diagramm der Flußgeschwindigkeit, des Spirogramms und des subglottischen Drucks vor, während und nach dem Husten. Das Hustengeräusch ist ebenfalls dargestellt (nach [22]).

und die mikrofokale Ansammlung von Sekret vermieden werden. Husten verhindert auch die Einatmung von inhalativen gasförmigen Noxen, indem er die weitere Inspiration bremst.

Die während des Hustens ausgelösten Geräusche reflektieren im wesentlichen die Oszillation der Atemwege und die Quantität und Qualität der darin befindlichen Sekrete. Für den Kliniker ist die Unterscheidung zwischen produktivem und unproduktivem Husten wesentlich, in seltenen Fällen ist der Husten sogar diagnostisch, wie beim bellenden Husten der Pertussis-Infektion. Als Symptom ist Husten jedoch zunächst völlig unspezifisch. Viele hustende Patienten sind asymptomatisch und betrachten ihren Husten als normal. Dieses gilt vor allen Dingen für chronische Zigarettenraucher.

Für das Auftreten einer Pneumonie ist besonders ein gestörter Hustenmechanismus von wesentlicher Bedeutung. Gründe hierfür sind unter anderem neuromuskuläre Schwäche, verminderte Rezeptorenempfindlichkeit, Schmerzen während des Hustenvorgangs, gestörte mukoziliare Funktion und dadurch verminderte Hustenstimulation, inadäquate exspiratorische Flußgeschwindigkeiten durch atemmechanische Störungen, z. B. obstruktive Ventilationsstörungen.

Therapeutische Überlegungen zur Effizienz des Hustenmechanismus werden in Abschnitt 6.3 dargestellt.

Alveoläre Abwehrmechanismen

Alveolarmakrophagen

Die Makrophagen stammen aus dem Knochenmark und sind die Haupterreger der alveolären Abwehr. Sie entwickeln sich aus Knochenmarksmonoblasten über Blutmonoblasten zum mobilen migratorischen Alveolarmakrophagen. Alveolarmakrophagen finden sich im Alveolarepithel und stehen in direkter Beziehung zum Surfactant-System. Während die im Alveolarlumen befindlichen Alveolarmakrophagen durch die Technik der bronchoalveolären Lavage der Untersuchung zugänglich sind, sind diejenigen im Lungeninterstitium mit dieser Technik nicht erreichbar. Wanderungen sowohl durch Dohn-Poren wie auch in das Interstitium aus dem Alveolarlumen heraus sind nachgewiesen. Die äußere Form des Alveolarmakrophagen ist abhängig vom Funktionsstand und hoch variabel mit Pseudopodien und Philopodien, die der Zelle ein außerordentlich gestrecktes Aussehen verleihen. Die normale Größe der Zelle liegt zwischen 10 und 15 μ Zelldurchmesser, wobei es jedoch Zellen gibt, die deutlich größer sind. Insbesondere aktivierte Makrophagen, wie sie durch Stimulation von Partikeln oder immunologische Phänomene entstehen, zeigen eine deutliche Größenzunahme (Abb. 20–4) [31].

Die Oberfläche der Alveolarmakrophagen trägt viele Mikrovilli, die Membran hat besondere Bedeutung zur Erkennung und Adhärenz, sie trägt Rezeptoren für Fc-Abschnitte, Schwere-Ketten der IgG-Moleküle und C3b-Komponenten der Komplementkaskade. Das Zytoplasma des Alveolarmakrophagen ist mit verschiedenen Granula gefüllt, deren Mehrzahl Lysosomen sind. Hierin enthalten sind lytische Enzyme, die im sauren Milieu arbeiten, insbesondere Phosphatasen, Kathepsin, Glukuronidasen, Phospholipasen. Die Lysosomen verändern sich in Phagosomen respektive autophagische Vakuolen. Plasminogen-Aktivator, wie er in peritonealen Makrophagen gefunden wurde, ist in Alveolarmakrophagen bisher nicht nachgewiesen. Kollagenasen und Elastasen sind jedoch vorhanden, und es ist inzwischen allgemein akzeptiert, daß diese Enzyme bei der Entstehung eines Lungenemphysems beim chronischen Zigarettenraucher eine wesentliche Rolle spielen. Insbesondere durch Ingestion nichtabbaubarer Partikel, wie bei Inhalation von Mineralaerosolen, kommt es zu kontinuierlicher Sekretion neutraler Proteasen in die Umgebung mit nachfolgenden strukturellen Veränderungen des Lungenparenchyms. Der Alveolarmakrophage ist eine aerobe Zelle, die ihre Energie im wesentlichen durch oxidative Phosphorylierung gewinnt. Der Ruhe-Sauerstoffverbrauch dieser Zellen ist höher als der anderer phagozytierender Zellen des Körpers, und mit einer beginnenden Phagozytose steigt dieser Sauerstoffverbrauch noch stark an. Neben der Sauerstoffverbrauchssteigerung kommt es zur Produktion von H_2O_2. Dieses ist auf zweierlei Wegen möglich: durch

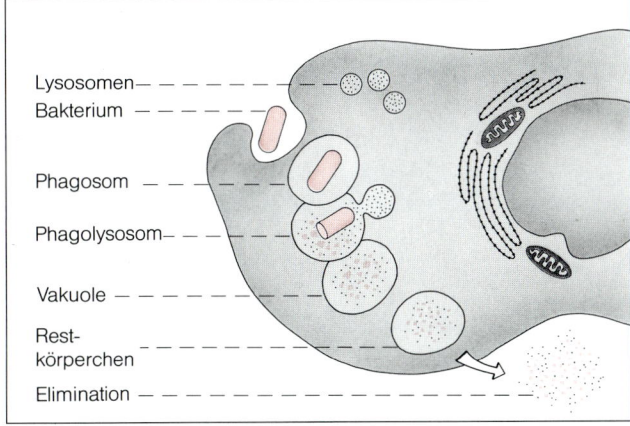

Abb. 20–4 Phagozytose bei Alveolarmakrophagen (nach [17]).

Oxidasen und durch einen NADPH-Oxidase-abhängigen Prozeß mittels Entfernung eines Elektrons vom Sauerstoffmolekül. Für den mikrobizidalen Mechanismus ist die Entstehung der Sauerstoffradikale von besonderer Bedeutung. Zusammen mit dem Surfactant-System, das im wesentlichen aus Phospholipiden besteht, erreichen Alveolarmakrophagen durch die Produktion von Sauerstoffradikalen eine hohe Mikrobizidie mit dem Endprodukt Malonyldialdehyd.

Neben der eigentlichen Makrophagenfunktion spielt die Sekretion von inflammatorischen Mediatoren eine besondere Rolle. Durch die Sequestration von Alveolarmakrophagen-Chemotaxisfaktoren werden Neutrophile rekrutiert. Diese Interaktion mit neutrophilen Granulozyten ist ebenso wie die mit T- und B-Lymphozyten sowie eosinophilen Zellen von Bedeutung (Abb. 20–5).

Neutrophile Granulozyten

Neutrophile Granulozyten sind unter normalen Umständen nicht im Bereich des Lungenparenchyms extravaskulär anzutreffen. Durch entsprechende Mediatoren aus Alveolarmakrophagen wie auch aus Lymphozyten werden sie jedoch ins Lungenparenchym „hineinbeordert". Hierbei haben sie ihre Bedeutung in der aktiven Phagozytose und im Abtöten der eingedrungenen Keime.

Lymphozyten

Die im Lungenparenchym auf der Alveolarseite vorhandenen Lymphozyten sind in aller Regel T-Lymphozyten. Als Träger der Zellimmunität lösen sie immunologische Reaktionen zwischen den verschiedenen Effektorzellen aus und sind Träger der Immunüberwachung, d. h. der Erkennung von Antigenen und der Vermittlung der verzögerten Hypersensibilität.

Eosinophile

Die Funktion der Eosinophilen ist über lange Zeit unklar geblieben. Ihre spezifische Rolle beim Asthma zur Unterhaltung respektive Limitation der Entzündung und ihr Beitrag zur Hyperreaktivität der Atemwege ist in den letzten Jahren deutlich geworden. Bezüglich der Pneumonien ist die Rolle der Eosinophilen weit weniger klar.

Surfactant-System

Es wurde bereits darauf hingewiesen, daß Alveolarmakrophagen mit Hilfe des Surfactant-Systems Bakterizidie leisten können. Unklar ist, inwieweit die normale Ingestion von Surfactant durch Alveolarmakrophagen zu deren Energiestoffwechsel beiträgt. Der Hauptsyntheseort des Surfactant-Systems sind die Pneumozyten Typ 2 der Lunge, die besonders in den lamellären Körperchen Surfactant-Material gespeichert haben. Durch die Invasion von Erregern in die terminalen Luftwege und in das Lungenparenchym verlieren diese Anteile der Lunge den durch das Surfactant-System bedingten Antiatelektasefaktor, durch Infiltration und Kapillarläsionen kommt es zur Änderung des Gleichgewichts zwischen Gas- und Flüssigkeitskompartiment, wodurch der Gasaustausch gestört wird.

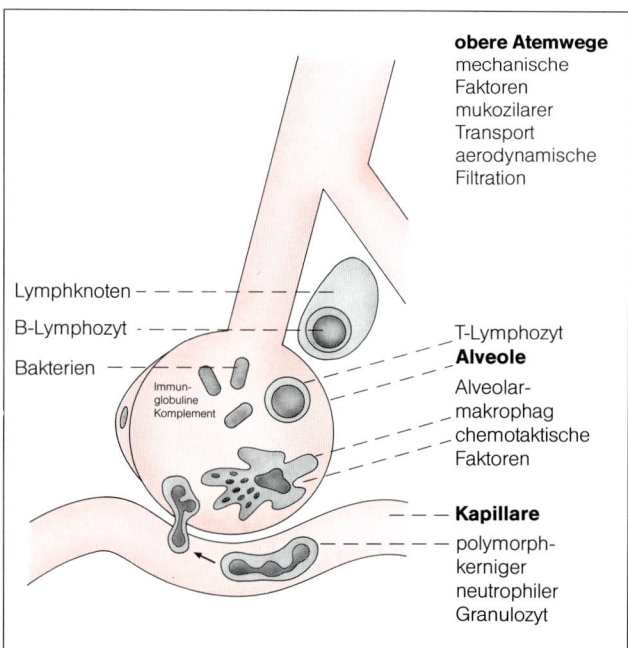

Abb. 20–5 Schema der pulmonalen Abwehr: Elemente der Clearance von inhalierten Bakterien, nicht maßstabgetreue Darstellung der alveolären Mechanismen. Interaktion von T- und B-Lymphozyten mit Alveolarmakrophagen und intrakapillären Granulozyten. Aktivierung und Verstärkung der Alveolarmakrophagen-Bakterizidie durch Surfactant, Immunglobuline, Komplement (nach [39]).

Komplement

Obwohl längst bekannt ist, daß Komplement in der normalen Lunge präsent ist, ist seine Funktion nicht völlig klar. Quantitative Angaben über das Vorhandensein von Komplement zeigen, daß die Konzentration nur etwa 1–3% dessen beträgt, was im normalen Serum vorhanden ist. Die chemotaktische Aktivität von

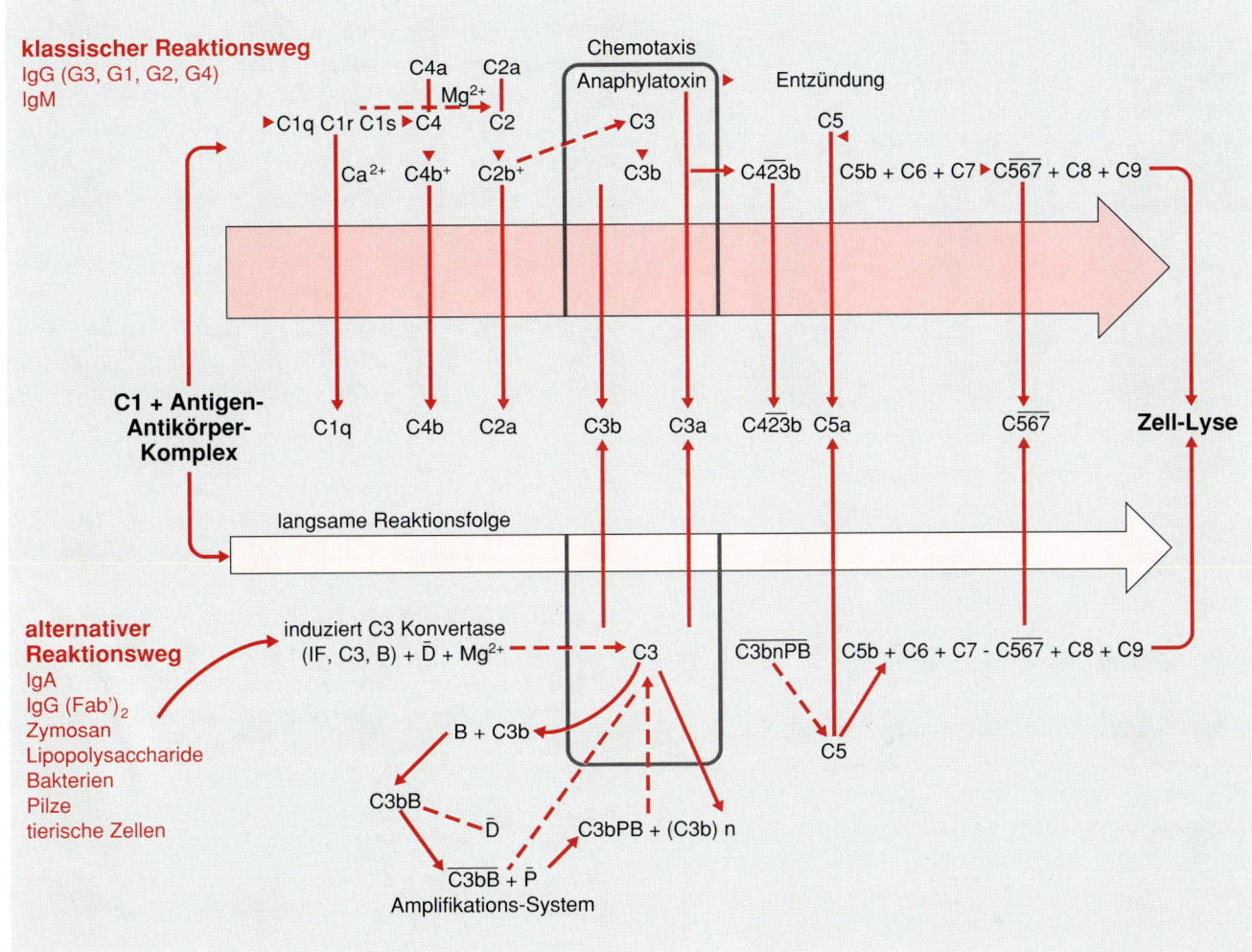

Abb. 20–6 Aktivierung und Sequenz der Komplementkaskade. Bioaktive Produkte des Komplementsystems sequentiell und im Nebenschluß und ihre Funktionen im Rahmen der alveolären Abwehrmechanismen (nach [16]).

C5a, C3a und des Komplexes C5/6/7 scheint für die Rekrutierung und das Einwandern von Granulozyten aus der pulmonalen Zirkulation ins Lungenparenchym von Bedeutung zu sein (Abb. 20–6).

3.2 Infektentstehung

IgG-Dysfunktion

Immunglobulindefizienz geht stets mit infektiösen Komplikationen einher. Der gewöhnliche variable Immundefekt ist eine der häufigsten Immunmangelformen, der jedoch nicht nur eine Krankheitsentität beinhaltet. Allen gemeinsam ist stets die verminderte Konzentration einzelner oder aller Serum-Immunglobuline. Insbesondere die Opsonisation bei kapseltragenden Organismen ist bei IgG-Mangel gestört.

Da die Störung häufig erst später im Leben, in der 4. bis 7. Dekade, auftritt, z. T. mit intermittierenden Phasen, spricht dies für eine erworbene Form des Immundefekts. Die verminderte Serum-Globulinkonzentration reflektiert eine Störung der Differenzierung von B-Lymphozyten in Plasmazellen. Die Synthesestörung der Immunglobuline kann aber auch eine Störung der T-Zell-Interaktion sein. In jüngster Zeit haben besonders IgG-Subklassen-Störungen Aufmerksamkeit erregt, da diese häufig zu rezidivierenden Pneumonien führen [32].

Kolonisation versus Infektion

Das auslösende Ereignis der bakteriellen pulmonalen Infektion ist in aller Regel das Auftreten von Krankheitserregern im oberen Atemtrakt. Durch bakterielles Wachstum in diesem Bereich bei gestörter Eliminationsfähigkeit des Organismus können diese Erreger in die tieferen Atemwege eindringen. Infolge eines Versagens der Lungenabwehrmechanismen kommt es sodann zu einer Infektion. In dieser Sequenz ist es wichtig, daß nur Organismen ins Lungenparenchym vordringen können, die zunächst eine Adhärenz im Bereich der bukkalen Mukosa erreichen und damit eine Kolonisation erzielen. Die überwältigende Mehrheit der bakteriellen Pneumonien ist durch Aspiration oropharyngealer Bakterien bedingt. Zum Problem der Aspiration von oropharyngealem Inhalt konnte gezeigt werden, daß etwa 50% der Normalpersonen und 70% der Patienten mit gestörtem Bewußtsein während des Schlafes aspirieren [18]. Obwohl die oropharyngeale Flüssigkeit etwa 10^7 Organismen/ml enthält, kommt es durch die effiziente Lungenabwehr nicht zur Ausbildung einer Infektion. Erst durch das Phänomen der Adhärenz wie auch das Vorhandensein anderer Bakterien, insbesondere gramnegativer Stämme im Bereich der oropharyngealen Kavität, scheint die Voraussetzung für das Angehen einer Infektion vorzuliegen. Das Vorhandensein von klinischen Zeichen einer Pneumonie mit Fieber, purulentem Sputum, Röntgenthoraxveränderungen, die Isolation und Identifikation eines infektiösen Agens bedeuten mit hinreichender Sicherheit eine Infektion. Aufgrund jüngerer Forschungsergebnisse muß bei der Prophylaxe von Pneumonien gefordert werden, daß die Adhärenz von Bakterienstämmen an der bukkalen Mukosa systematisch untersucht werden sollte, weil dies ein „Prärequisit" für eine Infektion der tieferen Atemwege bzw. des Lungenparenchyms zu sein scheint. Diese Methode sollte besonders bei beatmeten Patienten angewandt werden [20].

3.3 Funktionelle Konsequenzen

Gasaustausch

Die funktionellen Konsequenzen einer pulmonalen Infektion für den Gasaustausch sind unspezifisch. Lokalisation und Ausmaß der Infektion sowie der Vorerkrankungsstatus des Patienten bestimmen das Ausmaß des Funktionsverlustes. Fast alle Infektionen des Lungenparenchyms bedingen eine Erniedrigung des arteriellen

Sauerstoff-Partialdrucks, weil die betroffenen infizierten Lungenabschnitte eine Zone mit erniedrigtem Ventilations-Perfusions-Verhältnis darstellen. Die Imbalance zwischen Ventilation und Perfusion entsteht dadurch, daß im betroffenen Lungenareal die Ventilation stark reduziert ist. Gleichzeitig jedoch wird die hypoxisch bedingte pulmonale Vasokonstriktion in diesem Areal entzündungsbedingt aufgehoben, so daß daraus ein Shunt-ähnlicher Effekt resultiert. Neben der Ausdehnung des pneumonischen Bezirkes ist also im wesentlichen die Fähigkeit des Organismus, das Herzzeitvolumen zu den noch normal ventilierten Lungenabschnitten zu lenken, dafür verantwortlich, wie stark der arterielle Sauerstoff-Partialdruck absinkt und wie weit durch eine Hyperventilation ein erniedrigter Kohlendioxid-Partialdruck das Ausmaß der Hypoxie mitigieren kann. Durch ein Ödem der Mukosa des Tracheobronchialbaums wie auch durch Sekretverlagerungen in den Atemwegen kommt es zu einer Erhöhung der Atemarbeit. Hierdurch kann es zu einer Fehlverteilung der Ventilation kommen, so daß auf diesem Weg ebenfalls eine Erniedrigung des arteriellen Sauerstoff-Partialdrucks entstehen kann. Bei Beteiligung der Pleura am Infiltrationsprozeß und dadurch hervorgerufenen Schmerzen kann es durch Schonatmung zu einer Reduktion der Ventilation auf der erkrankten Seite kommen, ohne daß der Blutzufluß zu diesem Areal in adäquater Quantität reduziert wird. Auch dieses erzeugt ein Ventilations-Perfusions-Mißverhältnis mit der Folge einer Erniedrigung des P_aO_2.

Atemmechanik

Das Ausmaß der atemmechanischen Veränderungen hat auch indirekt Konsequenzen für den Gasaustausch, weil bei einer zunehmend weniger dehnbaren Lunge die Frequenz der Atmung erhöht und dadurch gleichzeitig die Totraumventilation gesteigert wird. Durch vermehrte Afferenzen von seiten der Atemwege sowie des Lungenparenchyms und der Thoraxwand kommt es jedoch auch zu Änderungen der CO_2-Empfindlichkeit und damit sekundär der zentralen Atemregulation. Dies kann zu einer erheblichen Hyperventilationsreaktion mit deutlich alkalotischem pH-Wert führen, was wiederum die Hämoglobin-Dissoziationskurve nach links verschiebt, wodurch eine Gewebshypoxie gefördert wird. Je nach Ausprägung des zugrundeliegenden Krankheitsbildes und der gleichzeitig bestehenden Funktionseinschränkung des kardiovaskulären Organsystems wie auch der anderen Organe, kann sich so ein Teufelskreis entwickeln. Verminderte Gasaustauschleistung der Lunge, erhöhte Atemarbeit, Fieber, erhöhte CO_2-Produktion, damit notwendig erhöhtes Atemminutenvolumen, dadurch weiter aggravierte Gasaustauschstörung sind die Folgen. Hierdurch kann das zunächst hypoxämische Organversagen der Lunge zum respiratorischen Pumpversagen mit Hyperkapnie und respiratorischer Azidose führen. Nur genaueste Untersuchung und Überwachung des Patienten, insbesondere der Blutgaskonstellation, ermöglichen eine klare Beurteilung der Situation. In aller Regel wird das Ausmaß der Hypoxämie ohne Bestimmung der Blutgase unterschätzt, weil die Patienten durch die Hyperventilation und die verschobene O_2-Dissoziationskurve oft nicht zyanotisch erscheinen. Auch das Ausmaß der Atemarbeit wird unterschätzt, so daß eine frühzeitige Verbesserung der Oxygenation durch kontrollierte Sauerstoffzufuhr unterbleibt.

Energieverbrauch

Die energetischen Konsequenzen einer solchen klinischen Situation werden häufig falsch beurteilt. Der Energiebedarf des Organismus bei hoher Atemarbeit sowie bei Organinfektion mit Fieber ist massiv gesteigert. Insbesondere bei älteren Patienten ist die Energiegewinnung aus Nahrungsenergiequellen nicht mehr adäquat, so daß es zu einer erheblichen katabolen Situation kommt. Dieser Katabolismus ist jedoch bezüglich Energiebereitstellung ineffizient im Vergleich zu der normalen, aus enteralen Quellen stammenden Ernährung. Häufig besteht auch eine inadäquate Hydratation der Patienten, weil die Wasserverluste durch Fieber und gesteigerte Atmung unterschätzt werden. Bei älteren Patienten besteht zudem ein vermindertes Durstgefühl, was zu einer ausgeprägten Dehydratation mit allen gefährlichen Konsequenzen für die mukoziliare Clearance des gesamten Respirationstraktes führt.

4 Diagnostisches Vorgehen

4.1 Sicherung der Diagnose

So einfach die Diagnose einer klassischen Lobärpneumonie ist, so schwierig kann die Diagnose einer nosokomialen Infektion bei einem immuninkompetenten Patienten sein. Es erscheint deswegen sinnvoll, neben der spezifischen Diagnostik der einzelnen Pneumonieformen eine generelle Systematik der Diagnostik von Pneumonien darzustellen.

Zur Diagnose von Pneumonien stehen dem Arzt unterschiedliche diagnostische Verfahren zur Verfügung. Diese können allgemein in drei verschiedene Kategorien eingeordnet werden:
– nichtinvasive unspezifische Methoden
– nichtinvasive spezifische Methoden
– invasive Methoden
Zu den nichtinvasiven unspezifischen Methoden gehören die Anamnese des Patienten, der physikalische Befund, Röntgenuntersuchungen des Thorax sowie weitere Untersuchungen des klinisch-chemischen Labors. Mit Hilfe dieser Methoden gelingt es, die Diagnose Pneumonie mit hinreichender Sicherheit zu stellen. Die entscheidende Einschränkung dieser Art Diagnose ist jedoch, daß sie keine spezifische Diagnose im Sinne der Ätiologie des Erregers zuläßt. Hierzu sind nichtinvasi-

ve spezifische Methoden wie die Untersuchung des Sputums auf Keime und auf zytologische Besonderheiten, Untersuchung des Blutes und des Urins auf Keime sowie spezielle serologische Tests notwendig. Erst mit diesen diagnostischen Verfahren ist eine nosologische und prognostische Einordnung des Zustandes des Patienten möglich. Es kann nicht häufig genug betont werden, daß diese Diagnostik vor jeder antibiotischen Therapie einer Pneumonie notwendig ist und auf jeden Fall durchgeführt werden muß. Ein Unterlassen reduziert die Therapie auf ein vielleicht erfolgreiches „richtiges Raten", häufiger jedoch auf einen blinden Empirismus, der seine Gefährlichkeit insbesondere dadurch hat, daß der die Krankheit zunächst auslösende Keim nicht mehr identifiziert werden kann. Hiermit soll nicht gesagt werden, daß die Therapie bei entsprechender klinischer Situation nicht frühzeitig und vor Eintreffen der Ergebnisse der spezifischen Methoden begonnen werden kann, sondern es soll vielmehr damit zum Ausdruck kommen, daß vor Einsatz eines Antibiotikums auf jeden Fall eine Asservation von Materialien erfolgen muß, die bei Ausbleiben eines therapeutischen Erfolges eine Korrektur und eine kausale Therapie sicherstellen.

Die spezifischen invasiven Methoden zur Pneumonie-Diagnostik umfassen die Fiberoptik-Bronchoskopie, die Aspiration von Pleuraflüssigkeit wie auch die Biopsie der Pleura, die transthorakale Biopsie von Lungengewebe sowie schließlich die offene Thorakotomie zur Gewinnung eines Lungenbiopsats (Tab. 20–3).

Verwiesen sei noch auf die transtracheale Aspiration (TTA) zum Keimnachweis, auf die jedoch nicht näher eingegangen werden soll, da sie praktisch weitgehend durch die Fiberoptik-Bronchoskopiemethoden ersetzt werden kann. (Technik und Indikation der TTA s. [10].) Obwohl die TTA nicht häufig angewendet wird, muß diese Methode doch stets erwogen werden, da diese Aspirationsform die einzige ist, mit der völlig kontaminationsfreies Bronchialsekret gewonnen werden kann.

4.2 Nichtinvasive unspezifische Methoden

4.2.1 Anamnese

Wie häufig in der heutigen Praxis der Medizin, wird der Wert der Anamnese auch bei der Diagnose von Pneumonien unterschätzt. Da das Auftreten einer Pneumonie beim bis dahin völlig Gesunden eine Rarität ist, gilt es besonders, potentielle Faktoren zur Verminderung der pulmonalen Abwehr zu eruieren. Hierzu gehört in erster Linie das Herausfinden von potentiellen Läsionen durch Gewohnheiten des Patienten, wie Quantität des inhalativen Zigarettenrauchens sowie des Alkoholkonsums. Insbesondere Alkoholexzesse, die zu

Tabelle 20–3 Pneumonie-Diagnostik.

nichtinvasive, nicht-definitive Methoden
- Anamnese
- Befund
- Röntgen-Thorax

nichtinvasive, definitive Methoden
bakteriologische Untersuchung
- Sputum
- Blut
- Urin

invasive, definitive Methoden
- Fiberoptik-Bronchoskopie
- Spezialkatheter, bronchoalveoläre Lavage, transbronchiale Biopsie
- transthorakale Nadelaspiration
- transtracheale Aspiration
- offene Lungenbiopsie

einer Verminderung der Abwehrkraft auf mukokutaner wie auf zellulärer Ebene führen, und das Auftreten von Aspiration bei gestörtem Sensorium sind hierbei zu berücksichtigen. Anamnestische Angaben zur jüngsten Vorgeschichte bezüglich des Auftretens von Virusinfektionen, in deren Folge es zu einer Störung der Abwehrkraft gekommen ist, sind ebenfalls von Bedeutung. Bis dahin nicht diagnostizierte, aber anamnestisch erfragbare Beschwerden durch chronische obstruktive Lungenerkrankungen sind für die Wahrscheinlichkeit des Bestehens einer Pneumonie sehr wichtig. Rezidivierende Fieberattacken, häufig vom Patienten unterschätzt, können Hinweise auf das Bestehen einer Immundefizienz unterschiedlicher Ausprägung sein. Das genaue Fragen nach den Rauchgewohnheiten ist aber auch zur Beurteilung des Risikos eines Bronchialkarzinoms von Bedeutung, welches bei Patienten über 40 Jahren sehr häufig Ursache für das Auftreten einer Pneumonie ist. Die Diagnose eines Bronchialkarzinoms wird dann nach augenscheinlich erfolgreicher antibiotischer Therapie der Pneumonie häufig verpaßt, weil nicht mittels einer Endoskopie danach gesucht wird. Auch nach anderen Gewohnheiten, die landläufig nicht erfragt werden, muß gefahndet werden. Hierzu gehört vor allen Dingen der Gebrauch von Drogen, sei es auf inhalativem oder parenteralem Weg. Durch Kenntnisse über diese Gewohnheiten ist nicht nur die Pneumonie-Wahrscheinlichkeit abzuschätzen, sondern auch, ob der Patient potentiell in die Gruppe der AIDS-gefährdeten Patienten einzuordnen ist.

Zu den anamnestischen Daten, auf die unbedingt geachtet werden muß, gehört auch, ob der Patient kürzlich potentiell toxische Substanzen inhaliert hat. Besonders arbeitsplatzbezogene inhalative Noxen müssen berücksichtigt werden. Zu den anamnestischen Daten ist hinzuzufügen, ob der Patient in einer potentiell gefährlichen Umgebung lebt oder gelebt hat. Hierzu gehört vor allen Dingen bei älteren Patienten die Unterbringung in Altenheimen oder der Besuch von Krankenhäusern bzw. der Kontakt zu anderen Erkrankten. Insbesondere bei der Gruppe der alten Patienten ist eine genaue Medikamentenanamnese notwendig.

4.2.2 Befund

Der physikalische Status des Patienten sollte genauestens dokumentiert werden. Häufig werden hierbei diagnostisch sehr wertvolle Angaben, wie z. B. die Atemfrequenz des Patienten, das Bestehen einer zentralen oder peripheren Zyanose und das Bestehen eines Pulsus paradoxus, unterlassen. Auch die genaue Beschreibung des Atemtyps bezüglich des Einsatzes der auxiliären Muskulatur wird oft versäumt. Diese einfachen klinischen Zeichen sind jedoch besonders geeignet, das Ausmaß einer atemmechanischen Störung und damit die weitere Prognose und Therapiebedürftigkeit des Patienten zu charakterisieren.

4.2.3 Röntgenuntersuchung

Zu den essentiellen diagnostischen Methoden vor Beginn einer Therapie gehört die Anfertigung der Thoraxaufnahme in adäquater Qualität im posterior-anterioren und seitlichen Strahlengang. Dieses Vorgehen ist besonders zur Abgrenzung von einer infektiösen Bronchitis unbedingt erforderlich. Nur bei nachweisbaren Infiltrationen des Lungenparenchym sollte die Diagnose Pneumonie gestellt werden. Die Beurteilung von Thoraxaufnahmen sollte nur der Erfahrene vornehmen, da insbesondere Veränderungen des Interstitiums und des Lungengefäßstatus sehr diskret sein können und deswegen dem flüchtigen Betrachter oder dem Unerfahrenen entgehen. Auch indirekte Zeichen für das Bestehen einer Atemwegsläsion, wie z. B. das Bestehen eines zentralen Bronchialkarzinoms mit partieller Atelektase von Lungenarealen, können leicht übersehen werden, wenn nicht mit genügender Sorgfalt analysiert wird. Für die Lokalisation von infiltrativen Veränderungen ist eine Aufnahme im seitlichen Strahlengang stets hilfreicher als die im posterior-anterioren Strahlengang. Es sollte deswegen nicht mehr vorkommen, daß bei der Erstevaluation von Patienten mit Verdacht auf Pneumonie allein eine posterior-anteriore Aufnahme angefertigt wird.

Die Thoraxaufnahme ist häufig besonders zur Dokumentation des klinischen Verlaufs geeignet. Hierbei ist

jedoch zu berücksichtigen, daß röntgenmorphologische Veränderungen je nach ihrer Genese eine bestimmte spezifische Zeitkonstante haben (vgl. Tab. 20–4).

4.3 Nichtinvasive spezifische Methoden

4.3.1 Sputumuntersuchung

Die mikrobiologische Untersuchung von Sputum kann diagnostische Informationen schnell und zuverlässig ergeben (Abb. 20–7 a, b), wenn einige wesentliche Punkte bedacht werden. Eines der Hauptprobleme der Sputumuntersuchung ist zunächst die Anleitung des Patienten zur Gewinnung. Bei ungenügender Information und Anleitung des Patienten wird häufig nur Saliva geliefert, womit nichts zur Diagnose beigetragen wird. Es erscheint deshalb notwendig und sinnvoll, daß der Patient, wenn nicht vom Arzt, so doch zumindest von der Krankenschwester oder dem Pfleger bei der Sputumgewinnung angeleitet wird. Sputumgewinnung bei kri-

Tabelle 20–4 Zeitabhängigkeit der Veränderungen des Röntgenbefundes und des zugrundeliegenden morphologischen Korrelates bei Pneumonie.

Zeit	Röntgenbefund
Stunden	Ödem
Tage	Blut (Ausnahme Infarkt)
Wochen	Pus
Monate	Mukopolysaccharide, Lipide
Jahre	Kalzium
	Fremdkörper

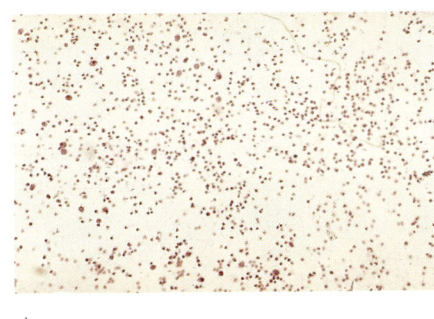

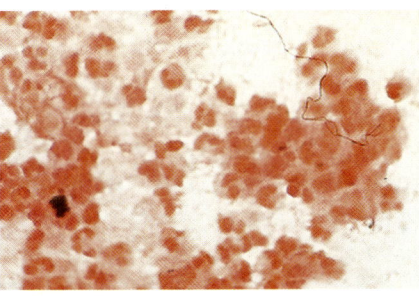

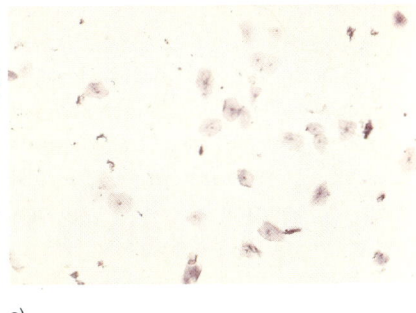

a)

b)

c)

Abb. 20–7 Mikrobiologische und zytologische Sputumuntersuchung.
a) Sputum, Gram-Präparat, exzellent geeignet.

b) Sputum, Kristallviolett-Färbung, exzellent geeignet.
c) Saliva ungeeignet für bakteriologische Analyse (Kristallviolett-Färbung).

tisch kranken Patienten, die nicht in der Lage sind, den Instruktionen zu folgen, ist deshalb meistens nicht möglich. Der überwiegende Teil der Patienten mit bakterieller Pneumonie hat einen produktiven Husten, so daß hierbei die Gewinnung von Sputum auf jeden Fall versucht werden sollte. Der Transport des Sputums in ein mikrobiologisches Labor hat unverzüglich zu erfolgen, da schon nach zwei bis fünf Stunden Raumtemperatur die Isolationsrate von Pneumokokken, Staphylokokken und anderen gramnegativen Keimen durch das Überwuchern von anderen Mikroorganismen der oberen Atemwege reduziert wird. Lediglich Pilzkulturen, die zur Diagnostik akuter Pneumonien in den seltensten Fällen erforderlich sind, sind weniger empfindlich in bezug auf eine Verzögerung der mikrobiologischen Aufarbeitung.

Jedes Sputum sollte mikroskopisch untersucht werden. Bereits vor 60 Jahren hat von Hoesslin [15] eine Monographie zur zytologischen Analyse des Sputums vorgelegt. Die zytologische Untersuchung erlaubt vor allem die Zuordnung, daß es sich in der Tat um Material aus der Lunge handelt und nicht nur um Saliva (Abb. 20–7 c). Sputa, bei denen mehr als 25 Mundepithelzellen pro Gesichtsfeld erscheinen, sind für die weitere mikrobiologische Aufarbeitung ungeeignet, unabhängig von der gleichzeitig vorhandenen Anzahl von Leukozyten.

Auf die weitere mikrobiologische Analyse und Nachweismethoden wird bei den einzelnen Pneumonieformen eingegangen.

4.3.2 Blutkultur und Serologie

Bei Patienten mit hohem Fieber und Verdacht auf Pneumonie sollte vor Beginn einer antibiotischen Therapie stets eine Blutkultur angelegt werden. Hierdurch kann es gelingen, bei bakteriämischen Patienten einen Erregernachweis auch dann zu führen, wenn die Sputumanalyse nicht eindeutig ist. Die Rate von positiven Blutkulturen wird, insbesondere bei Pneumokokken-Pneumonien, meistens unterschätzt. Auch bei ausgeprägter Fieberreaktion nichthospitalisierter Patienten sollte von der Möglichkeit einer Blutkultur vermehrt Gebrauch gemacht werden. Bei den nosokomialen Infektionen ist das Anlegen von Blutkulturen ein diagnostischer Imperativ.

Nicht nur bei den Mykoplasmen-Pneumonien gelingt es häufig erst durch serologische Reaktionen, die ätiologische Zuordnung einer Pneumonie zu finden. Auf die Einzelheiten der serologischen Techniken wird in den einzelnen Kapiteln der Pneumonieformen eingegangen.

4.4 Invasive spezifische Methoden

4.4.1 Fiberoptik-Bronchoskopie

Seit der Einführung der transtrachealen Aspiration im Jahre 1958 durch Pecora und Yeagin galt diese Methode lange Zeit als der Fiberoptik-Bronchoskopie überlegen [33]. Dieses lag insbesondere daran, daß die Fiberoptik-Bronchoskopie in den meisten Fällen Material ergab, das mit oropharyngealer Flora kontaminiert war. Es war deshalb notwendig, spezielle Methoden zur Vermeidung dieser Kontamination zu finden. Dieses gelang durch die Einführung spezieller Katheter mit einem Teleskopsystem, durch welches unkontaminiertes Sekret gewonnen werden konnte [46]. In eigenen Untersuchungen konnten wir uns von der Effizienz dieses Systems überzeugen. Zur Verringerung der Kontamination ist es schon hilfreich, die Lokalanästhesie mittels Inhalation vorzunehmen, dadurch gelingt es, die Anzahl falsch-positiver bakteriologischer Nachweise zu vermindern. Der von uns verwendete Katheter (Medi Tec) wird durch den Arbeitskanal des Fiberoptik-Bronchoskops unter direkter Sicht 1 bis 2 cm über die Spitze des Bronchoskops vorgeschoben. Sodann wird der innere Katheter weiter vorgeschoben, wobei das distale Ende, welches durch einen Polyäthylenglykol-Pfropf verschlossen ist, durchstoßen wird. Dieses Material ist nicht toxisch und löst sich im Milieu der Schleimhaut schnell auf. Anschließend wird der innere Katheter wieder zurückgezogen und das gesamte Instrument aus dem Fiberoptik-Arbeitskanal entfernt. Der äußere Katheter wird mit Alkohol gereinigt, trockengerieben und das distale Ende abgeschnitten, sodann wird der innere Katheter vorgeschoben abgelöst und in steriler Ringer-Laktatlösung zur weiteren Aufarbeitung ins mikrobiologische Labor gegeben. Der sofortige Transport und die Aufarbeitung im mikrobiologischen Labor sind notwendig, um ein Überwuchern einerseits und ein Absterben der Keime z. B. durch Lidocain-Kontakt andererseits zu vermeiden.

Gegenüber der transtrachealen Aspiration hat das beschriebene Verfahren noch den Vorteil der direkten endoskopischen Besichtigung des betroffenen Organs wie auch der Möglichkeit einer therapeutischen Intervention im Sinne einer Bronchialspülung. Ein weiterer

Aspekt ist, daß mit dieser Technik auch eine transbronchiale Biopsie und eine bronchoalveoläre Lavage mit anschließender mikrobiologischer Aufarbeitung möglich ist.

Obwohl die genannten Techniken als invasiv einzustufen sind, sind ihre Risiken vergleichsweise gering. In großen Statistiken wird das Risiko der Fiberoptik-Bronchoskopie mit einer Mortalitätsrate von 0,15‰ angegeben. Todesursachen hierbei waren vor allen Dingen vorbestehende Herz-Kreislauf-Erkrankungen, aber auch Blutungen nach Zangenbiopsien. In einer prospektiven Studie an 100 Fiberoptik-Endoskopien fand Pereira in 16% der Fälle passagere Temperaturerhöhungen, bei 6% neu aufgetretene pulmonale Infiltrate nach der Bronchoskopie, infolge einer Blutung kam es zu einem Todesfall [34]. Als vermeidbare Gefahr für den Patienten ist noch eine Hypoxämie (P_{aO_2}-Abfall um 10–20 mmHg) nach der Bronchoskopie anzugeben; eine zusätzliche Erhöhung der F_{iO_2} auf 0,3 entsprechend ~ 2 l Sauerstoff per Nasensonde kann dieses verhindern. Das fiberoptische Vorgehen muß als außerordentlicher Fortschritt zur ätiologischen Klärung von Pneumonien angesehen werden. Die Indikation hierzu sollte generell häufiger gestellt werden, insbesondere deshalb, weil in der Praxis häufig Pneumonien antibiotisch, meistens auch vorübergehend erfolgreich, behandelt werden, deren Ursache ein Bronchialkarzinom ist. Obwohl es unrealistisch erscheint, jeden Patienten vor Beginn einer antibiotischen Therapie einer solchen Diagnostik zuzuführen, sollte doch jeder Arzt, der die Diagnose einer Pneumonie stellt und die entsprechende Therapie beginnt, sich die Frage stellen, ob eine Endoskopie nicht doch angezeigt ist und durchgeführt werden kann.

Während bei ambulanten Patienten die Unterlassung der Fiberoptik-Bronchoskopie zulässig erscheint, wenn sie nach Abheilen der Pneumonie bei möglichem Bronchialkarzinomverdacht nachgeholt wird, muß insbesondere für nosokomiale Pneumonien betont werden, daß häufig allein mit diesem Verfahren die ätiologische Diagnose gestellt werden kann. Bei Patienten, die nicht in der Lage sind, repräsentatives Sputum zu expektorieren, ist die Bronchoskopie die Methode der Wahl.

Eine besondere Bedeutung hat diese Methode auch durch die Möglichkeit der bronchoalveolären Lavage und der transbronchialen Biopsie bei Patienten mit Immuninkompetenz. Auf die Technik wird in dem späteren Abschnitt noch eingegangen.

4.4.2 Transthorakale Nadelbiopsie

Der Vorteil dieser Methode liegt darin, daß nichtkontaminiertes Material direkt aus dem Lungenparenchym für zytologische wie auch mikrobiologische Analysen gewonnen werden kann. Bereits im Jahre 1883 beschrieb Leyden dieses Verfahren, welches besonders zur Herstellung typspezifischer Antisera in der vorantibiotischen Ära zur Behandlung der Pneumokokken-Pneumonie angewendet wurde [23]. Neben der Gefahr von potentiellen ernsten Komplikationen in Form von Blutungen oder Pneumothorax war auch die geringe Sensitivität der Methode dafür verantwortlich, daß sie nicht sehr weite Verbreitung fand. Die Hauptkontraindikationen für dieses Vorgehen sind bullöse Lungenerkrankungen, hämorrhagische Diathese, Lokalisation der anzugehenden Läsionen in der Nähe großer Gefäße, pulmonaler Hochdruck, Verdacht auf Echinokokkuszysten und unkontrollierbarer Husten.

Die Nadelbiopsie wird in aller Regel so durchgeführt, daß unter Durchleuchtung der entsprechende Herd aufgesucht wird. Eine Prämedikation ist nicht notwendig, jedoch eine adäquate lokale Anästhesie im Bereich der Thoraxwand. Wir selbst benutzen eine 18–22 Gauge dünne Nadel mit einer 20ml-Spritze. Die Nadel wird unter Röntgensicht appliziert und sodann in Apnoe des Patienten Material aspiriert. Eine alternative Technik ist die Anwendung von Kochsalzlösung, um eine Suspension des betreffenden Gewebematerials zu erreichen. Je nach klinischer Fragestellung kann das Material auf aerobe und anaerobe Keime, auf Pilze, Mykobakterien und Legionellen untersucht werden.

Vier bis sechs Stunden nach der Nadelaspiration sollte zum Ausschluß eines behandlungsbedürftigen Pneumothorax eine Röntgenuntersuchung des Thorax durchgeführt werden.

Die beschriebene Untersuchung ist bei Patienten mit infektiösen Ursachen in der Regel nur dann notwendig, wenn es sich um eine ungewöhnliche Lungenaffektion handelt. Während diese Methode in der Pädiatrie häufiger angewendet wird, weil die Patienten nicht in der Lage sind, Sputummaterial zu expektorieren, ist in der Erwachsenenmedizin die Hauptindikation zu einem solchen Vorgehen das Vorhandensein einer Immuninkompetenz. Hier werden von verschiedenen Autoren Erfolgsraten von 55–80%, insbesondere auch für den Nachweis von Pneumocystis-carinii-Pneumonien angegeben.

Im Vergleich zur transbronchialen Methode der Sekretgewinnung ist vor allen Dingen die Rate an falschnegativen Kulturen zu bedenken.

4.4.3 Lungenbiopsie

Wie bereits beschrieben, gelingt es in der Regel, mittels transbronchialer Biopsie adäquates Material zur Aufarbeitung zu gewinnen. Wenn dieses nicht zu einer Diagnose geführt hat oder nur ein größeres Gewebsstück zu einer histologischen Klärung führen kann, ist die offene Lungenbiopsie mittels Thorakotomie zu erwägen. Als definitive diagnostische Methode ist sie jedoch nur dann angezeigt, wenn sich hieraus wesentliche differentialtherapeutische Ansätze ergeben.

Bereits 1949 wurde von Klaasen eine größere Serie von Biopsien auf diesem Weg gewonnen [21]. Das von Klaasen beschriebene methodische Vorgehen benutzt eine postero-laterale Thorakotomie, welche eine genaue Beurteilung der Lunge und potentielle Biopsien aus der hilären, peribronchialen sowie mediastinalen Lymphknotengegend wie auch von Lunge und Pleura erlaubt. Die häufiger geübte Methode ist eine anteriore Thorakotomie, normalerweise im 4. Interkostalraum im Fall einer diffusen Lungenerkrankung. Der Vorteil dieser Methode liegt darin, daß eine ausgedehnte Histologie, insbesondere unter Sicht, auch an verschiedenen Stellen gewonnen werden kann, während selbstverständlich der Nachteil darin liegt, daß eine Allgemeinnarkose mit all ihren potentiellen Komplikationen hierzu nötig ist. Bei allen in der Literatur angegebenen Serien ist die Komplikationsrate jedoch relativ gering, wenn man das Patientengut und die zugrundeliegenden schweren Krankheitsbilder berücksichtigt. Die Erfolgsrate bezüglich der definitiven Diagnose schwankt nach den Literaturangaben zwischen 55 und 91%. Wie bereits erwähnt, sollte dieses Vorgehen immer dann eingeschlagen werden, wenn es sich um potentiell behandelbare Krankheiten und damit echte differentialtherapeutisch relevante Informationsgewinne handelt.

5   Krankheitsbilder

5.1 Erworbene Pneumonien

Epidemiologie

Infektiöse Erkrankungen des Respirationstrakts gehören zu den häufigsten Erkrankungen des Menschen. Echte Pneumonien bei Gesunden scheinen jedoch nach vielen Statistiken sehr selten aufzutreten. Dingle und Mitarbeiter fanden in einer prospektiven Studie von 4428 Infektionserkrankungen des Atemtraktes nur in 0,7% atypische Pneumonien und nur in 0,1% Lobärpneumonien [8]. Während früher bei den extrahospital erworbenen primären Pneumonien der Ausdruck Pneumonie fast synonym war mit Pneumokokken-Pneumonie, ist diese klassische Form der Pneumonie als Einweisungsdiagnose in ein Krankenhaus extrem selten geworden. Da besonders Alkoholiker und ältere Patienten ein erhöhtes Risiko haben, an Pneumonien zu erkranken (Abb. 20–8), kann verallgemeinernd gesagt werden, daß für den Patienten mit normaler Abwehrlage im wesentlichen vier Erregergruppen als Ursache in Frage kommen:
– Viren (Abb. 20–9)
– Mycoplasma pneumoniae
– Streptococcus pneumoniae
– Legionella pneumophila (s. Abschn. 5.1.1–5.1.4)

Klinische Befunde

Die Hauptfrage für den behandelnden Arzt ist: Handelt es sich um eine echte Pneumonie oder lediglich um eine infektiöse Erkrankung der Atemwege? Die Differentialdiagnose ist aufgrund der physikalischen Untersuchung und mit Hilfe von Thoraxaufnahmen möglich. Nach dem Auftreten der Pneumonie und nach der Anamnese des Patienten können die potentiellen Erreger in zwei Kategorien eingeteilt werden. Eine Virus- oder Mykoplasmen-Ätiologie ist in aller Regel dann anzunehmen, wenn Prodromalzeichen bei dem Patienten aufgetreten sind. Hierzu gehören ein trockener Husten, Muskel- und Gelenkbeschwerden und ein allgemeines Krankheitsgefühl. Die bakterielle Pneumonie auf dem Boden einer Pneumokokken-Infektion dagegen hat einen klinischen Verlauf, der insbesondere bei älteren Patienten durch ein sehr plötzliches Auftreten von Schüttelfrost, einen produktiven Husten sowie eine erschwerte schmerzhafte Atmung charakterisiert ist. Während die Virus- und Mykoplasmen-Pneumonie und die bakterielle Pneumokokken-Pneumonie sich hierin deutlich unterscheiden, hat die Legionellen-Pneumonie eine gewisse Mittelstellung, indem sie klinische Charakteristika beider Erkrankungen zeigt, insbesondere Prodromalzeichen, einen trockenen Husten,

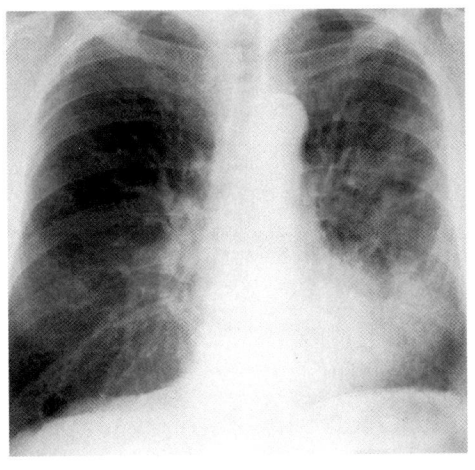
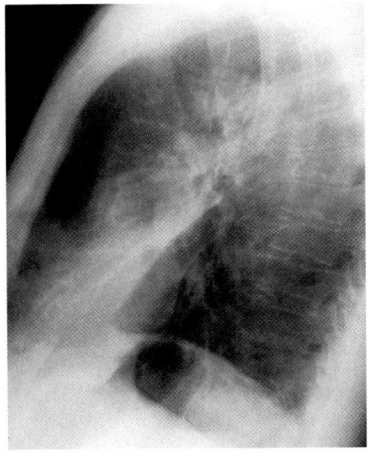
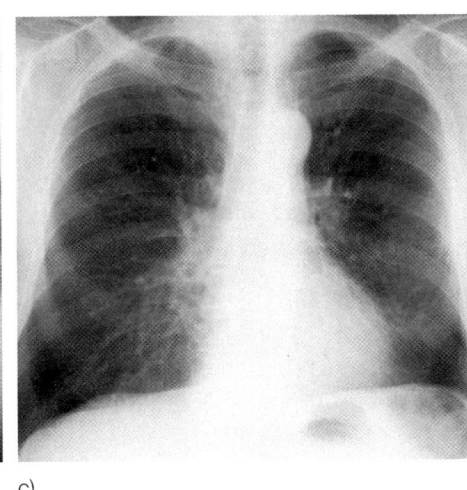

a)   b)   c)

Abb. 20–8 62jähriger Patient mit chronischem Alkoholabusus. Aspirationspneumonie in der Lingula. Kein Keimnachweis.
a) p.-a.-Röntgen-Thoraxaufnahme vor Therapiebeginn

b) seitliche Röntgen-Thoraxaufnahme vor Therapiebeginn
c) Röntgen-Thoraxaufnahme einen Monat nach Therapie mit Metronidazol

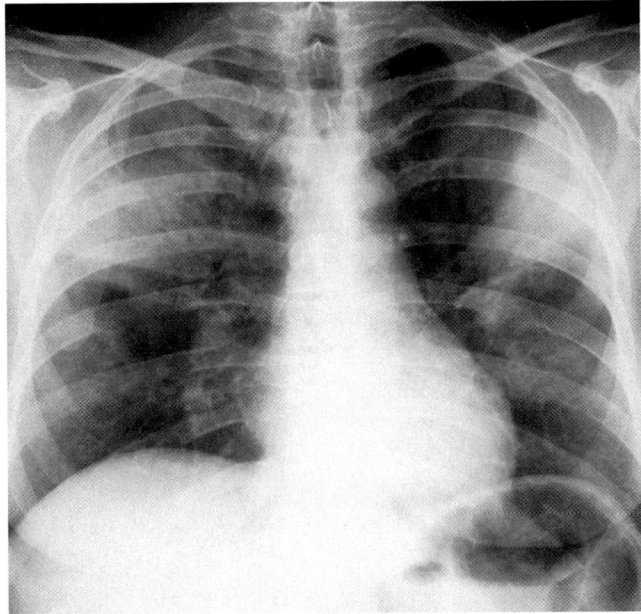

Abb. 20–9 Röntgen-Thoraxaufnahme einer 44jährigen Patientin mit Coxsackie-Pneumonie.

Durchfall, aber auch schmerzhafte pleuritische Symptome und Schüttelfrost. Mit Hilfe der Anamnese muß der erstversorgende Arzt versuchen, die entsprechende Einordnung vorzunehmen. Neben der Anamnese ist auch die Beachtung der Situation, unter der die Pneumonie aufgetreten ist, hilfreich. Erfahrungsgemäß treten Viruspneumonien im Rahmen von kleinen Epidemien auf, Mykoplasmen-Pneumonien kommen insbesondere bei jüngeren Patienten in Wohngemeinschaf-

ten, in Familien, aber auch, wie immer wieder beschrieben, in Kasernenbezirken vor. Saisonale Unterschiede müssen beachtet werden; so ist z. B. immer wieder beschrieben worden, daß Legionella-Pneumonien im Sommer und Frühherbst einen Gipfel haben, während Pneumonien in Pflegeheimen besonders in den Wintermonaten auftreten.

Die *physikalische Untersuchung* ist selten in der Lage, wesentlich zur Differentialdiagnose dieser Pneumonieformen beizutragen, obwohl z. B. eine relative Bradykardie bei der Legionärserkrankung charakteristisch ist.

Auch Blutbildveränderungen sind bei akuten Pneumonien häufig differentialdiagnostisch nicht verwertbar, obwohl eine ausgeprägte Leukozytose mit Linksverschiebung eher auf eine bakterielle als auf eine Virusgenese hinweist.

Die Röntgenaufnahmen sind von Radiologen immer wieder auf das Vorhandensein bestimmter Muster untersucht worden, welche zur Differentialdiagnose herangezogen werden können. Bezüglich der extrahospital erworbenen Pneumonie scheint das Wichtigste darin zu bestehen, das Vorliegen einer Pneumonie überhaupt zu dokumentieren. Es ist wichtig festzuhalten, daß auch die Legionärserkrankung sich als lobäre Verdichtung präsentieren kann und aus dieser Röntgenmorphologie nicht auf eine Pneumokokken-Pneumonie geschlossen werden kann.

Bei berechtigtem klinischem Verdacht aufgrund der Anamnese und des klinischen Befundes sowie bei positivem Röntgenbefund sollte auf jeden Fall vor Beginn einer antibiotischen Therapie eine *Sputumuntersuchung* vorgenommen werden. Im Fall eines produktiven Hustens sollte es keine Schwierigkeit sein, adäquates Sputum zu gewinnen und zur mikrobiologischen Analyse zu schicken. Ist die Sputumgewinnung nicht möglich, weil der Patient keinen produktiven Husten hat, was als Zeichen für eine nichtbakterielle Pneumonie zu werten ist, oder aber weil er nicht kooperativ ist oder sein kann, wie es typischerweise für ältere hypoxische Patienten oder auch Alkoholiker zutrifft, muß eine Therapie aufgrund der präsumptiven Diagnose begonnen werden, ehe invasive diagnostische Verfahren angewendet werden können.

Eine Blutkultur sollte jedoch vorher abgenommen werden, denn bei bakteriellen Pneumonien sind bis zu einem Drittel der Blutkulturen positiv, selbst dann, wenn das Sputum den Keimnachweis nicht erlaubt [2].

Empirische Therapie

Aufgrund der Wahrscheinlichkeit der Ätiologie ist die Auswahl bei empirischer Therapie relativ einfach. Überwiegen Zeichen der akuten bakteriellen Pneumonie, so ist ein Antibiotikum, welches bakterizid bei Pneumokokken wirkt, das Mittel der Wahl. Hier ist immer noch Penizillin G an erster Stelle zu nennen (Abb. 20–10). Ist aufgrund der Anamnese und des Befundes aber eine Virus- bzw. Mykoplasmen-Ätiologie wahrscheinlich, besteht keine Indikation für Penizillin. Bei der Mykoplasmen-Pneumonie ist die Therapie mit Erythromycin hilfreich [38] (Abb. 20–11). Eine antibiotische Therapie von Viruspneumonien ist selbstverständlich nicht möglich, aber eine Therapie mit Erythromycin kann in einem solchen Fall nicht schaden, sondern im Gegenteil helfen, eine Superinfektion zu vermeiden. Bei Vorliegen einer Legionellen-Pneumonie ist Erythromycin das Mittel der Wahl, alternativ kann Doxycyclin angewendet werden. Angesichts der Unmöglichkeit, bei Beginn einer Pneumonie zwischen den vier Ätiologien zu unterscheiden, und angesichts der Wirksamkeit von Erythromycin auch bei Pneumokokken-Pneumonien, ist die empirische Therapie mit Erythromycin das Vorgehen mit der größten Wahrscheinlichkeit auf Erfolg.

Die Therapie sollte zunächst intravenös begonnen und bei Ansprechen nach 72 Stunden auf eine orale Medikation umgestellt werden. Die Dauer der Therapie ist vom klinischen Verlauf abhängig zu machen. Bei Mykoplasmen-Verdacht oder auch bei nachgewiesener Mykoplasmen-Pneumonie, welche serologisch frühestens sieben Tage nach Beginn der Infektion nachgewiesen werden kann, ist eine Therapie über zehn Tage ausreichend. Bei Vorliegen einer Legionellen-Pneumonie sollte die Therapie über etwa drei Wochen durchgeführt werden.

Aus unserer Sicht ist es nur dann möglich, diese Pneumonieformen außerhalb des Krankenhauses zu behandeln, wenn sichergestellt ist, daß der Patient pflegerisch gut versorgt ist und die allgemeinen Therapiemaßnahmen durchgeführt werden können. Da aber bei diesen Erkrankungen der Verlauf nicht vorhergesagt werden kann, ist eine Einweisung zur stationären Therapie unseres Erachtens doch stets angezeigt.

Diese Ausführungen gelten insbesondere für Patien-

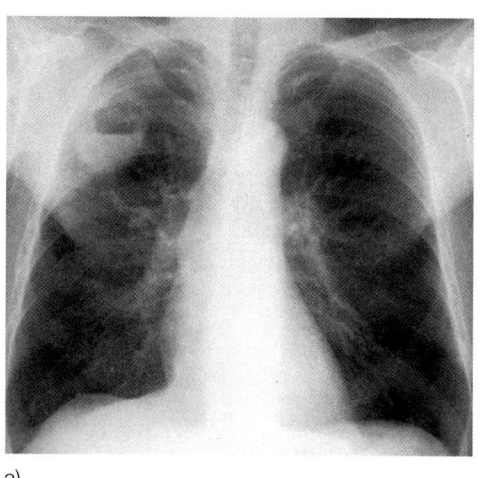
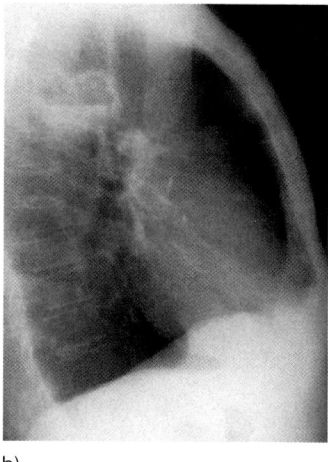
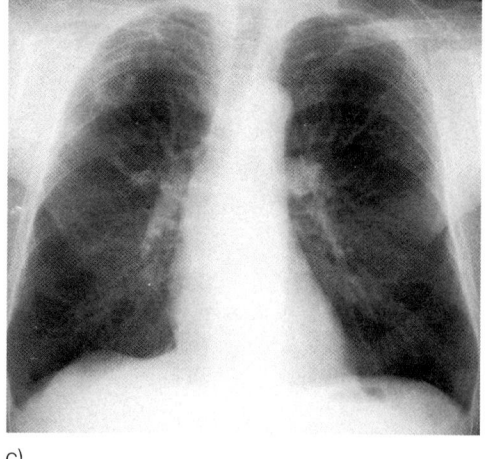

a) b) c)

Abb. 20–10 52jähriger Patient mit abszedierender Pneumonie im rechten Oberlappen bei chronischer obstruktiver Ventilationsstörung.
a) p.-a.-Röntgen-Thoraxaufnahme vor Therapiebeginn

b) seitliche Röntgen-Thoraxaufnahme vor Therapiebeginn
c) Röntgen-Thoraxaufnahme nach zwölf Tagen Therapie mit Penicillin G

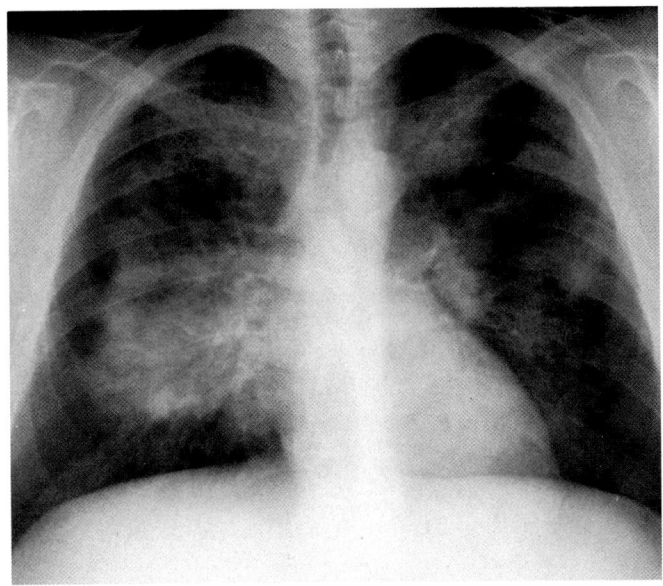

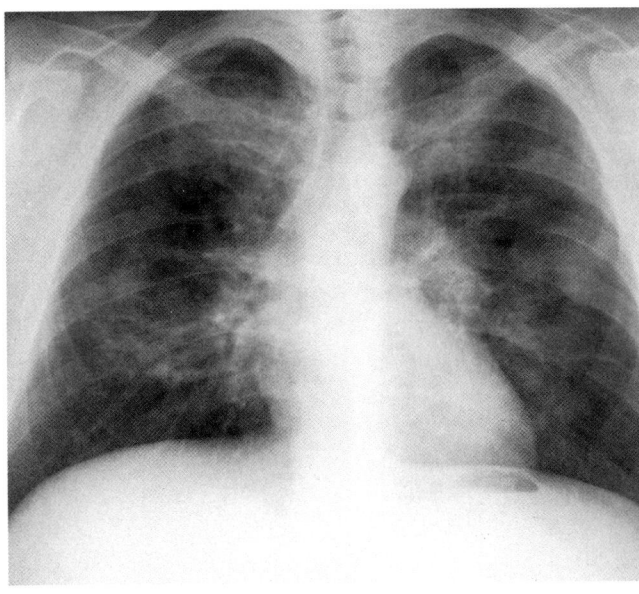

a)

b)

Abb. 20–11 45jähriger Patient mit Mykoplasmen-Pneumonie.
a) Röntgen-Thoraxaufnahme vor Therapiebeginn

b) Röntgen-Thoraxaufnahme zwölf Tage nach Therapie mit Erythromycin, verzögerte Rückbildung der röntgenologischen Veränderungen

ten mit weiteren Erkrankungen, bei denen auch andere Erreger wie gramnegative Keime ins Kalkül gezogen werden müssen. Zu diesen Patienten gehören solche, die kürzlich eine Influenzainfektion überstanden haben; in diesen Fällen ist an eine Haemophilus-influenzae-, aber auch Staphylococcus-aureus-Pneumonie zu denken.

Bei chronischen Alkoholikern sind Klebsiellen-Pneumonien, Staphylococcus-aureus- sowie auch Haemophilus-influenzae-Pneumonien zu bedenken. Patienten mit chronisch obstruktiver Bronchitis haben bei bronchopneumonischen Infiltrationen in aller Regel Haemophilus influenzae als Erreger, so daß hier insbesondere eine Therapie mit Ampicillin indiziert ist.

Bei allen Therapien sollte nach 72 Stunden ein klinischer Erfolg eingesetzt haben. Sind die Patienten zu diesem Zeitpunkt nicht entfiebert, weiterhin tachypnoisch und tachykard, sollte dringend nach den vor der Therapie asservierten Keimnachweismöglichkeiten gefragt werden, um dann eine kausale alternative Therapie zu beginnen. Hierzu gehören häufig der Einsatz von Penizillinase-festem Penizillin, bei gramnegativen Keimen auch eine Kombinationstherapie mit Aminoglykosiden oder im seltenen Falle des Nachweises von Anaerobiern Metronidazol.

Es soll betont werden, daß die antibiotische Therapie bei schweren Verläufen der Pneumonie auf jeden Fall von Allgemeinmaßnahmen wie ausreichender Hydrierung, ausreichender Ernährung sowie physikalischer Therapie zur Verbesserung der mukoziliaren Clearance begleitet werden muß.

5.1.1 Influenzavirus-Pneumonie

Epidemiologie

Die Literatur über Pandemien und Epidemien des Influenzavirus ist Legion. Epidemiologische Daten reichen bis weit in das vorige Jahrhundert zurück, und selbst Rückextrapolationen auf die Zeit zwischen 1173 und 1875 zeigen, daß Epidemien etwa alle 2,4 Jahre auftreten. Die in der modernen Zeit häufiger werdenden Epidemien sind wohl in erster Linie Folge der Möglichkeit der Ausbreitung durch vermehrtes Reisen. Dennoch ist es erstaunlich, daß fast immer eine Ost-West-Ausbreitung bei Pandemien gesehen wird, seltener die in umgekehrter Richtung. Mit Hilfe der serologischen Nachweismethoden nach der „Doktrin der ersten antigenen Sünde" sind gute seroepidemiologische Studien möglich gewesen. Die ersten Virusisolationen beim Menschen gelangen schon 1933, während das Influenzavirus Typ B erst 1940 von Francis isoliert wurde. Die Bedeutung der Influenzaerkrankung wird durch Betrachtung von epidemiologischen Daten auf der Grundlage der Übersterblichkeit deutlich, wie sie von Collins [7] zusammengetragen wurden. Abbildung 20–12 gibt einen Überblick über diese Übersterblichkeit in den Jahren von 1934 bis 1978. Es ist erkennbar, welche besondere Rolle die durch Influenzavirus bedingten Pneumonien dabei spielen. Es muß hier festgehalten werden, daß in diesen Angaben Pneumonien nicht allein durch das Influenzavirus bedingt sind, sondern häufig durch superimponierte bakterielle Infektionen. Hierbei spielen sowohl Haemophilus influenzae als auch Koagulase-positive Staphylokokken eine besondere Rolle.

Übertragung

Bei infizierten Patienten enthalten die respiratorischen Sekretionen (Tröpfchen) üblicherweise eine Million oder mehr infektiöse Viruspartikel pro Milliliter. Nur eine weit kleinere Anzahl ist nötig, um eine Infektion bei dem aufnehmenden Organismus zu erzeugen.

Das inhalierte Virus wird zunächst im oberen Atemtrakt deponiert und dringt in die Mukosa mit Hilfe der Neuraminidase ein. Durch eine Verflüssigung des respiratorischen Mukus wird eine Verminderung der mukoziliaren Clearance bedingt, die die weitere Ausbreitung des Virus erleichtert. Die Penetration des Virus in Vakuolen startet die Virusreplikation. Durch Neuraminidase-Aktivität kommt es zu einem Zyklus von Absorption, Penetrationssynthese und erneutem Freisetzen. Innerhalb von 24 Stunden erreicht der Virustiter im Bereich des Lungengewebes ein Maximum, bleibt für die nächsten 24–48 Stunden hoch und ist in aller Regel nach 72 Stunden in einem schnellen Abfall begriffen. Gleichzeitig ist ein Gipfel der Interferon-Konzentration im Lungengewebe nachweisbar. In den Frühstadien der Infektion sind keine morphologischen Änderungen des Wirtsgewebes erkennbar, später entstehen Nekrosen und eine Desquamation des respiratorischen Epithels, die sogar bis zur Basalmembran

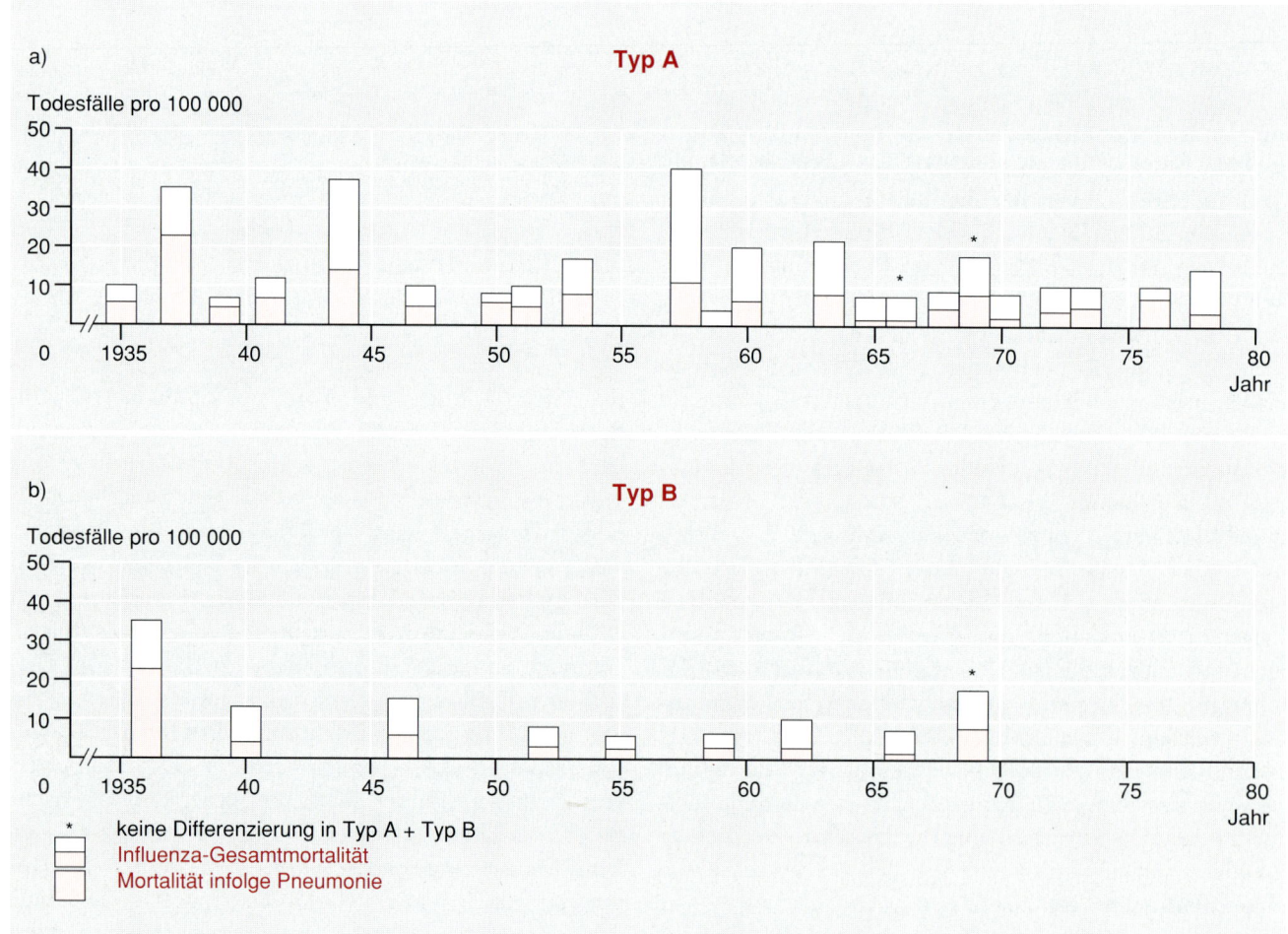

Abb. 20–12   Monatliche Mortalität durch Influenza in den Vereinigten Staaten während der Jahre 1934–1978 (nach [7]).

a) Epidemie durch Influenzavirus Typ A
b) Epidemie durch Influenzavirus Typ B

reichen kann. Je nach Ausprägung der Infektion sind Nasopharynx, Trachea, Bronchien und Bronchiolen beteiligt. Die Verteilung der Infektionsherde ist fokal, und das Ausmaß der Infektion in schweren Fällen ist besonders durch Läsionen im Lungenparenchym charakterisiert. In diesen Fällen von Influenzavirus-Pneumonie finden sich Nekrosen im Bereich des Alveolarepithels, Kapillarthrombosen, Kapillarhämorrhagien und grob-fokale leukozytäre Exsudate. Auch bei unbehandelten Fällen werden hyaline Membranen beobachtet. Häufiger ist jedoch eine Pneumonie durch bakterielle Superinfektion mit Haemophilus influenzae oder Koagulase-positiven Staphylokokken und nicht durch das Influenzavirus selbst.

Klinische Befunde

Die Klinische Symptomatik einer Influenza-Infektion beinhaltet ein weiteres Spektrum von fast asymptomatischen Patienten bis zu schnell fatalen Verläufen trotz massiver therapeutischer Anstrengungen. Die klinische Diagnose „Influenza" ist trotz dieses großen Spektrums in aller Regel leicht. In typischen Fällen wird ein Patient als solcher identifiziert, der einen bis vier Tage nach der Exposition (im Durchschnitt 48 Stunden) ein akutes Krankheitsgefühl mit Fieberanstieg, Kopfschmerzen, Abgeschlagenheit, Muskelschmerzen und Symptomen in den oberen Atemwegen hat. Ein unproduktiver, harter Husten ist charakteristisch. Während dieser Phase sind in den ersten 24 Stunden die respiratorischen Symptome bis auf den Husten geringer als die Allgemeinsymptome. Danach überwiegen jedoch bei weiterem Fieberplateau die respiratorischen Symptome. Das Fieber hält in der Regel drei Tage an, häufig entsteht neben verstopfter Nase eine Heiserkeit mit Pharyngitis, schmerzhaftem Husten und retrosternalem Wundgefühl. Nach Abklingen des Fiebers, in der Regel am vierten Tag, kommt es zu weniger ausgeprägten Krankheitszeichen bei persistierendem Husten. Im Falle des Auftretens und Fortschreitens einer Pneumonie bleibt das Fieber über den vierten und fünften Tag bestehen oder kehrt nach kurzem Abklingen zurück. Es wird angenommen, daß etwa 80% der auftretenden Pneumonien bakterieller Natur sind. Die primären Viruspneumonien zeigen eine hohe Mortalität, weil sich ein akutes respiratorisches Versagen auch unter maximalem therapeutischem Aufwand nicht beherrschen läßt. Risiken für diese Verlaufsform sind bisher nicht identifiziert worden, obwohl in der Literatur der Hinweis gegeben wird, daß Mitralklappenfehler zu diesem Verlauf prädestinieren sollen. Von den bakteriellen Pneumonien kann gesagt werden, daß diese als Komplikation häufiger bei Patienten mit chronischer Atemwegserkrankung, chronischer Herzerkrankung oder auch bei Schwangerschaft auftreten.

Nachweis

Das Virus selbst kann durch Isolation aus respiratorischen Sekreten, durch serologische Techniken (Hämagglutinations-Inhibition) nachgewiesen werden.

Prävention und Therapie

Die aktive Immunisierung mit Influenza-Impfstoff sollte bei allen Patienten mit verminderter Abwehrlage, chronischen Atemwegserkrankungen und sonstigen Stoffwechselerkrankungen durchgeführt werden. Eine prophylaktische Amantadin-Therapie war in der Vergangenheit nur bei der asiatischen Influenza, nicht jedoch bei der Influenza B erfolgreich und kann deshalb nicht allgemein empfohlen werden.

Therapie: siehe Abschnitt 5.1.

5.1.2 Streptococcus-pneumoniae-Pneumonie

Erreger und Epidemiologie

Als Erreger der klassischen, typischen Lobärpneumonie erhielt dieser Erreger zunächst von Weichselbaum den Namen Diplococcus pneumoniae. Bereits im Jahre 1875 hatte Klebs diesen Keim in Lungengeweben beschrieben, eine Differenzierung vom Friedländer-Bazillus, heute als Klebsiella pneumoniae eingeordnet, gelang jedoch erst durch die Gram-Färbung. Während der Pneumococcus eine grampositive Reaktion zeigt, ist der Klebsiella-pneumoniae-Keim gramnegativ. Um die Jahrhundertwende berichtete Neufeld [29] über die Differenzierungsmöglichkeit der Pneumokokken von Streptokokken insbesondere der Viridans-Art mit Hilfe von Galleflüssigkeit. Neufeld beschrieb auch die Quellenreaktion homologer Antiseren, nachdem eine Schutzimpfung möglich war. Eine weitere Typisierung der Pneumokokken geschah vor dem Ersten Weltkrieg durch Lister.

Streptococcus pneumoniae ist mit großer Wahrscheinlichkeit auch heute noch der häufigste Erreger der Pneumonien sowie der parapneumonischen Pleuraempyeme und der Otitis media. Bei Patienten über 15 Jahren ist der Pneumokokkus auch der häufigste Keim der bakteriellen Meningitis.

Morphologisch ist der Pneumokokkus ein längsovaler oder sphärischer Kokkus von 0,5–1,25 μ Größe, paarweise gelegen, an den distalen Enden lanzettförmig mit einer Polysaccharidkapsel. Der Name Streptokokkus kommt daher, daß die Diplokokken in Ketten liegen, insbesondere im flüssigen Medium. Die chemische Zusammensetzung der Polysaccharidkapsel determiniert die spezifischen Serotypen. Die Diplokokken sind in aller Regel grampositiv, nur bei Vorhandensein antibakterieller Substanzen in älteren Kulturen können sie einmal gramnegativ erscheinen. Das Resistenzverhalten der Pneumokokken ist bemerkenswert. Obwohl selten Penizillinresistenzen auftreten, konnte Ward [44] doch in einem Übersichtsartikel zeigen, daß Resistenzen gegen Sulfonamide, Tetrazykline, Erythromycin, Lincomycin, Chloramphenicol sowie relative Resistenzen gegen Aminoglykoside und hohe Resistenzen gegen Streptomycin vorkommen.

Bei Betrachtung der Epidemiologie von Streptococcus-pneumoniae-Infektionen muß besonders das Alter der Patienten berücksichtigt werden. Die Gesamtübersicht über das Vorkommen klinisch relevanter Pneumokokkenerkrankungen in den Vereinigten Staaten zeigt, daß Pneumokokken-Pneumonien mit einer Inzidenz von 68–260 zu 100 000 auftreten, was einer Anzahl von 150 000–175 000 Fällen im Jahr entspricht, bei einer Mortalitätsrate von 5–7%. Infektionen kommen besonders im ersten Lebensjahr vor, um dann seltener werdend ein Minimum im Alter von 10–15 Jahren zu erreichen und bei alten Patienten erneut anzusteigen.

Pathogenese

Die Pathogenese einer Streptokokken-Infektion ist in der Initialphase nicht exakt bekannt. Große Mengen von Pneumokokken, die inhaliert werden und die unteren Atemwege erreichen, können erfolgreich vom ziliaren Epithel der Atemwege entfernt oder von phagozytären Zellen, vor allem Makrophagen, abgetötet werden. Bei Ineffizienz dieses Systems, insbesondere der Makrophagen durch Alkohol oder andere z. B. inhalative toxische Substanzen oder auch subklinische Virusinfekte, kann es zu einer Infektion kommen. Patienten mit angeborenen Störungen der B-Lymphozyten mit der Unfähigkeit, spezifische Antipneumokokken-Antikörper zu produzieren, sind hochgefährdet für eine Infektion. Auch die Komplementkaskade ist zur Abwehr von Streptokokken-Pneumonien notwendig. Insbesondere Patienten mit anatomischer oder funktioneller Asplenie haben ein höheres Risiko, an einer Pneumokokken-Sepsis zu sterben. Typenspezifische Anti-

kapsel-Antikörper sind ab dem fünften bis sechsten Tag nach Krankheitsbeginn nachweisbar und ermöglichen die bakterielle Ingestion durch Leukozyten. Reinfektionen nach systemischer Infektion mit dem gleichen Serotyp sind extrem selten.

Klinische Befunde

Klinisch beginnt die primäre Pneumokokken-Lobärpneumonie in aller Regel wenige Tage nach einem subklinischen Infekt der oberen Luftwege mit plötzlich auftretendem Schüttelfrost und pleuritischen Beschwerden. Ein begleitender heftiger Husten produziert nur geringe Mengen rötlichen Sputums. Bei weiterbestehendem Fieber kommt es zur Anschoppung der Lungenanteile, die infiziert sind. Häufig besteht zu diesem Zeitpunkt eine Bakteriämie, und die Ausbreitung des infektiösen Prozesses auf weitere Lungenanteile ist möglich (Abb. 20–13). Plötzlicher Abfall des Fiebers und abklingende Symptome (Krise) ist die eine Verlaufsform, während langsames Abklingen der Temperatur und der Allgemeinsymptome über mehrere Tage (Lyse) die andere Verlaufsform charakterisieren.

Die beschriebenen Verlaufsformen sind heute im Krankengut einer Klinik extrem seltene Fälle. Pneumokokken-Lobärpneumonien finden sich im Sektionsgut selbst einer überregionalen Pathologie nur in Einzelfällen. Die Mehrzahl der Patienten spricht auf antibiotische Therapie an, ehe es zur Ausbildung der klassischen Lobärpneumonie kommt.

Prävention

Die Immunisation mit polyvalenten Vakzinen ist heute besonders bei Asplenie und anderen Immuninkompetenzen akzeptiert, wenngleich die Ergebnisse der Vakzination bei Patienten mit besonders hohem Risiko nicht durchweg überzeugend sind [42].

Obwohl über den Pneumokokkus sehr viele detaillierte Kenntnisse bestehen, bleibt es ein Rätsel, wie es zur eigentlichen Infektion mit dem Erreger kommt. Eine Zusammenfassung des Kenntnisstandes gibt die Arbeit von Mufson [27].

5.1.3 Mycoplasma-pneumoniae-Pneumonie

Erreger und Epidemiologie

Zu den Erregern, die eine primär atypische Pneumonie im Gegensatz zur klassischen Lobärpneumonie durch

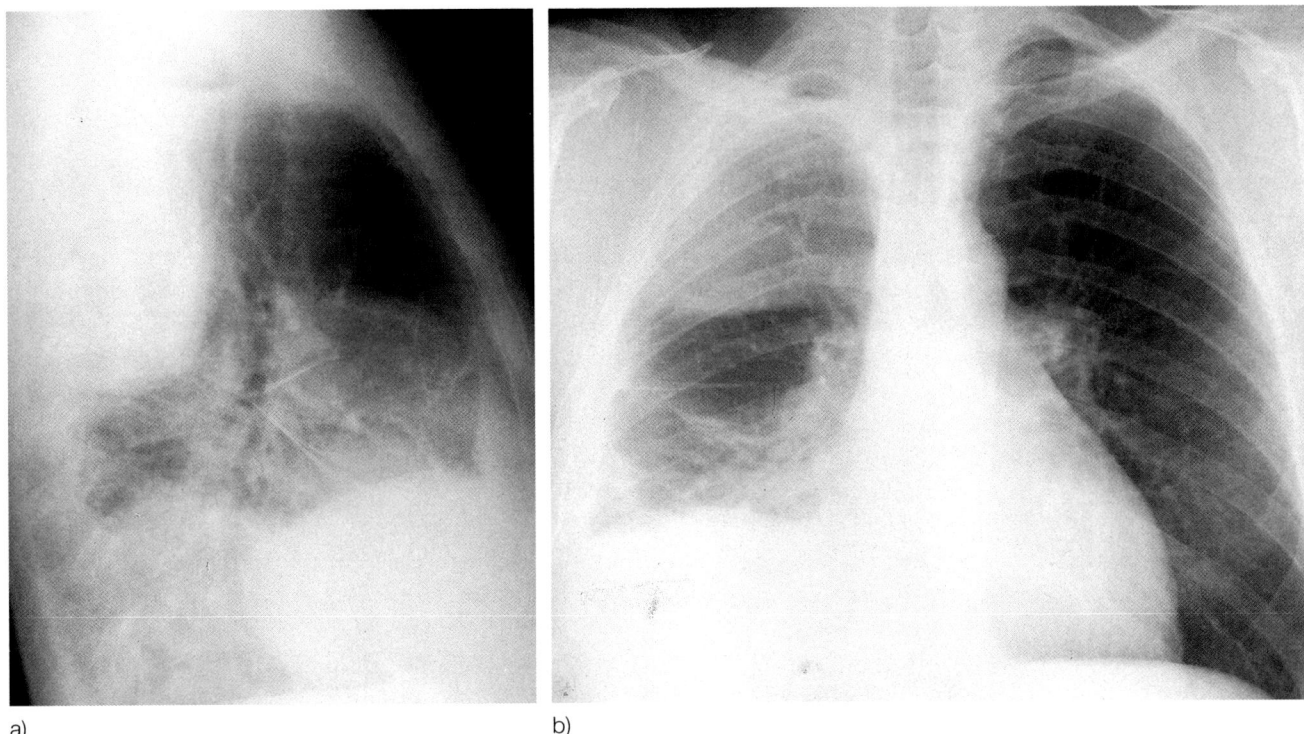

a)   b)

Abb. 20–13 33jähriger Patient mit parapneumonischem Empyem (abgekapselt) über dem rechten Oberfeld dorsal bei rechtsbasaler Pneumonie.

a) Röntgen-Thoraxaufnahme im seitlichen Strahlengang
b) Röntgen-Thoraxaufnahme im p.-a. Strahlengang. zehn Tage später.

den Streptococcus pneumoniae auslösen, gehört Mycoplasma pneumoniae. Es kann angenommen werden, daß dieser Erreger, der sowohl Eigenschaften eines Bakteriums als auch eines Virus hat, etwa 10–35% der extrahospital erworbenen Pneumonien bedingt. Die Infektion erfolgt durch die Inhalation des Keimes mit einer Inkubationszeit von etwa 21 Tagen. Während der Herbst- und Wintermonate kommt es zu kleinen Epidemien, während der Keim sonst für den Menschen endemisch ist. Entsprechend einer Serokonversionsraten-Häufigkeit von 75% während der ersten drei Monate der Militärzeit besteht eine sehr hohe Inzidenz der Infektion, die jedoch zum größten Teil klinisch inapparent verläuft. Es wird angenommen, daß nur etwa 3% der Rekruten mit Serokonversion eine symptomatische Pneumonie entwickeln. Diese Pneumonie ist nicht nur durch Invasion des Erregers selbst bedingt, sondern wahrscheinlich als Teil einer Immunreaktion unter Beteiligung von sensibilisierten T-Lymphozyten zu sehen. Erhärtet wird diese Meinung durch die Tatsache, daß bei Patienten mit Transplantationen oder Neoplasien Mykoplasma-pneumoniae-Pneumonien seltener als zu erwarten auftreten.

Klinische Befunde

Das typische Bild der Mykoplasmen-Pneumonie zeigt das eines fieberhaften Patienten mit dem Leitsymptom eines unproduktiven Hustens. Eine ausführliche Beschreibung findet sich bei [28].

Obwohl blutiger Auswurf selten ist, kann das klinische Bild mit einer Lungenembolie mit Infarkt verwechselt werden.

Die klinische Symptomatik verschwindet bei diesen Infektionen langsam, wenngleich das Fieber nach drei bis zehn Tagen abgeklungen ist. Eine klinisch wirksame antibiotische Therapie mit Erythromycin oder Tetrazyklinen verkürzt zwar die Symptomatik, ist jedoch nicht in der Lage, die Organismen vom Respirationstrakt schneller zu eradizieren. In seltenen Fällen kommt es trotz Therapie zu erneutem Fieberanstieg und zu erneuten Infiltrationen. Während der Großteil der klinischen Verläufe benigne ist, sind inzwischen auch Fälle mit akutem Atemnotsyndrom (acute respiration distress syndrome, ARDS) auf dem Boden einer Mykoplasmen-Pneumonie beschrieben [19].

Auf die extrapulmonalen Manifestationen mit autoimmunhämolytischer Anämie, Thrombozytopenie,

Verbrauchskoagulopathie sowie gastrointestinaler, muskuloskeletaler, dermatologischer, kardialer (Perikarditis, Myokarditis und Rhythmusstörungen) und neurologischer Beteiligung (Meningitis und Meningoenzephalitis) muß hingewiesen werden (Abb. 20–14).

Diagnostik

Die ätiologische Diagnose einer Infektion mit Mykoplasma pneumoniae kann entweder durch direkte Isolation des Erregers aus Sekreten des akut Erkrankten oder durch entsprechenden Titeranstieg nachgewiesen werden. Rekonvaleszententiter von 1:64 machen die Diagnose wahrscheinlich. 15% der Patienten zeigen später Rekonvaleszententiter, die vierfach oder höher über dem Ausgangswert liegen. Der Nachweis von Kälteagglutinintitern ist nicht spezfisch für die Infektion, weil eine Reihe von anderen Infektionen wie auch Neoplasmen und Autoimmunerkrankungen diese Titer produzieren.

5.1.4 Legionella-Pneumonien

Erreger und Epidemiologie

Im Jahre 1976 kam es zu einer dramatischen Folge von Pneumoniefällen im Gefolge eines Treffens amerikanischer Kriegsveteranen (American Legion Convention).

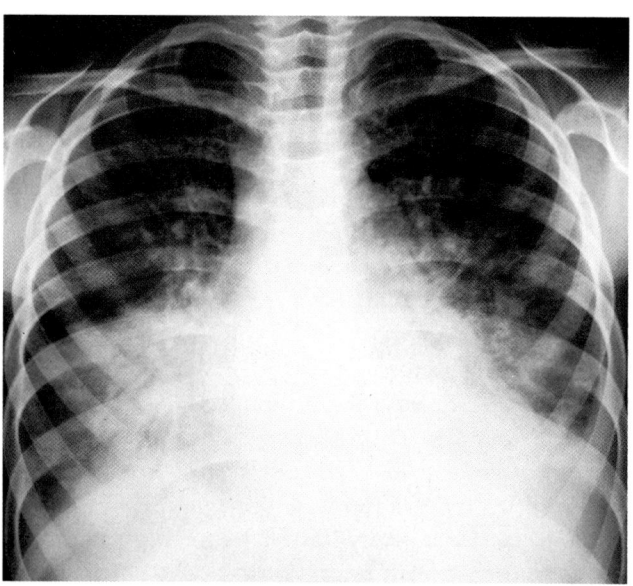

Abb. 20–14 Röntgen-Thoraxaufnahme einer 8jährigen Patientin mit dilatativer Kardiomyopathie bei Mykoplasmen-Pneumonie mit Bevorzugung des Mittellappens.

Sechs Monate nach dieser Epidemie wurde der Erreger dieser Erkrankungen isoliert und nach seinem ersten klinisch erfaßten Auftreten Legionella pneumophila genannt. Inzwischen sind sieben verschiedene Serotypen identifiziert worden (Legionella pneumophila, L. bozemanii, L. micdadei, L. dumoffii, L. gormanii, L. longbeachae, L. jordanis). Der Typ Legionella micdadei ist auch unter dem Namen „Pittsburgh pneumonia agent" nach einer besonderen Verlaufsform der Erkrankung in Pittsburgh benannt worden. Der gramnegative Erreger wird in Süßwasser und in Bodenproben gefunden. Epidemien sind bisher nur durch kontaminierte Kühltürme, Trinkwasserkontamination und Klimaanlagenbesiedlung aufgetreten. Wie bei anderen Pneumonieformen haben sich als prädisponierende Faktoren auch hier Immunsuppression, Zigarettenrauchen, postoperative Zustände, weitere kardiorespiratorische Erkrankungen sowie Diabetes mellitus, Neoplasien und Alkoholismus herausgestellt.

Klinische Befunde

Die Inkubationszeit der Erkrankung ist nur zwei bis zehn Tage, nach einem Prodromalstadium mit Kopfschmerzen, Myalgien und Abgeschlagenheit kommt es zu hohem Fieber mit mehreren Schüttelfrostattacken. Die Beteiligung des Intestinaltrakts ist beschrieben worden, jedoch nicht immer vorhanden. Husten tritt erst am zweiten und dritten Tag auf und ist nur gering produktiv mit schleimigem Sputum. Blutbeimengungen sind dann häufig, wenn der Husten produktiv ist. Viele Patienten klagen über pleuritische Schmerzen, wobei Luftnot ebenfalls häufig ist. Änderungen des Sensoriums mit Verwirrtheitszuständen und allgemeiner Lethargie sind typisch, insbesondere bei älteren Patienten.

Diagnostik

Der Allgemeinbefund dieser Patienten wird geprägt von dem Eindruck, daß es sich um ein akutes schweres Krankheitsbild handelt. Über den betroffenen Lungenabschnitten sind in aller Regel Rasselgeräusche auskultierbar. Die relative Bradykardie soll in etwa 60% der Fälle vorkommen, es muß jedoch, wie im Abschnitt 5.1 dargestellt, festgehalten werden, daß dieses diagnostische Zeichen unsicher ist. Die für die Anfangsphase häufig beschriebene Hyponatriämie und Hypophosphatämie, die auf eine ADH-Sekretionsstörung bezogen wurden, sind ebenfalls nicht immer vorhanden.

Typische Röntgenbilder sind nicht zu beschreiben;

sowohl lobäre Pneumonien als auch alveoläre Verdichtungen kommen vor. Auch beidseitige Infiltrate sowie kleine Pleuraergüsse sind relativ häufig.

Zur Diagnosesicherung ist die eleganteste Methode diejenige der direkten Immunfluoreszenz-Färbung von Sputum oder Bronchoalveolar-Lavage-Flüssigkeit oder auch transbronchialer Biopsiematerialien. Die Sputumkultur ist ein anderer diagnostischer Ansatz, sie ist jedoch erst nach drei bis zehn Tagen positiv. Anstiege der Antikörpertiter auf Werte über 1 : 128 oder ein Konvaleszenztiter über 1 : 256 sind als diagnostisch beschrieben worden. Der Nachteil der serologischen Testung ist, daß Kreuzreaktionen vorkommen oder daß Infektionen mit einem Serotyp vorhanden sein können, der hiermit nicht erfaßt wird.

Ein Vorteil ist, daß der Keimnachweis auf verschiedene Arten im Urin möglich ist, dieses kann die Diagnose beschleunigen.

Therapie

Der klinische Verlauf ist bei adäquater Therapie (Erythromycin) in aller Regel benigne; es ist jedoch auch beschrieben, daß eine inkomplette Resolution Lungenfibrose-ähnliche Bilder hinterläßt.

Die Fehleinschätzung der Legionellen-Pneumonie als „Virus-Pneumonie" mit der Annahme, eine wirksame antibiotische Therapie sei nicht möglich, muß unbedingt vermieden werden.

5.2 Nosokomiale Pneumonien

Epidemiologie

Nosokomiale Pneumonien stellen in aller Regel Komplikationen von anderen zugrundeliegenden Erkrankungen dar. Hierzu gehören Herzinsuffizienz, andere pulmonale Erkrankungen (Abb. 20–15), hämatologische Erkrankungen, Diabetes mellitus, Nierenerkrankungen, Intoxikationen sowie Systemerkrankungen und Neoplasien (Abb. 20–16). Innerhalb der Gruppe der nosokomialen Pneumonien haben besonders diejenigen, die auf Intensivstationen erworben werden, eine sehr schlechte Prognose. Während die Mortalität von nosokomialen Pneumonien insgesamt bei 15% liegt, beträgt die Todesrate bei den auf der Intensivstation erworbenen 50%. Die Häufigkeit der nosokomialen Pneumonie liegt zwischen 0,5 und 5% aller stationären

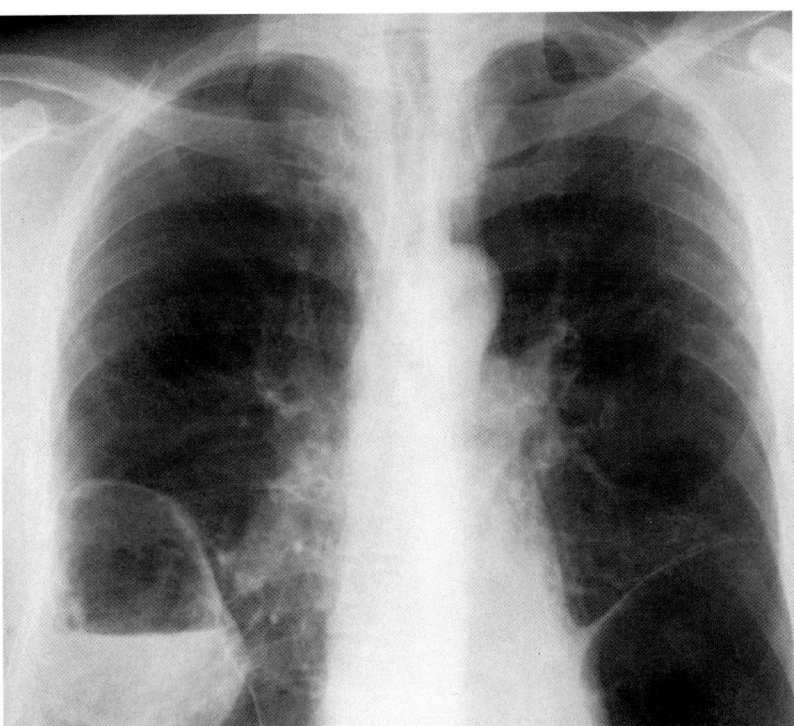
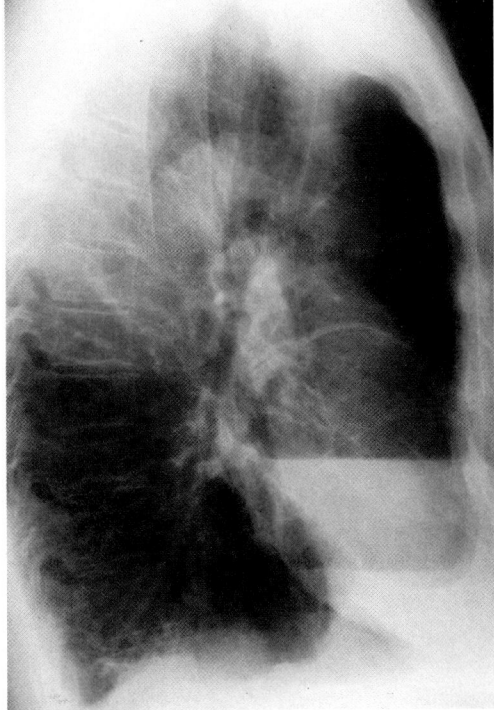

Abb. 20–15 Röntgen-Thoraxaufnahmen (p.-a. und seitlich) eines 65jährigen Patienten mit sekretgefüllten superinfizierten Emphysemblasen im Mittellappen. Nachweis von Staphylococcus aureus. Vorliegen einer schweren chronischen obstruktiven Ventilationsstörung. Zusätzlich bestehen eine Emphysemblase links basal und pneumonische Veränderungen in S9 sowie ein kleiner Winkelerguß.

Patienten. Sie zählt neben den nosokomialen Infektionen der ableitenden Harnwege und den Wundinfektionen zu den drei häufigsten Infektionskrankheiten, die im Krankenhaus behandelt werden müssen.

Erregerspektrum

Zu den häufigsten Erregern der nosokomialen Pneumonien gehören Pseudomonas aeruginosa, Klebsiella

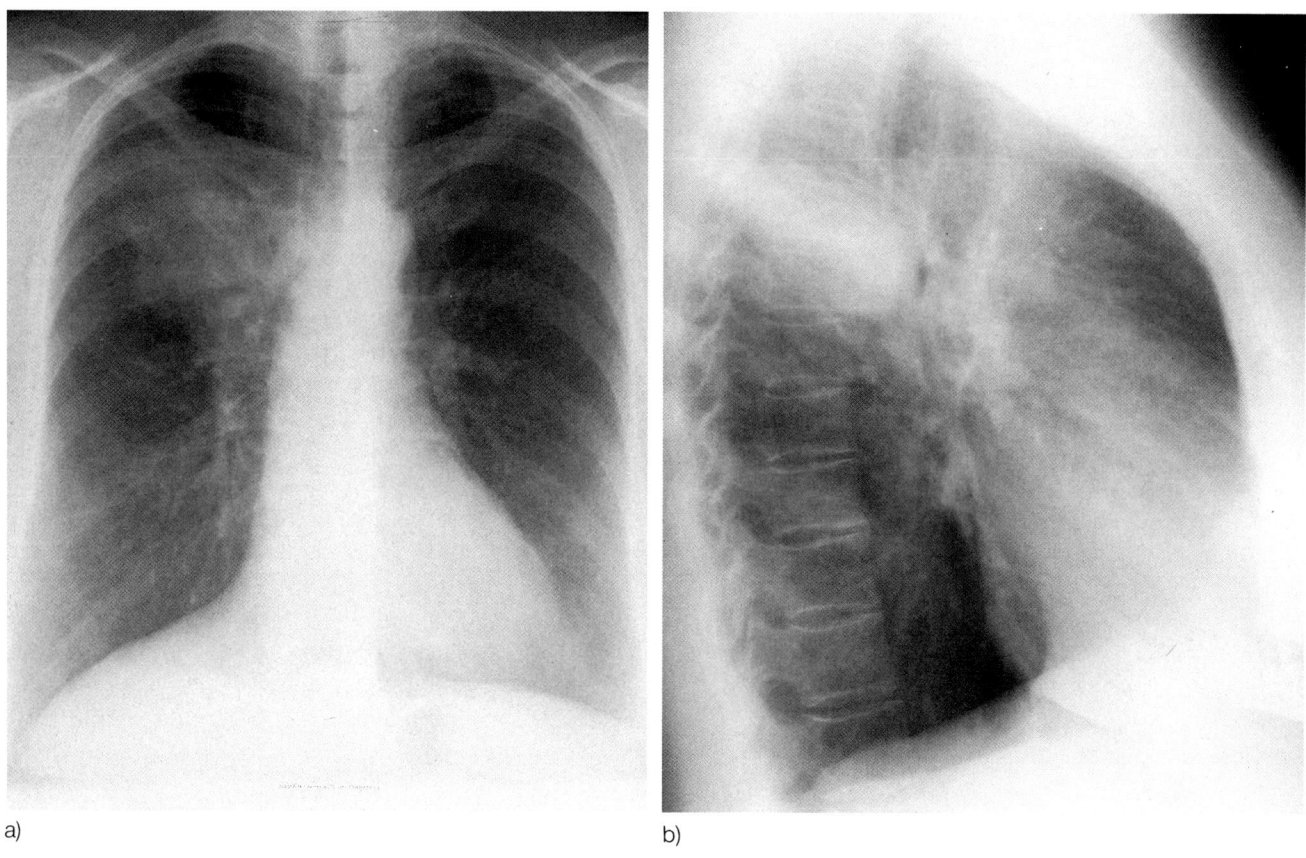

a)
b)

Abb. 20–16 Röntgen-Thoraxaufnahmen (p.-a. und seitlich) einer 67jährigen Patientin mit Retentionspneumonie bei wenig differenziertem Adenokarzinom des rechten Oberlappens.

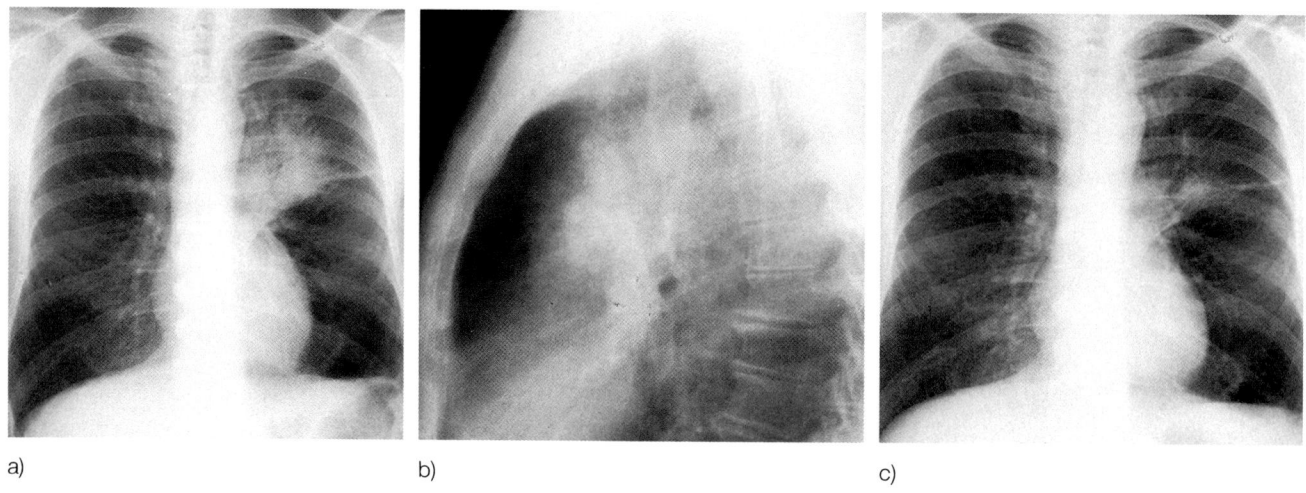

a)
b)
c)

Abb. 20–17 57jähriger Patient mit Klebsiellen-Pneumonie im linken Oberlappen.
a) p.-a. Röntgen-Thoraxaufnahme vor Therapiebeginn

b) seitliche Röntgen-Thoraxaufnahme vor Therapiebeginn
c) Röntgen-Thoraxaufnahme acht Tage nach Therapie mit Cephalosporin und Aminoglykosid

(Abb. 20–17), Escherichia coli, Staphylococcus aureus sowie je nach Genius epidemicus Serratia marcescens, weniger häufig Haemophilus influenzae, Anaerobier, in Deutschland sehr selten Legionella pneumophila, insgesamt selten auch Pilze. Auf die spezifischen Keime bei Immuninkompetenz (Abb. 20–18), insbesondere AIDS (Zytomegalievirus, Pneumocystis carinii, Mykobakterien) wird im Abschnitt 5.3 eingegangen.

Prävention

Das Auftreten von nosokomialen Pneumonien ist besonders bei Patienten zu erwarten, die die in Tabelle 20–5 dargestellten Risikofaktoren haben. Sollten diese Risikofaktoren vorliegen, ist das Auftreten einer Pneumonie immanent, und erste klinische Anzeichen wie Auftreten von Fieber, Tachypnoe, Änderungen der Blutgaskonstellation sollten an das Vorliegen einer Pneumonie denken lassen. Prophylaktische Maßnahmen müssen getroffen werden, um das Auftreten einer nosokomialen Pneumonie zu verhindern. Hierzu gehö-

Tabelle 20–5 Risikofaktoren für nosokomiale Pneumonien.

Störung der mukokutanen Schutzfunktion
– intubierte Patienten
– Patienten mit Kathetern
  (Blase, i.v. Katheter)
– Patienten mit Dekubitus oder Schleimhautulzera
– Patienten mit veränderter Haut-Schleimhaut-Flora
  (nach Antibiotikatherapie)

Verringerung der bakteriziden Leukozytenfunktion
– myeloische Leukämie
– medikamentösinduzierte Leukopenie
– Steroidtherapie
– Verbrennungen

Dämpfung der humoralen Immunabwehr
– malignes Lymphom
– Hypogammaglobulinämie
– Zytostatikatherapie

Dämpfung der zellulären Immunabwehr
– Morbus Hodgkin
– Steroidtherapie
– Urämie
– Organtransplantation
– fortgeschrittene metastasierende Tumoren
– Zytostatikatherapie

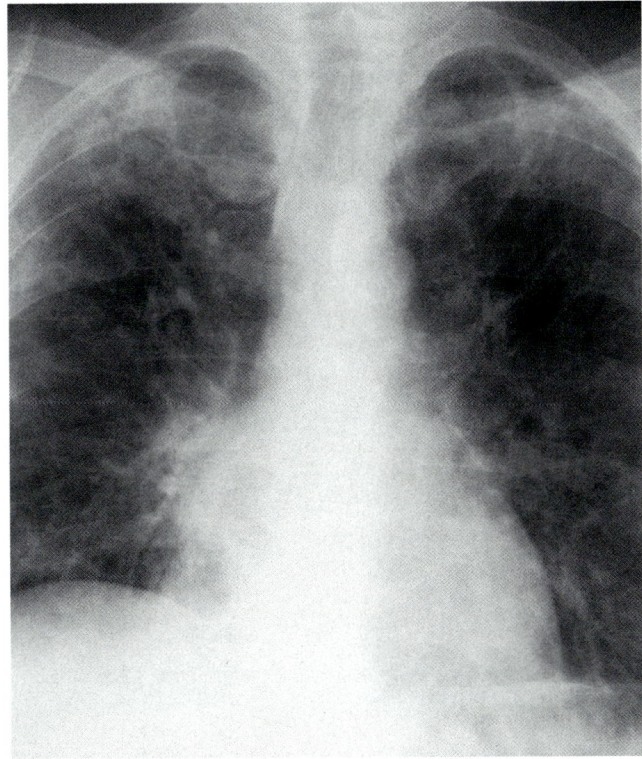

Abb. 20–18 Röntgen-Thoraxaufnahme einer Pneumocystis-carinii-Pneumonie bei einem 46jährigen Patienten unter immunsuppressiver Therapie. Die pneumonischen Infiltrationen finden sich überwiegend in beiden Oberfeldern sowie parakardial rechts. Differentialdiagnostisch wurde eine Tuberkulose durch broncho-alveoläre Lavage (eindeutiger Nachweis von Pneumocystis carinii, fehlender Nachweis von säurefesten Stäbchen) ausgeschlossen.

ren peinlichste Hygiene beim Umgang mit intubierten Patienten und auf Intensivstation nur gezielte Antibiotikatherapie für andere Erkrankungen, optimale kardiopulmonale Rekompensation mit medikamentöser Therapie und Inhalationstherapie, Mobilisation von bettlägerigen alten Patienten und adäquate physikalische Therapie, enterale Ernährung sowie Mundpflege zur Vermeidung der Kolonisation gramnegativer Keime im Oropharyngealbereich.

Insbesondere postoperative Pneumonien können durch eine genaue Beurteilung der kardiorespiratorischen Situation des Patienten und Optimierung der Funktion präoperativ häufig verhindert werden. Besonders der Einsatz der endoskopischen Absaugung bei mangelnder Husteneffizienz postoperativ kann das Angehen einer Pneumonie eher verhindern als der zu großzügige Einsatz von sogenannten Breispektrum-Antibiotika.

Diagnostik

Bei Verdacht auf Vorliegen einer nosokomialen Pneumonie ist der kardiorespiratorische Status des Patienten genauestens zu dokumentieren. Wegen der schlechten Prognose und der Abhängigkeit des weiteren Verlaufs von den Funktionsreserven der anderen Organe sind auch die Funktionsleistungen der Leber, der Niere und der blutbildenden Organe neben dem kardiorespiratorischen Zustand zu beurteilen.

Sehr häufig wird bei diesen Patienten die Blutgasanalyse nicht rechtzeitig zur Diagnose herangezogen. Die Beurteilung des Gasaustausches ist jedoch von ganz besonderer Bedeutung, da die weitere Prognose des Patienten in erster Linie von der Qualität des Gasaustausches abhängt.

Die Anfertigung von Thoraxaufnahmen im anterior-posterioren Strahlengang sowie im seitlichen Strahlengang, nach Möglichkeit nicht mit fahrbaren Geräten, sondern im Stehen, ist zur Beurteilung sehr hilfreich.

Bei den meisten nosokomialen Pneumonien ist die Diagnose nicht leicht, auch wesentliche andere differentialdiagnostische Überlegungen wie Linksherzversagen, Atelektase, Lungenembolie sind zu erwägen bzw. auszuschließen.

Die Diagnostik bei nosokomialen Pneumonien muß auf eine ätiologische Erregerdiagnose ausgerichtet sein, weil eine rein empirische Therapie nicht erfolgversprechend ist. Die Schwierigkeit bei diesen Patienten liegt jedoch auch darin, daß eine alleinige Kolonisation der oropharyngealen wie auch der bronchialen Region häufig falsche diagnostische Schlüsse nahelegt. Aus diesem Grund sollte auf die invasiven spezifischen Techniken wie Fiberoptik-Bronchoskopie, Blutkultur zurückgegriffen werden, ehe man eine antibiotische (Kombinations-) Therapie beginnt.

Diese Haltung ist angesichts der hohen Resistenzquote der gramnegativen Keime sowie der Gefahr, durch eine inadäquate Therapie weitere Keiminvasion zu begünstigen, von eminenter praktischer Bedeutung für den Einzelfall wie auch für das Hospitalisierungsproblem im allgemeinen.

Erst wenn die entsprechenden Materialien zum Keimnachweis asserviert worden sind, ist je nach Genius epidemicus eine empirische Therapie erlaubt.

Therapie

Die Initialtherapie dieser Erkrankungen muß besonders bei den gramnegativen Erregern in aller Regel eine Kombinationstherapie sein, da diese ein besonders hohes Risiko von Resistenzentwicklungen haben. Bei der Anwendung von Aminoglykosiden kritisch kranker Patienten sind die neuen Methoden des Drug-Monitoring angezeigt [5]. Abbildung 20–19 zeigt eine Statistik, wie mit Hilfe von pharmakokinetischen Daten eine si-

chere Therapie unter Optimierung der Serumkonzentrationen und Vermeidung von toxischen Nebenwirkungen erzielt werden kann.

Neben der spezifischen Antibiotikatherapie, die so gezielt wie möglich und nicht so breit wie möglich angesetzt werden sollte, sind die allgemeinen therapeutischen Richtlinien zu beachten. Oberstes Ziel muß dabei die Verbesserung der Abwehranlage des Organismus sein und die Vermeidung einer neuen Keiminvasion durch Erhaltung des Schutzes der mukokutanen Barrieren (Mundpflege, Venenkatheterpflege, Vermeidung unnötiger Blasenkatheterisierung, Vermeidung eines Wachstums entlang von nasogastrischen Kathetern).

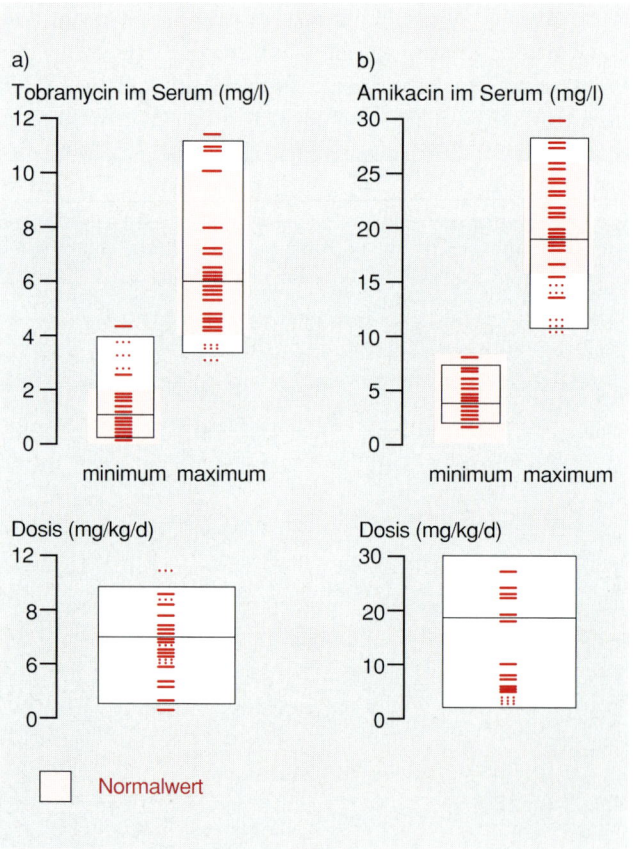

Abb. 20–19 Dosis und resultierende Minimal- und Maximalwerte von Aminoglykosid-Konzentrationen bei Patienten mit nosokomialen Pneumonien einer medizinischen Intensivstation (Aminoglykosid-Serumkonzentrationen, die mittels Dreipunktmethode vorhergesagt wurden). Die Säulen beinhalten 5–95 Percentile, die Horizontallinie entspricht dem Median, jeder kurze horizontale Strich entspricht einem Einzelfall, gepunktete horizontale Linie deutet auf Differenz zwischen gegebener und vorhergesagter Dosis (nach [5]).

5.3 Pneumonie bei AIDS und AIDS-related complex

Die Infektion mit dem HIV-Virus (früher HTLV III/LAV) bedingt stets pulmonale Manifestationen und Komplikationen. Hierbei sind zu unterscheiden:
– opportunistische Infektionen, wie sie in aller Regel im Gefolge einer AIDS-Erkrankung auftreten
– HIV-bezogene pulmonale Infektionen, wie Tuberkulose und Nokardiose
– wahrscheinlich HIV-bezogene pulmonale Erkrankungen, wie pyogene bakterielle Pneumonien
– die bei Kindern AIDS-anzeigende lymphoid-interstitielle Pneumonitis
– die AIDS-bedingten pulmonalen Neoplasien wie Kaposi-Sarkom und Non-Hodgkin-Lymphom.

Zu der Gruppe der opportunistischen Infektionen, die charakteristischerweise bei AIDS auftreten, gehören die Pneumocystis-carinii-Pneumonie als die häufigste Form (Abb. 20–20), aber auch Pilzinfektionen wie bronchopulmonale Candidiasis oder Kryptokokkose, daneben auch disseminierte Mycobacterium-kansasii-Infektionen sowie Zytomegalievirus-Pneumonie und Herpes-simplex-Pneumonie. Obwohl Zahlen über die Entwicklung dieser einzelnen Krankheitsbilder bisher nicht mit genügender Sicherheit erhoben werden konnten, als daß sie eine Grundlage für eine Epidemiologie abgeben könnten, so kann doch festgehalten werden, daß im Gefolge einer HIV-Infektion ohne das Vollbild

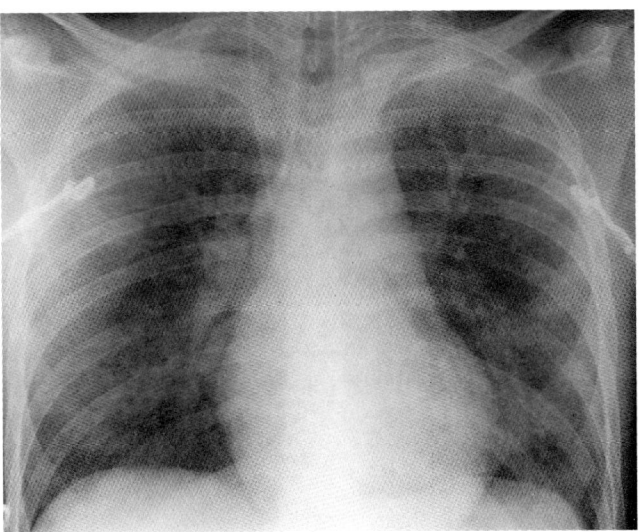

Abb. 20–20 Röntgen-Thoraxaufnahme einer Pneumocystis carinii-Pneumonie bei einem 28jährigen Patienten mit AIDS. Relativ homogene feinfleckige Verschattung beider Lungen. Wegen progressiver Ateminsuffizienz Intubation und intensivmedizinische Behandlung.

von AIDS einige Syndrome zunehmend klarer klinisch zutage treten. Hierzu gehören das Auftreten von pyogenen bakteriellen Pneumonien [37], pulmonale und extrapulmonale Infektionen mit Mycobacterium tuberculosis. Die zu Beginn der 80er Jahre beobachtete Legionellen-Pneumonie wird jetzt weniger gesehen, die lymphoide interstitielle Pneumonitis, die diagnostisch für AIDS bei Kindern im Alter unter 13 Jahren ist, wird jetzt zunehmend auch bei Erwachsenen gesehen. Die Tatsache, daß unspezifische interstitielle Pneumonitiden häufig beobachtet werden, ist ebenfalls charakteristisch für diesen Trend der AIDS-Folgekrankheiten.

Diagnostik

Wie schon allgemein für die Diagnostik und Therapie der Pneumonien dargelegt, gilt für Pneumonien bei HIV-infizierten Patienten, daß eine empirische Therapie ohne definitive Diagnose nur in Ausnahmefällen indiziert ist. Eine solche Ausnahme besteht allerdings zu dem Zeitpunkt, wenn diagnostische invasive Maßnahmen durchgeführt worden sind, die Ergebnisse jedoch noch nicht eingegangen sind.

Obwohl Patienten mit HIV-Infektionen an den vorgenannten Manifestationen und Komplikationen häufiger erkranken, ist jedoch festzuhalten, daß auch die nichtnosokomialen Infektionen mit Haemophilus influenzae oder Streptococcus pneumoniae in die Differentialdiagnose einbezogen werden müssen. Daraus ergibt sich, daß bei produktivem Husten auf jeden Fall Sputumuntersuchungen mit Gram-Färbung durchgeführt und Blutkulturen angelegt werden sollten, wie bei jeder Pneumonie unklarer Ätiologie. Wenn diese bakteriologischen Untersuchungen jedoch negativ sind, ist das Hauptaugenmerk auf den Nachweis von Pneumocystis carinii zu richten, weil dieser Erreger mit Abstand am häufigsten verantwortlich ist für Pneumonien bei AIDS-Patienten.

Da die Diagnostik bezüglich Pneumocystis carinii auch die anderen potentiellen Erreger miterfassen kann, sollte ein Flußschema zur Diagnose eingehalten werden, das allgemein Gültigkeit hat (Abb. 20–21).

Pitchenik et al. [35] wie auch Bigby [4] haben den Wert der Sputumuntersuchung bei Verdacht auf Pneumocystis-carinii-Pneumonie bei AIDS-Patienten analysiert und kommen zu dem Schluß, daß speziell das induzierte Sputum ein erster vernünftiger Schritt in der Diagnostik ist.

Ist dieser Ansatz jedoch negativ, oder produziert der Patient kein Sputum, so ist die Fiberoptik-Bronchoskopie das Verfahren der Wahl, um zu einer Diagnose bei

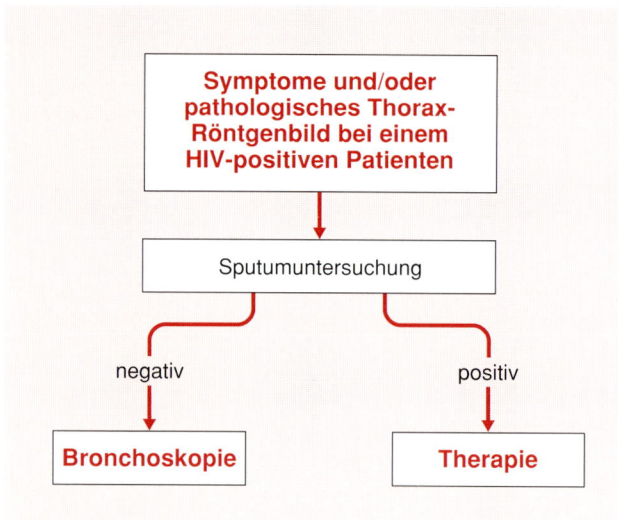

Abb. 20–21 Diagnostisches Vorgehen bei Verdacht auf Pneumonie bei einem HIV-positiven Patienten.

opportunistischer Infektion bei solchen Patienten zu kommen. In der Anwendung der Fiberoptik-Bronchoskopie sollte sowohl die bronchoalveoläre Lavage als auch die transbronchiale Biopsie durchgeführt werden. Zusammengenommen haben diese Untersuchungen eine hohe Trefferquote [6, 43]. Bürstenbiopsien scheinen dagegen weniger hilfreich zu sein, was jedoch nur zutrifft, wenn eine gute zytologische Aufarbeitung des Materials nicht sichergestellt werden kann. Die bronchoalveoläre Lavage sollte so durchgeführt werden, daß bei Instillation von Aliquots von 20 bis max. 150 ml einer 0,9%igen NaCl-Lösung etwa 40–60 ml der instillierten Flüssigkeit wieder gewonnen werden. Diese Untersuchungen sollten nur in Institutionen durchgeführt werden, wo die weitere Aufarbeitung des Biopsiematerials auch sichergestellt ist. Hierzu gehört sowohl die morphologisch-pathologische als auch die mikrobiologische Aufarbeitung. Wichtig ist weiter, daß nicht nur auf Pneumocystis carinii untersucht wird, sondern auch Pilze und Mykobakterien berücksichtigt werden. Außerdem sollten bei Mykobakterien die Kulturen verfolgt werden, da häufig erst diese positiv sind, während der direkte Nachweis nicht gelingt.

Die Untersuchung des Materials auf Legionellen und Viren ist wünschenswert, jedoch nicht unbedingt notwendig, da zum einen Legionellen-Infektionen inzwischen sehr selten geworden sind und zum anderen die Virusinfektionen keine differentialtherapeutischen Ansätze ergeben.

War die Bronchoskopie nicht diagnostisch, kann eine Rebronchoskopie erwogen werden oder aber alterna-

tiv, insbesondere bei sich weiter verschlechterndem Zustand des Patienten, eine offene Lungenbiopsie. Hierzu sollte man sich jedoch erst bei instabiler klinischer Situation des Patienten entschließen, da bei stabilem Zustand eine abwartende Haltung eingenommen werden kann oder auch eine Rebronchoskopie ein vertretbarer vorheriger Schritt ist. Die offene Lungenbiopsie ist besonders hilfreich in der Diagnose lymphozytischer oder nichtspezifischer interstitieller Pneumonitisformen, da hierbei die Biopsate genaue histologische Analysen zulassen.

Leider sind bei dieser Diagnose keine konkreten prognostischen Schlüsse zu ziehen, da die Kenntnisse zum jetzigen Zeitpunkt hierzu noch nicht ausreichen.

In der Literatur wird beschrieben, daß auch das Kaposi-Sarkom im Parenchym bei vorhandener sonstiger extrapulmonaler Manifestation durch die einfache bronchoskopische Untersuchung mit genügender Sicherheit wahrscheinlich gemacht werden kann [26]. Hierbei finden sich endobronchial kirschrote, über das Mukosaniveau hinausreichende Läsionen, die zur Diagnosesicherung ausreichen, insbesondere, wenn die übrige Aufarbeitung keine infektiöse Ursache ergeben hat.

Eine Basisdiagnostik bei Patienten mit HIV-Infektionen ohne Hinweis auf Pneumonie erscheint hilfreich und notwendig, weil durch eine frühzeitige Erfassung der Basisdaten der Lungenfunktion Referenzwerte für spätere Befundvergleiche erhoben werden können. Eine systematische invasive Diagnostik erscheint nicht notwendig. Die Anamneseerhebung, der physikalische Status und das Röntgenbild des Patienten entsprechen einem auf jeden Fall zu fordernden Minimalprogramm.

Therapie

Bei noch fehlender Therapie für die HIV-Infektion allgemein muß festgehalten werden, daß viele der pulmonalen Komplikationen vergleichsweise gut behandelbar sind.

Dieses gilt besonders für die Pneumocystis-carinii-Infektion, die Tuberkulose, die Pilzinfektionen und die pyogenen bakteriellen Pneumonien. Die neoplastischen Komplikationen jedoch sind in aller Regel therapierefraktär, woraus sich ergibt, daß auf jeden Fall die einzelnen Diagnosen erhärtet werden müssen, da sich differentialtherapeutische Ansätze daraus ergeben.

Die Pneumocystis-carinii-Pneumonie als häufigste Manifestation der Immuninkompetenz tritt als Erstdiagnose bei zwei Dritteln aller Patienten mit HIV-Infektionen auf. Es wird angenommen, daß 80% aller Patienten mit AIDS mindestens einmal im klinischen Verlauf eine pulmonale Pneumocystis-carinii-Infektion durchgemacht haben. Ist sie einmal aufgetreten, so ist ein Rezidiv häufig und wahrscheinlich, selbst nach augenscheinlich erfolgreicher Initialtherapie.

Trotz dieser empirischen Erfahrungen zum Verlauf muß festgehalten werden, daß nur wenig über die exakte Pathogenese der Pneumocystis-carinii-Infektion bei AIDS bekannt ist. Es besteht z. B. nur eine geringe Korrelation zwischen der vorhandenen Erregerzahl und dem Krankheitsbild. So kommt es auch vor, daß eine erfolgreiche Therapie die Krankheitszeichen beseitigt, ohne den Erreger zu eliminieren.

Die Therapie beinhaltet entweder Cotrimoxazol oder Pentamidine. Beide Therapieansätze sind wirksam, jedoch besteht über die Dosierung wie auch über die Dauer der Therapie noch Uneinigkeit [45]. Darüber hinaus ist für diese beiden Medikamente nicht bekannt, ob eine Prophylaxe mit ihnen sinnvoll erscheint.

Die Infektion mit Mycobacterium tuberculosis scheint bei HIV-Infizierten zunehmend häufiger zu werden. Charakteristischerweise ist die Röntgenmorphologie dabei nicht diejenige der klassischen apikalen flauen Infiltrate mit Tendenz zur Einschmelzung, sondern häufig gerade ohne Einschmelzung an anderer Stelle in der Lunge, nämlich im Mittel- und Unterlappen gelegen [36]. Wichtig erscheint auch, daß extrapulmonale Manifestationen der Tuberkulose gleichzeitig vorkommen. Der Wert der Tuberkulin-Testung bei Patienten mit AIDS ist durchaus positiv. In einer Untersuchung fand sich, daß 40% der Patienten mit nachgewiesener Tuberkulose einen Tuberkulin-Test mit einer mehr als 10 mm großen Hautreaktion haben.

Mit der atypischen Röntgenmorphologie geht einher, daß die Histologie der Mycobacterium-tuberculosis-Infektion nicht die typischen verkäsenden Granulome zeigt, sondern nur unvollständig ausgebildete Granulome. Solche Granulome schließen also eine Tuberkulose nicht aus; häufig sind gerade in diesen Fällen die Kulturen positiv.

Der kulturelle Nachweis von Mycobacterium-avium-Komplex ist in seiner klinischen Wertigkeit noch unklar. Neben positiven Befunden in Bronchiallavage-Flüssigkeit finden sich solche auch in Lymphknoten, Knochenmark und Blut als Ausdruck einer disseminierten Erkrankung, ohne daß dabei prognostisch klar ist, ob eine Therapie nutzbringend sein wird.

Neben Mycobacterium avium ist das Zytomegalie-virus in Biopsaten oder Lavage-Flüssigkeit kulturell nachweisbar. Auch hierbei findet sich häufig keine histologische Evidenz einer pulmonalen zytotoxischen Reaktion, so daß der Nachweis in seiner klinischen Wertigkeit nicht sicher ist. Für die Zytomegalievirusinfektion steht keine Standardtherapie zur Verfügung; die bisher veröffentlichten Resultate mit der experimentellen Anwendung von DHPG erscheinen nicht vielversprechend (s. [11]).

Eine Therapie des pulmonalen Kaposi-Sarkoms existiert bisher nicht; sowohl Sklerotherapie als auch Chemotherapie haben einen bis jetzt nicht sicher einzuschätzenden Wert, die Radiotherapie mag jedoch für Patienten mit lokalisierter Stenosierung der zentralen Atemwege oder Hämoptysen sinnvoll sein. Angesichts der schlechten Prognose erscheint bei dringendem Verdacht auf ein disseminiertes pulmonales Kaposi-Sarkom eine weitere invasive Diagnostik wegen mangelnder therapeutischer Konsequenzen nicht angezeigt.

Zur Führung der Patienten mit AIDS ist zu betonen, daß die Patienten möglichst frühzeitig über das Wesen ihrer Erkrankung informiert werden sollten. Für die pulmonalen Manifestationen und Komplikationen gilt, daß die Therapiemöglichkeit besonders dann günstig ist, wenn der Patient frühzeitig in fachärztliche Behandlung kommt. Wenngleich eine dauerhafte Heilung bisher nicht möglich ist, muß der Patient doch wissen, daß eine potentielle Pneumonie für ihn das größte und gefährlichste Risiko der HIV-Infektion bedeutet. Er muß deshalb angehalten werden, bei Auftreten von Fieber, Schüttelfrost, ungewöhnlichem Schwitzen, Husten und/oder Dyspnoe, sofort fachärztliche Hilfe zu suchen. Schon vor der ersten Manifestation ist es sinnvoll, den Patienten auf die zum Teil invasive Diagnostik vorzubereiten, die dann notwendig ist, wenn die oben genannten Symptome bestehen. Er sollte nicht nur auf die invasive Diagnostik, sondern auch auf die je nach klinischer Situation notwendige Intensivtherapie mit der potentiellen Notwendigkeit von endotrachealer Intubation und maschineller Beatmung hingewiesen werden.

Diese Führung des Patienten setzt klare Vorstellungen über die diagnostischen und therapeutischen Abläufe bei den behandelnden Ärzten voraus. Nur durch weitere Aufklärungsarbeit und Konzentration der Behandlung in darauf spezialisierten Zentren wird es gelingen, einen akzeptablen Standard in der Diagnostik und Therapie dieser neuen Erkrankung zu erzielen.

6 Therapie

6.1 Grundsätze zur antibiotischen Behandlung

Viele Ärzte gehen bei der Behandlung von Pneumonien davon aus, daß allein eine antibiotische Therapie ausreicht, den Patienten schnellstmöglich zu kurieren. In dieser Haltung spiegelt sich die Tatsache wider, daß die pharmazeutische Industrie mit immer neuen Antibiotika insbesondere jungen unerfahrenen Ärzten vorgaukelt, daß eine antibiotische Therapie in der Tat das Wesentliche sei. Insbesondere unter dem immer wieder benutzten Begriff Breitspektrum-Antibiotika hält sich der Mythos, daß es Antibiotika gäbe, die für alle Erreger in Frage kommen. In der Praxis ist es deshalb nicht erstaunlich, daß Patienten bereits mit Antibiotika behandelt werden, wenn nur der Verdacht einer Infektion besteht, und daß dabei gerade neueste, z. T. sehr teure Pharmaka verwendet werden, ohne daß der behandelnde Arzt sich auch nur die Mühe macht, zu definieren, welchen Erreger er zu behandeln glaubt. Lowell Young hat diese Haltung „decerebrate Antibiotika" genannt, [47] und Richard Duma [9] hat darauf hingewiesen, daß es in guter Tradition von Paul Ehrlich stünde, eine gezielte Antibiotikatherapie durchzuführen, die einem vernunftbegabten Arzt entspräche. Es muß festgehalten werden, daß eine Antibiotikatherapie zwar eine kausale Therapie ist, wenn der Erreger eine Sensibilität für das verwendete Pharmakon hat und dieses in ausreichender Serumkonzentration vorliegt. Ganz wesentlich in der Überwindung der Krankheitszeichen ist die Fähigkeit des Organismus, die Infektion zu limitieren und eine Restitutio ad integrum zu bewerkstelligen. Dieser Aspekt muß immer wieder betont werden, da er von vielen Ärzten insbesondere bei nicht sofortigem Ansprechen vergessen wird und dabei ein pragmatischer Aktionismus um sich greift, der sich darin äußert, daß immer neue Kombinationen höher dosierter Pharmaka dem Patienten appliziert werden.

Im klinischen Jargon wird dann häufig von „breitantibiotisch abdecken" gesprochen, in der naiven Hoffnung, eine prophylaktische Therapie von Infektionen durchführen zu können. Wie im Abschnitt 3 dargestellt, sind gerade diese therapeutischen Abenteuer dafür verantwortlich, daß pathogene Keime die mukokutanen Barrieren überwinden und dadurch Eintritt in das Lungenparenchym bekommen. Wie vorher schon bei den einzelnen Pneumonieformen und der Therapie dargestellt, ist diejenige antibiotische Therapie die beste, die den potentiellen Erreger mit Sicherheit trifft und möglichst wenig andere Wirkungen im Organismus hervorruft. Ohne die obigen Darlegungen zu wiederholen, soll an dieser Stelle noch einmal auf einige Gesichtspunkte eingegangen werden: Die Therapie mit Antibiotika sollte nach den diagnostischen Wahrscheinlichkeiten ausgerichtet sein. Das bedeutet, daß bei der Wahrscheinlichkeit einer Pneumokokken-Pneumonie auf jeden Fall auch als Erstantibiotikum Penicillin G eingesetzt werden sollte. Andererseits bedeutet es, daß bei einer nosokomialen Pneumonie die jeweiligen lokalen antibiotischen Empfindlichkeitsmuster, z. B. der Staphylokokken wie auch der gramnegativen Keime als denjenigen, die am wahrscheinlichsten die Infektion verursachen, berücksichtigt werden müssen. Wenn mehrere Pharmaka ähnlich effektiv einzuschätzen sind, kommen Gesichtspunkte der Wirtschaftlichkeit ins Spiel. Hierbei ist festzuhalten, daß die neuen Pharmaka, wie die sogenannte dritte Cephalosporin-Generation, etwa viermal so teuer sind wie diejenigen der ersten Generation und diese wiederum etwa viermal so teuer wie eine äquipotente Dosis von Penicillin G. Es erscheint also sinnvoll, sich diesen Aspekt vor Augen zu halten, wenn eine Wahl eines Antibiotikums möglich ist. Ein weiterer Gesichtspunkt ist die Sicherheit der anzuwendenden Pharmaka bezüglich Toxizität und Nebenwirkungen. Das klassische, in diesem Sinne anzuführende Beispiel ist Chloramphenicol, welches ein fast ideales Antibiotikum für viele klinische Infektionen ist und das sich auch durch eine hohe Penetration in das ZNS auszeichnet. Wegen der dokumentierten Fälle von aplastischer Anämie hat es sich jedoch zu einem Antibiotikum der letzten Zuflucht entwickelt, auch wenn die Toxizität bei kurzzeitigem Gebrauch wahrscheinlich sehr gering ist. Die hochwirksamen Aminoglykoside sind ebenfalls anzuführen, hier gilt es, ein Optimum an Therapie dadurch zu bewirken, daß die Serumkonzentrationen gemessen werden, damit Nebenwirkungen wie Ototoxizität und Nephrotoxizität vermieden werden können. Insbesondere bei nosokomialen Infektionen mit gramnegativen Keimen, vor allem mit Pseudomonas, sind diese Pharmaka unverzichtbar, und Serumkonzentrationsmessungen müssen sorgfältig durchgeführt werden. Das Beispiel der Aminoglykoside macht deutlich, daß die Therapie individualisiert werden muß je nach Keim, aber auch je nach Patient.

Dieser Grundsatz der Individualisierung der Therapie sollte Allgemeinnützigkeit erhalten, da Routineschemata bei der Pneumoniebehandlung mit Antibiotika nicht angebracht sind. Dieses bedeutet nicht, daß nicht doch Standardtherapie-Schemata zur Anwendung kommen sollen, wie z. B. die Erythromycin-Therapie bei Mycoplasma-pneumoniae-Infektionen oder die Penicillin-G-Therapie bei Diplococcus pneumoniae oder die Ampicillin-Therapie bei Haemophilus influenzae. Wesentlich ist jedoch dabei, daß eine effektive Dosis für einen entsprechenden Zeitraum gegeben wird und daß nicht zu schnell ein Wechsel auf ein anderes Antibiotikum versucht wird, wenn die gewählte Therapie scheinbar nicht erfolgreich ist. Therapieversager entstehen z. B. dadurch, daß sich ein Empyem entwickelt oder eine Abszeßhöhle nicht vom Antibiotikum erreicht wird. Hier sind chirurgische Intervention bzw. Dauer-Saugdrainagen notwendig, um zu einer Entfieberung zu führen.

Manchmal entschließen sich Ärzte zu dauernder Sputumkontrolle zum Eliminationsnachweis des vorher identifizierten Keimes. Dieses ist unter der entsprechenden Antibiotikatherapie nicht hilfreich und häufig verwirrend, da der verantwortliche Keim äußerst selten noch unter einer adäquaten Therapie im Sputum nachweisbar ist. Vielmehr finden sich häufig diejenigen Keime, die die oropharyngeale Kavität neu besiedeln. Diese sind jedoch für die Infektion nicht repräsentativ. Eine voreilige Therapie gegen diese identifizierten Keime führt dann zu einer inkonsequenten Therapie, die den Patienten mehr gefährdet als ihm hilft.

Hierbei besteht vor allen Dingen die Gefahr, daß es zu Superinfektionen mit anderen Keimen kommt, die erst durch die Antibiotikatherapie die Möglichkeit gewonnen haben, an der Mukosa des Mundes adhärent zu werden. Als zu beherzigender Grundsatz muß also gelten, daß die Antibiotikatherapie so schmal wie möglich und nicht so breit wie möglich angesetzt werden soll.

6.2 Allgemeine Maßnahmen

Die Pneumonie ist eine Erkrankung, bei der gasaustauschendes Lungengewebe von einem Entzündungsprozeß betroffen ist und potentiell untergeht. Dieses sich klarzumachen ist für die Therapie ganz wesentlich, weil hierdurch der normale Gasaustausch, der für die Integrität des Organismus notwendig ist, gefährdet ist. Eine der wesentlichen Fragen bei der Therapie von Pneumonien ist deshalb, wie die Qualität des Gasaustausches

erhalten werden kann, so daß es nicht zu sekundären Komplikationen durch Hypoxie oder Hyperkapnie und Azidämie kommt.

Die wesentliche therapeutische Maßnahme kann deshalb sein, daß eine zusätzliche Sauerstofftherapie via Nasensonde oder Maske den arteriellen P_{O_2} so anhebt, daß keine wesentliche Hypoxie mehr besteht. Eine Therapie mit Sauerstoff ist dann notwendig, wenn der arterielle P_{O_2} unter 60 mmHg liegt und insbesondere eine hypoxisch induzierte Hyperventilation mit P_{aCO_2}-Werten unter 35 mmHg besteht. Die sichere Diagnose zur Indikation für eine Sauerstoff-Therapie gelingt nur mit arteriellen Blutgasanalysen, da Patienten mit Pneumonie und Hyperventilation aufgrund des erhöhten pH-Wertes und der dadurch bedingten Linksverschiebung der Sauerstoff-Dissoziationskurve häufig keine zentrale Zyanose zeigen. Da weder die Blutgasanalyse noch die Sauerstofftherapie normalerweise unter häuslichen Pflegebedingungen durchgeführt werden kann, ergibt sich schon hieraus, daß fast alle Patienten mit einer Pneumonie im Krankenhaus behandelt werden müssen.

Aufgrund des begrenzten Gasaustauschvermögens von Patienten mit Pneumonie ist es selbstverständlich, daß keine den Sauerstoffverbrauch steigernden Tätigkeiten durchgeführt werden sollten. Dies bedeutet, daß Patienten mit Pneumonie in aller Regel Bettruhe einhalten müssen. Unter diesem Aspekt ist die Lagerung des Patienten von Bedeutung. Zur Vermeidung der weiteren Verschlechterung des Gasaustausches ist es notwendig, daß der Patient nach Möglichkeit so gelagert wird, daß die gesunde Lunge vermehrt bzw. die erkrankte Lunge vermindert perfundiert wird. Dies gelingt dadurch, daß die gesunde Lunge jeweils nach unten gelagert wird, bei linksseitiger Pneumonie also Rechtsseitenlagerung und vice versa.

6.3 Physikalische Therapie

Eine krankengymnastische Betreuung von Pneumonie-Patienten erscheint immer angezeigt. Neben der Tatsache, daß eine solche Betreuung stets das Wohlbefinden des Patienten fördert und von den Patienten sehr positiv eingeschätzt wird und dadurch für deren psychische Situation von Bedeutung ist, erscheint diese Therapieform besonders hilfreich, den Hustenmechanismus zu fördern. Mittels posturaler Drainage wie auch Vibrations- und Klopfmassage gelingt es häufig, größere Mengen von Schleim aus den Atemwegen zu expektorieren, was für die Minderung der Atemarbeit wie auch die verbesserte Ventilationsverteilung von Bedeutung ist. Neben den genannten Maßnahmen kann auch die krankengymnastische Betreuung die Inhalationstherapie mit beinhalten; hierbei eignen sich vor allen Dingen zur Verbesserung der mukoziliaren Clearance die Inhalation von 0,9%iger Kochsalzlösung zusammen mit der Inhalationslösung eines Beta$_2$-Adrenergikums. Diese Inhalationstherapie kann sowohl mit einem normalen Vernebler wie auch, und dazu sollte die krankengymnastische Erfahrung miteingebracht werden, mittels eines IPPB-Gerätes durchgeführt werden.

Die genaue Anweisung der Krankengymnastin durch den Arzt ist notwendig und hilfreich, weil hierdurch die besondere Behandlungsbedürftigkeit des Patienten charakterisiert werden kann.

Andererseits ist die Information von der Krankengymnastik an den Arzt wesentlich, weil die Krankengymnastin über den Erfolg der Mobilisation von endobronchialen Sekreten gut Auskunft geben kann. Bei inadäquater Mobilisation dieser Sekrete ist eine therapeutische Bronchoskopie angezeigt.

Besonders bei Klebsiellen-Pneumonien ist es häufig ein sehr zähes mukoides Sputum, das schlecht mobilisiert werden kann und das durch Retention dann insbesondere bei gleichzeitiger O$_2$-Therapie zu Atelektasen führt. Beide Verfahren, Physiotherapie und Bronchoskopie, ergänzen sich häufig und sollten nicht konkurrierend betrachtet werden [25].

6.4 Flüssigkeitszufuhr

Die Abschätzung des Flüssigkeitsbedarfes bei Patienten mit Pneumonien ist häufig schwierig, aber von allergrößter klinischer Bedeutung. Da bei alten Patienten häufig das Durstgefühl fehlt, sind selbst Zustände erheblicher Flüssigkeitsdefizite von den Patienten selbst nicht bemerkbar. Aus diesem Grunde muß der behandelnde Arzt nach klinischen Zeichen fahnden, die ein Flüssigkeitsdefizit anzeigen. Hierzu gehört in erster Linie der Hautturgor wie auch die Feuchtigkeit der Schleimhäute. Am sichersten ist allerdings, sich nach dem zentralen Venendruck zu richten, der stets ein gutes Maß für die intravaskuläre Flüssigkeitsbilanz gibt.

Insbesondere bei Patienten mit hohem Fieber und Bakteriämie kann es zu erheblichen Flüssigkeitsdefiziten kommen, so daß eine adäquate Perfusion aller Organe nicht sichergestellt ist. Diese Flüssigkeitsdefizite gilt es aufzufüllen, wobei eine Übertherapie zu vermei-

den ist, denn aufgrund der Kapillarläsion der betroffenen Lunge kommt es sehr leicht zu einer weiteren Flüssigkeitsexsudation in das infizierte Lungenareal, wodurch weitere Ventilations-Perfusions-Störungen resultieren können. Die Flüssigkeitszufuhr sollte dazu genutzt werden, dem Patienten gleichzeitig Kalorien zuzuführen, da Fieber und die erschwerte Atmung eine deutliche Steigerung des Energiestoffwechsels bedeuten, der durch die orale Aufnahme von Nahrung in aller Regel nicht gedeckt wird. Bei ausgeprägter Inappetenz der Patienten ist auch zu bedenken, daß u. a. das Serum-Phosphat der Patienten so stark abfallen kann, daß der normale Energiestoffwechsel, insbesondere die Glukose-Phosphorylierung, inadäquat ist. Die Hypophosphatämie kann durch eine Hyperalimentation ohne gleichzeitige Kaliumphosphatzufuhr verstärkt werden, besonders dann, wenn noch Phosphat-bindende Antazida benutzt werden, wenn gleichzeitig ein Alkoholentzug durchgeführt wird oder wenn eine länger anhaltende respiratorische Alkalose besteht. Die Hypophosphatämie kann so ausgeprägt sein, daß sie selbst zu einer Schwäche der Inspirationsmuskulatur führt, so daß es zu einem respiratorischen Pumpversagen kommt [30].

6.5 Mukolytika, Sekretolytika

Bei vielen Ärzten und Patienten erfreuen sich diese Substanzen großer Beliebtheit und werden deshalb insbesondere bei Pneumonien mit produktivem Husten sehr gern angewandt. Kontrollierte Studien, die klar nachweisen, daß der Einsatz dieser Substanzen gerechtfertigt ist, sind in der Literatur nicht vorhanden. Die Gefahr beim Einsatz besteht auch eher darin, daß die Ärzte sich auf ihre vermeintliche Wirkung zu sehr verlassen und die Physiotherapie und die Mobilisation der retinierten Sekrete auf anderem Wege nicht genügend forcieren, als daß diese Pharmaka gefährliche Nebenwirkungen hätten. Wie bereits geschildert, sind eine adäquate Hydrierung, eine Inhalationstherapie mit Kochsalz und Beta-Adrenergika sowie die Physiotherapie die beste Therapie zur Sekretmobilisation, und es kann deshalb in aller Regel auf die Anwendung dieser Pharmaka verzichtet werden.

Da viele Patienten mit Pneumonien andere zugrundeliegende Erkrankungen haben, ist die Therapie dieser Störungen, z. B. des Herzens, der Nieren, der Regulation des Blutdrucks, auf jeden Fall zu optimieren, damit nicht weitere Organkomplikationen auftreten. Einige dieser Therapieformen haben jedoch einen negativen Einfluß auf den Gasaustausch. Dieses gilt insbesondere für Vasodilatatoren, wie sie bei kongestivem Herzversagen eingesetzt werden. Durch die Vasodilatation kann es zu einer verminderten Effizienz des von Euler-Liljestrand-Mechanismus kommen, so daß die Hypoxämie aggraviert wird.

Gelingt es unter den skizzierten Therapieansätzen nicht, den Gasaustausch des Patienten in tolerablen Grenzen sicherzustellen, ist eine intensivmedizinische Betreuung angezeigt. Insbesondere die Frage, ob ein Patient noch ausreichend oxygenisiert werden kann, ist häufig nur unter intensivmedizinischen Bedingungen sicher zu beantworten. Bei fortbestehender Hypoxämie und gleichzeitig erniedrigtem P_{CO_2} ist schon frühzeitig die Frage nach der Notwendigkeit der maschinellen Beatmung zu klären. Auf die Technik dieser Behandlungsform soll hier nicht näher eingegangen werden, da für die Beatmung von Pneumonien die gleichen Grundsätze wie für andere respiratorische Versagen, z. B. beim ARDS, gelten. Es muß jedoch festgestellt werden, daß insbesondere nosokomiale Pneumonien, bei denen eine Beatmung vorgenommen werden muß, eine sehr schlechte Prognose haben, wenn die zugrundeliegende Erkrankung des Patienten, die zur stationären Therapienotwendigkeit geführt hatte, nicht voll reversibel ist. Eine vergleichsweise günstige Prognose haben jedoch die Aspirationspneumonien insbesondere dann, wenn sie sofort erkannt und mittels bronchoskopischer Absaugung behandelt werden.

Zur Therapie der Aspirationspneumonien gehörte über lange Zeit auch der Einsatz von Glukokortikosteroiden. Dieser erscheint nicht mehr unbedingt angezeigt, auch wenn einige Autoren Glukokortikosteroide auch für andere Pneumonieformen immer noch empfehlen [12, 13].

6.6 Rehabilitation

Trotz adäquater Therapie kann die volle Rehabilitation nach einer Pneumonie mehrere Wochen dauern. Insbesondere Residuen der Röntgenmorphologie können fortbestehen. In solchen Fällen stellt sich stets die Frage, ob eine weitere antibiotische Therapie noch angezeigt

ist oder ob nicht andere Gründe für die mangelnde Resolution der pneumonischen Infiltrate bestehen. Hierzu ist stets an das Vorhandensein einer obstruktiven Komponente, insbesondere in Form eines Bronchialkarzinoms zu denken. Dieser Punkt kann nicht häufig genug betont werden, denn immer wieder stellen sich Patienten vor, die nur eine partielle Resolution nach Pneumonie hatten und dann Monate später mit dem Vollbild eines Bronchialkarzinoms erneut stationär aufgenommen werden müssen. Bei älteren Patienten ist eine Anschlußheilbehandlung zu erwägen, während der die volle Leistungsfähigkeit unter optimalen Bedingungen wiederhergestellt werden kann. Zur Frage der Notwendigkeit einer solchen Maßnahme empfiehlt es sich, die ventilatorische Reserve der Lunge genau zu bestimmen, damit das Ausmaß der Therapienotwendigkeit und das Ausmaß der Belastbarkeit des Patienten abgeschätzt werden kann.

6.7 Prävention

Primäre Pneumonien bei gesunden Patienten sind eine Seltenheit. Zur Vermeidung von Pneumonien gilt es deshalb, die Risikofaktoren bei Patienten zu erkennen und entsprechend abzubauen. Hierzu gehören insbesondere der Alkoholismus, das inhalative Zigarettenrauchen und das Bestehen von anderen Faktoren, die die mukoziliare Klärfunktion vermindern. Iatrogene Risiken, die es zu vermeiden gilt, entstehen dadurch, daß eine unnötige antibiotische Therapie durch Änderung der Mundflora und die Überwucherung von pathogenen Keimen auf der Haut die Invasion von Keimen in das Lungenparenchym ermöglicht. Eine weitere Quelle gefährlicher Keime sind die Intensivstationen großer Krankenhäuser, wo die Therapie von Patienten mit septischen Komplikationen, z. B. bei Multiorganversagen, die Voraussetzung für das Entstehen hochresistenter Keime schafft. Patienten mit dem Risiko, eine Pneumonie zu akquirieren, sollten deshalb nur in solchen klinischen Situationen auf eine Intensivstation aufgenommen werden, in denen eine andere Behandlungsform nicht besteht.

Eine wirksame Prophylaxe bei Patienten mit dem Risiko einer Pneumonie ist die Impfung gegen Influenza.

Literatur

1. Austrian, R., J. Gold: Pneumococcal bacteremia with special reference to bacteremic pneumococcal pneumonia. Ann. intern. Med. 60 (1964) 750–776.
2. Barrett-Connor, E.: The nonvalue of sputum culture in the diagnosis of pneumococcal pneumonia. Amer. Rev. resp. Dis. 103 (1971) 845–848.
3. Bartels, O.: Die Notfalltasche aus der Sicht des Internisten: Medikament. Fortschr. Med. 101 (1983) 1125.
4. Bigby, T. D., D. Margolskee, J. L. Curtis, P. F. Michael, D. Sheppard, W. K. Hadley, P. C. Hopewell: The usefulness of induced sputum in the diagnosis of pneumocystis carinii pneumonia in patients with the acquired immunodeficiency syndrome. Amer. Rev. resp. Dis. 133 (1986) 515–518.
5. Böttger, H. C., M. Oellerich, G. W. Sybrecht: Use of aminoglycosides in critically ill patients: Individualisation of dosage using Bayesian statistics and pharmacokinetic principles. (Eingereicht zur Veröffentlichung.)
6. Broaddus, C., M. D. Dake, M. S. Stulbarg, W. Blumenfeld, W. K. Hadley, J. A. Golden, P. C. Hopewell: Bronchoalveolar lavage and transbronchial biopsy for the diagnosis of pulmonary infections in the acquired immunodeficiency syndrome. Ann. intern. Med. 102 (1985) 747–752.
7. Collins, S. D.: Influenza in the United States 1887–1956. Public Health Monographs 48, Government Printing Office, Washington, D. C. 1957.
8. Dingle, J. H., G. F. Badger, A. E. Feller, R. G. Hodges, W. S. Jordan jr., C. H. Rammelkamp jr.: A study of illness in a group of Cleveland families. I. Plan of study and certain general observations. Amer. J. Hyg. 58 (1953) 16–30.
9. Duma, R. J.: Aztreonam, the first monobactam. Ann. intern. Med. 106 (1987) 766–767.
10. Fabel, H.: Invasive Diagnostik bei Pneumonien. Internist 26 (1985) 347–351.
11. Friedland, G. H., B. R. Saltzman, M. F. Rogers, P. A. Kahl, M. L. Lesser, M. M. Mayers, R. S. Klein: Lack of transmission of HTLV-III/LAV infection to household contacts of patients with AIDS or AIDS-related complex with oral candidiasis. New Engl. J. Med. 314 (1986) 344–349.
12. Gates, S., T. Huang, F. E. Cheney: Effects of methylprednisolon on resolution of acid aspiration pneumonitis. Arch. Surg. 118 (1983) 1282.
13. Greaves, I. A., H. J. Colebatch, T. A. Torda: A possible role for corticosteroids in the treatment of influenzal pneumonia. Aust. N. Z. J. Med. 11 (1981) 271.
14. Hodson, M. E., C. M. Roberts, R. J. A. Butland, M. J. Smith, J. C. Batten: Oral ciprofloxacin compared with conventional intravenous treatment for pseudomonas aerugionosa infection in adults with cystic fibrosis. Lancet I (1987) 235–237.
15. Hoesslin, H. von: Das Sputum. 2. Aufl. Springer, Berlin 1926.
16. Huber, G. L.: Immunologic lung reactions. Sem. resp. Med. 1 (1980) 251–273.
17. Huber, G. L., P. Davies: Alveolar defenses. Sem. resp. Med. 1,3 (1980) 240–250.
18. Huxley, E. J., J. Viroslav, W. R. Gray: Pharyngeal aspiration in normal adults and patients with depressed consciousness. Amer. J. Med. 64 (1978) 564–568.
19. Jastremsky, M. S.: Adult respiratory distress syndrome due to mycoplasma pneumoniae. Chest 75 (1979) 529.
20. Johanson jr., W. G., J. J. Higuchi, T. R. Chadhuri, D. E. Woods: Bacterial adherence to epithelial cells in bacillary colonization of the respiratory tract. Amer. Rev. resp. Dis. 121 (1980) 55–63.
21. Klassen, K. P., A. J. Aniyan, G. M. Curtis: Biopsy of diffuse pulmonary lesions. Arch. Surg. 59 (1949) 694–704.
22. Leith, D. E.: Cough. In: Brain, J. D., D. F. Proctor, L. M. Reid (eds.): Respiratory Defense Mechanisms, part II. Marcel Dekker, New York 1977.
23. Leyden, I.: VII. Verhandlungen des Vereins für innere Medizin: Über infectiöse Pneumonie. Dtsch. med. Wschr. 9 (1883) 52–54.
24. Lode, H., B. Kemmerich: Pneumonie des Erwachsenen, Häufigkeit – Erreger – Klinik. In: Ferlinz, R., D. Nolte (Hrsg.): Pneumonien, S. 61. Dustri, München 1980.
25. Marini, J. J., D. J. Pierson et al.: A prospective comparison of fiberoptic bronchoscopy in respiratory therapy. Amer. Rev. resp. Dis. 119 (1979) 971.
26. Meduri, G. U., D. E. Stover, M. Lee, P. L. Myskowski, J. F. Caravelli, M. B. Zaman: Pulmonary Kaposi's sarcoma in the acquired immune deficiency syndrome. Clinical, radiographic, and pathologic manifestations. Amer. J. Med. 81 (1986) 11–18.
27. Mufson, M. A.: Pneumococcal infections. J. Amer. med. Ass. 246 (1981) 1942–1948.
28. Murray, H. W., H. Masur, L. B. Senterfit, R. B. Roberts: The protean manifestation of mycoplasma pneumonia infections in adults. Amer. J. Med. 58 (1975) 229–242.
29. Neufeld, F.: Über eine spezifische bakteriolytische Wirkung der Galle. Z. Hyg. Infektionskr. 34 (1900) 454–464.
30. Newman, J. H., T. A. Neff, P. Siporin: Acute respiratory failure associated with hypophosphatemia. New Engl. J. Med. 296 (1977) 1101.
31. North, R. J.: The concept of the activated macrophage. J. Immunol. 121 (1978) 806.
32. Oxelius, V. A., A. B. Laurall, B. Lindquist, H. Golebiowski, U. Axelson, J. Björkander, L. A. Hanson: IgG subclasses in selective IgA deficiency. Importance of IgG_2-IgA deficiency. New Engl. J. Med. 304 (1981) 1476–1477.
33. Pecora, D. V., D. Yegian: Bacteriology of lower respiratory tract in health and chronic disease. New Engl. J. Med. 258 (1958) 71–74.
34. Pereira, W., D. M. Kornat, M. A. Khan, J. R. Lacovino, M. L. Spivack, G. L. Snider: Fever and pneumonia after flexible bronchoscopy. Amer. Rev. resp. Dis. 112 (1975) 59–69.
35. Pitchenik, A. E., P. Ganjei, A. Torres, D. A. Evans, E. Rubin, H. Baier: Sputum examination for the diagnosis of pneumocystis carinii pneumonia in the acquired immunodeficiency syndrome. Amer. Rev. resp. Dis. 133 (1986) 226–229.
36. Pitchenik, A. E., H. A. Rubinson: The radiographic appearance of tuberculosis in patients with the acquired immune deficiency syndrome (AIDS) and pre-AIDS. Amer. Rev. resp. Dis. 131 (1985) 393–396.
37. Polsky, B., J. W. M. Gold, E. Whimbey, J. Dryjanski, A. E. Brown, G. Schiffman, D. Armstrong: Bacterial pneumonia patients with the acquiered immunodeficiency syndrome. Ann. intern. Med. 104 (1986) 38–41.
38. Rasch, J. R., W. J. Mogabgab: Therapeutic effect of erythromycin on mycoplasma pneumoniae pneumonia. In: Antimi-

crobial Agents and Chemotherapy, pp. 693–699. Amer. Soc. Microbiol., Washington, D. C. 1965.

39. Reynolds, H. Y.: Normal and defective respiratory host defenses. In: Pennington, J. E. (ed.): Respiratory Infections, pp. 1–23. Raven Press, New York 1983.

40. Rossmann, C. M., J. B. Forrest, R. M. K. W. Lee, M. T. Newhouse: The dyskinetic cilia syndrome – ciliary motility in immotile cilia syndrome. Chest 78 (1980) 580–582.

41. Schmidt, G., C. Ranke, H. Creutzig, M. Oellerich, G. W. Sybrecht: Optimierung der Therapie mit Theophyllin-Präparaten bei obstruktiven Ventilationsstörungen. 4. Einfluß von Theophyllin auf mukoziliare Clearance und den maximalen inspiratorischen Mundokklusionsdruck. Prax. Klin. Pneumol. 37 (1983) 154–160.

42. Simberkoff, M. S., A. P. Cross, M. Al-Ibrahim, A. L. Baltch, P. J. Geiseler, J. Nadler, A. S. Richmond, R. P. Smith, G. Schiffman, D. S. Shepard, J. P. van Eeckhout: Efficacy of pneumococcal vaccine in high-risk patients. New Engl. J. Med. 315 (1986) 1318–1327.

43. Stover, D. E., D. A. White, P. A. Romano, R. A. Gellene: Diagnosis of pulmonary disease in acquired immune deficiency syndrome (AIDS). Amer. Rev. resp. Dis. 130 (1984) 659–662.

44. Ward, J.: Antibiotic-resistant streptococcus pneumoniae: Clinical and epidemiological aspects. Rev. Infect. Dis 3 (1981) 254–266.

45. Warton, J. M., D. L. Coleman C. B. Wofsy, J. M. Luce, W. Blumenfeld, W. K. Hadley, L. Ingram-Drake, P. A. Volberding, P. C. Hopewell: Trimethoprim-sulfamethoxazole or pentamidine for pneumocystis carinii pneumonia in the acquired immune deficiency syndrome. Ann. intern. Med. 105 (1986) 37–44.

46. Wimberly, N., J. Faling, J. G. Bartlett: A fiberoptic bronchoscopy technique to obtain uncontamined lower airway secretions for bacterial culture. Amer. Rev. resp. Dis. 119 (1979) 337–343.

47. Young, L. S.: The new fluorinated quinolones for infection prevention in acute leukemia (Editorial). Ann. intern. Med. 106 (1987) 144–146.

21 Lungengranulomatosen und Lungenfibrosen

Hermann Schwarting

Inhalt

1 Einleitung

Eine Vielzahl von Erkrankungen ruft in der Lunge entzündliche Veränderungen des Interstitiums hervor und führt dadurch zu einer Lungenfibrose. Mehr als 130 verschiedene Krankheitsbilder sind bekannt, in deren Verlauf eine Lungenfibrose entstehen kann. Dabei handelt es sich entweder um primäre Lungenerkrankungen, oder die Lunge ist im Rahmen zahlreicher Systemerkrankungen befallen. Eine einheitliche, allgemein akzeptierte Klassifizierung der interstitiellen Lungenerkrankungen besteht nicht. In der Tabelle 21–1 sind die Lungenfibrosen nach ätiologischen Gesichtspunkten eingeteilt. Fibrosierende Lungenerkrankungen treten häufig in enger Beziehung zu Alveolitiden auf. Hierbei kommt es zu nichtinfektiösen Entzündungen des Alveolarraumes mit diffuser intraalveolärer und interstitieller Zellvermehrung, Fibroblastenwucherung sowie Granulombildung (Lungengranulomatosen). Andere Formen sind primär gekennzeichnet durch eine interstitielle Reaktion mit Bindegewebsvermehrung des Lungengerüstes. Endstadium vieler fibrosierender Lungenerkrankungen ist eine Wabenlunge. Hier sind dann meist Rückschlüsse auf die Ursache nicht mehr möglich.

Bei der Hälfte aller Lungenfibrosen läßt sich eine auslösende Ursache nicht feststellen, sie werden unter dem Begriff „idiopathische oder kryptogene Lungenfibrose" zusammengefaßt. Die verbleibenden 50% sind zu einem großen Teil durch Kollagenosen und Pneumokoniosen bedingt, jeweils zu ca. 20%.

Tabelle 21–1 Einteilung der Lungenfibrosen nach ätiologischen Gesichtspunkten (nach [28]).

Lungenfibrosen durch inhalative Noxen
- organische Stäube (exogen-allergische Alveolitiden)
- anorganische Stäube (Pneumokoniosen)
- toxische Gase und Dämpfe
- chronische Aspirationen
- chronische infektiöse Entzündungen

Lungenfibrosen durch nichtinhalative Noxen und andere Ursachen
- toxische Substanzen (z. B. Paraquat)
- ionisierende Strahlen
- chronische Linksherzinsuffizienz
- Post-Schocklunge

Lungenfibrosen bei Systemerkrankungen
- Kollagenosen: Lupus erythematodes visceralis, rheumatoide Arthritis, Sklerodermie, Polymyositis-Dermatomyositis, M. Bechterew, Sjögren-Syndrom
- Vaskulitiden und Granulomatosen: Goodpasture-Syndrom, Wegener-Granulomatose, allergische Angiitis und Granulomatose (Churg-Strauss-Syndrom), Histiozytose X, Sarkoidose
- Mukoviszidose
- Speicherkrankheiten: M. Gaucher, M. Niemann-Pick, Lungenamyloidose
- neuroektodermale Erkrankungen: Neurofibromatose Recklinghausen, tuberöse Sklerose

Lungenfibrosen unbekannter Ursachen (idiopathische Lungenfibrose)

2 Granulomatosen

2.1 Sarkoidose (Morbus Boeck)

2.1.1 Definition und Ätiologie

Die Sarkoidose ist eine Systemerkrankung, die feingeweblich durch nichtverkäsende Granulome charakterisiert ist. Granulome können in praktisch allen Geweben des Körpers einschließlich Lunge, Leber, Milz, Lymphknoten, Herz, Haut, Knochen, Augen, Nervensystem auftreten.

Die Ursache der Sarkoidose ist unbekannt. Verschiedene Untersucher vermuteten eine infektiöse Ursache, z. B. im Sinne einer besonderen Verlaufsform der Tuberkulose oder einer atypischen Mykobakteriose, ohne daß diese Hypothesen bestätigt werden konnten. Viele Befunde sprechen für die derzeitige Annahme, daß die Sarkoidose nicht durch ein spezifisches Agens hervorgerufen wird, sondern daß es zu einer überschießenden, unkontrollierten Immunantwort bei der immunologischen Auseinandersetzung mit natürlich vorkommenden Antigenen kommt [13].

2.1.2 Vorkommen und Häufigkeit

Die Sarkoidose ist weltweit verbreitet. Sie scheint mehr in ländlichen Regionen vorzukommen. Männer wie Frauen werden nahezu gleich betroffen. Die Hälfte aller Sarkoidoseerkrankungen manifestiert sich zwischen dem 20. und 40. Lebensjahr, nur 2% der Patienten sind jünger als 10 und 4% älter als 60 Jahre. Die Prävalenz liegt bei 3 bis 50 pro 100000.

2.1.3 Pathogenese

Die Pathogenese der Sarkoidose ist nicht sicher geklärt, insbesondere ist der auslösende Faktor für die überschießende Immunantwort unbekannt. Im Verlauf der Erkrankung kommt es zu einer Aktivierung und Vermehrung von T-Lymphozyten und Alveolarmakrophagen in der Lunge. Die T-Lymphozyten und Alveolarmakrophagen sezernieren Mediatoren, hierdurch werden weiter T-Lymphozyten, Monozyten und B-Zellen aktiviert. Primär findet man eine Alveolitis, im weiteren Verlauf auch Granulombildung. Auf welchen Stimulus hin sich die Granulome mit den Epitheloidzellen und den konzentrischen Lagen aus umgebenden T- und B-Lymphozyten und Fibroblasten entwickeln, ist unklar. Im Gegensatz zur idiopathischen Lungenfibrose sind neutrophile Granulozyten kaum beteiligt, was die geringere Fibrosierungstendenz bei der Sarkoidose erklären mag.

Der Häufigkeit nach werden durch die Sarkoidose Lymphknoten, Lungen, Leber, Milz, Herz, Knochenmark, Augen und Haut betroffen.

In den Lungen findet man typischerweise nichtverkäsende Granulome im peribronchiolären, subpleuralen und interlobulären interstitiellen Gewebe. Daneben kommen auch Granulome in den Wänden großer Bronchien vor.

Mikroskopisch bestehen die Granulome aus Gruppen großer Epitheloidzellen, die von einem Ring aus entzündlichen Zellen umgeben sind. Eine käsige Nekrose tritt nicht auf, jedoch können im Zentrum der Granulome geringe Mengen eines eosinophilen nekrotischen Materials vorkommen. Teilweise heilen die granulomatösen Läsionen ohne Residuen aus. Andererseits kann der Prozeß aber auch im Sinne einer zunehmenden Fibrose fortschreiten.

2.1.4 Diagnosestellung und Differentialdiagnose

Entsprechend dem multiplen Organbefall verläuft die Sarkoidose sehr unterschiedlich. Sie kann asymptomatisch beginnen. Häufig wird die Diagnose zufällig bei einer röntgenologischen Kontrolle der Thoraxorgane gestellt. In anderen Fällen treten respiratorische Symptome wie Reizhusten und Belastungsdyspnoe auf. Daneben können Arthralgien mit oder ohne Erythema nodosum vorhanden sein, seltener sind Fieber, Müdigkeit, Gewichtsverlust, Haut- und Augensymptome, kardiale, neurologische oder nasale Beschwerden.

Die akute Verlaufsform der Sarkoidose mit der Trias Hiluslymphknotenvergrößerung, Arthralgie und Erythema nodosum wird als Löfgren-Syndrom bezeichnet.

Auskultatorisch sind die Lungen meist unauffällig, in fortgeschrittenen Fällen hört man Knisterrasseln als Zeichen einer Lungenfibrose.

Klinisch-chemische Befunde

Im Blut findet man in mehr als 30% der Patienten eine Leukopenie, ca. 50% der Patienten haben erhöhte Gammaglobuline im Serum, auch Immunkomplexe sind nachweisbar. Eine Hyperkalzämie ist häufig. Bei mehr als 60% der Patienten mit aktiver Erkrankung soll der Angiotensin-Converting-Enzym-(ACE-)Spiegel erhöht sein. Eine Erhöhung des ACE-Spiegels findet man allerdings auch bei Silikose, Asbestose, Berylliose, Tuberkulose, Diabetes mellitus mit Retinopathie, primär biliärer Zirrhose und entzündlichen Darmerkrankungen. Für die Diagnostik der Sarkoidose ist die ACE-Bestimmung entbehrlich.

Röntgenbefund

Röntgenologisch kann man die Sarkoidose der Lunge in drei Typen einteilen (Tab. 21–2). Die frühere Bezeichnung „Stadium" sollte nicht mehr verwandt werden, da das Röntgenbild nicht notwendigerweise den stadienmäßigen Verlauf oder die Aktivität der Erkrankung repräsentiert [13].

Tabelle 21–2 Röntgenologische Einteilung der Sarkoidose.

Typ I (meist) symmetrische Hiluslymphknotenvergrößerungen
Typ II Hiluslymphknotenvergrößerungen und Lungenparenchymbefall
Typ III Lungenfibrose

Beim Typ I (Abb. 21–1) finden sich symmetrische bilaterale Hiluslymphknotenvergrößerungen, zusätz-

lich in der Hälfte der Fälle vergrößerte paratracheale Lymphknoten. 5–9% der Patienten haben einseitige Hiluslymphknotenvergrößerungen. Der Typ II (Abb. 21–2) ist gekennzeichnet durch die Verbindung von symmetrisch vergrößerten Hiluslymphknoten und diffusen parenchymalen Veränderungen. Beim Typ III (Abb. 21–3) sind die Hiluslymphknotenschwellungen zurückgegangen; dafür besteht jetzt eine progressive Lungenfibrose mit diffuser interstitieller Zeichnungsvermehrung. Bei Patienten in den Endstadien sieht man zystische Aufhellungen in den Oberfeldern, lineare Zeichnungsvermehrungen, selten Lymphknotenvergrößerungen. Häufig besteht eine erhebliche Diskrepanz zwischen geringer klinischer Symptomatik und nur leicht eingeschränkter Lungenfunktion einerseits und ausgeprägten röntgenologischen Veränderungen andererseits. Seltene radiologische Befunde sind konglomerierte Infiltrate und Pleuraergüsse.

Lungenfunktionsprüfung

Bei der Lungenfunktionsprüfung findet sich eine restriktive Ventilationsstörung mit Erniedrigung von Vital- und Totalkapazität. Eine Obstruktion kann in fortgeschrittenen Fällen hinzutreten. Ein empfindlicherer Meßparameter ist die Diffusionskapazität (D_{LCO}), die

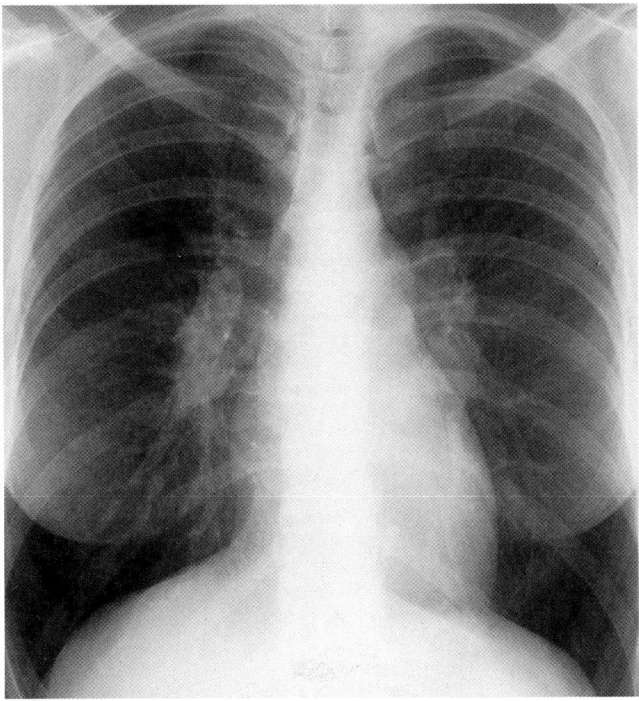

Abb. 21–1 Röntgen-Thoraxaufnahme einer 30jährigen Patientin mit Lungensarkoidose Typ I mit bihilären Lymphknotenschwellungen.

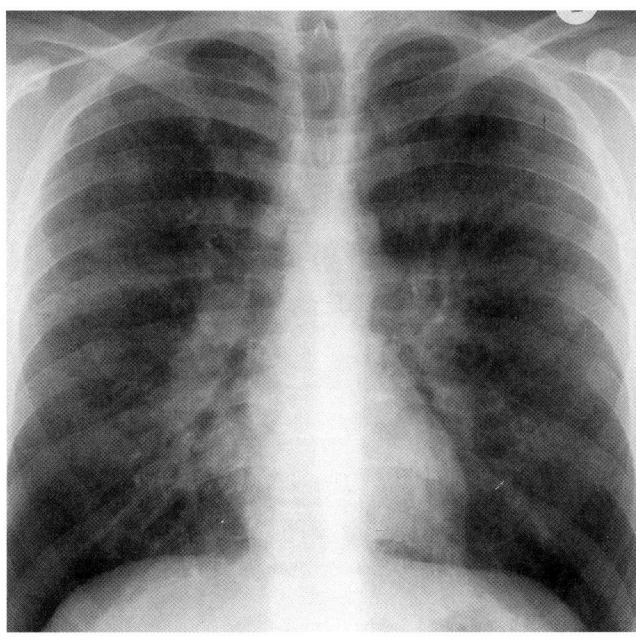

Abb. 21–2 Röntgen-Thoraxaufnahme eines 24jährigen Patienten mit Lungensarkoidose Typ II mit netzförmigen Verschattungen, bevorzugt in den Mittelfeldern, rechts mehr als links.

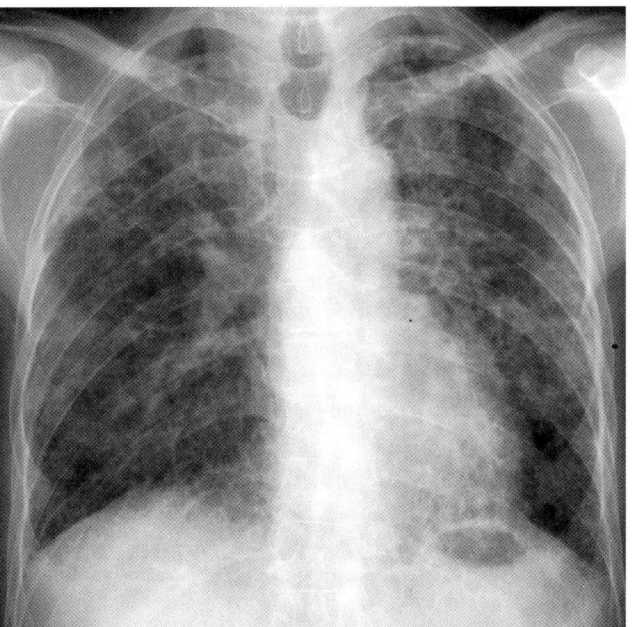

Abb. 21–3 Röntgen-Thoraxaufnahme eines 44jährigen Patienten mit Sarkoidose, Typ III. Schwere diffuse Lungenfibrose mit teils wabigem Umbau des Lungenparenchyms. Funktionell bestehen eine hochgradige Verminderung der Lungendehnbarkeit und eine ausgeprägte arterielle Hypoxämie.

frühzeitig erniedrigt gefunden wird. Bei der Spiroergometrie kommt es zu einem Abfall des arteriellen PO_2.

Patienten mit röntgenologischen Veränderungen vom Typ I haben meist normale Lungenfunktionswerte.

Bronchoskopie

Bei der endobronchialen Sarkoidose findet man ein kopfsteinpflasterartiges Relief der Bronchialschleimhaut mit weißlichen Plaques. Häufig läßt sich bioptisch eine Sarkoidose nachweisen, auch wenn das Röntgenbild noch keine Parenchymbeteiligung zeigt. Eine transbronchiale Biopsie ergibt positive Resultate in 70–80%. Die bronchoalveoläre Lavage (BAL) kann zur Diagnostik der Sarkoidose beitragen. In der BAL ist der prozentuale Anteil der Lymphozyten auf 40–60% erhöht (normal weniger als 10%). Der prozentuale Anteil der T-Zellen beträgt mehr als 90%. Mit Hilfe von Oberflächenmarkern kann man T-Helfer- und T-Suppressorzellen unterscheiden. Bei Patienten mit aktiver Erkrankung ist das Verhältnis von T-Helfer- zu T-Suppressor-Zellen, das normalerweise bei 1,7 liegt, auf Werte bis 10 erhöht.

Zusätzliche Untersuchungen

Die 67 Gallium-Szintigraphie ergibt bei Patienten mit aktiver Sarkoidose positive Befunde.

Im Rahmen eines Screenings anderer Organe sollte zur Frage einer Myokardbeteiligung ein EKG durchgeführt werden. Bei einem Leberbefall können die Transaminasen leicht erhöht sein, jedoch nicht regelmäßig.

Jeder Patient mit einer Sarkoidose sollte sich einer ophthalmologischen Untersuchung zur Frage einer Augenbeteiligung unterziehen. Der früher häufig empfohlene Kveim-Test ist wegen Mangels an gut charakterisiertem Antigen meist nicht durchführbar und besitzt für die Diagnostik deshalb keine Bedeutung. Eine negative Tuberkulin-Hautreaktion ist ein häufiger, aber nicht obligater Befund bei einer Sarkoidose.

Differentialdiagnostisch sind von der Sarkoidose Tuberkulose, zentrale Bronchialkarzinome mit hilären Lymphknotenmetastasen, maligne Lymphome, Leukosen, Pneumokoniosen, Berylliose, Histoplasmose und Kokzidiodomykose, von der Sarkoidose vom Typ III Lungenfibrosen verschiedener anderer Ursachen abzugrenzen.

2.1.5 Therapie

Die Frage, ob eine Sarkoidose medikamentös behandelt werden muß, ist umstritten [2]. Bei der akuten Verlaufsform (Löfgren-Syndrom) kommt es ohne Therapie in den allermeisten Fällen (90%) zu einer Spontanheilung. Hier reicht in der Regel eine analgetische-antiphlogistische Behandlung. Bei den übrigen Formen der Sarkoidose sind Kortikosteroide Mittel der Wahl. Medikamentös behandelt werden sollen in jedem Fall eine floride Sarkoidose der Augen, des Nervensystems, des Herzens, der exo- und endokrinen Drüsen sowie Verläufe, die mit einer Hyperkalzämie oder Blutbildveränderungen, z. B. einer hämolytischen Anämie oder einer Thrombozytopenie, einhergehen. Eine Knochenmarkbeteiligung ohne funktionelle Ausfälle stellt ebenso wie ein symptomloser Leberbefall keine Indikation zur medikamentösen Behandlung dar.

Bei einer Lungenbeteiligung vom Typ I ist eine medikamentöse Behandlung nicht erforderlich. Bei Typ II und III wird die Therapieentscheidung von den Lungenfunktionswerten abhängig gemacht. Einschränkungen der Vitalkapazität von mehr als 20% sind eine Therapieindikation. Bei Erniedrigung der Diffusionskapazität (D_{LCO}) um mehr als 30% sollte ebenfalls eine Behandlung mit Kortikosteroiden begonnen werden.

– Für einen Zeitraum von 2 Wochen wird Prednison in einer morgendlichen Einzeldosis von 50 mg gegeben. Andere Kortisonpräparate besitzen keine nachgewiesenen Vorteile gegenüber Prednison.
– Nach 2 Wochen wird die Dosis in 14tägigen Abständen reduziert auf 40 mg, 30 mg, 25 mg, 20 mg, 15 mg.
– Zumindest in den ersten 4 Wochen sollten Steroide täglich gegeben werden, danach kann auf eine alternierende Therapie mit einer entsprechend höheren Erhaltungsdosis jeden 2. Tag übergegangen werden.
– Erhaltungsdosen sind 10–15 mg/Tag bzw. 20–25 mg jeden 2. Tag.
– Bei fehlender Besserung (Lungenfunktion) innerhalb von 8–12 Wochen wird die Behandlung abgesetzt.
– Bei Ansprechen auf Steroide sollte die Behandlung unter Kontrolle von klinischen und radiologischen Befunden, von BSG, Blutbild und Elektrolyten für mindestens 6–8 Monate durchgeführt werden. Anschließend kann die Steroidmedikation versuchsweise in 2–5 mg-Schritten alle 1–2 Monate ausgeschlichen werden.
– Kommt es zu einem Rezidiv, so ist nach vorübergehender Dosiserhöhung auf 50 mg Prednison/Tag ei-

ne Erhaltungstherapie mit 10–15 mg/Tag bzw. 20–25 mg jeden 2. Tag fortzuführen. Patienten, bei denen Rezidive aufgetreten sind, müssen über längere Zeiträume, z. T. fünf oder mehr Jahre, behandelt werden. Frühestens nach 2 Jahren kann unter sorgfältiger Kontrolle ein erneuter Auslaßversuch unternommen werden.

– Der beste Parameter für den Verlauf der Lungensarkoidose ist die Lungenfunktionsprüfung, weniger die Röntgen-Thoraxuntersuchung. Der Angiotensin-Converting-Enzym-(ACE-)Spiegel oder das Gallium-Szintigramm sind als Verlaufs- und Aktivitätsbeurteilung der Sarkoidose umstritten. Außer Kortison haben andere Medikamente bisher keinen gesicherten Platz in der Therapie der Sarkoidose vom Typ I und II. Bei Typ III mit progredienter Fibrose ist ein Versuch mit Steroiden in Kombination mit Immunsuppressiva gerechtfertigt.

Unter einer Langzeittherapie mit Kortikosteroiden muß u. a. auf folgende mögliche Nebenwirkungen geachtet werden: Gewichtszunahme, Hypertension, Diabetes mellitus, Osteoporose, Ulcera ventriculi et duodeni.

2.1.6 Verlauf und Prognose

Bei Patienten mit einer Lungensarkoidose Typ I kommt es in 70% der Fälle unbehandelt zu einer spontanen Remission, bei Typ II und III nur in ca. 50% [15]. 20–25% der Patienten erleiden eine dauernde Einschränkung der Lungenfunktion, 5–10% sterben an den Folgen der Erkrankung [13].

2.2 Wegener-Granulomatose

2.2.1 Definition und Ätiologie

Die Wegener-Granulomatose ist gekennzeichnet durch eine nekrotisierende granulomatöse Vaskulitis, die vorwiegend im oberen und/oder unteren Respirationstrakt und in den Nieren auftritt. Grundsätzlich können kleine Gefäße in allen Organen des Körpers betroffen sein. Ein isolierter Befall des Respirationstraktes kommt selten vor.

Obwohl die Ursache der Erkrankung unbekannt ist, sprechen Untersuchungsbefunde für eine immunologische Reaktion sowohl auf humoralem Weg mit Nachweis von Immunkomplexen im Blut als auch auf zellulärer Ebene (Granulombildung). Ein auslösendes Antigen ist nicht bekannt.

2.2.2 Vorkommen und Häufigkeit

Die Erkrankung kann in jedem Alter auftreten, manifestiert sich jedoch bevorzugt um das 40. Lebensjahr. Männer sind doppelt so häufig wie Frauen betroffen.

2.2.3 Pathogenese

Pathologisch-anatomisch findet man eine nekrotisierende Vaskulitis mit Granulombildung. Typischerweise sind diese Veränderungen in der Nasen-Rachen-Schleimhaut, den Lungen, den Nieren und der Haut nachweisbar.

Gelegentlich entspricht der Befund in den Nieren auch einer fokalen oder segmentalen, selten einer fulminant nekrotisierenden Glomerulonephritis.

2.2.4 Diagnosestellung und Differentialdiagnose

Klinische Befunde

Die klinische Symptomatik ist sehr variabel [5]. Zu Beginn der Erkrankung können unspezifische Symptome wie Müdigkeit, Krankheitsgefühl, Appetitlosigkeit und Gewichtsverlust vorhanden sein. 80% der Patienten haben Fieber, in der Hälfte der Fälle durch eine Entzündung der Nasennebenhöhlen.

Am Nasopharynx (in ca. 80–90% beteiligt) kommt es zu Schnupfen mit eitrigem oder hämorrhagischem Sekret, schweren Sinusitiden, Ulzerationen der Nasenschleimhaut und infolge Verschlusses der Tuba Eustachii zur Otitis media. In über 90% ist die Lunge befallen. Die Patienten klagen über Husten, Hämoptysen, gelegentlich auch über diffuse Thoraxschmerzen.

Die Beteiligung der Nieren (ca. 85%) geht mit einer Proteinurie und einer Hämaturie einher. Eine Beteiligung der Augen (ca. 60%) äußert sich als Keratokonjunktivitis oder als granulomatöse Sklero-Uveitis.

Bei der Hälfte der Patienten treten Polyarthralgien auf. An der Haut (bei ca. 40% der Patienten) führt die Vaskulitis zu Ulzerationen. Am Herzen (ca. 15%) finden sich eine koronare Vaskulitis und eine Perikarditis, im Bereich des Nervensystems zu ca. 20% eine Mononeuritis.

Klinisch-chemische Befunde

Das Blutbild zeigt eine leichte Anämie und eine leichte Leukozytose. Die Thrombozyten können vermehrt sein. Lupus erythematodes Zellphänomen und antinukleäre Antikörper sind in der Regel negativ. Das Gesamt-Komplement ist normal bzw. leicht erhöht. Die Immunglobuline, besonders IgA, können leicht vermehrt sein. Die Blutsenkungsreaktion ist fast immer mit 100 mm und mehr in der ersten Stunde beschleunigt.

Lungenfunktionstests sind unspezifisch. Eine Obstruktion wird am häufigsten beobachtet, daneben können auch restriktive Funktionsstörungen mit Einschränkung der Diffusionskapazität vorkommen.

Röntgenbefund

Die Röntgenuntersuchung des Thorax liefert ein heterogenes Bild. Die Veränderungen können von jeglicher Größe, Form und Lappenlokalisation sein. Am ehesten charakteristisch, wenn auch nicht am häufigsten, sind solitäre oder multiple noduläre Verdichtungen. Die Herde variieren in der Größe von weniger als 1 cm bis mehr als 9 cm, teilweise sind sie einseitig lokalisiert, kommen aber meist beidseitig vor. Hohlraumbildungen mit irregulären Wänden sind häufig. Die röntgenologischen Veränderungen können flüchtig und wechselnd sein. Ungewöhnlich sind Atelektasen und mediastinale Lymphknotenvergrößerungen. Gelegentlich kommt es zu bronchopleuralen Fisteln, selten zu Pleuraverdickungen oder Pleuraergüssen.

Zusätzliche Untersuchungen

Zur Sicherung der Diagnose ist häufig eine offene Lungenbiopsie erforderlich. Transbronchial gewonnenes Lungengewebe oder Biopsien aus anderen Organen, z. B. der Nasen-Rachen-Schleimhaut oder den Nieren, ergeben vielfach keine sichere Klärung der Diagnose.

Differentialdiagnostisch sind bei der Wegener-Granulomatose aufgrund klinischer und histologischer Ähnlichkeiten Sarkoidose, Kollagenosen (z. B. Panarteriitis nodosa), Churg-Strauss-Syndrom, Goodpasture-Syndrom und Tuberkulose abzugrenzen.

2.2.5 Therapie

Therapie der Wahl ist die Kombinationsbehandlung mit Cyclophosphamid (2 mg/kg) und Prednison (1 mg/kg) in oraler Form oder bei rapidem Verlauf auch intravenös. Eine bis drei Wochen nach Therapiebeginn ist mit einem Ansprechen zu rechnen. Das Blutbild muß regelmäßig überwacht werden, die Leukozyten sollten über 3000/µl liegen. Bei Patienten mit Cyclophosphamid-Unverträglichkeit (Leukopenie, hämorrhagische Zystitis) oder bei jungen Frauen ist Azathioprin eine therapeutische Alternative, generell scheint Azathioprin nicht so effektiv zu sein wie Cyclophosphamid. Eine Monotherapie mit Kortikosteroiden verändert die Langzeit-Überlebensrate nicht entscheidend, vor allem nicht bei Patienten mit renaler Beteiligung.

Wichtig ist die lebenslange engmaschige Überwachung der Patienten. Rezidive können auch nach jahrelangem krankheitsfreiem Intervall noch auftreten. Die Rezidivquote wird mit 30–40% angegeben [5]. Prädisponierend sind intermittierende Infekte. Rezidive werden wie bei der Ersttherapie mit Cyclophosphamid und Prednison behandelt.

Unter Behandlung mit Azathioprin und Cyclophosphamid ist das Blutbild regelmäßig zu überprüfen.

2.2.6 Verlauf und Prognose

Vor der Behandlung mit zytotoxischen Medikamenten starben die Patienten an der renalen Beteiligung. Die mittlere Überlebenszeit betrug fünf Monate, 82% starben innerhalb eines Jahres. Die Zwei-Jahres-Letalität betrug mehr als 90%. Durch eine konsequente medikamentöse Behandlung hat sich die Prognose deutlich verbessert; Heilungen sind möglich [5].

2.3 Allergische Angiitis und Granulomatose (Churg-Strauss-Syndrom)

2.3.1 Definition, Vorkommen und Ätiologie

Das von Churg und Strauss [9] beschriebene Krankheitsbild der allergischen Angiitis und Granulomatose ist gekennzeichnet durch eine mit vaskulären Nekrosen einhergehende granulomatöse Entzündung des Herzens, der Lunge, der Nieren, der Haut und des Nervensystems. Die Lunge ist stets beteiligt. Beschrieben ist die Erkrankung bei Männern und Frauen im Alter zwischen 15 und 69 Jahren [3, 4].

Ob tatsächlich eine allergische Ursache besteht, ist

fraglich. In keinem Fall konnte bisher der Nachweis einer exogen-allergischen Auslösung erbracht werden. Zwar kommt eine Rhinitis häufig vor (70%), Asthma bronchiale ist jedoch kein obligates Symptom. Unter den vorliegenden respiratorischen Symptomen ist Asthma das häufigste. Als weitere Symptome werden Fieber und Gewichtsverlust angegeben.

2.3.2 Diagnosestellung

Laborchemisch findet man eine beschleunigte Blutsenkungsreaktion, vermehrte Leukozytenzahlen im peripheren Blut bis $70 \times 10^3/\mu l$ und eine Zunahme der Eosinophilen bis 84% der Gesamt-Leukozytenzahl. Die Serum-IgE-Spiegel sind häufig erhöht.

Pathologisch-anatomisch lassen sich fibrinoide, nekrotisierende Granulome periarteriell, perivenös, daneben auch in kleinen Bronchien, in Septen und in Alveolen nachweisen.

Die röntgenologischen Veränderungen können vielgestaltig sein (Abb. 21–4). Sie reichen von wechselnden fleckigen Verdichtungen bis zu massiven beidseitigen knotigen Infiltraten in allen Arealen der Lungen. Komplette Regressionen unter Therapie mit Kortikosteroiden sind möglich.

2.3.3 Therapie

Therapeutisch stellen Glukokortikoide Mittel der ersten Wahl dar, z. B. Prednison in einer Dosis von 1 mg/kg/Tag. Hierunter kommt es bei einer großen Zahl von Patienten zu völliger Beschwerdefreiheit. Bessert sich die Erkrankung nicht ausreichend, können zusätzlich Azathioprin (100–200 mg/Tag) oder Cyclophosphamid (100–200 mg/Tag) gegeben werden. Verlaufsparameter für die Therapie sind die Blutsenkungsreaktion, die Zahl der Eosinophilen im peripheren Blut sowie der Serum-IgE-Spiegel.

2.3.4 Verlauf und Prognose

Was die Prognose des Churg-Strauss-Syndroms anbetrifft, so fehlen größere Untersuchungen. Vor Einführung einer Glukokortikoidtherapie starben 50–95% der Patienten innerhalb eines Jahres nach Einsetzen der Vaskulitis. Die mittlere Überlebenszeit betrug 4 ½ Jahre [8]. Durch eine frühzeitige und konsequente Therapie mit Kortikosteroiden und evtl. auch Zytostatika ist eine Verlängerung der Überlebenszeiten zu erwarten.

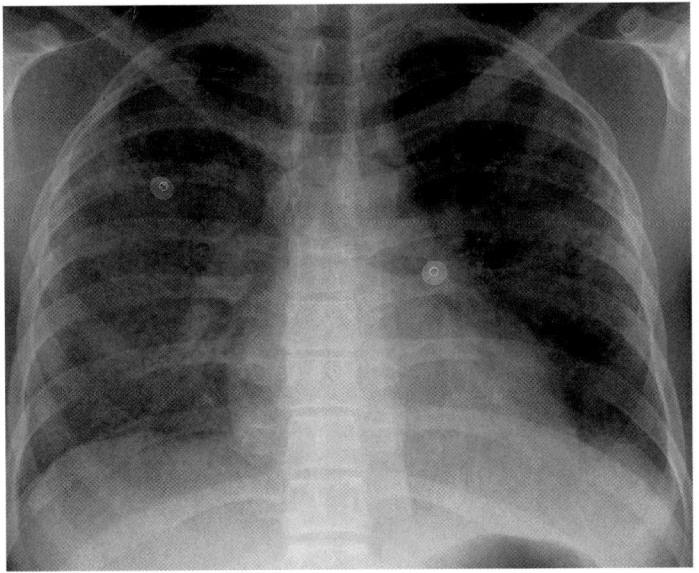

a)

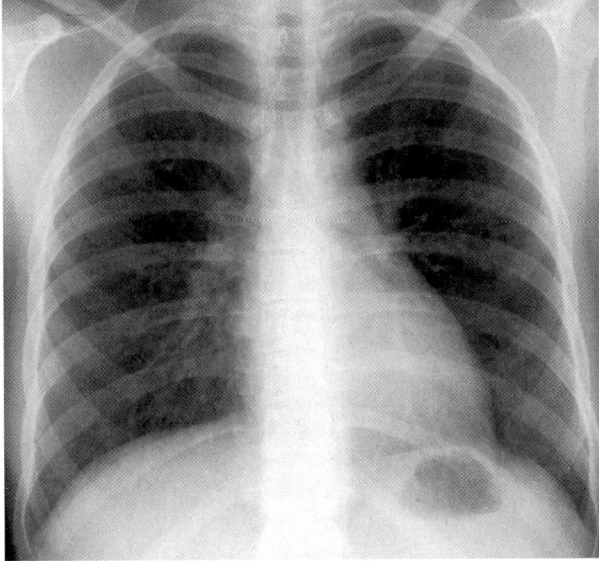

b)

Abb. 21–4 22jährige Patientin mit Churg-Strauss-Syndrom.
a) Initial liegt eine extreme Hypoxämie und Asthma-Symptomatik vor. Zusätzlich bestehen ein Perikarderguß, feinfleckige, teils konfluierende Infiltrationen, bevorzugt im rechten Mittel- bis Unterfeld und im linken Mittelfeld.

b) Nach achttägiger, hochdosierter Steroidtherapie Rückgang der Lungeninfiltrationen, Verschwinden der Asthma-Symptomatik, Rückgang des Perikardergusses sowie Normalisierung der extremen Eosinophilie von anfänglich 50% der Leukozyten.

2.4 Histiozytose X

2.4.1 Definition

Unter der Histiozytose X werden drei chronisch proliferierende Erkrankungen des Monozyten-Makrophagen-Systems zusammengefaßt:
- die Abt-Letterer-Siwe-Erkrankung, eine akute disseminierte Verlaufsform bei Säuglingen und Kindern
- das Hand-Schüller-Christian-Syndrom mit der Trias Exophthalmus, Diabetes insipidus und osteolytischen Läsionen des Schädels
- das eosinophile Granulom mit Manifestation vorwiegend im Erwachsenenalter und lokalisiertem Befall der Lungen oder der Knochen

Die Lunge kann somit lokalisiert im Rahmen des solitären eosinophilen Granuloms oder generalisiert bei der chronischen disseminierten Histiozytose X befallen sein (Tab. 21–3).

2.4.2 Ätiologie und Vorkommen

Die Ursache der Histiozytose X ist unbekannt. Vermutet wird eine chronische Autoimmunerkrankung mit Vorkommen in jedem Alter; bevorzugt sind junge Erwachsene, insbesondere Männer.

2.4.3 Pathogenese

In der Lunge findet man eine granulomatöse Infiltration der Alveolarsepten und Bronchialwände mit Histiozyten. Anfänglich besitzen die Granulome einen Durchmesser von wenigen Milimetern. Im weiteren Verlauf vernarben sie, die Lungenarchitektur wird zerstört, es bilden sich charakteristische kleine Zysten, so daß das Bild einer Honigwabenlunge entsteht. Im Endstadium einer Lungenfibrose ist die Histiozytose X nicht von anderen Ursachen zu unterscheiden. Bei der disseminierten Verlaufsform sind neben der Lunge multiple Organe wie Lymphknoten, Haut, Zentralnervensystem, Leber, Milz, Magen, Darm, Nieren und Knochen befallen.

2.4.4 Diagnosestellung und Differentialdiagnose

Klinische Befunde

Ein Drittel aller Patienten mit einem solitären eosinophilen Granulom ist bei der Erstdiagnosestellung symptomfrei. Bei einem weiteren Drittel treten uncharakteristische Beschwerden wie Müdigkeit, Gewichtsverlust und Fieber auf. Dypnoe wird von 40% aller Patienten angegeben. 25% der Patienten berichten über Thoraxschmerzen, die durch einen Spontan-Pneumothorax oder Rippenläsionen bedingt sind. Hämoptysen sind sehr selten.

Eine Blut-Eosinophilie ist ungewöhnlich. Im Serum lassen sich zirkulierende Immunkomplexe nachweisen.

Lungenfunktionsprüfung

Lungenfunktionsanalytisch besteht eine restriktive Ventilationsstörung. Die Diffusionskapazität ist eingeschränkt. Typisch ist oft ein erhebliches Mißverständnis zwischen der Schwere der röntgenologischen Lungenveränderungen und der relativ wenig eingeschränkten Lungenfunktion.

Röntgenbefund

Röntgenologisch findet man retikuläre oder kleine noduläre Verdichtungen, die die Zwerchfell-Rippenwinkel aussparen und bevorzugt in den Oberfeldern lokalisiert sind. Im anfänglichen granulomatösen Stadium überwiegt mehr eine noduläre Zeichnungsvermehrung mit isolierten Herden (∅ 1–10 mm), später treten retikulo-noduläre Verdichtungen auf. Die Endstadien sind gekennzeichnet durch ein dichtes retikuläres, z. T. honigwabenartiges Muster mit multiplen Zysten (∅ 1 cm). Hiläre oder mediastinale Lymphknoten sind selten vergrößert, ebenso kommen Pleuraergüsse in der Regel nicht vor. Häufig tritt ein Pneumothorax auf.

Zusätzliche Untersuchungen

Meist läßt sich die Diagnose nur histologisch sichern, hierfür ist eine Bronchoskopie mit transbronchialer

Tabelle 21–3 Manifestationsformen der Histiozytose X (nach [13]).

lokalisierte Form
- primäres eosinophiles Granulom der Lunge
- eosinophiles Granulom des Knochens

generalisierte Form
- akute disseminierte Histiozytose X
- chronische disseminierte Histiozytose X
- multiples eosinophiles Granulom des Knochens

Biopsieentnahme, gelegentlich auch eine offene Thorakotomie erforderlich. Die Untersuchung bronchoalveolärer Lavageflüssigkeit ist diagnostisch nicht hilfreich.

Ein Knochenszintigramm sollte bei einem solitären eosinophilen Granulom der Lungen durchgeführt werden, da ca. 20% der Patienten Osteolysen entwickeln.

2.4.5 Therapie

Statistisch abgesicherte, allgemein akzeptierte Therapieverfahren existieren nicht [16]. Das Ausmaß der Behandlung hängt vom Stadium der Erkrankung ab. Bei einem asymptomatischen, lungenfunktionsanalytisch unauffälligen isolierten Lungenbefall kann abzuwarten empfohlen werden, da häufig Spontanheilungen beobachtet werden. Engmaschige Kontrollen der Lungenfunktion, evtl. mit Messung der Diffusionskapazität (D_{LCO}) sind jedoch erforderlich. Fehlende Rückbildungstendenz, eingeschränkte Lungenfunktion sowie eine zunehmende klinische Symptomatik stellen eine Behandlungsindikation dar.

Steroide

Unter einer Kortikosteroidtherapie (Dosis 1 mg/kg für 1–2 Monate, anschließend Erhaltungsdosen von 10 bis 20 mg/Tag bzw. 20–30 mg jeden 2. Tag) kann sich innerhalb weniger Wochen das Röntgen-Thoraxbild völlig normalisieren. Nach Absetzen von Kortison ist es jedoch möglich, daß die Krankheit exazerbiert; Infiltrate können sich an gleicher Stelle erneut ausbilden.

Immunsuppressiva

Bei fehlendem Therapieerfolg unter Steroiden sind vereinzelt Immunsuppresiva mit Erfolg eingesetzt worden [23]. In vielen Fällen läßt sich eine Stabilisierung der Lungenerkrankung erreichen, zurück bleiben mäßige pulmonale Symptome wie Belastungsdyspnoe, eine residuale Lungenfibrose sowie ein kleinzystischer Umbau des Lungenparenchyms.

2.4.6 Verlauf und Prognose

Der Verlauf der Erkrankung ist variabel. Bei fokalem Befall der Lungen ist die Prognose besser als bei multifokaler Erkrankung mit Beteiligung mehrerer Organe, z. B. Knochenbefall [25].

3 Fibrosen

3.1 Exogen-allergische Alveolitis

Exogen-allergische Alveolitiden entwickeln sich als Immunreaktionen vom Typ III und Typ IV nach Inhalation verschiedenster organischer Noxen. Im Gefolge von akuten allergischen Reaktionen, mehr noch bei schleichend verlaufenden chronischen Formen kommt es zu Lungenfibrosierungen. Neben häuslichen Antigenen (u. a. Pilzsporen, tierische Proteine von Tauben, Wellensittichen) lösen in der Mehrzahl berufsbedingte Allergene exogen-allergische Alveolitiden aus (z. B. bei der Farmerlunge, ausführliche Besprechung s. Kap. 22).

3.2 Medikamentös induzierte Lungenfibrosen

3.2.1 Ätiologie

Interstitielle Lungenveränderungen können durch eine große Zahl von Medikamenten ausgelöst werden [10, 11, 20]. Dabei kommen in erster Linie antibakterielle Substanzen und Zytostatika neben einer Reihe verschiedener anderer Arzneimittelgruppen in Betracht (Tab. 21–4).

Weitere Medikamente können indirekt eine Lungenfibrose induzieren, indem sie das Krankheitsbild eines systemischen Lupus erythematodes auslösen (Tab. 21–5).

Tabelle 21–4 Medikamente, die interstitielle Lungenveränderungen auslösen können (modifiziert nach [15]).

Zytostatika	andere Arzneimittelgruppen
Antibiotika	antibakterielle Substanzen
– Bleomycin	– Nitrofurantoin
– Mitomycin	– Amphotericin B
alkylierende Substanzen	– Sulfonamide
– Busulfan	– Penizilline
– Chlorambucil	– Paraaminosalizylsäure
– Cyclophosphamid	– Sulfasalazin
– Melphalan	Antiarrhythmika
Nitroseharnstoffe	– Amiodaron
– Carmustin	– Tocainid
– Semustin	Antikonvulsiva
Antimetaboliten	– Carbamazepin
– Azathioprin	– Diphenylhydantoin
– Cytosinarabinosid	verschiedene
– Mercaptopurin	– Goldsalze
– Methotrexat	– D-Penicillamin
weitere	– Methysergid
– Procarbazin	– Hexamethonium
– Vinblastin	– Nomifensin
– Vindesin	
– Vimentin	

Tabelle 21–5 Medikamente, die einen systemischen Lupus erythematodes auslösen können (nach [16]).

sicher	wahrscheinlich	fraglich
Hydralazin	Diphenylhydantoin	Griseofulvin
Procainamid	Ethosuximid	Phenylbutazon
Isoniazid	Chlorpromazin	orale Kontrazeptiva
	Methyldopa	Goldsalze
	D-Penicillamin	Sulfonamide
	Chinidin	Penizillin
	Prophylthiouracil	Prazosin
	Lithium	
	Nitrofurantoin	

3.2.2 Histopathologische Befunde

Man findet
– eine allergische Alveolitis (z. B. bei Bleomycin, Methotrexat, Procarbazin, Nitrofurantoin, Penizillinen, Sulfonamiden, Sulfasalazin, Paraaminosalizylsäure, Isoniazid, Diphenylhydantoin, Carbamazepin, Chlorpropamid, Imipramin, Nomifensin, Dinatriumcromoglykat, Methylphenidat, Mephensin, Hydralazin)
– eine chronische interstitielle Entzündung bzw. Fibrose (z. B. Bleomycin, Mitomycin, Carmustin, Busul-

fan, Cyclophosphamid, Chlorambucil, Melphalan, Nitrofurantoin, Amiodaron, Tocainid, Goldsalze, D-Penicillamin)
– eine Bronchiolitis obliterans selten; z. B. bei Sulfasalazin, D-Penicillamin)

3.2.3 Diagnosestellung und Differentialdiagnose

Klinische Befunde

Häufige Symptome sind Belastungsdyspnoe, trockener Reizhusten, Müdigkeit, Schwächegefühl. Bei der körperlichen Untersuchung ist endinspiratorisch Knisterrasseln zu auskultieren.

Röntgenbefund

Röntgenologisch finden sich bei einer interstitiellen Pneumonie bzw. Fibrose eine diffuse retikulo-noduläre Zeichnungsvermehrung, bei einer allergischen Alveolitis auch beidseitige azinäre Infiltrate. Pleuraergüsse können vorkommen, sind aber eher selten. Gelegentlich sind die Röntgen-Thoraxaufnahmen völlig unauffällig, obwohl sich histologisch eindeutig eine Lungenfibrose nachweisen läßt.

Lungenfunktion

Lungenfunktionsanalytisch besteht eine restriktive Ventilationsstörung, ein empfindlicher Parameter ist die Diffusionskapazitätsmessung (D_{LCO}). Mit einer spiroergometrischen Untersuchung läßt sich eine pulmonale Funktionseinschränkung (Abfall des arteriellen P_{O2}) nachweisen.

Die Differentialdiagnose gegenüber opportunistischen Infektionen, z. B. einer Pneumocystis-carinii-Infektion, ist bei einer Zytostatikatherapie schwierig, zumal sich diese nach Absetzen der immunsuppressiven Therapie ebenfalls zurückbilden können.

3.2.4 Auslösende Medikamente

Für einzelne Medikamente werden im folgenden Besonderheiten ausführlicher beschrieben.

Zytostatika

Bleomycin: Inzidenz interstitieller Lungenveränderungen 3–5%. Ältere Patienten sind stärker gefährdet.

Bleomycin-Gesamtdosen unter 500 mg sollen selten zu einer pulmonalen Schädigung führen, andererseits wurden aber auch Fibrosen bei Dosen unter 200 mg beschrieben.

Eine vorangegangene bzw. simultan durchgeführte Radiotherapie prädisponiert zu Lungenveränderungen.

Therapie: Bleomycin absetzen, evtl. Kortikosteroide. Vereinzelt wurde über eine Besserung der pulmonalen Veränderungen unter Steroiden berichtet.

Busulfan: Inzidenz klinisch ca. 4%, autoptisch konnten bei 46% der Patienten interstitielle Veränderungen nachgewiesen werden.

Therapie: Absetzen des Medikaments, versuchsweise Steroide.

Carmustin: Inzidenz 20–30%, Risikozunahme nach einer Gesamtdosis von mehr als 1500 mg/m².

Therapie: Absetzen von Carmustin, fragliche Wirkung von Kortikosteroiden.

Methotrexat: Inzidenz 7–8%. Auslösung einer akuten allergischen Granulomatose, die sich meist trotz Fortsetzung der Therapie zurückbildet, selten entsteht eine interstitielle Fibrose, Latenz ein Monat bis fünf Jahre. Symptome sind Fieber, Husten, Dyspnoe, in 50% der Fälle Blut-Eosinophilie. Röntgenologisch finden sich diffuse retikuläre Zeichnungsvermehrungen oder diffuse unscharfe Herdschatten sowie Pleuraergüsse.

Therapie: Evtl. Absetzen von Methotrexat, auf jeden Fall engmaschige Kontrollen der Lungenfunktion, Kortikosteroide sind von fraglichem Wert.

Mitomycin: Inzidenz 3–12%, keine Dosisabhängigkeit der pulmonalen Schädigung.

Die Letalität der durch Mitomycin ausgelösten Lungenschädigung ist mit 50% sehr hoch.

Therapie: Mitomycin sofort absetzen, evtl. Kortikosteroide.

Cyclophosphamid: Sehr selten interstitielle Lungenveränderungen, Inzidenz unter 1%.

Für Chlorambucil, Melphalan, Azathioprin, 6-Mercaptopurin, Cytosinarabinosid, Procarbazin, Gimentin 26, Vinblastin und Vincristin liegen nur einzelne Fallbeschreibungen vor, bei denen interstitielle Lungenveränderungen meist unter Kombinationstherapien mit mehreren Zytostatika aufgetreten sind.

Weitere Medikamente

Nitrofurantoin: Induziert relativ häufig interstitielle Lungenveränderungen, möglicherweise über toxische Sauerstoffradikale. Daneben ist eine allergische Alveolitis beschrieben. Innerhalb von vier Wochen nach Therapiebeginn treten Fieber (80–90%), Dyspnoe (68%), trockener Reizhusten (60%) auf. Häufig findet man die BSG erhöht (88%) und die Eosinophilen (in 70–80% der Fälle) vermehrt. Röntgenologisch kommen neben basalen diffusen interstitiellen oder herdförmigen Infiltraten auch Pleuraergüsse vor.

Therapie: Absetzen von Nitrofurantoin, Kortikosteroide sind von fraglichem Wert.

Amphotericin B: Verstärkte pulmonale Toxizität tritt bei gleichzeitigen Leukozyten-Transfusionen auf. Die Prognose ist schlecht, in einer Mitteilung verstarben fünf von 14 Patienten.

Nomifensin [20, 31]: Nach einer Latenz von vier Tagen bis sieben Wochen Auftreten von Fieber, Myalgien, Arthralgien, Ruhedyspnoe. Laborchemisch finden sich eine erhöhte Blutsenkungsreaktion, eine hämolytische Anämie und eine Thrombozytopenie. Das histologische Bild zeigt eine Alveolitis, eine interstitielle Pneumonie, gelegentlich auch eine akute nekrotisierende immunallergische Vaskulitis. Pleura- und Perikardergüsse kommen vor.

Amiodaron: Bei 1–6% aller Patienten kommt es zu pulmonalen Schädigungen, meist bei Tagesdosen über 400 mg, selten auch bei niedrigeren Erhaltungsdosen. 3–6 Monate nach Therapiebeginn treten Symptome wie Belastungsdyspnoe, trockener Reizhusten, Fieber und Krankheitsgefühl auf. Nach Absetzen der Therapie bilden sich meist die pulmonalen Veränderungen komplett zurück.

Tocainid: Hier sind bisher vier Fälle einer interstitiellen Lungenschädigung beschrieben worden.

Goldsalze: Selten allergische Erscheinungen an der Lunge (weniger als 1%, dagegen Dermatitis und Stomatitis in 20–50%).

Nach Sulfonamiden, Sulfasalazin, Paraaminosalizylsäure und Penizillinen sind allergische Alveolitiden sehr selten.

3.3 Toxisch bedingte Lungenfibrosen

3.3.1 Ätiologie

Inhalationen toxischer Gase, Dämpfe und Nebel können zu akuten Lungenschädigungen, z.B. zu einem Lungenödem, führen. Das Lungenödem bildet sich entweder ohne Residuen zurück, es kann aber auch zu Dauerfolgen wie chronische Bronchitis, Emphysem, selten auch zu einer Lungenfibrose kommen. Bei wenigen Patienten entwickelt sich eine Bronchiolitis obliterans, die begleitet ist von einer interstitiellen Pneumonie und Fibrose.

3.3.2 Diagnosestellung

Röntgenologisch findet sich bei den toxisch bedingten Lungenfibrosen eine interstitielle Zeichnungsvermehrung. Die Lungenfunktionsprüfung ergibt das Muster einer restriktiven, manchmal auch kombiniert obstruktiv-restriktiven Ventilationsstörung.

In erster Linie lösen berufliche Noxen, verschiedene Gase, Dämpfe und Stäube interstitielle Lungenveränderungen aus, daneben spielt aber auch die häusliche Exposition gegenüber verschiedensten Stoffen eine Rolle.

3.3.3 Verursachende Substanzen

Substanzen, die eine Lungenfibrose verursachen, sind in Tabelle 21–6 zusammengefaßt.

Nitrosegase (NO_2, N_2O_3, N_2O_4)

Nach Unfällen in Chemiewerken, in der Düngemittelindustrie, nach Sprengunfällen, in Futtersilos, Jauchegruben. Ein Übergang der akuten Intoxikationserscheinungen (Bronchitis, Bronchiolitis, alveoläres Ödem) in eine Lungenfibrose ist hier umstritten.

Phosgen ($COCl_2$)

Phosgenvergiftungen sind selten. Inhalationen kommen bei der Farbstoffherstellung und in der pharmazeutischen Industrie vor. Außerhalb gewerblicher Anwendung werden Vergiftungen beim Umgang mit Feuerlöschern und nichtbrennbaren Farbentfernern be-

Tabelle 21–6 Substanzen, die Lungenfibrosen induzieren können.

Nitrosegase (NO_2, N_2O_4)
Phosgen ($COCl_2$)
Chlor (Cl_2), Salzsäure (HCl), Natriumhypochlorid
Ammoniak (NH_3, NH_4OH)
Nickelkarbonyl ($NiCO_4$)
Schwefeldioxid (SO_2)
Natriumbisulfat-haltige Reinigungsmittel
Harze, Isozyanate, Polyurethane
Haarspray, Lederspray
Metalldämpfe (Zink-, Kupferoxide, Beryllium, Kadmium, Mangan)

obachtet. Daneben wurde Phosgen auch in der chemischen Kampfführung eingesetzt. Eine Lungenfibrose kann im Gefolge einer akuten Intoxikation (1–4% Letalität) entstehen.

Sauerstoff

Als Folge einer längerdauernden Beatmung mit hohen Sauerstoffkonzentrationen (länger als 24 Stunden mit 100% O_2) kann es zu einer Lungenfibrose kommen. Hier sind engmaschige Kontrollen der Lungenfunktion einschließlich Messung der Diffusionskapazität indiziert. Ein Therapieversuch mit Steroiden ist gerechtfertigt.

Paraquat und Diquat

Klinische Befunde

Geringe Dosen des Unkrautvertilgungsmittels Paraquat (15–20 ml oder weniger) führen zu einer akuten Intoxikation, die sich in Form von Brechreiz, Bauchschmerzen, Brennen von Mund- und Rachenschleimhaut äußert. Es folgen Nieren- und Leberversagen [32].

Nach einer Latenz von 5–10 Tagen, abhängig von der Dosis, entwickeln sich Dyspnoe und respiratorisches Versagen. Pathologisch-anatomisch findet man in der Lunge ein alveoläres Ödem und hyaline Membranen. Bei Patienten, die länger als zehn Tage überleben, wird das Lungenparenchym durch multiple 0,5–2 mm große Zysten ersetzt. Wird die akute Vergiftung überlebt, entwickelt sich eine Lungenfibrose.

Röntgenbefund

Röntgenologisch treten meist drei bis sieben Tage nach der Intoxikation feine granuläre, z. B. konfluierende Verdichtungen auf, vornehmlich in den Lungenunterfeldern. Leichte Formen können unter dem Bild einer ausgedehnten Lungenfibrose überleben.

Therapie

Sofortige Magenentleerungen, Auslösen von Erbrechen, z. B. durch Injektion von Apomorphin oder perorale Zufuhr konzentrierter Kochsalzlösung. Instillation von 40 bis 60 g Carbo medicinalis und Gabe eines Laxans, z. B. Glaubersalz (Natriumsulfat). Aktivkohle (Kohlekompretten) ist zur Adsorption von Paraquat gut wirksam. Der Patient sollte auf schnellstmöglichem

Weg in die Intensivstation eines Krankenhauses eingewiesen werden. Therapeutisch kann evtl. die Beatmung mit einem Hypoxiegemisch hilfreich sein.

Prognose

Bei geringsten Dosen von Paraquat wurden letale Verläufe beschrieben. Die Prognose hängt von der eingenommenen Dosis und dem Beginn der Intensivtherapie ab. Eine tödlich endende Lungenfibrose ist nicht zwangsläufig; sie kann unter Umständen durch intensive therapeutische Maßnahmen verhindert werden.

Weitere Substanzen

Ammoniak (NH_3, NH_4OH) (Anwendung u.a. in Kühlanlagen, Nickelkarbonyl ($NiCO_4$) als starkes Reduktionsmittel in der chemischen Großindustrie), Schwefeldioxid (SO_2), Salzsäure (HCL), Chlor (Cl_2), Natriumhypochlorid-, Natriumbisulfat-haltige Reinigungsmittel, Harze, Isozyanate, z.B. Polyvinylchlorid-(PVC-)Inhalationen, Polyurethan-Inhalationen in der chemischen Industrie, ferner Haarspray- und Lederspray-Inhalationen, Metalldämpfe, z.B. Inhalationen von Zink-, Kupferoxiden, Kadmium, Mangan [1, 6].

Therapie

Im akuten Stadium hochdosierte Gabe von Steroiden, evtl. intensivmedizinische Überwachung notwendig. Bei chronischer Bronchitis symptomatische Therapie mit Beta$_2$-Mimetika, Theophyllin, topischen, evtl. auch systematischen Kortikosteroiden. Bei interstitiellen Veränderungen Steroide, evtl. zusätzlich Azathioprin, D-Penicillamin (s. Abschn. 4.9 Idiopathische Lungenfibrose).

3.4 Strahlenpneumonitis und Strahlenfibrose

3.4.1 Vorkommen und Häufigkeit

Ionisierende Strahlen führen in therapeutischen Dosen in nahezu 100% zu pathologisch-anatomischen Veränderungen des Lungengewebes. Das Ausmaß pulmonaler Veränderungen hängt von der Strahlendosis, der zeitlichen Dosisverteilung sowie den Bestrahlungsfeldern ab [19].

Eine Strahlenpneumonitis tritt selten bei einer Dosis unter 20 Gy auf, Dosen über 60 Gy innerhalb eines Zeitraumes von fünf bis sechs Wochen führen fast immer zu einer schweren Strahlenpneumonitis. Während der Strahlentherapie selbst treten von seiten der Lunge selten Symptome – klinisch oder röntgenologisch – auf. Meist beginnen Beschwerden innerhalb eines Zeitraumes von einem bis sechs Monaten nach der Behandlung.

3.4.2 Pathogenese

Durch die ionisierenden Strahlen werden primär die Kapillarendothelien geschädigt und durch kollagenes Bindegewebe ersetzt. Es kommt zu Gefäßverschlüssen mit Abnahme der Perfusion in den bestrahlten Lungenarealen [18]. Das akute Stadium der Strahlenreaktion, die Strahlenpneumonitis, ist gekennzeichnet durch eine alveoläre Entzündungsreaktion mit Desquamation von Alveolarzellen, Exsudation von Flüssigkeit in die Alveolarräume, die Ausbildung pulmonaler hyaliner Membranen sowie eine Verdickung und Fibrosierung von Alveolarmembranen. In den Spätstadien wird das Lungenparenchym durch dichtes fibröses Gewebe ersetzt.

3.4.3 Diagnosestellung und Differentialdiagnose

Klinische Befunde

Viele Patienten, auch solche mit den röntgenologischen Zeichen einer Strahlenreaktion, bleiben asymptomatisch. Symptome können trockener Reizhusten, Dyspnoe, gelegentlich auch Thoraxschmerzen, selten Hämoptysen sein. Daneben geben die Patienten Schwäche, subfebrile Temperaturen und Gewichtsverluste an. Bei der klinischen Untersuchung auskultiert man trockene und feuchte Rasselgeräusche, in den Spätstadien auch Knisterrasseln.

Röntgenbefund

Röntgenologisch werden streifige Verdichtungen des Lungenparenchyms beobachtet, die mit Schrumpfungen einhergehen. Die Veränderungen können aber auch fleckig sein, teilweise konfluieren sie.

Meist, wenn auch nicht immer, sind die röntgenologischen Veränderungen auf die Bestrahlungsfelder beschränkt. Durch die fraktionierten Bestrahlungsmethoden werden heute kaum noch ausgedehnte Lungenfibrosen außerhalb der gewünschten Bestrahlungsregionen gesehen [17].

Das Spätstadium, die Strahlenfibrose, ist röntgenologisch charakterisiert durch streifig-netzförmig, z. T. auch homogen verdichtetes und geschrumpftes Gewebe. In diesem Stadium ist die röntgenologische Unterscheidung von einer Lymphangiosis carcinomatosa sehr schwierig. Wenn sich schwere röntgenologische Veränderungen nachweisen lassen, ein Progreß und schwere allgemeine klinische Symptome fehlen, spricht das für eine Strahlenfibrose. Pleuraergüsse als Folge einer Strahlentherapie sind sehr ungewöhnlich. Verdichtungen der Pleura treten dagegen unter einer Bestrahlungsbehandlung auf.

Lungenfunktionsprüfung

Die Lungenfunktionsprüfung ergibt eine restriktive Ventilationsstörung mit Erniedrigung der Vitalkapazität, der Totalkapazität und meist auch der forcierten Einsekundenkapazität (FEV_1).

Die arteriellen P_{O_2}-Werte fallen unter Belastung ab, in ausgeprägteren Fällen sind sie auch in Ruhe erniedrigt. Die Diffusionskapazität der Lungen (D_{LCO}) ist ebenfalls eingeschränkt, wenn größere Lungenareale betroffen sind. Eine Verbesserung der Lungenfunktion ist im akut-entzündlichen Stadium noch möglich, im vollständigen fibrotischen Stadium ist die Lungenfunktion therapeutisch meist nicht mehr zu beeinflussen.

3.4.4 Therapie

Eine Behandlung sollte frühzeitig im Stadium der initialen entzündlichen Reaktion hochdosiert mit Steroiden beginnen, z. B. mit Prednison 50 mg/Tag für zwei bis vier Wochen, anschließend wird die Dosis in 14tägigen Abständen auf 40 mg, 30 mg, 25 mg, 20 mg, 15 mg reduziert. In den ersten vier Wochen empfiehlt es sich, Steroide täglich zu geben, danach kann auf eine alternierende Behandlung mit entsprechend höheren Dosen jeden zweiten Tag übergegangen werden. Erhaltungsdosen sind 10–15 mg/Tag bzw. 20–25 mg jeden zweiten Tag. Zur symptomatischen Behandlung können Beta$_2$-Mimetika, Theophyllin, bei trockenem Reizhusten Antitussiva hinzugegeben werden. Bei P_{O_2}-Werten unter 60 mmHg ist eine häusliche Sauerstoff-Langzeittherapie indiziert. Die Lungenfunktion soll zur Verlaufsbeurteilung und zur Therapiekontrolle engmaschig überprüft werden.

3.5 Lungenfibrose bei chronischer Aspirationspneumonie

3.5.1 Ätiologie und Pathogenese

Rezidivierende Aspirationen können zu einer fibrotischen und granulomatösen Reaktion des interstitiellen Lungengewebes führen.

Prädisponierend für rezidivierende Aspirationen sind chronischer Alkoholismus, Zenker-Divertikel, gutartige oder bösartige Stenosen des Ösophagus, angeborene oder erworbene tracheoösophageale Fisteln und neuromuskuläre Schluckstörungen.

Aspiration von Magensaft induziert eine akute chemische Entzündung. Durch Kontamination mit Anaerobiern wird die Ausbildung von Lungenabszessen begünstigt [22].

Chronische und wiederholte Aspirationen von Nahrung lösen darüber hinaus eine fibröse und granulomatöse Entzündung des Lungeninterstitiums aus.

3.5.2 Diagnosestellung

Klinische Befunde

Die klinische Symptomatik umfaßt produktiven Husten, Hustenanfälle, besonders nach dem Schlucken bei tracheoösophagealen Fisteln, subfebrile Temperaturen. Häufig ist den Patienten allerdings die Aspiration nicht bewußt, sie suchen deshalb verspätet einen Arzt auf.

Röntgenbefund

Röntgenologisch findet sich in den posterioren Segmenten der Ober- und Unterlappen ein gemischtes Bild mit Atelektasen und entzündlichen Infiltraten. Der Verlauf über Wochen und Monate ist variabel. Zur Frage eines gastroösophagealen Refluxes ist eine röntgenologische Darstellung des Ösophagus mit einem wasserlöslichen Kontrastmittel in Kopftieflage wichtig.

3.5.3 Therapie

Bei akuter Aspiration muß bronchoskopisch abgesaugt werden. Die einmalige Gabe von 0,5–1,0 g Prednison ist indiziert. Antibiotika sollten bei Fieber und röntgenologisch nachweisbaren Infiltraten gegeben werden [26]. Bei einer im Krankenhaus erworbenen Aspiration ist wegen der Gefahr einer nosokomialen Infektion die prophylaktische Gabe eines Antibiotikums sinnvoll. Im übrigen ist besonders bei allen chronischen Formen die Aspirationsursache zu beheben.

3.6 Lungenfibrose bei Lipoidpneumonie

3.6.1 Pathogenese

Aspiration öliger Flüssigkeiten, z. B. in Form ölhaltiger Nasentropfen, kann ebenfalls zu einer chronisch entzündlichen Reaktion des Lungenparenchyms mit Verdickung alveolärer Septen und interstitieller Fibrose führen.

3.6.2 Diagnosestellung und Differentialdiagnose

Klinische Befunde

Klinisch sind die Patienten häufig beschwerdefrei, es können allerdings Dyspnoe, chronischer Husten oder Thoraxschmerzen bestehen. Der Nachweis ölhaltiger Makrophagen im Sputum deutet auf eine Lipoidpneumonie hin, beweist sie jedoch nicht.

Röntgenbefund

Röntgenologisch finden sich initial alveoläre, z. T. konfluierende Infiltrate, im weiteren Verlauf interstitielle Verdichtungen (Abb. 21–5), die als Reaktion auf das in Makrophagen gespeicherte Material entstehen. Befallen sind meist die Unterlappen mit scharfer segmentaler Begrenzung. Teilweise findet man umschriebene, verdichtete Herde, die von einem peripheren Bronchialkarzinom nur schwer zu unterscheiden sind [24].

Bei unklarer Diagnose ist, auch zum Ausschluß eines Malignoms, eine Bronchoskopie mit transbronchialer Biopsieentnahme indiziert [27].

3.6.3 Therapie

Die Behandlung besteht darin, ölhaltige Substanzen wie Nasentropfen zu meiden. Eine langsame Besserung der röntgenologischen Veränderungen ist möglich.

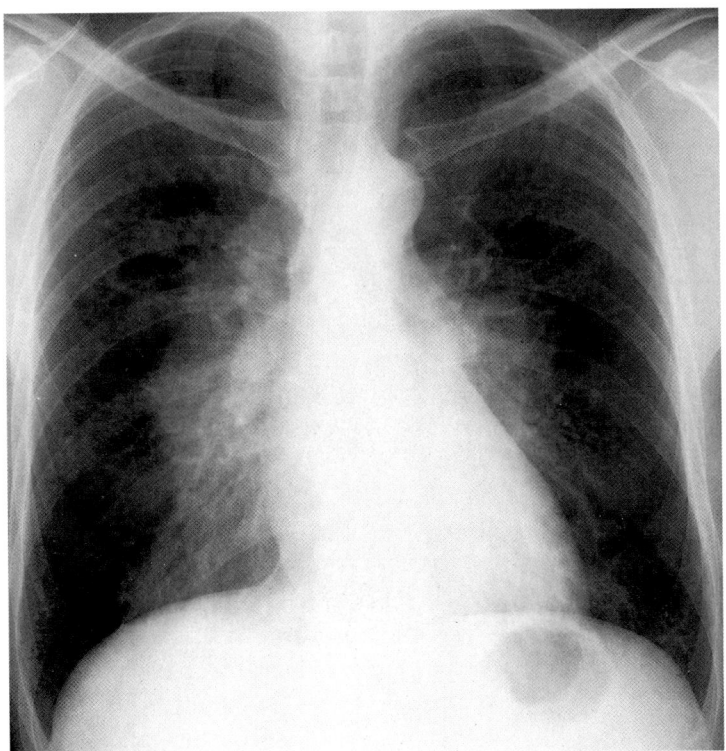

a)

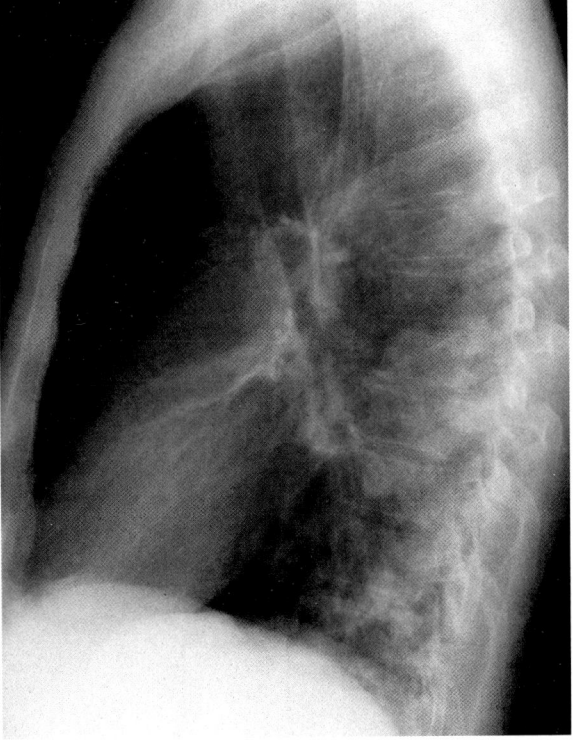

b)

Abb. 21–5 52jähriger Patient mit Lipoidpneumonie (hypochondrischer Patient, der jahrelang nachts in Rückenlage große Mengen von öligen Nasentropfen instillierte; Lipoidpneumonie bioptisch gesichert).

a) Im dorsoventralen Strahlengang ausgeprägte Lipoidpneumonie, symmetrisch perihilär imponierend.

b) Die Aufnahme im sagittalen Strahlengang zeigt, daß die Infiltrationen nahezu ausschließlich dorsal liegen.

3.7 Lungenfibrose bei chronischer Linksherzinsuffizienz

3.7.1 Pathogenese

Eine chronische Lungenstauung führt zu einem interstitiellen Ödem. Durch Aktivierung von Fibroblasten kommt es zu einer Vermehrung des interstitiellen Bindegewebes, es entsteht eine Fibrose. Bei den Ursachen der Linksherzinsuffizienz ist zu denken an

- Herzklappenfehler, insbesondere an Mitralvitien (s. Kap. 12)
- koronare Herzerkrankung, evtl. mit abgelaufenen Myokardinfarkten
- Kardiomyopathien
- Tumoren im linken Herzvorhof, z. B. Myxome.

3.7.2 Diagnosestellung

Gelegentlich werden auf dem Röntgenbild pulmonale Ossifikationen beobachtet. Hierbei handelt es sich um multiple kalkdichte Herde mit einem Durchmesser von 2–8 mm, vorwiegend in den Unterfeldern der Lunge.

Die Diagnose der zugrundeliegenden Herzerkrankung ergibt sich aus der klinischen Untersuchung. Eine Rechtsherzkatheteruntersuchung mit Messung des pulmonalvaskulären Verschlußdrucks ist in aller Regel entbehrlich.

3.7.3 Therapie

Therapeutisch steht die Behandlung der zugrundeliegenden Herzerkrankung durch Digitalis, Diuretika, Antiarrhythmika, Nitrate, Kalziumantagonisten bzw. durch die operative Korrektur eines Vitiums im Vordergrund. Eine alleinige Pharmakotherapie der Lungen ist nicht sinnvoll.

3.8 Lungenfibrosen nach chronischen infektiösen Entzündungen

Chronisch infektiöse Pneumonien können selten zu einer Lungenfibrose führen. Das betrifft vor allem Pneumonien, die mit einer allergischen Reaktion vom Typ III und Typ IV einhergehen, wie z. B. die Tuberkulose oder die Aspergillose. Darüber hinaus lösen bevorzugt Viren und Mykoplasmen interstitielle Pneumonien aus [28].

Heilt eine Pneumonie trotz antibiotischer Therapie innerhalb von vier bis sechs Wochen nicht aus, so ist eine Bronchoskopie mit transbronchialer Biopsieentnahme indiziert. Bei einer fibrosierenden Alveolitis sollte eine Steroidtherapie eingeleitet werden, in seltenen Fällen kann zusätzlich die Gabe von Azathioprin erforderlich sein.

3.9 Idiopathische Lungenfibrose

3.9.1 Definition

Die idiopathische Lungenfibrose ist eine auf die Lunge beschränkte Erkrankung, die mit entzündlichen und fibrosierenden Veränderungen des Lungeninterstitiums einhergeht. Insgesamt sind ca. 130 verschiedene Krankheitsbilder bekannt, die zu einer Lungenfibrose führen können. Die Diagnose einer idiopathischen Lungenfibrose ist eine Ausschlußdiagnose. Trotzdem läßt sie sich durch spezifische klinische, pathophysiologische und morphologische Merkmale von den übrigen interstitiellen Lungenerkrankungen abgrenzen [13]. Die akute Form wurde erstmals 1935 beschrieben [21], und nach den Autoren benannt (Hamman-Rich-Syndrom).

3.9.2 Vorkommen und Häufigkeit

Vorwiegend sind Patienten mittleren Alters zwischen dem 40. und 50. Lebensjahr betroffen. Idiopathische Lungenfibrosen kommen aber auch bei jungen Patienten, z. T. auch bei Kindern vor; daneben sind Erstmanifestationen auch in der sechsten oder siebten Dekade möglich. Die Erkrankung kann familiär gehäuft als familiäre pulmonale Fibrose vorkommen. Sie ist gekennzeichnet durch einen autosomal-dominanten Vererbungsgang mit inkompletter Penetranz. Die Prävalenz der idiopathischen Lungenfibrose liegt bei drei bis fünf Fällen pro 100000. Bei der Hälfte aller Patienten mit röntgenologisch nachweisbarer interstitieller Zeichnungsvermehrung liegt eine idiopathische Lungenfibrose vor.

3.9.3 Pathogenese und pathologisch-anatomische Befunde

Histologisch findet sich in den Frühstadien eine Alveolitis, später eine interstitielle Entzündung mit Übergang in eine Fibrose, z. T. mit Ausbildung von zystischen Erweiterungen im Lungenparenchym.

Die genaue Pathogenese der Erkrankung ist unbekannt. Nach dem derzeitigen Wissensstand gibt es zahlreiche Hinweise dafür, daß es im Rahmen der idiopathischen Lungenfibrose zu gesteigerten alveolären und interstitiellen Entzündungsreaktionen kommt, die nicht mehr kontrolliert werden können: Durch einen unbekannten Auslösemechanismus, möglicherweise virale Antigene, wird die Bildung von Immunkomplexen induziert, die sich im interstitiellen Lungengewebe ablagern. Immunkomplexe interferieren mit der Komplementkaskade und stimulieren in Alveolarmakrophagen die Produktion chemotaktischer Faktoren (NCF = Neutrophilen-chemotaktischer Faktor, ECF = Eosinophilen-chemotaktischer Faktor). Hierdurch kommt es zur Freisetzung lysosomaler Enzyme oder toxischer O_2-Radikale aus kurzlebigen Neutrophilen oder anderen Entzündungszellen, was eine perpetuierende Entzündungsreaktion in Gang setzt. Im weiteren Verlauf der Erkrankung entwickelt sich eine zunehmende Fibrose dadurch, daß Makrophagen über Mediatoren Fibroblasten stimulieren.

Histologie

Es lassen sich zwei verschiedene Muster hinsichtlich des Ausmaßes der Zellularität, der Verteilung der zellulären Reaktion und der Art der entzündlichen Zellen unterscheiden:
- In der Alveolitisphase findet man Makrophagen, Typ-II-Pneumozyten, Plasmazellen, Neutrophile und Eosinophile. Diese Form wird nach Liebow [7] als „desquamative interstitial pneumonitis (DIP)" bezeichnet. Die Untersuchung der bronchoalveolären Lavageflüssigkeit ergibt eine Vermehrung der neutrophilen Granulozyten mit mehr als 10 rel. %.
- Eine zweite Form, die „usual interstitial pneumonitis (UIP)" ist charakterisiert durch ein verbreitertes Interstitium, eine interstitielle Fibrose, Destruktion der Lufträume, weniger durch eine alveoläre entzündliche Reaktion. In der bronchoalveolären Lavageflüssigkeit sind weniger als 10% Neutrophile nachweisbar, dagegen sind die Lymphozyten relativ vermehrt.

Eine Unterscheidung von DIP und UIP ist hilfreich hinsichtlich der prognostischen Beurteilung des weiteren Krankheitsverlaufes. Bei der desquamativen Form ist die Mortalität geringer, der Spontanverlauf günstiger und das Ansprechen auf Kortikosteroide besser.

3.9.4 Diagnosestellung und Differentialdiagnose

Klinische Befunde

Symptome wie Husten und Belastungsdyspnoe führen die Patienten zum Arzt. Diese Beschwerden sind weder durch Asthma, eine obstruktive Bronchitis oder Herzinsuffizienz erklärbar. Daneben klagen die Patienten über Müdigkeit, schlechten Appetit, Gewichtsverlust, Arthralgien, selten über Fieber.

Es fehlen in aller Regel Thoraxschmerzen, Giemen, Hämoptysen, größere Sputummengen. 30% aller Patienten geben den Beginn von Kurzatmigkeit nach einem respiratorischen Infekt an, der in der Regel wie ein viraler Infekt beschrieben wird. Ob Viren tatsächlich den zellulären Entzündungsprozeß initiieren können, ist nicht geklärt.

Die physikalische Untersuchung ergibt anfangs uncharakteristische Befunde, der Auskultationsbefund kann normal sein, bei Fortschreiten der Erkrankung auskultiert man Knisterrasseln. Die Hälfte aller Patienten leidet unter Tachypnoe in Ruhe, bei 70% findet man Uhrglasnägel. Später treten eine Zyanose sowie Zeichen der pulmonalen Hypertonie mit Rechtsherzinsuffizienz (periphere Ödeme, Aszites) hinzu. Über dem Herzen kann man dann einen verstärkten zweiten Herzton über der Pulmonalisklappe sowie einen Galopprhythmus auskultieren.

Klinisch-chemische Befunde

Blutuntersuchungen geben wenig Aufschluß über die Aktivität der Erkrankung. Die Blutsenkungsreaktion ist in der Regel erhöht. Leukozyten und Differentialblutbild sind normal. Auch ist eine Polyglobulie selten vorhanden. Positive Nachweise des Rheumafaktors sowie der antinukleären Antikörper kommen als unspezifische Epiphänomene vor, ohne daß hieraus ein Zusammenhang mit einer rheumatologischen Erkrankung abgeleitet werden kann.

Röntgenbefund

Das Röntgen-Thoraxbild zeigt eine diffuse retikuläre Zeichnungsvermehrung, besonders in den Lungenunterfeldern (Abb. 21–6). Wichtig ist der Vergleich mit

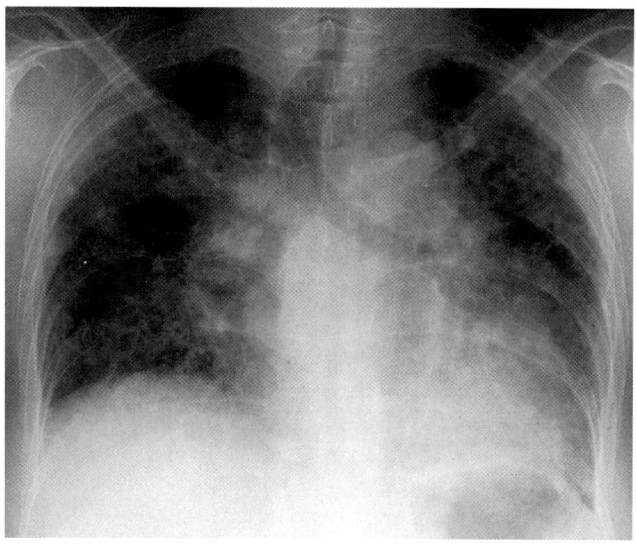

Abb. 21–6 Röntgen-Thoraxaufnahme einer 36jährigen Patientin mit idiopathischer Lungenfibrose. Typischer Befund einer schweren Lungenfibrose (funktionell steife Lunge) mit hochstehenden Zwerchfellen, verbreitertem Mediastinum, Pleuraverdickungen über beiden Oberfeldern sowie streifigen, z.T. auch wabigen Verdichtungsstrukturen in beiden Lungen. Ausgeprägtes Cor pulmonale.

früheren Bildern. In ca. 10% der Fälle, bei denen es sich meist um frühe Formen der Alveolitis handelt, kann der Röntgenbefund noch normal sein.

Lungenfunktionsprüfung

Lungenfunktionsanalytisch findet sich eine restriktive Ventilationseinschränkung mit Erniedrigung von Vitalkapazität, Totalkapazität, funktioneller Residualkapazität und Residualvolumen. Normalerweise besteht keine bzw. nur eine minimale Obstruktion. Die Diffusionskapazität (D_{LCO}) ist häufig um 50 bis 75% reduziert. Die arterielle Blutgasanalyse ergibt eine respiratorische Partialinsuffizienz, anfänglich nur unter Belastung, später auch in Ruhe. Infolge Hyperventilation sind die P_{CO_2}-Werte häufig erniedrigt. In Endstadien kommt es auch zu einer respiratorischen Globalinsuffizienz mit Anstieg der P_{CO_2}-Werte.

Zusätzliche Untersuchungen

Zur weiteren Diagnostik kann eine Bronchoskopie mit transbronchialer Biopsieentnahme und bronchoalveolärer Lavage durchgeführt werden. Die diagnostische Ausbeute transbronchialer Biopsien ist mäßig, da die Biopsien häufig zu klein sind für die histologische Un-

tersuchung bzw. die Analyse auf Metalle und anorganische Stäube. Wenn mit Hilfe transbronchialer Biopsien keine ausreichende Sicherung der Diagnose möglich ist, sollte eine offene Lungenbiopsie vorgenommen werden, vorausgesetzt, die Lungenfunktionswerte erlauben es.

Der diagnostische Wert der bronchoalveolären Lavage (BAL) ist umstritten. Bei der idiopathischen Lungenfibrose findet man eine Vermehrung der neutrophilen Granulozyten von z.T. mehr als 20% sowie der eosinophilen um mehr als 3–4%. Für eine hohe Aktivität der Entzündungsreaktion im Interstitium sollen Werte von mehr als 10% neutrophile Granulozyten sprechen. Die routinemäßige Anwendung der BAL zur Diagnostik einer idiopathischen Lungenfibrose kann derzeitig nicht empfohlen werden [14]. Jedoch kann die BAL differentialdiagnostisch hilfreich sein bei der Abgrenzung einer aktiven Sarkoidose und einer exogen-allergischen Alveolitis, die mit einer relativen und absoluten Vermehrung der Lymphozyten einhergehen.

3.9.5 Therapie

Kortikosteroide

Bei jeder idiopathischen Lungenfibrose sollte ein Therapieversuch mit Kortikosteroiden gemacht werden, auch bei fortgeschrittenen Krankheitsstadien.

Vorgehen: Prednison 50 mg/Tag für 6–8 Wochen, anschließend Dosisreduktion um jeweils 5–10 mg pro Woche bis zu einer Erhaltungsdosis von 10–15 mg. Diese Dosis sollte für ein halbes Jahr zunächst beibehalten werden. Bei Ansprechen auf die Therapie wird die Behandlung fortgesetzt. Nach einem Jahr kann die Dosis evtl. weiter reduziert werden. Um die Nebenwirkungsrate von Kortison zu vermindern, ist eine alternierende Prednisongabe in einer Dosis zwischen 20 und 30 mg möglich.

Immunsuppressiva

Falls die Erkrankung auf eine Kortikosteroidtherapie nicht anspricht, kommt alternativ eine Behandlung mit Azathioprin, D-Penicillamin oder Cyclophosphamid in Kombination mit Kortikosteroiden in Betracht. Allgemein anerkannte Therapieschemata für die Behandlung mit Immunsuppressiva gibt es nicht.

Azathioprin: 3 mg/kg in den ersten 8–12 Wochen, danach in reduzierter Dosis von 2 mg/kg.

D-Penicillamin: Die Anfangsdosis liegt bei 300 mg, Steigerung wöchentlich um 300 mg bis zu einer Erhaltungsdosis von 1,8 g. Es soll die Vernetzung atypischer Kollagenfasern verhindert werden.

Cyclophosphamid: Beginn mit 50 mg, Steigerung langsam um 50 mg auf 150–200 mg/Tag unter Kontrolle der Leukozytenzahl. Die Leukozyten sollen über 3000/µl liegen.

In verzweifelten Fällen kommt eine Kombination aus Kortikosteroiden, Azathioprin und D-Penicillamin in Frage.

Kontrolluntersuchungen

Unter der Behandlung mit Azathioprin bzw. Cyclophosphamid ist das Blutbild alle vier Wochen zu kontrollieren, bei D-Penicillamin vierwöchentlich ebenfalls das Blutbild (Leukopenie), darüber hinaus der neurologische Status (Neuritiden) und der Urinstatus (Proteinurie). Bei Niereninsuffizienz und Penizillinallergie ist D-Penicillamin kontraindiziert.

Anfangs soll die Behandlung der idiopathischen Lungenfibrose engmaschig, d. h. in vierwöchigen Abständen, zur Beurteilung eines Therapieerfolges mittels Lungenfunktionsprüfungen, am besten mit Messung der Diffusionskapazität, überwacht werden. Kommt es unter Kombinationsbehandlung nicht innerhalb von sechs bis acht Wochen zu einer Verbesserung der Lungenfunktionsparameter, so sind Azathioprin, Cyclo-

phosphamid, D-Penicillamin wieder abzusetzen. Die Steroidtherapie sollte für sechs bis zwölf Monate beibehalten werden. Meist wird jedoch eine lebenslange Therapie mit Steroiden durchgeführt, ohne daß es eindeutige Daten über die Wirksamkeit gibt.

Langzeitbehandlung

Terminale Probleme sind zunehmende Dyspnoe, fortschreitende schwere Hypoxämie trotz häuslicher O_2-Therapie, Ausbildung eines Cor pulmonale mit Rechtsherzversagen. Daneben können sich Komplikationen der immunsuppressiven Therapie entwickeln. Bei 10% der Patienten treten Bronchialkarzinome auf, für Frauen besteht ein sechsmal höheres, bei Männern ein 14mal höheres Karzinomrisiko.

3.9.6 Verlauf und Prognose

Die Prognose ist abhängig vom histologischen Bild [12]. Gute prognostische Faktoren sind jüngeres Alter, kurzer Krankheitsverlauf, relativ gute initiale Lungenfunktion, Ansprechen auf die Therapie. Im Stadium der Alveolitis besteht eine Spontanremissionsrate von 20%. Die Langzeitprognose ist variabel. Die mittlere Überlebenszeit wird mit durchschnittlich 3,5 bis 5,6 Jahren angegeben; sie hängt vom Zeitpunkt der Diagnose ab.

Literatur

1. Balmes, J., M. R. Cullen, R. A. Matthay: Occupational and environmental lung disease. In: George, R. B., R. W. Light, R. A. Matthay (eds.): Chest Medicine, pp. 372–375. Churchill Livingstone, New York–Edinburgh–London–Melbourne 1983.
2. Bascom, R., C. Johnson Johns: The natural history and management of sarcoidosis. Adv. Intern. Med. 31 (1986) 213–241.
3. Böhm, M., H. Fabel: Das Churg-Strauss-Syndrom. Dtsch. Med. Wschr. 110 (1985) 227–231.
4. Böhm, M., E. Stark, H. Fabel: Asthma, Eosinophilie und systemische Vaskulitis: Churg-Strauss-Syndrom. Dtsch. Med. Wschr. 110 (1985) 221–224.
5. Bohn, Th., W. Hunstein, A. D. Ho: Langzeitbeobachtungen bei Morbus Wegener. D. m. Wschr. 110 (1985) 642–644.
6. Bus, J. S., J. E. Gibson: Paraquat: Model for oxidant-initiated toxicity. Environ. Health Perspect. 55 (1984) 37–46.
7. Carrington, C. B., E. A. Gaensler, R. E. Coutu, M. X. Fitzgerald, R. G. Gupta: Natural history and treated course of usual and desquamative interstitial pneumonia. New Engl. J. Med. 298 (1978) 801–809.

8. Chumbley, L. C., E. G. Harrison, R. A. Remee: Allergic granulomatosis and angiitis (Churg-Strauss syndrome): report and analysis of 30 cases. Mayo Clin. Proc. 52 (1977) 477–484.
9. Churg, J., L. Strauss: Allergic granulomatosis, allergic angiitis und periarteriitis nodosa. Amer. J. Pathol. 27 (1951) 277–301.
10. Cooper, J. A., D. A. White, R. A. Matthay: Drug-induced pulmonary disease. Part 1: Cytotoxic drugs. Amer. Rev. resp. Dis. 133 (1986) 321–340.
11. Cooper, J. A., D. A. White, R. A. Matthay: Drug-indiced pulmonary disease. Part 2: Noncytotoxic drugs. Amer. Rev. resp. Dis. 133 (1986) 488–505.
12. Costabel, U., H. Matthys: Die Langzeitprognose der Lungenfibrosen. Lebensversicherungsmedizin 4 (1984) 70–73.
13. Crystal, R. G., P. B. Bittermann, S. I. Rennard, A. J. Hance, B. A. Keogh: Interstitial lung diseases of unknown cause. Disorders characterized by chronic inflammation of the lower respiratory tract. New Engl. J. Med. 310 (1984) 235–244.
14. Daniele, R. P., J. A. Elias, P. E. Epstein, M. D. Rossmann: Bronchoalveolar lavage: Role in the pathogenesis, diagnosis,

and management of interstitial lung disease. Ann. Inter. Med. 102 (1985) 93–108.

15. DeRemee, R. A.: Klinik, Diagnostik und Therapie bei Sarkoidose der Atmungsorgane. Prax. Klin. Pneumol. 37 (1983) 519–522.

16. Görg, C., K. Görg, K. Havemann: Histiocytosis X. Klinik und Therapie. Dtsch. med. Wschr. 110 (1985) 1902–1906.

17. Gremmel, H.: Strahlenbehandlung des Bronchialcarcinoms. Internist. prax. 21 (1981) 27–32.

18. Gross, N. J.: Pulmonary effects of radiation therapy. Ann. Intern. Med. 86 (1977) 81–92.

19. Gross, N. J.: The pathogenesis of radiation-induced lung damage. Lung 159 (1981) 115–125.

20. Hamm, H., J. Aumiller, R. Böhmer, H. P. Missmahl, U. Füllbrandt, H. Frenzel: Alveolitis associated with nomifensine. Lancet II (1985) 1328–1329.

21. Hamman, L., A. R. Rich: Fulminating diffuse interstitial fibrosis of the lungs. Trans Amer. Clin. Climatol. Assoc. 51 (1935) 154–163.

22. Huxley, E. J., J. Viroslav, W. R. Gray, A. K. Pierce: Pharyngeal aspiration in normal adults and patients with depressed consciousness. Amer. J. Med. 64 (1978) 564–568.

23. Kellinghaus, H., H. Raidt, R. Steinmeier, K.-M. Müller, P. Preußer, H. Losse: Histiocytosis X bei Erwachsenen. Med. Welt (Stuttg.) 33 (1982) 1840–1844.

24. Kennedy, J. D., P. Costello, J. P. Balikian, P. G. Herman: Exogenous lipoid pneumonia. Amer. J. Roentgenol. 136 (1981) 1145–1149.

25. Lahey, E.: Histiocytosis X – an analysis of prognostic factors. J. Pediat. 87 (1975) 184–189.

26. Leavitt, R. Y., A. S. Fauci: Pulmonary vasculitis. Amer. Rev. resp. Dis. 134 (1986) 149–166.

27. Lipinski, J. K., G. L. Weisbrod, G. E. Sanders: Exogenous lipoid pneumonitis: Pulmonary patterns. Amer. J. Roentgenol. 136 (1981) 931–934.

28. Matthys, H.: Pneumologie. S. 262, 293, 323f. Springer, Berlin–Heidelberg–New York 1982.

29. Murray, H. W.: Antimicrobial therapy in pulmonary aspiration. Amer. J. Med. 66 (1979) 188–190.

30. Parè, J. A. P., R. G. Fraser: Synopsis of Diseases of the Chest, pp. 488–491. Saunders, Philadelphia–London–Toronto–Mexico City–Rio de Janeiro–Sydney–Tokyo 1983.

31. Schönhofer, P. S., J. Gröticke: Fatal necrotising vasculitis associated with nomifensine. Lancet I (1985) 221.

32. Sill, V., A. Hartjen, R. Schicht: Durch chemische Noxen verursachte Alveolitiden. Atemw. Lungenkrkh. 8(6) (1982) 331–335.

22 Berufsbedingte bronchopulmonale Erkrankungen

Xaver Baur

Inhalt

1 Beruflich bedingte obstruktive Atemwegserkrankungen

1.1 Einleitung

Man schätzt, daß etwa 2% aller Asthmaerkrankungen auf berufsbedingte Einwirkungen inhalativer Noxen zurückzuführen sind. In Abhängigkeit von der Aggressivität der einzelnen Schadstoffe und deren Konzentration kann die Erkrankungsprävalenz stark variieren. Beispielsweise sind bis zu 10% der Isozyanat-Arbeiter, 10–15% der Bäcker und bis zu 66% der Enzymstäuben exponierten Berufstätigen betroffen [3, 10, 17, 22, 45, 49].

1.2 Pathogenese

Dem durch berufsbedingte Inhalationsnoxen verursachten akuten oder chronischen Asthma bronchiale können unterschiedliche Pathomechanismen zugrunde liegen: allergische Reaktionsform, chemisch-irritative, toxische, physikalisch-irritative oder biochemisch-pharmakologische Wirkung auf die Atemwege.

1.2.1 Allergisches Asthma bronchiale

Inhalativ aufgenommene Berufsallergene lösen bei disponierten Personen eine IgE-vermittelte Immunreaktion aus. Die Freisetzung präformierter Mastzell-Mediatoren (Histamin u. a.) und die Neugenerierung von Transmittersubstanzen (insbesondere von Leukotrienen) führen direkt und infolge Initiierung eines vagalen Reflexmechanismus zu Kontraktion der Bronchialmuskulatur, Schleimhautödem, Hyper- und Dyskrinie sowie zu chronischen Entzündungsvorgängen. (s. Kap. 19). Hinweise auf das Vorliegen einer allergischen Genese sind

- vorausgehende oder begleitende allergische Rhinitis, Konjunktivitis, evtl. Urtikaria
- die meist sehr niedrige bronchiale Schwellenkonzentration für den betreffenden Inhalationsstoff
- eine asymptomatische Latenzzeit von mehreren Wochen oder Monaten bis zum Auftreten der ersten Krankheitserscheinungen
- die im Vergleich zu nichtallergischen Asthma-Formen in der Regel niedrigere Erkrankungsprävalenz.

Tabelle 22–1 enthält eine Auflistung der wichtigsten, überwiegend auf immunologische Weise zur Asthma-

Entstehung führenden beruflichen Inhalationsstoffe. Meist handelt es sich um natürlich vorkommende Substanzen pflanzlichen, mikrobiellen oder tierischen Ursprungs. Daneben müssen aber auch einige niedermolekulare organische und anorganische Verbindungen erwähnt werden. Diese können als Hapten wirken oder nach Reaktion mit einem körpereigenen Trägermolekül zur Bildung neuer Antigendeterminanten beitragen, wobei die Antikörper die Binderegion zwischen den beiden Reaktionspartnern oder strukturell veränderte Regionen des Carriers bevorzugt erfassen dürften [3, 40, 53].

1.2.2 Nichtallergisches Asthma bronchiale

Es handelt sich um Stäube, Dämpfe, Rauche, Gase von organischen und anorganischen Stoffen, welche zu einer im allgemeinen konzentrationsabhängigen Irritation und/oder toxischen Schädigung der Schleimhaut des Atemtraktes führen (Tab. 22–2 und Abb. 22–1). Pathophysiologisch stehen die Reflex-Bronchokonstriktion bei erniedrigter Reaktionsschwelle der Irritant-Rezeptoren und die Freisetzung von Transmittersubstanzen im Rahmen der begleitenden Entzündungsreaktionen im Vordergrund. Aber auch die Liberation von Mastzell-Mediatoren konnte in einigen Fällen nachgewiesen werden, z. B. nach Einwirkung von Kolophonium-Dämpfen und Persulfaten. Die Einhaltung der MAK-Werte (Tab. 22–3) schließt Erkrankungen unter besonders disponierten Personen nicht aus.

In Einzelfällen finden sich Hinweise darauf, daß obstruktive Ventilationsstörungen auch auf physikalische Weise, etwa durch scharfkantige, kristallartige Partikel wie Stein- und Glaswollstaub hervorgerufen werden können [4]. Mechanisch bedingte Mikroläsionen der Bronchialschleimhaut dürften hier zusammen mit sekundären Entzündungsreaktionen auf unspezifische Weise unter Beteiligung einer Reflex-Bronchokonstriktion eine Bronchialobstruktion begünstigen. Wesentliche bleibende Schäden sind nicht zu erwarten. Bisher erfolgte in derartigen Fällen keine Anerkennung als Berufskrankheit.

Gelegentlich werden Asthmaerkrankungen infolge biochemisch-pharmakologischer Wirkungen von Stoffen hervorgerufen, die eine Konzentrationsänderung endogener, den Bronchialmuskeltonus beeinflussender

Tabelle 22–1   Wichtige Asthma-auslösende Arbeitsstoffe mit Angabe von Expositionsmöglichkeiten und wahrscheinlichen Pathomechanismen (17).

Inhalationsstoff	Exposition	Pathomechanismen
pflanzliche Materialien		
Mehle, Kleie	Bäckerei, Konditorei, Mühle	A
Getreidestaub	Landwirtschaft, Mühle	A
Sojamehl	Nahrungsmittel-, Futtermittelindustrie	A
Sträucher-, Blumenpollen	Gärtnerei	A
Tabakblätter, Tee	Anbau, Verarbeitung	A
grüne Kaffebohne, Kakaobohne	Plantagen, Dockarbeit	A
Rizininusbohne	Pflanzenölherstellung, Düngemittelindustrie, Landwirtschaft	A
Holzstäube (Abachi, Mahagoni, Redwood, Teak, Rotzeder, Eiche u. a.)	Sägerei, Möbelherstellung, Schreinerei	A, I
Henna	Friseur	A
Lykopodium	Gummiindustrie, Theater	A
Gummi arabicum	Druckerei	A
Enzyme (Papain, Bromelin)	Nahrungsmittelherstellung (Fleisch, Kekse, Getränke), pharmazeutische Industrie, Medizin	A
Schimmelpilze		
	chemisch/pharmazeutische Industrie, Käse-, Zucker-, Antibiotika-herstellung, Gärungsbetriebe, Landwirtschaft	A
Enzyme		
(Alpha-Amylase, Amyloglukosidase, Hemizellulase u. a.)	Bäckerei, Sirup- und Getränkeherstellung	A
bakterielle Bestandteile		
Bacillus-subtilis-Enzyme	Waschmittelherstellung, Bäckereien	A
tierische Materialien		
Tierschuppen, -haare (Katze, Hund, Pferd, Nager, Rind, Pelztiere u. a.)	Landwirtschaft, Tierarzt, Zoo, Laboratorien, Tierfarm	A
isolierte Proteine, z. B. Enzyme (Pankrea-tin, Trypsin), Labferment	Laboratorien, pharmazeutische Industrie, Krankenhaus, Bäckerei, Käseherstellung	A
Vögel, Federvieh	Zoohandlung, Geflügelfarm, Federnverarbeitung	A
Insektenbestandteile		
Hausstaub-, Vorratsmilben	Landwirtschaft, Lebensmittel-, Futtermittelindustrie	A
Bienenmilben	Imkerei	A
rote Spinnmilbe	Obstbauern	A
Coccus cactus (Schildlaus)	Getränkeindustrie (Karminrot)	A
Zuckmückenlarven, Daphnien	Fischfutterherstellung, -anwendung	A
Schmetterlinge	Zoologen	A
Seidenspinner	Seidenzucht, Rohseidenverarbeitung	A
Fliegen, Küchenschabe, Heuschrecken, Mehlwurm, Mehlmotte, Reismehlkäfer, Trogoderma-Käfer	Forschungslabors, Zuchtbetrieb, mehlverarbeitende Betriebe, Futter-, Nahrungsmittelindustrie	A
Bienen	Imkerei	A
Arzneimittel, Pharmazeutika		
Antibiotika (Penizilline, Cephalosporine, Spiromycin, Streptomycin, Tetrazykline)	pharmazeutische Industrie	A?
Psyllium, Folia sennae		A, I?
Cimetidin		A?
Methyldopa		A?
Salbutamol-Zwischenprodukt		A?
Phenylglyzinsäurechlorid		A?
Chloramin T	chemische Industrie, Desinfektion	I?

Inhalationsstoff	Exposition	Pathomechanismen
niedermolekulare Chemikalien		
Isozyanate (TDI, MDI, HDI und Derivate)	Schaumstoffherstellung, Lackiererei, Anwendung	I, A, P
	von Isolierschaum, Kleb- u. Beschichtungsstoffen	I, A
Phthalsäureanhydrid	Kunststoffherstellung u. -verarbeitung, chemische Industrie	I, A
Azofarbstoffe	chemische und Textilindustrie, Färberei	A?
p-Phenylendiamin (Ursol)	Pelzfärberei, fotografisches Gewerbe	A, I?
Kolophoniumdämpfe u. -rauch	Lötarbeiten	I, A?
Chrom, Dichromate	Baugewerbe, Zementherstellung	A?
Platinsalze	Metallverarbeitung, Schmuckindustrie	A?
Nickelsalze	Galvanisierbetriebe	A?
Kobalt, Hartmetalle, Aluminium	Schweißer	A? I?

A	= allergisch	MDI = Diphenylmethandiisozyanat
I	= irritativ oder toxisch	HDI = Hexamethylendiisozyanat
P	= pharmakologisch	TDI = Toluylendiisozyanat

Tabelle 22–2 · Vorwiegend oder ausschließlich chemisch irritativ oder toxisch wirkende Inhalationsnoxen (nach [33]).

leicht flüchtige organische Substanzen
Acetaldehyd, Acrolein, Äthylenimin, Chlorameisensäureäthyl-ester, Diazomethan, Dichlordiäthyläther, Formaldehyd, Phosgen (Karbonylchlorid)*

schwer flüchtige organische Substanzen
Dimethylsulfat*, Isozyanate, Naphthochinon, organische Säure-anhydride (z.B. Maleinsäureanhydrid, Phthalsäureanhydrid, Tetrachlorphthalsäureanhydrid, Trimellitinsäureanhydrid), p-Phenylendiamin

leicht flüchtige anorganische Substanzen
Ammoniak in hohen Konzentrationen*, Bortrifluorid, Chlorwas-serstoff, Fluorwasserstoff, Halogene (z.B. Chlor*, Brom, Jod), nitrose Gase*, Phosphortrichlorid, Phosphorpentachlorid, Phosphoroxychlorid, Schwefeldioxid*, Schwefelwasserstoff, Sulfurylchlorid, Thionylchlorid

schwer flüchtige anorganische Substanzen
verschiedene Metallstäube oder Rauche (z.B. Nickelkarbonyl*, Platinverbindungen, Kadmiumoxid*, Vanadiumpentoxid, Man-gan-, Beryllium-, Chrom- und Arsenverbindungen), Säuren und Basen (z.B. Salpetersäure, Salzsäure*, Schwefelsäure, Kalilau-ge, Natronlauge etc.)

* Entwicklung eines toxischen Lungenödems nach einer Latenzzeit von etwa 4–12 Stunden möglich (s.a. Abb. 22–1)

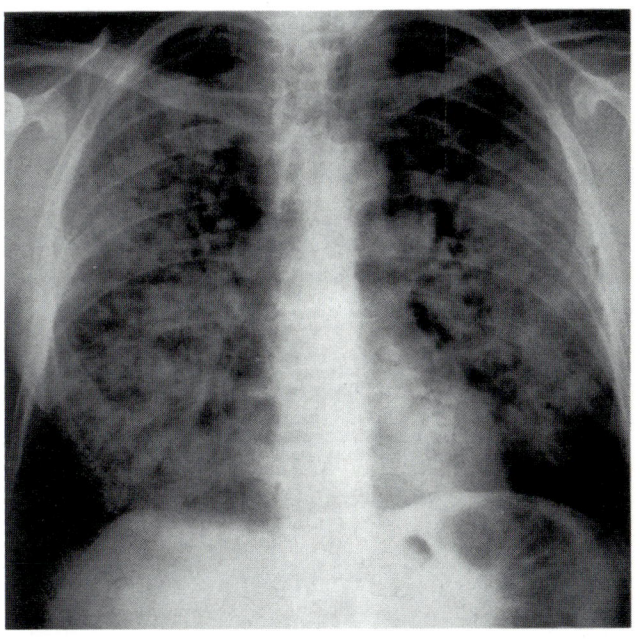

Abb. 22–1 54jähriger Patient mit toxischem Lungenödem nach Schweißarbeiten in einem geschlossenen Tank. Auslösende Noxe wahrscheinlich Nitrosegase; differentialdiagnostisch kommen Kadmiumdämpfe in Betracht. Einen Tag nach Exposition erfolgt die stationäre Aufnahme wegen hochgradiger Dyspnoe (arterieller Sauerstoff-Partialdruck 45 mmHg). Die Röntgen-Thoraxaufnahme zeigt beidseitig vorwiegend grobfleckige, konfluierende Lungen-verschattungen mit Betonung der Mittelfelder. Nach sechs Tagen haben sich Röntgen-Thoraxbild und Lungenfunktion wieder weit-gehend normalisiert.

Mittlersubstanzen bewirken. Beispiele sind Cholineste-rase-Hemmer vom Typ organischer Phosphorsäure-verbindungen, wahrscheinlich auch Bestandteile von Holzstäuben und Isozyanate.

Einige inhalative Noxen sind in der Lage, auf ver-schiedene Weise ein Asthmaleiden zu verursachen. So entfalten u. a. Isozyanate, welche in den letzten Jahren eine zunehmende Verbreitung erfahren haben, neben ihren sensibilisierenden Eigenschaften (in 15% der Er-krankungsfälle nachweisbar) chemisch-irritative und in höheren Konzentrationen auch toxische Wirkungen auf die Atemwege; außerdem sprechen experimentelle Be-

Tabelle 22–3 Maximale Arbeitsplatzkonzentration (MAK) von Inhalationsnoxen mit vorwiegend irritativ-toxischer Wirkung.

Stoff	Formel	MAK ppm	mg/m³	Bemerkung
Acetaldehyd	CH_3-CHO	50	90	
Äthylendiamin	$NH_2-C_2H_4-$			
	NH_2	10	25	
Ammoniak	NH_3	50	35	
Kadmiumoxid	CdO		(0,1)	k
Chlor	Cl_2	0,5	1,5	
Chlorwasserstoff	HCl	5	7	
Diphenylmethandiisozyanat	$O=C=N-$			
	$C_6H_4-CH_2-$			
	C_6H_4-			
	$N=C=O$	0,01	0,1	
Essigsäure	CH_3-COOH	10	25	
Formaldehyd	$HCHO$	0,5	0,6	s
Hexamethylendiisozyanat (HDI)	$O=C=N-$			
	$(CH_2)_6-$			
	$N=C=O$	0,01	0,07	s
Maleinsäureanhydrid	$C_4H_2O_3$	0,2	0,8	s
Ozon	O_3	0,1	0,2	
Phthalsäureanhydrid	$C_6H_4(CO)_2O$		5	s
Phosgen	$COCl_2$	0,1	0,4	
Platinverbindungen			0,002	s
Schwefeldioxid	SO_2	2	5	
Schwefelsäure	H_2SO_4		1	
Stickstoffdioxid	NO_2	5	9	
Toluylendiisozyanat (TDI)	$CH_3-C_6H_3-$			
	$(NCO)_2$	0,01	0,07	s

s = auch sensibilisierende Wirkung beschrieben
k = krebserzeugendes Potential
ppm = parts per million

funde für eine Inhibition der menschlichen Cholinesterase durch diese modernen Syntheseausgangsstoffe [3]. Zum Teil ähnliche Wirkungsweisen werden für Säureanhydride, Metallsalze, Holzstäube und Proteasen diskutiert [3, 19, 37].

1.3 Klinische Befunde

Die erneute Exposition eines überempfindlichen Probanden gegenüber der ursächlichen Noxe ruft meist innerhalb weniger Minuten einen Asthmaanfall hervor. Einige chemisch-irritativ oder toxisch wirkende Schadstoffe können aber auch – z. T. bedingt durch Summationseffekte – erst nach mehrstündigem Kontakt Krankheitssymptome auslösen.

Zwei bis acht Stunden nach den im allgemeinen im Vordergrund stehenden asthmatischen Sofortreaktionen werden verzögerte Bronchialobstruktionen beob-

achtet. Letztere können auch isoliert auftreten (vor allem nach Einwirkung von niedermolekularen Chemikalien). Der Reaktionstyp erlaubt keine verläßlichen Rückschlüsse auf den zugrundeliegenden Pathomechanismus (zur differentialdiagnostischen Abgrenzung von der exogen-allergischen Alveolitis s. Abb. 22–2).

Eine fortgesetzte, intensive Exposition ist mit der Gefahr der Entstehung einer chronisch obstruktiven Bronchopneumopathie verbunden. Die Lungenfunktionsanalyse ergibt eine obstruktive Ventilationsstörung, die im Intervall zunächst typischerweise fehlt, ferner eine mittels Histamin- oder Metacholin-Provokation nachweisbare bronchiale Hyperreaktivität.

1.4 Sicherung der Diagnose

1.4.1 Anamnese

Die allgemeine und spezielle, tätigkeitsbezogene Anamnese muß mit besonderer Berücksichtigung der Gegebenheiten zum Zeitpunkt der Krankheitsentstehung und des Krankheitsverlaufs während des Expositionszeitraums erfolgen. Einen hohen Stellenwert nehmen unmittelbar und vor allem reproduzierbar im Zusammenhang mit einem bestimmten Kontakt auftretende Krankheitssymptome ein, z. B. Atemnotanfälle sofort nach Einatmung eines Allergens.

1.4.2 Klinisch-chemische Untersuchungen

Die allgemeinen klinischen und technischen Untersuchungen umfassen den körperlichen Status, Blutgasanalyse, Lungenfunktionsprüfung mit Bronchospasmolyse-Versuch oder Histamin-/Metacholin-Provokationstest, Röntgen-Thorax, Routinelabor, ggf. Alpha-Antitrypsin-Bestimmung, zytologische und mikrobiologische Sputumuntersuchung.

1.4.3 Spezielle Untersuchungen

Hierzu zählen
– Hauttestung im Reibe-, Scratch-, Prick- oder Intrakutan-Verfahren mit beruflichen, ubiquitären und häuslichen Typ-I-Allergenen. Epikutantests sind in der Regel für bronchopulmonale Erkrankungen ohne Relevanz.

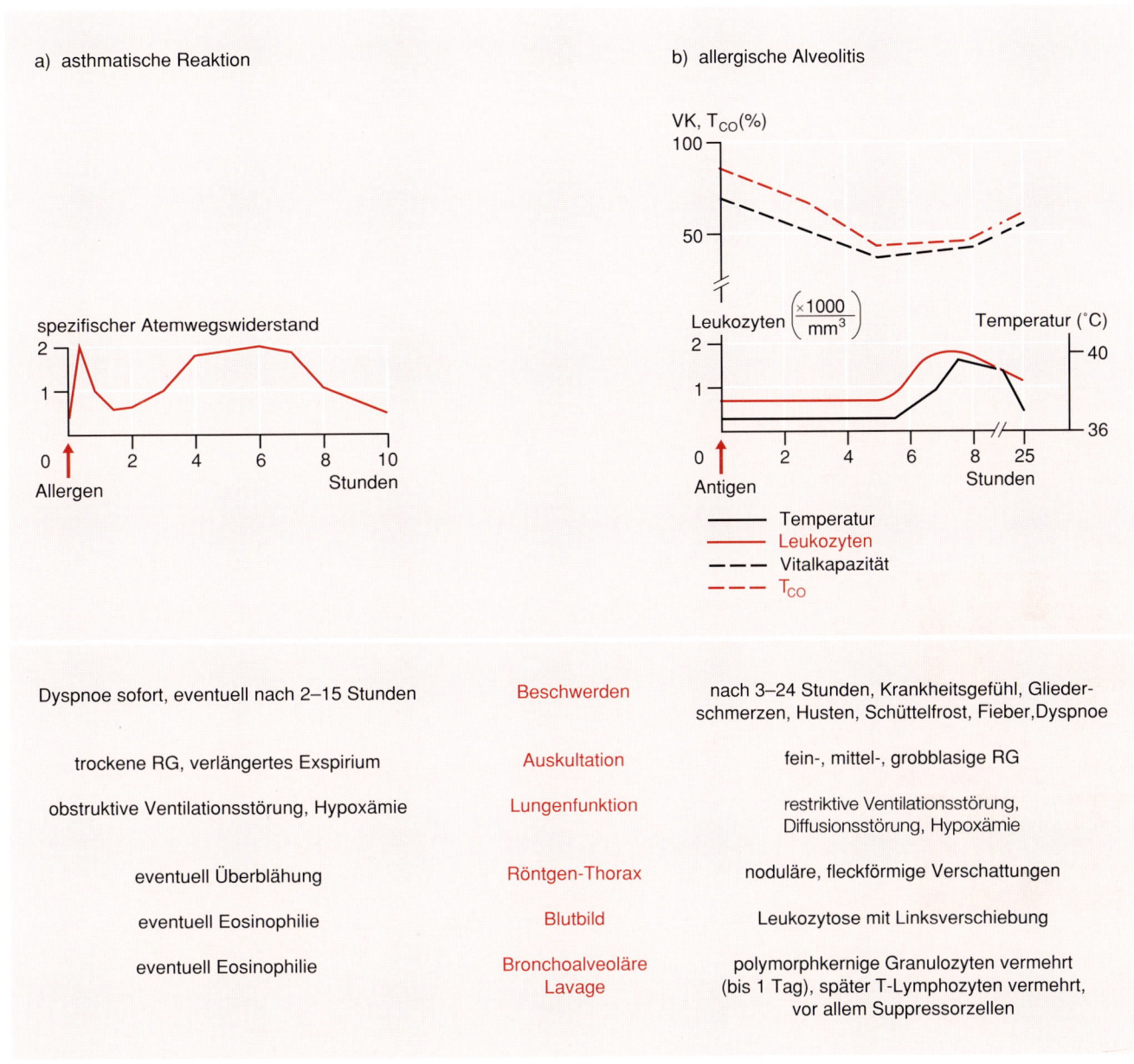

Abb. 22–2 Differentialdiagnostische Kriterien bei asthmatischer Reaktion vom Sofort- und verzögerten Typ (a) und allergischer Alveolitis (b).

– Bestimmung Allergen-spezifischer IgE-Antikörper mittels RAST, FAST oder ELISA bei Verdacht auf Typ-I-Allergie (Ziffer 4301 der BeKV), in speziellen Fällen zusätzlich Immunoblot. Hohe Antikörperkonzentrationen gehen wesentlich häufiger mit einer klinisch relevanten Sensibilisierung einher als niedrige. Im Falle einer eindeutigen Anamnese und stark positiver Hauttestbefunde sind diese Verfahren entbehrlich.
– klinische Verlaufsbeobachtungen unter Karenz- und Reexpositionsversuchen

– Peak-Flow-Eigenmessungen während Arbeitsschichten (Abb. 22–3)

1.4.4 Indikation für Provokationstests

Hauttestreaktionen und spezifische Antikörper im Serum zeigen die stattgehabte Auseinandersetzung des Immunsystems mit dem Kontaktstoff an, erlauben für sich allein jedoch keinen Rückschluß auf eine bestimmte Organmanifestation einer Allergie. Erst durch die

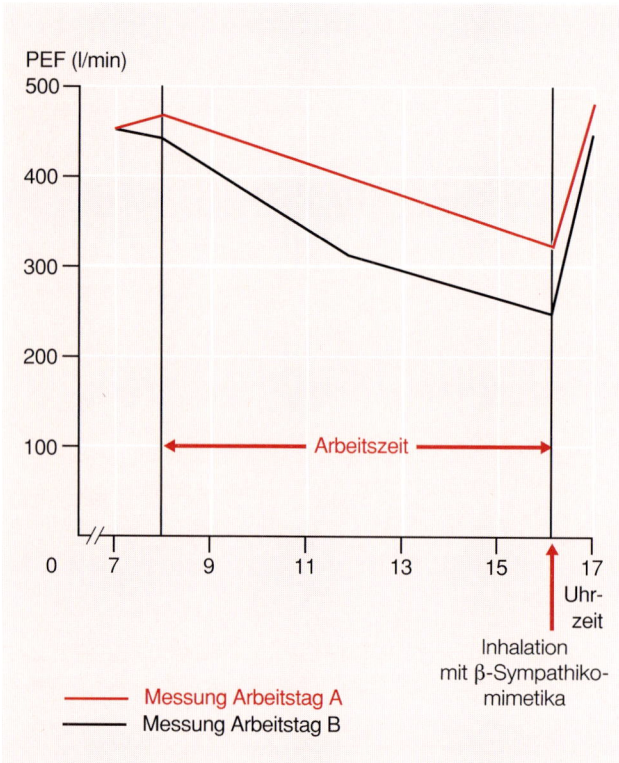

Abb. 22–3 Peak-flow-Eigenmessungen während zweier Arbeitsschichten. Der 31jährige, in einer Kraftfahrzeugwerkstatt beschäftigte Patient war täglich über 16 Stunden isozyanathaltigen Lacken exponiert. Seit einem halben Jahr traten regelmäßig während der Lackiertätigkeit Asthmaanfälle auf. RAST und Hauttest mit Albumin-gebundenen Isozyanaten waren dreifach positiv.
Man erkennt während der beiden Arbeitsschichten eine Abnahme des Peak-flow, welche sich nach Inhalation von Beta$_2$-Sympathikomimetika zurückbildet.

kritische Wertung auch aller anderen Untersuchungsbefunde, insbesondere von Anamnese, Lungenfunktionsprüfung (obstruktive/restriktive Ventilationsstörung, hyperreaktives Bronchialsystem), von Röntgen-Thorax und ggf. von Karenz- und Arbeitsversuchen ist im Falle korrespondierender Ergebnisse eine zuverlässige Beurteilung des Zusammenhangs zwischen der Exposition gegenüber einer Inhalationsnoxe und dem vorliegenden Krankheitsbild möglich.

Zweifel an der Diagnose ergeben sich, wenn unvollständige, grenzwertige oder widersprüchliche Untersuchungsresultate vorliegen. So können die anamnestischen Angaben infolge Indolenz des Probanden oder gezielter Falschinformationen, z. B. bei Rentenbegehren, gelegentlich wertlos sein. In unsicheren Fällen mit therapeutischen oder versicherungsrechtlichen Konsequenzen soll ein inhalativer Provokationstest unter Verwendung des in Frage kommenden Allergens, un-

ter Umständen auch mit einem irritativ wirkenden Inhalationsstoff, angestrebt werden. Untersuchungen mit den letzteren Stoffen gestalten sich in der Regel schwierig und sind nur unter großem Aufwand, einschließlich Messungen der Luftkonzentrationen, empfehlenswert.

Grundsätzlich ist darauf zu achten, daß Provokationstests die Bedingungen am Arbeitsplatz wiedergeben und eine Gefährdung des Probanden nicht stattfindet (Beachtung der Kontraindikationen [18], Vermeidung zu hoher und unkontrollierter Luftkonzentrationen usw.).

Falsche Interpretationen des Expositionstests müssen durch sorgfältige Planung, Durchführung und Auswertung ausgeschlossen werden; z. B. falsch-negative

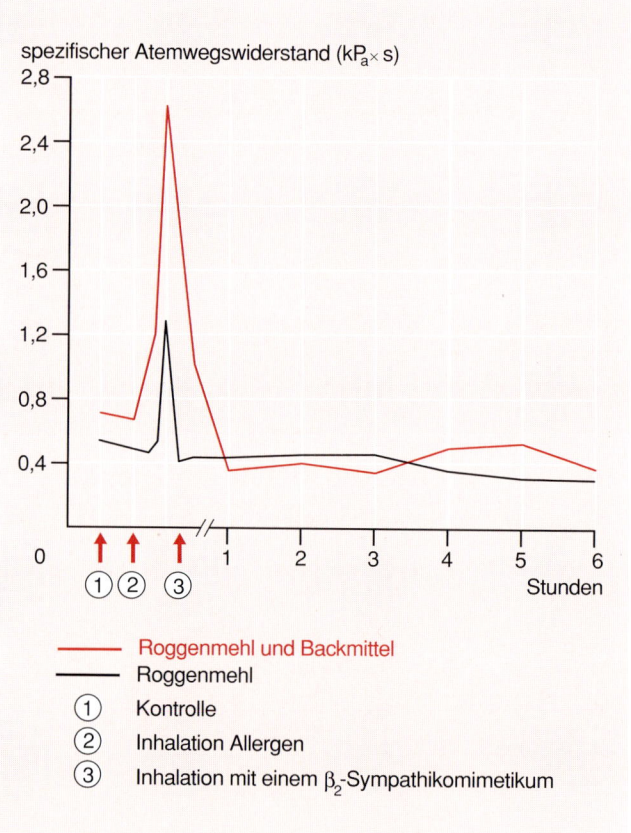

Abb. 22–4 Inhalative Provokationstests bei einem 25jährigen Bäcker, der seit vier Jahren über streng arbeitsplatzbezogene, vor allem nach Kontakt mit bestimmten Backmitteln auftretende Atemnotanfälle und über Fließschnupfen klagt.
Hauttest mit kommerziellen Mehlextrakten schwach positiv, mit der im verwendeten Backmittel befindlichen Pilzamylase stark positiv. RAST mit Roggenmehl und Weizenmehl negativ, mit Pilzamylase stark positiv. Im inhalativen Provokationstest nur geringe, nicht-signifikante Erhöhung des spezifischen Atemwiderstandes nach Exposition gegenüber Roggenmehl, jedoch mittelstarke asthmatische Sofortreaktion nach Exposition gegenüber dem in üblicher Weise mit Pilzamylase versetzten Roggenmehl.

Befundung infolge zu geringer oder zu kurz dauernder Exposition, falsch-positive Befundung infolge Nichtberücksichtigung der unspezifischen bronchialen Reaktion auf das Allergen-Lösungsmittel oder infolge erheblicher tageszeitlicher Schwankungen der Lungenfunktionswerte; im letzteren Fall sind Kontrollmessungen an einem zweiten Tag erforderlich.

Beurteilungskriterien für die inhalative Provokationstestung: Anstieg des spezifischen Atemwegswiderstandes (R_{aw}xIGV) um mindestens 100 % gegenüber dem Kontrollversuch (Lösungsmittel, ggf. Laktosestaub), wobei gleichzeitig ein Wert von größer 2,0 kPa/sec erreicht werden muß (s. Beispiel in Abb. 22-4); alternativ: Abfall von FEV_1 um mindestens 20 % im Vergleich zum Kontrollversuch.

rung abzuraten; ihre Wirksamkeit ist für Berufsallergien nicht belegt. Im Einzelfall sind arbeitshygienische Maßnahmen vorrangig und erfolgversprechend, z. B. Installation suffizienter Absauganlagen bei irritativen oder toxischen Wirkungen [16]. Als Überbrückungsmaßnahme ist in geeigneten Fällen das Tragen einer Atemschutzmaske vorzuschlagen.

Zwei Grundsätze für arbeitsmedizinische Vorsorgeuntersuchungen geben Hinweise auf Untersuchungsmaßnahmen und Handlungsanleitungen für Arbeitsplätze, an denen mit vermehrtem Auftreten von Atemwegsobstruktionen zu rechnen ist [5]:
G 23 – Gefährdung durch Inhalation von Allergenen und chemisch-irritativen Stoffen;
G 27 – Gefährdung durch Isozyanate.

1.5 Therapie und Prävention

Wichtigste Maßnahme ist die sofortige und konsequente Expositionskarenz, und zwar unabhängig vom vorliegenden Pathomechanismus. Eine ausschließlich medikamentöse Therapie (Beta$_2$-Sympathomimetika, Theophyllin, Mastzell-Stabilisatoren, Kortikosteroide, neuerdings auch Leukotrien-Antagonisten) ist abzulehnen, da sie drohende Schäden bei fortbestehender Einwirkung inhalativer Noxen nicht zuverlässig zu verhindern vermag. Ebenso ist von einer Hyposensibilisie-

1.6 Gutachterliche Aspekte

Die Anerkennung eines Asthmaleidens (obstruktive Atemwegserkrankung) als Berufskrankheit setzt die Aufgabe der krankheitsverursachenden Tätigkeit voraus. In der Liste der Berufskrankheiten werden obstruktive Atemwegserkrankungen allergischer Genese (allergisierende Stoffe; BK-Nr. 4301) einschließlich Rhinopathie von solchen nichtallergischer Genese (chemisch-irritativ oder toxisch wirkende Stoffe; BK-Nr. 4302) unterschieden (s. Abschn. 7.1).

2 Bronchopneumopathien durch toxisch wirkende Metalle, Halbmetalle und Fluor

2.1 Tracheobronchitis und Bronchopneumonien

2.1.1 Ätiologie

Die Inhalation von Chrom, Kadmium, Mangan, Vanadium, Arsen, Beryllium und Fluor in Form von Stäuben, Rauchen, Gasen und Dämpfen kann eine akute Tracheobronchitis und Bronchopneumonie auslösen [44].

2.1.2 Klinische Befunde

Übergänge in eine chronisch obstruktive Bronchopneumopathie sind insbesondere nach länger bestehender und höhergradiger Exposition möglich. Nach Einwirkung von Kadmium, Zinknebel und Fluor ist nach einer Latenzzeit von bis zu 36 Stunden ein z. T. lebensbedrohliches Lungenödem beschrieben worden. Erwähnenswert sind darüber hinaus Ablagerungen von Chromat in der Lunge (Chromatstaub-Lunge), das gehäufte Auftreten von Lungenkrebs unter chronisch Arsen- und Chromat-exponierten Personen sowie spezielle Reaktionsformen auf Beryllium (s. Abschn. 3.4).

2.2 Metallrauch-Fieber (Gießfieber)

2.2.1 Ätiologie

Dieses seltene Krankheitsbild wird durch Einatmen von Metallrauch, insbesondere von Zink-, Kadmium- und Kupferoxid, hervorgerufen [1, 12, 45].

2.2.2 Klinische Befunde

Nach mehrstündiger Latenzzeit kommt es zu einem Temperaturanstieg bis auf 40 °C, verbunden mit allgemeinem Krankheitsgefühl, Schüttelfrost und Reizungen der Atemwege. Bleibende Schäden sind nicht bekannt, weshalb bisher keine Anerkennung als Berufskrankheit erfolgte. In einem kürzlich beobachteten und eingehend untersuchten Erkrankungsfall [45] waren ähnlich wie bei einer exogen-allergischen Alveolitis neben den erwähnten Krankheitssymptomen zusätzlich im Blut eine Leukozytose, eine kurzzeitige Diffusionsstörung und in der bronchoalveolären Lavage eine passagere Granulozytose festzustellen; die Röntgenaufnahmen des Thorax ergaben typischerweise keine pathologischen Befunde.

3 Pneumokoniosen durch anorganische Verbindungen

3.1 Silikose

Die Silikose wird hervorgerufen durch das Einatmen von freier, kristalliner Kieselsäure, welche im wesentlichen als Quarz (SiO_2) vorliegt; es kommt zu einer meist chronisch fortschreitenden, vorwiegend knötchenförmigen Fibrosierung des Lungengewebes [13, 23, 32, 36, 42]. Die maximale Arbeitsplatzkonzentration (MAK) beträgt für Quarz in Form von Feinstaub (Durchmesser < 7 µm) 0,15 mg/m³, für quarzhaltigen Feinstaub gilt zusätzlich ein Wert von 4 mg/m³.

3.1.1 Ätiologie

Die Exposition gegenüber Quarz ist im Bergbau (Steinkohlenbergbau, Erzbergbau), Stollenbau, in der Steinindustrie, in Gießereien, Töpfereien, in der keramischen Industrie, bei Verwendung von Sandstrahlern u. a. gegeben.

3.1.2 Pathogenese

Unterhalb der maximalen Arbeitsplatzkonzentration ist nach allgemeiner Erfahrung nicht mit dem Auftreten einer Silikose zu rechnen. Mit zunehmender Exposition steigt das Risiko an; entscheidend sind im einzelnen nicht näher bekannte individuelle Dispositionsfaktoren.

Quarzmengen ab 1 g pro Lunge gehen stets mit einer Erkrankung einher.

Die nichtabbaubaren Staubpartikel werden immer wieder von Makrophagen phagozytiert, welche unter Freisetzung lytischer Enzyme und Initiierung einer vermehrten Kollagenfasersynthese zugrunde gehen. Im interstitiellen Bindegewebe bilden sich knötchenförmige Agglomerationen, welche einen typischen Aufbau mit zentraler Hyalinisierung und konzentrischer Schichtung aufweisen. Reiner Quarzstaub führt zu Knötchen bis zu 2 mm Durchmesser, welche röntgenologisch das Bild der sog. „Schrotkorn-Lunge" ergeben. Mischstäube mit geringem Quarzanteil verursachen zellreichere, bis zu 4 mm große, weniger scharf begrenzte Knötchen, die „Schneegestöber-Lunge". Schließlich konfluieren benachbarte Knötchen, es kommt zur Bildung ausgedehnter Schwielen, die einschmelzen können („Phthisis atra"). Zwischen den fibrotischen Strukturen bildet sich ein perifokales Narbenemphysem aus. Verkalkungen der Randsinus von Hiluslymphknoten ergeben auf dem Röntgenbild die typischen „Eierschalen-Hili".

3.1.3 Klinische Befunde

Akute Silikose

Diese seltene Form tritt nach massiver Inhalation eines quarzreichen Feinstaubs auf (z. B. bei Sandstrahlern,

Mineuren, Arbeitern in der Putzmittelindustrie). Kennzeichnend ist eine rasch progrediente Dyspnoe mit Zyanose; es kommt zu Gewichtsverlust, allgemeiner Hinfälligkeit, Thoraxschmerzen, bronchitischen Krankheitssymptomen; der Verlauf ist häufig durch begleitende Bronchopneumonien kompliziert. Das Röntgenbild kann einer Miliartuberkulose gleichen; es geht der klinischen Manifestation in der Regel um Monate oder Jahre voraus. Der Tod tritt nach mehreren Monaten bis Jahren infolge zunehmender respiratorischer Insuffizienz ein.

In der feingeweblichen Untersuchung findet man eine diffuse Ablagerung von Quarzstaub im Interstitium; die Knötchen weisen hier nicht den typischen Aufbau auf.

Chronische Silikose

Diese übliche Form verläuft zunächst über lange Zeit symptomarm bei meist bereits eindrucksvollem Röntgenbefund (Vermehrung der Mantelzone der Oberfelder und oberen Mittelfelder, bevorzugt symmetrisch auftretende kleine Rundschatten unterschiedlichen Durchmessers, vermehrte lineare Strukturen; später zu-

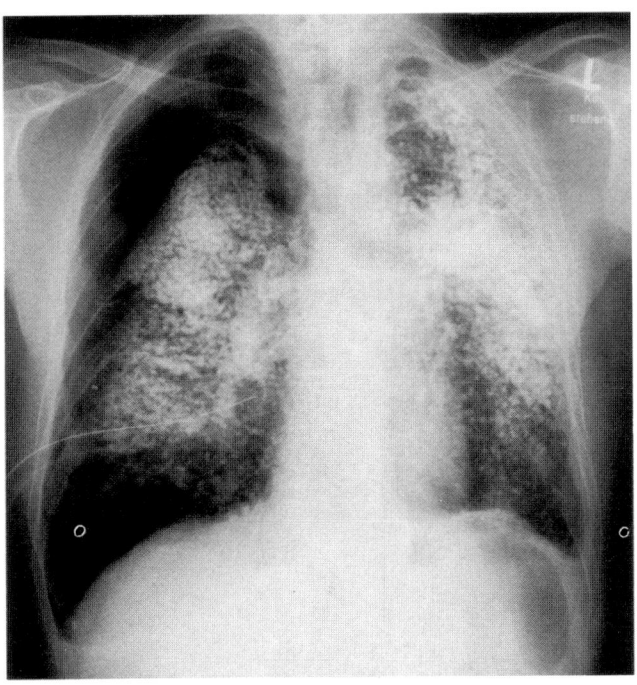

Abb. 22–6 50jähriger Patient mit schwerer Silikotuberkulose und Rezidiv eines Spontan-Pneumothorax. Er war von 1950 bis 1970 im Steinbruch tätig. Seit 15 Jahren werden eine langsam progrediente Belastungsdyspnoe und thorakales Beklemmungsgefühl angegeben.
Es besteht eine hochgradige restriktive Ventilationsstörung, eine Diffusionsstörung (Vitalkapazität 40% der Norm, Diffusionskapazität 34% der Norm), eine mäßiggradige Bronchokonstriktion und eine Verteilungsstörung (P_{aO_2} = 62 mmHg).
Bei der Thorakoskopie fand man neben einer pflaumengroßen Bulla rechts eine diffuse Durchsetzung der gesamten Lunge mit feinen Knötchen, der rechte Oberlappen fühlte sich wie versteinert an.
Das Röntgenbild zeigt beidseitig multiple, konfluierende Knötchen. ILO-Klassifikation: r/r, 3/+, px, B.

nehmend flächenhafte Verschattungen) (Abb. 22–5 und 22–6). Die Beurteilung des Röntgenbefundes wird erleichtert durch Standard-Röntgenfilme und die Klassifikation der ILO (International Labour Organization) [6]. Die Patienten klagen im allgemeinen über bronchitische Beschwerden und eine langsam progrediente Belastungsdyspnoe, später auch Ruhedyspnoe. Beachtenswert ist der auch nach Beendigung der Exposition gelegentlich progrediente Verlauf. Funktionsanalytisch ist eine Verteilungsstörung, in fortgeschrittenen Stadien eine kombinierte Ventilationsstörung mit erheblicher obstruktiver Komponente festzustellen.

Silikotuberkulose

Eine Begleittuberkulose ist um so häufiger anzutreffen, je schwerer die Silikose ausgeprägt ist. Sie befällt vor-

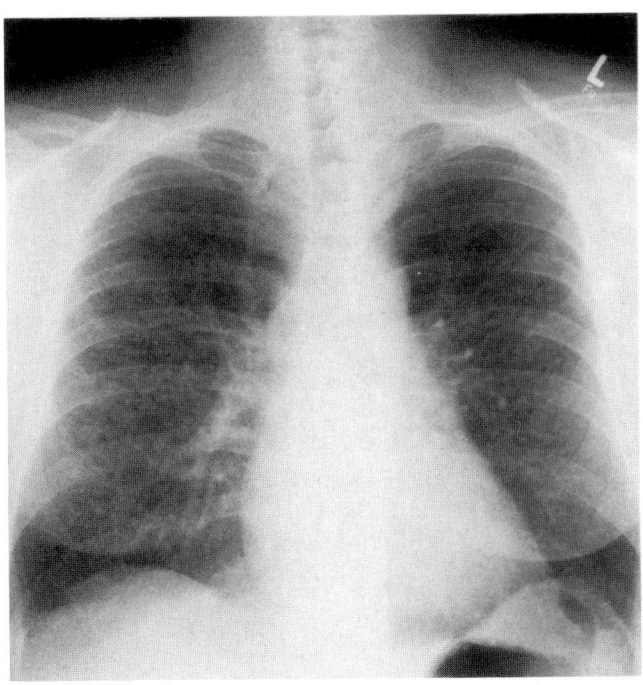

Abb. 22–5 56jähriger Patient mit Silikose, der zehn Jahre lang im Tunnelbau tätig war. Es bestehen keine bronchopulmonalen Beschwerden. Die Lungenfunktionswerte liegen durchweg im Normalbereich. Auf dem Röntgen-Thoraxbild erkennt man beidseitig zahlreiche noduläre Einlagerungen mit Bevorzugung der Mittelfelder. ILO-Klassifikation: q/q, 2/3.

wiegend ältere Patienten. Hinweisend sind Leistungsknick, Zunahme der Allgemeinbeschwerden sowie neu aufgetretene, infolge der Grundkrankheit häufig schwer erkennbare Röntgenveränderungen, insbesondere in den Spitzen-Oberfeldern, den Hiluslymphknoten und im Pleurabereich. Es handelt sich um eine Berufskrankheit mit eigener BK-Nummer (4102). Auch chronische Infektionen mit atypischen Mykobakterien und wechselnder klinischer Relevanz werden beobachtet.

Kaplan-Syndrom

In seltenen Fällen entwickeln Patienten mit Silikose aus bisher ungeklärten Gründen eine seronegative chronische Polyarthritis und bis zu 5 cm große Lungenrundherde.

Silikose und Lungenkarzinom

Zwar konnte eine Häufung von Bronchialkarzinomen bei Silikose bisher nicht nachgewiesen werden, dennoch kann im Einzelfall unter bestimmten Voraussetzungen ein Zusammenhang zwischen Silikose und Lungenkarzinom angenommen werden, nämlich dann, wenn als Ausgangspunkt des Tumors eine silikotische Schwiele, eine silikotisch verursachte Kaverne oder ein Lungenbezirk mit zahlreichen silikotischen Knötchen in der Autopsie feststellbar ist.

Chronisches Cor pulmonale

Dieses ist in etwa einem Drittel der Fälle mit fortgeschrittener Silikose vorhanden. Todesursache ist meist eine zunehmende kardiorespiratorische Insuffizienz.

3.1.4 Diagnose und Differentialdiagnose

Die Diagnose wird anhand der sorgfältig erhobenen Berufsanamnese unter Berücksichtigung der Arbeitsplatzbedingungen und der Röntgenverlaufskontrollen gestellt. Silikotische Veränderungen in Mediastinallymphknoten bestätigen den Verdacht auf eine Silikose, sind jedoch nicht beweisend. In Zweifelsfällen kann eine offene Lungenbiopsie angezeigt sein, z.B. zur Abgrenzung zu anderen Krankheitsbildern (idiopathische Lungenfibrose, Lymphangiosis carcinomatosa, Sarkoidose, Kollagenosen, Vaskulitiden u.a.).

3.2 Asbestose, asbestbedingte benigne und maligne Erkrankungen

3.2.1 Ätiologie

Der faserförmige Asbest besteht aus einem Gemisch von Silikaten verschiedener Metalle. Im Vordergrund steht das Magnesiumsilikat (Chrysotil, Weißasbest), während Natrium-Eisen-Silikat (Krokydolith, Blauasbest), Magnesium-Eisen-Silikate (Amosit, Braunasbest) sowie der Antophyllit nur untergeordnete Rollen spielen. Die Exposition gegenüber faserförmigem Asbeststaub war bis vor kurzem weit verbreitet; u.a. in der Asbestaufbereitung, bei der Herstellung und Bearbeitung von Asbestzement, Bremsbelägen, Asbest-Textilprodukten, Platten und Spritzmassen zur Wärme- und Feuerdämmung, säure- und hitzebeständigen Materialien und dergleichen mehr. Die technische Richtkonzentration beträgt $0,5 \times 10^6$ (Krokydolith) bzw. 1×10^6 Fasern/m³ (andere genannte Asbestarten).

3.2.2 Pathogenese

Die kleinen Asbestfasern (mittlere Länge ca. 50 µm, mittlerer Durchmesser 0,47 µm) werden zunächst in den peripheren Luftwegen und in den Alveolen deponiert und gelangen dann mit dem Lymphstrom in den Bereich der Pleura; später beginnen sie eine sich über Jahre erstreckende Wanderung. In der Rasterelektronenmikroskopie imponieren die aus phagozytierenden Zellen herausragenden Faserenden. Chronische Reizeffekte und Entzündungsreaktionen sind wahrscheinlich die Ursache der fibrosierenden Wirkung. Während eines meist langjährigen Expositionszeitraumes entwikkelt sich eine diffuse interstitielle Fibrose der Alveolarsepten [31]. Kanzerogene Wirkungen entfalten vor allem Asbestfasern mit einer Länge von mehr als 5 µm und einem Durchmesser von kleiner als 0,5 µm. Asbestarbeiter, die rauchen, entwickeln 10- bis 20mal häufiger ein Bronchialkarzinom als ihre nichtrauchenden Kollegen (überadditive Effekte). Der genaue Pathomechanismus der asbestinduzierten Mesotheliom- und Bronchialkarzinomentstehung ist letztendlich nicht geklärt.

3.2.3 Klinische Befunde

Asbestose und benigne Erkrankungen der Pleura

Die untypischen Beschwerden beginnen nicht selten erst nach 20jähriger Exposition, meist in Form von Bronchitiden, Dyspnoe, Zyanose, Gewichtsverlust, thorakalen Schmerzen. Die Röntgenuntersuchung zeigt dichte, bilaterale pleurale Verschattungen, z. T. mit kalkharten basalen Plaques – auch benigne Pleuraergüsse kommen vor – sowie streifig-netzige Schattengebungen, vor allem in den Unterfeldern [6, 7, 19, 52]. Die ILO-Klassifikation [6] ist für eine genaue Beurteilung des Röntgenbefundes hilfreich. In der Lungenfunktion fallen frühzeitig Hypoxämie, verminderter CO-Transfer und eine restriktive Ventilationsstörung auf.

Asbest-bedingte maligne Erkrankungen

Erwiesen ist die Auslösung von Bronchialkarzinomen und Mesotheliomen (pleural, peritoneal, selten perikardial) durch Asbest. Die Latenzzeit beträgt 10 bis 60 Jahre. Es handelt sich um gesetzliche Berufskrankheiten. Während das asbestinduzierte, fast ausnahmslos in den Lungenunterfeldern anzutreffende Bronchialkarzinom typischerweise mit einer Asbestose einhergeht, trifft dies für das Mesotheliom nicht zu; letzteres tritt besonders nach kurzdauernder, massiver Exposition auf.

3.2.4 Sicherung der Diagnose

Sie beruht auf Anamnese (Intensität und Dauer der Exposition), auf eventuell durchgeführten Messungen der Arbeitsplatzkonzentration und den röntgenologisch faßbaren Veränderungen durch Lungen- und Pleuraasbestose. Gelegentlich sind im Sputum und in der bronchoalveolären Lavage sog. „Asbestkörperchen" festzustellen; es handelt sich um braun-gelbe Fasern mit kolbenförmig aufgetriebenen Enden, umgeben von einer Eiweißhülle. Im Lungengewebe erkennt man unter stärkerer Vergrößerung Asbestfasern und ebenfalls Asbestkörperchen. Allerdings ist zu beachten, daß der ganz überwiegend verwendete Weißasbest (Chrysotil) im Laufe der Zeit aufsplittert, lichtoptisch nicht sichtbar ist und nur selten zur Entstehung derartiger Körperchen führt [51]. Von einer Minimalasbestose spricht man, wenn bei normalem Röntgenbild und unauffälligem makroskopischem Lungenbefund die histologische Aufarbeitung einzelne Herde mit beginnender Fibrosierung und mehr als 1000 Asbestfasern pro cm^3

Lungengewebe ergibt (bei Asbestose sind typischerweise mehr als 10000 Asbestfasern pro cm^3 vorhanden).

3.2.5 Therapie

Durch Karenzmaßnahmen muß versucht werden, das Fortschreiten der Asbestose zu verhindern. Die Therapie erstreckt sich ansonsten auf symptomatische Maßnahmen.

3.3 Talkose

3.3.1 Ätiologie

Talk, ein hydriertes Magnesiumsilikat, kommt meist zusammen mit Quarz und Asbestfasern vor. Die beiden letzteren sind als die wesentlichen pathogenen Bestandteile anzusehen, weshalb unfallversicherungsrechtlich entweder die BK-Nr. 4101 (Silikose) oder 4103 (Asbestose) herangezogen wird. Kontakt besteht bei der Talkumgewinnung im Bergbau und bei der Verwendung von Talkum als Schmier- und Gleitmittel bzw. als elektrotechnischer Baustein.

3.3.2 Klinische Befunde

Die Beschwerden sind uncharakteristisch, je nach vorherrschender Beimengung trifft man Talkosen vom Silikose-Typ und Talkosen vom Asbestose-Typ an.

3.4 Berylliose

3.4.1 Ätiologie

Beryllium ist ein silberweißes, hartes, sehr leichtes Metall mit hohem Wärmeleitvermögen, das in der Raumfahrt, im Flugzeugbau, in der Elektronikindustrie und Röntgentechnik vielfältige Verwendung findet. Exposition findet im Rahmen der Beryllium-Extraktion, beim Einschmelzen, Gießen, Schweißen, Schneiden und Polieren von Beryllium-Kupfer- und anderen Legierungen statt.

3.4.2 Pathogenese

Pathogen wirken Dämpfe und Stäube von Beryllium, sein Salz und Berylliumoxid [13]. Etwa 1% der Kontaktpersonen in der Grundstoffindustrie erkranken; Konzentrationen kleiner als 2 µg/m³ Luft sollen keine Gesundheitsstörungen auslösen. Als pathogenetisches Prinzip wird neben enzyminhibitorischen Wirkungen vor allem eine zellulär vermittelte Immunreaktion diskutiert (Spätreaktion im Patch-Test mit Berylliumsalzen; Nachweis eines Makrophagen-Inhibitions-Faktors [MIF]; vermehrte Lymphoblastentransformation nach Inkubation mit Berylliumsulfat bei Patienten mit Berylliose).

3.4.3 Klinische Befunde

Toxische Beryllium-Bronchopneumopathie

Diese heute seltene Erkrankungsform beginnt entweder subakut nach mehrwöchiger oder mehrmonatiger Exposition oder akut etwa drei Tage nach einer massiven Einwirkung mit quälendem Husten, Dyspnoe, Schwächegefühl, Gewichtsverlust, z. T. kombiniert mit Dermatitis, Rhinitis und Konjunktivitis. Hieraus kann sich in den folgenden Tagen ein lebensbedrohliches Bild mit respiratorischer Insuffizienz entwickeln. Das Röntgenbild zeigt eine diffuse, beidseitige Trübung der Lunge, später treten weiche, fleckige, konfluierende Verschattungen mit Betonung der Lungenmittelfelder hinzu. Funktionsanalytisch fallen Hypoxämie, kombinierte obstruktiv-restriktive Ventilationsstörung und verminderter CO-Transfer auf. Über der Lunge hört man feinblasige Rasselgeräusche. Unter Karenzmaßnahmen kommt es meist im Laufe von mehreren Wochen zur Ausheilung. Eine Kortikosteroidtherapie hat sich als nützlich erwiesen. In ca 10 % entwickelt sich aus der akuten Bronchopneumopathie eine chronische Berylliose.

Chronische Berylliose

Während, aber auch noch viele Jahre nach Exposition gegenüber z. T. geringen Berylliummengen kann sich dieses weder klinisch noch histologisch von der Sarkoidose abgrenzbare systemische Krankheitsbild entwickeln. Die Beschwerden entsprechen dieser und bestehen in hartnäckigem Husten, allmählich zunehmender Dyspnoe, gelegentlich auch in Fieberschüben. Das Röntgenbild ergibt eine diffuse, feinfleckige, schließ-lich knötchenförmige Lungenzeichnung und Hiluslymphome, später Zeichen einer Lungenfibrose mit Schrumpfungen und Verziehungen. Lungenfunktionsanalytisch fallen respiratorische Partial- oder Globalinsuffizienz, verminderter CO-Transfer, eine restriktive, im Spätstadium meist kombinierte Ventilationsstörung auf. Schwere Krankheitsverläufe gehen mit einem Cor pulmonale einher.

Zeichen der extrapulmonalen Manifestation sind: Hautgranulome, Arthralgien, Hepato-, Splenomegalie, Hypergammaglobulinämie, Hyperkalzämie und Nephrokalzinose.

3.4.4 Sicherung der Diagnose

Anamnese und Beryllium-Nachweis im Urin (noch nach vielen Jahren möglich) und im Lungengewebe belegen die stattgehabte Exposition. Der positive Ausfall des Lymphoblastentransformationstests und der Nachweis des Makrophagen-Inhibitions-Faktors sprechen mit Wahrscheinlichkeit für das Vorliegen der Erkrankung. Vom Kutantest wird wegen unsicherer Ergebnisse und wegen der Gefahr einer Sensibilisierung abgeraten. Der differentialdiagnostisch verwertbare Kveim-Test (er ist typischerweise negativ) läßt sich wegen des nicht zur Verfügung stehenden Antigens in der Regel nicht durchführen.

3.5 Aluminose (Korundschmelzer-Lunge)

3.5.1 Ätiologie

Aluminium ist ein silberfarbenes, korrosionsbeständiges, gut wärme- und stromleitendes, weiches und sehr leichtes Metall. Gesundheitsgefährdend ist nur das reine Aluminium. Exposition besteht bei der Herstellung von Korund (Al_2O_3) aus Bauxit und reiner Tonerde im Lichtbogenofen (Dämpfe und Rauch), bei der Sprengstoffherstellung, ferner beim Feinstampfen, Sieben und Mischen (Feinstaub).

3.5.2 Klinische Befunde

Frühestens nach dreimonatigem Kontakt treten Husten, Thoraxschmerzen und eine zunehmende Belastungsdyspnoe auf. Die Auskultation ergibt feuchte und trockene Rasselgeräusche. Meist ist eine kombinierte Ventilationsstörung mit vermindertem CO-Transfer festzustellen. Schwere Verlaufsformen gehen in ein chronisches Cor pulmonale über. Das Röntgen-Thoraxbild zeigt eine diffuse interstitielle Fibrose, welche von kranial nach kaudal zunimmt und eine hochgradige Schrumpfungstendenz aufweist; Knötchen sind nicht erkennbar. Histologisch findet man ein dichtes, kollagenfaseriges Bindegewebe; in den Alveolarmakrophagen und im Interstitium können Aluminiumpartikel nachgewiesen werden.

3.6 Hartmetall-Lunge

3.6.1 Ätiologie

Ursache für dieses Krankheitsbild sind Karbide und Oxide u. a. von Wolfram, Kobalt, Titan, Tantal, Molybdän, Chrom und Vanadium. Entsprechende Stäube, Dämpfe und Rauche werden beim Mahlen und Mischen, beim metallurgischen Verhüttungsprozeß in Schmelzöfen und im Rahmen der Roh- sowie Feinbearbeitung (z. B. Werkzeugfabrikation) eingeatmet.

3.6.2 Klinische Befunde

Die Beschwerden bestehen in chronischem Husten, Auswurf, Belastungsdyspnoe. Die Lungenfunktion ist meist im Sinne einer restriktiven oder kombinierten Ventilationsstörung verändert. Die Röntgenaufnahme der Lunge zeigt kleine lineare und rundliche, z. T. konfluierende Schatten.

Die Prognose ist unter rechtzeitigen Karenzmaßnahmen günstig; ansonsten ist mit einem chronischen Verlauf zu rechnen.

3.6.3 Sicherung der Diagnose

Die Diagnose beruht in erster Linie auf der Anamnese, in Zweifelsfällen kann sie u. a. durch Kobaltbestimmungen im Lungengewebe unterstützt werden (Normwert ca. 5 µg/kg Naßgewicht) [21, 29].

3.7 Erkrankungen der tieferen Atemwege und der Lungen durch Thomasmehl (Thomasphosphat)

Thomasphosphat wird als Düngemittel eingesetzt; es entsteht als sog. „Thomasschlacke" im Rahmen der Stahlerzeugung und enthält Mangan- und Vanadiumoxidanteile, welche möglicherweise die pathogenen Agenzien darstellen. Die Staubeinwirkung führt zu Reizungen im Nasen-Rachen-Raum, zu Husten und Auswurf. Starke Expositionen können Bronchopneumonien oder sogar tödlich verlaufende Lobärpneumonien auslösen. Chronische Verlaufsformen sind selten.

3.8 Zahntechniker-Lunge

Abstrahlen, Schleifen und Polieren von Zahnprothesen ist mit der inhalativen Aufnahme unterschiedlicher Stäube verbunden, u. a. von Polymethakrylsäure-Methylester, Gold, Platin, Kobalt, Chrom, Molybdän, Nickel, Aluminium, Silikaten, keramischen Materialien. Nach neueren Untersuchungen weisen Zahntechniker gehäuft pathologische Lungenbefunde im Röntgenbild auf; höhergradige, funktionell wirksame Fibrosen scheinen aber die Ausnahmen darzustellen [25]. Die Voraussetzungen für die Anerkennung als Berufskrankheit liegen in der Regel nicht vor.

3.9 Siderose (Hämatitstaub-Lunge)

Entstehung durch Einatmen von Eisen- oder Eisenoxidstäuben im Erzbergbau und in der eisenverarbeitenden Industrie. Die reine Hämatitstaub-Lunge macht keine Beschwerden; auch eine langjährige Exposition induziert keine Lungenfibrose. Im auffallenden Gegensatz hierzu steht die retikulonoduläre Zeichnungsvermehrung der Lunge auf dem Röntgenbild, welche sich unter Karenz langsam wieder zurückbildet. Eine gleichzeitige Exposition gegenüber Quarzstaub führt zur sogenannten Siderosilikose, welche der Anthrakosilikose gleicht; möglicherweise potenziert der Hämatitstaub die fibroblastischen Eigenschaften des Quarzes.

3.10 Elektroschweißer-Lunge (Siderophosphatfibrose)

Mehrere Fallbeobachtungen weisen auf fibrosierende Wirkungen und lokal entzündliche Effekte der im Rahmen des Elektroschweißens freigesetzten Dämpfe und Rauche hin. In Lungengewebsproben waren neben Eisenablagerungen u. a. Nickel, Fluorid und Chrom festzustellen. Nach Literaturübersichten [2, 54, 55] sind relevante pulmonale Veränderungen selten und zumindest partiell auf anderweitige Expositionen zurückzuführen.

3.11 Anthrakose

Es handelt sich um die Ablagerung von Rußpartikeln, reinem, amorphem und inertem Kohlenstoff in der Lunge. Eine stärkere Exposition findet im Kohlenbergbau statt. Bewohner von Industriestädten nehmen deutlich mehr von diesen Rußpartikeln auf als die ländliche Bevölkerung. Bleibende Schäden und Krankheitssymptome werden hierdurch nicht hervorgerufen. Es handelt sich nicht um eine Berufskrankheit.

3.12 Weitere „benigne" Pneumokoniosen

Hierunter versteht man Pneumokoniosen, welche aufgrund von Schwermetalleinlagerungen mit röntgenologischen Veränderungen, nicht aber mit Krankheitssymptomen, funktionellen Störungen oder gar einem fibrotischen Lungenumbau einhergehen. Die wichtigsten ursächlichen Substanzen sind: Antimon (Antimon-Pneumokoniose), Barium (Baritose), Cer (Cer-Pneumokoniose), Kaolin (Kaolin-Lunge), Ockererde (Okker-Lunge), Zinn (Stannose).

4   Maligne Erkrankungen durch berufsbedingte Inhalationsnoxen

Nach der derzeit gültigen Liste der Berufskrankheiten können Bronchialkarzinome bzw. andere maligne Neubildungen entschädigt werden, wenn durch die Berufsarbeit eine wesentlich erhöhte Gefährdung infolge Exposition gegenüber den in Tabelle 22–4 aufgelisteten kanzerogenen Substanzen vorliegt. Im Falle einer Asbestexposition sind unter gegebenen Voraussetzungen auch Mesotheliome des Rippenfells, des Bauchfells und des Herzbeutels zu entschädigen.

Zur Diskussion stehen derzeit u. a. folgende berufliche Noxen, die offensichtlich die Entstehung von Krebs, insbesondere eines Bronchialkarzinoms, begünstigen [20]:
- polyzyklische, aromatische Kohlenwasserstoffe vom Typ des Benzo-a-pyrens (Risikofaktor 3,5)
- Bitumen und Teerstoffe; diese Stoffe können ein Larynxkarzinom und Neoplasmen der Haut hervorrufen
- aromatische Amine wie Anilin, Benzidin, Beta-Naphthylamin u. a. (sie führen außerdem zum sogenannten Anilin-Blasenkrebs)
- Dieselmotor-Emissionen
- Vinylchlorid

Tabelle 22–4 Berufliche Inhalationsnoxen, die Bronchialkarzinome und bösartige Erkrankungen der oberen Atemwege auslösen können.

Berufskrankheiten Listen-Nr.	Substanz	Risikofaktor
1103	Chrom (Cr–VI–Salze)	4–20
1108	Arsen	2,3–8
1302	Dichlordiäthylsulfid (LOST)	37
1302	Dichlordimethyläther	100
2402	ionisierende Strahlen	10–38
4101/02	Silikose-Schwielen	?
4104	Asbest (in Verbindung mit Asbeststaublungen- oder Pleuraerkankung)*	14–132
4109	Nickel oder seiner Verbindungen	10,5
4110	Kokereirohgase	
4203	Stäube von Eichen- und Buchenholz	500

* Risikofaktor bezüglich Mesotheliom 156–780.

5 Byssinose

Die Byssinose stellt eine durch mehrjährige Einwirkung von Feinstaub der ungereinigten Baumwolle, des Flachses oder des Hanfs hervorgerufene, wahrscheinlich nichtimmunologische, chronische Erkrankung der tiefen Atemwege und der Lunge dar; charakteristisch ist die sog. „Montagssymptomatik" in Form von Kurzatmigkeit und Allgemeinbeschwerden [8, 15, 44].

5.1 Ätiologie

Die Byssinose tritt vor allem bei dem mit erheblicher Staubentwicklung verbundenen Reinigen und Verarbeiten von Rohfasern der Baumwolle, von Rohflachs und Rohhanf auf (Prävalenz bis 90%). In Spinnereien und Webereien ist mit Erkrankungen vorwiegend dann zu rechnen, wenn ungenügend vorgereinigte Garne verwendet werden (Prävalenz bis 10%). In Abhängigkeit von der Feinstaubkonzentration am Arbeitsplatz, der Beschaffenheit der Rohbaumwolle und dem Expositionszeitraum kann die Byssinose-Prävalenz auf über 30% ansteigen; individuelle Dispositionsfaktoren scheinen ebenfalls von Bedeutung zu sein. Infolge verbesserter arbeitshygienischer Maßnahmen ist die Erkrankungshäufigkeit in den letzten Jahren erheblich zurückgegangen. Der MAK-Wert für den Staub der Rohbaumwolle wurde auf 1,5 mg/m^3 festgesetzt.

5.2 Pathogenese

Experimentelle und klinische Befunde weisen auf eine nichtimmunologisch vermittelte Histaminfreisetzung aus Mastzellen hin; die krankheitsauslösenden Agenzien der Rohbaumwolle und des Flachsstaubes sind bisher nicht näher charakterisiert. Inkonstant nachweisbare Antikörper verschiedener Immunglobulinklassen zeigen keine enge Korrelation mit dem Auftreten von Krankheitssymptomen und sind eher als Epiphänomene zu deuten.

5.3 Klinische Befunde

Nach einem ein- bis zehnjährigen Expositionszeitraum klagen die betroffenen Patienten regelmäßig während der mit mindestens eintägiger Arbeitspause folgenden Schicht über Enge im Thoraxbereich, Hustenreiz, Hitzegefühl, allmählich einsetzende Kurzatmigkeit und allgemeine Abgeschlagenheit („Montagssymptomatik"). Ein bis zwei Stunden nach Schichtende klingen die Beschwerden wieder ab (Stadium I). In einigen Fällen werden auch während der folgenden Arbeitstage Krankheitssymptome angegeben (Stadium II). Der Übergang in eine chronische Bronchitis oder eine chronisch obstruktive Bronchopneumopathie mit eingeschränkter Belastbarkeit ist insbesondere nach intensiver und langjähriger Exposition möglich (Stadium III).

Die körperliche Untersuchung ergibt im Frühstadium meist Normalbefunde. Schwere Verläufe sind durch trockene Rasselgeräusche, Zeichen einer unspezifischen, bronchialen Hyperreaktivität und eine mäßiggradige Bronchialobstruktion in der Lungenfunktion gekennzeichnet. Röntgenologisch faßbare Veränderungen und Fieber werden nicht beobachtet.

5.4 Diagnose und Differentialdiagnose

Die Diagnose stützt sich im wesentlichen auf die charakteristische „Montagssymptomatik", welche allerdings im weiteren Verlauf der Erkrankung nicht mehr konstant vorhanden ist. In Zweifelsfällen sind mehrfache Lungenfunktionsbestimmungen (z. B. Peak-Flow) vor, während und nach einer Arbeitsschicht empfehlenswert. Über aufwendige, jedoch diagnostisch nicht immer zuverlässige inhalative Provokationstestung wurde berichtet [15].

Differentialdiagnostisch sind mit Fieber einhergehende, u. a. durch Schimmelpilzverunreinigungen der Baumwolle ausgelöste Krankheitsbilder („Weberhusten"), ferner das sogenannte Baumwoll- oder Hanffieber abzugrenzen; letzteres ist selten und tritt ausschließlich bei Betriebsneulingen in den ersten Beschäftigungswochen auf. Allergische Reaktionen vom Typ I unterscheiden sich durch die sofort nach Allergenkontakt einsetzende klinische Symptomatik.

5.5 Prävention und Therapie

In den berufsgenossenschaftlichen Grundsätzen ist festgehalten, wie arbeitsmedizinische Vorsorgeuntersuchungen durchgeführt werden sollen; sie sind in zweijährigen Abständen bei gefährdeten Arbeitnehmern vorgesehen. Personen mit bronchopulmonalen Vorerkrankungen ist von der Beschäftigung in den Vorwerken von Baumwoll- und Hanfspinnereien abzuraten. Tätigkeiten, die mit einer stärkeren Staubexposition verbunden sind, sollten unter Verwendung von Atemschutzmasken durchgeführt werden. Erkrankte Probanden sind aus dem gefährdenden Verarbeitungsprozeß herauszunehmen. Inhalierbare Beta$_2$-Sympathomimetika können zu einer Linderung der Krankheitssymptome beitragen.

6 Exogen-allergische Alveolitis

6.1 Definition

Die exogen-allergische Alveolitis (Synonym: Hypersensitivitätspneumonitis) stellt eine hyperergische Reaktion vom Typ III und Typ IV der Lunge auf in der Regel in hohen Konzentrationen eingeatmete, organische, meist von Schimmelpilzen und bestimmten Bakterien stammende Stoffe dar. Die fortgesetzte Antigenexposition führt in der Regel zu einer mehr oder weniger ausgeprägten Lungenfibrose [3, 9, 15, 24, 34, 35, 38, 41].

6.2 Pathogenese

Bei disponierten Personen (meist < 1% der Exponierten) löst die wiederholte Inhalation von alveolengängigen organischen Partikeln (Sporen von Schimmelpilzen und Bakterien, Absonderungen und Exkremente von Vögeln usw.; Tab. 22–5) eine Immunreaktion vom Typ III nach Coombs und Gell aus. Im Serum lassen sich zirkulierende Antikörper der IgG-Klasse gegen den betreffenden Inhalationsstoff nachweisen. Für die zusätzliche Beteiligung einer zellulären Immunreaktion

Tabelle 22–5 Berufsbedingte exogen-allergische Alveolitiden.

Krankheit	Antigene	Antigenreservoir, Exposition
Farmerlunge	thermophile Aktinomyzeten Aspergillen	Heustaub
Vogelhalterlunge	(Glyko-)Proteine	staubförmige Absonderungen und Exkremente von Tauben, Ziervögeln
Befeuchterlunge	verschiedene Schimmelpilze und Bakterien	kontaminierte Klimaanlagen, Luftbefeuchter
Bagassose	Thermoactinomyces sacchari	schimmelige Bagasse (Zuckerrohrfasern)
Malzarbeiterlunge	Aspergillus clavatus, Mucor mucedo	schimmelige Gerste
Pilzarbeiterlunge	thermophile Aktinomyzeten	Pferdekompost, Speisepilze
Pilzsporen-Alveolitis	Speisepilzsporen	Austernseitlinge u. a.
Käsewascherlunge	Penicillium casei u. glaucum	Schimmel auf Käselaiben
Obstbauerlunge	Penicillium sp., Aspergillus sp.	Schimmel in Lagerhallen
Spätleselunge	Botrytis cinerea	Schimmel auf Weinstock und Reben
Suberose	Penicillium frequentans	schimmeliger Korkstaub
Sequoiose	Aureobasidium, Graphia u. a.	Sägemehl des Mammutbaums,
Holz-, Papierarbeiterlunge	Schimmelpilze	schimmeliges Sägemehl, Papierstaub
Ahornrindenschäler-Krankheit	Cryptostroma corticale	verschimmelte Baumrinde, Papierstaub
Kornkäferlunge	Sitophilus granarius	verunreinigte Getreide und Mehle
Perlmutt-Alveolitis	Proteine der Muschelschale	Muschelstaub (Schmuckindustrie)
Isozyanat-Alveolitis	MDI, HDI, TDI und Derivate	Schaumstoffherstellung, Lackierarbeiten u. a.

MDI = Diphenylmethardiisozyanat
HDI = Hexamethylendiisozyanat
TDI = Toluylendiisozyanat

sprechen histologische Befunde (mononukleäre Infiltration und Granulombildung), der Nachweis eines Makrophagen-Hemmfaktors in Lymphozyten aus der bronchoalveolären Lavage (BAL) sensibilisierter Personen, antigenspezifische Transformation von Lymphozyten und antigeninduzierte Aktivierung von Makrophagen erkrankter Individuen. Auf die Bedeutung lokaler spezifischer oder unspezifischer Mechanismen weisen u. a. die hohe T-Lymphozytenzahl, insbesondere der Suppressorzellen und die hohe Konzentration von Immunglobulinen in der BAL hin. Nach Antigenkontakt bilden sich Immunkomplexe, welche zur Aktivierung des Komplementsystems führen. Dessen Spaltprodukte bewirken eine erhöhte Gefäßpermeabilität, d. h. einen Austritt von Serumproteinen ins Interstitium und in die Alveolen, ferner infolge ihrer chemotaktischen Wirkung ein Einwandern von polymorphkernigen Granulozyten. Von einigen Arbeitsgruppen wird die These vertreten, daß bestimmte Inhalationsstoffe über den alternativen Weg das Komplementsystem direkt aktivieren und somit ohne Beteiligung von humoralen Antikörpern das Krankheitsbild der exogen-allergischen Alveolitis auslösen können. Komplementfragmente und Lymphokine aktivierter T-Lymphozyten stimulieren die Alveolarmakrophagen. Mononukleäre, phagozytierende Zellen akkumulieren und bilden schließlich nichtverkäsende Granulome mit Riesenzellen. Bestimmte Mediatoren, u. a. von aktivierten Makrophagen (Fibronektin, Wachstumsfaktor), rufen eine vermehrte Fibroblastenaktivität hervor, welche mit einer zunehmenden Kollagenfaserbildung und einem fibrotischen Umbau der Lunge einhergeht.

In sehr seltenen Fällen ist eine exogen-allergische Alveolitis mit einer akuten höhergradigen Bronchialobstruktion vergesellschaftet [3].

Histologie

Das subakute Stadium ist gekennzeichnet durch eine peribronchial betonte interstitielle und auch im Alveolarraum anzutreffende Rundzellinfiltration und schaumige Histiozyten; nach einigen Wochen treten Granulome auf, welche aus Epitheloidzellen, Langerhans-Riesenzellen mit oder ohne doppelbrechende Fremdkörperchen aufgebaut und von einem Lymphozytenwall umgeben sind. Außerdem fallen eine obliterierende Bronchiolitis, im aktiven Frühstadium eine Vaskulitis mit Ablagerungen von Immunglobulinen G, A und M, Komplement und Fibrin auf [9, 34]. Wenige Stunden nach Antigenexposition beherrschen zunächst polymorphkernige Granulozyten das Bild. Im Spätstadium findet man eine diffuse interstitielle Lungenfibrose, z. T. kombiniert mit sekundär zystischen Veränderungen.

6.3 Klinische Befunde

Sensibilisierte Personen entwickeln drei bis acht Stunden nach erneutem Antigenkontakt zunächst Allgemeinsymptome wie Übelkeit, Brechreiz, Frösteln, Gliederschmerzen, allgemeines Krankheitsgefühl, Schüttelfrost; hinzu kommen trockener Husten, thorakales Beklemmungsgefühl, allmählich zunehmende Luftnot, Zyanose. Die Auskultation ergibt vorwiegend über den Lungenunterfeldern fein- bis grobblasige Rasselgeräusche. Vitalkapazität, CO-Transfer und Sauerstoff-Partialdruck im arteriellen Blut fallen ab, es

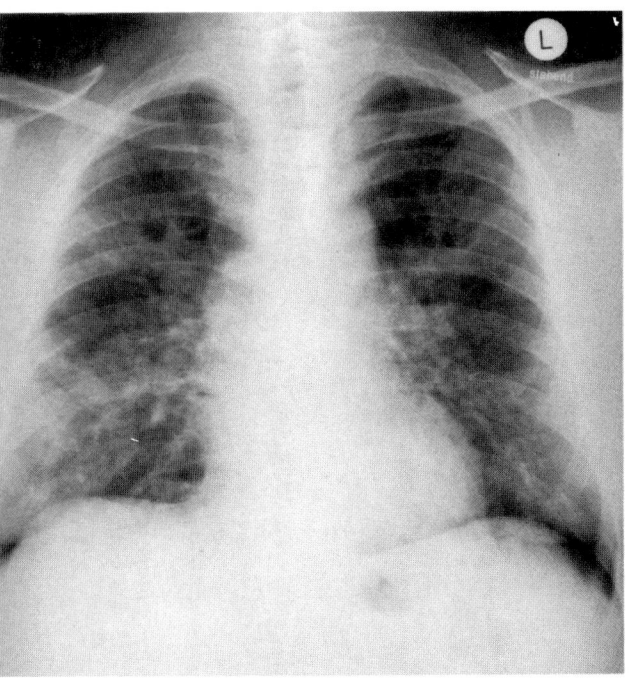

Abb. 22–7 53jähriger Patient mit Farmerlunge. Seit mindestens 15 Jahren treten regelmäßig während der Heufütterungsperiode rezidivierende Fieberschübe bis 40 °C mit ausgeprägten Dyspnoezuständen auf.
Im Serum lassen sich hohe Konzentrationen von IgG-Antikörpern gegen thermophile Aktinomyzeten nachweisen.
Die Lungenfunktion zeigt eine höhergradige Einschränkung der Vitalkapazität (59 % der Norm), der Diffusionskapazität (56 % der Norm) sowie eine Verteilungsstörung (P_{aO_2} = 60 mmHg). Im Expositionstest mit patienteneigenem „schimmeligem Heu" konnte die Diagnose bestätigt werden.
Das Röntgenbild zeigt eine retikulär-streifige-Zeichnungsvermehrung beider Lungen mit fleckförmigen Einlagerungen.

kommt zu einer Leukozytose und zu einem Temperaturanstieg auf 38,5–40°C. Nur starke Reaktionen sind mit akuten Änderungen im Röntgenbild (beidseitige kleine Fleckschatten vor allem in den Unterfeldern oder milchglasartige Trübung) verbunden. Nach 24 bis 48 Stunden normalisieren sich sämtliche Befunde wieder. Wiederholt sich das Krankheitsbild in kürzeren Abständen, entwickeln sich Leistungsminderung, Inappetenz, Gewichtsabnahme und respiratorische Insuffizienz bei schließlich zunehmend fibrotischem Umbau der Lunge. Das Röntgenbild zeigt retikulo-noduläre Verschattungen, im Spätstadium irreversible Streifen- und Fleckschatten mit Plattenkontraktionen und zystischen Veränderungen (Abb. 22–7). Fortgeschrittene Erkrankungen haben auch unter Antigenkarenz eine schlechte Prognose [46].

Neben der akuten Form treten insbesondere im Rahmen einer geringen, jedoch kontinuierlichen Antigenexposition chronische, mit uncharakteristischen Krankheitssymptomen einhergehende Verläufe auf, die nicht selten längere Zeit fälschlicherweise als chronische Bronchitis gedeutet werden.

6.4 Diagnose und Differentialdiagnose

Die Diagnose beruht vor allem auf der charakteristischen Anamnese (mehrstündige Latenzzeit bis zum Einsetzen der Dyspnoe, welche mit Allgemeinsymptomen und Fieber verbunden ist). Aber auch uncharakteristische Krankheitssymptome können hinweisend sein. In fortgeschrittenen Stadien sind röntgenologisch faßbare Lungenveränderungen, eine restriktive Ventilationsstörung und eine Diffusionsstörung nachweisbar. Im Serum kann man mittels Doppelimmunodiffusion (geringe Sensitivität, relativ hohe Spezifität) Immunfluoreszenztest, ELISA oder radioimmunologischen Verfahren (höhere Sensitivität, in der Regel geringere Spezifität) IgG-Antikörper gegen das krankheitsauslösende Antigen nachweisen; zu berücksichtigen ist, daß in ca. 20% der Erkrankungsfälle keine derartigen Antikörper festzustellen sind und daß andererseits gesunde Kontaktpersonen im allgemeinen niedrige Antikörperkonzentrationen besitzen; letzteres gilt vor allem für die sensitiven Nachweisverfahren. Je mehr dieser Kriterien positiv ausfallen, um so wahrscheinlicher ist die Diagnose. So konnten wir zeigen, daß exogen-allergische Alveolitiden stets dann durch antigenspezifische Provokationstestung gesichert werden konnten, wenn mindestens drei der folgenden vier diagnostischen Verfahren positiv ausfielen: Anamnese, Diffusionsstörung in der Lungenfunktion, interstitielle Zeichnungsvermehrung im Röntgenbild, spezifische IgG-Antiköper im Serum [3]. Die Hauttestung ergibt keine zuverlässigen Ergebnisse.

Diagnostisch und differentialdiagnostisch auszuwerten ist der kurzdauernde Anstieg der polymorphkernigen Granulozyten in der bronchoalveolären Lavage nach Antigenexposition auf 20–60% (bereits nach zweitägiger Karenz nicht mehr nachweisbar) [11, 14, 34, 47] und die Lymphozytose mit Vermehrung vor allem der T-Suppressorzellen im subakuten und chronischen Stadium [11, 27]. Im Gegensatz hierzu zeichnet

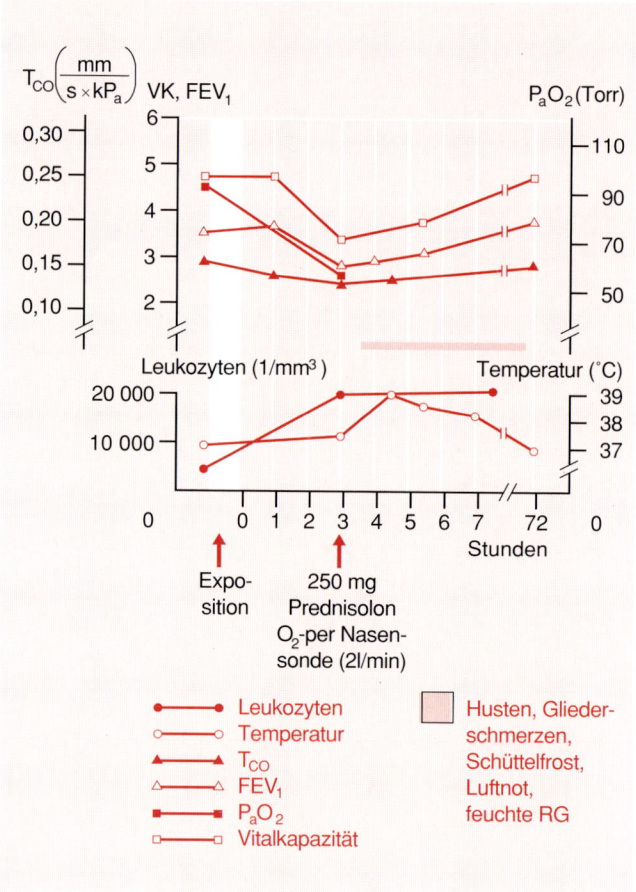

Abb. 22–8 Inhalativer Provokationstest bei einem 40jährigen Patienten mit Befeuchterlunge. Eine Wasserprobe, welche aus dem Vorratsgefäß des Luftbefeuchters entnommen und mittels Bakterienfilter gereinigt worden war, wurde über einen Ringdüsenvernebler inhalativ verabreicht (↑). Es entwickelte sich drei bis sechs Stunden später dieselbe Symptomatik, die auch regelmäßig am Arbeitsplatz auftrat. Im Serum waren hohe Konzentrationen von IgG-Antikörpern gegen einen aus der Wasserprobe hergestellten Extrakt festzustellen. In der mikrobiologischen Untersuchung dieser Wasserprobe konnte eine Vielzahl von Schimmelpilzen nachgewiesen werden.

sich die pulmonale Sarkoidose durch einen erhöhten Anteil der T-Helferzellen und die idiopathische Lungenfibrose ganz überwiegend durch eine konstant nachweisbare Erhöhung der Granulozyten in der bronchoalveolären Lavage aus.

Nicht duldungspflichtig, aber in unklaren Erkrankungsfällen Voraussetzung für eine zuverlässige Beurteilung ist die inhalative Provokationstestung mit dem vermutlich krankheitsauslösenden Antigen. Die aufwendige Methode sollte allerdings nur von einem erfahrenen Kollegen unter Beachtung der Kontraindikationen und Zugrundelegung der üblichen Exposition am Arbeitsplatz durchgeführt werden. Der Patient muß mindestens sieben Stunden lang nach Exposition überwacht werden. Zur Objektivierung der pulmonalen Funktionsänderung werden in ein- bis zweistündlichen Abständen Messungen der Vitalkapazität, des CO-Transfers (T_{CO}) oder der Blutgase, des Atemwegswiderstands oder der Ein-Sekunden-Kapazität durchgeführt (s. a. Beispiel in Abb. 22–8).

Beurteilungskriterien für die inhalative Provokationstestung bei Verdacht auf exogen-allergische Alveolitis müssen mindestens zwei der drei folgenden Lungenfunktionskriterien erfüllt sein
– VK-Abfall um mindestens 20 %
– T_{CO}-Abfall um mindestens 15 %
– P_{O_2}-Abfall um mindestens 7 mmHg
sowie mindestens zwei der drei folgenden Zeichen einer systemischen Reaktion
– Temperaturanstieg um mindestens 1 °C
– Leukozytenanstieg im peripheren Blut um mindestens 2500/mm^3
– allgemeine Krankheitssymptome wie Gliederschmerzen, Übelkeit, Müdigkeit, Schüttelfrost
Der inhalative Antigen-Provokationstest erlaubt eine Abgrenzung exogen-allergischer Alveolitiden von den gelegentlich zu beobachtenden, unter den Bezeichnungen Drescherfieber, Farmerfieber oder Befeuchterfieber beschriebenen Krankheitsbildern, welche zwar mit Allgemeinsymptomen, Fieber und Leukozytose einhergehen, jedoch keine signifikanten bronchopulmonalen Veränderungen aufweisen. Letztere stellen keine Berufskrankheiten dar.

Die diagnostische Wertigkeit der Lungenbiopsie ist nicht so hoch wie jene des Antigen-Provokationstests. Da die Biopsie außerdem mit einem höheren Aufwand und Risiko verbunden ist, sollte sie der Differentialdiagnose unklarer Erkrankungsfälle (z. B. Verdacht auf Lymphangiosis carcinomatosa, Sarkoidose) vorbehalten bleiben.

6.5 Therapie

Zur Vermeidung irreversibler Spätschäden ist die konsequente Expositionskarenz unumgänglich. Das schwere akute Krankheitsbild erfordert die Gaben von Sauerstoff, unter Umständen eine passagere maschinelle Beatmung. Kortikosteroide führen zu einer rascheren und in der Regel wahrscheinlich zu einer weitgehenderen Rückbildung der Lungenveränderungen.

6.6 Gutachterliche Aspekte

In der Änderungsverordnung zur Berufskrankheitenverordnung vom 22. März 1988 wurde der Begriff „Farmerlunge" durch „exogen allergische Alveolitis" (BK-Nr. 4201) ersetzt. Bei gegebenen Voraussetzungen können nun auch andere Erkrankungsfälle (z. B. Befeuchterlunge, Isozyanat-Alveolitis) entschädigt werden. Bisher war bei derartigen berufsbedingten exogen-allergischen Alveolitiden nur eine Entschädigung nach § 551 Abs. 2 RVO möglich.

6.7 Erkrankungsformen

6.7.1 Farmerlunge

Die Farmerlunge tritt regional (z. B. westliches Voralpenland, Küstenbereich der Nordsee, in seenreichen Gebieten Skandinaviens und Nordamerikas) und jahreszeitlich gehäuft auf (Heufütterungsperiode während der Wintermonate). Ursächlich sind die im Heustaub, gelegentlich auch im Stroh- und Getreidestaub anzutreffenden hohen Sporenkonzentrationen von thermophilen Aktinomyzeten (Abb. 22–9) und Aspergilluspilzen. Während Aspergillussporen praktisch in jeder Heuprobe vorkommen, vermehren sich thermophile Aktinomyzeten (Mikropolyspora faeni, Thermoactinomyces vulgaris u. a.) nur in feucht angefahrenem Heu während der Selbsterhitzung in relevantem Umfang. Im ersten Fall treten bei entsprechender Sensibilisierung auch im Sommer nach Kontakt mit frischem Heu Krankheitsschübe auf, dagegen ist im letzteren Fall nur abgelagertes, „schimmeliges" Heu pathogen. Der Umgang mit „schimmeligem" Heu ist mit einer massiven Staubexposition verbunden. Durch Messungen wurde nachgewiesen, daß exponierte Personen innerhalb einer

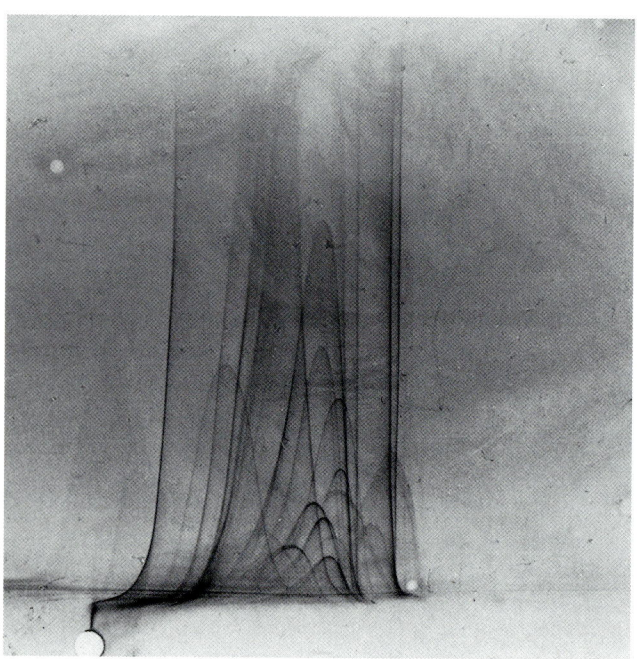

Abb. 22–9 Zweidimensionale Immunelektrophorese im Agarosegel mit Extrakt von Mikropolyspora faeni. Es wurde hierfür Serum eines 45jährigen Landwirts verwendet, der seit ca. acht Jahren typische Symptome im Sinne einer Farmerlunge angibt, zusätzlich eine Einschränkung der Vitalkapazität (66% der Norm) und des Kohlenmonoxid-Transfers (65% der Norm) und eine diffuse retikuläre Zeichnungsvermehrung der Lunge aufweist. Man erkennt mehr als 20 Präzipitationslinien, die von Patientenantikörpern erfaßte Antigene von Mikropolyspora faeni darstellen.

Minute mehrere hunderttausend Sporen inhalativ aufnehmen können [26]. Nach dem Antikörperverhalten von 30 erkrankten, von uns untersuchten Landwirten sind im süddeutschen Raum in etwa 70% der Fälle thermophile Aktinomyzeten und etwa gleich häufig Aspergilluspilze als Krankheitsursache anzusehen; etwa die Hälfte der Patienten ist gegen beide mikrobielle Gruppen sensibilisiert [3].

Von einer Farmerlunge, die typischerweise mit Veränderungen der Lungenfunktion einhergeht, zu unterscheiden sind unspezifische, möglicherweise durch Endotoxine im Heustaub hervorgerufene Allgemeinsymptome wie Abgeschlagenheit, Frösteln. Sie gehen mit Hustenreiz, Leukozytose und Temperaturanstieg, nicht jedoch mit akuten oder chronischen pulmonalen Veränderungen einher und treten bereits beim erstmaligen Kontakt auf [46].

6.7.2 Befeuchterlunge

Die bevorzugt in Druckereibetrieben beobachtete Befeuchterlunge wird durch mikrobielle Verunreinigungen in Klimaanlagen und Luftbefeuchtern hervorgerufen. Die Mikroorganismen vermehren sich in selten gereinigten Wasservorratsgefäßen, z. T. auch im feuchten Milieu von Luftfiltern, insbesondere dann, wenn sich dort reichlich Nährmedium befindet. Mit dem Luftstrom werden die Mikroorganismen und deren lösliche Antigene im Raum verteilt. Mikrobiologische und immunologische Untersuchungen sprechen dafür, daß in der Regel eine Kontamination mit zahlreichen Schimmelpilzen (Aspergillus-Spezies, Mucor-Spezies, Aureobasidium, Alternaria, Sphäropsidales) und verschiedenen Bakterien (gramnegative Bakterien, ther-

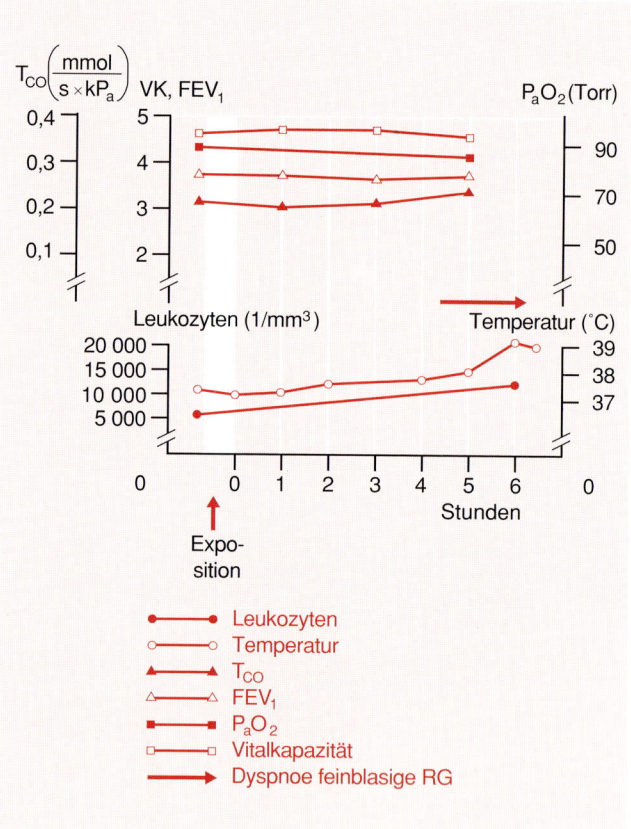

Abb. 22–10 Inhalativer Provokationstest mit Luftbefeuchter-Aerosol (60 min), bei einem 41jährigen Patienten mit Befeuchterfieber. Seit einem Jahr treten in Zusammenhang mit der Exposition gegenüber befeuchteter Luft Fieberschübe bis 39,5°C, verbunden mit Kopfschmerzen, z. T. auch mit Abgeschlagenheit, auf. Zu beachten sind normale Lungenfunktionswerte, welche sich auch nach inhalativer Provokation (60minütiger Exposition gegenüber angefeuchteter Luft) nicht signifikant verändern. Der Röntgen-Thorax war unauffällig. Im Serum fanden sich niedrige IgG-Antikörper-Konzentrationen.

mophile Aktinomyzeten, Pseudomonas u. a.) vorliegt. In der Regel scheint erst die Summation mehrerer dieser Keime das Vollbild der Krankheit auszulösen. Von diagnostischer Bedeutung sind hohe Konzentrationen von IgG-Antikörpern gegen Extrakte, die aus Wasserproben der am Arbeitsplatz installierten Klimaanlagen oder Luftbefeuchter gewonnen werden [3]; allerdings sind niedrige Konzentrationen derartiger Antikörper auch unter gesunden Exponierten anzutreffen. Im Zweifelsfall kommt dem mit der verdächtigen, durch Bakterienfilter gereinigten Wasserprobe durchzuführenden inhalativen Provokationstest entscheidende Bedeutung zu (Abb. 22–8).

Das Befeuchterfieber, welches mit Allgemeinsymptomen, jedoch ohne funktionelle und morphologische Lungenveränderungen einhergeht (Abb. 22–10), stellt möglicherweise eine mitigierte Verlaufsform dar [3]; differentialdiagnostisch kommt in diesen Fällen eine unspezifische, durch eingeatmete Endotoxine ausgelöste Reaktion in Betracht.

6.7.3 Vogelhalterlunge

In der Regel wird die Erkrankung im Rahmen der Ausübung eines Hobbys erworben. Ausnahmen stellen Beschäftigte in Tierhandlungen, Zoo und Geflügelfarmen dar. Ob die nur in Einzelfällen beschriebenen, auf den Kontakt mit Federvieh ohne Puderdunen (Hühner, Gänse, Enten) zurückgeführten Erkrankungen tatsächlich exogen-allergische Alveolitiden darstellen, muß

angezweifelt werden, da diese Geflügelarten den krankheitsauslösenden, durch Fragmentierung der Puderdunen entstehenden Staub nicht erzeugen und Lungenfibrosen unter entsprechend exponierten Personen bisher nicht überzeugend dargestellt worden sind. Auch hier sind unspezifische Reaktionen auf Bakterienbestandteile zu diskutieren.

Akute Krankheitssymptome nach stärkerer Exposition, wie Aufenthalt im Taubenschlag, sind von chronischen Verläufen zu unterscheiden, welche durch eine kontinuierliche, geringgradige Exposition, z. B. gegenüber Ausscheidungen eines Ziervogels im Wohn- oder Arbeitsraum, hervorgerufen werden. In letzter Zeit wurden mehrere ursächliche Vogel-Antigene identifiziert, u. a. mit Immunglobulinen und Eibestandteilen kreuzreagierende Proteine.

6.7.4 Isozyanat-Alveolitis

Isozyanate verursachen in der Regel obstruktive Ventilationsstörungen. Bevorzugt nach stärkerer Exposition werden aber auch exogen-allergische Alveolitiden beobachtet. In Tabelle 22–6 sind Untersuchungsbefunde von vier eigenen Erkrankungsfällen wiedergegeben. Aufgrund der zunehmenden Anwendung von Isozyanat-haltigen Klebern und Lacken und den in kleineren Betrieben häufig unzureichenden arbeitshygienischen Voraussetzungen muß mit einer steigenden Zahl derartiger Erkrankungen gerechnet werden.

Tabelle 22–6 Befunde von vier Patienten mit Isozyanat-Alveolitis.

Patient (Alter)	Beruf	Isozyanat-Exposition			Lungenfunktion			Röntgen-Thorax	Isozyanat-spezifische IgG-AK
		Isozyanat	Dauer	Symptome	R_{aw}	VS	T_{CO}		
1 (54 J.)	Verpacker	MDI	4 J.	Fieber, Dyspnoe	0,1	85	81	normal	6 U
2 (53 J.)	Spritzlackierer	HDI-Derivat	20 J.	Fieber, Dyspnoe, Gewicht ↓	0,1	85	54	diffuse retikuläre, fleckige Zeichnung	> 15 U
3 (46 J)	Schaumstoffprodukteur	MDI	5 J.	Fieber, Dyspnoe	0,2	82	68	fleckige Infiltrate retikuläre Zeichnung	4 U
4 (42 J.)	Kunststoffschweißer	TDI, TIPHP	5 Mon.	Fieber, Dyspnoe	0,2	82	62	retikulo-noduläre Zeichnung	3 U

R_{aw} = Atemwegswiderstand (in kPa × l^{-1} × sec ganzkörperplethysmographisch bestimmt)
VC = Vitalkapazität (Prozent des Sollwerts)
T_{CO} = Kohlenmonoxid-Transfer (Prozent des Sollwerts)
IgG–AK = IgG-Antikörper (Bestimmung mit PA-RAST, Werte über 2 U sind als positiv zu werten
MDI = Diphenylmethandiisozyanat
HDI = Hexamethylendiisozyanat
TDI = Toluylendiisozyanat
TIPHP = Tris-(4-Isozyanatophenyl-)Thiophosphat

7 Begutachtung

7.1 Rechtslage

Nach § 551 Abs. 1 RVO bezeichnet die Bundesregierung mit Zustimmung des Bundesrats durch Rechtsverordnung die einzelnen meldepflichtigen Berufskrankheiten, welche nach den Erkenntnissen der medizinischen Wissenschaften durch besondere Einwirkungen verursacht werden; diesen Einwirkungen sind bestimmte Berufsgruppen in erheblich höherem Maße ausgesetzt als die übrige Bevölkerung. Tabelle 22–7 enthält die in der Liste der 7. Berufskrankheitenverordnung (BeKV) aufgeführten, die Lunge und die Atemwege betreffenden Krankheiten.

Am Arbeitsplatz erworbene, in der BeKV-Liste nicht genannte Gesundheitsstörungen gelten demnach – paradoxerweise – nicht als Berufskrankheit, es sei denn, § 551 Abs. 2 RVO trifft zu, d.h., daß aufgrund von neuen wissenschaftlichen Erkenntnissen das betreffende Krankheitsbild als Berufskrankheit entschädigt wird.

Für die Anerkennung einer Berufskrankheit ist es erforderlich, daß ein wesentlicher ursächlicher Zusammenhang besteht zwischen
– der versicherten Tätigkeit und der Erkrankung
– zwischen der Erkrankung und dem vorliegenden Körperschaden (haftungsbegründende und haftungsausfüllende Kausalität)

7.2 Meldepflicht

Jeder Arzt und Zahnarzt ist verpflichtet, den begründeten Verdacht auf das Vorliegen einer Berufskrankheit dem Versicherungsträger (zuständige Berufsgenossenschaft, kommunale oder staatliche Ausführungsbehörde für die gesetzliche Unfallversicherung) oder dem Staatlichen Gewerbearzt zu melden (§ 5 BeKV). Zur Anwendung kommt der in Abbildung 22–11 dargestellte Vordruck.

Nach einer Mitteilung des Bundesministeriums für Arbeit und Sozialordnung ist es zweckmäßig, auch durch Arbeitstätigkeit verursachte obstruktive Erkrankungen der oberen Atemwege, z. B. Rhinitis und Sinusitis, zu melden. Entsprechendes ist für die allergische Bronchitis zu fordern. Auch wenn noch keine Berufskrankheit vorliegt, können doch wegen der Gefahr der

Entstehung einer solchen Maßnahmen zur Prävention nach § 3 BeKV (s. u.) zur Anwendung kommen.

Todesfälle, besonders schwere Berufskrankheiten und Massenerkrankungen sind sofort dem zuständigen

Tabelle 22–7 Auszug aus der Liste der Berufskrankheiten der 7. BeKV (BGBl. I S. 3329).

Nr.	Krankheit
1	durch chemische Einwirkungen verursachte Krankheiten
11	Metalle und Metalloide
1103	Erkrankungen durch Chrom oder seine Verbindungen
1104	Erkrankungen durch Kadmium oder seine Verbindungen
1105	Erkrankungen durch Mangan oder seine Verbindungen
1107	Erkrankungen durch Vanadium oder seine Verbindungen
1108	Erkrankungen durch Arsen oder seine Verbindungen
1110	Erkrankungen durch Beryllium oder seine Verbindungen
13	Lösemittel, Schädlingsbekämpfungsmittel (Pestizide) und sonstige chemische Stoffe
1308	Erkrankungen durch Fluor oder seine Verbindungen
4	Erkrankungen der Atemwege und der Lungen, des Rippenfells und Bauchfells
41	Erkrankungen durch anorganische Stäube
4101	Quarzstaublungenerkrankung (Silikose)
4102	Quarzstaublungenerkrankung in Verbindung mit aktiver Lungentuberkulose (Silikotuberkulose)
4103	Asbeststaublungenerkrankung (Asbestose) oder durch Asbeststaub verursachte Erkrankung der Pleura
4104	Lungenkrebs in Verbindung mit Asbeststaublungenerkrankung (Asbestose) oder mit durch Asbeststaub verursachte Erkrankung der Pleura
4105	durch Asbest verursachtes Mesotheliom des Rippenfells und des Bauchfells
4106	Erkrankungen der tieferen Atemwege und der Lungen durch Aluminium oder seiner Verbindungen
4107	Erkrankungen an Lungenfibrose durch Metallstäube bei der Herstellung oder Verarbeitung von Hartmetallen
4108	Erkrankungen der tieferen Atemwege und der Lungen durch Thomasmehl (Thomasphosphat)
42	Erkrankungen durch organische Stäube
4201	exogen-allergische Alveolitis
4202	Erkrankungen der tieferen Atemwege und der Lungen durch Rohbaumwoll-, Rohflachs- oder Rohhanfstaub (Byssinose)
43	obstruktive Atemwegserkrankungen
4301	durch allergisierende Stoffe verursachte obstruktive Atemwegserkrankungen (einschließlich Rhinopathie), die zur Unterlassung aller Tätigkeiten gezwungen haben, die für die Entstehung, die Verschlimmerung oder die Wiederaufleben der Krankheit ursächlich waren oder sein können
4302	durch chemisch-irritativ oder toxisch wirkende Stoffe verursachte obstruktive Atemswegerkrankungen, die zur Unterlassung aller Tätigkeiten gezwungen haben, die für die Entstehung, die Verschlimmerung oder das Wiederaufleben der Krankheit ursächlich waren oder sein können

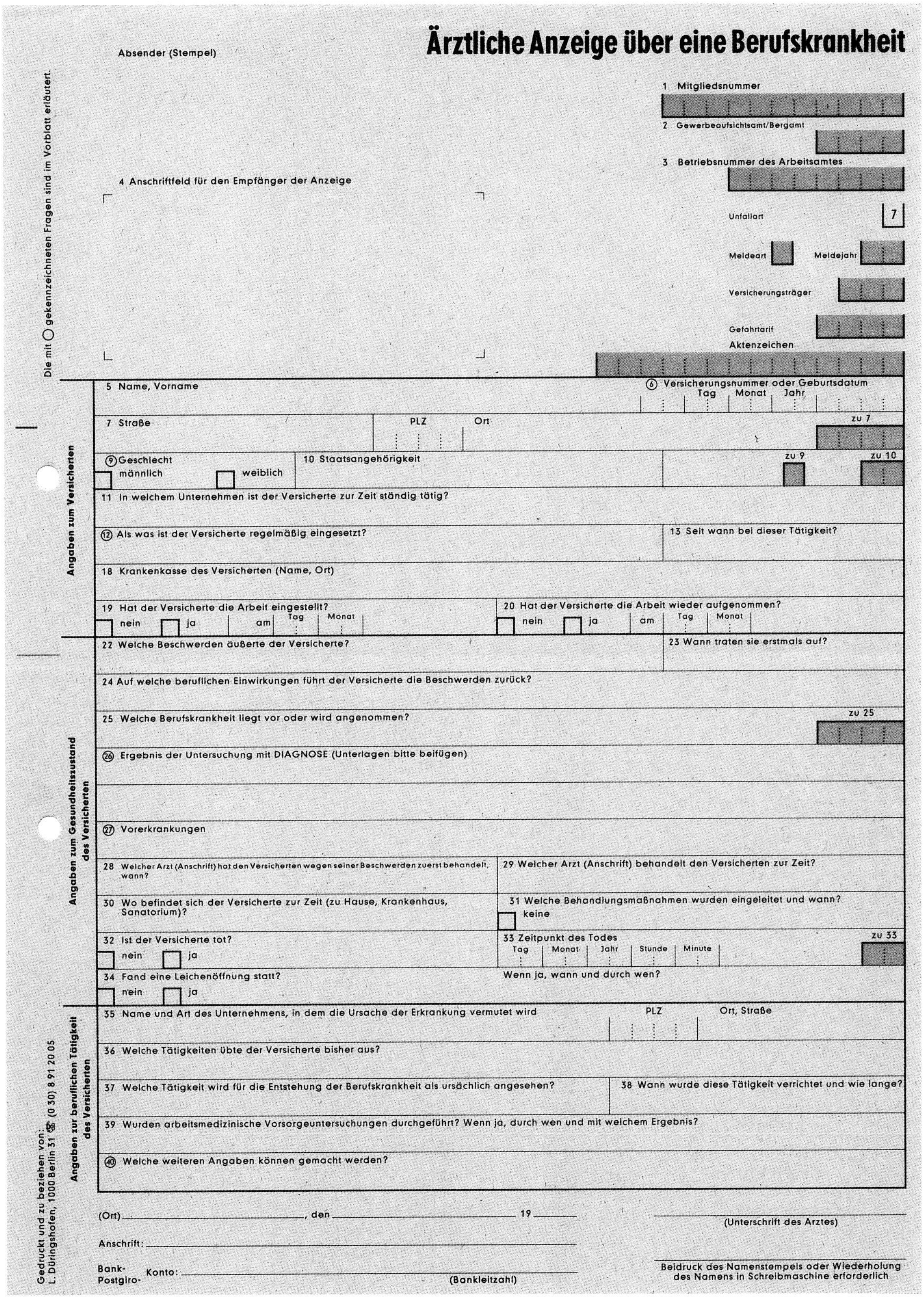

Ärztliche Anzeige über eine Berufskrankheit

Absender (Stempel)

1 Mitgliedsnummer

2 Gewerbeaufsichtsamt/Bergamt

3 Betriebsnummer des Arbeitsamtes

4 Anschriftfeld für den Empfänger der Anzeige

Unfallart | 7

Meldeart   Meldejahr

Versicherungsträger

Gefahrtarif
Aktenzeichen

Die mit ◯ gekennzeichneten Fragen sind im Vorblatt erläutert.

Angaben zum Versicherten

5 Name, Vorname

⑥ Versicherungsnummer oder Geburtsdatum
Tag | Monat | Jahr

7 Straße   PLZ   Ort   zu 7

⑨ Geschlecht
☐ männlich   ☐ weiblich   10 Staatsangehörigkeit   zu 9   zu 10

11 In welchem Unternehmen ist der Versicherte zur Zeit ständig tätig?

⑫ Als was ist der Versicherte regelmäßig eingesetzt?   13 Seit wann bei dieser Tätigkeit?

18 Krankenkasse des Versicherten (Name, Ort)

19 Hat der Versicherte die Arbeit eingestellt?
☐ nein ☐ ja am Tag | Monat   20 Hat der Versicherte die Arbeit wieder aufgenommen?
☐ nein ☐ ja am Tag | Monat

22 Welche Beschwerden äußerte der Versicherte?   23 Wann traten sie erstmals auf?

24 Auf welche beruflichen Einwirkungen führt der Versicherte die Beschwerden zurück?

Angaben zum Gesundheitszustand des Versicherten

25 Welche Berufskrankheit liegt vor oder wird angenommen?   zu 25

㉖ Ergebnis der Untersuchung mit DIAGNOSE (Unterlagen bitte beifügen)

㉗ Vorerkrankungen

28 Welcher Arzt (Anschrift) hat den Versicherten wegen seiner Beschwerden zuerst behandelt, wann?   29 Welcher Arzt (Anschrift) behandelt den Versicherten zur Zeit?

30 Wo befindet sich der Versicherte zur Zeit (zu Hause, Krankenhaus, Sanatorium)?   31 Welche Behandlungsmaßnahmen wurden eingeleitet und wann?
☐ keine

32 Ist der Versicherte tot?
☐ nein ☐ ja   33 Zeitpunkt des Todes
Tag | Monat | Jahr | Stunde | Minute   zu 33

34 Fand eine Leichenöffnung statt?
☐ nein ☐ ja   Wenn ja, wann und durch wen?

Angaben zur beruflichen Tätigkeit des Versicherten

35 Name und Art des Unternehmens, in dem die Ursache der Erkrankung vermutet wird   PLZ   Ort, Straße

36 Welche Tätigkeiten übte der Versicherte bisher aus?

37 Welche Tätigkeit wird für die Entstehung der Berufskrankheit als ursächlich angesehen?   38 Wann wurde diese Tätigkeit verrichtet und wie lange?

39 Wurden arbeitsmedizinische Vorsorgeuntersuchungen durchgeführt? Wenn ja, durch wen und mit welchem Ergebnis?

㊵ Welche weiteren Angaben können gemacht werden?

(Ort) _____ , den _____ 19 _____

(Unterschrift des Arztes)

Anschrift: _____

Bank-
Postgiro- Konto: _____
(Bankleitzahl)

Beidruck des Namensstempels oder Wiederholung
des Namens in Schreibmaschine erforderlich

Gedruckt und zu beziehen von:
L. Düringshofen, 1000 Berlin 31 ☎ (0 30) 8 91 20 05

Abb. 22–11 Ärztliche Anzeige über eine Berufskrankheit.

Versicherungsträger und bei gewerblichen Betrieben dem Gewerbeaufsichtsamt zu melden. Auch wesentliche Änderungen der Folgen einer Berufskrankheit (Verschlimmerung oder Besserung) sollte der Arzt dem zuständigen Unfallversicherungsträger mitteilen.

7.3 Berufskrankheitenverfahren und Gutachten

Die ärztliche Anzeige initiiert das Feststellungsverfahren. Der Unfallversicherungsträger wird dadurch in die Lage versetzt, zu ermitteln, ob eine und gegebenenfalls welche Berufskrankheit vorliegt. Vom Staatlichen Gewerbearzt werden die Voraussetzungen für Vorsorgemaßnahmen und für die Anerkennung als Berufskrankheit geprüft, ferner die Zusammenhangsfrage geklärt, wobei in der Regel spezialisierte Stellen zur Untersuchung und/oder Beurteilung herangezogen werden. Hierbei ist eine Schätzung oder Empfehlung der bereits eingetretenen, berufskrankheitsbedingten Minderung

der Erwerbsfähigkeit (MdE) vorzunehmen. Die MdE ergibt sich vor allem aus Art und Schweregrad der objektiv feststellbaren pulmonalen und eventuell sekundären kardialen Funktionsstörungen. Wesentliche Parameter sind die Schweregrade der obstruktiven und/oder restriktiven Ventilationsstörung sowie der Blutgasveränderungen. In Ergänzung zur Untersuchung in Ruhe sollte eine dosierte Belastung zur Abschätzung der bronchopulmonalen und/oder kardialen Insuffizienz erfolgen. Basis der MdE-Bewertung sind Tabellen in den „Anhaltspunkte(n) für die ärztliche Gutachtertätigkeit im Versorgungswesen und für die ärztliche Begutachtung Behinderter nach dem Schwerbehinderten-Gesetz". Auch der Nachweis einer unspezifischen bronchialen Hyperreaktivität und/oder einer chronisch obstruktiven Bronchopneumopathie kann ggf. eine Eignungsbeschränkung für Tätigkeiten mit Einwirkung von inhalativen Noxen zur Folge haben und damit die Annahme einer meßbaren MdE rechtfertigen.

Eine Entscheidungshilfe zur Beurteilung der körperlichen Leistungsminderung ist in den Tabellen 22–8 und 22–9 dargestellt. Die berufsbedingte Krankheitsur-

Tabelle 22–8 Körperliche Leistungsminderung durch Staublungenkrankheiten (nach [39]). Errechnung der Sollwerte einzelner Parameter (siehe Tabelle 22–9).

Gewichtung	Parameter	Einheit	normal	leicht	Störung mittelgradig	schwer
3	R_{aw}	kPaxs/l	≤ 0,3	> 0,3	> 0,5	> 1,0
2	TGV	% Soll	≤ 125	> 125	> 150	> 180
2	FEV_1	% Mindestsoll EKGS bei guter Mitarbeit	≥ 90 ≥ 90	< 90 < 90	< 70 < 65	< 50 < 40
2	(C_L)	l/kPa	≤ 3,5 ≥ 1,2			
2	VC	% Mindestsoll EGKS bei guter Mitarbeit	≥ 90	< 90	< 65	< 40
2	P_{O2} arteriell (Ruhe)	mmHg unter Mindestsoll	≥ 0	−1 bis 5	− 5 bis 10	< −10
2	P_{O2} arteriell (Belastung)	mmHg unter Mindestsoll	≥ 0	− 1 bis 5	− 1 bis 10	< −10
2	AaD_{O2} (Ruhe)	% Höchstgrenze	≤ 100	> 100	> 125	> 150
2	AaD_{O2} (Belastung)	% Höchstgrenze	≤ 100	> 100	> 125	> 150
3	T_{CO}	% Mindestsoll	≥ 80	< 80	< 60	< 40
3	PaR (Ruhe)	mmHg	≤ 20			> 30
3	PaP (Belastung)	mmHg	≤ 30 bis 50 Jahre ≤ 35 über 50 Jahre			> 40
3	O_2-Atemäquivalent		≤ 31	> 31	> 34	> 37

R_{aw} = Atemwegswiderstand
TGV = thorakales Gasvolumen
FEV_1 = forciertes Exspirationsvolumen in 1 Sekunde
EGKS = europäische Gemeinschaft für Kohle und Stahl
C_L = Compliance der Lunge
VC = inspiratorische Vitalkapazität
P_{O2} = Sauerstoff-Partialdruck
AaD_{O2} = alveolo-arterielle Sauerstoff-Druckdifferenz
T_{CO} = Kohlenmonoxid-Transfer
PaP = Druck in der Arteria pulmonalis

Tabelle 22–9 Errechnung der Sollwerte einzelner Lungenparameter aus Tabelle 23–8.

Sollwerte
TGV (ml) = 3920 + 7,52 · Alter – 11,95 · Broca
$FEV_1 (l) = 0,81 · m^3 (0,82 - (\frac{Alter - 22}{100})^2)$ (Männer)
$VC (l) = 0,83 · m^3 (1,03 - (\frac{Alter - 25}{100})^2 · 0,75)$ (Männer)
P_{aO2} (mmHg) = 109,4 – 0,26 · Alter – 0,098 · Broca + 14,1 (Ruhe und Belastung)
$AaD_{O2} (\frac{Alter + 10}{2})$ (% Höchstgrenzen in Ruhe und Belastung)
T_{CO} (%) = 16,75 · m – 0,16 · Alter – 6,59

TGV	= thorakales Gasvolumen
Broca	= Faustregel zur Bestimmung des Normalgewichtes als Differenz aus Körpergröße (in cm) minus 100
FEV_1	= forciertes Exspirationsvolumen in 1 Sekunde
VC	= inspiratorische Vitalkapazität
P_{aO2}	= arterieller Sauerstoff-Partialdruck
AaD_{O2}	= alveolo-arterielle Sauerstoff-Druckdifferenz
T_{CO}	= Kohlenmonoxid-Transfer

sache zu beweisen oder wahrscheinlich (> 50 %) zu machen und den dadurch bedingten Körperschaden zu objektivieren, gestaltet sich besonders schwierig, wenn eine chronisch obstruktive Bronchopneumopathie und/oder unspezifische bronchiale Hyperreaktivität aus nichtberuflicher Ursache vorbestand und – entgegen den arbeitsmedizinischen Nichteignungskriterien – eine berufliche Einwirkung bronchopulmonaler Schadstoffe stattgefunden hat. In solchen Fällen ist zu prüfen, ob eine anhaltend abgrenzbare oder richtunggebende Verschlimmerung einer primär berufsunabhängigen Gesundheitsstörung vorliegt.

Die abschließende Beurteilung beruht auf einer Synopsis aller Funktionsparameter, der Anamnese, Laborwerte und sonstigen klinischen Befunde [20, 28, 42, 43].

Als Zeitpunkt der rechtlich als Arbeitsunfall eingestuften Berufskrankheit gilt der Beginn der Krankheit im Sinne der Krankenversicherung oder, wenn dies für den Versicherten günstiger ist, der Beginn der Minderung der Erwerbsfähigkeit (§ 551 Abs. 3 RVO).

Zu beachten ist, daß Rehabilitationsmaßnahmen bei obstruktiven Atemwegserkrankungen nur gewährt werden, wenn die gefährdende Tätigkeit aufgegeben wurde.

Rentenberechtigung liegt in der Regel erst ab einer MdE von 20 % vor. Wird die MdE auf weniger als 20 % geschätzt, sollte bei gegebenen Voraussetzungen dennoch eine Anerkennung als Berufskrankheit dem Grunde nach vorgeschlagen werden.

Duldungspflichtige Untersuchungen im Rahmen der Begutachtung

- Erhebung von Anamnese und körperlichem Status unter besonderer Berücksichtigung der erkrankten Organsysteme
- EKG
- Röntgen-Thorax in zwei Ebenen
- Lungenfunktionsprüfung (R_{aw}, IGV, VC, FEV_1, FRC, RV, T_{CO}), Blutgase in Ruhe und nach Belastung, Prüfung der spezifischen und unspezifischen bronchialen Sensitivität und Reaktivität, Bronchospasmolyse-Versuch
- ggf. Fluß-Volumen-Kurve und Ergospirometrie

Weitere invasive, nicht duldungspflichtige Untersuchungen

Sie sind im Hinblick auf eine zuverlässige Abgrenzung von anderen Krankheitsbildern bzw. einer genauen Quantifizierung der Folgeschäden oft anzustreben:

Bronchoskopie mit bronchoalveolärer Lavage (BAL) und zytologischer Begutachtung: Lymphozytose mit erniedrigter T_4/T_8-Relation als Bestätigung eines subakuten oder chronischen Stadiums einer exogen-allergischen Alveolitis; starker Anstieg der segmentkernigen Granulozyten im Anschluß an die Antigenexposition, der typisch für eine akute exogen-allergische Alveolitis ist und als zuverlässiges diagnostisches Kriterium gilt; Nachweis anorganischer Materialien im Zweifelsfall als Beweis für die stattgehabte Exposition, allerdings nicht für deren pathogene Signifikanz.

Transbronchiale und offene Lungenbiopsie mit histologischer Begutachtung des Bioptats: Hier gilt als Ergänzung zu dem oben Gesagten, daß sich in der Regel anhand der feingeweblichen und weiterführenden analytischen Untersuchungen wesentliche Aussagen über Ursache und Stadium interstitieller Lungenerkrankungen ableiten lassen.

Spezifischer, inhalativer Antigen-Provokationstest: Dieses Verfahren stellt die zuverlässigste Nachweismethode allergischer Lungenerkrankungen dar und sollte in unsicheren Fällen ergänzend herangezogen werden.

Rechtsherzkatheter: Messungen der Drücke im rechten Ventrikel und im Lungenkreislauf mit Bestimmung des Sauerstoff-Partialdrucks im kleinen Kreislauf und in pc-Position; diese Untersuchungen dienen auch der Abgrenzung von primär kardialen Krankheiten.

7.4 Prävention und Rehabilitation

Nach § 3 BeKV hat der Träger der Versicherung der Gefahr des Entstehens, des Wiederauflebens oder der Verschlimmerung einer Berufskrankheit mit allen geeigneten Mitteln entgegenzuwirken und den Versicherten aufzufordern, die gefährdenden Tätigkeiten zu unterlassen, wenn die Gefahr nicht zu beseitigen ist.

Entsprechende Verdachtsmomente, Gefahren und Problemsituationen müssen dem Unfallversicherungsträger mitgeteilt werden, so daß geeignete Maßnahmen zum Arbeitsschutz und zur Rehabilitation (ggf. auch Umschulung) initiiert werden können.

Im Erkrankungsfall ist die Beendigung der krankheitsverursachenden, schädigenden Einwirkung geboten, d. h. konkret Arbeitsplatzsanierung, Arbeitsplatzwechsel, ggf. Berufs- oder Betriebsaufgabe.

Mit § 1 Abs. 2 des Rehabilitationsausgleichsgesetzes aus dem Jahr 1974 wurde die drohende einer bereits bestehenden Behinderung entsprechend dem Grundsatz „Rehabilitation vor Rente" gleichgestellt [31]; somit sind Leistungen bereits vor Eintritt des Versicherungsfalles bei entsprechenden Voraussetzungen vorgeschrieben.

Literatur

1. Barnhart, S., L. Rosenstock: Cadmium chemical pneumonitis. Chest 5 (1986) 789–791.
2. Barth, J., B. Höltmann, K. M. Müller: Alveolar-septale Fibrose und systemische Eisenbelastung bei einem Schweißer. Atemw. Lungenkrkh. 12 (1986) 290–293.
3. Baur, X. (Hrsg.): Asthma, Alveolitis, Aspergillose. Charakterisierung ursächlicher Antigene. Springer, Berlin–Heidelberg–New York 1986.
4. Baur, X., G. Fruhmann: Obstruktive Atemwegserkrankungen – physikalisch-chemische Ursachen. Atemw. Lungenkrkh. 11 (1985) 303–308.
5. Berufsgenossenschaftliche Grundsätze für arbeitsmedizinische Vorsorgeuntersuchungen, S. G23, G27. Gentner, Stuttgart 1975.
6. Bohlig, H., E. Hain, H.-J. Woitowitz: Die ILO U/C 1971 Staublungenklassifikation und ihre Bedeutung für die Vorsorgeuntersuchung staubgefährdeter Arbeitnehmer. Prax. Pneumol. 26 (1972) 688–700.
7. Bohlig, H.: Pneumokoniosen nach Inhalation vorwiegend silikathaltiger Stäube. In: Bergmann, G. v. u. a. (Hrsg.): Handbuch der inneren Medizin, S. 389–466. Springer, Berlin–Heidelberg–New York 1976.
8. Bouhuys, A., K. P. van de Woestijne: Repiratory mechanics and dust exposure in byssinosis. J. Clin. Invest 49 (1970) 106–118.
9. Braun, O. M., N. Neuhold, B. Neumeister, O. K. Schlappack, I. Krisch, R. Kepler: Immunhistochemische Untersuchungen an offenen Lungenbiopsien bei exogen allergischer Alveolitis. Prax. Klin. Pneumol. 40 (1986) 372–374.
10. Chan-Yeung, M., S. Lam: Occupational asthma. Amer Rev. resp. Dis. 133 (1986) 686–703.
11. Costabel, U., K. J. Bross, H. Matthys: Phenotypic analysis of bronchoalveolar lymphocytes and macrophages in interstitial lung diseases. Prax. Klin. Pneumol. 40 (1986) 213–215.
12. Drinker, K. R., P. Drinker: Metal fume fever: V. Results of the inhalation by animals of zinc and magnesium oxide fumes. J. Ind. Hyg. 10 (1928) 56–70.
13. Ferlinz, R.: Lungen- und Bronchialerkrankungen. Thieme, Stuttgart 1974.
14. Fournier, E., A. B. Tonnel, Ph. Gosset, B. Wallaert, J. C. Ameisen, C. Voisin: Early neutrophil alveolitis after antigen

inhalation in hypersensitivity pneumonitis. Chest 88 (1985) 563–566.
15. Fruhmann, G.: Pneumokoniosen durch Inhalation organischer Stäube. In: Ulmer, W. T., G. Reichel (Hrsg.): Handbuch der inneren Medizin, Band IV/1, Pneumokoniosen, S. 543–598. Springer, Berlin–Heidelberg–New York 1976.
16. Fruhmann, G.: Prophylaktische Maßnahmen bezüglich Atemwegserkrankungen im Berufsleben. In: Ferlinz, R., A. Lichterfeld, H. Steppling (Hrsg.): Therapie der Atemwegsobstruktion, S. 44–47. Thieme, Stuttgart 1985.
17. Fuchs, E.: Inhalative, „allergisierende" Stoffe (Allergene) am Arbeitsplatz. Eine Übersicht. Allergologie 9 (1986) 464–468.
18. Gonsior, E., et al.: Richtlinien für die Durchführung von bronchialen Provokationen mit Allergenen und pharmakodynamischen Substanzen bei obstruktiven Atemwegskrankheiten. Allergologie 7 (1984) 238–242.
19. Hain, E., A. Calavrezos, A. Dittmann, C. Dittmar, S. Schug, U. Seysen: Asbestose – Klinik und Lungenfunktion. Atemw. Lungenkrkh. 11 (1985) 285–290.
20. Hain, E.: Neuere Erkenntnisse bei berufsbedingten Erkrankungen der Atmungsorgane und ihre gutachterlichen Konsequenzen (§ 551 (2) RVO; hier: Bronchialkarzinom – Atemwegskarzinom. Prax. Pneumol. 39 (1985) 707–708.
21. Hartung, M., G. Sturm: Röntgenbefunde bei Hartmetallschleifern mit Lungenfibrose. Prax. Pneumol. 36 (1982) 285–289.
22. Kentner, M., H. Valentin: Bronchialasthma als Berufskrankheit. Allergologie 9 (1986) 102–110.
23. Könn, G., V. Schejbal, W. P. Ollig: Die pathologische Anatomie der Pneumokoniosen. In: Ulmer, W. T., G. Reichel (Hrsg.): Handbuch der inneren Medizin, S. 101. Springer, Berlin 1976.
24. Kroidl, R. F., M. Amthor, U. Dürkes, V. Freitag, E. Hain: Saisonal begrenzte allergische Alveolitis durch Schimmelpilze in Obstkühlhäusern (Obstbauernlunge). Allergologie 9 (1986) 362–367.
25. Kronenberger, H., J. Jäger, J. Meier-Sydow, K. Morgenroth, M. Schneider: Zeitliche Beanspruchung von Zahntechnikern bei der Ausübung berufstypischer Techniken und ihre Bedeutung für die inhalative Belastung im Dentallabor. Prax. Klin. Pneumol. 39 (1985) 684–686.

26. Lacey, J.: Thermophilic actinomycetes associated with farmer's lung. In: de Haller, R., F. Suter (eds.): Aspergillosis and farmer's lung, pp. 17–23. Huber, Bern 1974.

27. Leatherman, J. W., A. F. Michael, B. A. Schwartz, J. R. Hoidal: Lung T cells in hypersensitivity pneumonitis. Ann. Int. Med. 100 (1984) 390–392.

28. Mohrmann, W., J. Kann: Zusammenhangsfrage und Entschädigungspflicht bei Berufsasthma. Allergologie 9 (1986) 497–500.

29. Morgenroth, K.: Hartmetall-Lunge. Atemw. Lungenkrkh. 11 (1985) 260–264.

30. Mosetter, F.: Berufsasthma aus der Sicht des Unfallversicherungsträgers. Allergologie 9 (1986) 501–504.

31. Otto, H.: Zur Morphologie der Asbestose und ihrer Risiken. Atemw. Lungenkrkh. 11 (1985) 229–232.

32. Reichel, G.: Die Silikose (Anthrakosilikose). In: Bergmann, G. v., u. a. (Hrsg.): Handbuch der inneren Medizin, S. 159–320. Springer, Berlin–Heidelberg, 1976.

33. Reichel, G.: Obstruktive Atemwegserkrankungen aus chemisch-irritativer und toxischer Ursache. Allergologie 9 (1986) 469–473.

34. Reynolds H. Y.: Concepts of pathogenesis and lung reactivity in hypersensitivity pneumonitis. In: Wurm, K. (Hrsg.): Sarkoidose, S. 287–303. Thieme, Stuttgart 1983.

35. Roberts, R. C., V. L. Moore: State of the Art. Immunopathogenesis of hypersensitivity pneumonitis. Amer Rev. resp. Dis. 116 (1977) 1075–1090.

36. Schott, D.: Silikose – Klinik, Funktion, Prävention. Atemw. Lungenkrkh. 11 (1985) 241–246.

37. Schultze-Werninghaus, G.: Asthma bronchiale durch Metallsalze. Allergologie 9 (1986) 479–486.

38. Sennekamp, H.-J. (Hrsg.): Exogen-allergische Alveolitis und allergische bronchopulmonale Mykosen. Thieme, Stuttgart–New York 1984.

39. Smith, U: Bericht über die 3. Arbeitstagung „Silikosebegutachtung" im Krankenhaus Bethanien, Moers, am 28. 10. 1981. Prax. Pneumol. 36 (1982) 438–440.

40. Topping, M. D., K. M. Venables, C. M. Luczynska, W. Howe, A. J. Newman Taylor: Specificity of the human IgE response to inhaled acid anhydrides. J. Allergy Clin. Immunol. 77 (1986) 834–842.

41. Trendelenburg, F.: Pneumokoniosen durch organische und nichtorganische Stäube (außer Silikose und Asbestose). Prax. Klin. Pneumol. 39 (1985) 698–702.

42. Ulmer, W. T.: Begutachtung in der Pneumologie: Silikose. Prax. Klin. Pneumol. 39 (1985) 674–676.

43. Valentin, H., G. Lehnert, H. Petry, J. Rutenfranz, K. Stalder, H. Wittgens, H.-J. Woitowitz (Hrsg.): Arbeitsmedizin, Bd. 1: Arbeitsphysiologie und Arbeitshygiene. Grundlagen für Prävention und Begutachtung. Thieme, Stuttgart 1985.

44. Valentin, H., G. Lehnert, H. Petry, G. Weber, H. Wittgens, H.-J. Woitowitz (Hrsg.): Arbeitsmedizin, Bd. 2: Berufskrankheiten. Thieme, Suttgart 1985.

45. Vogelmeier, C., G. König, K. Bencze: Pulmonale Beteiligung bei Metallrauch-Fieber. Verh. Dtsch. Ges. Arb. Med., S. 559–563. Gentner, Stuttgart 1980.

46. Vogelmeier, C., X. Baur, G. König, G. Fruhmann: Diagnostik der exogen-allergischen Alveolitis: Heustaub–Testungen bei nicht-exponierten Kontrollpersonen. Prax. Pneumol. (im Druck).

47. Vogelmeier, C., X. Baur, G. König, G. Fruhmann: Verlauf der Farmerlunge unter Expositionskarenz. Prax. Pneumol. (im Druck).

48. Wall, de N., P. Endres: Bronchoalveoläre Lavagen bei exogen-allergischer Alveolitis. Prax. Klin. Pneumol. 40 (1986) 49–52.

49. Wettengel, R.: Neuere Erkenntnisse bei berufsbedingten Erkrankungen der Atumungsorgane und ihre gutachterlichen Konsequenzen (§ 551 RVO, Abs. 2): Allergisches Asthma bronchiale. Prax. Klin. Pneumol. 39 (1985) 709–712.

50. WHO: Toluene diisocyanate. Im Druck.

51. Woitowitz, H.-J., J. Manke, B. Brückel, K. Rödelsperger: Asbestkörperchen als Beweismittel einer beruflichen Gefährdung durch Weißasbest (Chrysotil)? Zbl. Arbeitsmed. 36 (1986) 354–364.

52. Woitowitz, H.-J.: Die Begutachtung von Asbestinhalationsschäden. Prax. Klin. Pneumol. 39 (1985) 691–694.

53. Zeiss, C. R.: Immunochemical mechanisms in occupational lung disease: Low-molecular-weight antigens. J. Allergy Clin. Immunology (1986) 491–494.

54. Zober, A., D. Weltle, K.-H. Schaller: Untersuchungen zur Belastung durch Rauche, Stäube und Gase bei verschiedenen Elektroschweißverfahren und beim Plasmaschneiden. Verh. Dtsch. Ges. Arb. Med. S. 503–511. Gentner, Stuttgart 1980.

55. Zober, A.: Symptome und Befunde am bronchopulmonalen System bei Elektroschweißern. II. Mitteilung: Lungenfibrosen. Zbl. Bakt. Hyg., I. Abt. Orig. B 173 (1981) 120–148.

23 Schocklunge, ARDS

Jürgen Krause

Inhalt

1 Definition

Das „adult respiratory distress syndrome" (ARDS) bezeichnet keine spezifische und ätiologisch einheitliche Erkrankung, vielmehr handelt es sich um eine akute respiratorische Insuffizienz nach der Einwirkung von ganz unterschiedlichen Noxen. In einem charakteristischen Verlauf kommt es dabei zur Ausbildung eines nichtkardiogenen Lungenödems, das maßgeblich durch eine erhöhte Permeabilität der Lungenkapillaren verursacht wird. Der dazugehörige klinische Symptomenkomplex wurde bereits vor 50 Jahren nach Verbrennungen, umfangreichen chirurgischen Eingriffen und Sepsis beobachtet, eine Auswahl der unterschiedlichen Bezeichnungen gibt Tabelle 23–1 wieder. Die erste umfassende Beschreibung des Syndroms erfolgte erst 1967 durch Ashbaugh et al. [1], wobei Parallelen zum „infant respiratory distress syndrome" Anlaß für die Namengebung waren. Während jedoch bei letzterem ätiologisch dem Mangel an Surfactant eine zentrale Rolle zukommt, stellt dieser Zustand beim ARDS lediglich einen Teilaspekt dar.

Die Entwicklung eines ARDS beginnt mit dem Einwirken einer geeigneten Noxe, hierauf folgt ein Intervall von meist 12–48 Stunden Dauer mit scheinbar normaler Lungenfunktion. Innerhalb weniger Stunden entwickelt sich dann eine progrediente Dyspnoe und Tachypnoe mit Abfall des arteriellen P_{O_2} und verminderter Compliance der Lunge, die Hypoxämie ist weitgehend refraktär gegenüber einer Anhebung der inspiratorischen Sauerstofffraktion. Radiologisch finden sich zu diesem Zeitpunkt diffus pulmonale Verschattungen, die häufig eine Abgrenzung gegenüber einer ausgedehnten Pneumonie oder einem kardiogenen Lungenödem nicht erlauben.

Tabelle 23–1 Synonyme für ARDS.

Schocklunge	adult hyaline membrane
Beatmungslunge	disease
capillary leak syndrome	congestive atelectasis
nichtkardiogenes Lungenödem	blast lung
Da-Nang-Lunge	traumatic wet lung

2 Ätiologie

Die Entstehungsursachen für ein ARDS sind außerordentlich verschiedenartig, dabei ist die Lokalisation des initial schädigenden Ereignisses keineswegs auf die Lunge beschränkt. Eine direkte Traumatisierung des Lungenparenchyms ist im Falle der Aspiration von saurem Mageninhalt, der Inhalation von toxischen Gasen oder einer durch Bakterien, Mykoplasmen, Viren, Pilze oder Parasiten hervorgerufenen Pneumonie unmittelbar ersichtlich. Häufiger aber wird ein ARDS durch Ereignisse in Gang gesetzt, bei denen die Einbeziehung der Lunge zunächst nicht im Vordergrund steht. Zu den bekannten Auslösern zählen hierbei insbesondere der septische und hämorrhagische Schock, Polytrauma und Polytransfusion, disseminierte intravasale Gerinnung, Intoxikationen mit Heroin und Barbituraten, Pankreatitis und Fettembolien. Da das ARDS die relativ uniforme Reaktion des Lungenparenchyms auf eine Vielzahl von Noxen darstellt, ist eine vollständige Liste von ätiologischen Faktoren nicht möglich. Tabelle 23–2 enthält eine Auswahl der wichtigsten Erkrankungen, die mit einem ARDS zusammenhängen.

Tabelle 23–2 Auslöser eines ARDS.

direkte Schädigung des Lungenparenchyms
- Aspiration von Mageninhalt
- Pneumonien (viral, bakteriell, mykotisch, parasitär)
- Inhalation von toxischen Gasen
- Sauerstofftoxität
- Ertrinken
- mechanisches Trauma

überwiegend hämatogen vermittelte Schädigung des Lungenparenchyms
- hämorrhagischer Schock
- Bluttransfusionen
- Sepsis, Endotoxinämie
- disseminierte intravasale Gerinnung
- Pankreatitis
- Verbrennungen
- Embolie (Fett, Fruchtwasser)
- Medikamentenintoxikation
- Paraquat
- Schädel-Hirn-Trauma

3 Epidemiologie

Schätzungen für das Gebiet der USA gehen davon aus, daß jährlich etwa 150000 Personen an einem ARDS erkranken, trotz großer Fortschritte auf dem Gebiet der Intensivmedizin während der letzten zwei Jahrzehnte liegt die Letalität unverändert in der Größenordnung von 50% [12]. Übliche disponierende Faktoren für die Ausbildung des Syndroms sind der Tabelle 23–2 zu entnehmen; beim Zusammentreffen mehrerer geeigneter Auslöser steigt auch die Gefahr der tatsächlichen Manifestation wesentlich an [2]. In einer prospektiven Untersuchung von Fowler [4] an 936 Patienten wurden folgende acht Risikofaktoren identifiziert: kardiopul-

monaler Bypass, Verbrennung, Sepsis, Polytransfusion, Frakturen von Becken oder langen Röhrenknochen, Pneumonie mit Intensivtherapie, disseminierte intravasale Gerinnung, Aspirationspneumonie. Bei Vorliegen eines einzelnen Risikofaktors kam es bei 5,8% zu einem ARDS, bei zwei oder mehr Dispositionen waren 24,6% betroffen. Besonders tragisch erscheint der große Anteil von zuvor gesunden Patienten, die nach einem Polytrauma trotz umfassender chirurgischer Rekonstruktion schließlich in einer progredienten respiratorischen Insuffizienz verstarben.

4 Pathogenese

Während früher die Störungen des Gasaustausches und der verminderten Compliance bei der Entwicklung eines ARDS im Vordergrund der Betrachtungen standen, wurde durch zahlreiche Untersuchungen in den letzten zehn Jahren die zentrale Rolle einer primären Schädigung des pulmonalen Kapillarendothels herausgearbeitet. Diese kann auf vielfältige Weise vermittelt werden, wobei neben direkten toxischen Schädigungen eine Beteiligung von Komplementsystem, Gerinnungsfaktoren, neutrophilen Granulozyten, O_2-Radikalen, Thrombozyten, Serotonin, Histamin und von Produkten des Arachidonsäure-Stoffwechsels postuliert wird [15, 17].

4.1 Histologie

Im frühen Stadium bis etwa zum zehnten Tag nach Einwirken der auslösenden Noxe stehen die Zeichen eines interstitiellen Ödems mit Extravasation von Plasma und Erythrozyten in den Alveolarraum im Vordergrund. Es finden sich dabei zahlreiche Mikrothromben, die Aggregate aus Thrombozyten und Granulozyten enthalten. Vereinzelt sind bereits hyaline Membranen erkennbar, ein großer Anteil der Alveolen und Bronchiolen ist mit Fibrin ausgefüllt. Einen regelmäßigen Befund im frühen und intermediären Stadium des

ARDS stellen außerdem Makrothromben in Gefäßen mit einem Durchmesser von mehr als 1 mm dar, diese können auch intravital durch Angiographie mit einem Ballonkatheter dargestellt werden [10].

Das Intermediärstadium des ARDS ist durch ausgedehnte hyaline Membranen gekennzeichnet, darüber hinaus setzt nun eine zunehmende Proliferation des Alveolarepithels und eine Organisation der Extravasate durch Makrophagen und Granulozyten ein. Bemerkenswert in diesem Zusammenhang ist die Einbeziehung auch der venösen und lymphatischen Gefäßabschnitte, die zu großen Teilen durch hyalines Material und einsprossendes Bindegewebe obstruiert sind.

Das Spätstadium zeigt eine rückläufige Tendenz von Ödem und hyalinen Membranen, es dominieren nunmehr die Zeichen der generalisierten Fibrose und des Umbaus der Gefäßarchitektur. Im Rahmen der ausgedehnten Proliferationstendenz mit Vermehrung der Pneumozyten vom Typ II kommt es zu weiteren partiellen und vollständigen Verschlüssen von terminalen Luftwegen und Gefäßabschnitten. Während normalerweise Lungenarterien mit einem Durchmesser unter 150 µm keine muskulären Elemente mehr enthalten, kommt es im Verlauf zu einer zunehmenden Muskularisierung von peripher gelegenen Gefäßarealen mit einem entsprechenden Verlust von Querschnittsfläche und konsekutivem Anstieg des Strömungswiderstandes. Tabelle 23–3 faßt die Sequenz der pathologisch-anatomischen Veränderungen zusammen.

Tabelle 23–3 Histologische Befunde bei ARDS (nach [10]).

Frühstadium	Intermediärstadium	Spätstadium
Stauung	Organisation	Fibrose
fibrinöses Ödem	Gefäßobliteration	Bronchioloektasie
Hämorrhagie	fibrosierende	Emphysem
Mikro- u. Makro-	Lymphangiektasie	Gefäßumbau
thromben		
Atelektase		

4.2 Pathophysiologie

Die herausragende Eigenschaft des beginnenden ARDS ist das Auftreten eines Kapillarlecks, so daß es trotz eines normalen pulmonalvenösen und kolloidosmotischen Druckes zu einer Extravasation kommt. Hiervon sind sowohl das Interstitium als auch die Alveolarräume betroffen, es kommt zunächst zu einem zunehmenden Verlust der Lungendehnbarkeit. Durch die Zunahme der Oberflächenspannung können sich Mikroatelektasen ausbilden, wobei möglicherweise eine pathologische Aggregation oder verminderte Synthese von Surfactant eine derartige Entwicklung begünstigt. In der weiteren Folge kommt es dann zu einer Ausfüllung der Alveolen mit Extravasat, so daß schließlich die Ventilation in den betroffenen Arealen völlig sistiert. Entsprechend kann in dieser Situation neben einer reduzierten Compliance auch eine Abnahme der funktionellen Residualkapazität (FRC) nachgewiesen werden.

Aus den aufgezählten funktionellen Veränderungen resultiert entsprechend eine schwerwiegende Beeinträchtigung des pulmonalen Gasaustausches, die in erster Linie durch eine hochgradige und weitgehend O_2-refraktäre Hypoxämie gekennzeichnet ist. Ursächlich liegt eine fortgesetzte, wenn auch verminderte Perfusion von nichtventilierten Alveolen zugrunde, die einer echten Shuntdurchblutung entspricht. Um für eine ausreichende Elimination von CO_2 zu sorgen, müssen die funktionell weniger gestörten Lungenareale kompensatorisch hyperventiliert werden. Diese regional hohen Ventilations-Perfusions-Quotienten ($\dot{V}/\dot{Q}$) führen entsprechend zu einer Erhöhung der Totraumventilation, so daß insgesamt das Atemminutenvolumen wesentlich gesteigert werden muß. Weiterhin existieren auch noch Lungenareale mit niedrigem $\dot{V}/\dot{Q}$, nur in diesen Abschnitten kann die Sauerstoffaufnahme durch Erhöhung der inspiratorischen Konzentration günstig beeinflußt werden.

Bereits in der Frühphase des ARDS ist regelmäßig eine Erhöhung des pulmonalvaskulären Widerstandes nachzuweisen, ursächlich tragen hierzu die erwähnten Mikro- und Makrothrombosen bei. Zumindest initial stellt darüber hinaus die hypoxische Vasokonstriktion einen wesentlichen Faktor dar. Durch Gabe von Vasodilatatoren kann eine leichte Widerstandssenkung erreicht werden, hiermit geht allerdings zwangsläufig eine Verschlechterung von $\dot{V}/\dot{Q}$ einher. In späteren Phasen scheint die pulmonale Hypertonie weitgehend fixiert zu sein. Als weitere Einflußgröße für die Einengung des Gefäßbettes wird auch der gesteigerte Druck im Interstitium diskutiert, der möglicherweise eine direkte mechanische Kompression der Gefäßwände bewirkt. Bei Steigerung der Herzzeitvolumens (HZV) durch positiv inotrop wirkende Pharmaka nimmt der pulmonalarterielle Druck in geringerem Maße zu als das HZV, hier ist möglicherweise die druckpassive Rekrutierung von zuvor okkludierten Gefäßen ausschlaggebend [19].

4.3 Humorale und zelluläre Faktoren

Auf der Suche nach einem Mediator, der eine Erklärung der zu beobachtenden Läsionen an Gefäßbett und Lungenparenchym erlaubt, wurde schon frühzeitig der neutrophile Granulozyt in Betracht gezogen. Erste Hinweise stammten aus der klinischen Beobachtung, daß gelegentlich die Hämodialyse mit einer Zellophanmembran eine ausgeprägte Granulozytopenie und eine Hypoxämie verursacht. In entsprechenden Tierversuchen konnte eine Sequestration von Granulozyten in den Lungengefäßen nach Aktivierung des Komplementsystems demonstriert werden. Die zytotoxische Wirkung dieser Zellen basiert u. a. auf ihrer Fähigkeit zur Freisetzung von O_2-Radikalen [3]. Hierdurch werden körpereigene Antiproteasesysteme inaktiviert und die Wirkung der freigesetzten Proteasen verstärkt, die entstehenden Produkte der Arachidonsäure wie Prostaglandine, Leukotriene und Thromboxan besitzen eine zusätzlich chemotaktische und vasokonstriktorische Aktivität [11].

Befunde der bronchoalveolären Lavage mit dem Nachweis von abnormal hohen Granulozytenzahlen sowie biochemischen Indikatoren für deren Aktivierung geben dabei wichtige Hinweise, sind in Anbetracht der häufig begleitenden bakteriellen Infektion jedoch nur mit Vorbehalt zu interpretieren. Eine ursächliche Rolle der Granulozyten an der Entstehung eines ARDS kann aus diesen Beobachtungen nicht schlüssig abgeleitet werden, darüber hinaus ist der Mechanismus der initialen Aktivierung weitgehend unklar. Besonders erwähnenswert sind zwei jüngere Veröffentlichungen [7, 9], in denen die Entwicklung eines ARDS bei Patienten mit schwerer Granulozytopenie beschrieben wird. Somit müssen auch andere Mediatoren in der Lage sein, die komplexe Kette von Reaktionen in Gang zu setzten.

Thrombozyten scheinen aufgrund ihrer umfangreichen metabolischen Fähigkeiten und ihrer Ausstattung mit präformierten Mediatoren in der Lage zu sein, an der Entstehung des ARDS mitwirken zu können. Ihre Aktivierung kann auf vielfältige Weise erfolgen, wobei besonders Thrombin, Kollagen, Immunkomplexe und Endotoxin erwähnt werden sollen. Nach der Aktivierung kommt es zur Freisetzung von Serotonin, das die höchste molare Potenz zur pulmonalen Vasokonstriktion besitzt [6]. Darüber hinaus wird aus den Membranphospholipiden u. a. der potente Plättchenaggregator und Vasokonstriktor Thromboxan A_2 gebildet. Produkte der Lipoxygenase besitzen in erster Linie chemotaktische Aktivität und stimulieren Granulozyten. Eine selektive Aktivierung von Thrombozyten im Tierversuch bewirkt eine pulmonale Hypertonie und Hypoxie, jedoch keine Steigerung der Kapillarpermeabilität.

Die Aktivierung des Komplementsystems scheint eine häufige Begleiterscheinung im Rahmen eines ARDS zu sein. Sie stellt jedoch per se keinen ausreichenden Auslöser dar und findet sich häufig auch bei kritisch kranken Patienten, die im Verlauf kein ARDS entwickeln.

Lipopolysaccharide aus gramnegativen Bakterien besitzen eine hohe biologische Aktivität und könnten im Rahmen einer gramnegativen Sepsis entscheidend zur Pathogenese beitragen. Im Tiermodell kann durch fraktionierte Injektion von Endotoxin ein Zustand hervorgerufen werden, der dem ARDS beim Menschen praktisch identisch ist [3]. Es kommt zu einer ausgeprägten Sequestration von Granulozyten in der pulmonalen Mikrozirkulation mit Läsionen des Endothels und konsekutiver Ödembildung. Neben einer direkten Toxizität scheinen die Effekte überwiegend von der Anwesenheit von Granulozyten abzuhängen.

Insgesamt kann gesagt werden, daß gegenwärtig eine erschöpfende Theorie zur Pathogenese des ARDS nicht vorliegt. Die Vielzahl von klinischen und experimentellen Befunden zu diesem Problem weist aber darauf hin, daß im Krankheitsverlauf eine komplexe Interaktion zwischen zahlreichen zellulären und humoralen Faktoren abläuft, die schließlich zu den charakteristischen morphologischen und funktionellen Veränderungen führt. Dabei verdienen neutrophile Granulozyten, Thrombozyten und Lipopolysaccharide aus gramnegativen Bakterien besondere Aufmerksamkeit.

5 Krankheitsbild

Da das ARDS keine eigenständige Erkrankung darstellt, sondern sich als Folge von anderen zugrundeliegenden Störungen entwickelt, wird das klinische Erscheinungsbild durch die Grundkrankheit teilweise überlagert.

Entwickelt sich bei einem Patienten mit entsprechenden Risikofaktoren (Tab. 23–2) einige Stunden nach einem kardiopulmonal auffälligen Intervall eine progrediente Dyspnoe mit frequenter und flacher Atmung und Hypoxämie, so muß neben allen anderen Ursachen, wie z. B. einer Herzinsuffizienz, Pneumonie oder Atelektase, die Möglichkeit eines ARDS erwogen werden.

6 Sicherung der Diagnose

Eine initiale Verdachtsdiagnose wird durch Zusatzuntersuchungen erhärtet. So spricht eine erhöhte alveoloarterielle Differenz des Sauerstoff-Partialdruckes (AaD_{O2}) für eine vermehrte Shuntperfusion, dabei kann der arterielle P_{O2} typischerweise auch unter Atmung von 100% Sauerstoff nicht über 50 mmHg angehoben werden. Finden sich radiologisch diffuse beidseitige Infiltrationen, so gibt es nur noch wenige differentialdiagnostische Erwägungen (Abb. 23–1). Falls klinisch eine Herzinsuffizienz nicht mit Sicherheit auszuschließen ist, sollte die Messung des pulmonalarteriellen (PAP) und des pulmonalkapillären Druckes (PCWP) mittels eines Swan-Ganz-Katheters erwogen werden. Werte von P_c oberhalb 18 mmHg sprechen für ein kardiogenes Lungenödem, Werte unter 12 mmHg schließen dieses mit Sicherheit aus. Sofern der Herzindex noch oberhalb von 2,5 l/min $\times$ m² liegt, findet sich regelmäßig ein mittlerer PAP von mehr als 20 und häufig mehr als 30 mmHg. Tabelle 23–4 stellt die diagnostischen Kriterien für ein ARDS zusammen.

Wenn aufgrund der Anamnese keine ernsthaften Zweifel an einem ARDS bestehen, ist der Rechtsherz-katheter nicht als obligate Routinemethode für die Diagnosestellung anzusehen, zumal hiermit eine zusätzliche Eintrittspforte für Keime geschaffen wird. Auch bei Beachtung der maximal empfohlenen Verweildauer kann es zu ernsten Komplikationen wie Thromboembolien, Endokardulzerationen und Lungeninfarkten kommen.

Tabelle 23–4 Diagnostische Kriterien für ein ARDS.

– anamnestisch katastrophales Ereignis
– arterieller $P_{O2} \leq$ 50 mmHg bei $F_{IO2} \geq$ 0.60
– Röntgen-Thorax: bilaterale diffuse Infiltrationen
– Linksherzinsuffizienz ausgeschlossen
– ($P_c \leq$ 12 mmHg)

P_{O2} = Sauerstoff-Partialdruck
F_{IO2} = inspiratorische Sauerstoffkonzentration
P_C = Pulmonalkapillardruck (wedge pressure)

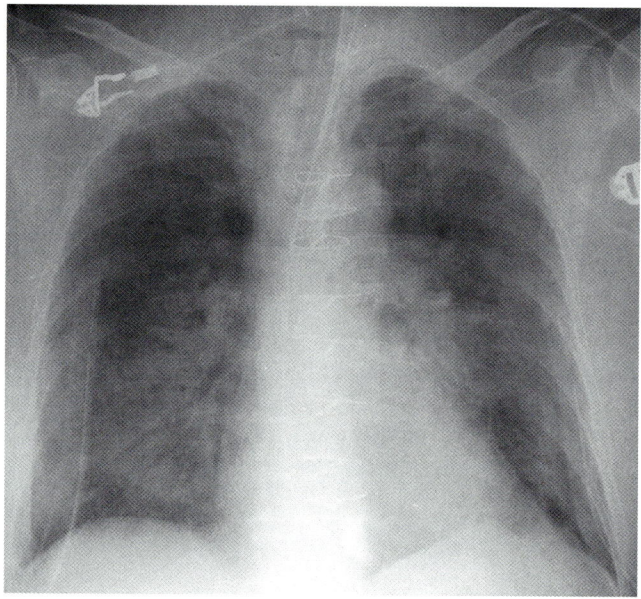

Abb. 23–1 Röntgen-Thoraxaufnahme einer 75jährigen Patientin mit ARDS. Zustand nach Sterniotomie und kardiopulmonalem Bypass; beidseitige Thoraxdrainage, Sternumcerclage, Magensonde, zentralvenöser Katheter.
Röntgenmorphologisch dominieren beidseits fleckförmige konfluierende Verdichtungen mit Betonung der Mittel- und Unterfelder, klinisch progrediente LO_2-refraktäre Hypoxämie.

7   Therapie

Die Chancen für eine erfolgreiche Therapie hängen entscheidend davon ab, ob die auslösende Störung beseitigt werden kann. Entsprechend energisch muß nach dieser Grundkrankheit gesucht und dann eine konsequente Therapie eingeleitet werden. Neben der Behandlung von Schockzuständen und Verbrauchskoagulopathien verdienen die Infektionen besondere Aufmerksamkeit. Bei der Mehrheit der Patienten führt nämlich nicht das ARDS per se zum fatalen Ausgang, sondern es kommt im Rahmen einer protrahierten Sepsis zu einem Multiorganversagen [8].

Nachdem die Diagnose eines ARDS gesichert worden ist, müssen zunächst intensive therapeutische Anstrengungen zur Wiederherstellung einer adäquaten Oxygenierung unternommen werden. Hierzu reicht die Insufflation von Sauerstoff über eine Maske oder Nasensonde nur in Ausnahmefällen aus, so daß meist eine Intubation einschließlich vorübergehender Sedierung und gegebenenfalls auch Relaxierung die Behandlung der Wahl darstellt.

7.1   Beatmung mit PEEP

Die Wahl des richtigen Zeitpunktes für eine maschinelle Beatmung muß einerseits berücksichtigen, daß eine prophylaktische Wirkung der Überdruckbeatmung zur Verhinderung oder Milderung eines ARDS bisher trotz zahlreicher Studien nicht nachgewiesen werden konnte, dies ist lediglich in ausgesuchten Tiermodellen der Fall [2]. Kann die respiratorische Insuffizienz nicht kurzfristig durch übliche supportive Maßnahmen korrigiert werden, so ist die dringliche Indikation zur Beatmung gegeben.

Volumengesteuerten Beatmungsgeräten ist hierbei unbedingt der Vorzug zu geben, als anfängliches Atemzugvolumen kann näherungsweise eine Einstellung von 15 ml/kg gewählt werden. Hohe O_2-Konzentrationen von 80–100% sind bei Therapiebeginn oft unvermeidlich, zur Verbesserung der Oxygenierung hat sich die Beatmung mit positivem endexspiratorischem Atemwegsdruck (PEEP) durchgesetzt.

Die Wirkung von PEEP beruht in erster Linie auf einer Erhöhung der funktionellen Residualkapazität (FRC) und auf der Wiedereröffnung von zuvor atelek-

tatischen Alveolen, so daß es zu einer Verbesserung des Ventilations-Perfusions-Verhältnisses kommt.

Optimierung des PEEP

Die Frage des optimalen Druckniveaus wird kontrovers diskutiert, hierzu gibt es zahlreiche Vorschläge in der Literatur der letzten 15 Jahre. So wird in einem Verfahren unter schrittweiser Erhöhung des PEEP die respiratorische Compliance optimiert, während andere Autoren eine Minimierung der Shuntperfusion unter Inkaufnahme hoher Beatmungsdrücke anstreben. Darüber hinaus kann der Punkt des größten O_2-Transportes, d. h. des Produktes aus arteriellem O_2-Gehalt und Herzzeitvolumen, nützlich sein. Die genannten Beispiele stellen nur eine Auswahl dar, keines der Verfahren hat jedoch bisher seine Überlegenheit beweisen können.

In jedem Fall ist bei der Wahl des PEEP ein Kompromiß notwendig, da höhere Drücke ein Barotrauma mit interstitiellem Lungenemphysem, Pneumomediastinum und Pneumothorax wahrscheinlicher machen [5]. Der Einfluß von PEEP auf die pulmonalen Reparationsvorgänge ist noch unzureichend untersucht, eine zusätzliche Traumatisierung kann allerdings nicht ausgeschlossen werden. Die Auswirkungen von PEEP bzw. allgemeiner von erhöhtem mittleren Atemwegsdrücken auf das kardiovaskuläre System sind dabei relativ vorhersagbar. So kommt es zu einer mäßigen Erhöhung des pulmonalvaskulären Widerstandes; der zu beobachtende Abfall des Herzzeitvolumens ist jedoch ganz überwiegend durch eine Behinderung des venösen Rückstromes bedingt. Der linke Ventrikel erfährt durch den erhöhten Umgebungsdruck eine Absenkung seiner Nachlast, während PEEP die pulmonale Lymphdrainage einschränkt und beim nichtkardiogenen Lungenödem das extravaskuläre Lungenwasser sogar erhöht. Unabhängig vom HZV ist außerdem eine depressorische Wirkung auf die Nierenfunktion anzunehmen, die zu unerwünschter Wasserretention führen kann. Das besondere Problem einer Hirndruckerhöhung durch PEEP bei polytraumatisierten Patienten soll nur kurz erwähnt werden; hier besteht häufig ein schwerwiegendes therapeutisches Dilemma.

Nachdem eindeutig überlegene physiologische Parameter zur Optimierung des PEEP nicht zur Verfügung stehen, scheint die folgende Empfehlung sinnvoll [16]:

Initial wird eine hohe O_2-Konzentration von 80–100% und ein PEEP von 5 cmH_2O gewählt, das Atemminutenvolumen zielt auf eine normale alveoläre Ventilation ab. Unter engmaschiger Kontrolle von Hämodynamik und Blutgasen wird nun in einem iterativen Prozeß der PEEP schrittweise so weit erhöht, daß die inspiratorische O_2-Konzentration in einen vermutlich nichttoxischen Bereich unterhalb 60% abgesenkt werden kann. Bei einseitigen Lungenerkrankungen gelingt eine Verbesserung der Oxygenierung, indem der Patient in Seitenlage gebracht wird. Hierdurch kommt es zu einer Verbesserung von $\dot{V}/\dot{Q}$, die bessere Lunge muß dabei tiefer liegen. Höhere Atemwegsdrücke bewirken eine Zunahme der Totraumventilation, so daß eine entsprechende Anpassung des Atemminutenvolumens erfolgen muß. Wegen der erhöhten Komplikationsrate sollte ein PEEP über 15 cmH_2O Extremfällen vorbehalten bleiben. Neben einem PEEP kann der mittlere Atemwegsdruck auch durch eine Änderung des Zeitverhältnisses zwischen In- und Exspiration bis hin zur Umkehrung mit Überwiegen der Inspiration verändert werden; dieser Modus wird auch „inverse ratio ventilation" (IRV) genannt. Es erlaubt die gleichmäßigere Ventilation von Lungenarealen mit unterschiedlicher Compliance, führt aber auch zu einer deutlichen Reduktion des HZV.

7.2 Vergrößerung des Herzzeitvolumens

Ein unzureichender arterieller Blutdruck und ein niedriges HZV sind häufige Probleme während der Beatmung bei einem ARDS. Neben der Auswirkung der Überdruckbeatmung ist dabei ein Kreislaufversagen im Rahmen einer Sepsis von Bedeutung. Zur Aufrechterhaltung einer ausreichenden Zirkulation kommt in erster Linie eine Vergrößerung des intravaskulären Volumens oder die Anwendung von pressorischen und positiv inotropen Substanzen in Betracht. Letztere bewirken häufig eine unerwünschte Vermehrung der Shuntperfusion, während die Gabe von Volumen bei fortbestehendem Kapillardefekt zu einer weiteren Extravasation führen kann. Der Einsatz eines Swan-Ganz-Katheters erlaubt in diesem Zusammenhang zwar eine verbesserte hämodynamische Überwachung und Steuerung der Volumengabe, der Nachweis einer dadurch erreichten Senkung der Letalität wurde aber nicht erbracht.

7.3 Medikamentöse Therapie

Steroide und Zyklooxygenase-Hemmer

Die vermutete Beteiligung von neutrophilen Granulozyten an der Entwicklung des ARDS war Anlaß, die präventive Wirkung von Kortikosteroiden auf den Krankheitsverlauf zu untersuchen. Die dazu bisher publizierten Resultate konnten bisher keine positive Wirkung belegen; es wurden jedoch unter Steroiden vermehrt septische Komplikationen beobachtet [13, 18]. Gegenwärtig kann diese Therapie daher nicht empfohlen werden, einen Sonderfall stellt möglicherweise die Pneumonitis nach Bestrahlung dar. Auch Interventionen zur Blockierung der Zyklooxygenase mit Indometacin sind trotz der attraktiven Hypothese, hierdurch die Aggregation von Thrombozyten hemmen zu können, ohne eindeutigen Erfolg geblieben.

Antibiotika

Eine Therapie mit Antibiotika muß selbstverständlich immer dann erfolgen, wenn eine bakterielle Infektion durch geeignete Untersuchungen nachgewiesen oder sehr wahrscheinlich gemacht ist. Ein Großteil der Patienten erhält allerdings im Verlauf eine empirische antibiotische Therapie, weil die Schwere der Erkrankung dieses Vorgehen erforderlich erscheinen läßt. Ein protektiver Wert der häufig praktizierten prophylaktischen Gabe von Breitbandantibiotika konnte nicht belegt werden; zu fürchten ist dagegen eine beschleunigte Kolonisation mit polyresistenten Keimen.

8 Verlauf und Prognose

Wesentlich für die erfolgreiche Behandlung dieser schwerkranken Gruppe von Patienten ist eine in jeder Hinsicht optimierte Überwachung und Behandlung. Zusätzlich zur kardiorespiratorischen Funktion muß sorgfältig auf sich anbahnende Komplikationen in anderen Organsystemen geachtet werden, wobei neben metabolischen Entgleisungen und Elektrolytstörungen besonders auf die Zeichen einer Sepsis, Nieren- oder Leberinsuffizienz sowie auf gastrointestinale Blutungen und einen Ileus geachtet werden muß. Auf ein beginnendes Barotrauma muß gegebenenfalls frühzeitig mit einer Modifikation der Beatmung unter niedrigeren Drücken und eventuell unter Inkaufnahme einer Hypoventilation reagiert werden.

Neben dieser Basistherapie ist auf eine adäquate kalorische Ernährung der Patienten zu achten. Wann immer dies möglich ist, sollte der enteralen Zufuhr wegen der geringeren Komplikationsrate der Vorzug gegeben werden. Bei septischen Zuständen kann der Energiebedarf bis zu 50 cal/kg betragen.

Um einer generalisierten Muskelatrophie vorzubeugen, sollte frühestmöglich mit einer aktiven physikalischen Therapie begonnen und auch ein Atemtraining durchgeführt werden. Die Bedeutung einer fürsorglichen und zugewandten Betreuung des Patienten verdient darüber hinaus ganz besondere Beachtung, da sie eine entscheidende Motivation in einer extremen Krisensituation darstellen kann.

Die Prognose eines manifesten ARDS ist insgesamt ungünstig, in Abhängigkeit von der Selektion der Patienten liegt die Letalität zwischen 50 und 70%. Liegt eine Infektion der Lunge zugrunde, so steigt die Letalität auf bis zu 80% an, während ein ARDS durch abdominelle Infektionen von ca. 50% überlebt wird [14]. Gehen die Zeichen einer Sepsis dem ARDS voraus, so handelt es sich überwiegend um eine abdominelle Lokalisation, andernfalls dominieren pulmonale Infektionen [8]. Bei mehr als 10% der Patienten findet sich autoptisch ein klinisch zuvor nicht vermuteter Infektionsherd, oft sogar multiple Organabszesse.

Eine frühere Multicenterstudie in den USA zur Wirksamkeit der extrakorporalen Membranoxygenierung (ECMO) hatte zwar eine geringere Lebensverlängerung um einige Tage ergeben, die Überlebensrate wurde jedoch hierdurch nicht verbessert. Kritiker dieser Studie wenden allerdings ein, daß die Eingangskriterien nur Patienten mit völlig infauster Prognose selektioniert hätten. Neuere Verfahren der Beatmung wie die Hochfrequenz-Jetventilation oder die seitengetrennte Ventilation über einen doppelläufigen Tubus lassen eine Verringerung der Therapiekomplikationen erhoffen, das Hauptproblem ist jedoch auch weiterhin in der unzureichenden Behandlungsmöglichkeit der Sepsis zu sehen.

Wird das manifeste ARDS überlebt, so kommt es zu einer allmählichen Restitution der Lungenfunktion. Anfangs herrscht eine restriktive Ventilationsstörung mit Zeichen der zusätzlichen Obstruktion im Bereich der kleinen Atemwege vor. Noch nach einem Jahr sind weitere Verbesserungen möglich, etwa die Hälfte der Patienten erreicht wieder eine normale Lungenfunktion. Persistierende Einschränkungen der Diffusionskapazität für Kohlenmonoxid sollen jedoch auch länger als vier Jahre persistieren [2].

Literatur

1. Ashbaugh, D. G., D. B. Bigelow, T. L. Petty, B. E. Levine: Acute respiratory distress in adults. Lancet II (1967) 319–323.
2. Brandstetter, R. D.: The Adult Respiratory Distress Syndrome – 1986. Heart Lung 15 (1986) 155–164.
3. Brigham, K. L., B. Meyrick: Endotoxin and lung injury. Amer. Rev. resp. Dis. 133 (1986) 913–927.
4. Fowler, A. A., R. F. Hamman, J. T. Good, K. N. Benson, M. Baird, D. J. Eberle, T. L. Petty, T. M. Hyers: Adult Respiratory Distress Syndrome: Risk with common predispositions. Ann. intern. Med. 98 (1983) 593–597.
5. Haake, R., R. Schlichtig, D. R. Ulstad, R. R. Henschen: Barotrauma – pathophysiology, risk factors, and prevention. Chest 91 (1987) 608–613.
6. Heffner, J. E., S. A. Sahn, J. E. Repine: The role of platelets in the Adult Respiratory Distress Syndrome – culprits or bystanders? – Amer. Rev. resp. Dis. 135 (1987) 482–492.
7. Maunder, R. J., R. C. Hackman, E. Riff, R. K. Albert, S. C. Springmeyer: Occurrence of the Adult Respiratory Distress Syndrome in neutropenic patients. Amer. Rev. resp. Dis. 133 (1986) 313–316.
8. Montgomery, B., M. A. Stager, C. J. Carrico, L. D. Hudson: Causes of mortality in patients with the Adult Respiratory Distress Syndrome. Amer. Rev. resp. Dis. 132 (1985) 485–489.
9. Ognibene, F. P., S. E. Martin, M. M. Parker, T. Schlesinger, P. Roach, C. Burch, J. H. Shelhamer, J. E. Parillo: Adult

Respiratory Distress Syndrome in patients with severe neutropenia. New Engl. J. Med. 315 (1986) 547–551.

10. Reid, L. M., R. C. Jones: Pathology of pulmonary vascular bed in Adult Respiratory Distress Syndrome (ARDS). In: Kazemi, H., A. L. Hyman, P. J. Kadowitz (eds): Acute Lung Injury – Pathogenesis of Adult Respiratory Distress Syndrome, pp. 7–24. PSG Publishing Company, Littleton 1986.

11. Rinaldo, J. E.: Mediation of ARDS by leukocytes – clinical evidence and implications for therapy. Chest 89 (1986) 590–593.

12. Rinaldo, J. E., R. M. Rogers: Adult Respiratory Distress Syndrome – changing concepts of lung injury and repair. New Engl. J. Med. 306 (1982) 900–909.

13. Schein, R. M. H., R. Bergman, E. E. Marcial, D. Schultz, R. C. Duncan, P. I. Arnold, C. L. Sprung: Complement activation and corticosteroid therapy in the development of the Adult Respiratory Distress Syndrome. Chest 91 (1987) 850–854.

14. Seidenfeld, J. J., D. F. Pohl, R. C. Bell, G. D. Harris, W. G. Johanson: Incidence, site, and outcome of infections in patients with the Adult Respiratory Distress Syndrome. Amer. Rev. resp. Dis. 134 (1986) 12–16.

15. Stevens, J. H., T. A. Raffin: Adult Respiratory Distress Syndrome – aetiology and mechanisms – Postgrad. Med. J. 60 (1984) 505–513.

16. Stevens, J. H., T. A. Raffin: Adult Respiratory Distress Syndrome – management Postgrad. Med. J. 60 (1984) 573–576.

17. Ward, P. A., K. J. Johnson, G. O. Till: Current concepts regarding Adult Respiratory Distress Syndrome. Ann. Emerg. Med. 14 (1985) 724–728.

18. Weigelt, J. A., J. F. Norcross, K. R. Borman, W. H. Snyder III: Early steroid therapy for respiratory failure. Arch. Surg. 120 (1985) 536–540.

19. Zapol, W. M., M. T. Snider: Pulmonary hemodynamics in Adult Respiratory Distress Syndrome. In: Kazemi, H., A. L. Hyman, P. J. Kadowitz (eds.): Acute Lung Injury – Pathogenesis of Adult Respiratory Distress Syndrome, pp. 25–43. PSG Publishing Company, Littleton 1986.

24 Tumoren

Harald Morr

Inhalt

1 Einleitung

Die heute gültige histologische Klassifikation von Lungentumoren hat die WHO in überarbeiteter Form 1981 publiziert, sie ist in Tabelle 24–1 wiedergegeben [84]. Unter praktisch-klinischen Gesichtspunkten ist eine Einteilung in überwiegend benigne Tumoren, Tumoren mit fraglicher oder fakultativer Malignität und maligne Tumoren sinnvoll und zweckmäßig (Tab. 24–2), diese Einteilung bildet die Grundlage für das nachfolgende Kapitel.

Tabelle 24–1 Histologische Klassifikation der Lungentumoren (WHO 1981 [84]).

I epitheliale Tumoren

  A. gutartige Tumoren
    1. Papillome
      a) Plattenepithelpapillom
      b) Transitionalzellpapillom
    2. Adenome
      a) pleomorphes Adenom (Mischtumor)
      b) monomorphes Adenom
      c) andere Formen

  B. Dysplasie und Carcinoma in situ

  C. bösartige Tumoren
    1. Plattenepithelkarzinom
      Variante:
      a) spindelzelliges Plattenepithelkarzinom
    2. kleinzelliges Bronchialkarzinom
      a) Oatcell-Typ
      b) intermediärer Zelltyp
      c) kombiniertes Oatcell-Karzinom
    3. Adenokarzinom
      a) azinäres Adenokarzinom
      b) papilläres Adenokarzinom
      c) bronchioloalveoläres Karzinom
      d) solides, schleimbildendes Adenokarzinom
    4. großzelliges Karzinom
      Varianten:
      a) großzelliges Karzinom mit Riesenzellen
      b) hellzelliges Bronchialkarzinom
    5. kombiniertes adenosquamöses Karzinom
    6. Karzinoidtumor
    7. Karzinom der Bronchialwanddrüsen
      a) zylindromatöses Adenokarzinom (Zylindrom)
      b) Mukoepidermoidkarzinom
      c) andere Formen
    8. andere Formen

II Weichteiltumoren

III mesotheliale Tumoren

  A. benignes Mesotheliom

  B. malignes Mesotheliom
    1. epithelialer Typ
    2. fibröser, spindelzelliger Typ
    3. biphasischer Typ

IV verschiedenartige Tumoren

  A. gutartige Formen

  B. bösartige Formen
    1. Karzinosarkom
    2. Lungenblastom

    3. malignes Melanom
    4. maligne Lymphome
    5. andere Formen

V Zweittumoren der Lunge/Metastasen

VI unklassifizierbare Tumoren

VII tumorartige Läsionen

  A. Hamartom

  B. lymphoproliferative Läsionen

  C. Tumorlets

  D. eosinophiles Granulom

  E. sklerosierendes Hämangiom

  F. entzündlicher Pseudotumor

  G. andere tumorartige Läsionen

Tabelle 24–2 Tumoren der Atemwege und der Lunge (Übersicht).

überwiegend benigne Tumoren
  Chondrome
  Hamartome
  Fibrome
  Lipome
  Leiomyofibrome
  angiogene Tumoren
  neurogene Tumoren
  Plasmazellgranulome
  Amyloidtumoren
  Endometriose

Tumoren mit fraglicher oder fakultativer Malignität
  Karzinoide
  Zylindrome
  Mukoepidermoidtumoren
  Papillome

maligne Tumoren
  Bronchialkarzinome
  Karzinosarkome
  Sarkome
  maligne Lymphome
  Melanome
  Metastasen

2 Überwiegend benigne Tumoren

2.1 Definition und Ätiologie

Es handelt sich um Tumoren der Lunge, die überwiegend von mesenchymalen Gewebeanteilen ausgehen, mit in der Regel gutartigem Wachstum. Entwicklungsanomalien erscheinen z. B. beim Hamartom ursächlich gesichert, andere ätiologische Faktoren sind nicht bekannt.

– *Chondrom:* Intrabronchial wachsender polypoider Tumor aus Knorpelgewebe.
– *Hamartom:* Zumeist im peripheren Lungenparenchym wachsender mesenchymaler und epithelialer Tumor, d. h. verkalkendes oder verknöcherndes Knorpelgewebe (Abb. 24–1), dazwischen epitheliale Zellstrukturen, Fett und glatte Muskelfasern. Eine Sonderform stellt das Chemodektom dar, ein Tumor aus pleuralem Mesoderm.
– *Fibrom:* Im Lungenparenchym wachsender Tumor aus Spindelzellen und kollagenen Fasern.
– *Lipom:* Zumeist in Haupt- und Lappenbronchien lokalisierter Tumor, auch stenosierend endobronchial wachsend.

– *Leiomyom, Leiomyofibrom, leiomyomatöses Hamartom:* Tumoren, überwiegend aus glatter Muskulatur mit und ohne Beteiligung anderer, insbesondere epithelialer Gewebsanteile. Lokalisation sowohl zentral (glatte Muskelzellen der Bronchialwand) als auch peripher (glatte Muskelzellen der Gefäße und Alveolen).
– *Angiogene Tumoren:* Neubildung des Blutgefäßsystems, sehr selten, evtl. Ursache rezidivierender Hämoptysen.
– *Neurogene Tumoren:* Neubildungen der Nervenscheiden, des Gangliengewebes (Sympathikus) und der paraganglionären Strukturen.
– *Plasmazellgranulom:* Im peripheren Lungenparenchym wachsende Tumoren aus Plasmazellen, Lymphozyten und Schaumzellen. Differentialdiagnose: Plasmozytom.
– *Amyloidtumoren:* Extrazelluläre Anhäufung abnormaler Mengen von Proteinfasern im Bindegewebe, wobei diese Proteinfasern von Immunglobulinen und anderen Serumproteinen, von Hormonen oder von Tumorzellprodukten ihren Ausgang nehmen. Mani-

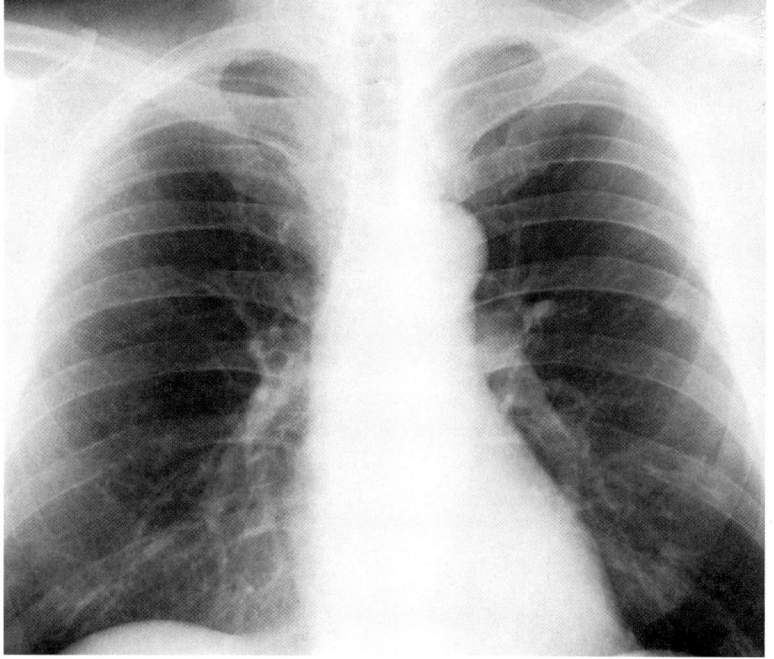
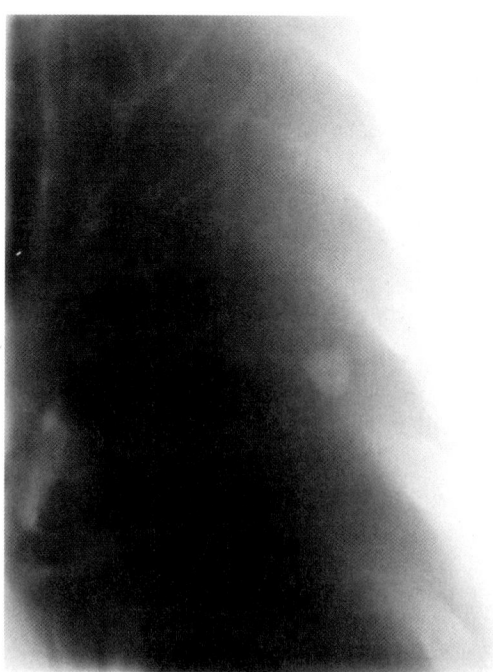

a)   b)

Abb. 24–1 Chondrohamartom im linken Lungenoberlappen. (50jähriger Patient).
a) Übersichtsaufnahme
b) Tomographie

festation sowohl tracheobronchial (lokalisiert und diffus) als auch parenchymal (lokalisiert-nodulär, multipel-nodulär, diffus-alveolär, s. Abb. 24–2). Bei der sekundären Form der Amyloidose gilt es ursächlich insbesondere chronische Infektions- und Tumorkrankheiten sowie lymphoplasmazelluläre Erkrankungen auszuschließen.

– *Endometriose:* Versprengtes Endometrium, herdförmig zumeist subpleural oder intrapleural lokalisiert. Bei intrapleuraler Manifestaion ist ein hämorrhagischer Pleuraerguß möglich.

2.2 Vorkommen und Häufigkeit

Überwiegend benigne Tumoren sind insgesamt seltene Krankheitsbilder und machen etwa 2% aller Tumoren der Atemwege und der Lunge aus. Gemessen an Sektionsstatistiken dürfte das chondromatöse Hamartom der häufigste benigne Tumor der Lunge sein [48].

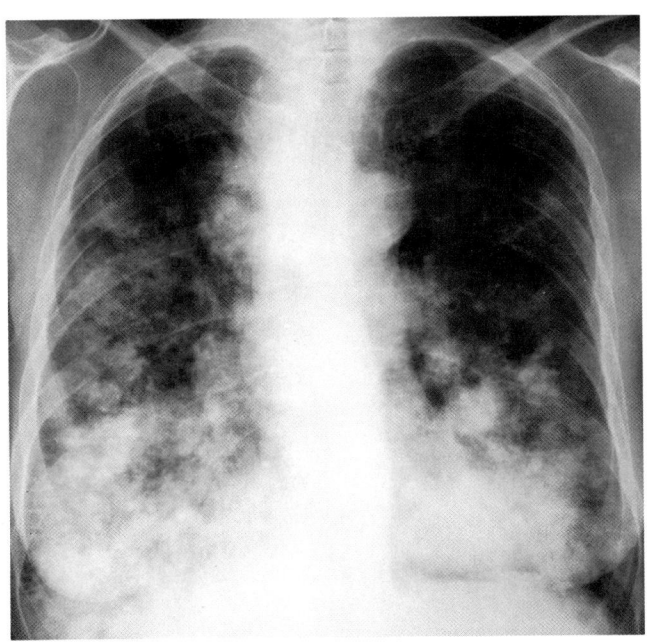

Abb. 24–2 Lungenamyloidose (60jähriger Patient).

2.3 Diagnose und Differentialdiagnose

2.3.1 Anamnese und klinische Befunde

Am häufigsten werden überwiegend benigne Tumoren als Zufallsbefunde (Rundherde, Verschattungen) bei Röntgenuntersuchungen der Thoraxorgane entdeckt, d. h., die Patienten sind in der Regel beschwerdefrei. Sind die Tumoren in den zentralen Atemwegen lokalisiert, wird ein rezidivierender Husten mit Auswurf (Retentionspneumonie!) beklagt, auch Hämoptysen sind möglich.

2.3.2 Diagnostisches Vorgehen

Wichtigste Maßnahme ist die Bronchoskopie mit Biopsie zur histologischen (!) Klärung des Krankheitsgeschehens, bei kleinen und peripher gelegenen Tumoren gelingt dies allerdings selten (s. Abschn. 2.4). Vor der Endoskopie sind radiologische Untersuchungen (Übersichtsaufnahmen in zwei Ebenen, Schichtaufnahmen der betroffenen Lungenregion, des zentralen Bronchialsystems und des Mediastinums), bei multilokulärer Manifestation auch eine Computertomographie des Thoraxraumes notwendig. Laborchemische Analysen sind in der Regel nicht hilfreich.

2.3.3 Differentialdiagnose

Da kein bildgebendes Verfahren die Gutartigkeit eines Prozesses beweisen kann, ist jeder radiologisch erkennbare Rundherd in der Lunge, jeder Verschattungsbezirk und jede Atelektase als malignitätsverdächtig anzusehen, solange nicht das Gegenteil bewiesen ist. Damit stellt der bösartige Tumor jeder histologischen Klassifikation die wichtigste Differentialdiagnose zu den überwiegend benignen Tumoren dar, zusätzlich erwägenswert sind infektiöse Lungenkrankheiten (z. B. Tuberkulom), fibrosierende Lungenerkrankungen (z. B. fibrosierende Alveolitis, Morbus Wegener) und posttraumatische Krankheitsbilder (abgekapselte Hämatome).

2.4 Therapie

Da fast ausnahmslos die Gutartigkeit des Krankheitsgeschehens nicht zu beweisen ist, ist in allen Fällen die chirurgische Entfernung des Tumors (zumeist parenchymsparende Resektion, bei Malignitätsnachweis im Schnellschnittpräparat kuratives Resektionsverfahren) anzustreben. Bei funktioneller oder technischer Inoperabilität bzw. bei Nichtoperationswilligen kann bei Lokalisation des Tumors in den zentralen Atemwegen in Einzelfällen die bronchoskopische Abtragung, ggf. auch mit Lasertechnik im Sinne einer palliativen Rekanalisation, erwogen werden. Strahlentherapie und Zytostatika sind bei den überwiegend benignen Tumoren ineffizient.

2.5 Verlauf und Prognose

Bei kurativer Resektion und histologischer Sicherung eines benignen Prozesses ist die Prognose gut. Bei den chondromatösen Hamartomen sind Rezidive und maligne Transformationen extreme Ausnahmen, allerdings wird das chondromatöse Hamartom als „Malignom-Indikator" angesehen, da bei Langzeitbeobach-

tungen resezierter Hamartome u. a. Bronchialkarzinome, auch im Resektionsgebiet, beobachtet wurden [48]. Bei der tracheobronchialen und pulmonalen Form der Amyloidose wird die Prognose bei endobronchialer Lokalisation durch die obstruktive Ventilationsstörung, bei der pulmonalen Lokalisation durch die restriktive Ventilationsstörung und Störung des Gasaustausches, bei beiden Formen zusätzlich durch die Ursache der Amyloidbildung bestimmt.

2.6 Langzeitbehandlung, Prävention, Rehabilitation

Zur Verminderung von Thorakotomiefolgen sind in der postoperativen Phase, auch im Rahmen eines Heilverfahrens, physikalische Therapiemaßnahmen notwendig. Wünschenswert sind, in Abhängigkeit vom Ausmaß der Resektion und dem Grad der Vorschädigung der Atmungsorgane, erst halbjährliche, später jährliche Lungenfunktionsanalysen sowie jährliche Röntgenuntersuchungen. Spezifische Präventivmaßnahmen entfallen. Die Arbeits-, Berufs- oder Erwerbsfähigkeit des Patienten ist abhängig vom Ausmaß der Resektion und der verbleibenden Funktion.

3   Tumoren mit fraglicher oder fakultativer Malignität

3.1 Definition und Ätiologie

Es handelt sich um Tumoren der Lunge, die potentiell maligne entarten, aber eine geringe Metastasierungstendenz aufweisen.

Karzinoidtumoren sind endokrin aktive Tumoren, ausgehend von den „hellen Zellen" der Schleimhaut der Bronchien, des Magen- und Darmtraktes, selten von Ovarien und Hoden. Karzinoidzellen gehören zum APUD-Zellsystem (amine precursor uptake and decarboxylation): Sie haben die Fähigkeit, in ihren neurosekretorischen Granula biogene Amine zu speichern und aus aufgenommenen Vorstufen von Aminen unter Decarboxylierung Polypeptidhormone (z. B. Serotonin, ACTH, Melanozyten-stimulierendes Hormon) zu bilden.

Das Karzinoid entstammt der gleichen Zelle wie das Oatcell-Karzinom (Variante des kleinzelligen Bron-

chialkarzinoms). Dies führt gelegentlich zu Schwierigkeiten in der sicheren Abgrenzung beider Tumoren. Der Hauptanteil der Karzinoide liegt in den Stamm-, Lappen- und Segmentbronchien, der sichtbare Tumor ist fast immer nur ein Bruchteil der gesamten Tumormasse („Eisbergphänomen"), endobronchiale Tumoren können aber auch gestielt sein. Die hormonelle Aktivität von Karzinoidtumoren äußert sich klinisch im Karzinoidsyndrom, sehr selten treten Cushing-Syndrom und Akromegalie auf. Sonderformen der Karzinoide sind die seltenen, distal der Subsegmentbronchien wachsenden peripheren Karzinoide und die sogenannten atypischen Karzinoide, die sich durch schnelles Wachstum, hohe (70%) Metastasierungsfrequenz und somit deutlich schlechtere Prognose auszeichnen [48].

Zylindrom (Synonym: adenozystisches Karzinom): Als primärer Tumor im Bereich der Bronchialwanddrüsen selten, teils intra-, teils extrabronchial gelegen

("Eisbergphänomen"); charakteristisch ist eine ausgeprägte lokale Rezidivneigung. Häufiger findet man von Speicheldrüsentumoren ausgehende Zylindrommetastasen in der Lunge.

– *Mukoepidermoidkarzinome* sind Tumoren, die sich aus den Bronchialwanddrüsen und den schleimbildenden Zellen des Oberflächenepithels entwickeln, lokal infiltrierend wachsen, aber eine geringe Metastasierungstendenz aufweisen.

– *Papillome* sind entweder solitär wachsende Tumoren oder treten – insbesondere bei Manifestation im Kindes- und Jugendlichenalter – in Form eines diffusen Tumorgeschehens als laryngo-tracheo-broncho-pulmonale Papillomatose auf. Histologisch sind Plattenepithelpapillome und sog. „Übergangspapillome" (mukoepidermoide und schleimbildende Tumoren) zu unterscheiden, bezüglich der bronchopulmonalen Manifestation ist im Erwachsenenalter mit einer karzinomatösen Entartung in 50% der Fälle zu rechnen [37, 70]. Für die Entstehung von Papillomen dürfte eine Infektion mit Papillomaviren (HPV) als gesichert gelten [23].

3.2 Vorkommen und Häufigkeit

Primäre Zylindrome der Atemwege, Mukoepidermoidkarzinome sowie die bronchopulmonale Manifestation von Papillomen sind sehr seltene Erkrankungen; häufiger sind Karzinoidtumoren. Bei 100 Bronchialkarzinomen ist mit zwei Karzinoiden zu rechnen. Allgemein gehen Karzinoidtumoren am häufigsten vom Appendix, dann vom Rektum und Ileum und erst an vierter Stelle von der Lunge aus [48].

3.3 Diagnose und Differentialdiagnose

3.3.1 Anamnese und klinische Befunde

Aufgrund des überwiegend zentralen Wachstums der Tumoren in den Atemwegen gibt der größte Teil der Patienten eine wenn auch uncharakteristische Symptomatik an: Hustenanfälle („asthmatisch", „bronchitisch"), gelegentlich Hämoptysen, Husten mit Auswurf und Fieber (Retentionspneumonie), langsam zunehmende Belastungsluftnot, evtl. Stridor (bei Tumorwachstum in der Trachea).

Karzinoidtumoren sind, wenn auch selten (etwa in 2%), begleitet vom *„Karzinoidsyndrom"*, dessen klinische Symptomatik durch die von den Tumoren gebildeten humoralen Substanzen (Serotonin, Histamin, Bradykinin, 5-Hydroxytryptophan, Prostaglandine, ACTH, Katecholamine u. a.) hervorgerufen wird. Typische klinische Zeichen des Karzinoidsyndroms sind Flush (hellrotes Erythem, landkartenartig, meist im Gesicht, Hals-, und Schulterbereich), Diarrhöen, kolikartige Bauchschmerzen, Gewichtsverlust, „Asthmaanfälle", Hypotonie, Tachykardien und Ödemneigung. Eine Erklärung für das Auftreten oder Nichtauftreten des Karzinoidsyndroms gibt es nicht: Möglicherweise ist die Tumormasse und damit die Menge der gebildeten humoralen Substanzen entscheidend, da das Syndrom häufiger bei metastasierenden Karzinoidtumoren ist. Zweifelsfrei ist aber auch, daß das Karzinoidsyndrom bei nichtmetastasierenden Tumoren in Erscheinung tritt und selbst bei Tumoren mit kleiner Tumormasse [28].

Seltener als das Karzinoidsyndrom kommt das durch ektopische ACTH-Produktion bedingte Cushing-Syndrom bei Karzinoidtumoren vor, eine Rarität ist die Akromegalie [42, 48].

3.3.2 Diagnostisches Vorgehen

Die physikalische Untersuchung der Lunge ergibt aufgrund des zentralen Wachstums der Tumoren evtl. spa-

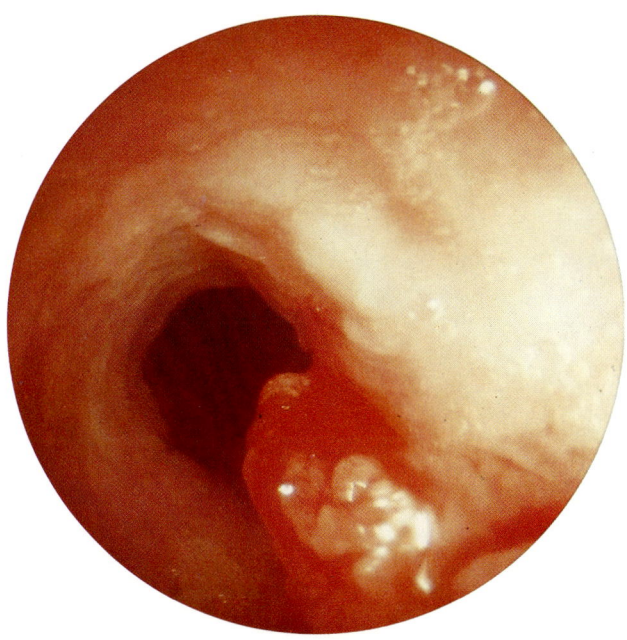

Abb. 24–3 Tracheobronchiale Papillomatose, Befund in der Trachea (40jährige Patientin).

stische Nebengeräusche (auffallend wäre das einseitige Auftreten), auch feuchte Rasselgeräusche (Sekretretention), häufig aber einen Normalbefund.

Die wichtigste diagnostische Maßnahme ist zweifelsfrei die Bronchoskopie, wobei die Tumoren mit ihren endobronchialen Anteilen einer Biopsie in der Regel leicht zugänglich sind. Aufgrund des beschriebenen „Eisbergphänomens" bei Karzinoiden und Papillomen sollte bei der Erstdiagnostik eine bronchoskopische Abtragung des Tumors nicht versucht werden; bei Karzinoiden muß aufgrund des stark vaskularisierten Stromas nach Probeexzision darüber hinaus mit starker Blutung gerechnet werden (Abb. 24–3 und 24–4).

Bildgebende Verfahren (Röntgendiagnostik, Computertomographie, Sonographie) dienen nicht nur der Lokalisation und Ausbreitung des Primärtumors, sondern auch der Sicherung von Metastasen (Abb. 24–5 und 24–6). Bei Karzinoidtumoren ist der Nachweis der 5-Hydroxyindolessigsäure, des Abbauproduktes des Serotonins, im Urin von besonderer diagnostischer Bedeutung. Die Ausscheidung korreliert mit der endokrinen Aktivität des Tumors und der Tumormasse, sie kann damit schon vor Auftreten eines Karzinoidsyndroms erhöht sein.

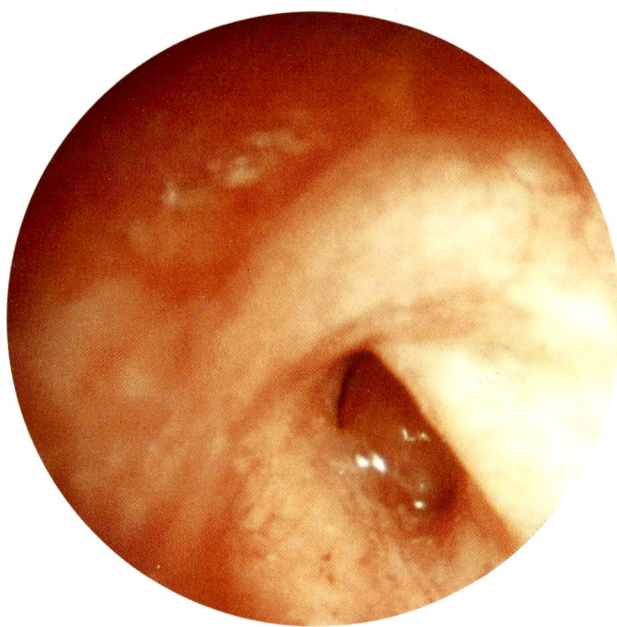

Abb. 24–4 Karzinoidtumor – Befund im Eingangsbereich des 6. Segmentes rechts (50jährige Patientin).

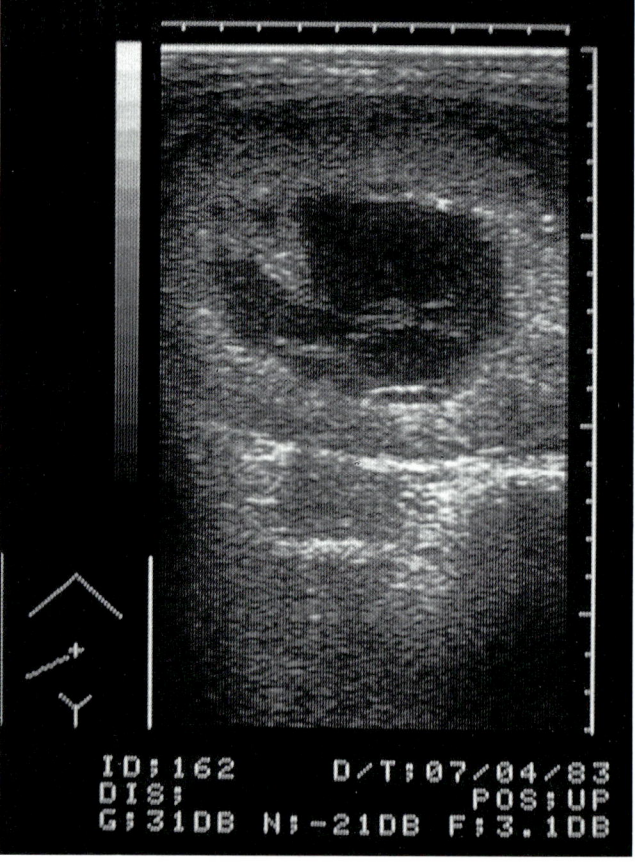

Abb. 24–6 Lebermetastasen bei Karzinoidtumor (50jährige Patientin).

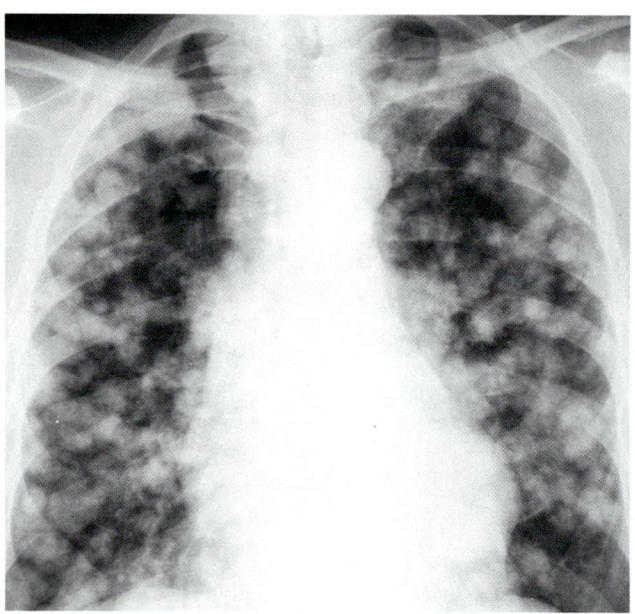

Abb. 24–5 Zylindrommetastasen (70jähriger Patient).

3.3.3 Differentialdiagnose

Die bedeutendste differentialdiagnostische Überlegung ist der sichere Ausschluß eines primären oder sekundären malignen Geschehens jeder histologischen Klassifikation in den Atemwegen und der Lunge. Primär entzündliche oder auch fibrosierende Lungenkrankheiten treten differentialdiagnostisch in den Hintergrund.

3.4 Therapie

Angesichts der fakultativen Malignität der Tumoren muß in allen Fällen eine primär kurative chirurgische Therapie angestrebt werden, dabei kommen alle Resektionsverfahren, auch parenchymsparende Operationen (Lobektomie mit Bronchusmanschettenresektion, Lobektomie mit Karinaresektion) in Betracht. Bei Karzinoidtumoren ist sorgfältig auf die in etwa 15% tumorbefallenen Lymphknoten (s. Abschn. 4.6) zu achten. Bei diffuser Tumorausbreitung, bei technischer oder funktioneller Inoperabilität oder bei Nichtoperationswilligen sollte zur Erhaltung der Ventilation und zur Vermeidung poststenotischer entzündlicher Komplikationen eine palliative Rekanalisation mittels bronchoskopischer Tumorabtragung, besser mittels Lasertechnik versucht werden.

Strahlentherapeutische Maßnahmen können bei Zylindromen unter palliativen Gesichtspunkten erfolgreich sein, sie sind ineffizient bei Karzinoiden und verbieten sich insbesondere bei den juvenilen Formen von Papillomen, da sie das Risiko einer Malignisierung in deutlicher Weise vergrößern [7, 79, 89]. Zytostatika sind bei keinem der genannten Tumoren gewinnbringend.

Die *Therapie des Karzinoidsyndroms* ist immer dann schwierig und selten erfolgreich, wenn chirurgische Behandlungsmaßnahmen nur unvollständig sein können. Da der Leidensdruck der Patienten unter den Symptomen des Karzinoidsyndroms groß ist, ist ein Therapieversuch mit Hemmstoffen der Serotoninsynthese (z. B. Alpha-Methyldopa), Serotonin-Antagonisten (z. B. Cyproheptadin), Antihistaminika (z. B. Promethazin), Sekretionshemmstoffen (z. B. Alpha-Rezeptorenblocker, Somatostatin), Kortikosteroiden, in Einzelfällen auch mit Zytostatika (5-Fluorouracil) gerechtfertigt [28, 31].

3.5 Verlauf und Prognose

Die Gesamtprognose von Tumoren mit fraglicher oder fakultativer Malignität ist durch die potentielle maligne Entartung und durch die Rezidivneigung zweifelhaft, wenngleich wesentlich günstiger als bei Bronchialkarzinomen. Bei Karzinoidtumoren liegt die 5-Jahres-Überlebensrate der N_0M_0-Fälle deutlich über 90%, die 10-Jahresrate kaum niedriger. Bei regionärer Lymphknotenmetastasierung (ca. 15%) ist die Prognose schon deutlich schlechter: die 5-Jahres-Überlebenszeiten liegen zwischen 30 und 70% [47, 48]. Über die hämatogene Metastasierungsfrequenz von Karzinoidtumoren bei Diagnosestellung gibt es keine zuverlässigen Daten, 4% kann als Richtzahl gelten. Bevorzugte Lokalisationen sind Leber, intrathorakale Lymphknoten, Nebennieren und Lunge [48]. Die Prognose von Karzinoidtumoren mit manifestem Karzinoidsyndrom ist auch in kürzeren Zeitabschnitten infaust, wobei mehr die nicht zu beseitigenden Tumormassen (besonders in der Leber) als die Tumorprodukte (biogene Amine) den Verlauf determinieren.

3.6 Langzeitbehandlung, Prävention, Rehabilitation

Bei den kurativ resezierten Tumoren sind wenigstens jährliche Röntgenbild-Kontrollen und – wegen der Rezidivneigung der Tumoren – häufigere bronchoskopische Kontrollen (alle 1–2 Jahre) empfehlenswert, eine spezifische Nachbehandlung ist nicht erforderlich.

Bei den nichtoperablen sowie bei den diffus wachsenden Tumoren stellt sich die Indikation zur Bronchoskopie vor allem zur Überprüfung der Notwendigkeit einer palliativen Rekanalisation der zentralen Atemwege in kürzeren Zeitabschnitten (etwa 6 Monate). Generell ist bei zentral wachsenden Tumoren mit zunehmenden obstruktiven Ventilationsstörungen und Retentionspneumonien zu rechnen; beides bedarf einer zusätzlichen symptomatischen Therapie (Glukokortikosteroide, physikalische Maßnahmen, evtl. Antibiotika).

Die Arbeits-, Berufs- und Erwerbsfähigkeit ist bei operierten Tumoren abhängig vom Ausmaß der Resektion und der damit verbundenen Funktionseinbuße, bei inoperablen Tumoren abhängig vom Ausmaß der Tumorkrankheit. Unter Berücksichtigung individueller Faktoren können Rehabilitationsmaßnahmen eine wertvolle Hilfe sein.

4 Maligne Tumoren

4.1 Definition

Es handelt sich um bösartige Tumoren der Lunge, wobei das Bronchialkarzinom (unpräzises Synonym: Lungenkrebs) der häufigste Krebs bei Männern ist und zu den Karzinomen mit der ungünstigsten Prognose (5-Jahres-Überlebenszeit aller Karzinome behandelt und unbehandelt < 10%) gehört.

Bronchialkarzinom

Internationale histologische Klassifikation (WHO 1981 [84]):
- Plattenepithelkarzinom (= squamöszelliges Karzinom)
  Variante: Spindelzellkarzinom
- kleinzelliges Karzinom
  Oatcell-Typ
  intermediärer Zelltyp
  Kombiniertes Oatcell-Karzinom
- Adenokarzinom
  azinäres Adenokarzinom
  papilläres Adenokarzinom
  bronchiolo-alveoläres Karzinom
  solides, schleimbildendes Adenokarzinom
- großzelliges Karzinom
  Varianten:
  großzelliges Karzinom mit Riesenzellen
  hellzelliges Karzinom
- Kombiniertes adenosquamöses Karzinom

Die Häufigkeitsangaben über die histologischen Tumortypen sind abhängig von unterschiedlichen Selektionskriterien und besonders abhängig vom diagnostischen Untersuchungsspektrum, das angewandt wird. Allgemein ist das Plattenepithelkarzinom am häufigsten, gefolgt vom kleinzelligen Karzinom und Adenokarzinom. Bei Einsatz elektronenmikroskopischer, immunhistochemischer (Markierung mit Hilfe monoklonaler Antikörper u. a. von Zytokeratin-Polypeptiden, CEA, NSE, TPA und Lektinen auf der Tumorzelloberfläche) und impulszytophotometrischer Zusatzuntersuchungen wird deutlich, daß sich hinter einem diagnostisch fixierbaren histologischen Tumortyp in 50–60% uneinheitliche Bilder verbergen, d. h., bei jedem zweiten Karzinom sind neben einem meist führenden Differenzierungstyp auch Merkmale anderer histogenetischer Reihen vorhanden [53, 61, 75]. Grundsätzlich hat die Histologie des Bronchialkarzinoms einen ganz wesentlichen Einfluß auf den Verlauf und die Prognose der Erkrankung und ist Basis für Therapieentscheide. Angesichts der großen biologischen Variabilität und Heterogenität der Bronchialkarzinome ist dies aber nicht unproblematisch.

Karzinosarkome

Entweder als Mischtumor (teils epithelähnliche, teils mesenchymal erscheinende Tumorbestandteile mit vorwiegend intrabronchialem, polypoidem Wachstum) oder als Karzinosarkom vom embryonalen Typ (Ähnlichkeiten zum Wilms-Tumor, meist subpleural, niemals endobronchial lokalisiert). Der Verlauf beim Karzinosarkom ist günstiger als beim Bronchialkarzinom, eine Metastasierung des Tumors erfolgt spät.

Sarkome

Ausgesprochen seltene Geschwülste, wobei die sogenannten Retikulo- und Lymphosarkome heute nicht mehr als Sarkome, sondern als maligne Lymphome geführt werden. Die durchschnittliche Inzidenz von Sarkomen gegenüber dem Bronchialkarzinom dürfte nicht größer als 1,5% sein. Einteilung: Myogene Sarkome (Leiomyosarkom, Rhabdomyosarkom), spindelzellige Sarkome (Fibro- und Spindelzellsarkom) und „verschiedene" Sarkome (Chondro-, Osteo-, Lipo-, Myxosarkom) [48]. Differentialdiagnostisch sind die primär pulmonalen Sarkome von Metastasen extrapulmonaler Sarkome und Mischtumoren (Karzinosarkome) abzugrenzen.

Maligne Lymphome

Morbus Hodgkin und Non-Hodgkin-Lymphome, entweder (seltener) in Form einer extranodulären Infiltration des Lungenparenchyms oder (häufiger) in Form tumorbefallener mediastinaler Lymphknoten.

Melanome

Primäre Melanome der Lunge sind außerordentlich selten; nahezu regelhaft handelt es sich um Metastasen.

Metastasen

Lungenmetastasen treten bei ca. 30% aller malignen Erkrankungen des Organismus auf; die Metastasierung erfolgt lymphogen oder hämatogen, ferner durch direkte Tumorausbreitung, z. B. aus dem Mediastinum oder der Thoraxwand. Etwa 80% der Lungenmetastasen entstammen Malignomen des Thoraxraumes, des Urogenital- und des Skelettsystems, vor allem Mamma-, Larynx-, Schilddrüsenkarzinome, hypernephroide Karzinome, Hodenkarzinome, Osteosarkome.

4.2 Ätiologie des Bronchialkarzinoms

In Abbildung 24–7 sind die Ursachen des Bronchialkarzinoms zusammengefaßt dargestellt.

4.2.1 Rauchen

Die überragende Rolle des Tabakrauchs in der Ätiologie des Bronchialkarzinoms ist unbestritten; zwischen 80 und 85% der Todesfälle am Bronchialkarzinom stehen in direkter Beziehung zum Inhalationsrauchen, dies betraf z. B. für 1981 20000 bis 22000 Menschen in der Bundesrepublik Deutschland [15, 86].

Epidemiologische Studien sowie Fall-Kontrollstudien belegen die strenge Korrelation zwischen der Inzidenz des Bronchialkarzinoms, der Induktionszeit sowie der Häufigkeit und Dauer der Inhalation von Zigarettenrauch. Das Risiko, an einem Bronchialkarzinom zu erkranken, nimmt in einer klaren Dosis-Wirkungs-Beziehung in Abhängigkeit von der Dauer der Rauchgewohnheiten, von der Anzahl der gerauchten Zigaretten und von der Intensität der Inhalation zu, wobei dieses Risiko gegenüber einem „Nieraucher" bis zu 30fach erhöht sein kann [13, 29, 30, 39]. Wird das Rauchen aufgegeben, so verringert sich das Risiko, an einem Bronchialkarzinom zu erkranken, mit der Länge des rauchfreien Intervalls: etwa zehn Jahre nach Aufgabe des Rauchens rückt das Bronchialkarzinomrisiko des Exrauchers in die Nähe des Risikos des gleichaltrigen Nichtrauchers [30].

Unterteilt man den Tabakrauch in die Partikel- und Gasphase, so enthält die Partikelphase des Tabakrauches als hochwirksame Karzinogene höhere polyzyklische Kohlenwasserstoffe vom Typ des Benzpyrens, Metallverbindungen wie Nickel, Polonium oder Kadmium, ferner verschiedene Nitrosamine und β-Naphthylamin. Karzinogene Substanzen der Gasphase des Tabakrauchs sind Nitrosamine, Hydrazin und Vinylchlorid, besondere Bedeutung im Sinne einer Schrittmacherfunktion für die Einwirkung und Penetration der im Tabakrauch (Partikelphase) enthaltenen kanzerogenen Kohlenwasserstoffe haben ziliotoxische, selbst nichtkanzerogene Verbindungen wie Hydrogencyamid oder Formaldehyd [87]. Die Funktionsbeeinträchtigung der mukoziliären Langzeit-Clearance durch chronische Tabakrauch-Inhalation hat einen weiteren ätiologischen Aspekt: Sie begünstigt eine höhere Inkorporation einer zweiten potentiell karzinogenen Noxe (z. B. Asbest) und erklärt somit z. B. das ungleich höhere Risiko von rauchenden Asbestarbeitern, an einem Bronchialkarzinom zu erkranken, im Vergleich zum nichtrauchenden Exponierten [8, 69].

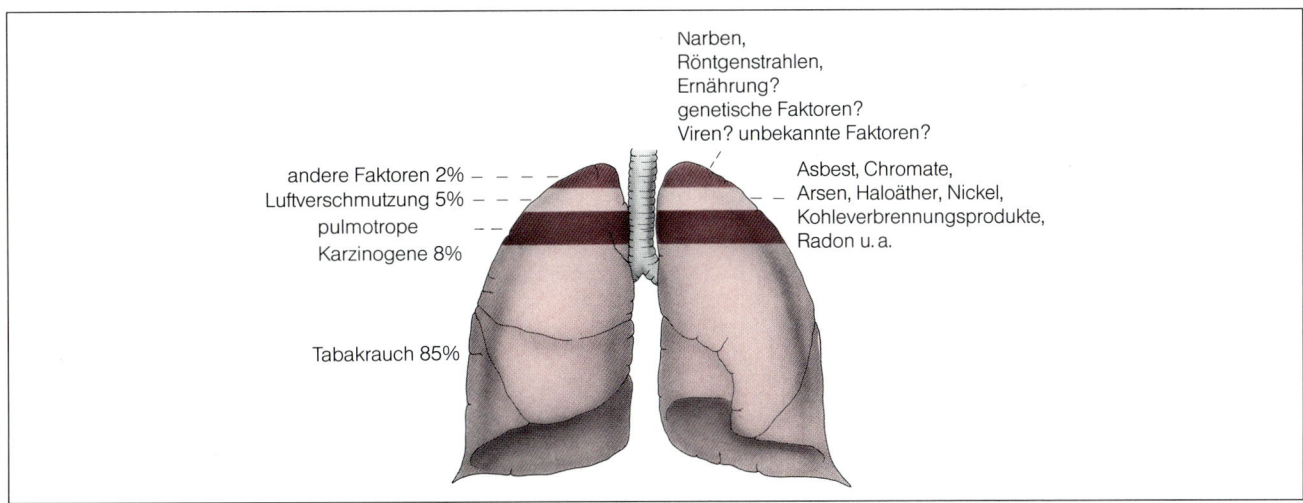

Narben,
Röntgenstrahlen,
Ernährung?
genetische Faktoren?
Viren? unbekannte Faktoren?

Asbest, Chromate,
Arsen, Haloäther, Nickel,
Kohleverbrennungsprodukte,
Radon u. a.

andere Faktoren 2%
Luftverschmutzung 5%
pulmotrope Karzinogene 8%

Tabakrauch 85%

Abb. 24–7 Ätiologische Faktoren des Bronchialkarzinoms.

Eine deutliche Reduktion der in der Gasphase des Tabakrauchs befindlichen ziliotoxischen Komponenten wird durch Zwischenschaltung von Kohlefiltern erreicht, die Bedeutung dieser sog. „less harmful cigarettes" für die Prävention des Bronchialkarzinoms sollte aber kritisch hinterfragt werden (s. Abschn. 4.8) [17, 88]. Nicht abschließend beurteilbar ist die Rolle des Passivrauchens in der Ätiologie des Bronchialkarzinoms, dies u.a. auch aus methodischen Gründen, vor allem der sicheren Quantifizierung. Nach den bisherigen Studien dürfte aber wahrscheinlich sein, daß das relative Risiko von Nichtrauchern, an einem Bronchialkarzinom zu erkranken, in ständiger enger Gemeinschaft mit einem stark rauchenden Partner relevant zunimmt [9].

4.2.2 Genetische Aspekte

In der Ätiologie des Bronchialkarzinoms darf eine genetische Disposition als gesichert angesehen werden [66]. Genetische Disposition meint, daß eine unterschiedliche Sensibilität gegenüber wesentlichen kanzerogenen Einflüssen in der Bevölkerung besteht, wobei eine genetisch determinierte unterschiedliche metabolische Aktivierung und Inaktivierung von Prokanzerogenen (z. B. Metabolismus des im Tabakrauch enthaltenen Benzpyrens) experimentell belegt ist [68].

Auch die primäre Leistungsfähigkeit der bronchopulmonalen Clearance dürfte genetischen Einflüssen unterliegen und damit einen individuellen Faktor für die Entstehung eines Bronchialkarzinoms darstellen.

Überlegungen zu genetischen Aspekten in der Ätiologie des Bronchialkarzinoms sind noch überwiegend theoretischer Natur. Eine Laboranalyse, die das Risiko eines Rauchers, an einem Bronchialkarzinom zu erkranken, quantifiziert oder qualifiziert, ist nicht in Sicht. Wichtig erscheinen die Familienanamnese und die damit verbundenen Konsequenzen: Da jeder Verwandter 1. Grades eines Patienten mit Bronchialkarzinom ein etwa vierfach höheres Risiko für einen solchen Tumor hat als jemand mit negativer Familienanamnese, dürften „familiär karzinomgefährdete Personen" für das Nichtrauchen besser motivierbar sein [67].

4.2.3 Berufliche Noxen

Berufliche Noxen in der Ätiologie des Bronchialkarzinoms zeigen beispielhaft das Prinzip der exogenen Verursachung, aber auch der unmittelbaren Verhütbarkeit

Tabelle 24–3 Berufliche Noxen in der Ätiologie des Bronchialkarzinoms.

Bronchialkrebs-erzeugende Arbeitsstoffe	Berufskrankheitenrecht
Asbestarten Chrysotil, Krokydolith, Amosit, Antophyllit, Aktinolith, Tremolit	Nr. 4104 BekV („Asbestlungenkrebs")
Arsenverbindungen Arsentrioxid, Arsenpentoxid, arsenige Säure, Arsensäure und ihre Salze	Nr. 1108 BeKV („Arsenlungenkrebs")
Chrom-VI-Verbindungen insbesondere Zink-, Kalzium- und Strontiumchromat	Nr. 1103 BeKV („Chromatlungenkrebs")
Dichlordiäthylsulfid Lost, Senfgas	Nr. 1311 BeKV („Lost-Lungenkrebs")
Haloäther insbesondere Dichlordimethyläther	Nr. 1310 BeKV („BCME-Lungenkrebs")
ionisierende strahlende Stoffe u. a. Uran, Radon	Nr. 2402 BeKV („Schneeberger Lungenkrebs")

BeKV = Berufskrankheitenverordnung

Tabelle 24–4 Arbeits- und Tätigkeitsbereiche in Zusammenhang mit Asbest.

Transport, Zerkleinern und Entsorgung
von Rohasbest, Asbestabfällen und Asbest-haltigen Produkten

Herstellung, Bearbeitung und Anwendung Asbest-haltiger Produkte
insbesondere Asbestzement; Asbesttextilien; Brems- und Kupplungsbeläge; Gummi-Asbest-Dichtungen; Asbest-haltige Kunststoffe, Farben, Klebstoffe, Asphalte, Filter, Fußbodenbeläge, Papiere und Pappen

Asbest-Isolierung als Hitze-, Kälte-, Brand- und Schallschutz
insbesondere bei Verwendung von Spritzasbest, Asbestmatten, Asbestschnüren und Asbest-haltigen Schiffbauplatten (Werfthandwerker), Elektroisolation

Bearbeitung Asbestzement-haltiger Baumaterialien
insbesondere Trennschleifen und Sägen als Dachdecker, Fassaden-, Lüftungsbauer, Rohrverleger, Tischler, Steinmetz

Anwendung Asbest-haltiger Dichtungsmaterialien
Installateure, Schlosser, Klempner

Anwendung von Asbest-haltigem Hitzeschutz
Schweißer, Ofenbauer usw.

Reparatur- bzw. Erneuerungsarbeiten an Bremsen
Kfz-Mechaniker

auf. Die Erhebung und die Dokumentation einer gezielten und möglichst umfassenden Arbeitsplatzvorgeschichte bei einem Patienten mit Bronchialkarzinom ist nicht nur im Hinblick auf die Ursachenforschung, sondern auch aus sozialethischen Gründen zwingend, spezielle Anamnesefragebogen sind für einen weniger geübten Arzt sehr hilfreich [45].

Tabelle 24–3 enthält das Bronchialkarzinom verursachende Arbeitsstoffe und die Bezeichnung sowie Nummer der Berufskrankheitenverordnung, nach der eine solche Erkrankung melde- und entschädigungspflichtig ist [85]. Nickel und polyzyklische aromatische Kohlenwasserstoffe (z. B. Benzpyren) sind als weitere karzinogene Arbeitsstoffe gesichert und für die Aufnahme in die Berufskrankheitenverordnung vorgesehen.

Tabelle 24–4 gibt wichtige Arbeits- und Tätigkeitsbereiche im Zusammenhang mit der Noxe Asbest an [85]. Wenn heute Asbestmaterial nicht mehr zur Anwendung kommt, werden asbeststaubinduzierte Malignome dennoch noch lange bedeutsam sein, da die Latenzzeit zwischen Exposition und Erkrankung bis zu 30 Jahre betragen kann.

4.2.4 Virusinfektionen

Epidemiologische, histopathologische und virologische Hinweise existieren, daß menschliche Papillomaviren (HPV), analog zu Larynx- und Zervixkarzinomen, an der Genese des Bronchialkarzinoms beteiligt sein könnten [40]. Die Virusgenese maligner Tumoren ist zwar Gegenstand intensiver wissenschaftlicher Forschung, sie hat für das Bronchialkarzinom zum heutigen Zeitpunkt aber noch keine klinische Relevanz.

4.2.5 Narbenkarzinome

Narbenkarzinome sind definiert als in der Regel peripher lokalisierte Tumoren, die sich im Bereich alter Lungennarben entwickeln [60]. Die Ursache für die Entstehung eines Narbenkarzinoms dürfte in der Regel nicht in einer primären karzinogenen Wirkung der Narbe selbst liegen. Ob „die örtliche Wirkung mit einem chronischen Entzündungsreiz" günstige Verhältnisse für eine Karzinomentwicklung schafft, wird diskutiert [32]. Narbenkarzinome haben keine eindeutige Prävalenz zu einem bestimmten histologischen Tumortyp. Die Ätiologie der dem Karzinom zugrundeliegenden Narbe ist nicht immer eindeutig definiert: Tuberkulose und Lungeninfarkt stellen häufige, Pneu-

mokoniosen (Silikose, Asbestose) eher seltene Ursachen dar.

Entwickelt sich bei einem Patienten mit einem vernarbenden, versorgungsrechtlich anerkannten Lungenleiden ein Bronchialkarzinom, bedarf es in jedem Einzelfall einer kritischen Überprüfung, ob es sich um eine Schädigungsfolge handelt, wobei der klinische Verlauf, der Verlauf der Röntgenbefunde sowie der pathohistologische Befund besonders wichtig sind [71].

4.3 Epidemiologie des Bronchialkarzinoms

1983 verstarben in der Bundesrepublik Deutschland 16% aller Krebstoten (26% bei den Männern und 5,5% bei den Frauen) an einem Bronchialkarzinom – in Absolutzahlen für das Jahr 1981 21 068 Männer und 4 022 Frauen [4, 82].

Weltweit ist das Bronchialkarzinom die häufigste Krebsart beim männlichen Geschlecht, doch sind geographische Unterschiede auffallend: Hohe Inzidenzraten weisen die USA und Neuseeland auf, niedrige Raten z. B. Senegal und Indien. Bemerkenswert sind auch die Unterschiede in Westeuropa: Die höchsten Inzidenzraten haben Großbritannien und Finnland, die niedrigsten Schweden und Norwegen – die Bundesrepublik nimmt eine Mittelstellung ein [83]. Betrachtet man die Sterblichkeitsrate männlicher Bronchialkarzinom-Patienten, ist sie besonders hoch in Schottland, Holland, England, Wales und Belgien, unter 40 verglichenen Ländern steht die Bundesrepublik Deutschland „erst" an 13. Stelle [82].

Noch zu Anfang des Jahrhunderts war das Bronchialkarzinom eine relativ seltene Erkrankung, die Zunahme begann zwischen den beiden Weltkriegen, insbesondere nach 1950. Gemessen an der Absolutzahl männlicher Bronchialkarzinom-Todesfälle hat sich diese in den letzten 30 Jahren in der Bundesrepublik mehr als vervierfacht!

Weltweit erkranken am Bronchialkarzinom Männer fünfmal häufiger als Frauen, allerdings zeigt sich in vielen Ländern eine Verminderung dieser Geschlechtsdifferenz. Verglichen mit anderen Krebsformen sind die Sterberaten am Bronchialkarzinom bei Frauen in den vergangenen Jahren stärker angestiegen, seit 1985 ist das Bronchialkarzinom auch beim weiblichen Geschlecht in den USA die häufigste Ursache eines Krebstodes.

Die altersspezifische Erkrankungs- und Sterberate des Bronchialkarzinoms nimmt mit steigendem Alter zu (Maximum zwischen 60 und 70 Jahren), die Raten bei Männern in jüngeren und mittleren Altersklassen bleiben in der Bundesrepublik relativ konstant, lediglich die Altersklassen über 65 Jahre zeigen einen weiteren Anstieg (bei Frauen Anstieg bereits ab 55 Jahre) [19].

Auch unabhängig vom Tabakkonsum ist die Bronchialkarzinom-Sterblichkeit in den Städten größer als auf dem Lande [77]. Für die Bundesrepublik erscheint es eher unwahrscheinlich, daß hierfür die „Luftverschmutzung" in den Städten ein wesentlicher Faktor ist, da die Ballungsräume München und Stuttgart eine deutlich niedrigere Bronchialkarzinom-Sterblichkeit aufweisen als vergleichsweise die Großräume Köln/Bonn oder Hamburg [4].

4.4 Diagnostik des Bronchialkarzinoms

4.4.1 Anamnese und klinische Befunde

Es gibt keine für das Bronchialkarzinom typische klinische Symptomatologie, die eine rechtzeitige Diagnose ermöglichen würde!

Fehlende oder mangelhaft spezifische Erstsymptome kennzeichnen die Problematik der Diagnostik des Bronchialkarzinoms und verhindern eine eigentliche „Frühdiagnose". Es ist bitter zu realisieren, daß man derzeit, bezogen auf die prognostisch wichtige Operabilität der Erkrankung, lediglich von einer rechtzeitigen oder zu späten Diagnosestellung sprechen kann. Die aus dem Bronchialkarzinom resultierenden subjektiven Symptome haben gegenüber der „chronischen Raucherbronchitis" eine zu geringe Spezifität, so daß sie nahezu regelhaft unbeachtet bleiben, selbst die Sensibilität des Patienten gegenüber Warnsymptomen (z. B. Hämoptysen) ist mäßig.

Die Symptomatologie des Bronchialkarzinoms ist abhängig von der Lokalisation des Tumors, seiner Ausbreitung im Thoraxraum (bzw. seiner extrathorakalen Metastasierung) und vom Tumorstadium. Krankheitssymptome können aber auch völlig fehlen. Die mangelhafte Sensibilität des Patienten (und des Arztes) begründet die sogenannte Verschleppungszeit der Diagnose, die immer noch über ein halbes Jahr betragen kann.

Hämoptysen spielen als Frühsymptom eine geringere Rolle, signalisieren aber immer ein fortgeschrittenes Tumorstadium. Wichtiger ist die entzündliche oder mechanische Irritation des Bronchialsystems mit *Husten und Auswurf*, allerdings praktisch nicht zu unterscheiden von den Krankheitszeichen einer chronischen Bronchitis. Neben nicht regelhaften *Allgemeinsymptomen* wie Inappetenz, Gewichtsverlust, Leistungsverminderung können *Dyspnoe*, *Thoraxschmerzen* und Symptome einer *poststenotischen Pneumonie* auf ein Bronchialkarzinom hinweisen.

Bessert sich eine Pneumonie unter suffizienter antibiotischer Therapie nicht innerhalb von zwei bis drei Wochen, ist zum Ausschluß eines endobronchial wachsenden Tumors eine Bronchoskopie absolut indiziert!

Weniger häufig, aber um so ernsthafter sind Krankheitszeichen durch *Infiltration des Tumors in die Nachbarorgane* oder durch *extrathorakale Metastasen*:
- Heiserkeit (Rekurrensparese)
- Horner-Syndrom
- Infiltration des Plexus brachialis (Fehldiagnosen: „Schulter-Arm-Syndrom", „HWS-Syndrom")
- Infiltration der Pleura
- Dysphagie
- obere Einflußstauung
- Skelettschmerzen
- Hepatomegalie
- Kopfschmerzen, Schwindel, neurologische Symptome

Besteht der Verdacht auf das Vorliegen eines Bronchialkarzinoms, sind als erste diagnostische Maßnahmen in der Praxis unverzichtbar: sorgfältige klinische Untersuchung, Röntgendiagnostik der Thoraxorgane, Sputumzytologie!

Grundsatz: Besser alles einmal zuviel als einmal zu wenig!

4.4.2 Paraneoplasien

Paraneoplasien sind definiert als Krankheitszeichen, die an das Vorhandensein einer Tumorkrankheit gebunden sind, von dieser aber räumlich getrennt auftreten. Ist ein typischer Symptomenkomplex vorhanden, spricht man von einem paraneoplastischen Syndrom [55].

Die Pathogenese der Mehrzahl von Paraneoplasien ist nicht bekannt, für einzelne Symptome und Syndrome ist die Produktion von Hormonen oder hormonähnlichen Substanzen sowie Mediatoren aus Tumorzellen gesichert. Die klinische Bedeutung von Paraneoplasien liegt zum einen darin, daß sie als Frühsymptom der Tumorkrankheit vorausgehen können, zum anderen aber auch darin, daß sie die Tumorkrankheit komplizieren und die Prognose ungünstig beeinflussen können.

Tabelle 24–5 gibt eine Übersicht über die Fülle inzwischen beschriebener Paraneoplasien. Die Mehrzahl davon kann auch beim Bronchialkarzinom auftreten, insbesondere beim kleinzelligen Bronchialkarzinom, bei dem die Inzidenz an Paraneoplasien deutlich höher liegt als bei allen anderen Tumorerkrankungen [25].

Aus praktisch-klinischen Gründen sind nachfolgende Paraneoplasien besonders beachtenswert:

Syndrom der inadäquaten ADH-Sekretion (Schwartz-Bartter-Syndrom)

Es ist klinisch durch allgemeine körperliche Schwäche, rasche Ermüdbarkeit und Schwindel infolge Hypotonie charakterisiert. Die laborchemische Befundkonstellation mit Hyponatriämie, niedriger Plasmaosmolalität, erhöhter Natriurese, hoher osmotischer Urinkonzentration und Hyperurikämie ist pathognomonisch. Differentialdiagnostisch ist bedeutsam, daß auch andere Tumoren als das Bronchialkarzinom sowie zahlreiche Medikamente (z. B. Zytostatika wie Cyclophosphamid und Vincristin, Diuretika wie Thiazide, Psychopharmaka wie Phenothiazine und Carbamazepin oder Analgetika und Hypnotika wie Morphine und Barbiturate)

das Syndrom der inadäquaten ADH-Sekretion hervorrufen können. Eine notwendige Anhebung des Serum-Natriumspiegels gelingt durch orale oder parenterale Substitution meist nicht, pathophysiologisch ist der einzig wirksamste Ansatz einer symptomatischen Therapie die strikte Flüssigkeitsbegrenzung auf < 1000 ml/Tag; dies ist aber aus vielen Gründen kaum praktikabel.

Cushing-Syndrom

Rund 15% aller Fälle des Cushing-Syndrom sind auf ektope ACTH-Produktion eines Tumors zurückzuführen, davon in knapp 50% durch ein kleinzelliges Bronchialkarzinom. Klinisch findet man körperliche Schwäche, Gewichtsverlust, verminderte Glukosetoleranz, hypokaliämische Alkalose, Ödeme, Hypertonus und Hyperpigmentation. Das von kleinzelligen Karzinomen (wie auch von anderen vom APUD-Zellsystem ausgehenden Tumoren) produzierte ACTH liegt zunächst als inaktive Form (Pro-ACTH = „big" ACTH) vor, das außer dem biologisch aktiven ACTH auch α, β- und γMSH, β-Lipotropin, Met-Enkephalin und β-Endorphin enthält und in diese Fragmente aufgespalten wird. Es wird diskutiert, daß insbesondere die opioiden Peptide (β-Lipotropin, Met-Enkephalin und β-Endorphin) eine große Bedeutung bei den paraneoplastischen neurologischen Syndromen haben [38].

Myasthenisches Syndrom (Lambert-Eaton-Syndrom)

Das Syndrom zeichnet sich klinisch durch eine langsam zunehmende Schwäche der Oberschenkel- und Beckengürtelmuskulatur aus, später auch Beteiligung der Arm-Schulter- und Atemmuskulatur. Im Gegensatz zur Myasthenia gravis ist die Muskelschwäche zu Beginn eines Bewegungsablaufes stärker ausgeprägt (z. B. Aufstehen aus einem Sessel nicht möglich), bei fortgesetzter willkürlicher Bewegung kommt es zu einer Normalisierung, ggf. auch zu einer Steigerung der Kraftentfaltung. Eine Behandlung mit Anticholinesterasen ist im Gegensatz zur Myasthenia gravis nicht erfolgreich; hilfreich können Glukokortikosteroide sein.

Anämie

Anämien sind beim Bronchialkarzinom als echte Paraneoplasien selten, viel häufiger Folge der Therapie, einer Knochenmarksinfiltration oder eines begleitenden Infektes. Als Paraneoplasie erwähnenswert ist eine tumorassoziierte autohämolytische Anämie sowie die

Tabelle 24–5 Übersicht der Paraneoplasien.

endokrinologische Paraneoplasien
z.B.: Cushing-Syndrom, Schwartz-Bartter-Syndrom, Hyperkalzämie, Hypoglykämie

neurologische Paraneoplasien
z.B.: periphere sensorische und sensomotorische Neuropathien, Dermatomyositis – Polymyositis, Lambert-Eaton-Syndrom

hämatologische Paraneoplasien
z.B.: Anämie, Eosinophilie, Thrombozytose, disseminierte, intravaskuläre Koagulopathie

dermatologische Paraneoplasien
z.B.: Erythema gyratum repens, Flush-Syndrom, Dermatomyositis, Hypertrichosis lanuginosa

gastroenterologische Paraneoplasien
z.B.: Zollinger-Ellison-Syndrom, Flush-Syndrom, Malabsorption, Anorexie, Kachexie

nephrologische Paraneoplasien
z.B.: nephrotisches Syndrom (Lipoidnephrose)

verschiedene
z.B.: Fieber, hypertrophe, pulmonale Osteoarthropathie, Amylasämie, Amyloidose, Laktatazidose

mikroangiopathische hämolytische Anämie mit oder ohne Zeichen der disseminierten intravaskulären Koagulopathie.

Thrombozytose und Thromboseneigung

Eine Thrombozytose wird bei etwa 30–40% aller Karzinompatienten gefunden. Ursächlich wird die Bildung eines tumorassoziierten Thrombopoetins vermutet. Auffallend (praktisch-klinisch bedeutsam) ist eine gehäufte Thromboseneigung von Patienten mit Karzinomen, die nicht selten lange vor irgendeinem anderen klinischen Tumorzeichen beobachtet wird. Es ist bemerkenswert, daß innerhalb von fünf Jahren etwa 20% der Patienten, die eine Lungenembolie durchgemacht hatten, eine maligne Erkrankung entwickelten [24].

Hypertrophe pulmonale Osteoarthropathie

Die hypertrophe pulmonale Osteoarthropathie (auch Pierre-Marie-Bamberger-Syndrom) ist klinisch durch Trommelschlegelfinger und Uhrglasnägel, Gelenkschmerzen in Knöcheln, Knien und Händen sowie radiologisch durch eine ossifizierende Periostitis der langen Röhrenknochen (bevorzugt Tibia, Fibula, Humerus) gekennzeichnet. Die Pathogenese ist nicht geklärt. Vom praktischen Standpunkt aus gesehen sind besonders Trommelschlegelfinger und Uhrglasnägel bei Patienten mit Bronchialkarzinom von großer diagnostischer Relevanz (im eigenen Krankengut hatten von 703 Patienten mit Bronchialkarzinom 115 Trommelschlegelfinger und Uhrglasnägel), da sie als Frühsymptom der Tumorkrankheit gelten.

Gewichtsabnahme

Sicher die häufigste, aber auch am wenigsten gut verstandene Paraneoplasie ist die Gewichtsabnahme des Karzinompatienten und die Entwicklung der Tumorkachexie. Zweifelsfrei liegt eine tiefgreifende Störung des Stoffwechsels des Gesamtorganismus vor. Gesichert ist eine veränderte Proteinsynthese in Muskeln von Karzinompatienten, diskutiert werden ferner eine Störung des Wasser- und Elektrolythaushaltes, eine tumorassoziierte Änderung des Geschmackssinns sowie eine Änderung der Aktivität des Eßzentrums im Hypothalamus [10]. Die Gewichtsabnahme von Krebspatienten ist ein großes therapeutisches Problem: Eine supportive parenterale Ernährung zum Zeitpunkt tumorspezifischer Therapiemaßnahmen sowie perorale Ernährungskonzentrate können vorübergehend helfen.

4.4.3 Tumormarker

Tumormarker haben ihren klinischen Sinn als zusätzliche Information bei der Diagnostik, der Beschreibung der Tumorausbreitung, der Therapieüberwachung, bei der Suche nach Metastasen und beim Auftreten eines Rezidivs maligner Tumoren (systematische Einteilung von Tumormarkern nach [84] (Tab. 24–6). Praktisch-klinische Bedeutung beim Bronchialkarzinom besitzen das CEA (karzinoembryonales Antigen), das TPA (tissue polypeptide antigen), bestimmte Peptidhormone und die NSE (neuronspezifische Enolase) [27].

CEA

CEA ist zwar bei mehr als 50% der Patienten mit Bronchialkarzinom zum Zeitpunkt der Diagnosestellung im Serum erhöht, aufgrund einer hohen Anzahl falsch-negativer Befunde ist die CEA-Analyse für die Früherkennung des Bronchialkarzinoms aber ohne Bedeutung. Hilfreich ist die CEA-Bestimmung als zusätzlicher Parameter bei der Stadieneinteilung und bei der Verlaufskontrolle der Erkrankung während der Therapie, da einerseits sehr hohe CEA-Werte auf eine extrathorakale Metastasierung (Leber, Knochen) hinweisen

Tabelle 24–6   Einteilung von Tumormarkern (nach [74]).

primäre tumorassoziierte Marker
- membranintegriert, nichtsezerniert, u.a. Ganglioside, Glykolipide
- membranintegriert, sezerniert, u.a. CEA, AFP, Ca 19–9

sekundäre von Tumorzellen produzierte Marker
- Virusantigene (Epstein-Barr)
- Proliferationsantigene, u.a. TPA

sekundäre, von der Tumorkrankheit induzierte metabolische Marker
- ektopische Hormone, u.a. ACTH, Kalzitonin
- Enzyme, u.a. NSE, PAP, Lysozyme, Gamma-GT
- Metaboliten, u.a. Neopterine
- Glykosyltransferasen
- akute-Phase-Proteine, Ferritin
- Serumneuraminsäure

tumorinduzierte Antikörper
- Anti-Laktosyl-Ceramid-Antikörper
- Anti-Gangliosid-Antikörper

CEA	= karzinoembryonales Antigen
AFP	= Alpha-Fetoprotein
Ca	= Carbohydrat-Antigen
TPA	= Gewebspolypeptid-Antigen (tissue polypeptide antigen)
ACTH	= adrenokortikotropes Hormon
NSE	= neuronspezifische Enolase
PAP	= saure Prostata-Phosphatase

und andererseits eine gewisse Korrelation zwischen CEA-Werten und Therapieerfolg besteht. Praktisch-klinische Bedeutung hat die CEA-Analyse im Pleura-punktat: Pathologische Werte sichern in nahezu allen Fällen die maligne karzinomatöse Genese des Ergusses [36].

TPA

TPA (tissue polypeptide antigen) ist als Proliferations-antigen zur Erkennung von Rezidiven und Metastasen geeignet; wie CEA eignet es sich nicht zur Frühdiagno-stik des Primärtumors.

ACTH und Kalzitonin

Unabhängig von der Manifestation paraneoplastischer Zeichen lassen sich erhöhte ACTH-Serumspiegel bei etwa 30% der Patienten mit kleinzelligem Bronchial-karzinom, bei etwa 17% mit großzelligem Bronchial-karzinom und nur selten bei Plattenepithel- oder Ade-nokarzinomen nachweisen. Gleiches gilt in etwa für humanes Kalzitonin. Damit eignen sich die genannten Peptidhormone mit Einschränkung zur Diagnostik und Therapiekontrolle vorrangig kleinzelliger Bronchial-karzinome; sie sind nicht geeignet zur Frühdiagnose, aber auch nicht zur frühen Erkennung von Rezidiven.

NSE

Die neuronspezifische Enolase (Glukose-spaltendes En-zym) ist charakteristisch für alle APUD-Zelltumoren, u. a. also auch für das kleinzellige Bronchialkarzinom. Serienmäßige NSE-Bestimmungen im Serum lassen ei-ne brauchbare Korrelation zwischen NSE-Werten und Ansprechen auf eine tumorspezifische Therapie beim kleinzelligen Bronchialkarzinom erkennen. Die NSE-Analyse lohnt also als zusätzlicher Parameter bei der Stadieneinteilung und Therapiekontrolle. Keine Rolle spielt die NSE für die Frühdiagnostik, da bei lokalisier-tem Krankheitsstadium die Anzahl falsch-negativer Be-funde zu hoch ist.

Zusammenfassung

Die Analyse von Tumormarkern im Serum kann für das Tumorstadium (extrathorakale Metastasierung) und für das Ansprechen einer tumorspezifischen Thera-pie wertvolle zusätzliche Informationen leisten. Tumormarker eignen sich nicht zur Früherkennung des Bronchialkarzinoms!

4.5 Sicherung der Diagnose

4.5.1 Diagnostik des Primärtumors

Die bildgebende Diagnostik des Bronchialkarzinoms ermöglicht keine Artdiagnostik und gestattet auch dann nur eine Abschätzung der Dignität, wenn eindeutige Malignitätskriterien vorliegen. Bildgebende Verfahren sind dann zusätzlich wertvoll, wenn sie zur Differenzie-rung intrapulmonaler Raumforderungen transthorakale Biopsieverfahren ermöglichen. Bildgebende Verfahren dürfen nicht wahllos eingesetzt werden, die Tabelle 24–7 beschreibt eine folgerichtige Reihung bei der Dia-gnostik des Bronchialkarzinoms, die auch zwischen nicht-invasiven und invasiven Methoden unterscheidet.

Röntgenübersichtsaufnahmen des Thorax im poste-rior-anterioren und im seitlichen Strahlengang dienen dem Nachweis des Primärtumors sowie seiner intra-thorakalen Ausbreitung; sie werden in der Regel er-gänzt durch Zielaufnahmen sowie konventionelle Ver-wischungstomographien. Die Computertomographie ist ein universelles, aber nicht in jedem Falle notwendi-ges Zusatzverfahren: Der entscheidende Vorteil der Computertomographie ist die überlagerungsfreie Dar-stellung des Tumors in allen Thoraxregionen sowie die Zuverlässigkeit im Nachweis einer regionalen und extrathorakalen Metastasierung [78]. Die Sonographie ermöglicht lediglich die Darstellung thoraxwandstän-diger pathologischer Prozesse, bezüglich mediastinaler Prozesse ist die transösophageale Sonographie der Computertomographie unterlegen. Nuklearmedizini-sche Verfahren dienen vorrangig dem Nachweis von Metastasen (s. Abschn. 4.5.2) und sind im Rahmen der präoperativen Funktionsdiagnostik indiziert (s.

Tabelle 24–7 Diagnostik des Bronchialkarzinoms mit bildgebenden Verfahren.

Basisdiagnostik
– konventionelle Übersichtsaufnahmen in zwei Ebenen

Erweiterte Diagnostik
– Durchleuchtung mit Zielaufnahmen
– konventionelle Verwischungstomographie
– Computertomographie
– Sonographie
– nuklearmedizinische Verfahren

Problemfalldiagnostik
– Kernspintomographie
– Bronchographie
– Angiographie

Abschn. 4.6.1) Die Kernspintomographie bringt beim Bronchialkarzinom nur im Einzelfall über die Computertomographie hinausgehende Informationen; sie bleibt – wie auch die invasiven Techniken (Bronchographie, Angiographie) – Ausnahmefällen vorbehalten [22, 46].

Tabelle 24–8 faßt die radiologischen Kriterien des Bronchialkarzinoms in der konventionellen Röntgendiagnostik zusammen [2, 12]. Hierbei wird zwischen zentral wachsenden, peripher wachsenden Karzinomen und den „Sonderformen" (Pancoast-Tumor und bronchiolo-alveoläres Karzinom) unterschieden.

Endobronchial wachsende zentrale Karzinome sind in frühen Stadien direkt kaum darstellbar, notwendig sind Verwischungstomographie und Computertomographie und die Beachtung indirekter Zeichen (Abb. 24–8a, b). Demgegenüber ist das peripher wachsende Bronchialkarzinom auf konventionellen Übersichtsaufnahmen durch erhöhte Strahlenabsorption gegenüber dem belüfteten Parenchym gut zu erkennen (Abb. 24–9) Die verschiedenen radiologischen Erscheinungsformen des peripheren Bronchialkarzinoms sind aber in keinem Fall spezifisch, so daß umfangreiche differentialdiagnostische Überlegungen und Maßnahmen nahezu regelhaft notwendig sind (Abb. 24–10). Solitäre Rundherde können zahlreiche Ursachen haben: Wenigstens

Tabelle 24–8 Radiologische Kriterien des Bronchialkarzinoms im konventionellen Röntgenbild.

Zentral wachsendes Bronchialkarzinom
  endobronchiale Tumorausbreitung
  – Überblähung und verminderte Perfusion der betroffenen Seite
  – verkleinerter Hilus
  – Atelektase, Dystelektase
  – Retentionspneumonie
  extrabronchiale Tumorausbreitung
  – einseitige Hilusverbreiterung
  – unscharfe Hilusbegrenzung

Peripher wachsendes Bronchialkarzinom
  – flächenhafte Abschattung
  – Rundherd
  – regelmäßig oder unregelmäßig begrenzte Raumforderung mit Hohlraumbildung

Pancoast-Tumor
  – Verschattung der Lungenspitze
  – knöcherne Destruktionen (z. B. Rippen)
  – Beziehung zu Subklaviagefäßen, Plexus brachialis, Grenzstrang

bronchioloalveoläres Karzinom
  – solitäre/multiple Rundherde
  – kleinfleckige Infiltrate
  – konfluierende Infiltrate
  – einseitig/doppelseitig
  – in einem oder mehreren Lungenlappen

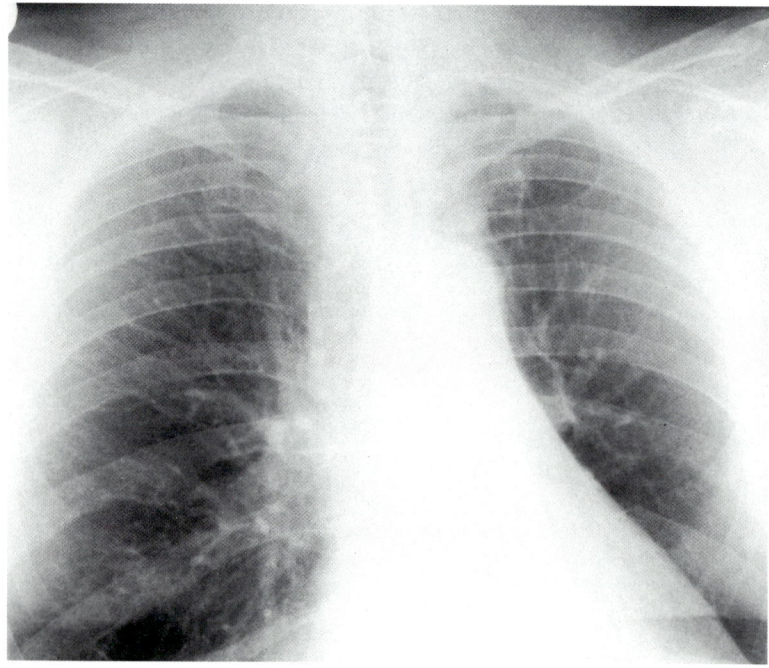

a)

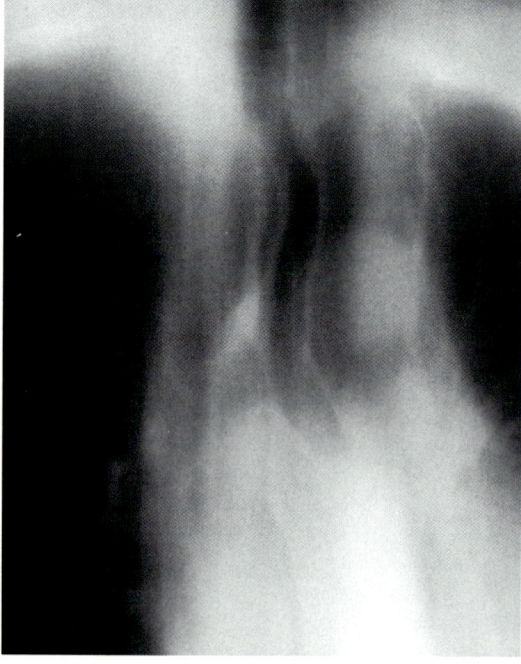

b)

Abb. 24–8 Zentral intrabronchial wachsendes Bronchialkarzinom links. Histologie: Plattenepithelkarzinom (67jähriger Patient).

a) Übersichtsaufnahme
b) Tomographie

die Hälfte wird durch maligne Erkrankungen und meist durch ein Bronchialkarzinom hervorgerufen (Abb. 24–11) [3, 18].

Die *Größenkonstanz eines Lungenrundherdes*, auch über einen längeren Zeitraum (> 1 Jahr), spricht *nicht* gegen

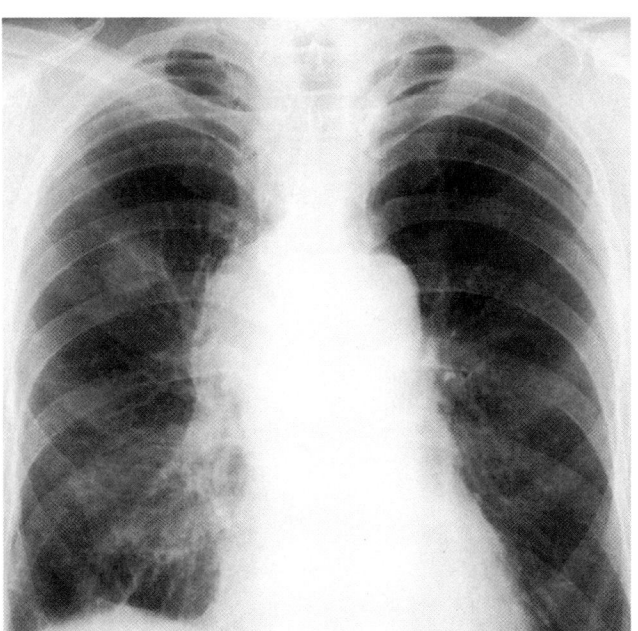

Abb. 24–11 Bronchialkarzinom im rechten Lungenoberlappen mit zentral extrabronchialem Tumorwachstum. Histologie: Großzelliges Karzinom (57jähriger Patient).

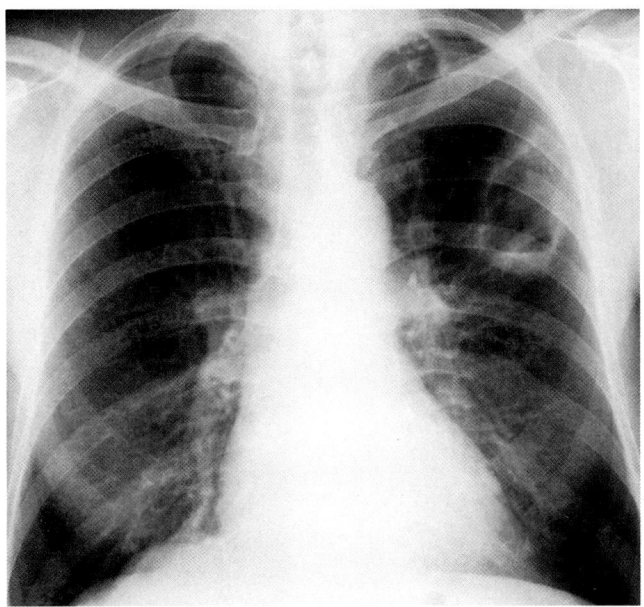

Abb. 24–9 Peripher wachsendes, zerfallendes Bronchialkarzinom im linken Lungenoberlappen. Histologie: Adenokarzinom (58jähriger Patient).

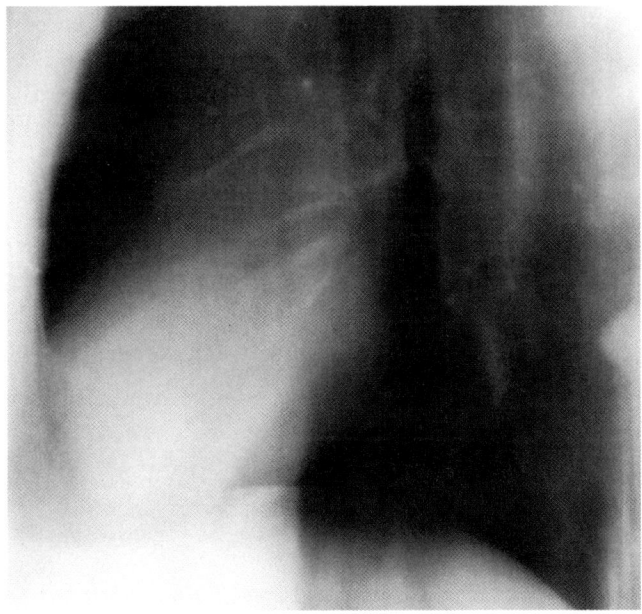

Abb. 24–10 Peripher wachsendes Bronchialkarzinom im linken Lungenunterlappen (Tomographie). Histologie: Adenokarzinom (57jähriger Patient).

einen malignen Prozeß! Verlaufsbeobachtungen eines unklaren Lungenrundherdes sind nicht akzeptabel!

Der Pancoast-Tumor kann im Röntgenbild leicht mit einer Pleurakuppenschwiele verwechselt werden, beachtenswert ist besonders eine Beziehung zu den Nachbarorganen (Rippen, Wirbelkörper, Gefäße, Nerven, Ösophagus) (Abb. 24–12). Bunt sind die radiologischen Erscheinungsformen des bronchiolo-alveolären Karzinoms: Es zeigt sich ein- oder doppelseitig, in einem oder mehreren Lungenlappen lokalisiert, teils als Rundherd, teils als kleinfleckige oder konfluierende Infiltration (Abb. 24–13).

4.5.2 Diagnostik von Metastasen

Bezüglich der Diagnostik der regionären Metastasierung des Bronchialkarzinoms ist auf den Abschnitt 4.5.4 zu verweisen. Die Computertomographie ist das am vielseitigsten anwendbare und auch das zuverlässigste Abbildungsverfahren für die intrathorakale Tumorausbreitung und -metastasierung.

Sonographie und Computertomographie sind die Methoden der Wahl zur Darstellung von *Metastasen* im Bereich *der Leber, der Nebennieren, der Nieren* sowie *der abdominellen Lymphknoten.* Lebermetastasen sind sonographisch und computertomographisch mit gleicher

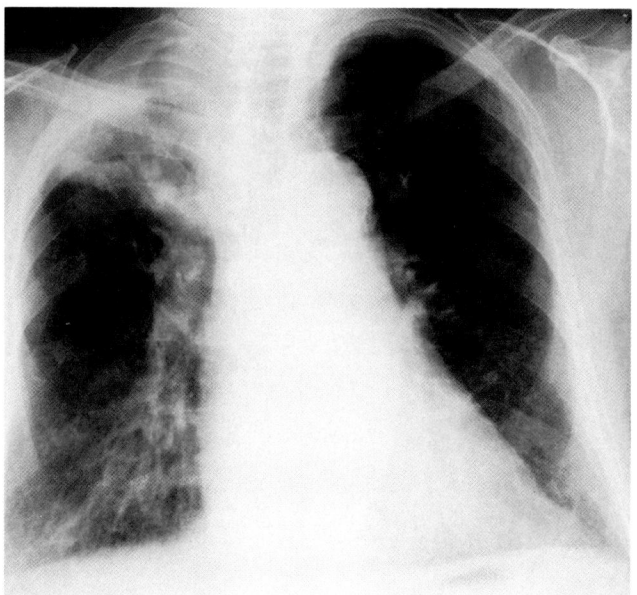

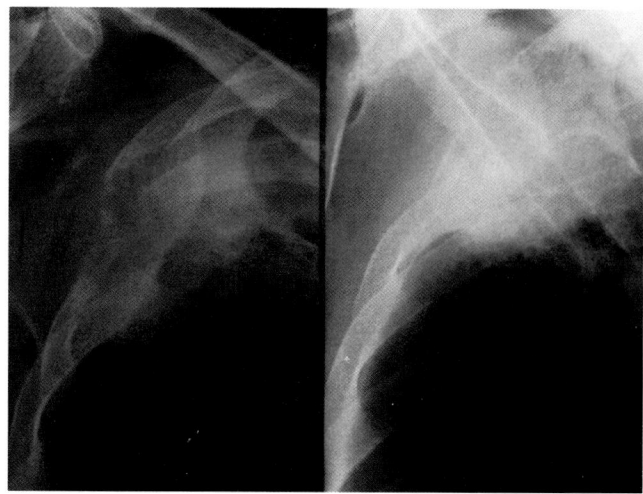

b) Zielaufnahme

a) Übersichtsaufnahme

Abb. 24–12 Pancoast-Tumor im rechten Lungenoberlappen mit Rippendestruktion. Histologie: Plattenepithelkarzinom (70jähriger Patient).

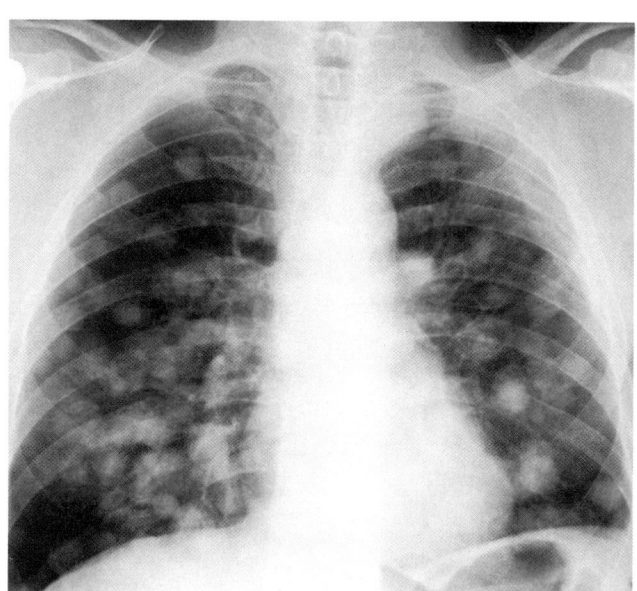

Abb. 24–13 Bronchioloalveoläres Karzinom (71jähriger Patient).

Zuverlässigkeit zu erfassen; bei Raumforderungen über 1,5 cm beträgt die Treffsicherheit mehr als 90% [6].

Die radiologischen Methoden zur Diagnostik von *Knochenmetastasen* umfassen die Knochenszintigraphie, die konventionelle Röntgentechnik einschließlich Tomographie und die Computertomographie. Die Kno-

chenszintigraphie besitzt unter den genannten Verfahren die höchste Sensitivität, wobei die Spezifität allerdings deutlich geringer ist. Der szintigraphische Befund spiegelt die Stoffwechselaktivität eines Knochenprozesses wider und ist deshalb wesentlich früher pathologisch positiv als der Befund eines Röntgenbildes, der eine Osteolyse im Knochen erst einer Demineralisierung von 30–50% anzeigen kann. Eine Indikation zur zusätzlichen computertomographischen Darstellung von Knochenmetastasen stellt sich immer dann, wenn aufgrund der Metastasierung neurologische Komplikationen auftreten und somit die Ausdehnung des Prozesses auf Strukturen des Nervensystems beurteilt werden muß [35].

Hirnmetastasen lassen sich mit Hilfe der Computertomographie mit gut 90%iger Sicherheit erfassen, unter günstigsten Bedingungen von 5–10 mm Größe an [14]. In Zweifelsfällen kann die Kernspintomographie eine wesentliche Mehrinformation bieten, z. B. bei Prozessen in der hinteren Schädelgrube.

Für die Metastasenauffindung auch beim Bronchialkarzinom generell ergibt sich mit der durch den Einsatz monoklonaler Antikörper wiederbelebten Immunszintigraphie eine interessante Perspektive für die Zukunft; noch liegen aber ausreichende klinische Erfahrungen nicht vor [62].

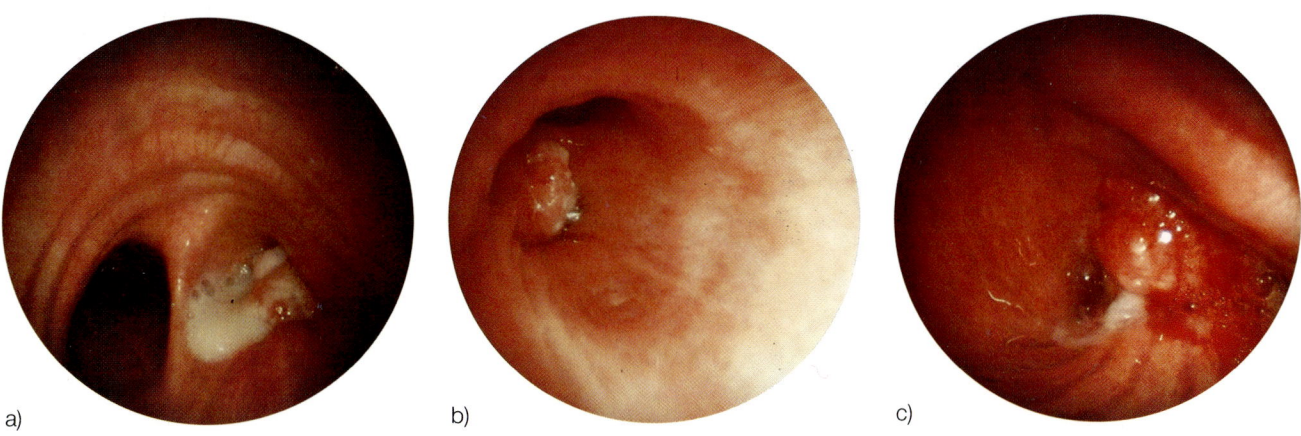

a) b) c)

Abb. 24–14 Endobronchial wachsende Bronchialkarzinome. b) Tumorverschluß linker Unterlappenbronchus
a) Tumorverschluß rechter Stammbronchus c) Tumorverschluß rechter Stammbronchus

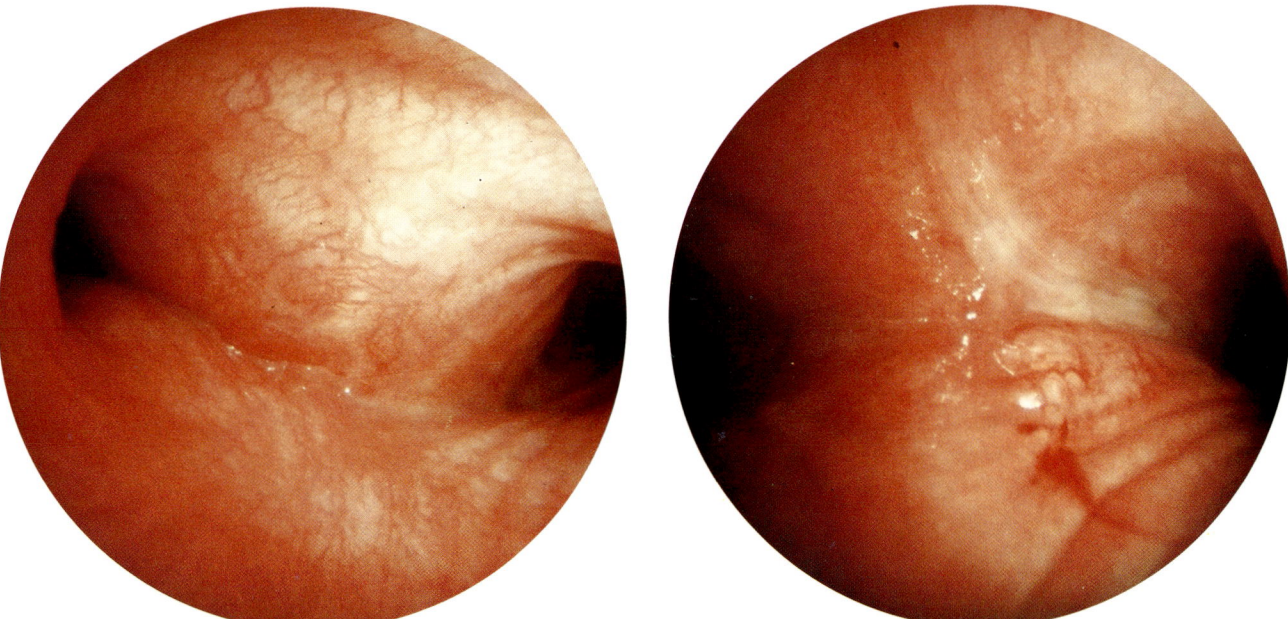

Abb. 24–15 Subkarinal lokalisierte Lymphknotenmetastasen bei Bronchialkarzinom.

4.5.3 Endoskopie und Biopsie

Zweifellos ist die Bronchoskopie mit der damit verbundenen Möglichkeit der histologischen Sicherung des Tumorgeschehens der wichtigste Schritt in der Diagnostik des Bronchialkarzinoms (Abb. 24–14, 24–15 und 24–16). Die Erfahrung lehrt, daß die Bronchoskopie erst in der Kombination mit starren Instrumenten und den Fiberoptiken das optimale endoskopische Verfahren darstellt. Beide Formen der Bronchoskopie lassen sich unter Lokalanästhesiebedingungen gut durchführen und werden bei entsprechender Vorbereitung und adäquater Führung des Patienten während des Untersuchungsvorganges auch gut toleriert. Für die Diagnostik mit dem starren Bronchoskop sprechen die Güte der Biopsien mit den größeren Zangen, die wichtige Möglichkeit einer transtrachealen oder transbronchialen Tumor- oder Lymphknotenpunktion und die Aufrechterhaltung einer adäquaten Ventilation sowie der bessere therapeutische Zugang bei stärkerer tumor- oder biopsiebedingter intrabronchialer Blutung. Hauptargument für die Fiberbronchoskopie ist die

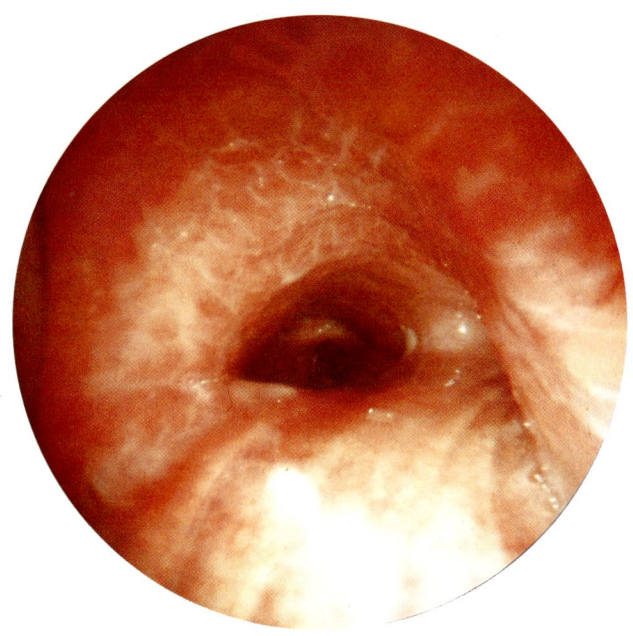

Abb. 24–16 Lymphangiosis carcinomatosa der Bronchialschleimhaut. Histologie: kleinzelliges Bronchialkarzinom.

Tabelle 24–9   Bronchoskopische Tumordiagnostik.

Bronchuszangenbiopsie
– Bronchialschleimhaut
– Tumorgewebe

transbronchiale Zangenbiopsie
– Lungengewebe
– Tumorgewebe

transtracheale, transbronchiale Nadelbiopsie
– Lymphknoten
– Tumorgewebe

Katheterbiopsie
– Bronchialschleimhaut (Zytologie)

Bürstenbiopsie
– Bronchialschleimhaut (Zytologie)

bronchoalveoläre Lavage
– Bronchialschleimhaut
– Alveolarraum (Zytologie)

makroskopische Befunderhebung

fotografische Befunddokumentation

zweifelsfrei bessere makroskopische Beurteilbarkeit des peripheren Bronchialsystems, besonders in den Oberlappen, wobei unter Röntgenkontrolle das Erreichen kleiner und weit peripher gelegener pathologischer Prozesse ermöglicht wird.

Die Qualität der bronchoskopischen Tumordiagnostik hängt von mehreren Faktoren ab: Größe und Lokalisation des Tumors, Zahl und Qualität der Biopsien, Geschick und Erfahrung des Untersuchers und Wissen des Pathologen. Ohne eine kritische und vertrauensvolle Zusammenarbeit zwischen Pneumologen und Pathologen, die jederzeit Raum für eine offene Diskussion der Befunde läßt, gelingt eine optimale Diagnostik des Bronchialkarzinoms nicht.

Das diagnostische Programm der Bronchoskopie ist selbstverständlich von jedem Einzelfall und seinen Bedürfnissen (auch Konsequenzen!) abhängig, Tabelle 24–9 gibt eine Übersicht. Bei zentral wachsenden sichtbaren Tumoren liegt die Nachweisrate zwischen 70 und 95 %, bei peripheren Tumoren in Abhängigkeit von der Größe und der Ausnutzung aller histologischen und zytologischen Untersuchungsverfahren bei etwa 50 %. Bei kurativ resektablen Tumoren ist bei der Bronchoskopie auch das Ausmaß der Resektion abzuschätzen, die potentiellen Absetzungsstellen durch adäquate Schleimhautbiopsien abzuklären und, wenn möglich,

auch die N-Stadieneinteilung durch transbronchiale Lymphknotenpunktion anzustreben.

In der Regel gelingt es, ggf. auch unter Wiederholung der Untersuchung, bei radiologischem Korrelat den Verdacht auf ein Bronchialkarzinom bronchoskopisch zu sichern. Bei thoraxwandständigen pleuraadhäsiven Tumoren kann die Diagnostik ggf. durch eine transthorakale Feinnadel- oder Stanzbiopsie, u. U. auch durch eine Thorakoskopie ergänzt werden. Bei einem primär kurativ resektablen peripheren Rundherd verbietet sich eine transthorakale Nadelbiopsie auch unter dem Gesichtspunkt einer potentiellen Tumorzellverschleppung, in solchen Fällen sind chirurgische Resektionsmaßnahmen Diagnostik und Therapie zugleich!

Aktuell noch unbefriedigend ist die Diagnostik des okkulten Bronchialkarzinoms, d. h. die Lokalisation eines Tumorgeschehens bei positiver Sputumzytologie und unauffälligem Röntgenbild des Thorax. Liegt kein auffallender endoskopischer Befund vor, bedarf es einer separaten Waschung aller Segmente. Ob neuere Methoden unter Verwendung von Hämatoporphyrin in Kombination mit dem Krypton-Laser oder die Fluoreszin-Anfärbung maligner Anteile der Bronchialschleimhaut die Ergebnisse der Diagnostik okkulter Bronchialkarzinome verbessern, ist noch Gegenstand der Forschung [41].

Tabelle 24–10 TNM-Klassifikation des Bronchialkarzinoms (aus [76]).

T – Primärtumor

T_X = Primärtumor kann nicht beurteilt werden, oder Nachweis von malignen Zellen im Sputum oder bei Bronchialspülungen, jedoch Tumor weder radiologisch noch bronchoskopisch sichtbar

T_0 = kein Anhalt für Primärtumor

T_{is} = Carcinoma in situ

T_1 = Tumor 3 cm oder weniger in größter Ausdehnung, umgeben von Lungengewebe oder viszeraler Pleura, kein broncho-skopischer Nachweis einer Infiltration proximal eines Lappenbronchus (Hauptbronchus frei)[1]

T_2 = Tumor mit einem der folgenden Kennzeichen hinsichtlich Größe oder Ausbreitung:
– Tumor mehr als 3 cm in größter Ausdehnung
– Tumor mit Befall des Hauptbronchus, 2 cm oder weiter distal der Carina
– Tumor infiltriert viszerale Pleura
– assoziierte Atelektase oder obstruktive Entzündung bis zum Hilus, aber nicht der ganzen Lunge

T_3 = Tumor jeder Größe mit direkter Infiltration einer der folgenden Strukturen: Brustwand (einschließlich Tumoren des Sulcus superior), Zwerchfell, mediastinale Pleura, parietales Perikard; oder Tumor im Hauptbronchus weniger als 2 cm distal der Carina[1], aber Carina selbst nicht befallen, oder Tumor mit Atelektase oder obstruktiver Entzündung der ganzen Lunge

T_4 = Tumor jeder Größe mit Infiltration einer der folgenden Strukturen: Mediastinum, Herz, große Gefäße, Trachea, Ösophagus, Wirbelkörper, Carina; oder Tumor mit malignem Pleuraerguß[2]

N – regionäre Lymphknoten

N_x = regionäre Lymphknoten können nicht beurteilt werden

N_0 = keine regionären Lymphknotenmetastasen

N_1 = Metastasen in ipsilateralen peribronchialen Lymphknoten und/oder in ipsilateralen Hiluslymphknoten (einschließlich einer direkten Ausbreitung des Primärtumors)

N_2 = Metastasen in ipsilateralen mediastinalen und/oder subcarinalen Lymphknoten

N_3 = Metastasen in kontralateralen mediastinalen, kontralateralen Hilus-, ipsi- oder kontralateralen Skalenus- oder supraklavikulären Lymphknoten

M – Fernmetastasen

M_x = Das Vorliegen von Fernmetastasen kann nicht beurteilt werden

M_0 = keine Fernmetastasen

M_1 = Fernmetastasen

Anmerkungen:

[1] Ein seltener, sich oberflächlich ausbreitender Tumor jeder Größe mit einer nur auf die Bronchialwand begrenzten Infiltration wird auch dann, wenn er sich weiter proximal ausdehnt, als T_1 klassifiziert.

[2] Die meisten Pleuraergüsse bei Lungenkarzinomen sisnd durch den Tumor verursacht. Es gibt jedoch einige wenige Patienten, bei denen die mehrfache zytologische Untersuchung des Pleuraergusses negativ und der Erguß weder hämorrhagisch noch exsudativ ist. Wo diese Befunde und die klinische Beurteilung einen tumorbedingten Erguß ausschließen, sollte der Erguß als Kriterium der Klassifikation nicht berücksichtigt und der Tumor als T_1, T_2 oder T_3 eingestuft werden.

4.5.4 Staging und Grading

Mit dem Begriff des „Staging" verbindet man die Erfassung der Krankheitsstadien maligner Tumoren, wobei das Staging neben Histologie, Grad der histopathologischen Differenzierung („Grading" G_{1-4}, G_X), Tumorkrankheit-Aktivitätsindices und klinischen Symptomen (z. B. Gewichtsverlust vor Diagnosestellung) das therapeutische Vorgehen, aber vor allem die Prognose der malignen Erkrankung bestimmt.

Die Unio Internationalis Contra Cancrum (UICC) hat das TNM-System entwickelt, das in Form einer kurzen Kodierung (sog. TNM-Formel) exakte Angaben über den Zustand des Primärtumors (T), die regionalen Lymphknoten (N) sowie über das evtl. Vorliegen von Fernmetastasen (M) erlaubt. Grundsätzlich sind für jede Tumorlokalisation zwei Klassifikationen möglich: die prätherapeutische, d. h. klinische (TNM), und die postoperative, d. h. histopathologische Klassifikation (pTNM) [76]. Bezogen auf das Bronchialkarzinom hat sich gezeigt, daß die TNM-Klassifikation bei den kleinzelligen anaplastischen Formen nur eine relativ geringe prognostische Aussagekraft besitzt. Dies ist vor allem damit begründet, daß bei diesem Tumortyp frühzeitig klinisch noch nicht objektivierbare Mikrometastasen vorliegen. Tabelle 24–10 faßt die TNM-Klassifikation für das Bronchialkarzinom zusammen, Tabelle 24–11 die zugeordnete Stadieneinteilung des American Joint Committee for Staging of Cancer [1]. Die Klassifikation kleinzelliger Bronchialkarzinome geht auf die „Veterans Administration Lung Cancer Group" zurück und verwendet die Begriffe „limited" und „extensive disease" (Tab. 24–12) [65].

Die Problematik des Staging des Bronchialkarzinoms liegt weniger in der unterschiedlichen Bewertung empfohlener Untersuchungsmethoden, auch weniger in der Zuverlässigkeit einer deklarierten Klassifikation, sie liegt mehr in der nicht in jedem Fall gegebenen therapeutisch nutzvollen Konsequenz. Realisiert man, daß trotz des gewaltigen Arsenals diagnostischer Möglich-

Tabelle 24–11 Stadieneinteilung des Bronchialkarzinoms (American Joint Committee for Staging of Cancer 1977 [1]).

Stadium I	$T_1N_0M_0 - T_1N_1M_0 - T_2N_0M_0$
Stadium II	$T_2N_1M_0$
Stadium III	alle anderen

T = Primärtumor
N = regionäre Lymphknoten
M = Fernmetastasen

Tabelle 24–12 Klassifikation kleinzelliger Bronchialkarzinome („Veterans Administration Lung Cancer Group" [65]).

„limited disease"
– Tumor in einer Thoraxhälfte
– ipsilaterale, hiläre, mediastinale und supraklavikuläre Lymphknoten
– kein Pleuraerguß
– keine Rekurrensparese
– kein V.-cava-sup.-Syndrom

„extensive disease"
– Befall beider Thoraxhälften
– kontralateraler Lymphknotenbefall
– Pleuraerguß
– Rekurrensparese
– V.-cava-sup.-Syndrom
– extrathorakale Metastasen

Tabelle 24–13 Diagnostik des Bronchialkarzinoms. Staging des Primärtumors (T).

– Anamnese
– klinischer Untersuchungsbefund
– Röntgen : Thorax in zwei Ebenen
– Schichtaufnahmen
– Durchleuchtung, Sonographie
– Lymphknotenpunktion
– Sputumzytologie
– Bronchoskopie

Tabelle 24–14 Diagnostik des Bronchialkarzinoms. Staging der regionalen Lymphknoten (N).

– Schichtaufnahmen
– Computertomographie
– Kernspintomographie
– transtracheale/transbronchiale Lymphknotenbiopsie
– Mediastinoskopie

Tabelle 24–15 Diagnostik des Bronchialkarzinoms. Staging der Fernmetastasen (M).

– klinischer Untersuchungsbefund
– laborchemische Analysen
– Sonographie, Computertomographie
– Computertomographie des Gehirns
– Knochenszintigraphie
– Knochenmarkbiopsie

keiten die therapeutischen Erfolge beim Bronchialkarzinom außerordentlich bescheiden sind, dann muß im Bewußtsein, den Kranken nicht als Träger medizinischer Störungen, sondern als Persönlichkeit mit unterschiedlichen Bedürfnissen zu sehen, das Ziel der Diagnostik sein, aus dem Angebot des heute medizinisch Machbaren nur das jeweils Sinnvolle auszusuchen. Vor dem Hintergrund dieser „Tumormedizin nach Maß" hat sich für die Beurteilung des Primärtumors eine standardisierte Basisdiagnostik bewährt, die in Abhängigkeit von der möglichen therapeutischen Zielsetzung durch weiterführende Maßnahmen zur Beurteilung der regionären Lymphknoten und zum Ausschluß von Fernmetastasen ergänzt wird (Tab. 24–13) [21].

Mit dem Staging der regionalen Lymphknoten (Tab. 24–14) fallen bei T_1- und T_2-Tumoren wichtige Vorentscheidungen für die Therapie. Bei der Beurteilung bronchopulmonaler Lymphknoten haben konventionelle Schichtaufnahmen gegenüber der Computertomographie Vorteile, da ihre Darstellung im CT vor allem durch die Gefäßpulsationen und die komplizierten anatomischen Verhältnisse erschwert wird. Mediastinale Lymphknotenmetastasen sind, bedingt durch das umgebende kontrastierende Fettgewebe, hingegen computertomographisch gut darstellbar, die Sensitivität der Computertomographie wird mit bis zu 95% beziffert [12]. Kernspinresonanz- (NMR-)Tomographie und CT besitzen bezüglich mediastinaler Lymphome die gleiche Sensitivität: die NMR-Tomographie ist der Computertomographie aber bei der Abgrenzung hilärer Gefäßstrukturen gegenüber Lymphomen deutlich überlegen, bei der Möglichkeit koronarer und sagittaler Schichtaufnahmen, insbesondere bei Prozessen im aortopulmonalen Fenster. Weder konventionelle

Röntgenaufnahmen noch CT oder NMR-Tomographie erlauben allerdings eine Differenzierung zwischen benignen und malignen Lymphknotenveränderungen, somit bleibt unter Betonung einer individuellen Indikationsstellung im Einzelfall die Notwendigkeit bestehen, den Lymphknotenprozeß pathohistologisch oder -zytologisch abzusichern.

Die Suche nach Fernmetastasen beim Bronchialkarzinom orientiert sich an der Anamnese des Patienten, dem klinischen Untersuchungsbefund sowie an den Prädilektionsstellen für das Auftreten von extrathorakalen Metastasen, nämlich Leber, Skelettsystem und Gehirn (Tab. 24–15). Laborchemische Pathologika, auch die Analyse von Tumormarkern im Serum, können ggf. richtungweisend sein. Bei Inanspruchnahme einer kurativ chirurgischen Therapie ist auch bei fehlender klinischer Symptomatik eine routinemäßige Durchführung einer abdominellen Sonographie und

Knochenszintigraphie zu fordern, sonst ist der Einsatz der Diagnostik an dem Beschwerdebild des Patienten und der unmittelbaren therapeutischen Konsequenz zu messen.

4.6 Therapie des Bronchialkarzinoms

4.6.1 Chirurgische Therapie

Präoperative Funktionsdiagnostik

Mit der absoluten Sekundenkapazität (FEV_1) und dem Ergebnis der regionalen Funktionsanalyse mittels Perfusionsszintigraphie gelingt es relativ sicher, vor lungenchirurgischen Eingriffen postoperative respiratorische Probleme und Komplikationen vorauszuberechnen. Mit Hilfe einer einfachen Rechts-Links-Quantifizierung des Lungenperfusionsszintigramms wird die postoperative FEV_1 aus den präoperativen Daten bestimmt:

postoperative FEV_1 = präoperative $FEV_1 \times$ (% Perfusion gesunde Lunge : 100)

Die zusätzliche Einführung einer Konstanten (0,37) berücksichtigt im besonderen die frühe postoperative Phase und sollte in Grenzfällen miteinbezogen werden [49].

Die Risikobeurteilung eines Patienten vor lungenchirurgischen Eingriffen ist den Abbildungen 24–17 und 24–18 zu entnehmen [58]. Liegt die vorausberechnete postoperative FEV_1 bei geplanter Pneumonekto-

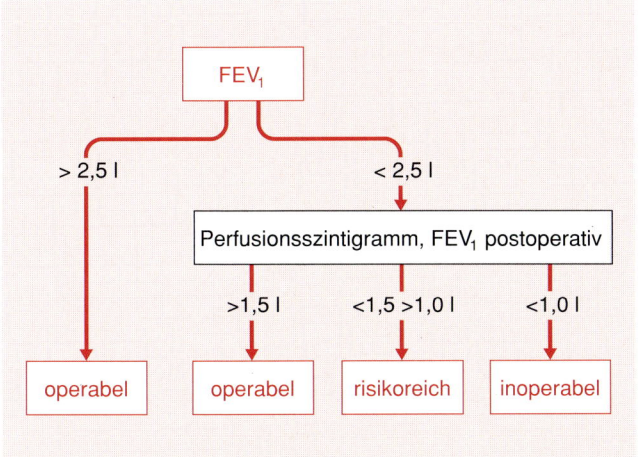

Abb. 24–17 Funktionelle Risikobeurteilung vor Pneumonektomie. FEV_1 = forciertes Exspirationsvolumen in einer Sekunde.

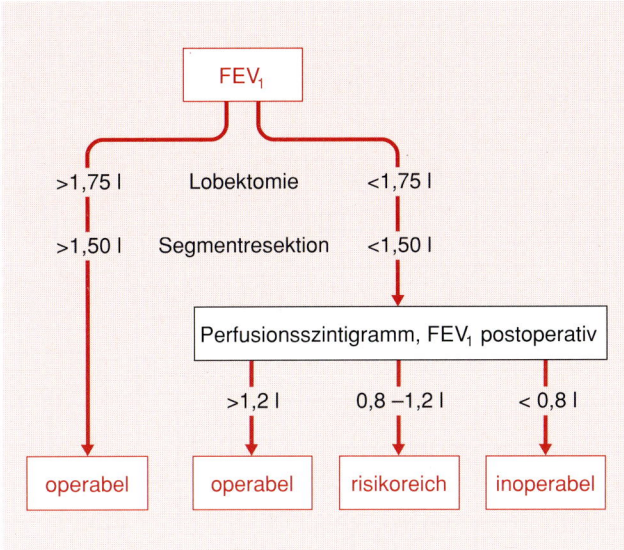

Abb. 24–18 Funktionelle Risikobeurteilung vor Lobektomie und Segmentresektion. FEV_1 = forciertes Exspirationsvolumen in einer Sekunde.

Tabelle 24–16 Kardiopulmonale Eckdaten vor lungenchirurgischen Eingriffen.

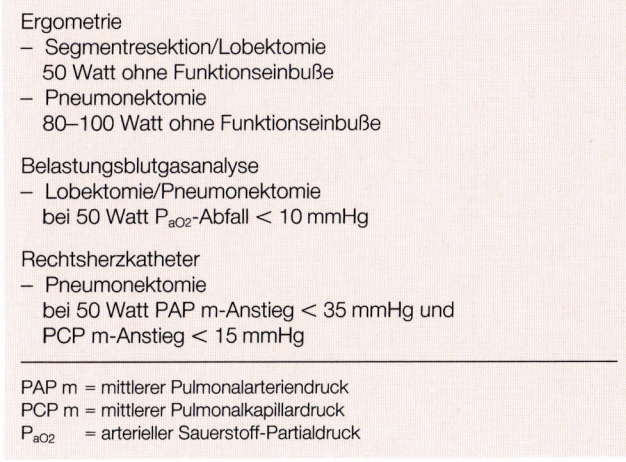

Ergometrie
– Segmentresektion/Lobektomie
  50 Watt ohne Funktionseinbuße
– Pneumonektomie
  80–100 Watt ohne Funktionseinbuße

Belastungsblutgasanalyse
– Lobektomie/Pneumonektomie
  bei 50 Watt P_{aO2}-Abfall < 10 mmHg

Rechtsherzkatheter
– Pneumonektomie
  bei 50 Watt PAP m-Anstieg < 35 mmHg und
  PCP m-Anstieg < 15 mmHg

PAP m = mittlerer Pulmonalarteriendruck
PCP m = mittlerer Pulmonalkapillardruck
P_{aO2} = arterieller Sauerstoff-Partialdruck

mie unter 1,0 l, ist der Patient als inoperabel anzusehen, bei Lobektomie und Segmentresektionen ist Inoperabilität bei einer postoperativen FEV_1 unter 0,8 l gegeben [43].

Neben der präoperativen Lungenfunktionsdiagnostik sind ergometrische Untersuchungen mit definierter Belastung, Analyse der arteriellen Blutgase, Registrierung des EKG und Druckmessung im kleinen Kreislauf bei Problempatienten auch weiterhin unerläßlich. Tabelle 24–16 zeigt die Eckdaten [58]. Generell impliziert das

Akzeptieren dieser Eckdaten nicht, daß nicht alle Anstrengungen unternommen werden müssen, die vorgegebenen Funktionsstörungen präoperativ zu verbessern. Erst wenn jene Funktionsstörungen auch unter Einsatz bronchospasmolytischer, antibiotischer, kardialer und auch physikalischer Therapiemaßnahmen sich als nicht reversibel erweisen, d. h., essentielle Funktionsdaten nicht in einen tolerablen Bereich anzuheben sind, sollte die Entscheidung gegen den chirurgischen Eingriff als endgültig angesehen werden.

Nichtkleinzelliges Bronchialkarzinom

Es besteht kein Zweifel, daß die chirurgische Therapie als kuratives Verfahren der Wahl beim nicht-kleinzelligen Bronchialkarzinom anzusehen ist, wenn das Tumorstadium N_1M_0 nicht überschritten ist. Generell ist die Tendenz festzustellen, auch in den fortgeschrittenen Stadien T_3 und N_2 zu operieren, weil wirksame Therapiealternativen nicht existieren [51, 54]. Als kurativ wird eine Tumorresektion dann angesehen, wenn keine extrathorakalen Metastasen nachzuweisen sind, kein Tumorgewebe im Körper zurückgelassen wurde und die histologische Untersuchung des Tumorresektates tumorfreie Absetzungslinien ergibt.

Chirurgische Standardverfahren sind heute die Lobektomie, organerhaltene Operationen (Manschettenresektionen) und die Pneumonektomie. Segmentresektionen kommen nur bei stark eingeschränkter ventilatorischer Kapazität in Betracht. Mit den organsparenden oder organerhaltenden Operationen gelingt es, die Pneumonektomie zu umgehen. Als Indikationen hierfür werden angesehen: Wahleingriff bei Patients ohne erhöhtes Operationsrisiko mit Tumoren im Stadium I, Pneumonektomie bei schlechter Lungenfunktion nicht mehr möglich und Vermeidung oder Beseitigung tumorbedingter Komplikationen unter palliativen Gesichtspunkten [54]. Die Indikation zur erweiterten Pneumonektomie (Resektion karzinomatös befallener Areale des Zwerchfells, der Brustwand, des Perikards oder der Arteria pulmonalis) mit entsprechenden Plastiken sollte auch unter dem Aspekt der Gesamtprognose sehr streng gestellt werden.

Die chirurgische Therapie des pulmonalen Rundherdes beinhaltet zunächst dessen Entfernung durch den kleinstmöglichen Eingriff (atypische Resektion, Enukleation). Das weitere Vorgehen ist vom Ergebnis der histologischen Schnellschnittdiagnose abhängig: Bei benignem Prozeß oder bei Metastase eines bislang un-

bekannten extrapulmonalen Primärtumors wird die Operation beendet; bei Vorliegen eines Bronchialkarzinoms ist die Fortführung des Eingriffs nach den Regeln der Karzinomchirurgie notwendig, d. h. Lobektomie und Lymphadenektomie.

Die Angaben über die perioperative Letalität und über die Erfolge im Sinne der Überlebenszeit der chirurgischen Therapie des Bronchialkarzinoms sind erwartungsgemäß in der Literatur different, sie sind vor allem abhängig von der unterschiedlichen Selektion des Krankengutes und der unterschiedlichen Indikationsstellung zum chirurgischen Eingriff. Die Operationsletalität der Lobektomie wird mit 6%, die der Pneumonektomie mit 12%, die von Manschettenresektionen am Bronchialbaum mit 14% angegeben. Die 5-Jahres-Überlebenszeit chirurgisch behandelter nichtkleinzelliger Bronchialkarzinome liegt bei 39% im Stadium I, bei 33% im Stadium II und bei 17% im Stadium III [80].

Kleinzelliges Bronchialkarzinom

Die zu Recht in letzter Zeit wieder geführte Diskussion um den Stellenwert der chirurgischen Therapie des kleinzelligen Bronchialkarzinoms ist nicht abgeschlossen. Die alleinige Resektion des kleinzelligen Bronchialkarzinoms ist nicht ausreichend. Im Tumorstadium T_1 und T_2 ohne regionäre Lymphknoten- oder Fernmetastasen scheint die primäre Resektion mit postoperativer Chemotherapie (mindestens vier Therapiezyklen) zufriedenstellende Ergebnisse erreichen zu können, wenn auch nach eigenen Erfahrungen der Anteil geeigneter Patients am Gesamtkollektiv sehr klein ist. Ob durch eine adjuvante chirurgische Therapie oder eine selektive Chirurgie nach initialer Chemotherapie die Ergebnisse der Behandlung kleinzelliger Bronchialkarzinome verbessert werden können, bleibt vorerst offen [26, 72].

Palliative chirurgische Eingriffe

Indikationen zur palliativen, d. h. bewußt nichtkurativen Tumorresektion beim Bronchialkarzinom stellen sich in der Regel nur in Notsituationen, z. B. bei massiver Tumorblutung sowie bei zerfallenden Karzinomen mit ausgiebiger Abszedierung und Verjauchung. Es bedarf der Überprüfung in jedem Einzelfall, ob nicht durch einen primär kurativen Eingriff eine bessere Lebensqualität erreichbar ist.

4.6.2 Strahlentherapie

Kurative oder primäre Strahlentherapie

Die Strahlentherapie stellt keine prinzipielle Alternative zur operativen Therapie des Bronchialkarzinoms dar. Da aber nicht wesentlich mehr als 20% aller Patienten einer Operation zugeführt werden können, ergibt sich die Indikation zur kurativen Strahlentherapie bei Patienten mit nichtkleinzelligem Bronchialkarzinom, die aus medizinischen Gründen oder fehlender Operationsbereitschaft nicht operabel sind und die ein lokalisiertes Tumorstadium ohne Fernmetastasen und einen ausreichend hohen Karnofsky-Index ($> 70\%$) aufweisen. Bei einem Zielvolumen von Primärtumor, Hilus und Mediastinum und einer Gesamtdosis von wenigstens 60 Gy beträgt die Überlebenswahrscheinlichkeit von $T_{1-2}N_0M_0$- bis $T_3N_2M_0$-Tumoren immerhin 11% nach fünf Jahren, wobei eine Optimierung der räumlichen Dosisverteilung mit Hilfe computertomographisch gesteuerter Bestrahlungsplanung eine wesentliche Voraussetzung darstellt [34, 81].

Symptomatische und palliative Strahlentherapie

Ziel dieser unbestritten wertvollen Therapie ist es, Krankheitssymptome zu lindern und u. U. lebensbedrohliche Krankheitszustände zu beseitigen. Die Indikationen gelten für Patienten mit allen histologischen Formen des Bronchialkarzinoms und betreffen den Primärtumor (Stenosesymptomatik mit schwerer Dyspnoe, unstillbarem Husten, Schmerzen und Hämoptysen), die regionalen Metastasen (obere venöse Einflußstauung, Plexusinfiltration, extramurale Kompression des Ösophagus) und die Fernmetastasen (Hirn-, Knochen-, Hautmetastasen). Für die Palliativbehandlung stenosierend wachsender Bronchialkarzinome in großen Atemwegen hat sich die Kombination von endobronchialer Lasertherapie und intrakavitärer Bestrahlung in Afterloading-Technik mit Iridium 192 bewährt [50].

Einer kritischen Indikationsstellung bedarf die sogenannte prophylaktische Schädelbestrahlung beim kleinzelligen Bronchialkarzinom. Sie reduziert zwar die Inzidenz zerebraler Metastasen von 24 auf 5%, eine Verlängerung der Überlebenszeit wird aber nicht erreicht. Wenn überhaupt, gilt der Nutzen einer präventiven Schädelbestrahlung sicher nur Respondern, die von einer vorausgegangenen Chemotherapie unzweifelhaft profitiert haben [33].

Nebenwirkungen und Komplikationen

Strahlenfolgen sind abhängig von der Dosis, der Feldgröße und der zeitlichen Verteilung; gleichzeitig oder unmittelbar anschließend gegebene Zytostatika können die Folgen verstärken. Potentielle Strahlenfolgen an der Lunge sind die akute, lebensbedrohliche Strahlenpneumonitis und die Lungenfibrose, am Herzen die Peri- und Pankarditis, am Ösophagus die Ösophagitis auch mit Ulzerationen, am Rückenmark die Arachnoiditis und Myelitis sowie an der Schilddrüse die Hypothyreose.

4.6.3 Strahlentherapie und Operation

Die prä- oder postoperative adjuvante Strahlentherapie hat bei routinemäßiger Anwendung keine Verbesserung der Behandlungsergebnisse gebracht; bei kurativ operierten Patienten (N_0/N_1-Fälle) ist eine postoperative Radiatio nicht indiziert [34]. Anders stellt sich die Situation bei mediastinaler Metastasierung (N_2-Fälle) dar: Hier sollte, wie auch bei inkompletter Resektion, eine Strahlentherapie angeschlossen werden [52].

4.6.4 Strahlentherapie und Chemotherapie

Beim kleinzelligen Bronchialkarzinom im Stadium „limited disease" scheint die kombinierte Behandlung aus primärer Chemotherapie und zwischengeschalteter Bestrahlung des Primärtumorgebietes sowie des gesamten Mediastinums (in der Regel 40 Gy über vier Wochen) anderen Behandlungsmethoden überlegen [20, 81]. Wenn auch sicher ist, daß eine alleinige Strahlentherapie das Krankheitsgeschehen des kleinzelligen Bronchialkarzinoms nicht beherrschen kann, so werden wesentliche Fragen immer noch kontrovers diskutiert: Welche Polychemotherapie ist in Kombination mit der Radiotherapie die wirksamste, welches ist das günstigste Timing der Strahlentherapie, und wie hoch sollte die Gesamtdosis im lokoregionären Zielgebiet sein [20]?

In fortgeschrittenen Stadien des kleinzelligen Bronchialkarzinoms verbessert die Strahlentherapie die mit alleiniger Chemotherapie erreichten Ergebnisse nicht.

Beim nichtkleinzelligen Bronchialkarzinom sind Vorteile einer kombinierten Chemo-/Radiotherapie gegenüber einer alleinigen Strahlentherapie nicht bewiesen worden; dies betrifft auch die Strahlentherapie bei simultanem Einsatz von strahlensensibilisierenden Substanzen (z. B. 5-Fluorouracil).

4.6.5 Chemotherapie

Kleinzelliges Bronchialkarzinom

Notwendig und allgemein akzeptiert ist eine getrennte Betrachtung der zytostatischen Therapie kleinzelliger und nichtkleinzelliger Bronchialkarzinome, wobei erstere vom tumorbiologischen Wachstumsverhalten her durch eine rapide Proliferation mit entsprechend kurzer Tumorverdopplungszeit, hohem Markierungsindex und großer Wachstumsfraktion gekennzeichnet sind und diese Eigenschaften eine hohe Chemo- und Radiotherapie-Sensitivität begründen. Weiterhin nicht strittig ist heute die Auffassung, wenn auch noch nicht überall laut artikuliert, daß das Ziel und der Maßstab einer Chemotherapie des Bronchialkarzinoms nicht die rechnerische Feststellung medianer Überlebenszeiten oder in Prozenten wiedergegebener Remissionsquoten sein kann und darf, sondern vielmehr die Verbesserung der Lebensqualität des Patienten unter Berücksichtigung kurzer Therapiezeiten und Vermeidung therapiespezifischer Krankheitssymptome.

Vor dem Hintergrund dieser allgemeinen Ansichten ergibt sich der Stellenwert der Zytostatikatherapie beim kleinzelligen Bronchialkarzinom aus folgenden Fakten:

- Die chemotherapeutisch induzierte komplette Remission ist der erste und entscheidende Therapieschritt zur Verbesserung der Prognose.
- Bei Patienten mit „limited disease" werden in etwa zwei Drittel der Fälle Vollremissionen insbesondere auch mit Rückbildung tumorbedingter Beschwerden erzielt.
- Die Überlebensrate von Patienten mit „limited disease ist qualitativ und quantitativ durch die Chemotherapie verbessert worden.
- Die letale Toxizität effektiver Chemotherapieprogramme liegt unter 5%.
- Die Kombination von Adriamycin, Cyclophosphamid und Vincristin (ACO) scheint auch im Vergleich zu neueren Kombinationen besonders günstige Behandlungsergebnisse zu erbringen [64].

Trotz der ermutigenden Ergebnisse der Chemotherapie des kleinzelligen Bronchialkarzinoms bleiben Fragen offen oder werden kontrovers diskutiert, hierzu gehören: Art und notwendige Dauer der Induktionsbehandlung, Stellenwert primär sequentiell-alternierender Chemotherapieformen sowie Modalitäten einer Erhaltungs- bzw. Reinduktionsbehandlung. Bevor diese Fragen noch nicht ausreichend beantwortet werden können, ist, um insbesondere dem Anspruch einer verbesserten Lebensqualität des Patienten gerecht zu werden, nach eigenen Erfahrungen einer mehr individuellen und nicht von vornherein schematisierten Therapie Rechnung zu tragen, was zwangsläufig eine qualifizierte Nachsorge für den Patienten voraussetzt (s. Abschn. 4.9; Tab. 24–17 und 24–18).

Tabelle 24–17 Therapieempfehlung beim kleinzelligen Bronchialkarzinom („limited disease").

ACO-Therapieschema	
Tag 1	Adriamycin 50 mg/m² KO i.v.
	Cyclophosphamid 750 mg/m² KO i.v.
	Vincristin 2 mg i.v.
Wiederholung	nach 3 Wochen

Cisplatin-Vepesid-Therapieschema	
Tag 1	Cisplatin 60 mg/m² KO i.v.
Tag 4, 6, 8	Vepesid 120 mg/m² KO i.v.
Wiederholung	nach 3 Wochen

therapeutisches Vorgehen
- vier Therapiekurse nach dem ACO-Schema
- bei fehlender oder unzureichender Remission (Beurteilung nach dem 2. ACO-Therapieschema): Cisplatin-Vepesid-Therapie
- bei eingetretener Remission: konsolidierende Strahlentherapie (Primärtumor, gesamtes Mediastinum, 40 Gy HD)
- weitere zytostatische Therapie abhängig vom individuellen Krankheitsverlauf; Restaging mit bildgebenden Verfahren und Bronchoskopie; bei asymptomatischem Krankheitsverlauf abwarten
- palliative Tumortherapiemaßnahmen im Bedarfsfall: Strahlentherapie bei zerebralen und ossären Metastasen, endobronchiale Lasertherapie

ACO	= Adriamycin/Cyclophosphamid/Onkovin
Gy	= Gray (= Energiedosis im Gewebe)
HD	= Herddosis
KO	= Körperoberfläche

Tabelle 24–18 Therapieempfehlung beim kleinzelligen Bronchialkarzinom („extensive disease").

- vier bis sechs Therapiekurse nach dem ACO-Therapieschema
- bei fehlender oder unzureichender Remission (Beurteilung nach dem 2. ACO-Therapieschema): Cisplatin-Vepesid-Therapie
- bei eingetretener Remission und asymptomatischem Krankheitsverlauf: abwarten
- weitere zytostatische Therapie abhängig vom individuellen Krankheitsverlauf Restaging mit bildgebenden Verfahren und Bronchoskopie
- palliative Tumortherapiemaßnahmen im Bedarfsfall: Strahlentherapie bei zerebralen und ossären Metastasen, endobronchiale Lasertherapie

ACO = Adriamycin/Cyclophosphamid/Onkovin

Nichtkleinzelliges Bronchialkarzinom

Im Gegensatz zu den kleinzelligen Bronchialkarzinomen sprechen die nichtkleinzelligen nur in einem sehr begrenzten Umfang auf eine Chemotherapie an. Die objektiven Ansprechraten der zytostatischen Kombinationstherapien variieren zwischen 20 und 40% in Abhängigkeit von der histologischen Differenzierung des Tumors. Dies ist enttäuschend und bleibt es auch nach Einführung von Polychemotherapieprogrammen mit neueren Zytostatika (Ifosfamid, Cisplatin, Mitomycin C und Vindesin). Hinzu kommt, daß, wenn es überhaupt Remissionen gibt, diese nur partiell und selten oder nie komplett sind und partielle Remissionen in der Regel auch nur bei lokoregionaler Tumorausbreitung im Thoraxraum und nicht bei extrathorakaler Metastasierung erwartet werden können [56].

Die zytostatische Therapie nichtkleinzelliger Bronchialkarzinome verbleibt somit im experimentellen Stadium, und Therapiestudien müssen in Zukunft auch Kontrollkollektive unbehandelter oder nur symptomatisch behandelter Patienten einbeziehen, um die tatsächliche Wirksamkeit zytostatischer Therapieregime zu ermitteln. Therapieentscheide bei nichtoperablen fortgeschrittenen nichtkleinzelligen Bronchialkarzinomen gehören sicher zu den schwierigsten des den Bronchialkarzinompatienten betreuenden Arztes. Priorität gehört aber in jedem Fall dem einzelnen Patienten mit seinem individuellen Krankheitsschicksal und der Erhaltung der ihm noch verbleibenden Lebensqualität.

4.6.6 Symptomatische und palliative Therapie

Die entscheidende Indikation zur *endobronchialen Lasertherapie* (Nd-YAG-Laser) beim Bronchialkarzinom ist die Rekanalisation tumorbedingter Stenosen in den zentralen Atemwegen [11]. Zweifelsfrei ist der Gewinn bei okkludierenden Tumoren in der Trachea, an der Hauptbifurkation sowie in einem Hauptbronchus, wenn die kontralaterale Lunge fehlt oder nicht mehr funktionstüchtig ist. Liegt eine zentrale Bronchusstenose bei funktionell akzeptabler kontralateraler Seite vor, ist zu prüfen, ob derjenige Teil, der mit dem Laser für eine Ventilation rekanalisiert werden soll, auch am Gasaustausch noch beteiligt ist.

4.6.7 Therapie des malignen Pleuraergusses

Ziel der Behandlung der Pleurakarzinose beim Bronchialkarzinom ist es, die Bildung und das rasche Nachlaufen des Ergusses zu verhindern. Von vielen Methoden einschließlich der Instillation von Radioisotopen, Zytostatika und Gewebeklebern hat sich die Tetrazyklin-Pleurodese als am praktikabelsten und auch am erfolgversprechendsten erwiesen [44].

Die Pleurodese ist bei ergußbedingter Atemnot und ergußbedingten Schmerzen indiziert, Voraussetzungen für den Erfolg der Behandlung sind die komplette Ergußentfernung durch Drainage des Pleuraraumes und die weitgehende Ausdehnung der Lunge (Tab. 24–19).

4.6.8 Therapie von Metastasen

Insbesondere die kleinzelligen Formen des Bronchialkarzinoms neigen dazu, in nahezu alle Organe zu metastasieren; schwerpunktmäßig und damit klinisch bedeutsam in das Gehirn, in die Knochen und in die Leber. Bei Hirn- und Knochenmetastasen ist die Strahlentherapie das Behandlungsverfahren der Wahl, bei isolierten Lebermetastasen kann eine regionale Chemotherapie erwogen werden. Eine operative Therapie von Metastasen ist besonders sorgfältig gegenüber der Gesamtprognose des Krankheitsbildes abzuwägen; hier gilt wiederum der Grundsatz der Verhältnismäßigkeit in bezug auf die Lebensqualität des Patienten.

4.6.9 Schmerztherapie

Das Spektrum der Tumorschmerzbehandlung umfaßt Nervenblockaden, neurochirurgische Maßnahmen (z. B. transkutane Hinterwurzeldurchtrennung), Strahlentherapie (besonders von Knochenmetastasen), palliative Tumorresektion, peridurale Gabe von Lokalanästhetika und von Opiaten sowie in allererster Linie die Arzneimitteltherapie. Bezüglich der Arzneimitteltherapie ist die Konstanz der Behandlung und die Kombination zentral und peripher wirksamer Medikamente zu

Tabelle 24–19 Tetrazyklin-Pleurodese bei malignem Pleuraerguß.

Schlauchdrainage und komplette Ergußentfernung
Analgetika systemisch und/oder Anästhetika intrapleural
intrapleurale Instillation von Tetrazyklinhydrochlorid oder Minocyclin (Volumen : ~ 50 ml, Dosis : ~ 10 mg/kg KG)
Abklemmen der Drainage für ca. 1 Std., Lagewechsel
Fortsetzen der Saugdrainage
bei Ergußproduktion < 50 ml/Tag : Entfernung der Drainage
bei Ergußproduktion > 100 ml/Tag : Wiederholung der Tetrazyklin-Instillation

beachten. Grundsätzlich ist Großzügigkeit ohne Kritiklosigkeit geboten (Tab. 24–20).

Tabelle 24–20 Analgetikatherapie beim Bronchialkarzinom.

- leichtergradige Schmerzen
  Azetylsalizylsäure, Paracetamol, Metamizol
- mäßiggradige Schmerzen
  Azetylsalizylsäure, Paracetamol, Metamizol kombiniert mit Pentazocin, Tilidin, Buprenorphin
- schwer- und schwerstgradige Schmerzen
  Morphinsulfat, Morphin-HCl, L-Methadon
  ggf. zusätzlich
  Neuroleptikum, Antiemetikum, Antidepressivum

4.7 Prognose des Bronchialkarzinoms

Den zweifelsfrei enormen Fortschritten in der Diagnostik des Bronchialkarzinoms steht eine gewisse Stagnation in den Erfolgen der Behandlung gegenüber; zwischen diagnostischer Erkenntnis und therapeutischer Realität liegen zwar nicht Welten, aber oft genug nur Hoffnungen. Von 100 Patienten mit Bronchialkarzinom haben bei Diagnosestellung 50–60% Fernmetastasen, 25% lokale Metastasen oder Tumorinfiltration in benachbarte Organe, lediglich 20% können einer kurativen Operation zugeführt werden, davon überleben nur ein Viertel fünf Jahre, d. h. nur 5% des Gesamtkollektivs.

Die Lebensaussichten eines Bronchialkarzinomkranken zum Zeitpunkt der Diagnose sind nicht gut, sie werden bestimmt von der Aggressivität, der Lokalisation und Ausbreitung des Tumors, von individuellen leistungsbezogenen Daten des Patienten (Karnofsky-Index) und von den Risiken und Chancen der Behandlungsmethoden. Zum gegenwärtigen Zeitpunkt muß daher eingedenk der Ätiologie der Erkrankung (Tabakrauch!) die Prävention des Bronchialkarzinoms einen hohen Stellenwert erhalten.

4.8 Prävention und Früherkennung des Bronchialkarzinoms

4.8.1 Prävention

Vor dem Hintergrund, daß mit hoher Wahrscheinlichkeit 80–90% der bösartigen Erkrankungen der Atemwege bei Fortfall des Zigarettenrauchens vermeidbar wären, bedarf es zweifelsfrei der Intensivierung und Unterstützung von primären Präventivmaßnahmen, wenngleich bei inadäquater Emotionalisierung und Intoleranz sich gute Ansätze ins Gegenteil verkehren können. Sinnvolle Präventivmaßnahmen beinhalten eine frühzeitige Aufklärung über das Rauchen, vor allem in Familie und Schule, Vermeidung unnötigen Passivrauchens, aber ohne gegenseitige Diffamierung der Beteiligten, Raucherentwöhnungsprogramme, deren Ergebnisse aber noch höchst unterschiedlich sind, in Einschätzung der Realitäten Weiterentwicklung sogenannter „less harmful cigarettes", Erfassung von Risikogruppen in der Bevölkerung und deren bessere hausärztliche Überwachung und natürlich Entfernung und Vermeidung von gesicherten oder auch nur vermeintlichen Karzinogenen am Arbeitsplatz [5, 16, 73].

4.8.2 Früherkennung

Die Problematik der Früherkennung speziell des Bronchialkarzinoms liegt nicht ausschließlich im methodischen Teil dieser Aufgabe, sie beinhaltet auch das Dilemma, daß die Diagnose eines Bronchialkarzinoms im beschwerdefreien Zustand für einzelne Patienten zwar eine Verbesserung der Prognose bedeutet, für die Mehrzahl der auch in diesem Krankheitsstadium erfaßten Patienten aber gleichwohl schlecht bleibt. Vorhersagen für den Einzelfall sind unmöglich. Für die Früherkennung des Bronchialkarzinoms stehen Röntgenbild der Thoraxorgane und Sputumzytologie als diagnostische Maßnahmen zur Verfügung, ein allgemeines Screening der Bevölkerung wird aber nicht empfohlen. Auf dem Boden einer exakten Anamnese (Ausmaß und Dauer des Inhalationsrauchens, karzinogene Noxen in Beruf und Hobby, Karzinomerkrankungen in der Familie) und Beachtung der klinischen Symptomatik lassen sich Risikogruppen definieren, bei denen jenseits des 45. Lebensjahres ein- bis zweimal jährlich routinemäßige Thoraxaufnahmen angefertigt werden sollen, im Bedarfsfall auch Sputumzytologie [59, 63].

4.9 Nachsorge des Bronchialkarzinoms

4.9.1 Aufklärung

Derjenige, der primär auch die Verantwortung für die Behandlung der Tumorkrankheit trägt, sollte als erster dem Kranken Rede und Antwort stehen. Nicht vertretbare Schwierigkeiten entstehen dann, wenn der nachbehandelnde Arzt nicht oder nicht ausreichend darüber informiert wird, was dem Patienten im Krankenhaus über sein Leiden gesagt wurde. Inhalt der Aufklärung von Patienten mit Bronchialkarzinomen sollte eine verständliche Darstellung des spezifischen Geschwulstproblems sein. Dabei ist entscheidend, daß der Verlauf des Bronchialkarzinoms von der Lokalisation des Tumors im Thoraxraum, der Tumorausdehnung, der feingeweblichen Zusammensetzung und von Alter bzw. Allgemeinzustand des Patienten abhängig ist. Je nach der Lokalisation der Geschwulst im Thoraxraum (z. B. weit peripher ohne Obstruktion der Atemwege, aber ggf. mit Pleurabeteiligung und dadurch bedingter Schmerzsymptomatik, oder zentral mit bedrohlicher Kompression des Gefäßsystems) wird der Patient, aufbauend auf diesem Wissen, sich begründet beruhigen oder aber auch von den notwendigen therapeutischen Maßnahmen überzeugen lassen. Ähnliches gilt für die feingewebliche Zusammensetzung der diagnostizierten Geschwulst. Daß Krebs nicht Krebs ist, wird in der Regel gut verstanden. Die Differenzierung in „mehr oder weniger bösartig", also z. B. kleinzelliges Karzinom oder Plattenepithelkarzinom, ermöglicht dem Patienten die Entscheidung, einerseits einer eher aggressiven Therapie auch unter vorübergehender Verschlechterung seines Allgemeinbefindens zuzustimmen, andererseits mit vergrößerter Zuversicht ein eher abwartendes Therapieregime zu akzeptieren.

Für Art und Umfang der Aufklärung bei malignen Erkrankungen, so auch beim Bronchialkarzinom, gibt es keine Regelsätze. Leitlinie für den Arzt muß die Wahrhaftigkeit am Krankenbett sein, was nicht gleichzusetzen ist mit naturwissenschaftlich belegbarer Wahrheit oder mit dem Begriff der Radikalität. Aufklärung bedeutet Sinngebung in dem begrenzten Rahmen des Möglichen oder Hoffnungslosigkeit abbauen, sicher auch Ängste verringern – in jedem Fall aber im Gespräch bleiben; und diese so grundlegend ärztlichen Aufgaben sollten nicht primär anderen Personen wie z. B. Psychologen oder Seelsorgern übertragen werden.

4.9.2 Kontrolluntersuchungen nach operativer Therapie

Kontrolluntersuchungen operierter Patienten dienen sowohl dem Ausschluß eines Tumorrezidivs als auch der Beschreibung des postoperativen funktionellen Zustandes. In Abhängigkeit vom notwendigen operativen Vorgehen können Eingriffe im Thoraxraum zu respiratorischer und/oder hämodynamischer Insuffizienz, zu Empyem mit oder ohne Bronchusfistel, zu Thoraxdeformitäten mit statischen Beschwerden im Bereich der Wirbelsäule oder zu anhaltenden Thoraxwandschmerzen führen.

Tabelle 24–21 zeigt das von uns praktizierte Basis-Untersuchungsprogramm. Die Anamnese muß die Frage nach Fieber, Husten, Auswurf, Dyspnoe, intra- und extrathorakalen Schmerzen, Gewichtsverhalten und Leistungsvermögen des Patienten im täglichen Leben beinhalten, auch die seelische Verfassung des Patienten sollte erfaßt werden. Die körperliche Untersuchung darf sich nicht nur auf den Thoraxraum beschränken; auf die Wichtigkeit z. B. der sorgfältigen Palpation aller Lymphknotenstationen und die Beachtung äußerlich erkennbarer paraneoplastischer Zeichen sei hingewiesen. Obligatorisch ist die Röntgenaufnahme der Thoraxorgane in zwei Ebenen, obligatorisch sind Lungenfunktion, Blutgasanalyse und EKG. Die Wertigkeit laborchemischer Analysen darf weder über- noch unterschätzt werden. Neben BSG, Blutbild, ggf. mit Thrombozyten, sind LDH, Gamma-GT und alkalische Phosphatase zu bestimmen. Tumormarker (z. B. CEA) können wertvolle Hinweise auf einen Rezidivtumor geben, wenn präoperative Werte vorliegen. Die Bedeutung routinemäßig durchgeführter postoperativer Fiberbronchoskopien liegt vorrangig in der frühzeitigen Erkennung eines lokalen Rezidivs, das sich in der

Tabelle 24–21 Kontrolluntersuchungen nach chirurgischer Therapie des Bronchialkarzinoms.

Untersuchungen	Monate nach operativer Therapie								
Nachsorge nach	1,5	3	6	9	12	18	24	30	36
Anamnese	•	•	•	•	•	•	•	•	•
körperliche Untersuchung	•	•	•	•	•	•	•	•	•
Röntgen-Thorax in zwei Ebenen	•	•	•	•	•	•	•	•	•
Lungenfunktion, Blutgasanalyse, Elektrokardiogramm	•	•	•	•	•	•	•	•	•
Sputumzytologie	•	•	•	•	•	•	•	•	•
Bronchoskopie			•		•		•		

Regel einer Röntgendiagnostik entzieht. Über weitere nicht routinemäßig eingesetzte Untersuchungsverfahren muß im Einzelfall nach der klinischen Symptomatik entschieden werden. Dazu gehören insbesondere die Sonographie, die Knochenszintigraphie und die Computertomographie zur Feststellung einer extrathorakalen Tumorausbreitung.

4.9.3 Kontrolluntersuchungen bei kurativer Strahlentherapie

Da die größte Gefahr dem Patienten innerhalb der ersten vier Wochen nach Beendigung der Strahlentherapie durch eine strahleninduzierte akute Pneumonitis droht, die mitunter auch foudroyant mit tödlichem Ausgang ablaufen kann, ist bereits zwei Wochen nach Abschluß der Strahlentherapie eine körperliche Untersuchung des Patienten zu fordern. Dabei ist insbesondere auf den Symptomenkomplex Fieber, Tachykardie, Tachypnoe und zunehmende Hypoxämie zu achten, die Röntgendiagnostik ist nicht zuverlässig. Der Verdacht einer strahleninduzierten akuten Pneumonitis zwingt in jedem Fall zur stationären Einweisung des Patienten, die Prognose ist dennoch dubios, die Therapie enthält u. a. Steroide in hoher Dosierung.

Weitaus häufiger als die akute Pneumonitis ist die fast immer lokal auf das Strahlenfeld begrenzte strahleninduzierte Fibrosierung des betroffenen Lungenparenchyms, wobei sich je nach Ausdehnung des Befundes eine restriktive Ventilationsstörung mit behindertem Gasaustausch für Sauerstoff entwickelt.

4.9.4 Kontrolluntersuchungen bei Zytostatikatherapie

Bis heute läßt keine Zytostatikatherapie beim Bronchialkarzinom eine anhaltende Remission unter Therapiepause erwarten. Nachsorgeuntersuchungen sind somit von vornherein in kurzen, zumeist in vier- bis sechswöchigen Zeitabschnitten erforderlich, können nicht schematisiert sein und müssen die individuellen Tumortherapiemodalitäten berücksichtigen. Je nach Beschwerdebild des Patienten ist die Diagnostik entsprechend abzustellen und sind therapeutische Konsequenzen aus den Befunden zu ziehen, die leider oft genug aber nur noch palliativ und nicht mehr tumorspezifisch sein können.

4.9.5 Sozialmaßnahmen und medizinische Hilfsmittel

Da sich die Hoffnungslosigkeit des Krebsleidens für den Patienten dann als nicht mehr änderbare Realität beweist, wenn er aufgrund der Erkrankung als erwerbsunfähig eingestuft wird, sollte bei allen vorher erwerbstätigen Patienten mit Bronchialkarzinom zunächst das Krankengeld bis zur Aussteuerung nach 18 Monaten voll ausgeschöpft werden, bei jüngeren Patienten empfiehlt sich dann eine Zeitrente über drei Jahre, ggf. mit Verlängerung um weitere drei Jahre. Eine berufliche Rehabilitation kommt eingedenk der schlechten Prognose bei Patienten mit inoperablem Bronchialkarzinom praktisch nicht in Frage, bei operierten Patienten ist die Wiedererlangung der körperlichen Leistungsfähigkeit abhängig vom Ausmaß der Resektion. Global nehmen nach Lob- und Bilobektomie 50% und nach Pneumonektomie 30% der Patienten ihre Arbeit wieder auf. Schwere körperliche Tätigkeit kann nach Pneumonektomie sicher nicht mehr ausgeübt werden; grundsätzlich sind auch die Arbeitsbedingungen des Patienten (z. B. hohe Staubbelastung oder Temperaturwechsel am Arbeitsplatz) bei der Beurteilung der Berufsfähigkeit des Patienten mit zu berücksichtigen.

Medizinische Hilfsmittel sind für den Patienten mit Bronchialkarzinom u. U. von eminenter Bedeutung. Da fast immer sowohl das behandelte als auch das unbehandelte Bronchialkarzinom von einer mehr oder weniger schwergradigen obstruktiven Ventilationsstörung begleitet ist und in der postoperativen Phase restriktive Ventilationsstörungen die Regel sind, müssen physikalische Therapiemaßnahmen in Form von Inhalationen, ggf. auch mit IPPB, und krankengymnastische Maßnahmen im ambulanten und häuslichen Bereich gewährleistet sein. Zu den physikalischen Therapiemaßnahmen gehört auch die kontinuierliche Sauerstoffapplikation, in der Regel mittels Sauerstoffkonzentratoren. Sie ist für Patienten mit respiratorischer Globalinsuffizienz insbesondere im Finalstadium der Tumorkrankheit zur Verbesserung der Lebensqualität entscheidend. Die Sauerstoffapplikation verringert die qualvolle Atemnot und gibt darüber hinaus dem Patienten das Gefühl einer, wenn auch nur scheinbaren, Lebenssicherheit. Dieser sicher auch psychologische Effekt darf keinesfalls unterbewertet werden.

Die Bedeutung für die Einstufung des Tumorkranken nach dem Schwerbehindertengesetz liegt vor allem in der Erlangung eines Kündigungsschutzes. Hinsichtlich der wirtschaftlichen Hilfe sollten die Gesetzesbestimmungen bei Krebserkrankungen eher als bei anderen nicht immer unterstützungswürdigen nichtmalignen Erkrankungen großzügig ausgelegt werden.

4.9.6 Seelische Führung

Die seelische Führung des Patienten mit Bronchialkarzinom, sicherlich die schwierigste Aufgabe des Arztes, unterscheidet sich nicht von der seelischen Führung des Krebskranken generell. Der Kranke bedarf vor allem einer Bezugsperson, der sein medizinisches und persönliches Vertrauen gilt, und dies bedingt automatisch, daß alle an der Nachsorge Beteiligten (Ärzte, Schwestern, Seelsorger, Angehörige) „eine Sprache sprechen müssen", was wiederum ein hohes Maß an Offenheit, Takt, Wahrhaftigkeit und gegenseitiger fortwährender Information und Absprache erfordert. Wird die Erwartungshaltung des Patienten auf dieser Ebene enttäuscht, so unterliegt der Patient in seiner existentiellen Angst nicht selten dem schillernden und mitunter betrügerischen Angebot paramedizinischer Alternativheilmethoden, an deren Ende die Enttäuschung den Patienten noch härter trifft und ihn gegen jede Hilfe noch mißtrauischer macht. Ohne die Basis einer von der Hoffnung getragenen Aufklärung des Patienten gelingt eine Führung des Krebskranken nicht, und um mit dem Patienten auch offen über das Sterben sprechen zu können, muß sich der Arzt ggf. von dem oftmals unterschwelligen Druck freimachen, daß er eigentlich bei jeder Krankheit erfolgreich sein müßte. Seelische Führung des Patienten bedeutet, ihn nicht alleine zu lassen, ihm die Möglichkeit zu geben, seine Krankheit auch bewußt anzunehmen, um darauf aufbauend ein dem Krankheitszustand noch adäquates Leben zu leben. Seelische Führung bedeutet nicht, dem Patienten unrealistischen Trost zu spenden, den er nicht als Hilfe, sondern mehr als Zurückweisung erlebt.

In der Verschlimmerungsphase der Erkrankung und schließlich im Finalstadium stehen neben den psychischen auch wieder vermehrt somatische Probleme im Vordergrund: Das Finalstadium des Bronchialkarzinoms ist bei prolongiertem Verlauf durch eine quälende Atemnot, durch tumor- und metastasenbedingte Schmerzen sowie durch anhaltende Inappetenz und Ernährungsstörungen geprägt. Sauerstoff und hochdosierte Kortisonpräparate einerseits sowie Schmerztherapie unterschiedlicher Art andererseits können und müssen Leiden verringern.

Literatur

1. American Joint Committee for Cancer Staging and End-Results Reporting (AJC): Manual for Staging of Cancer. AJC, Chicago 1977.
2. Bargon, G.: Konventionelle Röntgendiagnostik der Lungentumoren. In: Frommold, W., P. Gerhardt (Hrsg.): Tumoren der Lunge. Klinisch radiologisches Seminar, Bd. 17, S. 29. Thieme, Stuttgart–New York 1987.
3. Bautz, W.: Röntgenologische Differentialdiagnostik der Lungenrundherde. In: Frommold, W., P. Gerhardt (Hrsg.): Tumoren der Lunge. Klinisch radiologisches Seminar, Bd. 17, S. 48. Thieme, Stuttgart–New York 1987.
4. Becker, N., R. Frentzel-Byme, G. Wagner: Krebsatlas der Bundesrepublik Deutschland. Springer, Berlin–Heidelberg–New York–Tokio 1984.
5. Bents, H., G. Buchkremer: Raucherentwöhnung – Psychologische und pharmakologische Methoden. Dtsch. med. Wschr. 112 (1987) 559.
6. Börner, N.; Leber. In: Braun, B., R. Günther, W. B. Scherk (Hrsg.): Ultraschalldiagnostik. Lehrbuch und Atlas. Ecomed, Landsberg 1983.
7. Bünemann, H., H. P. Heilmann: Tumoren der Atmungsorgane. In: Heilmann, H. P. (Hrsg.): Spezielle Strahlentherapie maligner Tumoren, Teil 5, S. 353. Springer, Berlin–Heidelberg–New York–Tokyo 1984.
8. Cohen, D., S. F. Arai, J. D. Brain: Smoking impairs long-term dust clearance from the lung. Science 204 (1979) 514.
9. Correa, P., L. W. Pickle, E. Fontham, Y. Lin, W. Haenszel: Passive smoking and lung cancer. Lancet II (1983) 595.
10. Daly, J. M.: Malnutrition and Metabolic Abnormalities in Cancer Patients. Infusionstherapie 13 (1986) 66.
11. Dierkesmann, R.: Rekanalisierung bronchialer Tumorstenosen mit dem Nd-YAG-Laser. Internist 23 (1982) 283.
12. Döhring, W.: Diagnostik des Bronchialkarzinoms anhand bildgebender Verfahren. In: Morr, H., D. Nolte (Hrsg.): Bronchialkarzinom – Ätiologie, Diagnostik, Therapie, Vor- und Nachsorge, S. 93. Dustri, München/Deisenhofen 1987.
13. Doll, R., H. B. Hill: Mortality in relation to smoking: ten years observations of British doctors. Brit. Med. J. 1 (1964), 1399, 1460.
14. Elke, M., U. Wiggli, R. Hünig: Praktische Gesichtspunkte zur Diagnose intrakranieller Tumoren durch die Computer-Tomographie. Radiologie 17 (1977) 157.
15. Fielding, J. E.: Smoking: health effects and control. (First of two parts). New Engl. J. Med. 313 (1985) 491.
16. Fielding, J. E.: Smoking: health effects and control. (Second of two parts). New Engl. J. Med. 313 (1985) 555.
17. Fourth Scaborough Conference on Preventive Medicine: Is there a future for lower-tar-yield cigarettes? Lancet II (1985) 1111.
18. Fraser, R. G., J. A. Paré: Diagnosis of Diseases of the Chest, Vol. IV, p. 2164. Saunders, Philadelphia–London–Toronto 1979.

19. Frentzel-Byme, R.: Epidemiologie des Bronchialkarzinoms. Z. Allg.-Med. 60 (1984) 90.
20. Frommold, H., G. M. Salzer, H. Huber: Strahlentherapie beim kleinzelligen Bronchialkarzinom. In: Frommold, W., P. Gerhardt (Hrsg.): Tumoren der Lunge. Klinisch-radiologisches Seminar, Bd. 17, S. 125. Thieme, Stuttgart–New York 1987.
21. Gallmeier, W. M.: Tumormedizin nach Maß. Med. Welt 37 (1986) 1245.
22. Georgi, M.: Angiographie bei Lungentumoren. In: Frommold, W., P. Gerhardt (Hrsg.): Tumoren der Lunge. Klinisch radiologisches Seminar, Bd. 17, S. 63. Thieme, Stuttgart–New York 1987.
23. Gissman, L., V. Diehl, H. J. Schultz-Coulon, H. zur Hausen: Molecular cloning and characterization of human papillomavirus DNA derived from a laryngeal papilloma. J. Virol. 44 (1982) 393.
24. Gore, J. M.: Occult cancer in patients with acute pulmonary embolism. Ann. Int. Med. 96 (1982) 556.
25. Greco, F. A., J. Manisworth, A. Cismani, R. L. Richardson, K. R. Hande, R. K. Oldham: Hormone production and paraneoplastic disease. In: Greco, F. A., R. K. Oldham, P. A. Bunn (eds.): Small cell lung cancer, p. 177. Grune & Stratton, New York 1981.
26. Greschuchna, D., W. Maassen: Resektionsbehandlung des kleinzelligen Bronchialkarzinoms. Atemw. Lungenkrkh. 12 (1986) 19.
27. Gropp, C.: Tumormarker beim Bronchialkarzinom. In: Morr, H., D. Nolte (Hrsg.): Bronchialkarzinom – Ätiologie, Diagnostik, Therapie, Vor- und Nachsorge, S. 78. Dustri, München/Deisenhofen 1987.
28. Häussinger, D., H. K. Koch, E. Köttgen, J. Fröhlich, W. Gerok: Das Karzinoidsyndrom. Med. Welt 33 (1982) 1155.
29. Hammond, E. C.: Smoking in relation to the death rates of one million men and women. Natl. Cancer Inst. Monogr. 19 (1966) 127.
30. Hammond, E. C.: Smoking habits and air pollution in relation to lung cancer. In: Lee, D. H. K., (ed.): Environmental Factors in Respiratory Disease. Academic Press, New York 1972.
31. Harris, A. L.: Chemotherapy for the carcinoid syndrome. Cancer Chemother. Pharmacol. 5 (1981) 133.
32. Hartung, W.: Gesichtspunkte für die Begutachtung des Narbenkarzinoms der Lunge. Prax. Klin. Pneumol. 31 (1977) 160.
33. Heilmann, H.-P., H. Bünemann: Zur Radiotherapie des kleinzelligen Bronchialkarzinoms. In: Drings, P., D. Schmähl, I. Vogt-Moykopf (Hrsg.): Bronchialkarzinom, S. 430. Zuckschwerdt, München–Bern–Wien 1986.
34. Heilmann, H.-P., H. Bünemann: Strahlentherapie des nichtkleinzelligen Bronchialkarzinoms. In: Frommold, W., P. Gerhardt (Hrsg.): Tumoren der Lunge. Klinisch-radiologisches Seminar, Bd. 17, S. 131. Thieme, Stuttgart–New York 1987.
35. Hermann, H. J., B. Kimmig, B. Kober, B. Bubeck: Radiologische Diagnostik von Knochenmetastasen. Röntgen Bl. 36 (1983) 203.
36. Heyenga, H., H. Morr: Diagnostischer Stellenwert des carcinoembryonalen Antigens im Pleurapunktat. Dtsch. med. Wschr. 107 (1982) 818.
37. Heyenga, H., K. Schwemmle, H. Morr: Larynx- und tracheobronchiale Papillomatose. Prax. Klin. Pneumol. 37 (1983) 969.
38. Huges, J.: Opioid peptides an their relatives. Nature 298 (1979) 394.
39. Kahn, H. A.: The Dorn study of smoking and mortality among US veterans: Report on eight and one half years of observation. Natl. Cancer Inst. Monogr. 19 (1966). 1.
40. Kahn, T., H. zur Hausen: Zur viralen Ätiologie des Bronchialkarzinoms. In: Morr, H., D. Nolte (Hrsg.): Bronchialkarzinom – Ätiologie, Diagnostik, Therapie, Vor- und Nachsorge, S. 47. Dustri, München/Deisenhofen 1987.
41. Kato, H., C. Konaka, N. Kawate, K. Nishimiya, M. Saito, K. Kinoshita, H. Sakai, H. Okitsu, M. Kawaguschi, K. Aizawa, Y. Hayata: Endoskopische fotodynamische Diagnostik und Therapie mit Laser bei Oesophagus-, Magen- und Lungenkarzinom. Internist 26 (1985) 675.
42. Komor, J., H. Laeng, Ph. U. Heitz, A. M. Landolt: Cushing-Syndrom bei Bronchuskarzinoid: supprimierbare ektopische ACTH-Sekretion. Schweiz. med. Wschr. 112 (1982) 1507.
43. Konietzko, N., R. Ferlinz, R. Loddenkemper, H. Magnussen, P. Schlimmer, H. Toomes, P. von Wichert: Empfehlungen zur präoperativen Lungenfunktionsdiagnostik. Prax. Pneumol. 37 (1983) 1199.
44. Kreuser, E. D.: Maligne Pleuraergüsse. Pathophysiologie, Diagnostik und Therapie. Dtsch. med. Wschr. 110 (1985) 1381.
45. Kronenberger, H., J. Meyer-Sydow, E. Bauer, R. Müller, W. Fleischer, K. Nerger, Cl. Thiel: Ein neuer Fragebogen zur Erfassung der Ursachen von Lungen- und Atemwegskrankheiten. Prax. Pneumol. 39 (1985) 233.
46. Küper, K., W. Grodd: Möglichkeiten der Kernspintomographie bei Lungentumoren. In: Frommold, W., P. Gerhardt (Hrsg.): Tumoren der Lunge. Klinisch-radiologisches Seminar, Bd. 17, S. 78. Thieme, Stuttgart–New York 1987.
47. Liebig, S., A. Gabler: Problematik und Wert der Stadieneinteilung für die Behandlung intrathorakaler Tumoren. Prax. Pneumol. 35 (1981) 843.
48. Liebig, S., K. M. Müller: Seltene Lungentumoren. In: Trendelenburg F., (Hrsg.): Tumoren der Atmungsorgane und des Mediastinums B. Handbuch der Inneren Medizin, Bd. IV, Teil IVB, S. 456. Springer, Berlin–Heidelberg–New York 1985.
49. Loddenkemper, R.: Funktionelle Operabilität beim Bronchialkarzinom – Prospektive Studie zur Einschätzung des Operationsrisikos und der postoperativen Lungenfunktion. Habil.-Schrift, Berlin 1983.
50. Macha, H. N., J. Mai, M. Stadler, K. Koch, R. Loddenkemper, D. Krumhaar, W. Schumacher: Neue Wege der Strahlentherapie des Bronchialkarzinoms. Die endobronchiale Kleinraumbestrahlung mit der Iridium-192-High-dose-After-Loading-Technik in Kombination mit dem Neodym-YAG-Laser, Dtsch. med. Wschr. 111 (1986) 687.
51. Martini, N., R. J. Flehinger, M. B. Zaman, E. J. Beattie: Results of surgical treatment in N_2 Lung cancer. World J. Surg. 5 (1981) 663.
52. Martini, N., B. J. Flehinger, M. B Zaman, E. J. Beattie: Results of resection in non-oatcell carcinoma of the lung with mediastinal lymphnode metastases. Ann. Surg. 198 (1983) 386.
53. Menne, R., K.-M. Müller: Wert und Bedeutung immunhistochemischer Untersuchungen in der morphologischen Diagnostik von Lungentumoren. Atemw. Lungenkrkh. 12 (1986) 131.
54. Meyer, G., H. Bülzebruck, G. Probst, I. Vogt-Moykopf: Chirurgische Therapie von Lungentumoren. In: From-

mold, W., P. Gerhardt (Hrsg.): Tumoren der Lunge. Klinisch-radiologisches Seminar, Bd. 17, S. 92. Thieme, Stuttgart–New York 1987.

55. Minna, J. D., P. A. Bunn: Paraneoplastic Syndromes. In: De Vita, V. T., S. Hellman, S. A. Rosenberg (eds.): Cancer-Principles and Practice of Oncology, p. 1476. Lippincott, Philadelphia–Toronto 1982.

56. Mitrou, P. S., Th. Klippstein, G. Lautenschläger: Chemotherapie der nicht-kleinzelligen Bronchialkarzinome. In: Morr, H., D. Nolte (Hrsg.): Bronchialkarzinom – Ätiologie, Diagnostik, Therapie, Vor- und Nachsorge, S. 215. Dustri, München/Deisenhofen 1987.

57. Moll, R., G. A. Blobel, W. W. Franke: Zytoskelett – Proteine in der Diagnostik der Bronchialkarzinome. In: Drings, P., D. Schmähl, I. Vogt-Moykopf (Hrsg.): Bronchialkarzinom, S. 81. Zuckschwerdt, München–Bern–Wien 1986.

58. Morr, H.: Präoperative Diagnostik bei lungenchirurgischen Eingriffen. Med. Klin. 81 (1986) 286.

59. Morr, H.: Vor- und Nachsorge des Bronchialkarzinoms – ein Rundtischgespräch. In: Morr, H., D. Nolte (Hrsg.): Bronchialkarzinom – Ätiologie, Diagnostik, Therapie, Vor- und Nachsorge, S. 304. Dustri. München/Deisenhofen 1987.

60. Müller, K.-M.: Lungentumoren. In: Doerr, W., G. Seifert (Hrsg.): Pathologie der Lunge (Spezielle pathologische Anatomie), Bd. 16/II, S. 1081. Springer, Berlin–Heidelberg–New York–Tokyo 1983.

61. Müller, K. M., U. G. Brämer, W. Hiddemann: Probleme der morphologischen Klassifikation bösartiger Lungentumoren. In: Morr, H., D. Nolte (Hrsg.): Bronchialkarzinom – Ätiologie, Diagnostik, Therapie, Vor- und Nachsorge, S. 151. Dustri, München/Deisenhofen 1987.

62. Munz, D. L.: Immunszintigraphie mit monoklonalen Antikörpern. Erfahrungen und Perspektiven. Dtsch. med. Wschr. 112 (1987) 649.

63. Neumann, G.: Prävention des Bronchialkarzinoms – Möglichkeiten der Früherkennung. In: Morr, H., D. Nolte (Hrsg.): Bronchialkarzinom – Ätiologie, Diagnostik, Therapie, Vor- und Nachsorge, S. 280. Dustri, München/Deisenhofen 1987.

64. Niederle, N.: Ergebnisse und Möglichkeiten der Behandlung beim kleinzelligen Bronchialkarzinom. In: Seeber, S., N. Niederle (Hrsg.): Interdisziplinäre Therapie des Bronchialkarzinoms, S. 1. Springer, Berlin–Heidelberg–New York–Tokyo 1985.

65. Østerlind, K., D. C. Ihde, F. D. Ettinger, R. J. Gralla, K. Karrer, S. Krauss, L. H. Maurer, M. Korth, S. Sörenson, R. Vincent: Staging and prognostic factors in small cell carcinoma of the lung. Cancer Treatm. Rep. 67 (1983) 3.

66. Ooi, W. L., R. C. Elston, V. W. Chen, J. E. Bailey-Wilson, H. Rothschild: Increased familial risk for lung cancer. J. Natl. Cancer Inst. 76 (1986) 217.

67. Rüdiger, H. W.: Rauchen und Vererbung in der Genese des Bronchialkarzinoms. In: Morr, H., D. Nolte (Hrsg.): Bronchialkarzinom – Ätiologie, Diagnostik, Therapie, Vor- und Nachsorge, S. 39. Dustri, München/Deisenhofen 1987.

68. Rüdiger, H. W., W. Nowak, K. Hartmann, P. Cerutti: Enhanced formation of benzo(a)pyrene: DNA adducts in monocytes of patients with presumed predisposition to lung cancer. Cancer Res. 45 (1985) 5890.

69. Selikoff, I. J., H. Seidman, E. C. Hammond: Mortality effects of cigarette smoking among Amosite asbestos factory workers. J. Natl. Cancer Inst. 65 (1980) 507.

70. Spencer, H.: Pathology of the Lung. Vol. 2. Pergamon Press, Oxford–New York–Toronto–Sydney–Paris–Frankfurt 1977.

71. Stambolis, Ch., W. Doppl, P. Fischer: Narbenkarzinome der Lunge: ein Beitrag zu den ätiologischen Sonderformen der entschädigungspflichtigen Lungenkrebse. diagnostik intensivther. 16 (1981) 405.

72. Toomes, H., G. Horea, L. Swoboda: Chirurgie des kleinzelligen Bronchialkarzinoms. In: Morr, H., D. Nolte (Hrsg.): Bronchialkarzinom – Ätiologie, Diagnostik, Therapie, Vor- und Nachsorge, S. 183. Dustri, München/Deisenhofen 1987.

73. Trendelenburg, F., F. Eich: Primärprävention des Bronchialkarzinoms. In: Trendelenburg, F. (Hrsg.): Tumoren der Atmungsorgane und des Mediastinums B. Handbuch der Inneren Medizin, Bd. 4, Teil B, S. 432. Springer, Berlin–Heidelberg–New York–Tokyo 1985.

74. Uhlenbruck, G.: Tumormarker: Biochemische Aspekte und neue Perspektiven. Med. Klin. 81 (1986) 174.

75. Uhlenbruck, G., H. J. Beuth, K. Oette, T. Schotten, H. L. Ko, K. Roszkowski, W. Roszkowski, R. Lütticken, G. Pulverer: Lektine und die Organotropie der Metastasierung. Dtsch. med. Wschr. 111 (1986) 991.

76. UICC: Hermanek, P., O. Scheibe, B. Spiessl, G. Wagner (Hrsg.): Klassifikation maligner Tumoren. S. 73. Springer, Berlin–Heidelberg–New York, 1987.

77. Ulmer, W. T.: Das Bronchialkarzinom in Stadt und Land unter besonderer Beachtung des Tabakrauchens: Bochumer epidemiologische Studie. Inn. Med. 9 (1982) 410.

78. Van Kaick, G., R. König: Computertomographie bei Lungentumoren. In: Frommold, W., P. Gerhardt (Hrsg.): Tumoren der Lunge. Klinisch-radiologisches Seminar, Bd. 17, S. 39. Thieme, Stuttgart–New York 1987.

79. Vikram, B., E. W. Strong, J. P. Shah, R. H. Spiro: Radiation therapy in adenoid-cystic carcinoma. Int. J. Radiat. Oncol. Biol. Phys. 10 (1983) 221.

80. Vogt-Moykopf, I., H. D. Becker, H. Bülzebruck, N. M. Merkle, G. Meyer: Präoperative Diagnostik und operative Therapie des nicht-kleinzelligen Bronchialkarzinoms. In: Drings, P., D. Schmähl, I. Vogt-Moykopf (Hrsg.): Bronchialkarzinom, S. 287. Zuckschwerdt, München–Bern–Wien 1986.

81. von Lieven, H.: Alte und neue Wege in der Strahlentherapie des Bronchialkarzinoms. In: Morr, H., D. Nolte (Hrsg.): Bronchialkarzinom – Ätiologie, Diagnostik, Therapie, Vor- und Nachsorge, S. 202. Dustri, München/Deisenhofen 1987.

82. Wagner, G.: Zur Epidemiologie des Bronchialkarzinoms. In: Morr, H., D. Nolte (Hrsg.): Bronchialkarzinom – Ätiologie, Diagnostik, Therapie, Vor- und Nachsorge, S. 18. Dustri, München/Deisenhofen 1987.

83. Waterhouse, J.: Cancer incidence in five continents, Vol. IV. Int. Agency for Research on Cancer, Lyon 1982.

84. WHO: Histological typing of lung tumors. 2nd ed. WHO, Geneva 1981.

85. Woitowitz, H.-J.: Berufliche Noxen in der Ätiologie des Bronchialkarzinoms. In: Morr, H., D. Nolte (Hrsg.): Bronchialkarzinom – Ätiologie, Diagnostik, Therapie, Vor- und Nachsorge, S. 57. Dustri, München/Deisenhofen 1987.

86. Zeller, W. J.: Zur Ätiologie des Bronchialkarzinoms unter besonderer Berücksichtigung des Tabakrauches. In: Drings, P., D. Schmähl, I. Vogt-Moykopf (Hrsg.): Bronchialkarzinom. Zuckschwerdt, München–Bern–Wien 1986.

87. Zeller, W. J., D. Schmähl: Ätiologie des Bronchialkarzinoms. In: Trendelenburg, F. (Hrsg.): Tumoren der Atmungsorgane und des Mediastinums A. Handbuch der inne-

ren Medizin, Bd. IV/4A, S. 51. Springer, Heidelberg–New York–Tokyo 1985.

88. Zeller, W. J., D. Schmähl, S. Ivankovic: Inhalationsexperimente an syrischen Goldhamstern: Kombination von chronischer Zigarettenrauch-Inhalation und intratrachealer Instilla-

tion von Benzo(a)pyren; Detoxifizierung des Zigarettenrauches durch Kohlefilter. Prax. Klin. Pneumol. 39 (1985) 85.

89. zur Hausen, H.: Human papillomavirus and their possible role in squamous cell carcinomas. Curr. Top. Microbiol. Immunol. 78 (1977) 1.

25   Lungentuberkulose

Gerhard Siemon

Inhalt

1 Einleitung

1.1 Geschichte der Tuberkulose

Die Tuberkulose ist so alt wie die Menschheit. An steinzeitlichen Knochenfunden konnte bewiesen werden, daß schon die Urmenschen unter dieser Krankheit litten; denn einige dieser Überreste wiesen unverkennbar Merkmale von Knochentuberkulosen auf. Die Tuberkulose gehörte zu den Seuchen des Mittelalters, sie galt als die „weiße Pest", weil sie keine äußerlich erkennbaren Krankheitsmerkmale verursachte [10]. Ihre Bekämpfung erfolgte im Mittelalter bis in die Neuzeit durch Isolierung oder Asylierung. Einrichtungen von Heilstätten erfolgten zur Absonderung der Kranken wie unter der Vorstellung, daß in waldreicher Luft und bestmöglicher Ernährung die Tuberkulose besser beherrschbar wurde. Kaum mehr als 25% der Kranken konnten mit Hilfe ihrer eigenen Resistenzfähigkeit endgültig genesen. Rückfälle mit einer Vielzahl von Heilverfahren, oft von jahrelanger Dauer, waren nicht selten. Bei dem größten Teil der Erkrankten gelang es nur, die Krankheit zeitweilig in ein ruhendes Stadium zu versetzen mit vorübergehender Beschwerdefreiheit und Arbeitsfähigkeit.

Der infektiöse Charakter der Tuberkulose wurde lange vermutet. Erst mit dem Nachweis der Tuberkelbazillen durch Robert Koch 1882 gelang der Beweis. Das von ihm entwickelte Tuberkulin enttäuschte die Vorstellungen einer Heilung der Tuberkulose schwer. Es dient jedoch noch heute zur Diagnostik bzw. Differentialdiagnostik (s. Tuberkulin-Test).

Die Tuberkulosebekämpfung erfolgt seit etwa 200 Jahren. Noch bis vor 20 bis 30 Jahren war die Angst vor der „Lungenschwindsucht" völlig berechtigt, da keine geeigneten Medikamente zur Bekämpfung zur Verfügung standen.

In den ersten Jahrzehnten des 20. Jahrhunderts – bis zum Ende der 50er Jahre – bedeutete die Verbreitung chirurgischer Maßnahmen einen Fortschritt in der Behandlung der Tuberkulosen. Ziel der Operationen und sonstigen Eingriffe war es, den erkrankten Lungenteil zu entfernen oder Kavernen zum „Kollabieren" zu bringen, um das Fortschreiten der Erkrankung bis zu einer Heilung mit Vernarbung zu unterdrücken oder aufzuhalten. Diese sog. Kollapstherapie (intra- und extrapleuraler Pneumothorax, Pneumoperitoneum, Öl- und Kunststoffplomben, Pneumolyse, Phrenicusexhairese, Thorakoplastik) wird heute nicht mehr angewandt; auch chirurgische Eingriffe mit Resektionen wegen Tuberkulose sind heute selten erforderlich (z. B. bei Polyresistenz; s. auch Abschn. 7.7). Die Entwicklung gegen Tuberkulose wirksamer Medikamente gelang erst nach 1940 mit Entdeckung des Streptomycins durch Waksman [33]. Der Durchbruch der medikamentösen Behandlung erfolgte durch die Entwicklung von INH und PAS. Durch die Einführung des Rifampicin in die Tuberkulosetherapie im Jahre 1965 wurde der größte Fortschritt erzielt, mit zuverlässiger Heilung in vielen Fällen und Verkürzung der Behandlungsdauer.

1.2 Epidemiologie

Bundesrepublik Deutschland

Die Zahl der Neuerkrankungen an Tuberkulose wie auch der Bestand nehmen in der Bundesrepublik wie in Europa ständig ab. Während noch 1949 von 100000 Einwohnern 344 an Tuberkulose erkrankten, davon 26% mit Erregerausscheidung, liegt die Zahl der Neuerkrankungen jetzt unter 30 auf 100000 Einwohner (s. Tab. 25–1) mit allerdings deutlichen regionalen Unterschieden. Der Anteil an Erkrankten mit Erregeraus-

Tabelle 25–1 Neuerkrankungen an Tuberkulose in der Bundesrepublik Deutschland (auf 100000 der Bevölkerung) (nach [4]).

Diagnosegruppe	1983	1984	1985	1986
Tuberkulose der Atmungsorgane mit Erregerausscheidung	7254 (11,8)	6649 (10,8)	6688 (11,2)	6680 (11,2)
Tuberkulose der Atmungsorgane ohne Erregernachweis	9526 (15,5)	8043 (13,1)	7658 (12,5)	6686 (10,9)
Tuberkulose anderer Organe	2807 (4,6)	2445 (4,0)	2427 (4,0)	2039 (3,3)
insgesamt	19387 (31,9)	17137 (27,9)	16973 (27,6)	15405 (25,1)

scheidung hat infolge besserer Diagnostik zugenommen.

Zur Zeit nimmt die Tuberkulose die dritte Stelle der Infektionskrankheiten in der Bundesrepublik Deutschland ein. Wegen der insgesamt geringen Zahl wird sich der Rückgang absolut verlangsamen (jährlich ca. um 5%). Endemisch auftretende Tuberkulosen führen regional sogar vorübergehend zu Anstiegen.

Das Infektionsrisiko, das 1910 10% betragen hat und heute unter 0,1% liegt, und sein weiterer Trend sind die entscheidenden Kriterien für die Tuberkulosebekämpfung in der Zukunft [10]. Die Abnahme verlangsamt sich durch die Zunahme an Tuberkulosen als opportunistische Erkrankungen bei Immundefekten (z. B. malignes Lymphom, angeborenes oder erworbenes Immundefektsyndrom). Zum Teil werden diese Erkrankungen erst über eine Tuberkulose aufgedeckt. Dabei kann es sich sowohl um Lungentuberkulosen als auch um extrapulmonale Tuberkulosen handeln, mit verschiedenen Erregertypen (M. tuberculosis und „atypische" Mykobakterien).

Auch die Zuwanderung von Ausländern mit hoher Tuberkulose-Inzidenz und -Prävalenz wirkt dem Tuberkuloserückgang entgegen.

Übrige Länder Europas

Infektionsrisiko und Entwicklungstendenz der Tuberkulose ist in den übrigen Ländern Europas, den „entwickelten Ländern", ähnlich: Das Infektionsrisiko in den Niederlanden, Österreich (Wien) und der Tschechoslowakei (Prag) nahm von 1920 (5–8%) über 1940 (1,2–3,5%) auf jetzige Werte zwischen 0,2 und 0,03% mit regionalen Unterschieden ab (Übersicht bei [21]). Bereits vor Einsatz spezifischer Maßnahmen nahm die Inzidenz gleichmäßig ab, mit stärkerem Rückgang seit Pasteurisierung der Milch (1940) und Einführung der Chemotherapie (ab 1950). Das aktuelle Infektionsrisiko liegt unter 5/1000 Einwohner, in einigen Ländern unter 0,5/1000.

Übrige Länder der Welt

Die Tuberkulose ist auch heute noch ein Problem der Weltbevölkerung, mehr als eine Summe national begrenzter Volksseuchen [10, 21], besonders in den unterentwickelten Ländern mit hohem Bevölkerungszuwachs bei unzureichenden sozialen Bedingungen und fehlender Infrastruktur wie Mitteln zur Seuchenbekämpfung. Der jährliche Tuberkulose-Index liegt dort bei 3%, teilweise über 5%. Die Zahl jährlicher Neuer-

krankungen wird (1981) auf vier bis fünf Millionen geschätzt, von denen zwei bis zweieinhalb Millionen an ihrer Tuberkulose sterben, bei einem Erkrankungsbestand von 10–12 Millionen [21], überwiegend in den Ländern der dritten Welt, die an Hunger leiden. Man schätzt, daß von den Überträgern der Krankheit (im Ausstrich Positiven) nur ein Drittel bekannt wird, von denen wiederum nur ein Bruchteil nach modernen Regeln der Tuberkulosetherapie behandelt wird. Die nur kulturell Positiven oder ohne Erregerausscheidung einhergehenden Tuberkulosen können überhaupt nicht diagnostiziert werden. Die Häufigkeit der Tuberkulosetodesfälle kann wegen meistens fehlender Todesbescheinigungen und unvollständiger Statistiken nicht ermittelt werden [21]. Tuberkulosebekämpfungsmaßnahmen, z. B. durch die WHO (Weltgesundheitsorganisation), die I. U. A. T. L. D. (Internationale Organisation zur Bekämpfung der Tuberkulose und Lungenkrankheiten) oder andere Organisationen müssen daher immer mit Projekten der Entwicklungshilfe, insbesondere der Familienplanung verknüpft werden.

1.3 Definitionen

Die *offene Tuberkulose* ist eine mit Erregerausscheidung einhergehende Tuberkulose (Erregernachweis mikroskopisch, kulturell oder im Tierversuch). Die Ansteckungsgefahr ist um so höher, je größer die (mikroskopische) Erregerausscheidung ist. Eine Hilfe zu ihrer Einschätzung bietet die Beurteilung der Erreganzahl nach Gaffky (s. Abschnitt 6.2.2). Ausschließlich kultureller Nachweis und/oder nur positiver Tierversuch lassen auf eine nur geringe Erregerausscheidung schließen, die seuchenhygienisch (unter der Voraussetzung einer repräsentativen Sputumprobe) unbedenklich ist. Der Begriff „röntgenologisch offene Tuberkulose" sollte vermieden werden. Die „offene Tuberkulose" ist erst mit der kulturellen Bestätigung von Tbc-Erregern bewiesen.

Sputumkonversion ist eine Sputumnegativierung nach vorausgegangenem Erregernachweis. Eine Sputumkonversion liegt dann vor (nach WHO), wenn drei Kulturen im Abstand von je drei Wochen negativ ausgefallen sind.

Unter dem Begriff *aktive Tuberkulose* (s. auch Abschn. 4.1) versteht man jede mit Erregerausscheidung einhergehende Tuberkulose und Tuberkulosen mit „weichen", einschmelzungsverdächtigen Herdsetzungen: Tuberkulosen mit unter antituberkulöser Therapie eintretenden Rückbildungen infiltrativer Lungenveränderungen (bzw. spezifischer Pleuraerguß o. ä.)

Resistenz ist die Fähigkeit eines Erregers, sich in/trotz Gegenwart eines Chemotherapeutikums zu vermehren. Bei der *Initialresistenz* (primäre Resistenz) ist bereits zu Behandlungsbeginn im Resistogramm (in vitro) die Unwirksamkeit eines oder mehrerer Medikamente nachweisbar. Die *sekundäre Resistenz* entwickelt sich während der Behandlung durch Selektion resistenter Erregermutanten.

Davon ist die Resistenz eines (menschlichen oder tierischen) Organismus gegen Erreger zu unterscheiden. Der Begriff „Resistenz" hat im Makro- und Mikroorganismus verschiedene Bedeutung.

Die *Heilungsbewährung* ist die Zeitdauer nach Beendigung einer antituberkulösen Therapie, bei der ein erhöhtes Wiedererkrankungsrisiko bestand. Während dieser Zeit (bis zu zwei Jahren) wurden bis 1983 MdE-Sätze gewährt. Heute besteht bei Tuberkuloseerkrankungen ein sehr geringes Wiedererkrankungsrisiko, so daß der Begriff für diesen Krankheitsbereich in der Begutachtung keine Berücksichtigung mehr findet.

Reaktivierung: Erneutes Auftreten einer Lungentuberkulose durch den ursprünglichen Erreger nach jahrelanger Inaktivität, entweder durch Risikofaktoren, die die Reaktivierung begünstigen oder durch Keimselektion mit Resistenzentwicklung.

Eine *Reinfektion* liegt vor, wenn es nach biologischer Ausheilung der Erstinfektion zu einer Neuinfektion gekommen ist.

Eine *Superinfektion* ist die erneute Infektion durch Erreger, ohne daß die vorausgegangene Tuberkulose biologisch ausgeheilt ist.

2 Ätiologie

2.1 Erregerarten

Tuberkulosen sind Infektionskrankheiten des Menschen und einiger Säugetiere, hervorgerufen durch Mykobakterien (M. tuberculosis, M. tub. var. africanum, M. bovis). Entscheidend für diese Zuordnung ist der Nachweis von Infektionsketten (Mensch – Mensch; Tier – Mensch; Mensch – Tier) [17]. Sie gehören somit zu den Mykobakteriosen. Es lassen sich einzelne Subpopulationen dieser Erregerarten an ihrem Verhalten im menschlichen oder tierischen Organismus unterscheiden: Schnell sich vermehrende extrazellulär vorhandene Erreger, intermediär wachsende vorwiegend intrazelluläre Erreger und „ruhende" Erreger, die keine Vermehrung aufweisen, jedoch potentiell vermehrungsfähig sind [32]. Weiter treten Mykobakteriosen, die nicht zu den Tuberkulosen zu rechnen sind, sog. „atypische Mykobakteriosen", oder international als MOTT (mycobacteriosis other than tuberculosis) bezeichnet, auf. Deren Ansteckungsgefahr (Mensch – Mensch) ist in aller Regel zu vernachlässigen. Ihre Erreger lassen sich als saprophytäre bzw. opportunistische Keime nachweisen und sind nur fakultativ menschenpathogen. Derartige Mykobakteriosen bekommen jedoch zunehmend Bedeutung bei Erkrankungen, die mit Immundefekten einhergehen (s. Abschn. 6.1).

In Tabelle 25–2 sind die wichtigsten (fakultativ) men-

Tabelle 25–2 Einteilung der Mykobakterien.

Mycobacterium tuberculosis-Komplex	M. tuberculosis (var. africanum)
	M. bovis
	M. tuberculosis
nicht-tuberkulöse Mykobakterien (langsam wachsend)	
skotochromogene Mykobakterien	M. aquae a und b
	M. aquae c
	M. flavescens
	M. scrofulaceum
photochromogene Mykobakterien	M. kansasii
	M. marinum
nichtphotochromogene Mykobakterien	M. avium-intracellulare-scrofulaceum-Komplex
	M. xenopi
	M. malmoense
	M. terrae
	M. nonchromogenicum
	M. triviale
(schnell wachsend)	M. smegmatis
	M. phlei
	M. voccae
	M. parafortuitum
	M. chelonei
	M. fortuitum
M. leprae	

schenpathogenen Mykobakterien aufgeführt [1, 18]. Die übliche Gruppeneinteilung nach Runyon 1974 [22] wird heute noch zur Typisierung verwendet. Im Einzelfall hat sie keine Bedeutung für die Beurteilung der Pathogenität. Charakteristisch ist eine nahezu immer vorliegende Mehrfachresistenz gegenüber gängigen Antituberkulotika und Antibiotika [1] mit dementsprechend erheblichen therapeutischen Problemen (s. Abschn. 7).

2.2 Eintrittspforte und Erregerausbreitung

Nachdem Rinder nach Ausrottung der Rindertuberkulose in der Bundesrepublik Deutschland wie in anderen hochentwickelten Ländern nicht mehr als Erregerquelle in Betracht kommen (in der dritten Welt spielen sie als Infektionsquelle weiter eine wichtige Rolle), sind in unserer Region Menschen die einzigen Infektionsquellen für eine Tuberkulose, ausgenommen berufsbedingte Infektionen.

Die Hauptansteckungsquelle für die Umgebung ist bei offener Lungentuberkulose das Sputum mit Millionen von Keimen. Nur wenig Keime sind in Eiter, Pleuraflüssigkeit oder in Genitalsekreten zu finden. Infektionsausbreitungen sind bei Urotuberkulosen gelegentlich beobachtet worden [1, 18]. Der hustende Tuberkulosekranke weist die höchste Erregerausscheidung auf. Nach Hustenstößen schweben trockene Tropfenkerne lange Zeit in der Luft. Für das Angehen einer Infektion in der Lunge ist Voraussetzung, daß bakterienbeladene Teilchen in die Alveolen gelangen [1].

Eingetrockneter Staub mit noch vermehrungsfähigen Erregern kann bei Aufwirbeln zu Infektionen führen.

Der Nachweis von Tuberkulosebakterien in Ausscheidungen von Menschen bedeutet eine aktive und offene Tuberkulose, sagt aber nichts über die Schwere und den Verlauf aus. Außerhalb des menschlichen Organismus können sich Erreger in unseren Breiten nicht vermehren. Trockenes Sputum kann bei diffusem Tageslicht eine Woche, im Dunkeln bis zu zehn Monaten infektiös sein. In feuchtem Sputum wurden noch nach drei Wochen lebende Keime nachgewiesen. Die in Abwässern von Tuberkuloseabteilungen nachweisbaren Erreger stammen von Ausscheidungen über den Darm nach Verschlucken des Sputums und Passage des Gastrointestinaltrakts.

Über Infektionsquellen bzw. Reservoire nichttuberkulöser Mykobakterien ist wenig bekannt. Regionale Unterschiede sind bei verschiedenen Typen zu beobachten. M. kansasii und M. xenopi sind in den USA und Europa zu finden, M. avium-intracellulare in Japan und Australien. M. marinum findet sich bei Schwimmbadinfektionen. Für M.-avium-intracellulare-scrofulaceum-Komplex (MAIS-Komplex) bilden kranke Hühner und Vögel das wichtigste Reservoir, die Infektion erfolgt entweder durch direkten Kontakt oder indirekt über Erde und Wasser (s. Tab. 25–2, [1]).

2.3 Immunologische Antwort des Organismus

Mykobakterien bzw. ihre Bestandteile bewirken die Entwicklung einer zellvermittelten Immunität (delayed hypersensitivity = Typ IV nach Coombs und Gell [3]). Polysaccharide, Proteine, Peptide der Zellwände wie auch Plasmaproteine können Antigencharakter haben und somit auch humorale Antikörper bilden. In standardisierter Form stehen sie bis jetzt nicht für Routinediagnostik-Verfahren zur Verfügung [1].

Das gereinigte Tuberkulin, zu den Sensitinen gehörend, ist chemisch und immunologisch gut charakterisiert. Es hat daher weiterhin die wesentlichste Bedeutung in der immunologischen Diagnostik von Tuberkuloseinfektionen [24] (s. Tuberkulin-Test, Abschn. 6.4).

2.4 Probleme der Resistenzentwicklung und der Initialresistenz

Bei einer Vielzahl von Chemotherapeutika (am bekanntesten Antibiotika, Zytostatika) entwickelt sich während der Therapie eine Abschwächung der Wirkung, die auf ganz unterschiedliche Ursachen zurückgeführt werden kann, z. B. Tachyphylaxie, Entwicklung von Antikörpern, Keimselektion resistenter Keime etc.

Ein Teil der Mykobakterienstämme ist gegen einige Medikamente (z. B. INH und SM) resistent; d.h., in vitro wird durch das betreffende Chemotherapeutikum keine Wachstumshemmung erreicht, obwohl keine antituberkulöse Behandlung vorausgegangen ist. Hier liegt eine Initial-(Primär-)Resistenz vor (s. Abschn. 6.2.3). Es handelt sich dabei um resistente Mutanten der Erreger, d. h. um eine bestimmte Keimart, besonders häufig bei nichttuberkulösen Mykobakterien zu beobachten. In einem Teil der Krankheitsfälle entwickelt sich während der Therapie eine Resistenz (Sekundär-R.). Ursachen sind unzureichende Anfangsbehandlung mit Selektion resistenter Mutanten, am meisten wohl durch mangelhafte Kooperation dieser Patienten erklärbar (unregelmäßige Medikamenteneinnahme, insbesondere Weglassen einzelner Medikamente, gleichbedeutend mit „Mono-Therapie"), gelegentlich auch durch Unverträglichkeiten einzelner Pharmaka bedingt. Das Bild einer „initialen Resistenz" liegt auch dann vor, wenn der Kranke mit bereits resistenten Erregern infiziert wurde. Von der Initial- und Sekundärresistenz ist die *natürliche* Resistenz abzugrenzen, dazu siehe unter Pathogenese (Abschn. 3).

3   Pathogenese

Der Erreger der Tuberkulose ist ein säurefestes Stäbchen (Mycobacterium tuberculosis), 1–4 µm lang mit einem Querdurchmesser von 0,2–0,5 µm, gerade oder leicht gebogen, an seinen Enden abgerundet, unbeweglich. Es kommt in verschiedenen pathogenen Varianten vor. Die Pathogenität von Mykobakterien ist von der Speziesart abhängig, die Virulenz wird mit beeinflußt von der Resistenz des Wirtsorganismus gegen die Erreger. M. tuberculosis hat klinisch die größte Bedeutung.

Erregereintritt ist nicht gleichbedeutend mit Infektion oder manifester Erkrankung. Neben der Zahl der Erreger und ihrer Virulenz ist die Resistenz für die Entwicklung einer manifesten Erkrankung wesentlich. Die natürliche Resistenz, d. h. die Widerstandsfähigkeit des Organismus gegen den eingedrungenen Erreger, ist von erblicher Veranlagung abhängig. Sie kann unterschiedlich ausgeprägt sein, abhängig vom Lebensalter sowie durch zusätzliche Faktoren, insbesondere Mangelernährungen, Alkoholabusus, anhaltende Streßsituationen mit psychischer oder körperlicher Überlastung, Zeiten hormoneller Umstellungen, aber auch Krankheiten, die die Entwicklung einer Tuberkulose begünstigen (Virusinfekte mit Herabsetzung der Immunabwehr, angeborene oder erworbene Immundefekte z. B. bei malignen Systemerkrankungen wie Lymphadenosen oder Lymphogranulomatosen oder das erworbene Immundefekt-Syndrom [AIDS]), herabgesetzt sein. In 10–30% der AIDS-Fälle tritt als Erstmanifestation die „opportunistische Erkrankung" Tuberkulose auf, teils in Form einer Lungentuberkulose, teils als extrapulmonale Form. Nicht selten werden auch nichttuberkulöse Mykobakteriosen (MOTT) beobachtet.

Der Diabetes mellitus begünstigt Tuberkuloseerkrankungen besonders. Bei 3–7% aller Diabetiker tritt eine Lungentuberkulose auf, bei 2–4% der Lungentuberkulosen liegt ein manifester, in 30% ein latenter Diabetes mellitus vor [13]. Auch Magenresektionen begünstigen Tuberkulosen. Das gehäufte Zusammentreffen von Silikosen mit aktiver Tuberkulose hat zur Anerkennung einer eigenen Berufskrankheit (BK 4102 der geltenden BeKV) geführt, bei beruflich erworbener Silikose und Nachweis einer aktiven Lungentuberkulose (s. Abschn. 6.1).

Die Infektion beginnt lokal unter Bildung eines tuberkulösen, hauptsächlich aus aktivierten Makrophagen und immunologisch interagierenden Lymphozyten bestehenden Granuloms, des Tuberkels. In diesem Tuberkel mit leicht saurem pH finden sich die Bakterien überwiegend in den Makrophagen, die nur eine kurze Lebensdauer haben, so daß Bakterien mit Absterben dieser Zellen immer wieder freigesetzt werden. Kann die Proliferation der Bakterien nicht aufgehalten werden, kommt es zum Zelltod und zur Verkäsung. Je älter und fester der Käse und je stärker die Kapsel des Herdes, desto geringer sein Gehalt an Nährstoffen und Sauerstoff, auf den das M. tuberculosis als Aerobier zur Vermehrung angewiesen ist. Die meisten Bakterien autolysieren in geschlossenen Käseherden allmählich. Vermehrungsfähige Tuberkuloseerreger können jedoch jahrelang eingeschlossen überleben (Hauptursache für Alterstuberkulosen). Die Reaktivierungen der Tuberkulose beruhen entweder auf der Revitalisierung intrazellulärer Bakterien, ihrer Vermehrung und Freisetzung, das Fortschreiten der Erkrankung auf einer Verflüssigung käsiger Herde, die eine starke Vermehrung der noch lebensfähigen Erreger zur Folge hat und ihre höchsten Werte erreicht, wenn sich eine Kaverne mit optimaler Sauerstoffversorgung bildet. Der Erreger vermehrt sich überwiegend in den noch vorhandenen Käseresten und der nekrotischen Innenschicht von Kavernen mit Verdopplungszeiten von 12 bis 24 Stunden, bei annähernd neutralem pH [13].

Die Tuberkulose dehnt sich bei unzureichender Abwehr lokal aus, die weitere Erregerausbreitung kann wie bei anderen bakteriellen Erkrankungen auf lymphogenem, hämatogenem oder bronchogenem Weg erfolgen. Der Primärkomplex ist ein Beispiel für lymphogene Ausbreitung, die postprimäre Generalisation (Miliartuberkulose) ist Folge einer hämatogenen Aussaat. Aus dem in den Oberfeld angesiedelten Tuberkuloseherd streuen die Erreger oft in die Mittel- bzw. Unterfelder der entgegengesetzten Seite.

Im Gewebe treten unterschiedliche Reaktionen auf, exsudative, produktive und schließlich zirrhotische Veränderungen. Die exsudativen und produktiven Veränderungen beruhen auf den eigentlichen spezifischen Vorgängen, bei den zirrhotischen handelt es sich um unspezifische Narbenbildungen und Schrumpfungsprozesse. Exsudativ bedeutet Absterben des Gewebes mit käsigen Nekrosen, die nach Erweichung und Entleerung in das Bronchialsystem zu Kavernen führen (s. Abschn. 5.2.4); die Infektabwehr ist hier stark herabgesetzt. Bei der produktiven Form, bei der im allgemeinen die Immunabwehr etwas günstiger ist, entwickelt sich der Tuberkel: spezifisches Granulationsgewebe aus Epitheloidzellen, Langhansschen Riesenzellen

und Lymphozyten, meist mit zentraler Verkäsung. Manche dieser Reaktionsform können jedoch auch zu hochakuten Krankheitsbildern wie die Miliartuberkulose führen (s. unter Abschn. 5.2.1).

Ausgedehntere Tuberkulosemanifestationen wie käsige Pneumonien führen meistens zu Einschmelzungen (exsudative Form); kleine Herde haben produktiven Charakter, können aber auch einschmelzen. Nach bindegewebiger Abkapselung (Tuberkulom) tritt häufig eine Verkalkung, gelegentlich eine Verknöcherung ein.

Histologisch ergeben sich gelegentlich Probleme einer eindeutigen Diagnosestellung, wenn keine säurefesten Stäbchen oder keine Verkäsungen im bioptischen Präparat nachweisbar sind. Differentialdiagnostisch kommen dann am ehesten Sarkoidosen in Betracht, gelegentlich auch eine Granulombildung verschiedenster Ursache. Der Pathologe ist hier auf ausreichende klinische Informationen angewiesen, der Kliniker hat den pathologisch-anatomischen Befund, bei dem es sich nicht selten um kleine Bioptate, die mittels transbronchialer Biopsie gewonnen wurden, handelt, mit den klinischen Befunden zu korrelieren und daraus das weitere diagnostische und therapeutische Vorgehen abzuleiten.

4 Krankheitsverlauf

Bekannt ist die klassische Stadieneinteilung der Tuberkulose von Ranke, die wesentlich zum Verständnis des Ablaufs der Tuberkuloseerkrankungen geführt hat:

Im ersten oder primären Stadium mit lymphogener Ausbreitung entwickelt sich ein Primärkomplex (Herd im Lungenparenchym mit Beteiligung der regionalen Lymphknoten im Hilusbereich). Dieses Stadium wird durch die natürliche Resistenz bestimmt; es entwickelt sich eine vorwiegend zelluläre Allergie (die Tuberkulinreaktion wird positiv) [26]. Diese Vorgänge benötigen fünf bis sechs Wochen. Der weitere Verlauf ist von der Abwehrkraft des infizierten Organismus abhängig. Im zweiten Stadium, dem Stadium der Hyperergie, erfolgt die hämatogene Ausbreitung mit Generalisation und, je nach Resistenz und Virulenz, Entstehung einer Miliartuberkulose mit Meningitis tuberculosa sowie kleinen, zunächst klinisch stummen Herden in allen Organen, vorzugsweise in Lunge, Leber, Niere, Nebenniere, Knochen. Aus diesen kleinen Herden kann sich später das dritte Stadium („Tertiär-

stadium") der isolierten Organtuberkulose entwickeln (s. Abb. 25–1).

Gegen diese Einteilung gibt es zahlreiche Einwendungen, weil eine Vielzahl von Krankheitsabläufen nicht diesen „Gesetzmäßigkeiten" gehorcht. Nicht selten entwickelt sich unmittelbar aus dem Primärkomplex eine „postprimäre" Tuberkulose, die Stadien gehen ineinander über. Lokale Progredienz, hämatogene und bronchogene Streuung können gleichzeitig auftreten. Das dritte oder Tertiärstadium (postprimär) kann auch nach vielen Jahren plötzlich eintreten, entwickelt sich also nicht kontinuierlich im Anschluß an das primäre Stadium. In jedem Stadium kann die Tuberkulose zur Ausheilung gelangen.

Wenn man an der Stadieneinteilung festhalten will, empfiehlt sich, eine Unterscheidung zwischen primärer Tuberkulose und postprimären Erkrankungen zu treffen [6, 26] bzw. eine Unterteilung in Stadium der Erstinfektion (Primärtuberkulose, Bildung des Primärkomplexes), subprimäres Stadium (Generalisation

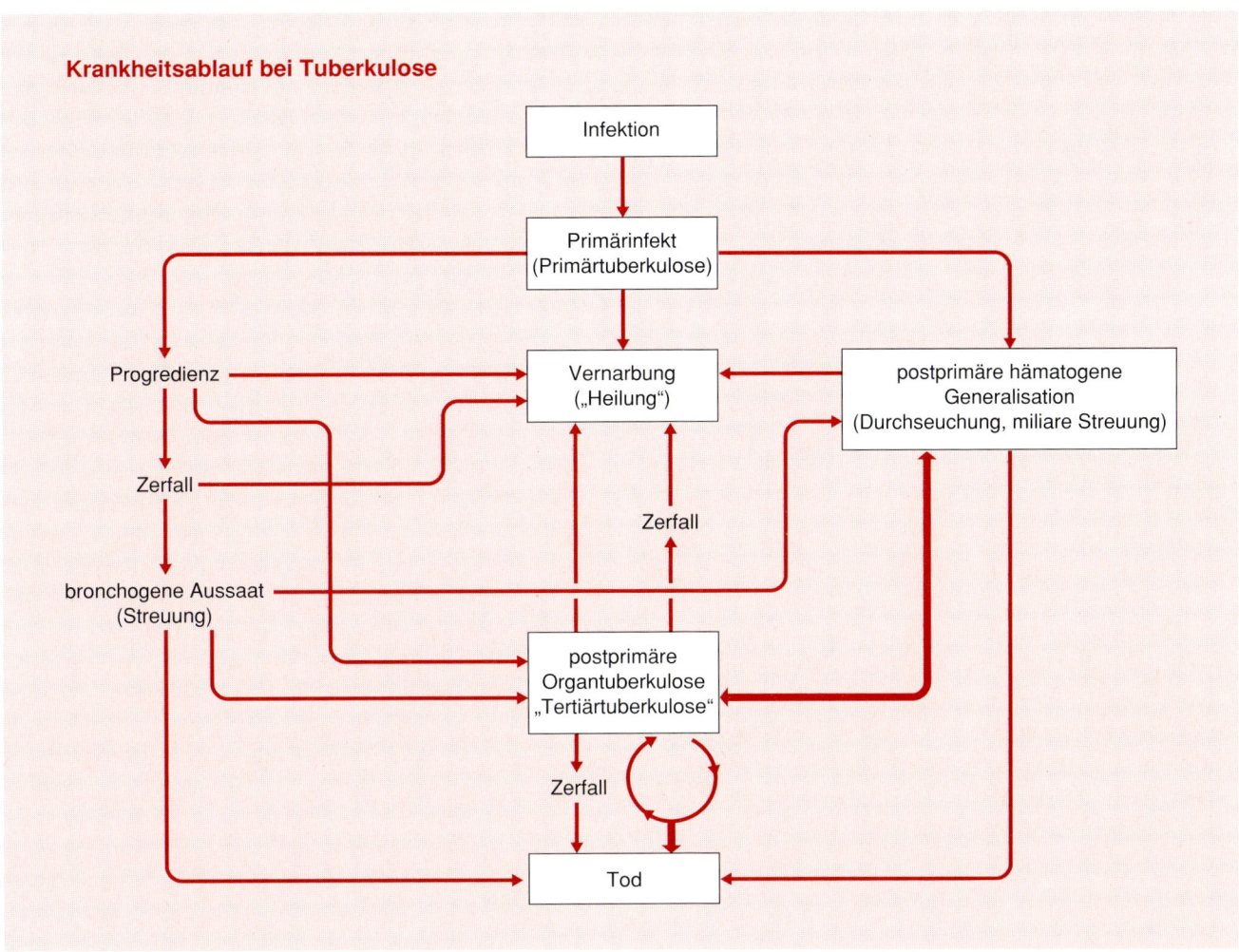

Abb. 25–1 Krankheitsablauf bei Tuberkulose (nach [25]).

mehr oder weniger im Gefolge des Primärkomplexes) und postprimäre Tuberkulose (isolierte Organtuberkulose) [13]. Der Begriff „subprimär" ist heute nicht mehr gebräuchlich. Blaha schlägt folgende Unterteilung vor [2]:

– Primärinfektion
– Exazerbationen
– Neuherdsetzungen

Die Primärinfektion trat früher in der Regel im Kindesalter auf oder in früher Jugend. Mit abnehmendem Infektionsrisiko können auch in höherem Lebensalter Erstmanifestationen auftreten sowie frühe postprimäre Formen, z. B. Pleuritis tuberculosa. Das Lebensalter bietet daher weder in jungen Jahren noch im Alter sichere Anhaltspunkte für die den Krankheitserscheinungen zugrundeliegende Erkrankung.

4.1 Aktivität, Inaktivität

Die Begriffe Aktivität und Inaktivität haben klinische, aber auch sozialmedizinische Bedeutung.

Aktive Tuberkulose bedeutet eine floride Tuberkulose mit Tendenz zum Fortschreiten. Aktive Herde können auch röntgenologisch bzw. morphologisch gleich groß bleiben, bei einem „Gleichgewicht" von lokaler Ausbreitungstendenz und lokalem Abwehrvermögen. Bei einem gleich bleibenden Herd spricht man von stationärem Verhalten. Das ist nicht gleichbedeutend mit „Inaktivität". Inaktivität bedeutet, daß der Krankheitsprozeß zur Ruhe gekommen ist, eine Art Abheilung ist eingetreten. Auch inaktive Herde können sich infolge von Schrumpfungsvorgängen verändern, ohne daß weitere Aktivität zu unterstellen ist. Unter Umständen müssen andere Kriterien, besonders Laborparameter, zur Unterscheidung zwischen Aktivität und Inaktivität herangezogen werden. Oft wird man erst nach dem Verlauf oder dem Verhalten unter antituberkulöser Behandlung eine zuverlässige Unterscheidung treffen können.

4.2 Erstinfektion, Neuinfektion, Superinfektion (Reaktivierung, Reinfektion)

Die Unterscheidungen von Reaktivierung, Superinfektion und Re- bzw. Neuinfektion haben aus therapeutischer (Resistenzentwicklung) aber auch sozialmedizinischer Sicht (z. B. Anerkennung spät aufgetretener postprimärer Tuberkulosen als Kriegsschadensfolge, Anerkennung einer Tuberkulose als Berufskrankheit oder Arbeitsunfall) Bedeutung. Grundsätzlich ist die Möglichkeit einer Superinfektion zu bejahen, wenn eine massive Exposition mit virulenten Keimen bestanden hat. Häufiger dürfte eine Reaktivierung in hämatogen entstandenen Spitzen- und Oberfeldherden sein [6, 26]. Eine echte Reinfektion ist möglich, wenn die Ersterkrankung völlig zur Ausheilung gekommen ist. Dann sollte der Tuberkulintest zwischenzeitlich negativ geworden sein, nicht supprimiert durch einen immunologischen Prozeß. Die häufigste Form der Alterstuberkulose ist sicher die Reaktivierung. In den Populationen ruhender Tuberkuloseerreger in abgekapselten Herden des früher einmal infizierten (erkrankten oder nicht erkrankten Menschen) liegt auch das Hauptreservoir der Keime. Jedoch führt die natürliche Absterberate zur Abnahme des Erregerreservoirs, damit zu einer abnehmenden Durchseuchung der Bevölkerung. Dadurch nimmt in der Bevölkerung die erworbene Resistenz ab. Endemisch können sich infolgedessen Tuberkulosen leichter ausbreiten.

Das Rezidiv, d. h. erneute Progression der Erkrankung nach Rückbildung oder Zeichen der Inaktivität, ist bei der Tuberkulose geläufig. Das Rezidivrisiko nach Erstmanifestation ist in den ersten zwei Jahren, mit abnehmender Häufigkeit bis zu fünf Jahren, am höchsten [10]. Aber auch nach mehr als zehnjähriger Inaktivität ist die Rückfallrate fünf bis zehnmal höher als die Neuerkrankungsrate [10]. Durch Chemotherapie bei der Erstmanifestation der Erkrankung, besonders durch Einsatz von Pyrazinamid (PZA) in den ersten zwei Behandlungsmonaten, wird die Rezidivhäufigkeit entscheidend gesenkt. Bei Alkoholikern, sozial Schwachen mit unzureichender Erstbehandlung sowie bei gravierenden Grunderkrankungen sind Rezidive auch in der Chemotherapieaera gehäuft zu beobachten.

5   Krankheitsbild

5.1 Primärinfektion

Die Primärinfektion erfolgt bei hohem Tuberkulose-Durchseuchungsgrad der Bevölkerung im frühen Kindesalter. Mit abnehmender Durchseuchung tritt sie zunehmend im jugendlichen Alter, auch im frühen oder späten Erwachsenenalter auf.

Aus dem Lebensalter lassen sich somit nur bedingt Schlüsse auf das Vorliegen einer Tuberkuloseerkrankung schließen. In den meisten Fällen kommt es nach der Primärinfektion nicht zu einer manifesten Erkrankung. In einem Teil der Krankheitsfälle entwickelt sich ein Primärkomplex (s. unter Abschn. 5.2), der zur Ausheilung kommt. Bei ungünstigen Umständen (massive Ansteckung, herabgesetzte Immunabwehr, konsumierende Erkrankungen, immunsuppressive Therapie oder familiärer Disposition, sonstige Lebensumstände wie Alkoholismus) kann sich bei einer tuberkulinpositiven Person nach abgeschlossener Primärinfektion nach einem zeitlichen Intervall eine postprimäre Tuberkulose entwickeln.

5.1.1 Primärkomplex (s. Abb. 25–2)

Bei einer Erstinfektion mit Tuberkulose, die sich in über 90% der Krankheitsfälle in der Lunge abspielt, entwickelt sich etwa sechs Wochen nach erfolgter Erregeraufnahme eine typische Gewebsreaktion mit Bildung epitheloidzelliger zentral verkäsender Granulome, röntgenologisch meist als ein erbs- bis haselnußgroßer Herd erkennbar. Von hier aus erfolgt lymphogen eine Erregerausbreitung zur nächsten regionalen Lymphknotenstation. Die Lymphknoten zeigen eine spezifische Entzündung mit Verkäsung. Die Kombination von intrapulmonalem spezifischem Herd und loka-

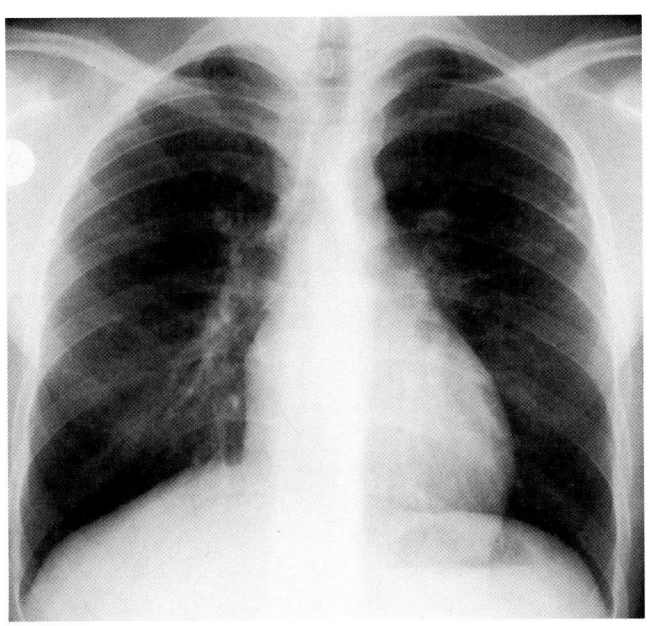

Abb. 25–2 Primärkomplex links.

ler Lymphknotenreaktion wird als Primärkomplex bezeichnet. Es entwickelt sich eine zelluläre Tuberkulinallergie mit positiver Tuberkulinreaktion.

Gelegentlich finden sich extrapulmonale Primärlokalisationen, so im Verdauungskanal (Tonsillen, Mund- und Rachenschleimhaut; selten an der äußeren Haut).

Die Primärtuberkulose weist kein typisches klinisches Krankheitsbild auf. Oft verläuft sie unbemerkt und ist später an röntgenologischen Residuen oder einer positiven Tuberkulinreaktion erkennbar. Beispielsweise kann das Bild einer grippalen Infektion vorliegen mit uncharakteristischen Allgemeinsymptomen. Die Diagnose wird im floriden Stadium selten gestellt. Die Rückbildung geht mit Abkapselung und Verkalkung einher. Innerhalb der abgekapselten Herde können Tuberkuloseerreger viele Jahre überleben und zu einer Reaktivierung, oft nach Jahren, führen. Andererseits ist auch eine biologische Abheilung möglich mit Rückbildung der Tuberkulinallergie. Neue, echte Reinfektionen sind dann möglich [13, 25].

5.1.2 Hiluslymphknotentuberkulose (s. Abb. 25–3)

Von den Lymphknoten des Primärkomplexes ausgehend kann die Tuberkulose fortschreiten und ein eigenständiges Krankheitsbild entwickeln. Sie ist früher überwiegend im Kindesalter, entsprechend dem Zeitpunkt der Erstinfektion, aufgetreten. Oft verläuft die Erkrankung erscheinungsfrei oder mit uncharakteristischen Symptomen. Die Diagnose wird röntgenologisch gestellt aufgrund einseitiger oder doppelseitiger Hiluslymphknotenvergrößerungen, auch Mitbeteili-

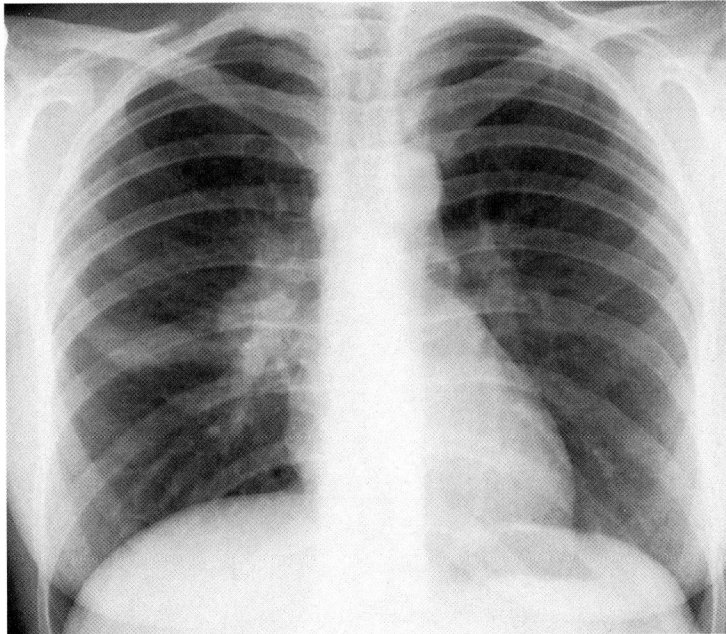

a) b)

Abb. 25–3 Hiluslymphknotentuberkulose (a und b).

gung paratrachealer Lymphknoten („Schornsteinform", s. [13]). Klinische Erscheinungen treten bei Lymphknoteneinbrüchen in das Bronchialsystem auf, u. U. mit Fistelbildungen, Verlegungen von Bronchialabschnitten mit Atelektasen und Retentionspneumonien, die vorwiegend in Mittellappen und Lingula lokalisiert sind, früher als „Epituberkulose" bezeichnet worden sind und zum Mittellappen- bzw. Lingulasyndrom führen können. Selten treten Gefäßarosionen mit Lungenblutung auf. Bei Hiluslymphknotenvergößerungen ist differentialdiagnostisch an eine Sarkoidose oder an eine lymphatische Systemerkrankung zu denken, schließlich Tumorabsiedlungen im Mediastinum (s. Tab. 25–3). Aus der Hiluslymphknotentuberkulose kann sich eine Generalisation der Krankheit entwikkeln.

5.2 Postprimäre Lungentuberkulose

Die frühe postprimäre Erregerausbreitung (Generalisation) erfolgt in der Regel hämatogen. Ein Hinweis darauf kann ein Erythema nodosum sein. Je nach Menge und Virulenz der Erreger wie Abwehrlage des Organismus können sich umschriebene geringfügige Tuberkulosen entwickeln oder schwer verlaufende Allgemeinerkrankungen, wie Miliartuberkulose und Sepsis tuberculosa gravissima (sog. „Typhobazillose" Landouzy).

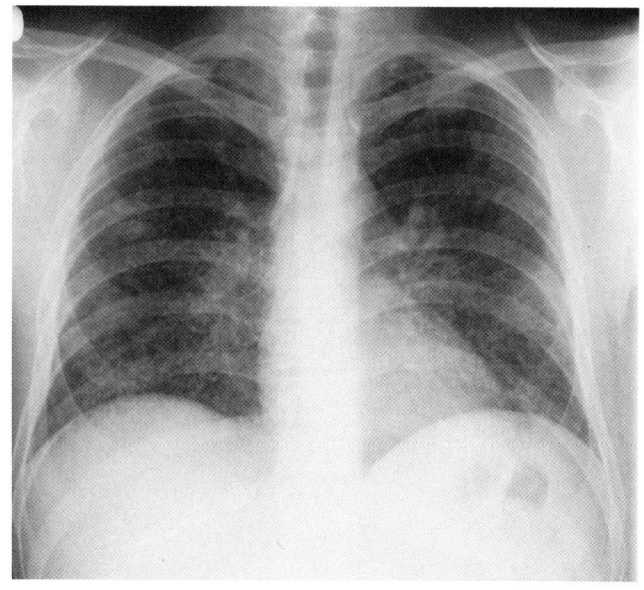

Abb. 25–4 Miliartuberkulose.

5.2.1 Miliartuberkulose (s. Abb. 25–4)

Die Miliartuberkulose tritt erfreulicherweise nur noch selten auf, sie wird deswegen allerdings oft zu spät erkannt. Neben der Erkrankung als Folge der frühen postprimären Generalisation wird sie gelegentlich durch hämatogene Aussaat bei Organtuberkulosen hervorgerufen. Die Erregerausbreitung kann in alle Organe erfolgen, mit dementsprechend vielfältiger Symptomatik. Die Diagnosestellung erfolgt nach Röntgenbild (diffuse kleinfleckige, oft nur diskrete Zeichnungsvermehrung), Augenhintergrunduntersuchung (Nachweis von Aderhauttuberkeln), ggf. Organbiopsien. Nur bei Einschmelzungen der kleinen Herde mit Anschluß an das Bronchialsystem gelingt ein Erregernachweis. Die Erkrankung kann vorwiegend pulmonal (Miliartuberkulose) oder meningeal (Meningitis tuberculosa) verlaufen. Meist handelt es sich um ein schweres Krankheitsbild mit hohem Fieber, Anorexie, Tachykardie, Kopfschmerzen, Meningismus, Eintrübung („typhoides Krankheitsbild"), Erbrechen, erhöhter BKS, Leukozytose mit Linksverschiebung im weißen Blutbild mit Lymphopenie. Die Lungenherde können so diskret sein, daß sie bei Durchleuchtung nicht erkannt werden. Sie entwickeln sich meist erst im Laufe der Erkrankung, so daß bei unklaren Krankheitsbildern mit entsprechender Symptomatik Röntgenkontrollaufnahmen in kurzen Abständen erfolgen müssen. Bei zu später Diagnosestellung können Schäden, insbesondere Hirnnervenausfälle, zurückbleiben.

Die Diagnose der Meningitis tuberculosa erfolgt aus dem Liquorpunktat (erhöhter Druck, vermehrtes Eiweiß, „Spinngewebsgerinnsel", Lymphozytose und gegenüber dem Serum herabgesetzte Zuckerkonzentration.

Vor der Antituberkulotika-Aera war die Prognose meist infaust. Die früher übliche intrathekale Streptomycin-Behandlung ist heute verlassen. Streptomycin ist nicht liquorgängig, trotzdem wird es noch oft eingesetzt, wobei Vestibularisschäden bei dem schwerkranken bettlägerigen Patienten unbemerkt entstehen können.

Gelegentlich kann eine Miliartuberkulose, insbesondere als Alterstuberkulose, lange Zeit blande verlaufen.

5.2.2 Pleuritis exsudativa tuberculosa

Die Pleuritis exsudativa tuberculosa folgt auf eine Primär-Tuberkulose häufig durch direkten Einbruch eines subpleuralen Herdes [13]. Sie gilt in der Regel als Zeichen einer späten Erstinfektion, ist jedoch keineswegs nur eine Begleiterscheinung der Primärtuberkulose im Sinne einer Initialpleuritis; sie kann jede tuberkulöse Erkrankung, jede Art und jedes Stadium begleiten [26]. Ein trockenes (sicca) Stadium kann der Exsudation längere Zeit vorausgehen. Die Krankheitssymptomatik ist sehr unterschiedlich. Geringen Beschwerden trotz ausgedehnter Ergußbildung stehen schwere hochfieberhafte Krankheitsbilder mit erheblicher Beeinträchtigung des Allgemeinbefindens gegenüber. Nach anfänglichen atemabhängigen Schmerzen infolge Fibrinausschwitzung und Reibung der Pleurablätter lassen die Beschwerden mit der Ergußbildung nach, wobei bei massivem Erguß Atemnot, besonders unter Belastung, beobachtet wird. Es entwickelt sich ein eigenständiges Krankheitsbild, der primäre Ausgangsherd läßt sich dabei röntgenologisch oft nicht nachweisen.

Die Alterszusammensetzung der an spezifischer Pleuritis Erkrankten hat einen Wandel erfahren. Wenn auch heute eine Pleuritis exsudativa des jungen Menschen überwiegend durch eine Tuberkulose hervorgerufen wird, so tritt sie bei später Erstinfektion auch bei älteren Menschen nicht selten auf, hier in differentialdiagnostischer Abwägung zur Herzinsuffizienz, der Tumoraussaat in die Pleura, dem Mesotheliom oder Virusinfektionen. Andererseits kommen Tumorerkrankungen und Mesotheliome auch bei Menschen unter 40 Jahren vor, so daß eine genaue diagnostische Klärung, u. U. mit invasiven Verfahren (Thorakoskopie) unerläßlich ist. Thorakoskopisch findet sich eine Hyperämie der Pleurablätter mit bis stecknadelkopfgroßen weißlich-gelblichen Herden vorwiegend auf der viszeralen Pleura, in der Regel Fibrinsegel sowie eine trübe Flüssigkeit.

Schwierigkeiten der Diagnosestellung und Behandlung bereitet bei der ausgedehnten gekammerten Pleuritis exsudativa bisweilen die deutliche Verschwartung trotz Drainierung und trotz systemischer bzw. intrapleuraler Gaben von Kortikosteroiden (ohne eindeutigen Beweis einer Vermeidung oder Verminderung dieser Schwartenbildung). Die Funktionstüchtigkeit der Lunge (Restriktion, Gasaustauschbeeinträchtigung, durch Verziehung auch obstruktive Ventilationsstörungen) kann dadurch erheblich beeinträchtigt werden. Dekortikationen bewirken im allgemeinen keine nachweisbare Funktionsverbesserung.

Die postprimäre Organtuberkulose (s. [6, 26]) kann unmittelbar aus einer Primärtuberkulose entstehen oder sich viele Jahre nach der Erstinfektion als endogene Reinfektion aus alten ruhenden Herden bei begünstigenden, d. h. ungünstigen äußeren oder körpereigenen

Bedingungen (Unterernährung, körperliche Belastung, Risikofaktoren wie Diabetes mellitus, auch Pubertät und Schwangerschaft) entwickeln.

5.2.3 Frühinfiltrat (s. Abb. 25–5)

Es handelt sich um einen infraklavikulären Herd, der sechs bis zwölf Monate nach der subprimären Generalisation entsteht, zur Kavernisierung (Frühkaverne) neigt. Aus ihm kann sich ein Tuberkulom entwickeln.

5.2.4 Kavernöse Lungentuberkulose (s. Abb. 25–6)

Kavernen sind intrapulmonale Hohlräume, die durch Einschmelzung des tuberkulösen Herdes entstehen und nach Entleerung über einen Drainagebronchus je nach Alter des Herdes röntgenologisch als zartwandige oder dick umwallte Aufhellungen imponieren. Tomographisch muß sich auf einer Schicht ein geschlossener Ring darstellen. Frühkavernen sind zartwandig; sie sind gut behandelbar. Problematisch sind Spätkavernen, auch chronische Kavernen genannt, die sich in ausgedehnten tuberkulösen Prozessen bei schlechter Abwehrlage entwickeln. Es kann sich ähnlich einem Fuchsbau ein therapieresistentes Kavernensystem entwickeln mit Streuungen in weitere Lungenareale, auch Gefäßarosionen mit plötzlicher Verblutung. Endsta-

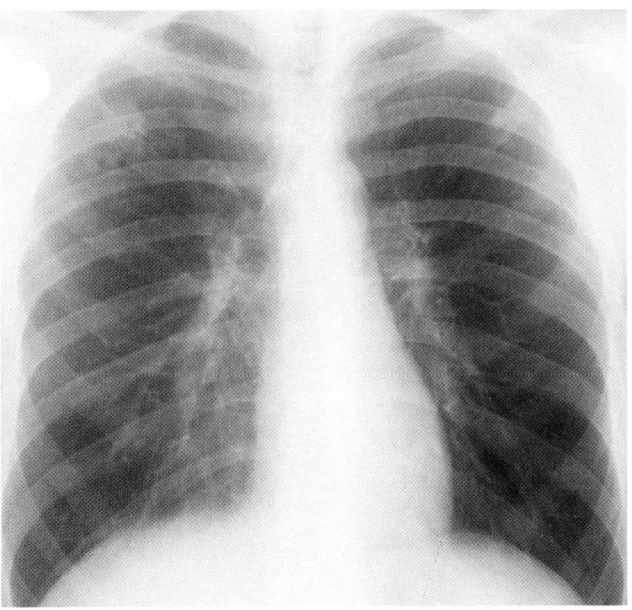

Abb. 25–5 Frühinfiltrat rechts infraklavikulär.

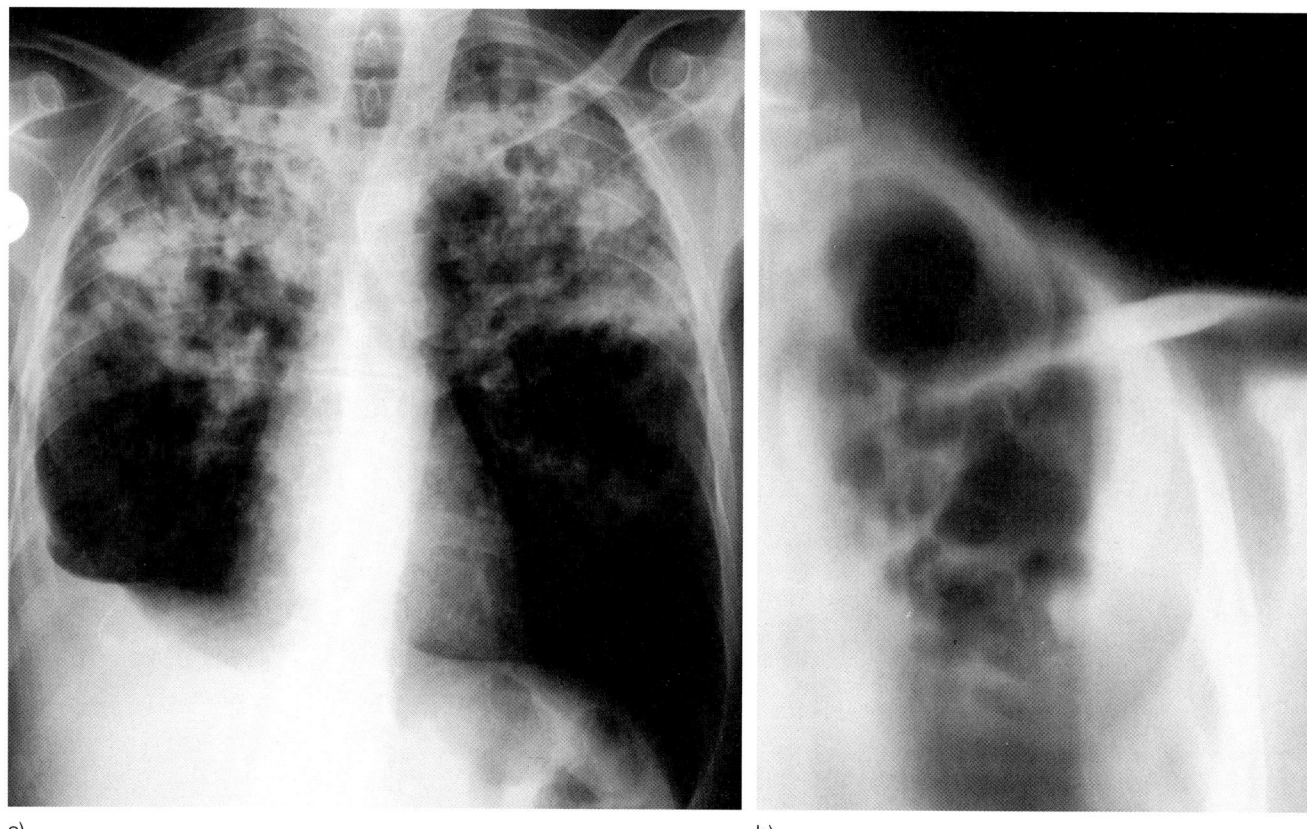

a)

b)

Abb. 25–6 Kavernöse Lungentuberkulose.
a) multikavernöse Tuberkulose mit Pleurabeteiligung rechts

b) Schichtaufnahme

dium kann eine „destroyed lung" werden, medikamentös gelingt hier keine Sanierung.

5.2.5 Käsige Pneumonie (s. Abb. 25–7)

Die käsige Pneumonie bewirkt ein schweres klinisches Krankheitsbild bei primärer oder postprimärer Lungentuberkulose mit ausgeprägter Exsudationsneigung. Röntgenologisch entspricht der Befund einer Segment- oder Lobärpneumonie mit Neigung zur Einschmelzung. Es besteht hohes Fieber, Tachykardie, Dyspnoe. Das Sputum ist eitrig, gelegentlich sanguinolent. Vor der Antituberkulotika-Aera war die Prognose schlecht. Auch jetzt handelt es sich immer um eine therapeutisch schlecht angehbare Erkrankung wegen der ungünstigen Resistenzlage des Erkrankten. Im befallenen Bereich kann sich bei ungenügender Rückbildung und fortschreitender Zerstörung ebenfalls eine „destroyed lung" ausbilden [6, 13, 26].

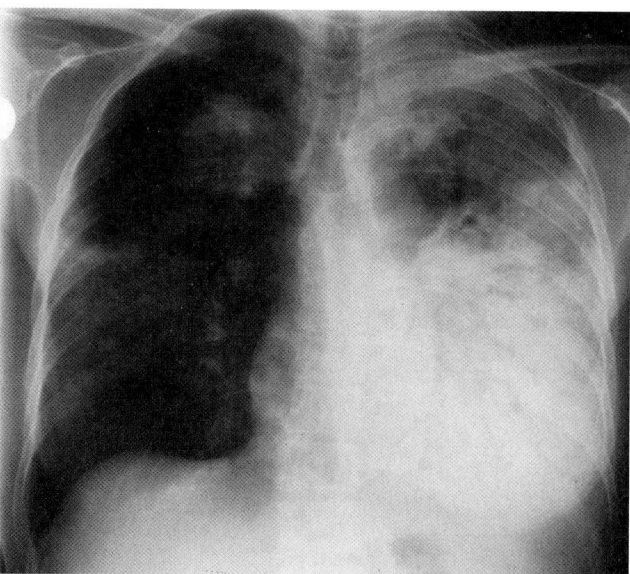

Abb. 25–7 Käsige Pneumonie links bei Tuberkulose beidseits.

5.3 Verläufe der postprimären Tuberkulose

5.3.1 Tuberkulom (s. Abb. 25–8)

Das Tuberkulom folgt oft einem Frühinfiltrat, es weist auf eine gute Resistenzlage hin. Meistens ist es in den Oberlappen lokalisiert, gelegentlich wird es als Zufallsbefund entdeckt. Der Betroffene ist beschwerdefrei. Wenn nicht zweifelsfrei die Ursache feststeht, sollte – Operabilität vorausgesetzt – die Resektion angestrebt werden, da differentialdiagnostisch ein peripheres Karzinom, eine Metastase oder auch eine arteriovenöse Fistel vorliegen können.

5.3.2 Exsudative, produktive und zirrhotische Lungentuberkulose

Exsudative Verlaufsformen sind die kavernöse Lungentuberkulose und die käsige Pneumonie (s. unter Abschn. 5.2.4 und 5.2.5). Bei ihnen liegt ein hochaktives Krankheitsgeschehen vor. Trotzdem werden diese Erkrankungen oft erst spät, d. h. mit fortgeschrittenen Veränderungen erkannt.

Bei der produktiven Verlaufsform entwickeln sich die Lungenveränderungen langsamer, die klinischen Zeichen sind weniger auffällig. Es kommt zu abgegrenzten Herdbildungen, die mit Narben abheilen, jedoch sich auch schleichend weiterentwickeln können.

Aus beiden Formen kann eine zirrhotische Lungentuberkulose (s. Abb. 25–9) mit bindegewebiger Umwandlung, Schrumpfungen, Verziehungen und kompensatorischem Lungenemphysem entstehen. Folgen sind Bronchiektasen, obstruktive Bronchitis und pulmonale Hypertonie mit Cor pulmonale. In diesen narbig veränderten Lungenarealen überleben vermehrungsfähige Erreger, die einer medikamentösen Behandlung nicht zugänglich sind (u. a. durch unzureichende Medikamentenspiegel bei herabgesetzter regionaler Durchblutung). In geeigneten Fällen ist hier eine operative Behandlung mit dem Ziel einer Sanierung anzustreben.

5.3.3 Bronchialschleimhaut-Tuberkulose

Aus einer Hiluslymphknotentuberkulose kann bei Lymphknotenperforation eine Ausbreitung auf die regionale Schleimhaut entstehen, jedoch auch postprimär kann der Organbefall sich auf Bezirke in der Bronchialschleimhaut beschränken. Bei vorausgegangenem Lymphknotenbefall finden sich Röntgenveränderungen; postprimär kann der Röntgenbefund unauffällig sein, solange die Ostien der Segmentbronchien nicht befallen werden (Atelektase-Bildung). Die Diagnosestellung erfolgt durch Erregernachweis und mittels Bronchoskopie. Im Vordergrund klinischer Erscheinungen steht ein therapieresistenter Husten, oft über mehrere Monate, und eine Leistungsminderung, gelegentlich abendliche subfebrile Temperatur.

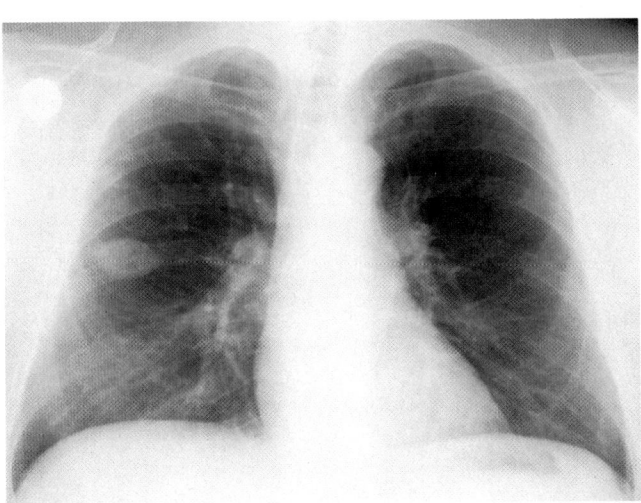

Abb. 25–8 Tuberkulom.

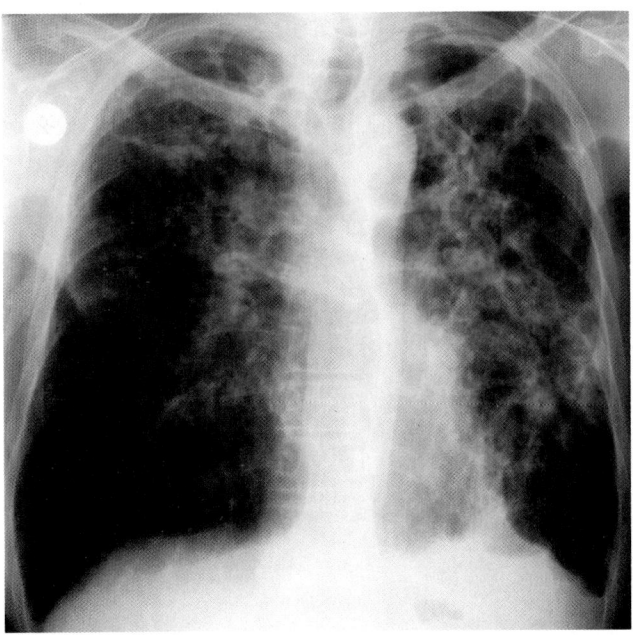

Abb. 25–9 Fortgeschrittene zirrhotische Lungentuberkulose.

5.3.4 Spezifisches Pleuraempyem

Ein Pleuraempyem entsteht entweder durch Ausdehnung der Lungentuberkulose auf den Pleuraraum (z. B.
Kaverneneinbruch), oder es erfolgt eine sekundäre In-
fizierung einer Pleuritis exsudativa (u. U. durch wiederholte Punktionen), schließlich ehemals im Rahmen
der chirurgischen Behandlung der Tuberkulose (Pneumolyse – Pneumothorax). Eine hämatogene Aussaat
ist ebenfalls zu diskutieren. Der Empyemverlauf kann
von akuten Entzündungszeichen bis zu septischen
Symptomen begleitet sein. Daneben gibt es über Jahre
ruhende, sog. „kalte" Empyeme im Zentrum einer
Verschwartung, deren Reaktivierung immer möglich
ist.

Empyeme mit Pleuraverschwartungen gehören zu
den Spätfolgen der Tuberkulose (s. Abschn. 8).

5.4 Besonderheiten

5.4.1 Tuberkulose und Immundefekte (Lymphadenose, AIDS)

Die Tuberkulose gehört bei angeborenen oder erworbenen Immundefekten zu den opportunistischen
Krankheiten. Sowohl M. tuberculosis als auch nichttuberkulöse Mykobakterien kommen als Erreger in
Frage. Die Mykobakteriosen können sich pulmonal
oder extrapulmonal entwickeln. Das Krankheitsbild
wird oft durch die Grundkrankheit überdeckt. In einem
Teil der Fälle wird der Immundefekt erst durch das
Auftreten einer Tuberkulose (Mykobakteriose) offen-
kundig. Der Röntgenbefund unterscheidet sich von
sonstigen Erkrankungsformen, da exsudative Bilder
mit großen Kavernen fehlen. Die Krankheit entspricht
eher einer Miliartuberkulose oder den durch andere
opportunistische Erreger (Pneumocystis carinii) verursachten Pneumonien. Die Behandlung ist bei sensiblen
Erregern gut durchführbar, bei gestörter humoraler
und zellulärer Immunabwehr wegen des schlechten
Ansprechens der Therapie unbefriedigend. Probleme
bieten die Mehrfachresistenzen bei nicht tuberkulösen
Mykobakteriosen.

5.4.2. Tuberkulose und Schwangerschaft

Die Tuberkulose in der Schwangerschaft ist vor allem
ein diagnostisches Problem wegen der notwendigen
Vermeidung von Strahlenbelastungen. Bei „unklaren"
Krankheitsbildern mit fehlender Gewichtszunahme,
Nachtschweiß, Reizhusten, humoralen Entzündungszeichen muß an eine Tuberkulose gedacht werden.
Mehrfache Sputumuntersuchungen etc. sind erforderlich. Behandlungsprobleme gibt es, außer bei Unverträglichkeiten nicht (s. unter Abschn. 7.2.3).

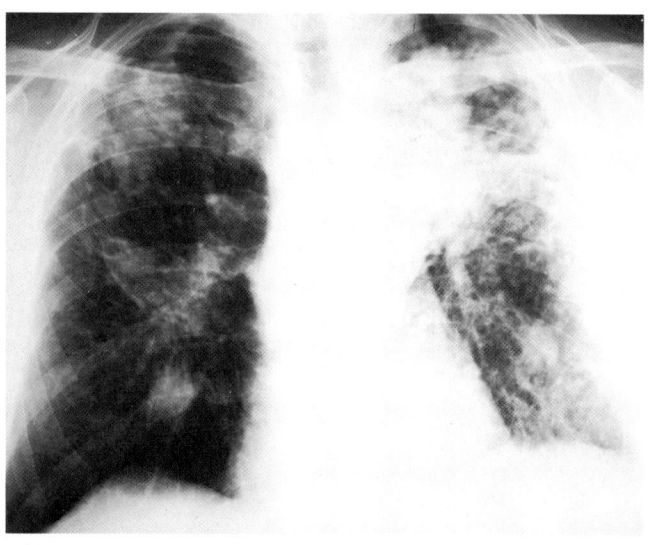

a)

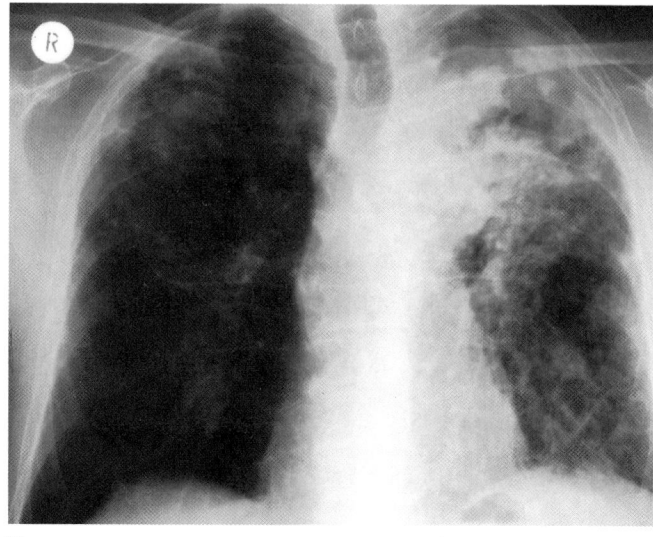

b)

Abb. 25–10 Siliko-Tuberkulose, unterschiedliche Aufnahmetechniken (a und b), große Höhle links oben.

5.4.3 Kindertuberkulose

Die Kindertuberkulose ist in der Bundesrepublik Deutschland wie in den übrigen Industrieländern zu einer Rarität geworden, nicht jedoch in der Dritten Welt. Bei Flüchtlingen und Asylanten aus diesen Ländern mit hoher Tuberkulosedurchseuchung liegt die Inzidenz auch im Kindesalter wesentlich höher und gewinnt in den Aufnahmeländern wieder an Bedeutung.

Infektionsquellen sind bei hiesigen Erkrankungen vorwiegend in den Familien zu finden (Großvater, schwangere Mutter mit unbekannter offener Tuberkulose etc.), gelegentlich sind kleine Endemien zu beobachten (z. B. Schulklassen). Erkrankungen treten häufiger in sozial belasteten Familien auf. Der Verlauf unterscheidet sich nicht wesentlich von der Erwachsenentuberkulose, insbesosndere weil die früheren Kinderformen der Tuberkulose (Primärinfekt mit Primärkomplex, Hiluslymphknotentuberkulose, Meningitis tuberculosa) infolge der späteren Erstinfektion jetzt zunehmend im Erwachsenenalter zu beobachten sind.

Die Behandlung gleicht der Therapie der Erwachsenentuberkulose, wobei die Dosierung dem Lebensalter und dem Körpergewicht angepaßt wird, bei etwas höherer Dosis von INH und RMP. Streptomycin, Capreomycin oder Cycloserin soll Kindern nicht gegeben werden (BCG-Impfung s. Abschn. 7.8.1).

5.4.4 Tuberkulose und Silikose

Bei silikogener Staubbelastung können mit zunehmender Häufigkeit je nach Ausmaß der Staublungenveränderungen Lungentuberkulosen auftreten (s. Abb. 25–10). Diese werden bei nachgewiesener beruflicher Exposition als Berufskrankheit nach Ziffer 4102 der geltenden Berufskrankheitenverordnung anerkannt und entschädigt, solange die Krankheit aktiv ist. Die Rückbildung ist verzögert, die Erregerausscheidung dauert bei gleicher Befundausdehnung länger, die Reaktivierungsgefahr ist größer. Eine Langzeitbehandlung ist notwendig.

6   Diagnostik

6.1 Radiologie

Der Röntgenbefund bildet, außer in den Ländern der dritten Welt, einen Grundpfeiler der Diagnostik bei Lungentuberkulosen. Es gibt keinen eine Tuberkulose *beweisenden* Befund, jedoch *tuberkulosetypische* Befunde. Die Diagnosestellung erfolgt in einer Synopsis von Anamnese, klinischem Befund, Bakteriologie und Röntgendarstellung. Das Röntgenbild kann bei Tuberkulosen andere Krankheiten vortäuschen, nicht selten wird andererseits eine Tuberkulose verkannt (s. Tab. 25–3) [2].

6.2 Bakteriologie

6.2.1 Materialgewinnung zum Erregernachweis

Die Diagnose „Tuberkulose" kann nur dann mit Sicherheit gestellt werden, wenn es gelingt, den Erreger in Körpersekreten (Sputum, Bronchialsekret, Urin, Prostatasekret, Magensaft, Menstrualblut; Liquor, Gelenkexsudat, Peritonealexsudat, Pleuraexsudat) oder histologischem Material (Lungenbioptat, Leberbiopsien, Lymphknotenpunktat oder -PE, anderen Organbioptaten) kulturell (oder im Tierversuch) nachzuweisen.

Die Sputumuntersuchung ist die Methode der Wahl bei aktiver, offener Lungentuberkulose, da sich Erreger in großer Anzahl im Bronchialsekret befinden. Wenn Sputum nicht produziert werden kann, kommen provozierte Sekretolyse (ggf. mittels Inhalationen), Kehlkopfabstrich, bronchoskopische oder transtracheale Absaugung, schließlich auch Magensaftaspiration in Betracht. Die Magensaftaspiration ist hinsichtlich der Erregerausbeute bronchialen Absaugungsmethoden gleichwertig [1, 18]. Der Vorteil dieser Bronchialabsaugungen, die mit flexiblen Bronchoskopen ohne großen Aufwand und ohne Risiko durchgeführt werden können, liegt in der Möglichkeit einer gezielten Absaugung unter Sicht mit gleichzeitiger Inspektion der Atemwege (Schleimhaut-Tbc.!) sowie Gewinnung von Material zur histologischen Untersuchung. Nicht selten ist das „Postbronchoskopiesputum", d. h. Sputum unmittelbar im Anschluß an die Bronchoskopie oder am nächsten Morgen, ergiebiger als das bei der Bronchoskopie durch Lavage gewonnene Material.

Je keimärmer das Material ist, um so mehr Untersuchungen sind erforderlich. Bei spezifischen Pneumo-

Tabelle 25–3 Röntgenbefunde bei Tuberkulose und ihre Differentialdiagnose.

Röntgenbefund Tbc-Äquivalent	Differential-diagnose	Diagnostik
Primärherde/ Primärkomplexe		
Rundherde mit Lymphknotenbeteiligung (Primärkomplex)	Tumoren Sarkoidose Gefäßmißbildungen	Tuberkulin Bakteriologie Bronchoskopie Bronchographie
Segmentschatten		
Lymphknotenkompression, -perforation, Bronchusverlegung	endobronchiale Tumoren Fremdkörper Traumen Pneumonien (Virus-)	Tuberkulin Bakteriologie Bronchoskopie Bronchographie
diffuse Veränderungen		
hämatogene Aussaat, diffuse bronchogene Streuung	Sarkoidose Histiozytose Pneumokoniosen Fibrosen Karzinome	Tuberkulin Bakteriologie Serologie Allergologie Diffusionstests transbronchiale Biopsie
polymorphe Herde		
Tuberkulome, Kavernen, Indurationen, Schwielenbildungen (Mischkomplexe)	Tumoren Metastasen Pneumokoniosen mit Schwielenbildung Fehlbildungen	Tuberkulin Bakteriologie Bronchoskopie (Tumormarker)
pleurale Veränderungen		
spezifische Pleuritis	Mesotheliom Pleurakarzinose Stauungsergüsse immunologische Systemerkrankung (Sarkoidose)	Tuberkulin Bakteriologie Thorakoskopie Immunologie (Tumormarker)
mediastinale Veränderungen		
Lymphknotenbefall bei primärer und postprimärer Tuberkulose	Sarkoidose lymphatische Systemerkrankung Hilusmetastasen	Tuberkulin Bakteriologie Broncho-Mediastinoskopie Immunologie Angiotensin-Converting-Enzyme

nien, Kavernen, Lymphknoteneinbrüchen in das Bronchialsystem sowie Bronchialschleimhauttuberkulose sind Erregerausscheidungen hoch und stetig, in anderen Fällen nur zeitweilig und spärlich. Bei fraglicher Lungentuberkulose wie auch Urogenitaltuberkulosen werden drei bis sechs Untersuchungen empfohlen [1]. Bei Verdacht auf Urogenitaltuberkulose ist der Tierversuch sensibler als kulturelle Untersuchungen.

Bei der Pleuritis exsudativa ist die Stellung der Diagnose oft schwierig. Die abnehmende Zahl spezifischer Ursachen sowie die Zunahme maligner Pleuraveränderungen auch bei jüngeren Menschen (z. B. durch Mesotheliome, Pleurakarzinosen) erfordert eine Erzwingung der Diagnose. Aus *Pleurapunktaten,* dem ersten Schritt der invasiven Diagnostik, gelingt auch bei tuberkulösem Befall nur in einem Drittel der Fälle ein Erregernachweis, die *Pleurastanze* hat ebenfalls keine höhere Trefferquote; eine Diagnosesicherung gelingt mit hoher Wahrscheinlichkeit nur durch eine *Thorakoskopie* durch histologischen Befund und gezielte bakteriologische Untersuchung aus Material von Fibrinsegeln [11]. Je häufiger diagnostische Punktionen vorausgegangen sind, desto schwieriger ist wegen einer Verschwartungstendenz die Thorakoskopie. Sie sollte daher möglichst zu Beginn in die diagnostischen Überlegungen einbezogen werden.

Die früher üblichen vierwöchigen Zeitabstände für Kontrolluntersuchungen sind mit Erkenntnissen über den Rückgang der Erregerausscheidung unter konsequenter wirksamer antituberkulöser Behandlung [18, 20, 26] und damit verbundenem Rückgang der stationären Behandlungsdauer auf 14tägige Intervalle zu verkürzen, wenn nicht Besonderheiten des Krankheitsverlaufs individuelle Regelungen erfordern. Dadurch lassen sich auch schneller Aufschlüsse über das Ansprechen der Therapie wie auch der Kooperationsbereitschaft, „sog. Compliance", des Patienten (zuverlässige Sputumproduktion, zuverlässige Medikamenteneinnahme) gewinnen.

6.2.2 Nachweisverfahren

Die bakteriologische Diagnostik beruht auf dem mikroskopischen Nachweis von Erregern, ihrer Züchtung auf Nährböden (Kulturen) sowie (nur noch selten) auf Tierversuchen (Meerschweinchen, Kaninchen). Die heutigen Kulturverfahren machen den Tierversuch meistens entbehrlich, außer bei schwierig zu gewinnendem Untersuchungsmaterial, z. B. bei extrapulmonalen Tuberkulosen (Meningitis tuberculosa und anderen

Punktaten, zur Diagnostik und Differentialdiagnostik bei Verdacht auf Urogenitaltuberkulosen). Die mikroskopische Untersuchung in Nativmaterial oder nach Anreicherung ist die unempfindlichste. Sie erfordert nach Bartmann [1] (s. auch [18]) 10 000–100 000 Keime pro ml (10^4–10^5). Zum Angehen einer Kultur genügen 50–100 Keime pro ml, bei Tierversuchen im günstigsten Fall nur ein Erreger/ml, u. a. weil hier größere Materialmengen eingesetzt werden können.

Mit geeigneten Färbetechniken lassen sich die „säurefesten Stäbchen" mittels Hellfeldmikroskopie (Ziehl-Neelsen) oder fluoreszenzmikroskopisch (Auramin–Fluoreszin) nachweisen. Bei der Fluoreszenzmikroskopie heben sich die Stäbchen deutlich leuchtend vom dunklen Untergrund ab. Diese Untersuchung erfordert pro Präparat maximal drei Minuten bei mittelstarker Vergrößerung im Vergleich zu einer Untersuchungsdauer bis zu 20 Minuten (Ziehl-Neelsen im Hellfeld) bei starker Vergrößerung, um einen negativen Befund feststellen zu dürfen [1, 18]. Im mikroskopischen Präparat lassen sich pathogene Mykobakterien nicht zuverlässig von nichtpathogenen unterscheiden.

Die quantitative Auswertung nach Gaffky (s. Tab. 25–4) ermöglicht eine Aussage über die Anzahl der Erreger im Untersuchungsmaterial und erlaubt damit Rückschlüsse auf die Ansteckungsgefahr wie auch auf das Ansprechen der Therapie (s. o.), besonders bei Therapieprüfungen.

Nicht nur für die Diagnosestellung, sondern auch zur Typisierung (Taxonomie) und zur Resistenzbestimmung sind Kulturen erforderlich [1, 18]. Typenbestimmungen sind bei Verdacht auf bovine Tuberkulosen sowie nichttuberkulösen Mykobakteriosen angezeigt.

Serologische Untersuchungsverfahren haben die Kenntnisse über die immunbiologischen Phänomene bei der Tuberkulose sehr bereichert [19]. Sie haben jedoch bei Unterscheidungen zwischen aktiver und nichtaktiver Tuberkulose (nur aufgrund serologischer Verfahren) für den Einzelfall noch nicht die erforderliche Sensitivität und Spezifität erreicht, um sie routinemäßig einsetzen zu können [1]. Sie haben dagegen Bedeutung bei der Identifizierung und Unterscheidung einzelner Erregerarten.

6.2.3 Empfindlichkeitsprüfungen und Resistenztestungen

In jeder Population von M. tuberculosis kommen spontane chromosomale Mutationen mit Initialresistenz gegen einzelne Chemotherapeutika vor. Die Menge der zu Therapiebeginn vorhandenen resistenten Mutanten hängt von der Bakterienzahl und der populationsspezifischen Mutationsrate ab.

Besonders gegen INH (Isonikotinsäurehydrazid) und SM (Streptomycin) ist ein Teil dieser Mykobakterienstämme initial resistent; d. h., in vitro wird durch das betreffende Chemotherapeutikum keine Wachstumshemmung erreicht, obwohl keine antituberkulöse Behandlung vorausgegangen ist. Für die klinische Routine ist wesentlich, daß die Testung in klinisch relevanten Medikamentenkonzentrationen erfolgt („kritische Konzentrationen"), um Aussagen über das voraussichtliche Ansprechen der Chemotherapie zu erlauben. Sensibel oder resistent wird an der Wirkung der kritischen Konzentration beurteilt. Bei einem Teil der Fälle ist eine eindeutige Zuordnung nicht möglich (sog. Grenzbereich). Eine verminderte Wirksamkeit ist hier zu unterstellen. Zu berücksichtigen ist, daß es sich um ein Invitro-Testsystem handelt.

Die zu untersuchenden Materialien werden wegen unterschiedlichen Wachstums der Erreger auf drei verschiedene Nährböden aufgebracht (z. B. Löwenstein-Jensen, Gottsacker, Stonebrink). Zur Aufbereitung der Materialien gilt heute die Nekalmethode als am besten geeignet. Sie ist in der Durchführung einfach, hat eine hohe Erregerausbeute mit Vermeidung von Überwucherungen in den Kulturen mit nur geringem Infektionsrisiko für das Laborpersonal [1, 18].

Die Bebrütungsdauer soll acht Wochen, bei Punktionsmaterial bis zu zwölf Wochen dauern. Bei frischen unbehandelten Tuberkulosen mit reichlicher Erregerausscheidung wird man schon nach drei Wochen ein Wachstum erkennen können, bei schnell wachsenden nichttuberkulösen Erregern noch früher. Dieser lange Zeitraum bis zum Nachweis von Erregern bzw. bis zur Feststellung fehlender Erregerausscheidung oder Spu-

Tabelle 25–4 Erregerquantifizierung im mikroskopischen Befund (Gaffky-Skala).

Gaffky	Anzahl der Stäbchen	
1	1–4	im ganzen Präparat
2	1	in mehreren Gesichtsfeldern
3	1	
4	2–3	
5	4–6	
6	7–12	in jedem Gesichtsfeld
7	ziemlich viele	
8	zahlreich	
9	sehr zahlreich	
10	außerordentl. zahlreich	

tumkonversion läßt sich durch Verfahren mit Aufnahme radioaktiven Kohlenstoffs (Bactec) [29] verkürzen. Bei höheren Kosten ersetzen sie die bisherigen Verfahren nicht voll.

Virulenzprüfungen sind routinemäßig bisher nicht möglich.

Resistenzprüfungen sind zur Optimierung der Behandlung unbedingt durchzuführen; sie sind bei Kurzzeitregimen (s. Abschn. 7) u. E. obligat. Bei jedem Patienten mit Erregerausscheidung sollte zu Beginn eine Resistenzbestimmung, ggf. auch eine Typisierung der Erreger erfolgen. Eine frühzeitige Therapiemodifizierung verhindert eine Heilungsverzögerung sowie die Entwicklung weiterer Resistenzen (wenn bei Initialresistenz statt der beabsichtigten Behandlung in Dreierkombination nur zwei oder ein wirksames Medikament gegeben werden). Weil immer Mutanten, die gegen ein Medikament resistent sind, unterstellt werden können, kommt es in derartigen Fällen ohne Therapieanpassung nicht zu einer Keimelimination, sondern nach anfänglicher Reduzierung zu einer Selektion mit Vermehrung resistenter Erregerstämme.

Die höchste initiale Resistenz weist INH mit 3–5%, gefolgt von SM mit ca. 3% auf. Bei EMB (Ethambutol) ist in 0,2%, bei RMP (Rifampicin) in 0,1% mit Initialresistenzen zu rechnen [1,9]. Eine gleichzeitige Resistenz gegen zwei oder drei Medikamente kommt bei M.-tuberculosis-Stämmen nur in 1,4 bzw. 0,5% der untersuchten Stämme vor [8] und spielt daher in der Therapiestrategie keine Rolle. In den übrigen europäischen Ländern und den USA liegen die initialen Resistenzzahlen etwa im gleichen Bereich. Höher sind sie bei Ausländern aus der dritten Welt.

RMP hat bisher ebenfalls eine niedrige Resistenzrate, weist jedoch bei Monotherapie eine schnelle Resistenzentwicklung auf. In Ländern der dritten Welt nimmt die Resistenzhäufigkeit zu, wohl wegen Einsatz dieses Pharmakons bei anderen Krankheiten, insbesondere Geschlechtskrankheiten. Wegen der guten Wirksamkeit von RMP auch gegen andere bakterielle Erreger ist für den Fall einer breiteren Anwendung in Mitteleuropa ebenfalls mit der Entwicklung von Resistenzen, dann auch gegen Tuberkuloseerreger, zu rechnen. Bedeutsam ist die Resistenzbestimmung bei nichttuberkulösen Erregern, die als opportunistische Keime bei Immundefekten zunehmend an Bedeutung gewinnen. Deren hohe initiale Resistenzrate gegen die meisten gebräuchlichen Antituberkulotika birgt erhebliche Probleme bei ihrer Bekämpfung.

Schon nach dem mikroskopischen Befund kann man mit hoher Treffsicherheit zwischen „typischen" und „atypischen" Stämmen unterscheiden, jedoch nicht ihre Pathogenität beurteilen. Wichtig ist die Feststellung einer „bovinen" Tuberkulose, die gelegentlich noch als Alterstuberkulose auftritt. Bei ihr besteht eine Initialresistenz gegenüber PZA (Pyrazinamid).

6.2.4 Desinfektion

Nachdem nur ganz selten in trockenem oder feuchtem Staub in der Umgebung eines infektiösen Tuberkulosekranken vermehrungsfähige Erreger nachgewiesen worden sind, sind frühere Desinfektionsverfahren, insbesondere Raumdesinfektionen mit Formaldehyd-Dampf, in Wohnhäusern oder Patientenzimmern der Krankenhäuser weitgehend aufgegeben worden. Diese Verfahren sind wenig wirksam und daher unnötig. Ausreichend ist eine Wisch- und Scheuerdesinfektion. Schwierigkeiten hat es bei der Desinfektion flexibler Glasfiberinstrumente gegeben. Mit der Wahl geeigneter Desinfektionsmittel, längerer Einwirkungsdauer und zunehmender Herstellung gas-sterilisierbarer Instrumente sind diese Probleme weitgehend gelöst. Die wirksamste hygienische Maßnahme zur Verhinderung einer Ansteckung ist die Absonderung des Erreger ausscheidenden Kranken und das Tragen von Mundschutz, entweder des Patienten oder des umgebenden Personals wie der Angehörigen, oder von beiden, solange mikroskopisch ein Erregernachweis gelingt und die Behandlung (noch) nicht wirksam ist. Bei effektiver Therapie (fehlender Resistenz, zuverlässiger Medikamenteneinnahme, ungestörter Immunabwehr) nimmt die Ausscheidung virulenter Erreger schnell ab [12, 20]. Am Krankenbett muß ein Anhusten vermieden werden, das Pflegepersonal darf nicht in den Hustenstrom gelangen. Im bakteriologischen Labor erfordert die Anreicherung und Anzüchtung von Tbc-Erregern besondere Laboreinrichtungen und eine besondere Erfahrung (s. auch § 19ff Bundesseuchengesetz).

6.3 Labor

Für eine aktive Tuberkulose beweisende klinisch-chemische oder serologische Laborbefunde gibt es nicht. Je nach Ausdehnung des Befundes findet sich eine leichte bis ausgeprägte Entzündungsreaktion mit entsprechend erhöhter Blutkörperchensenkungsgeschwindigkeit, Verschiebung der Serumeiweiße in der Elektrophorese, Lymphozytose. In schweren Fällen einer „Schwindsucht" liegt ein Eiweißmangel vor, auch eine Anämie. Chronische Tuberkulosen sind heute nur noch selten zu beobachten, auch Amyloidosen als Folge einer Tuberkulose gelten als Rarität.

Laborkontrolluntersuchungen sind im Verlauf der Behandlung erforderlich. Sie orientieren sich an der Therapiewahl und daraus sich ergebender möglicher Nebenwirkungen (s. Abschn. 7.3.3).

6.4 Immunologie

„Die Tuberkulinreaktion hat bei epidemiologischen Fragestellungen eine zentrale Bedeutung. Durch den Rückgang der Tuberkulose gewinnt sie auch für die klinische Bedeutung zunehmend an Wert." (s. Richtlinien des DZK zur Tuberkulindiagnostik [31]). Bei einem Infektionsrisiko von 0,1% oder weniger ist eine ungezielte Anwendung der Tuberkulinprobe im Sinne eines Tuberkulinkatasters nicht mehr sinnvoll [10].

Sie ist weiterhin der wichtigste Test zum Nachweis von Infektionen mit M. tuberculosis (human). Allerdings weist sie Kreuzreaktionen mit Sensitinen anderer Bakterienstämme auf [24].

Bei Allgemein- und Vorsorgeuntersuchungen sollte sie mehr als bisher Berücksichtigung finden und damit der Entwicklung der Tuberkulose zur Individualerkrankung Rechnung tragen.

Die Tuberkulinapplikation erfolgt mittels Stempel oder als intrakutane Quaddel nach den Empfehlungen der WHO an der Unterarmaußenseite. Die Untersuchung mittels Stempeltest – Multipunktur-Test (Testkörper: Tuberkulin-Tine-Test PPD, Tubergen-Test,

Tuberkulintest PPD) gilt als Suchmethode. Der Stempel wird in die zuvor desinfizierte gespannte Hautregion zwei Sekunden fest eingedrückt. Die Ablesung erfolgt frühestens nach 72 Stunden, spätestens nach einer Woche. Eine positive Reaktion liegt dann vor, wenn eine Infiltration entstanden ist, eine Rötung allein ist als negativ zu werten.

Der Intrakutan-Tuberkulintest nach Mendel-Mantoux ist weiterhin die Standardmethode der Tuberkulintestung. Er ist in jedem Fall vor einer Entscheidung über eine präventive Chemotherapie anzuwenden. Eine tastbare Induration ab 6 mm Durchmesser wird als positiv bewertet, geringere Reaktionen (bei 100 IE GT) können durch andere Mykobakterien oder auch durch eine BCG-Impfung hervorgerufen sein [31].

Ein negativer Ausfall macht das Vorliegen einer Tuberkulose weniger wahrscheinlich, jedoch können angeborene oder erworbene Störungen des Immunsystems, auch kurz zuvor durchgemachte Viruserkrankungen oder Schutzimpfungen (Masern, Mumps) sowie schwere Allgemeinerkrankungen zu einem vorübergehenden oder bleibenden Verlust der zellulären Immunität führen.

Tuberkulintests dienen einerseits zur Beurteilung der epidemiologischen Situation, insbesondere des Durchseuchungsgrades der Bevölkerung, und zu Umgebungsuntersuchungen, andererseits im klinischen Bereich zum Nachweis einer Tuberkuloseinfektion (s. o. Besonderheiten bei negativem Ausfall), auch einer Tuberkulinkonversion [31].

Eine durchgemachte Tuberkulose bewirkt die Entwicklung einer spezifischen Resistenz [13] mit relativer zellulärer Immunität, die weitgehend vor Neuinfektionen (Superinfektionen) schützt.

7   Therapie

7.1 Therapieziele

Therapieziele sind
- Abtötung proliferierender Erreger (bedingt bakterizider Effekt)
- Abtötung der nicht proliferierenden Erreger (sterilisierender Effekt)
- Verhütung der Entwicklung einer sekundären bakteriellen Resistenz

- Wirkungssteigerung und Nebenwirkungsminderung durch Kombination von Antituberkulotika
- zuverlässige Vermeidung eines Rezidivs

7.1.1 Pathologisch-biologische Bedingungen

Die Wirkungsbedingungen für die Antituberkulotika werden durch bestimmte Eigenschaften des Erregers wie auch des Kranken beeinflußt.

Die Chemotherapie stößt in den verschiedenen Herdtypen und bei den verschiedenen Subpopulationen der Erreger (s. Abschn. 2) auf ganz unterschiedliche Wirkungsbedingungen mit erheblichen Differenzen in der Keimzahl, in den Vermehrungsbedingungen der Erreger, ihrer intra- und extrazellulären Lagerung sowie in pH-Werten und O_2-Konzentrationen des Milieus.

Einzelne Bakterien können offenbar ohne Proliferation lange überleben. Das Fortschreiten oder die Reaktivierung der Tuberkulose beruhen entweder auf der Aktivierung zuvor ruhender intrazellulär liegender Bakterien mit Vermehrung und Freisetzung oder auf einer Verflüssigung käsiger Herde mit starker Vermehrung noch lebensfähiger Erreger, deren Vermehrungsrate dann stark zunimmt, wenn sich eine Kaverne mit verbesserter Sauerstoffversorgung bildet. In den Käseresten und in der Kavernenwand vermehren sich die Erreger viermal so schnell wie in geschlossenen Herden. Dementsprechend liegen bei derartigen Krankheitsbildern massive Erregerausscheidungen vor [1, 13].

In jeder Population von M. tuberculosis kommen spontane chromosomale Mutationen mit Initialresistenz gegen einzelne Chemotherapeutika vor. Die Menge der zu Therapiebeginn vorhandenen initial resistenten Mutanten hängt von der Bakterienzahl und der populationsspezifischen Mutationsrate ab. Die Entstehung weiterer resistenter Mutanten ist abhängig von der Therapiestrategie. Sie schreitet nach Therapiebeginn zunächst noch fort und wird durch die Geschwindigkeit bestimmt, mit der die Bakterienpopulationen dezimiert werden. Je schneller die Bakterien abgetötet werden, desto geringer ist die Wahrscheinlichkeit für die Entwicklung weiterer Mutationen.

Abtötung proliferierender Erreger

Die Art der Vitalitätsschädigung, die ein antimikrobiell wirksamer Stoff herbeiführt, wird als sein Wirkungstyp bezeichnet, wobei zwischen Bakteriostase (Hemmung der Vermehrung, ohne abzutöten), Bakterizidie („echter" B.; d. h. Abtötung der Keime in Ruhe- und Proliferationsphasen = Sterilisation) und bedingter Bakterizidie (nur Abtötung proliferierender Keime) zu unterscheiden ist. Die meisten antituberkulös wirksamen Pharmaka wirken (zumindest bedingt) bakterizid, so daß der Begriff „Tuberkulostatika" nicht zutreffend ist.

Die abtötende Wirkung der bedingt bakteriziden Antituberkulotika wird um so geringer, je langsamer die Erreger wachsen. Unterhalb einer kritischen Wachs-

tumsaktivität hört die Abtötung bei kurzfristiger Einwirkung ganz auf. Diese „ruhenden" intrazellulär liegenden Keime überleben über lange Zeit und können bei geeigneten Bedingungen (s. o.) ihre Vermehrung wieder aufnehmen. Sie sind dann wieder medikamentös angreifbar. Sie sind heute unter der Therapiestrategie einer kombinierten Chemotherapie mit „bedingt" bakteriziden Heilmitteln die Ursache der Rückfälle, während die früheren Rezidive häufig durch Selektion resistent gewordener Erreger bedingt waren.

Kombinationen aus bedingt bakteriziden Antituberkulotika sind in vitro stärker wirksam als die Kombinationspartner für sich allein. Eine starke Zurückdrängung der Rezidivraten ist durch Einsatz von Pyrazinamid (PZA) erreicht worden, welches im sauren Milieu intrazellulär wirkt und somit offensichtlich auch ruhende Keimpopulationen erreicht [16, 32].

7.1.2 Sekundärresistenz und Therapieversager

Sekundärresistenz entwickelt sich durch Selektion initial resistenter Mutanten. Unbehandelte kavernöse Lungentuberkulosen beherbergen 10^6–10^9 Erreger/ml. In einer Kaverne werden bis zu 1000 Bakterien mit einer Resistenz gegen INH-Konzentrationen von 1 mg/l bzw. SM-Konzentrationen von 10 mg/l angenommen, praktisch ohne Doppelresistenzen [1, 18]. In geschlossenen Herden ist die Keimzahl und damit auch die Zahl resistenter Mutanten wesentlich kleiner, dementsprechend auch das Risiko einer sekundären Resistenzentwicklung geringer. Trotzdem reicht eine Kombinationstherapie mit zwei Pharmaka, besonders bei fortgeschrittenen Lungentuberkulosen, nicht aus. Eine der Ursachen ist die unzureichende Konzentration der Medikamente am Wirkort. Als weiterer „Therapieversager", auch über eine Resistenzentwicklung, ist die unregelmäßige Medikamenteneinnahme anzusehen. Allergien und toxische Wirkungen der Pharmaka, die zur Unterbrechung der Therapie oder Therapieumstellung auf weniger wirksame Medikamente zwingen, insbesondere bei vorbestehenden oder sich entwickelnden Leber- und/oder Nierenschäden, ungünstige Diffusionsverhältnisse in fibrosierten und verkästen Bereichen, rasche Acetylierung von INH, schließlich Unterdosierungen sind weitere Ursachen einer unzureichenden Wirksamkeit der medikamentösen Behandlung.

Daneben spielen für ein Versagen der Behandlung ausgedehnte bakterienreiche Tuberkulosen mit vielen initial resistenten Mutanten schon vor Therapiebeginn, abwehrmindernde Faktoren, wie fortgeschrittenes Lebensalter, Diabetes mellitus, Alkoholismus, schließlich angeborene oder erworbene Immundefekte mit Verlust der zellulären Immunität, eine Rolle.

7.2 Chemotherapie

Mit der Kombinationstherapie lassen sich die genannten Ziele verwirklichen:

Die Behandlung erstreckt sich auf die Subpopulationen (außer ruhenden Erregern); die Erreger mit Initialresistenz werden erfaßt, eine Keimselektion und Entwicklung einer Sekundärresistenz wird vermieden, eine Rezidiventwicklung zuverlässig verhindert.

Schnelle Keimreduzierung verhindert das Auftreten weiterer Mutanten.

Voraussetzung ist somit eine intensive und konsequente antituberkulöse bakterizid wirkende Initialbehandlung in Dreier- oder Viererkombination, eine zuverlässige Medikamenteneinnahme und eine der Krankheit angepaßte Lebensführung (Zusammenstellung der Abkürzungen der Antituberkulotika s. Tab. 25–5).

7.2.1 Standard-Behandlung

Gesamtdauer der Chemotherapie: Die in den 50er und 60er Jahren empfohlene Behandlungsdauer von 18–24 Monaten, die sich aus Korrelationen zwischen Behandlungszeiten und Rückfallquoten, klinischen Befunden und bakteriologischen Untersuchungen ergaben, haben heute Empfehlungen einer sog. Kurzzeittherapie Platz gemacht. Diese Empfehlungen gelten für den nicht vorbehandelten Tuberkulosekranken ohne

Tabelle 25–5 Zusammenstellung der Abkürzungen der Antituberkulotika.

CM	–	Capreomycin
CS	–	Cycloserin (nicht mehr im Handel)
EMB	–	Ethambutaol
ETH	–	Ethionamid
INH	–	Isonikotinsäurehydrazid
KN	–	Kanamycin (nicht mehr im Handel)
PAS	–	Paraaminosalizylsäure (nur in Kombination mit INH)
PTH	–	Protionamid
PZA	–	Pyrazinamid
RMP	–	Rifampicin
SM	–	Streptomycin
TZ	–	Terizidon

sonstige Risikofaktoren. In der Regel wird man jedoch eine individuell abgestimmte Behandlungsstrategie wählen müssen, unter Berücksichtigung der Art und Ausdehnung der Tuberkulose, sonstiger Erkrankungen, der Kooperationsbereitschaft des Erkrankten wie des sozialen Umfeldes [9, 36]. (Dosisempfehlungen der Antituberkulotika s. Tab. 25–6).

Auf der Grundlage der Annahme, daß sich die sekundäre Resistenz durch Selektion initial resistenter Mutanten entwickelt und daß einige der verfügbaren Antituberkulotika eine ausgeprägte bakterizide Wirkung haben, wird eine intensive, kombinierte Dreifachbehandlung in der Anfangsphase (die ersten zwei bis vier Monate) eingesetzt. In der Fortsetzungsphase, früher mit Stabilisierungsphase bezeichnet, genügt die Weiterbehandlung mit zwei Medikamenten, wenn Verträglichkeit und Wirksamkeit vorliegen. Die sog. Sicherungsphase mit einer Monotherapie (Isonikotinsäurehydrazid (INH) oder Ethambutol (EMB)) ist heute obsolet.

Erst der Einsatz von Rifampicin (RMP) macht die Kurzzeittherapie möglich. RMP und INH gehören zur Standard-Therapie. Als drittes Medikament wird z. B. EMB hinzugegeben, zum einen wegen Verhinderung der Entwicklung einer INH-Resistenz, zum anderen wegen einer Anreicherung im Lungengewebe [9]. Alternativ ist die Gabe von Streptomycin (SM) möglich, besonders bei schweren Leberschäden (cave Ototoxizität). Protionamid (PTH) hat sich in der Kombinationstherapie ebenfalls als gut wirksam erwiesen [36]. Wichtig ist die Wiederentdeckung des Pyrazinamids (PZA) gewesen. Verschiedene Kurzzeitregime, insbesondere die mit sechsmonatiger Behandlungsdauer, sind nicht ausreichend effektiv ohne zeitlich begrenzte Gabe von PZA, das in den heute verwendeten Dosen (s. Tab. 25–6) keine wesentliche Lebertoxizität aufweist. Damit konnte eine wesentliche Reduzierung der Rezidivraten erreicht werden [9, 28, 36]. In der Regel wird PZA in den ersten zwei Behandlungsmonaten zusätzlich zur Dreierkombination gegeben. Diese Initial-Intensivbehandlung hat gesicherte Erfolge, allerdings erfordert sie die Einnahme einer Vielzahl von Medikamenten, so daß an die Kooperationsbereitschaft hohe Ansprüche gestellt werden. Standardisierungen der Therapie durch fixe Kombinationen haben sich bisher nicht durchgesetzt, zum einen wegen der seltener werdenden „Normalfälle", zum anderen wegen fehlender Studien, die in der Bundesrepublik Deutschland oder in Europa aus Mangel an geeigneten Kranken nicht mehr durchführbar sind. Die Kurzzeittherapie mit INH, RMP und als Alternativmedikament EMB oder SM oder PTH mit initial zweimonatiger Gabe von PZA gilt heute als Standard-Therapie (Dosierungen s. Tab. 25–6). Sie setzt gute Verträglichkeit der Medikamente ohne bedeutsame Nebenwirkungen und eine absolut zuverlässige Einnahme voraus. Der Behandlungszeitraum richtet sich nach der Dauer der Erregerausscheidung und soll die Sputumkonversion mindestens vier Monate überschreiten.

Die ausgedehnte reaktivierte Lungentuberkulose sowie Tuberkulosen bei Alkoholkranken mit Organschäden (Leber, Polyneuropathie), sonstige schwere Zweitkrankheiten (Diabetes mellitus, Niereninsuffizienz, Immundefekte) sowie die extrapulmonalen Tuberkulosen außer der Pleuritis exsudativa (Gelenk-, Knochen-, gynäkologische, Nieren- und Urogenitaltuberkulosen einschließlich Nebenhoden- und Hodentuberkulose, Lymphknotentuberkulose, Peritonealtuberkulose, Meningitis tuberculosa und Miliartuberkulose) erfordern eine individuell angepaßte Behandlung, wobei wegen der schlechten Penetration des Gewebes für die Pharmaka z. B. bei Urogenital- oder Knochentuberkulosen Behandlungszeiträume bis zu zwei Jahren und länger erforderlich werden. Bei der Meningitis tuberculosa ist zu berücksichtigen, daß INH, RMP, EMB, PTH und PZA in unterschiedlichen Konzentrationen liquorgängig sind, jedoch nicht Streptomycin. Infolge der früher üblichen intrathekalen Applikation ist der Einsatz von SM heute bei M. tuberculosa fälschlicherweise noch oft verbreitet. Bei Erkrankungen mit M. bovis (Rindertuberkulose) wird PZA wegen der bekannten Initialresistenz dieses Erregers nicht eingesetzt.

Die in Tabelle 25–7 aufgeführten Schemata sind sehr ähnlich, zwischen ihnen kann man variieren. Bei EMB wird neben einer überwiegend bakteriostatischen Wirkung eine günstige Wirkung auf die Verhinderung von Resistenzentwicklungen gegen INH angenommen (Vermeidung der Selektion resistenter Mutanten). Entscheidend ist bei der modernen Kurzzeittherapie, daß INH und RMP durchgehend gegeben werden. Muß auf eins dieser Präparate verzichtet werden (vor allem auf RMP), ist eine Kurzzeittherapie mit hoher Rückfallgefahr verbunden. Die Behandlungsdauer sollte dann, je nach Verlauf, mindestens neun bis zwölf Monate betragen.

Tabelle 25–6   Wichtige antituberkulöse Pharmaka und ihre Dosierung.

Wirkstoff (Präparat)	empfohlene Dosis	Zahl der Einzeldosen
Isoniazid (INH) Neoteben Rimifon Tebesium Isozid	5–7(-10) mg/kg (0,2–0,5 g) oral, i. m. Infusion	1–(2)
Rifampicin (RMP) Rifa Rimactan Eremfat	10 mg/kg (0,45–0,6–0,75 g) oral, Infusion	1
Ethambutol (EMB) Myambutol	die ersten 6–8 Wochen 25 mg/kg, dann 20 mg/kg oral, Infusion	1
Pyrazinamid (PZA) Pyrafat Pezetamid	35 mg/kg (1,5–2,5 g oral)	1–(2)
Streptomycin (SM) Streptomycin Streptothenat	15 mg/kg (0,75–1 g)	1
Protionamid (PTH) Peteha Ektebin	15 mg/kg (0,5–0,75–1 g) i. m., Infusion	1–3
Capreomycin (CM) Ogostal	15 mg/kg (0,75–1 g)	1
para-Aminosalizylsäure** (PAS)	200 mg/kg 9–15 g Infusion	1
Cycloserin (CS)** *Cycloserin Kabi** D-Cycloserin** „Roche"	15 mg/kg 0,75–1 g	2–3
Isoprodian	1 Tbl. 175 mg INH 175 mg PTH 50 mg Dapson bis 50 kg 1 Tbl. über 50 kg 2 Tbl.	1–2
Ofloxacin* (Tarivid)	400 mg/die	2×1 Tbl.
Ciprofloxacin* (Ciprobay 100)	200 mg/die	2×1 Infusion (50 mg Inf.-Lösung)

* noch nicht zugelassen zur Tbc-Therapie
** in Deutschland nicht mehr im Handel

Tabelle 25–7   Therapieschemata zur Behandlung der unkomplizierten Lungentuberkulose (einschließlich Pleuritis exsudativa tuberkulosa).

Therapiedauer 9 Monate
2 Monate RMP, INH, EMB, PZA
3 Monate RMP, INH, (EMB)
4 Monate RMP, INH
Therapiedauer 6 Monate
2 Monate RMP, INH, EMB, PZA
4 Monate RMP, INH (EMB)

Als gut wirksames Reservemedikament steht PTH zur Verfügung, desgleichen SM, je nach Verträglichkeit, Resistenzen oder sonstigen Kontraindikationen (s. o.).

Die Schemata gelten nur als Anhalt für die Therapie. Je nach Krankheitsbild und -verlauf muß die Behandlung angepaßt werden. Bei Therapiedauer unter sechs Monaten ist die Rezidivgefahr groß, eine Behandlungsdauer über ein Jahr ist bei schweren reaktivierten produktiv-zirrhotischen Tuberkulosen wie bei manchen Formen extrapulmonaler Tuberkulosen erforderlich.

7.2.2 Intermittierende Chemotherapie

Die intermittierende Chemotherapie beruht auf folgenden Voraussetzungen:
– lange Verdopplungszeit der Erreger
– die Zeit des Medikamentenkontakts überdauernde Vermehrungshemmung der Keime.

Sie ist indiziert bei erforderlicher Überwachung der Behandlung, wenn z. B. die Medikamente zwei- bis dreimal wöchentlich unter Aufsicht eingenommen werden müssen, so auch in Entwicklungsländern. Die Einzeldosis wird gegenüber täglicher Gabe verdoppelt [36].

7.2.3 Besonderheiten der medikamentösen Therapie

Tuberkulose und Schwangerschaft

Zur korrekten Durchführung der antituberkulösen Therapie in der Schwangerschaft ist die Plazentapassage der Pharmaka und damit eine mögliche Embryotoxizität zu berücksichtigen, schließlich auch der Übertritt in die Muttermilch. INH penetriert die Plazenta und findet sich in der Muttermilch, hat jedoch keine teratogene Wirkung. Pyridoxingaben sind erforderlich.

RMP ist in niedriger Konzentration im Fötus und in der Amnionflüssigkeit zu finden. Teratogene Wirkungen sind beim Menschen nicht beobachtet worden. SM bildet für den 8. Hirnnerven des Fetus ein Risiko und sollte in der Schwangerschaft unbedingt vermieden werden. Über PTH liegen keine Erfahrungen vor. PZA hat sich als nicht gefährdend erwiesen.

Eine Tuberkulose in der Schwangerschaft oder das Eintreten einer Schwangerschaft während einer Tuberkulosebehandlung sind keine Indikation zu ihrem Abbruch [5]. Allerdings müssen Steroidgaben vermieden werden.

Tuberkulose und Immundefekte (Lymphadenose, AIDS)

Die Behandlung richtet sich nach dem Verlauf. Probleme bietet die Diagnosestellung wegen einer Überdeckung durch Grundkrankheit oder sonstige opportunistische Erkrankungen und das unzureichende Ansprechen der Medikamente bei gestörter zellulärer und humoraler Immunabwehr sowie die Mehrfachresistenz häufig beteiligter nichttuberkulöser Mykobakterien.

7.2.4 Behandlung bei Organvorschädigung

Niereninsuffizienz

Wahl der Medikamente, Dosierungen und Dosisintervalle richten sich einerseits nach ihrer Ausscheidung und Metabolisierung, andererseits nach dem Ausmaß der Niereninsuffizienz:

INH und RMP werden hauptsächlich in der Leber metabolisiert, so daß sie in normaler Dosierung eingesetzt werden können. EMB, PZA und SM werden in

Tabelle 25–8 Therapieempfehlungen bei Niereninsuffizienz (nach [7]).

Substanz	renale Ausscheidung (unveränderte Substanz)	Kumulationsgefahr	Dosierung
Ethambutol	45–65%	++	GFR 90–50: 25 mg/kg/d GFR 10–50: 15 mg/kg/d GFR < 10: 10–15 mg/kg tgl od. jed. 2. Tag
Isoniazid	0	0	unverändert
Protionamid	< 5%	0	unverändert
Pyrazinamid	wird glomerulär filtriert: Prozentsatz unveränderter Substanz unklar	+	reduziert, Ausmaß unklar
Rifampicin	0	0	unverändert
Streptomycin	ca. 90%	++	GFR 90–50: 0,5 g/d GFR 10–50: 0,5–0,3 g/d GFR < 10: 0,3–0,25 g/d

` GFR = glomeruläre Filtrationsrate (Clearance) (ml/min)

reduzierter Dosis gegeben, auf CS, ETH und PTH soll möglichst verzichtet werden (s. Tab. 25–8 [7, 27, 32]).

Schwierig ist die Dosierung bei Dialysebedürftigkeit wegen der Beeinflussung der Pharmakokinetik durch die Dialyse, unterschiedlicher Eiweißbindung etc.

Lebervorschädigung

SM und EMB sind hier am ungefährlichsten. Bei den anderen Medikamenten ist die Gabe nur unter engmaschiger Überwachung erlaubt [7, 9, 27, 32]. Eine vorgeschädigte Leber führt nicht häufiger zu Reaktionen auf Antituberkulotika als eine Leber mit uneingeschränkter Funktion, jedoch wird man wegen der herabgesetzten Leistungsbreite potentiell lebertoxische Pharmaka nur ganz gezielt einsetzen und eine Kumulation der verschiedenen Leberwirkungen zu vermeiden suchen. Es ist dabei offen, ob INH oder RMP eine höhere lebertoxische Potenz haben.

7.2.5 Behandlung bei Polyresistenz

Wenn die gängigen Antituberkulotika gegen die isolierten Erreger im In-vitro-Resistenztest Unempfindlichkeit aufweisen und operative Maßnahmen nicht in Betracht kommen, so gilt der Kranke als medikamentös unheilbar. Wegen der möglichen Diskrepanz zwischen In-vitro-Testergebnis und In-vivo-Wirkung sollte trotz des Resistogramms eine mehrmonatige konsequente antituberkulöse Behandlung erfolgen, möglichst unter überwachter Medikamenteneinnahme und Vermeidung sonstiger Risikofaktoren. Wenn keine klinischen, röntgenologischen oder bakteriologischen Rückbildungen erreicht werden und weiter Erregerausscheidung besteht, so ist der Patient zu Hause zu asylieren. Er ist

auf Dauer arbeits- und erwerbsunfähig und zählt zu den sog. Chronikern. Auffälligerweise scheinen die dabei nachweisbaren Erreger für den betroffenen Kranken nicht besonders virulent zu sein, da auch eine Progredienz oft erst in großen Beobachtungsintervallen nachweisbar ist. Gyrasehemmer haben in einzelnen Fällen Erfolge gezeigt, jedoch ist noch nicht abschätzbar, ob eine Langzeittherapie mit diesen Pharmaka möglich ist [30]. Über RMP-Derivate wie Refobutin bzw. Ansamycin liegen in der Bundesrepublik Deutschland noch keine Erfahren vor.

7.3 Nebenwirkungen

Alle Antituberkulotika können allergische und substanzspezifische Reaktionen in Abhängigkeit von der individuellen Toleranz (u. U. Vorerkrankungen) des Patienten hervorrufen (s. Tab. 25–9).

Allergische Reaktionen der Haut und generalisierte Überempfindlichkeitsreaktionen (s. [9, 13])

Sie können durch alle Medikamente hervorgerufen werden, bei SM nach Literaturangaben in 5–10%, im eigenen Krankengut seltener, bei INH, RMP, PZA, PTH und EMB in 1–5% der Fälle. INH zeigt die häufigsten Hautreaktionen. Personen, die zu allergischen Reaktionen neigen, sind etwas stärker gefährdet. Häufigste Manifestationen sind juckende Exantheme, urtikarielle Erscheinungen, selten eine exfoliative Dermatitis. Im Zusammenhang mit Hautreaktionen ist gelegentlich ein Anstieg der Körpertemperatur zu beobachten. Fieber tritt jedoch auch allein als sog. Medikamentenfieber (drug fever – Hauptursache INH) auf. Bei SM

Tabelle 25–9 Nebenwirkungen, Kontraindikationen und erforderliche Untersuchungen bei Antituberkulotika-Therapie.

Präparat	Nebenwirkungen	Kontraindikationen bzw. vorsichtige Anwendung bei	erforderliche Untersuchungen
Isoniazid	Polyneuritiden ZNS-Störungen hepatotoxisch besonders bei gleichzeitiger Anwendung von RMP (+ PZA) und (PTH) Blutbildveränderungen (Sehstörungen)	Psychosen Epilepsie Neuritis Makrohämaturie (nicht bei Nierentuberkulose)	Leberwerte (GOT, GPT) im Abstand von 4 Wochen Blutbild im Abstand von 3–4 Monaten
Rifampicin	hepatotoxisch besonders bei gleichzeitiger Anwendung von INH (+ PZA) gastrische Störungen	schwere Leberschädigung	Leberwerte (Bilirubin, GOT, GPT) im Abstand von 4 Wochen →

Präparat	Nebenwirkungen	Kontraindikationen bzw. vorsichtige Anwendung bei	erforderliche Untersuchungen
Rifampicin	systemische immunologische Nebenwirkungen schnellerer Abbau mit Ovulations- hemmer (Blutbild)		
Ethambutol	seltene Schäden an Sehnerven (sehr selten peripheres Nerven- system	Niereninsuffizienz (Dosisanpassung!)	Augenuntersuchung (Visus, Farbtest, Augenhinter- grund im Abstand von 6–8 Wochen
Pyrazinamid	Harnsäureerhöhung Magen-Darmtrakt-Beschwerden	schwere Leberschädigung	Leberwerte Harnsäure im Abstand von 4 Wochen
Streptomycin	Hörschäden und Gleichgewichts- störungen Blutbild (Sehstörungen) (sehr selten periphere Nerven)	Niereninsuffizienz Hör- und Gleichgewichts- störungen Frühgravidität	Audiometrie evtl. Vestibularis- Untersuchung im Abstand von 2–3 Wochen
Protionamid	Leberschäden Magen-Darm-Störung ZNS-Störungen (sehr selten peripheres Nerven- system)	schwere Leberschädigung Psychosen Epilepsie Alkoholismus Frühgravidität	Leberwerte
Capreomycin	Nierenschäden Hörschäden und Gleichgewichts- störungen	Niereninsuffizienz Hör- und Gleichgewichtsstörun- gen	Nieren- und Leberwerte im Abstand von 4 Wochen Audiometrie im Abstand von 2–3 Wochen
para-Aminosalizylsäure	Nierenschäden Magen-Darm-Beschwerden Leberschäden Blutbildveränderungen	schwere kardiogene oder ne- phrogene Ausscheidungs- störungen Niereninsuffizienz	Nieren- und Elektrolytwerte im Abstand von 4 Wochen
Cycloserin Terizidon	neurologische und psychische Störungen	Epilepsie Zerebralsklerose Nierenschäden Alkoholismus	Nierenwerte im Abstand von 4–6 Wochen evtl. neurologische Kontrolle
Isoprodian	Blutbildveränderungen Methämoglobinämie Leberfunktionsstörungen	Psychose Epilepsie Neuritis schwere Leberfunktionsstörung Gravidität im ersten Trimenon	Blutbild Leberwerte im Abstand von 4 Wochen
Ofloxacin	allergische Reaktionen (vorwiegend Haut) petechiae-hämorrhagische Bullae (Vaskulitis) Ödeme im Kopfbereich (sehr selten) gelegentlich ZNS-Störungen (neurologisch, psychisch) Einzelfälle von Blutbildverände- rungen Magen-Darm-Störungen verändertes Reaktionsvermögen (Straßenverkehr!)	Allergie gegen Ofloxacin Kinder und Jugendliche in der Wachstumsphase Schwangere und Stillende	Blutbild im Abstand von 4 Wochen bei eingeschränkter Nierenfunk- tion: Clearance, Kreatinin, Dosis- anpassung neurologische, psychiatrische Beobachtung bzw. Konsilium
Ciprofloxacin	Magen-Darm-Störungen (Durchfall!) ZNS-Störungen (neurologisch, psychisch) vorwiegend hautallergische Reaktionen Herz-Kreislauf selten Blutbildveränderungen verändertes Reaktionsvermögen (Straßenverkehr!)	Allergie gegen Ciprofloxacin Kinder und Jugendliche in der Wachstumsphase Schwangere und Stillende	bei eingeschränkter Nierenfunk- tion: Clearance, Kreatinin, Dosis- anpassung (Kreatinin > 3 mg/dl, osis halbie- ren) Blutbild im Abstand von 4 Wochen neurologische, psychiatrische Beobachtung bzw. Konsilium

kann eine Kontaktdermatitis auftreten, die früher bei Lokalbehandlungen beobachtet wurde. Schwere Reaktionen wie das Erythema exsudativum multiforme (Stevens-Johnson-Syndrom) unter SM- und RMP-Behandlung sind extrem selten, desgleichen generalisierte anaphylaktische Phänomene. Pellagroide und lupoide Reaktionen sind bei INH beobachtet worden; eine gesteigerte Photosensibilität tritt bei PZA (selten PTH) auf. Eine gesteigerte Kapillarpermeabilität mit Petechien oder Purpura sowie allergische oder toxische Knochenmarksschädigungen mit Leuko- und Thrombopenie sind bei INH- und RMP-Gabe gelegentlich zu beobachten.

Hepatopathie

Hepatische Reaktionen können vermutlich alle Antituberkulotika außer EMB, nur ganz selten SM, hervorrufen. In einer Kombinationstherapie ist es oft schwer, das verantwortliche Pharmakon herauszufinden, da auch die Kombination für derartige Reaktionen verantwortlich gemacht wird. Oft genügt ein kurzes Absetzen und stufenweises Wiedereinsetzen der Behandlung, die dann vertragen wird. Leberreaktionen sind insgesamt in etwa 10–15%, in Abhängigkeit von der Dosis der Medikamente, zu beobachten, erkennbar an einem Anstieg der Transaminasen und der alkalischen Phosphatase, in schweren Fällen verbunden mit einer Abnahme der Thromboplastinzeit (Quick-Wert). Eine toxische INH-Hepatitis ist bei 0,5 bis 1% der Behandelten zu erwarten, das potentielle Risiko liegt unter 1%, wenn eine INH-Tagesdosis von 300–400 mg nicht überschritten wird. Mit Einführung von RMP gewann der Aspekt der hepatotoxischen Nebenwirkungen wie der Interaktionen (s. dort) eine neue Dimension. RMP induziert die Bildung mikrosomaler Enzyme wie Hydroxylase, Chytochrom, P 450 und somit auch die eigene Biotransformation [23]. Transitorische Anstiege der Transaminasen sind zu beobachten, gelegentlich leichte Bilirubinerhöhungen, letzteres infolge konkurrierender Ausscheidung von RMP und Bilirubin über die Galle. Mit an das Körpergewicht angepaßter Dosis und allgemein niedriger Dosierung sind schwere Leberreaktionen selten. Auch PZA weist bei einer Dosierung von 30–35 mg/kg Körpergewicht keine schwerwiegenden Nebenwirkungen auf ohne Minderung des beabsichtigten Therapieziels. Das Risiko der Lebertoxizität von PZA ist eindeutig dosisabhängig.

Vorbestehende Leberschäden oder Alkoholkonsum erhöhen die Rate medikamentenbedingter Leberreaktionen nicht. Eine Unterscheidung zwischen alkoholbedingten und medikamentenbedingten Leberreaktionen erlaubt die Mitbestimmung der Gamma-GT. Alleiniger Anstieg dieses Ferments läßt auf einen zu hohen Alkoholkonsum schließen. Ein derartiger isolierter Anstieg erfordert auch bei hohen Werten in der Regel keine Unterbrechung oder Umsetzung der Therapie.

Leberreaktionen treten gehäuft in der Anfangsphase der Behandlung, jedoch gelegentlich auch im weiteren Verlauf auf, so daß auch bei klinischem Wohlbefinden Kontrollen der Leberfermente (Oxalat- oder Pyruvat-Transaminasen (GOT oder GPT), Alkalische Phosphatase (AP), Gamma-Glutamyl-Transferase (Gamma-GT) zunächst in 14tägigen, nach sechs Wochen in vierwöchigen Abständen erforderlich sind.

Nierenschäden

SM verursacht bei einer Dosierung von 15 mg/kg Körpergewicht pro Tag (ca. 1 g/Tag) in 2–8% der Behandlungsfälle, besonders bei älteren Menschen, leichtere reversible Dysfunktionen der Nieren, die sich durch Eiweiß- und Zylinderausscheidung im Urin erkennen lassen. Gelegentlich steigen Kreatinin und Harnsäure im Serum an.

RMP ruft sehr selten eine Leichtkettenproteinurie ohne klinische Bedeutung hervor. Vereinzelt werden Fälle von akutem Nierenversagen beschrieben. Sie kommen vor allem bei intermittierender Anwendung, unregelmäßiger Einnahme oder erneuter Gabe nach längerer Pause vor. Wahrscheinlich handelt es sich um eine allergische Reaktion. Bei der propagierten intensiven Initialtherapie treten möglicherweise gelegentlich auch toxische Nierenschäden auf mit zögernder Rückbildung, bei denen das eigentliche Agens nicht sicher herauszufinden ist, da immer RMP, INH und PZA in Kombination beteiligt sind.

PZA führt regelmäßig zu einer Harnsäurerentention, jedoch ohne Nierenfunktionsstörung. Bei längerer Einnahme können arthritische Beschwerden (Gicht) auftreten.

EMB führt nicht zu Nierenfunktionsstörungen, kann jedoch bei eingeschränkter Nierenfunktion leicht kumulieren mit Augenschäden (s. dort), so daß eine an die Einschränkung der Nierenfunktion (Clearance-Bestimmung) angepaßte Dosierung obligatorisch ist mit engmaschigen ophthalmologischen Kontrollen.

Auch eine schwere Nieren- oder Urogenitaltuberkulose kann zur (chronischen) Niereninsuffizienz führen, desgleichen eine Amyloidose auf dem Boden eines nephrotischen Syndroms.

Gastrointestinale Störungen

PTH und ETH bewirken Übelkeit und Appetitlosigkeit, jedoch nur vorübergehend. Nur selten ist eine Therapieumstellung erforderlich.

Hämatopoetische und hämostatische Störungen

Geringe Erythropenien, Leukopenien, Thrombozytopenien und Eosinophilie können alle Antituberkulotika hervorrufen. Schwere Hämopathien sind sporadisch unter RMP-, INH- und SM-Gaben beobachtet worden. Eine Verminderung der Kapillarresistenz mit verstärkter Permeabilität kann nach INH auftreten. Isoprodian® und PAS verursachen Blutbildveränderungen, Isoprodian vorwiegend eine Methämoglobinämie und eine mäßiggradige Anämie. Es ist daher bei Kindern nicht einzusetzen.

Zentralnervensystem

INH, sehr selten auch PTH können die Merkfähigkeit beeinträchtigen und zu Vergeßlichkeit, aber auch zu Psychosen und epileptiformen Krankheitsbildern führen, besonders bei zerebralen Anfallsleiden und ausgeprägtem Alkoholismus in der Vorgeschichte. Unter Umständen ist die Verkehrstüchtigkeit eingeschränkt. Auch neurovegetative Störungen mit Kopfschmerzen, Schwindel und allgemeinem Mißempfinden kommen vor, besonders nach Tagesdosen von über 10 mg/kg Körpergewicht INH bei Langsam-Acetylierern. Durch gleichzeitige Gabe von Pyridoxin sind diese Störungen weitgehend unterdrückbar. Bei CS (in der Bundesrepublik nicht mehr im Handel) treten neurologische und psychische Störungen auf mit psychotischen Zuständen. Auch bei TZ werden derartige Zustände beobachtet, so daß es nur in Ausnahmefällen ambulant eingesetzt werden sollte.

Hirnnerven

N. vestibularis und N. cochlearis: SM, CM und KN haben eine selektiv schädigende Wirkung auf den N. vestibularis und N. cochlearis wegen einer Kumulation in der Lymphe des Innenohrs. Gleichgewichtsstörungen kommen häufiger vor als Hörausfälle. Bei Angaben über Schwindel etc. muß die Behandlung sofort umgesetzt werden. Bei Kranken, die beruflich schwindelfrei sein müssen (Dachdecker, Montagearbeiter im Hochbau oder auf Freileitungsmasten etc.) ist der Einsatz derartiger Medikamente, außer bei vitaler Indikation,

ein Kunstfehler, da bei auftretenden Schäden nicht immer mit voller Reversibilität gerechnet werden kann. In derartigen Fällen droht Berufsunfähigkeit. Stärker gefährdet sind Säuglinge wegen noch nicht ausgereifter Nierenfunktion und alte Menschen wegen Verringerung des Körperwassers und einer reduzierten Nierenclearance.

N. opticus: Sehstörungen werden vornehmlich von EMB als retrobulbäre Neuritis, häufiger in der axialen, seltener in der peripheren Form hervorgerufen. Diese Sehstörungen sind klar dosisabhängig und betreffen weniger als 1% der Behandelten bei Tagesdosen zwischen 25 mg/kg Körpergewicht (in den ersten acht Wochen der Behandlung) und 20 mg/kg in der Folgezeit, unbeeinträchtigte Nierenfunktion vorausgesetzt, sonst angepaßte Dosierung. Bei Früherfassung durch regelmäßige ophthalmologische Kontrollen sind die Schäden stets reversibel.

Peripheres Nervensystem

Es wird in erster Linie durch INH, seltener durch PTH, EMB oder SM geschädigt. INH verursacht (bei einer Dosierung von bis zu 5 mg/kg Körpergewicht nur selten) eine periphere Neuropathie mit Parästhesien bis zu Lähmungen. Besonders gefährdet sind Alkoholiker, Kranke in höherem Lebensalter und Schwangere, auch Langsam-Azetylierer. Die Ursache ist ein INH-induzierter Pyridoxinmangel. Eine präventive B₆-Gabe bei INH-Therapie ist üblich, hochdosierte Gaben (100–200 mg täglich) bei aufgetretenen Schäden.

Systemische und immunoallergische Nebenwirkungen von RMP und INH

RMP kann im Körper immunogene Eigenschaften erlangen, die dann systemische Reaktionen auslösen. Sie treten nur vereinzelt bei täglicher Gabe auf, kommen häufiger bei intermittierender Anwendung mit Dosierungen von 900–1200 mg vor. Der Beginn ist in der Regel plötzlich, grippeähnlich mit Schüttelfrost, Fieber, Kopfschmerzen, allgemeinem Schwächegefühl, Gelenk- und Muskelschmerzen. Anaphylaktische Reaktionen sind beschrieben worden mit Schocksymptomen, Atemnot, akute Thrombozytopenie mit Purpura und Hämorrhagien, hämolytischer Anämie und akutem Nierenversagen.

INH führt gelegentlich zu Antikörperbildungen mit Pseudo-LE-Phänomenen.

Funktionsstörungen von Niere und Leber, die Nebenwirkungen begünstigen

Nierenausscheidungsstörungen wirken sich vor allem bei Substanzen oder deren Metabolite aus, die ohne wesentliche Biotransformation ganz oder hauptsächlich durch die Nieren eliminiert werden. Ausscheidungsstörungen der Niere beeinflussen daher deren Kinetik entscheidend. Die SM- und EMB-Dosierungen sind an die Kreatinin-Clearance anzupassen. Leberfunktionsstörungen verlängern die Halbwertszeit von RMP, PTH, PZA, wahrscheinlich nicht von INH. Kumulationszeichen sind jedoch nicht beobachtet worden.

7.4 Interaktionen

Die möglichen Interaktionen sind in Tabelle 25–10 zusammengestellt. Vor allem RMP weist durch seine induzierende Wirkung auf die Biotransformation verschiedener körpereigener und -fremder Substanzen Wirkungsveränderungen anderer Pharmaka auf (Digitoxin, orale Antidiabetika, Antikonzeptiva, Antikoagulanzien, Barbiturate, Dapson, Methadon und Theophylline, Glukokortikoide).

7.5 Kontrollen unter der Behandlung

Eine Übersicht über Nebenwirkungen, Kontraindikationen und erforderliche Untersuchungen gibt Tabelle 25–9.

Augen

Bei EMB-Gabe sind in sechs- bis achtwöchigen Abständen augenärztliche Untersuchungen des Farbsehens und der Perimetrie erforderlich, u. U. Spiegelung des Augenhintergrunds. Bei Angaben über Verschlechterung des Sehvermögens ist die EMB-Therapie sofort abzubrechen. Bei Einhaltung der empfohlenen Dosierung sind Nebenwirkungen (Opticus-Neuritis) sehr selten. Sie häufen sich bei unerkannter Niereninsuffizienz und bei relativer Überdosis („Körpergewicht"-angepaßte Dosierung bei massivem Übergewicht).

Gehör und Gleichgewicht

Bei SM-Therapie sind audiometrische Untersuchungen und Prüfungen der Vestibularisfunktion in drei-wöchigen Abständen notwendig. Sowohl eine Unterlassung derartiger Untersuchungen als auch eine nicht-vital indizierte Behandlung bei einem Patienten, der in seinem Beruf auf Schwindelfreiheit angewiesen ist, kann als Kunstfehler ausgelegt werden. Dabei sind Herabsetzungen des Hörvermögens wahrscheinlich eher rückbildungsfähig und auch leichter z. B. mit apparativen Hilfen auszugleichen als Gleichgewichtsstörungen.

Tabelle 25–10   Wechselwirkungen zwischen Antituberkulotika und anderen Substanzen.

Substanz	Wechselwirkungen mit				Folgen
	INH	EMB	RMP	PTH	
INH			×	×	gesteigerte Hepatotoxizität
				×	metabolische Interferenz
				×	gehäuftes Auftreten pellagroider Erscheinungen
				×	gesteigerte Neurotoxizität (psychische Alterationen, Depressionen, Suizidgefahr)
Alkohol	×			×	herabgesetzte Alkoholverträglichkeit
Ovulationshemmer			×		Wirkung von Ovulationshemmern kann aufgehoben werden
orale Antidiabetika			×		beschleunigte Metabolisierung von Tolbutamid (Stoffwechselkontrollen)
herzwirksame Glykoside			×		beschleunigter Abbau von Digitoxin, reduzierte Wirkung
Benzodiazepine			×		Reduktion der RMP-Serumspiegel
Barbiturate	×			×	metabolische Interferenz (verstärkte Sedierung)
			×		Reduktion der RMP-Serumspiegel
Antikoagulanzien (Dicumarolderivate)			×		beschleunigte Metabolisierung, reduzierte Wirkung
Glukokortikoide			×		beschleunigte Metabolisierung
Phenylhydantoin	×				verzögerter Abbau

Laborchemische Untersuchungen

Leber, Niere, Harnsäure, Elektrolyte, Blutbild: Da die meisten Medikamente potentiell lebertoxisch sind, erfordert ihr Einsatz eine regelmäßige Kontrolle der Leberwerte (GPT, Gamma-GT), ggf. auch des Bilirubins und der alkalischen Phosphatase: Bei Hinweisen auf eine schwere Leberschädigung auch Cholinesterase und Gerinnungsparameter (Quick-Wert, Thrombozyten). Nicht übersehen werden dürfen plötzliche Anstiege von GPT und Gamma-GT als Zeichen einer INH-Hepatitis, meistens in den ersten Wochen nach Therapiebeginn. Langsame Anstiege können toleriert werden, wenn z. B. GPT-Werte von 100 IE nicht überschritten werden. Ein alleiniges Ansteigen der Gamma-GT (Alkoholunverträglichkeit) bedingt keine Umsetzung der medikamentösen Behandlung. Eine Erhöhung der Harnsäure ist eine Begleiterscheinung der PZA-Therapie. Solange keine Beschwerden auftreten (Arthritis urica), sind nur bei extremen Erhöhungen therapeutische Konsequenzen (Gabe von Allopurinol, Absetzen) angezeigt.

Bei sehr intensiver medikamentöser Kombinationstherapie kommen Nierenfunktionsbeeinträchtigungen häufiger vor, so daß entsprechende Kontrollen (Kreatinin, bei Anstieg Kreatinin-Clearance) notwendig werden.

Antituberkulotika können außerdem toxische oder allergische Reaktionen hervorrufen mit Entwicklung von Anämien (Isoprodian), Leuko- und Thrombopenien (INH). Je nach Ausmaß der Veränderungen sind Therapieumstellungen notwendig.

7.6 Praktische Konsequenzen der medikamentösen Therapie

Die antituberkulöse Chemotherapie kann nur dann erfolgreich sein, wenn

- von seiten des Arztes umfangreiche Kenntnisse und Erfahrungen in antimykobakterieller Chemotherapie mit dem Ziel einer nebenwirkungsarmen möglichst kurzen Behandlung ohne Rückfallrisiko vorhanden sind. Dazu sind Aufklärung, Information und Motivation des Patienten, ggf. seiner Angehörigen, überwachte Therapie, mindestens in der Initialphase, notfalls auch in der Fortsetzungsphase, erforderlich.
- von seiten des Patienten Kooperation mit zuverlässiger Medikamenteneinnahme gewährleistet ist und die Therapie beeinträchtigende Faktoren, z. B. Alkoholabusus, vermieden werden (sog. Compliance).

7.7 Besondere Behandlungsverfahren

7.7.1 Kortikosteroide bei Tuberkulose

Der Einsatz von Kortikosteroiden bei der Behandlung verschiedener Tuberkuloseformen ist umstritten. Allgemeine Übereinkunft über den Einsatz besteht bei der Meningitis tuberculosa, bei der Lymphknotentuberkulose als adjuvante Kortikosteroid-Therapie. Kontrovers sind die Auffassungen bei der Pleuritis exsudativa. Die Entwicklung einer Schwartenbildung in einigen Fällen scheint schicksalsmäßig und nicht sicher beeinflußbar durch systemische oder lokale Steroidgaben. Die Wirkung der Steroide wird durch gleichzeitige Gabe von RMP herabgesetzt, so daß um 30–50% höhere Dosen gewählt werden müssen. Die Dosierung ist von der Schwere des Krankheitsbildes und dem Allgemeinzustand (Körpergewicht) abhängig.

7.7.2 Operative und invasive Maßnahmen

Operative Maßnahmen bei Lungentuberkulose [14] sind heute hauptsächlich zur Entfernung unklarer Rundherde erforderlich, bei denen erst durch den histologischen Befund eine Tuberkulose bzw. ein Tuberkulom aufgedeckt wird. Auch ein gesichertes Tuberkulom gilt bei niedrigem Risiko als Operationsindikation. Früher wurden v. a. die Folgen (Verziehungen, Verschwartungen, Empyembildungen etc.) operativ behandelt. Dabei kam es vielfach zu ausgeprägten Spätfolgen mit Thoraxasymmetrien, Pleuraverschwartungen mit Verkalkungen, Verziehungen der Mittelschattenorgane, vermehrte Rechtsherzbelastung mit chronischem Cor pulmonale. Auch lange Zeit aufrechterhaltene künstliche Pneumothoraces weisen gelegentlich ausgeprägte Verschwartungen mit Fesselung der Lungen auf.

Eine Thorakoplastik führt selbst bei komplikationslosem Verlauf zur Verminderung der Atemoberfläche und zu Thoraxdeformitäten mit Verziehungen der Mediastinalorgane bis hin zu schweren Skoliosen der Brustwirbelsäule.

Beim spezifischen Pleuraempyem ist in der Regel eine Kombination von Chemotherapie und Drainage bis zur Operation (Dekortikation) erforderlich. Ohne Drainage mit Spülungen (Einlegen von zwei Drainageschläuchen oder doppelumige Drainage) ist mit einem Behandlungserfolg nicht zu rechnen. Die Chemotherapie muß wegen der schlechten Penetration der Pharmaka genügend lange durchgeführt werden.

7.8 Prophylaxe

7.8.1 BCG-Impfung

Die BCG-Impfung mit dem Bakterienstamm Bacterium Calmette-Guerin ist mit dem Rückgang der Tuberkuloseinzidenz nur noch in Risikogruppen zu empfehlen. Da der Impfschutz nicht vollständig ist und die Tuberkulinempfindlichkeit nicht mit ihm korreliert, wird die Erkennung einer frischen Infektion erschwert [24]. In Regionen mit hohem Durchseuchungsgrad und in Risikogruppen ist die Impfung weiter indiziert. Weitere allgemeine Präventionsmaßnahmen sind in Mitteleuropa nicht mehr effektiv, wichtig sind bei Aufdeckung eines Falles mit ansteckender Tuberkulose sorgfältige Umgebungsuntersuchungen und Nachbeobachtungen möglicher infizierter Angehöriger bis zu zwei Jahren.

7.8.2 Chemoprophylaxe und präventive Chemotherapie

Die früher die Langzeittherapie abschließende „Sicherungsphase" mit alleiniger INH-Gabe oder „Sicherungskuren" sind heute obsolet. Die Chemoprophylaxe soll nichtinfizierte Tuberkulinnegative in einer Exposition vor einer Infektion schützen [9, 26]. Sie scheint der BCG-Impfung etwa gleichrangig zu sein [26], kommt heute nur sehr selten in Frage, z. B. bei Säuglingen, deren Mütter zum Zeitpunkt der Entbindung eine offene Tuberkulose haben, sowie bei Tuberkulinnegativen (z. B. mit Erkrankungen wie Immundefekten), die längere Zeit einer massiven Erregerexposition ausgesetzt gewesen sind.

Die präventive Chemotherapie soll den frisch Tuberkuloseinfizierten (Tuberkulin-Konversion!) vor einer Ausbreitung seiner Tuberkulose schützen [13, 26] und das Wiederauftreten einer früher durchgemachten Tuberkulose in Risikofällen (Immundefekte, schwere Stoffwechselstörungen, Kortikosteroidlangzeitbehandlung, Siliko-Tuberkulose) verhindern (Exazerbationsprophylaxe).

Das Mittel der Wahl ist INH mit einer Tagesdosis von 5 mg/kg Körpergewicht, evtl. ergänzt durch RMP (10 mg/kg Körpergewicht), je nach Vorgeschichte, für drei bis höchstens sechs Monate.

7.8.3 Fallfindungen, Umgebungsuntersuchungen

Eine erkannte Tuberkulose bedeutet in der Regel keine Gefahr mehr für die Umgebung, weil unter Chemotherapie die Erregerausscheidung schnell zurückgeht und in kurzer Zeit in der Mehrzahl der Fälle eine Sputumkonversion eintritt [20, 26]. Zur Tuberkulose-Eradikation wie zur Verhinderung einer Ausbreitung ist es um so wichtiger, bei entdeckter Erkrankung die Erregerquelle durch Umgebungsuntersuchungen herauszufinden. Hier liegen Aufgaben der Ärzte in Zusammenarbeit mit den Tbc-Fürsorgestellen der Gesundheitsämter. Leider ergeben sich oft erhebliche Kooperationsprobleme, weil Verdachtsfälle nicht mehr gemeldet zu werden brauchen und so von einer erheblichen Dunkelziffer auszugehen ist (s. zahlreiche zufällig bei Obduktionen aufgedeckte floride Tuberkulosen, die zu Lebzeiten unerkannt geblieben sind). Da die Tuberkulose selten geworden ist, wird sie in differentialdiagnostische Überlegungen oft zu spät einbezogen.

7.8.4 Asylierung, Isolierung

Bei Tuberkulosen mit Erregerausscheidung ist nach § 19 des Bundesseuchengesetzes eine Absonderung des Erkrankten notwendig. Bei komplikationsloser Erkrankung, bei nur geringer Erregerausscheidung und guter Kooperation (Erfüllung der Auflagen des Gesundheitsamtes, regelmäßige Medikamenteneinnahme, Therapieüberwachung, einschl. Sputum- und Laboruntersuchungen) ist eine Absonderung zu Hause möglich; bei fortgeschrittener Tuberkulose, auch bei erhöhter Umgebungsgefährdung ist eine initiale stationäre Behandlung vorzuziehen. Diese dauert je nach Erregerausscheidung und Ausprägung des Krankheitsbildes wie auch sonstiger Risikofaktoren zwei bis drei, selten auch einmal sechs Monate. Es werden auch heute noch Todesfälle bei Tuberkuloseerkrankungen beobachtet.

Bei uneinsichtigen Kranken ist eine Zwangsisolierung nach dem Bundesseuchengesetz möglich. Nach richterlicher Feststellung einer Umgebungs- oder Selbstgefährdung erfolgt eine Einweisung in eine geschlossene Abteilung.

8 Spätfolgen

8.1 Narbenbildung und Pleuraschwarten

Je nach Verlaufsform können sich ausgeprägte Narbenbildungen entwickeln. Als Folge- bzw. Endzustand einer forgeschrittenen exsudativen mehrfach kavernisierten Tuberkulose finden sich Parenchymschrumpfungen, streifenförmige Narbenbildungen mit dazwischenliegendem kompensatorischem Lungenemphysem, auch Verziehungen der Mittelschattenorgane, „destroyed lung" [13] (s. Abb. 25–11). Die Folgen sind ein chronisches Cor pulmonale und eine respiratorische Insuffizienz. Die Bildung von Pleuraschwarten kann zu einseitigen Fesselungen der Lunge mit Beeinträchti-gung der Ventilation führen; wenn sie im jugendlichen Alter auftreten, führen sie zu Entwicklungsstörungen des betreffenden Hemithorax. Operative Maßnahmen bewirken meistens keine Funktionsverbesserung, können jedoch Thoraxasymmetrien verhindern (Abb. 25–12). Früher erfolgte Thorakoplastiken führten zu erheblichen Verstümmelungen.

Auch Pneumothorax- oder Pneumolyse-Behandlungen haben oft ausgeprägte Schwartenbildungen mit Lungenfesselung zur Folge (Abb. 25–13).

8.2 Aspergillome

In Resthöhlen nach kavernöser mit Defektheilung abgelaufener Lungentuberkulose können sich Myzetome mit einem typischen Röntgenbefund (s. Abb. 25–14) bilden. Es findet sich eine Höhlenbildung mit Sequester. Dieser Sequester verändert seine Lage bei Veränderung der Patientenposition entsprechend der Schwerkraft. Häufig treten durch Gefäßarosionen schwere Lungenblutungen auf, deren Verlauf tödlich sein kann. Bei gegebener Operabilität besteht eine Operationsindikation, auch wenn die Langzeitergebnisse in großen Kollektiven keine eindeutigen Vorteile der operativen Behandlung aufweisen [14]. Oft liegen weitere Rest-

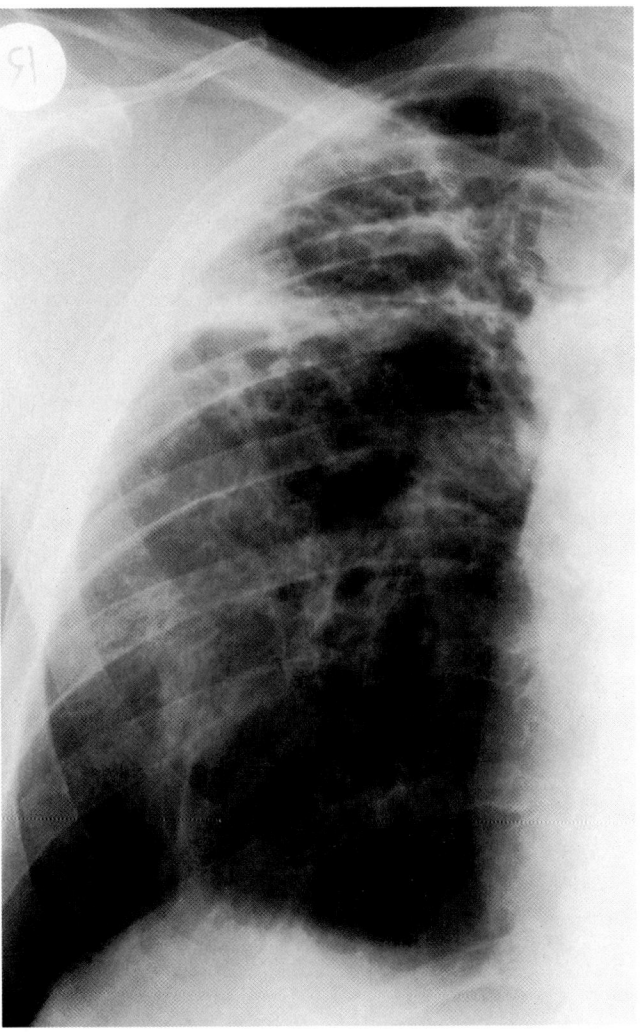

a)

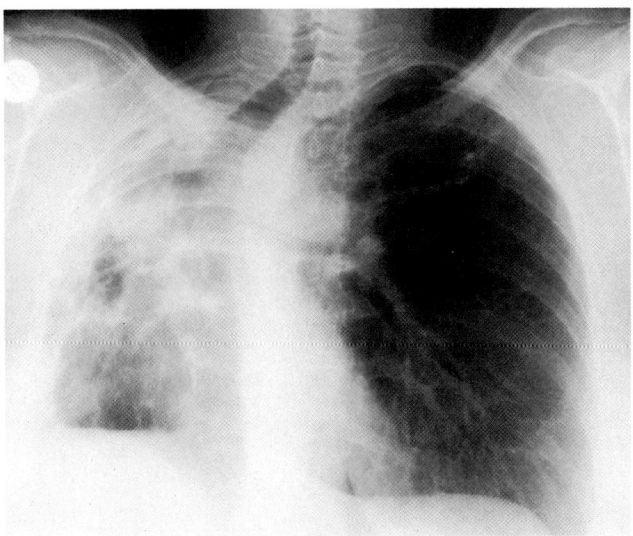

b)

Abb. 25–11 „Destroyed lung" nach Tuberkulose (a und b).

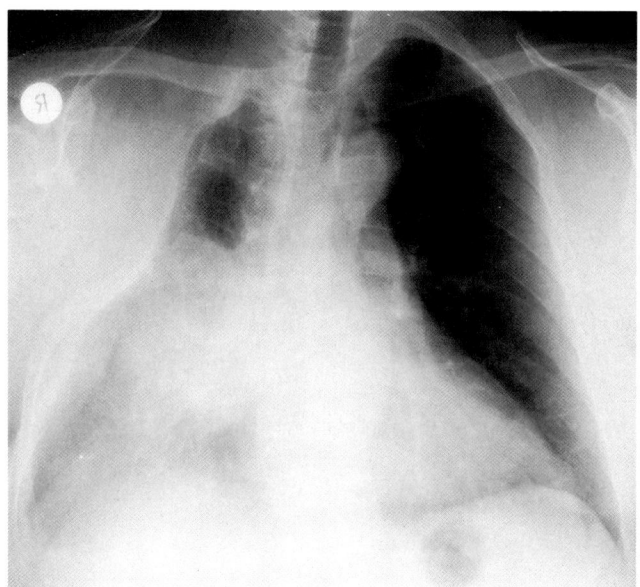

Abb. 25–12   Thorakoplastik.

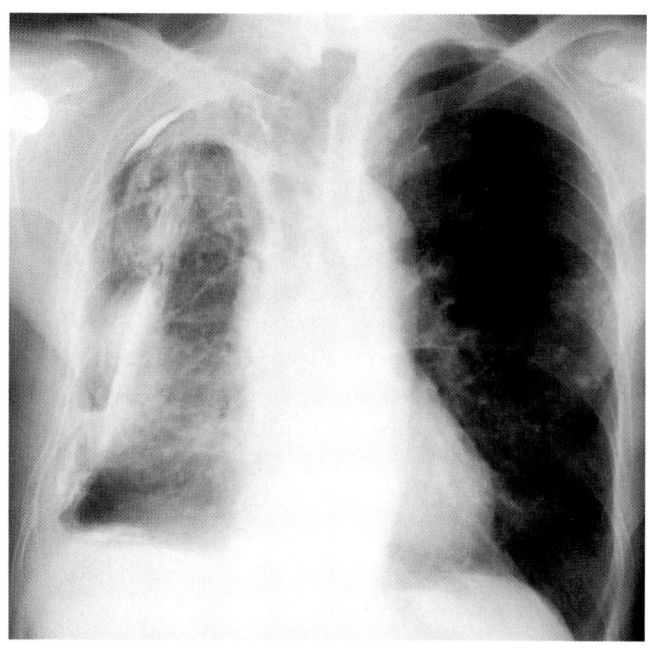

Abb. 25–13   Pneumolyse-Behandlungsfolgen.

veränderungen vor, so daß durch die erforderliche Parenchymresektion die bereits präoperativ nicht selten herabgesetzte pulmonale Leistungsfähigkeit weiter eingeschränkt wird.

8.3   Amyloidose

Chronische Entzündungen wie auch chronische Tuberkulosen oder Mykobakteriosen können zur Amyloidose führen. Diese ist heute selten, und meist ist die zu-

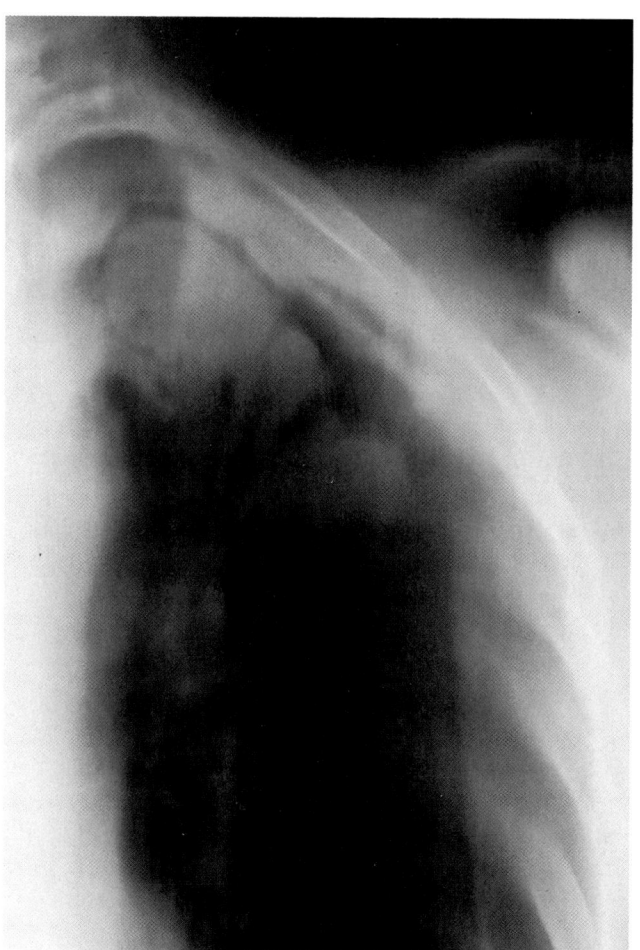

a)

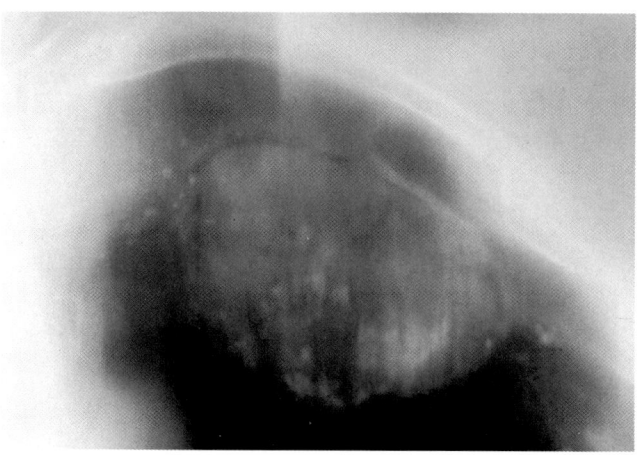

b)

Abb. 25–14   Aspergillom (a und b).

grundeliegende Erkrankung bekannt. Verschlechterungen mit Auftreten eines nephrotischen Syndroms müssen an die Diagnose der Amyloidose denken lassen, Behandlungsmöglichkeiten sind nicht gesichert. Bei entsprechender Symptomatik ist die Diagnose durch biotopische Untersuchung der Rektumschleimhaut einfach zu stellen. Differentialdiagnostisch ist an toxische oder allergische Wirkungen der eingesetzten Pharmaka, aber auch an eine fortgeschrittene Nierentuberkulose mit Niereninsuffizienz zu denken.

9 Sozialmedizinische und gutachterliche Fragen

9.1 Tuberkulose und Berufs- bzw. Arbeitsfähigkeit

Durch moderne Behandlungsmaßnahmen mit Verkürzung der stationären und ambulanten Behandlungsdauer sowie Vermeidung schwerer Folgeschäden ist die überwiegende Zahl der Erkrankten in der Lage, nach Ablauf der Arbeitsunfähigkeit den alten Beruf wieder zu ergreifen [15, 34]. Gelegentlich muß empfohlen werden, körperliche Schwerarbeit oder Arbeiten unter ungünstigen Bedingungen zu vermeiden, wenn sich infolge von Verziehungen des Bronchialsystems eine obstruktive Atemwegserkrankung mit Hyperreaktivität des Bronchialsystems entwickelt hat (Vermeidung von Tabakkonsum, Kälte, Nässe, Staub, Reizgasen oder anderen Schadstoffen).

Das kardiopulmonale Leistungsvermögen läßt sich objektiv durch Belastungsuntersuchungen mit Bestimmungen der Herzfrequenz, des Blutdrucks sowie der Blutgase beurteilen. Eine funktionsanalytisch belegbare dauernde Ruhe- oder Belastungsdyspnoe infolge atemmechanischer Störungen schon bei leichter Belastung, auch eine pulmonale Hypertonie in Ruhe, schließen berufliche Tätigkeiten auf Dauer aus.

9.2 Tuberkulose und Rehabilitation

Die Tuberkulosekranken entstammen auch heute noch in der Mehrzahl einfacheren sozialen Schichten. Nicht selten haben sie keinen Beruf erlernt oder üben nur Hilfsarbeitertätigkeiten aus. Zusätzlich bestehen nicht selten Alkohol- und Tabakabusus. Zur erfolgreichen Rehabilitation dieser Kranken sind daher sozialmedizinische Maßnahmen, unterstützt durch psychologische Betreuung notwendig, um eine baldmögliche soziale und berufliche Wiedereingliederung oder Umsetzung im Arbeitsprozeß zu erreichen. Die Erfolgschancen sind allerdings gering, denn – ähnlich den Suchtkranken – lassen sich die Betroffen nur schwer eingliedern; ebenso schwierig ist es, einen früher an Tuberkulose Erkrankten auf dem Arbeitsmarkt unterzubringen.

9.3 Tuberkulose als Berufskrankheit, Arbeitsunfall, Dienstunfall und Wehrdienstbeschädigung

Berufskrankheit

Für Tuberkuloseerkrankungen können als Berufskrankheiten in Frage kommen
- Ziffer 3101 der Anlage zur BekV: Infektionskrankheiten, wenn der Versicherte im Gesundheitsdienst, in der Wohlfahrtspflege oder in einem Laboratorium tätig ist oder durch eine andere Tätigkeit der Infektionsgefährdung in besonderem Maße ausgesetzt war [15, 34].
Hierzu zählen vor allem im Pflegebereich tätige Personen, Sozialarbeiter und medizinisch-technisches Assistenzpersonal bei Umgang mit Tuberkuloseerkrankten.
- Ziffer 3102: Von Tieren auf Menschen übertragbare Krankheiten.
Hierzu zählt die Rindertuberkulose (Erreger M. bovis), die vor Sanierung der Rinderbestände häufig war und jetzt nur noch als Alterstuberkulose (späte Reaktivierung) zu beobachten ist.
- Ziffer 4102: Quarzstauberkrankungen in Verbindung mit aktiver Lungentuberkulose (Siliko-Tuberkulose).
Das Erkrankungsrisiko an Tuberkulose ist bei Quarzstaubexponierten, besonders wenn bereits röntgenologisch Staublungenveränderungen nachweisbar sind, höher als bei der Durchschnittsbevölkerung. Ein aktiver tuberkulöser Prozeß wird bei

vorliegenden Staublungenveränderungen als Berufskrankheit anerkannt. Voraussetzung ist jedoch die Feststellung, daß eine aktive Tuberkulose vorliegt. Das ist bei silikotischen Schwielenbildungen oder ausgedehnten Lungenveränderungen oft schwierig. Manchmal kann die Erkrankungsaktivität erst nach dem Verlauf (Rückbildung unter Chemotherapie, Befundausweitung ohne Behandlung, Erregerausscheidung) beurteilt werden. In manchen Fällen reichen die gutachterlichen Kriterien zur Anerkennung einer Siliko-Tuberkulose nicht aus. Trotzdem wird man sich gelegentlich entschließen müssen, eine Chemotherapie durchzuführen, zumal die Siliko-Tuberkulose eine schlechtere Prognose als vergleichbare Tuberkulosen ohne Quarzstaubeinlagerungen hat: Die Sputumnegativierung tritt später ein, die Behandlungsdauer ist länger. Diese Erkrankten sind für eine Kurzzeitbehandlung nicht geeignet.

Arbeitsunfall

Versicherungsrechtlich wird eine Berufskrankheit wie ein Arbeitsunfall bewertet mit entsprechenden Vorschriften. Über diese Zuordnung ist in seltenen Fällen bei gegebener Sachlage die Anerkennung einer Tuberkulose als Arbeitsunfall möglich, auch wenn der Erkrankte nicht dem geschützten Personenkreis angehört, sich jedoch die Erkrankung eindeutig durch seine berufliche Tätigkeit zugezogen hat. Die Beweisführung muß sehr genau sein (z. B. ausreichend häufiger und enger Kontakt mit einem an offener Tuberkulose erkrankten Mitarbeiter). Die bloße Möglichkeit einer Ansteckung bei Personen, die einer erhöhten Ansteckungsgefahr ausgesetzt sein können (Schalterbedienstete, Tätige im Gaststättengewerbe) reicht zur Anerkennung durch die entsprechenden Versicherungsträger in der Regel nicht aus.

Dienstunfall

Nach beamtenrechtlichen Grundlagen kann eine Tuberkulose auch als Dienstunfall anerkannt werden. Die rechtliche Würdigung erfolgt entsprechend den Bestimmungen für Arbeitsunfälle.

Wehrdienst

Tuberkulosen, die während des Wehrdienstes auftreten, können als Wehrdienstbeschädigung anerkannt werden, wenn eine Infektionsquelle nachweisbar ist. Andernfalls müssen während des Wehrdienstes typische körperliche Belastungen vorausgegangen sein. Zu berücksichtigen ist, daß bei Wehrdienstbeschädigungen eine Entschädigung erst bei einer Minderung der Erwerbsfähigkeit von 25% (sonst 20%) gewährt wird.

Literatur

1. Bartmann, K.: Mikrobiologische Grundlagen. In: Jentgens, H. (Hrsg.): Handbuch der inneren Medizin, Bd. 4: Lungentuberkulose. Springer, Berlin–Heidelberg–New York 1981.
2. Blaha, H.: Die Lungentuberkulose im Röntgenbild. Springer, Berlin–Heidelberg–New York 1976.
3. Coombs, R. R. A., P. G. H. Gell: The classification of allergic reactions underlying disease. In: Gell, P. G. H., R. R. A. Coombs (Hrsg.): Blackwell, Oxford 1963.
4. Deutsches Zentralkomitee zur Bekämpfung der Tuberkulose. Mainz 1987.
5. Dundalek, E., H. Jentgens: Tuberkulose und Schwangerschaft. In: H. Jentgens (Hrsg.): Handbuch der inneren Medizin, Bd. 4: Lungentuberkulose. Springer, Berlin–Heidelberg–New York 1981.
6. Forschbach, G.: Die postprimäre pulmonale Tuberkulose. In: J. Hein, R. Ferlinz (Hrsg.): Handbuch der Tuberkulose. Thieme, Stuttgart–New York 1982.
7. Höffler, D.: Antibiotika, Tuberkulostatika, Antimykotika – Dosierung bei Niereninsuffizienz. Inn. Med. 12 (1985) 85–92.
8. Hussels, H.: Die Häufigkeit der primären Resistenz von Tuberkulosebakterien in der Bundesrepublik Deutschland einschließlich Berlin (West) im Beobachtungszeitraum 1972 bis 1975. Prax. Pneumol. 31 (1977) 664–670.
9. Jungbluth, H., D. Reimers: Chemotherapie der Tuberkulose. In: Jentgens, H. (Hrsg.): Handbuch der inneren Medizin, Bd. 4: Lungentuberkulose. Springer, Berlin–Heidelberg–New York 1981.
10. Lock, W.: Die Epidemiologie der Tuberkulose. In: Jentgens, H. (Hrsg.): Handbuch der inneren Medizin, Bd. 4: Lungentuberkulose. Springer, Berlin–Heidelberg–New York 1981.
11. Loddenkemper, R., J. Mai, N. Scheffler, H.-J. Brandt: Wertigkeit bioptischer Verfahren beim Pleuraerguß: Individueller Vergleich zwischen Exsudatuntersuchung, Stanzenbiopsie und Thorakoskopie. Prax. Pneumol. 32 (1978) 334–343.
12. Loudon, R. G., S. K. Spohn: Cough frequency and infectivity in patients with pulmonary tuberculosis. Amer. Rev. resp. Dis. 99 (1969) 109.
13. Ludes, H.: Lungentuberkulose. In: Gross, R., P. Schölmerich, W. Gerok (Hrsg.): Lehrbuch der inneren Medizin. Schattauer, Stuttgart 1987.
14. Maaßen, W.: Die chirurgische Behandlung der thorakalen Tuberkulose. In: Jentgens, H. (Hrsg.): Handbuch der inneren Medizin, Bd. 4: Lungentuberkulose, Springer–Berlin–Heidelberg–New York 1981.
15. Marx, H. H.: Begutachtung der Lungentuberkulose. In:

J. Hein und R. Ferlinz (Hrsg.): Handbuch der Tuberkulose, Thieme, Stuttgart–New York 1982.

16. Mitchinson, D. A.: Basic mechanism of chemotherapy. Chest 6,76 (1979) 771–780.

17. Neumann, G.: Tuberkulose-Aspekte der modernen Epidemiologie. Pneumonologie 148 (1973) 233–244.

18. Petersen, K. F.: Die Mykobakterien. In: J. Hein, R. Ferlinz (Hrsg.): Handbuch der Tuberkulose, Bd. 2, Thieme, Stuttgart–New York 1982.

19. Popp, L.: Serologische Methoden zur Aktivitätsbestimmung bei der Tuberkulose. In: Jentgens, H. (Hrsg.): Handbuch der inneren Medizin, Bd. 4, Atmungsorgane 3. Tl.: Lungentuberkulose, Springer, Berlin–Heidelberg–New York 1981.

20. Ronillon, A., S. Perdrizet, R. Rarrot: Transmission of the tubercle bacillus; the effect of chemotherapy. Tubercle 57 (1976) 275–299.

21. Roullion, A.: Die Tuberkulose in der Welt. In: J. Hein, R. Ferlinz (Hrsg.): Handbuch der Tuberkulose, Bd. 2: Lungentuberkulose. Thieme, Stuttgart–New York 1982.

22. Runyon, E. H., L. G. Wayne, G. P. Kubica: Family II. Mycobacteriae Chester 1897. In: Buchanan, R. E., N. E. Gibbons (eds.): Bergey's Manual of Determinative Bacteriology. 8th ed. 681–701. Williams & Wilkins, Baltimore 1974.

23. Sanders, W. E.: Rifampicin. Ann. Intern Med. 85 (1976) 82.

24. Schwabe, H. K.: Tuberkulin und Tuberkulinempfindlichkeit. In: Jentgens, H. (Hrsg.): Handbuch der inneren Medizin, Bd. 4: Lungentuberkulose, Springer, Berlin–Heidelberg–New York 1981.

25. Schwabe, H. K.: Verlaufsänderungen. In: U. Weber, H. Rettig, H. Jungbluth (Hrsg.): Knochen und Gelenktuberkulose. perimed, Erlangen 1985.

26. Simon, K.: Klinik der postprimären Tuberkulose. In: Jentgens, H. (Hrsg.): Handbuch der inneren Medizin, Bd. 4: Lungentuberkulose, Springer, Berlin–Heidelberg–New York 1981.

27. Simon, C., W. Stille: Antibiotika-Therapie (6. Aufl.). Schattauer, New York–Stuttgart 1985.

28. Szabo, L., G. Siemon: Reaktivierung bei Lungentuberkulose. Atemw.-Lungenkrankh. 12 (1986) 563-567.

29. Takahashi, H., V. Foster: Dedection and recovery of mycobacteria by a radiometric procedure. J, clin. Microbiol. 17 (1983) 380–381.

30. Tsukamura, M., E. Nakamura, A. Yoshii, H. Amano: Therapeutic effect of a new antibacterial substance ofloxacin (DL 8280) on pulmonary tuberculosis. Amer. Rev. respir. Dis. 131 (1985) 352.

31. Tuberkulinproben. Deutsches Zentralkomitee zur Bekämpfung der Tuberkulose. In: U. Weber, H. Rettig, H. Jungbluth (Hrsg.): Knochen und Gelenktuberkulose. perimed, Erlangen 1985.

32. Urbanczik, R.: Medikamentöse Therapie der Lungentuberkulose. In: Hein, J., R. Ferlinz (Hrsg.): Handbuch der Tuberkulose, Bd. 2. Thieme, Stuttgart–New York 1982.

33. Waksman, S. A., E. Bugie, A. Schatz: Isolation of antibiotic substances from soil microorganisms with special reference to streptothricin and streptomycin. Proc. Staff Meet. Mayo Clin. 19 (1944) 537.

34. Wandelt-Freerksen, E.: Begutachtung der Tuberkulose. In: Jentgens, H. (Hrsg.): Handbuch der inneren Medizin, Bd. 4: Lungentuberkulose, Springer, Berlin–Heidelberg–New York 1981.

35. Wundschock, M., K. L. Radenbach, H. J. Hussels, D. Göbel, H. Jungbluth: Behandlung der ausgedehnten Lungentuberkulose unter Verwendung einer Vierfachkombination in der Intensiv-Anfangsphase. Prax. Klin. Pneumol. 41 (1987), 88.

36. Zierski, M.: Die gegenwärtige Standardtherapie der Tuberkulose. Dsch. Med. Wschr. 112 (1987) 1950–1955.

26   Pleuraerkrankungen

Peter Kleine

Inhalt

1 Definition

Unter Krankheiten der Pleura werden Entzündungen, Ergüsse, benigne und maligne tumoröse Veränderungen, Beteiligungen der Pleura bei Asbestexpositionen und verschiedene Formen des Pneumothorax verstanden. Ein Pleuraerguß tritt als Symptom einer primär pleuralen (Exsudat) oder einer sekundären nichtpleurabezogenen Erkrankung (Transsudat) auf, Pleuratumoren können sich als primäre, von der Pleura ausgehende Geschwülste (Mesotheliom) oder sekundär metastatisch (Pleurakarzinose) manifestieren. Ein Pneumothorax äußert sich sowohl idiopathisch (primär) als auch auf dem Boden disponierender Grunderkrankungen (sekundär).

2 Anatomie, Physiologie und Pathophysiologie des Pleuraraumes

2.1 Anatomie

Die Pleura stellt eine seröse Membran dar, die Lungenparenchym, Mediastinum, Diaphragma und Thoraxskelett auskleidet. Pleura visceralis (Lungenparenchym und Interlobärspalt bedeckend) und Pleura parietalis als innere Begrenzung des Thorax verschmelzen am Lungenhilus miteinander und sind durch einen dünnen Flüssigkeitssaum („Pleuraraum") voneinander getrennt. Die Pleuramembran besteht aus einer Einzelschicht flacher Mesothelzellen, durchbrochen von interzellulären lymphozytenreichen Kanälchen, die eine aktive Flüssigkeitssekretion und -absorption über die Pleuraoberfläche ermöglichen.

2.2 Physiologie

Neben einem pleuralen Flüssigkeitsvolumen von etwa 10–20 ml kann intrapleural ein durchschnittlicher Proteingehalt von 1,77 g% und eine Zellzahl von 4500/ml nachgewiesen werden; 60 bis 70% dieser Zellen werden durch Mesothelien, Monozyten und Lymphozyten repräsentiert, während Granulozyten mit maximal 1% eher selten vertreten sind. Die Pleura-Glukosekonzentration entspricht der des Serums, während der pH-Wert infolge aktiver Bikarbonatkonzentration mit 7,5 bis 7,6 den Plasmawert übersteigt. Durch Sekretion aus der Pleura parietalis und Resorption über die viszerale Pleura findet ein täglicher Flüssigkeitsaustausch von 650–700 ml statt! Nach dem Starling-Modell wird davon ausgegangen, daß bei gleichen kolloidosmotischen Drücken von 34 cm H_2O in den Gefäßen beider Pleurablätter und einem Wert von 8 cm H_2O für den Pleuraraum ein Sog von 26 cm H_2O in Richtung Kapillarsystem besteht. Die für beide Pleurablätter unterschiedlichen Gefäßprovinzen lösen dagegen differente hydrostatische Drücke aus und kontrollieren damit den gerichteten Flüssigkeitsaustausch (Abb. 26–1). Danach wird nämlich die Pleura parietalis von Ästen des Systemkreislaufs versorgt und verursacht zusammen mit dem hydrostatischen Pleuradruck einen Sekretionsdruck von + 9 cm H_2O, während der niedrigere hydrostatische Druck der viszeralen Pleura, resultierend aus der Versorgung pulmonalarterieller Gefäßprovinzen, einen Sog von − 10 cm H_2O garantiert. In diesem Modell bleiben zwar Gewebsdrücke sowie die Einflüsse der Lymphdrainage unberücksichtigt, dennoch ist das Schema gut geeignet, die Hauptfaktoren bei der Pathogenese von Transsudat- und Exsudatentstehung zu erklären.

2.3 Pathophysiologie

Pleuratranssudate entwickeln sich danach bei erhöhtem Kapillardruck (Beispiel: Linksherzinsuffizienz) oder vermindertem kolloidosmotischem Druck, etwa infolge hepatogen oder nephrogen verursachter Hypoproteinämien. Charakteristisch ist auf jeden Fall, daß die Pleuraoberfläche selbst nicht pathologisch verändert ist. Pleuraexsudate entstehen dagegen als Folge einer Funktionsstörung der Pleuraoberfläche im Rahmen eigenständiger pleuraler Erkrankungen; daraus folgt

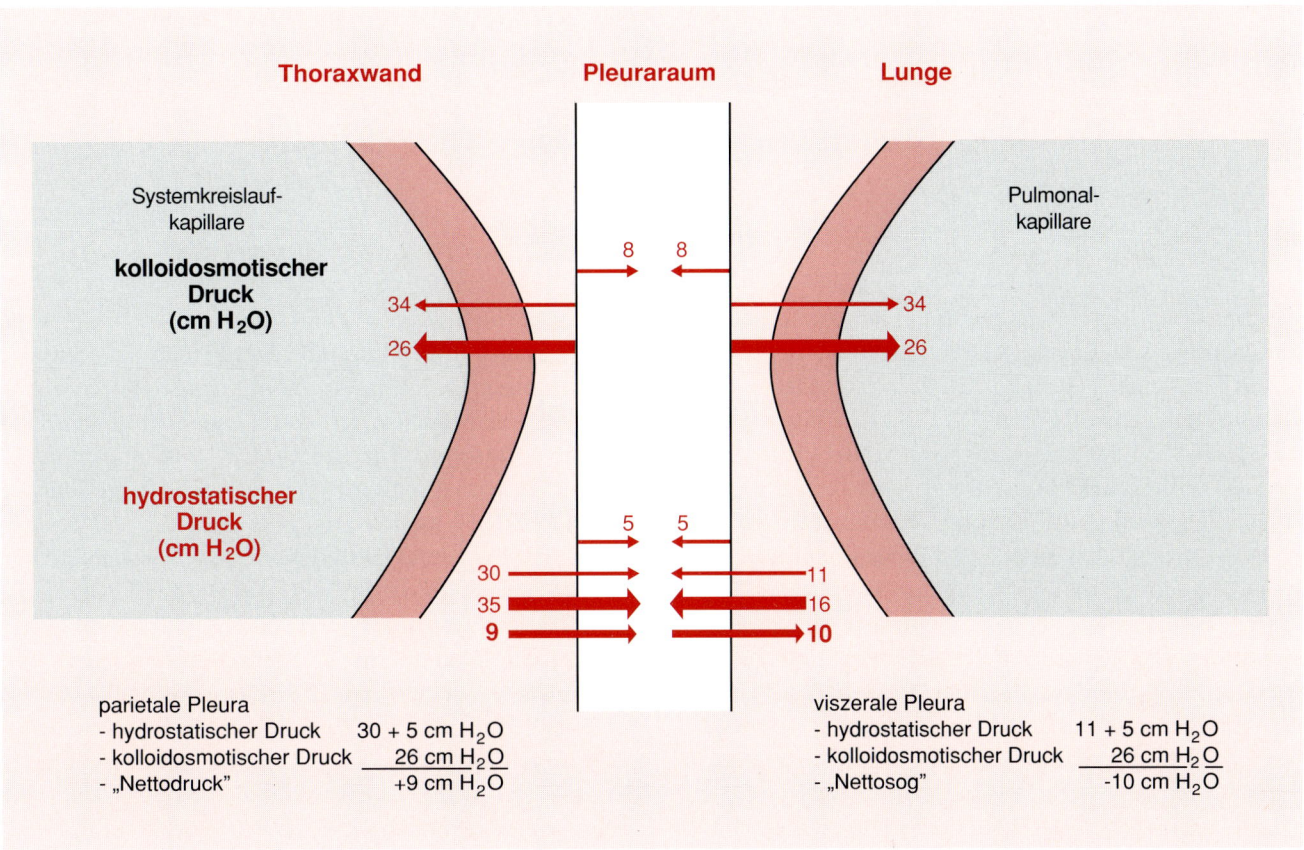

Abb. 26–1 Physiologie des transpleuralen Flüssigkeitsaustausches: Aus dem kolloidosmotischen Druck in den Gefäßen beider Pleurablätter (34 cm H_2O) und des Pleuraraums (8 cm H_2O) ergibt sich ein Sog in Richtung Kapillarsystem (26 cm H_2O). Hydrostatischer Druck der Pleura parietalis und hydrostatischer Pleuradruck ergeben einen Sekretionsdruck von +9 cm H_2O, während der niedrige hydrostatische Druck der Pleura visceralis einen Sog von −10 cm H_2O garantiert.

meist eine Zunahme der Kapillarpermeabilität mit konsekutivem Anstieg des intrapleuralen Eiweißgehaltes; dieser induziert einen zunehmenden Flüssigkeitseinstrom, der wiederum zu einem Zuwachs des hydrostatischen Pleuradruckes beiträgt (Beispiel: Pleuraerguß bei Pleuritis exsudativa). Schließlich können Exsudate als Folge eines reduzierten Lymphflusses entstehen, der zu einem verminderten Proteinabtransport aus dem Pleuraraum führt (Beispiel: Lymphangiosis carcinomatosa und Pleuraerguß). Bei Vorliegen entzündlicher

oder tumoröser Erkrankungen der Pleura wird aber auch deutlich, daß oft mehrere Mechanismen der Exsudatentwicklung zugrunde liegen können. Die Bedeutung einer klaren Differenzierung von Transsudaten gegenüber Exsudaten besteht darin, daß hiermit bereits ein erster Schritt zur differentialätiologischen Abklärung getan wird, indem bei Transsudaten nach extrapleuralen, bei Exsudaten dagegen nach pleuralen Krankheitsprozessen gefahndet werden muß.

3 Pleuraerguß

3.1 Definition

Als Pleuraerguß wird jede durch klinisch-symptomatische oder durch bildgebende Verfahren morphologisch nachweisbare Flüssigkeitsansammlung im Pleuraraum bezeichnet. Dabei werden in grober Abschätzung der Ergußmenge sogenannte Winkelergüsse von ausgedehnten Pleuraergüssen über 500 ml bis zum Hydrothorax mit mehreren Litern Pleuraerguß unterschieden. In Abhängigkeit von der Lokalisation können zudem interlobäre, typisch lateral ansteigende und abgekapselte Ergüsse differenziert werden.

3.2 Ätiologie

Für die ätiologische Differenzierung der einen Pleuraerguß auslösenden Erkrankungen empfiehlt es sich, zunächst nach einer Häufigkeitsskala verschiedener Ursachen vorzugehen (Tab. 26–1). Danach sollte zunächst nach häufigen Krankheitsprozessen gesucht werden, allerdings ohne dabei Tumoren oder eine Tuberkulose als zugrundeliegende Erkrankung auszuklammern. Da Herzinsuffizienz, bakterielle und virale Pneumonien sowie maligne Erkrankungen ganz im Vordergrund ätiologischer Faktoren stehen, gewinnen diagnostische Verfahren wie konventionelles Röntgen mit der Aufdeckung von Hinweisen einer Linksherzinsuffizienz wie Lungenstauung und Kardiomegalie sowie der Nachweis infiltrativentzündlicher Lungenparenchymveränderungen besondere Bedeutung. Transsudate aufgrund gastrointestinaler Krankheiten, Kollagenosen oder auch einer Asbestose weisen dagegen eher niedrige Inzidenzziffern auf und können als Ursache eines Pleuraergusses meist durch eine alleinige ausführliche klinische Untersuchung des Patienten mit gezielter Suche nach renalen, hepatischen, gastrointestinalen und rheumatologischen Krankheiten aufgedeckt werden.

Erst im Anschluß an diese diagnostischen Methoden wird die Entscheidung zur Ergußpunktion zu treffen sein, da sich die Notwendigkeit, einen Pleuraerguß bei Herzinsuffizienz diagnostisch zu punktieren, nicht er-

Tabelle 26–1 Häufigkeitsverteilung ätiologisch abgeklärter Pleuraergüsse; Inzidenz pro Jahr in den USA.

ätiologische Faktoren	Häufigkeit
Herzinsuffizienz	500 000
Pneumonien (bakteriell und viral)	400 000
maligne Erkrankungen (Lunge, Mamma, Lymphome)	200 000
Lungenembolie	150 000
gastrointestinale Erkrankungen	75 000
Kollagenosen	6000
Tuberkulose	2500
Mesotheliom	400

gibt, wenn unter einer adäquaten Therapie mit Digitalis, Diuretika und Vorlastsenkern eine Rückbildung des pleuralen Ergusses radiologisch dokumentiert werden kann.

3.3 Beschwerden und Symptome

Die Symptomatik von Pleuraergüssen ist ausgesprochen variabel und daher für den Nachweis pleuraler Flüssigkeitsansammlungen häufig ungeeignet. Zwar stellen thorakale, z. T. atemabhängige Schmerzen, Husten und Dyspnoe mit thorakalem Beklemmungsgefühl häufig beklagte Symptome dar, ihre diagnostische Wertigkeit wird jedoch ganz entscheidend von der Ergußmenge und der Ergußursache beeinflußt. Bei einer Pleuritis sicca wird die Schmerzsymptomatik, bei kompromittierter Atemmechanik und Atelektasenbildung dagegen die Dyspnoe im Vordergrund der geäußerten Beschwerden stehen. Die diagnostische Unsicherheit klinischer Befunde wie Perkussion und Auskultation bedingt zwangsläufig in Verbindung mit der ebenfalls diagnostisch wenig hinweisenden Symptomatik eine Sicherung des Pleuraergußnachweises durch bildgebende Techniken, bei denen konventionelle Röntgenverfahren, Sonographie und Computertomographie im Vordergrund stehen.

Transsudat und Exsudat

Die Differenzierung von Transsudat und Exsudat bei Pleuraergüssen gewinnt besonders dadurch an Bedeutung, daß bei Nachweis eines Transsudates eine weitere Diagnostik des Ergusses selber wie auch der Pleurastrukturen unterbleiben kann, da eine extrapleurale Krankheitsursache gesucht werden muß.

Das trennende Merkmal zwischen Exsudat und Transsudat liegt hauptsächlich im Proteingehalt des Punktates. Unterhalb einer Proteinkonzentration von 30 g/l wird von einem Transsudat, oberhalb dieser Grenze von einem Exsudat gesprochen. Allerdings gibt es bei etwa 10% aller Patienten mit Pleuraerguß Überschneidungen im Proteingehalt, indem pleurale Tumoren, aber auch eine Pleuritis tuberculosa im Einzelfall eine niedrigere Proteinkonzentration, chronische Ergüsse bei Herzinsuffizienz aber auch eine höhere Eiweißkonzentration aufweisen können (Abb. 26–2). Eine verbesserte Differenzierung kann dann erreicht werden, wenn mehrere Kriterien herangezogen werden und neben der Bestimmung des Proteingehaltes und

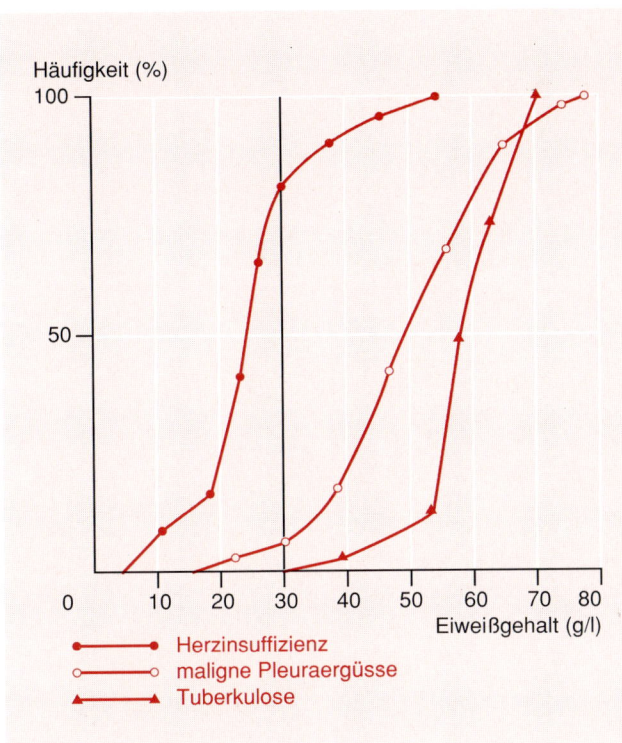

Häufigkeit (%)

Eiweißgehalt (g/l)

● Herzinsuffizienz
○ maligne Pleuraergüsse
▲ Tuberkulose

Abb. 26–2 Häufigkeitsdiagramme des Eiweißgehaltes von Pleuraergüssen unterschiedlicher Ätiologie.

Möglichkeit, das Verfahren als Screening-Methode und für Verlaufsuntersuchungen einzusetzen. Darüber hinaus erlauben Röntgenaufnahmen der Thoraxorgane häufig eine simultane Beurteilung des kardiovaskulären Systems und geben dadurch oft genug bereits Rückschlüsse auf eine gängige Ursache von Pleuraergüssen, nämlich die Linksherzinsuffizienz. Die Nachteile der konventionellen Röntgentechnik sind auf die Summationsdarstellung zurückzuführen. So ist die Ausdehnung pleuraler und pulmonaler Prozesse bei Verschattung eines Hemithorax ebenso problematisch abzuschätzen, wie es die Differenzierung pleuraler, parenchymatöser, mediastinaler oder thoraxwandständiger Erkrankungen ist. Durch weitergehende Verfahren wie Röntgen-Thoraxaufnahme in Seitenlage, Durchleuchtung im Stehen und Liegen oder Wiederholung der Untersuchung nach Ergußpunktion lassen sich diese Nachteile der konventionellen radiologischen Methoden zum Teil ausgleichen.

der Konzentration der Laktatdehydrogenase (LDH) auch ein Proteinquotient von Pleura- und Serumeiweiß sowie ein LDH-Quotient von Pleura- und Serum-Enzymkonzentration gebildet wird. Ergibt sich die Konstellation eines Proteingehaltes unter 30 g/l, eines Proteinquotienten unter 0,5, einer LDH unter 200 mU/l und eines LDH-Quotienten unter 0,6 im Erguß, so liegt eindeutig ein Pleuratranssudat vor. Ist dagegen eines der oben genannten Kriterien oberhalb dieser Grenzen nachweisbar, muß von einem Exsudat ausgegangen und eine weitere diagnostische Abklärung vorgenommen werden.

3.4 Sicherung der Diagnose

3.4.1 Bildgebende Verfahren

Röntgen-Thorax

Die konventionelle Röntgen-Thoraxaufnahme in zwei Ebenen bezieht ihre Vorteile einerseits aus der weiten Verbreitung und der daraus resultierenden reichhaltigen Erfahrung mit der Technik, andererseits aus der

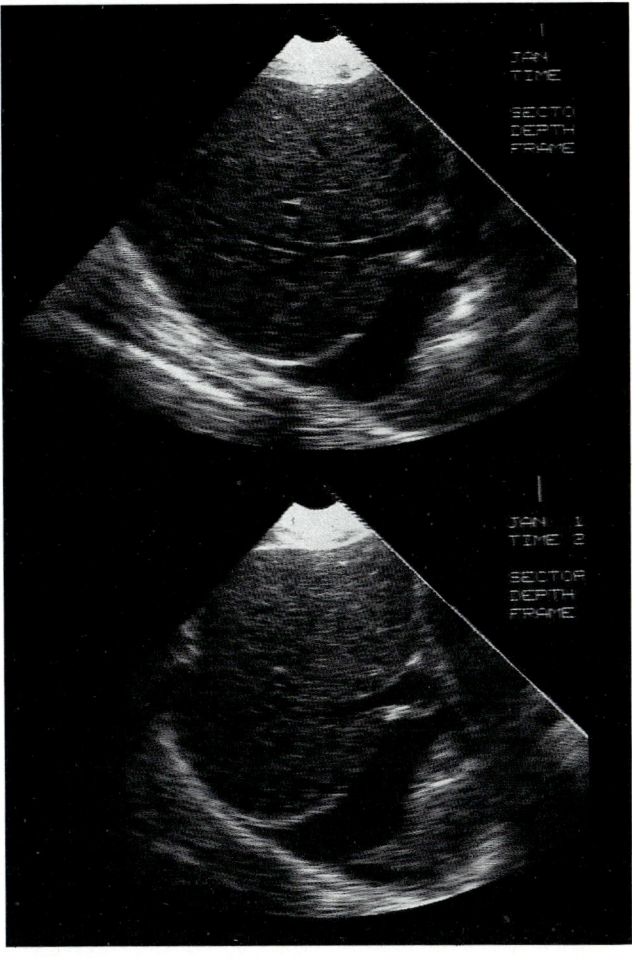

Abb. 26–3 Subkostaler Oberbauchschrägschnitt rechts mit Pleuraerguß dorsal des Diaphragmas (oben exspiratorisch, unten inspiratorisch).

Sonographie

Die Sonographie hat sich als Komplementärmethode zur konventionellen Radiologie etabliert. Es handelt sich bei der Ultraschalltechnik um die Darstellung einer summationsfreien Schnittbildanatomie. Allerdings findet einschränkend aufgrund der Ultraschallphysik eine Totalreflektion an Luft (Lunge) und Knochen (Thoraxskelett) statt, so daß im wesentlichen nur Prozesse zur Abbildung kommen können, die in einem mehr oder weniger großen Areal die Thoraxwand erreichen.

Die mit der Ultraschalltechnik ermöglichte und sichere Unterscheidung von flüssigen sowie soliden Strukturen ist jedoch gerade bei der Pleuradiagnostik als ausgesprochener Vorteil anzusehen, da oft genug die Notwendigkeit besteht, Pleuraflüssigkeit von Pleuratumoren differenzieren zu müssen. Ergänzt wird die vorteilhafte Stellung der Sonographie durch die einfache Handhabung infolge Bereitstellung mobiler Geräte, die auch auf der Intensivstation bei schwerkranken Patienten zum Einsatz kommen können und die Beurteilung des Zwerchfells sowie seiner Dynamik erlauben und damit eine Abgrenzung pleuraler von subphrenischen Flüssigkeitsansammlungen ermöglichen (Abb. 26–3).

Ultraschallgezielte Punktion

Als besonders wertvoll hat sich die Ausnutzung der ultraschallgezielten Punktionstechnik sowohl bei umschriebenen tumorösen als auch bei ausgedehnteren Pleuraergüssen mit Septierung erwiesen. Überlagerungsfrei lassen sich beispielsweise ein ausgedehnter Pleuraerguß, eine Teilatelektase der Lunge oder ein ausgedehnter Pleuraerguß neben soliden Strukturen abbilden (Abb. 26–4).

Neben der verbesserten Erfolgsrate bei der Ergußgewinnung trägt der Einsatz der Sonographie zur Verminderung zahlreicher punktionsbezogener Komplikationen bei. Besonders bei der Materialgewinnung aus septierten oder abgekapselten Flüssigkeitsarealen, bei Zwerchfellhochstand oder kleinen Winkelergüssen ist eine höhere Erfolgsquote bei gleichzeitig geringer Komplikationsrate zu verzeichnen.

Computertomographie

Die Computertomographie stellt sich als ein additives Verfahren zu konventionellem Röntgen und Sonographie dar. Sie wird dann notwendig, wenn eine Differenzierung parenchymatöser, pleuraler oder thoraxwandbedingter Erkrankungen mit anderen Techniken nicht gegeben ist. Die Computertomographie kann au-

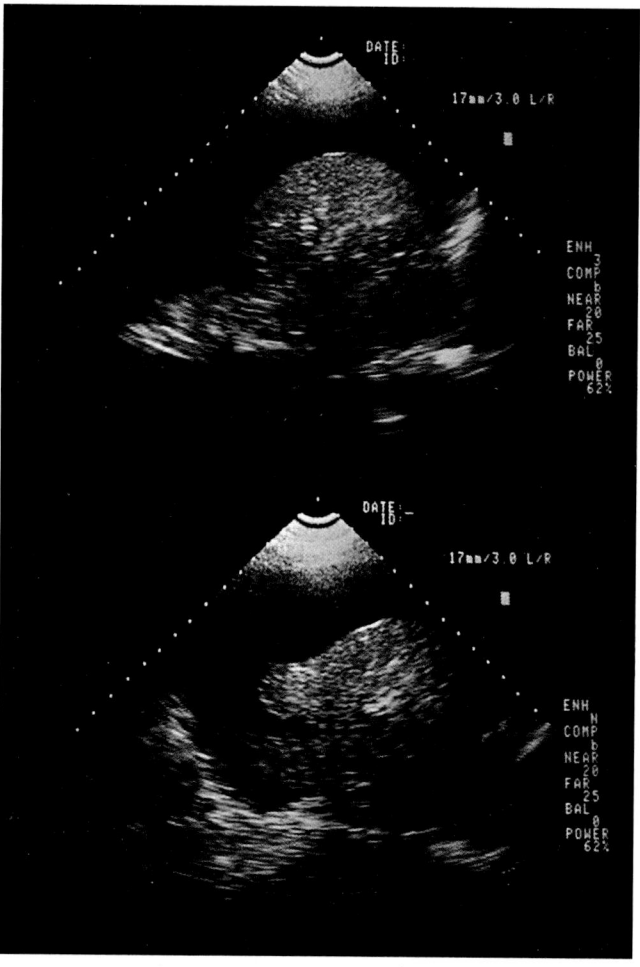

Abb. 26–4 Längsschnitt Axillarlinie links mit ausgedehntem Pleuraerguß und Pleurametastase.

ßerdem für bestimmte Flüssigkeitsqualitäten wie frisches Blut (Hämatothorax) oder Fett (Chylothorax) einen diagnostischen Hinweis mit Hilfe der Absorptionswertmessung (Hounsfield-Einheiten) geben. Schließlich ist bei Darstellung strenger Transversalschnitte und guter Kontrastauflösung eine Abbildung von Läsionen auch in Problemzonen wie dem Mediastinum, dem paramediastinalen oder auch dem paravertebralen Bereich möglich (Abb. 26–5). In ähnlicher Weise wird die Beurteilung von Minimal- und Maximalläsionen optimiert, die gelegentlich entscheidend die therapeutischen oder differentialdiagnostischen Konsequenzen beeinflussen, wie z. B. beim Tumor-Staging oder auch dem Nachweis verkalkter Pleuraplaques bei der Asbestose.

Die gezielte Punktion pathologischer Veränderungen mit Hilfe der Computertomographie ist wegen der Notwendigkeit mehrerer Einstellungen umständlich. Die Methode wird auch eingeschränkt durch eine unsi-

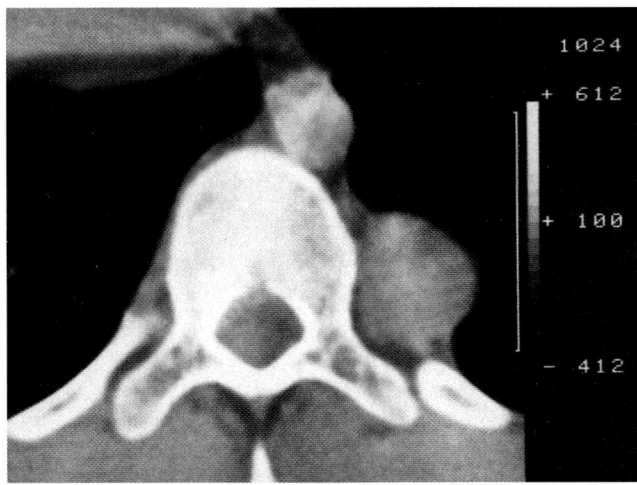

Abb. 26–5 Thorax-Computertomogramm mit kleiner paravertebraler Metastase (Ausschnittsvergrößerung).

chere CT-Wertmessung bei umschriebenen, durch Umgebungsartefakte überlagerten Läsionen und die fehlende Beurteilung der Zwerchfelldynamik. Ebenso ergibt sich eine Limitation bei der Untersuchung schwerkranker oder nichtkooperativer Patienten, da es sich bei der Computertomographie um eine ortsgebundene Technik handelt und zur Vermeidung von Artefakten die Untersuchung teilweise in Apnoe durchgeführt werden muß.

3.4.2 Klinische Befunde

Die meisten Transsudate und viele Exsudate sind klar, gelblich, nichtviskös und geruchlos. Sanguinolente Farbe bedeutet lediglich, daß Erythrozyten im Erguß vorhanden sind. Die Anzahl roter Blutkörperchen kann dabei zwischen 5000 und 100000/mm^3 schwanken, d. h., unter Umständen reichen schon 5000 Erythrozyten pro mm^3 Ergußflüssigkeit aus, um einen Pleuraerguß blutig tingiert erscheinen zu lassen. Setzt man eine Ergußmenge von 500 ml voraus und 5 Mill. Erythrozyten pro mm^3 im peripheren Blut, so führt bereits 1 ml Blut zu einem sanguinolenten Erguß! Diese Tatsache bedeutet aber auch, daß die sanguinolente Verfärbung eines Punktates nur eine geringe diagnostische Bedeutung besitzt und keinesfalls mit der Diagnose eines malignen Pleuraergusses gleichgesetzt werden darf, wie es gelegentlich vorkommt. Aus größeren Sammelstatistiken hat sich vielmehr ergeben, daß 15% aller Transsudate und mehr als 50% aller Exsudate blutig tingiert sind, ohne durch eine maligne Grunderkrankung hervorgerufen worden zu sein. Handelt es sich

dagegen um einen makroskopisch blutig erscheinenden Erguß, so empfiehlt es sich, eine Bestimmung des Hämatokrits anzuschließen. Beträgt der Hämatokrit mehr als 50% des Wertes im peripheren Blut, so liegt ein Hämatothorax vor, bei weniger als 50% ist eine maligne Erkrankung oder eine Lungenembolie als wahrscheinlich anzunehmen.

Ein *trüber Pleuraerguß* kann durch eine erhöhte Zellularität, aber auch durch einen gesteigerten Lipidgehalt hervorgerufen werden. Bleibt nach Zentrifugation des Punktates der Erguß trübe, so liegt ein chylöses oder pseudochylöses Exsudat vor. Die weitere Differenzierung gelingt durch eine Lipidanalyse (s. Abschn. 3.4.5).

Visköse Pleuraergüsse mit strohgelber oder sanguinolenter Farbe sind hinweisend für ein malignes Pleuramesotheliom. Die erhöhte Viskosität wird durch einen höheren Gehalt an Hyaluronidansäure verursacht; trübe oder visköse Ergüsse mit stechendem Geruch (Fäzesähnlich) sollten bei der weiteren Abklärung auch eine Untersuchung auf anaerobe Keime einschließen.

Eine *Glukosekonzentration* im Pleuraerguß von < 60 mg% kann bei normaler Serumglukose im Falle einer Tuberkulose, aber auch bei einem Malignom, einer rheumatischen Grunderkrankung oder bei parapneumonischen Ergüssen nachgewiesen werden. Alle Transsudate und die meisten Exsudate weisen aber in der Regel eine Glukosekonzentration auf, die der Serumglukose entspricht. Bei einer Vielzahl tuberkulöser Pleuritiden wurden ebenso normale Pleuraerguß-Glukosekonzentrationen nachgewiesen, d. h., eine niedrige Glukose im Erguß ist mit einem tuberkulösen Exsudat vereinbar, aber nicht als eindeutiges diagnostisches Kriterium zu verwerten.

Für *parapneumonische Ergüsse* gilt allgemein, daß ein komplikationsreicher Verlauf, d. h. das Vorliegen eines Pleuraempyems, um so wahrscheinlicher ist, je geringer die Glukosekonzentration im Pleuraerguß gemessen wird. Die Abnahme der Glukose kommt im wesentlichen durch eine anaerobe Glykolyse von Bakterien im Pleuraraum zustande. Diese Stoffwechselsituation führt zu einer zunehmenden Wasserstoffionen-Konzentration, außerdem zu einer Abnahme des Pleura-pH-Wertes unter 7,20. Somit weist eine Pleuraerguß-Analyse im sauren Milieu in gleicher Weise auf eine komplizierte Entwicklung eines parapneumonischen Ergusses hin. Differentialdiagnostisch muß ein erniedrigter Pleuraerguß-pH-Wert gegen eine Ösophagusruptur, eine tuberkulöse Pleuritis und auch gegen maligne Pleuraerkrankungen abgegrenzt werden. Ebenso sinkt der Pleuraerguß-pH kongruent mit einer systemischen Azidose. Transsudate sind dagegen fast ausschließlich durch einen alkalischen pH-Wert infolge aktiver Bikarbonatsekretion charakterisiert.

Die Wertigkeit der *Amylasebestimmung* im Erguß basiert auf der Möglichkeit, Pankreatitiden, maligne Erkrankungen und auch eine Ösophagusperforation als Ursache von Pleuraergüssen zu vermuten. Etwa 10% aller Pankreatitiden gehen dabei mit linksseitigen Pleuraergüssen und 10% der malignen Exsudate mit erhöhten Amylasewerten einher.

3.4.3 Zytologie

Die zytologische Untersuchung des Pleuraexsudates erstreckt sich zum einen auf die Differentialzählung der zellulären Elemente, zum anderen auf den Nachweis oder Ausschluß maligner Zellen im Erguß.

Bei einem Überwiegen neutrophiler Granulozyten ist zunächst an eine akute Pleuritis, z. B. im Rahmen einer Pneumonie, an eine Lungenembolie, eine Pankreatitis oder aber auch an einen subphrenischen Abszeß zu denken. Sind dagegen mehr als 50% aller nachweisbaren Zellen im Exsudat Lymphozyten, dann wird eine Tuberkulose oder eine maligne Pleuraerkrankung sehr wahrscheinlich. Bei lymphozytären Ergüssen ist im allgemeinen die Indikation zur Pleurabiopsie gegeben. Eine weitere Differenzierung in T- und B-Lymphozyten hilft differentialdiagnostisch nur in Einzelfällen weiter; so sind z. B. bei malignen Lymphomen häufig mehr als 80% B-Lymphozyten nachweisbar.

Ein mehrheitliches Auftreten von Mesothelzellen ist bei tuberkulöser Pleuritis eher selten. Vielmehr zeigt der Nachweis von Mesothelzellen eine Abschilferung der Pleuradeckzellen im Rahmen parapneumonischer Ergüsse an. Bei sehr ausgedehnten fibrinösen pleuralen Auflagerungen können Mesothelzellen fehlen und signalisieren dann einen eher komplikationsreichen Verlauf einer Pleuropneumonie mit der Gefahr einer Empyementwicklung.

Die Bedeutung der Pleurazytologie bei malignen Ergüssen beruht auf der Inzidenz von 40 bis 78%, mit der Malignome der Pleura allein zytologisch definitiv diagnostiziert werden können. Der prozentuale Nachweis ist abhängig davon, ob die Pleura an der malignen Grunderkrankung direkt beteiligt ist oder aber die Ergußentstehung indirekt ohne invasives tumoröses Wachstum in die Pleura auftritt. So kann z. B. eine Lymphabflußstörung bei Lymphangiosis carcinomatosa oder ein Vorherrschen hilärer und mediastinaler Lymphknotenmetastasen, aber auch eine Abflußstörung bei Perikardtamponade oder eine Teilatelektase

der Lunge ohne Pleuratumorwachstum zu einer Ergußentwicklung bei maligner Grunderkrankung beitragen.

Schließlich besteht auch eine Abhängigkeit vom Tumorzelltyp, indem z. B. Non-Hodgkin-Lymphome in 75%, Hodgkin-Lymphome dagegen nur in 25% und Adenokarzinome häufiger als Sarkome zytologisch im Pleuraerguß nachgewiesen werden können. Schließlich ist auch die Art der Materialgewinnung entscheidend, da z. B. eine Zytologiegewinnung nach einer dritten Ergußpunktion mit Sedimentation der Zellen durch Zentrifugation erfolgversprechender ist als eine erste ausgiebige Punktion ohne Abzentrifugieren der Ergußzellen. Selbstverständlich beeinflussen auch die Qualität des Zytologen und das Alter des Patienten (zunehmender Nachweis maligner Zellen bei höherem Alter) die Häufigkeit einer positiven Ergußzytologie.

3.4.4 Biopsie

Die Indikation zur Gewinnung einer Pleura-Probeexzision beruht wesentlich auf der Notwendigkeit, tumoröse oder tuberkulöse Pleuraerkrankungen sicher zu diagnostizieren. Die Pleurabiopsie ist daher nicht indiziert bei Lungenembolie, Pankreatitis oder rheumatischen Erkrankungen, da hier andere, weniger invasive Verfahren die Diagnose sichern können. Bei einer Pleuropneumonie sollte sogar auf eine Pleura-Probeexzision verzichtet werden, da die Möglichkeit besteht, durch die Punktion subkutane Abszesse oder Schwielenbildung infolge Fibroblasten-Einsprossung auszulösen. Ausnahmen von dieser Regel gelten dann, wenn der Verlauf einer Pleuropneumonie den Verdacht auf die Entwicklung eines Pleuraempyems nahelegt, so z. B. bei Nachweis persistierender erhöhter Körpertemperaturen, lageabhängigen, abgekapselten, meist dorsalen Flüssigkeitsansammlungen oder fortbestehender Leukozytose.

Die Pleura-Probeexzision ist bei tuberkulöser Pleuritis besonders in Abhängigkeit von der angewandten Technik (geschlossene, ultraschallgezielte oder durchleuchtungsgeführte Probeexzision bzw. offene Probeentnahme über Thorakoskopie) in 50 bis über 90% positiv. Für die thorakoskopische Beurteilung des Pleuraraumes und die gezielte Probeexzision ergibt sich im Hinblick auf den histologischen und bakteriologischen Nachweis der Pleuratuberkulose eine deutliche Überlegenheit gegenüber anderen Verfahren. Einschränkend ist aber die Methode mit einem größeren Zeitaufwand und einem erhöhten Risiko für den Patienten belastet.

Für die Diagnose der tuberkulösen Pleuritis allein ist

die histologische Dokumentation von epitheloidzelligen Granulomen (mit, aber auch ohne Verkäsung!) diagnostisch ausreichend, da Pilzpleuritiden, eine Sarkoidose oder eine rheumatische Pleuritis zwar auch granulomatöse Entzündungsformen hervorrufen können, aber ausgesprochen selten eine Pleuramanifestation aufweisen. Da eine histologische Beurteilung früher erhältlich ist als das Ergebnis der Tuberkulosekultur, bedeutet dies auch einen diagnostischen Zeitgewinn und darüber hinaus die Möglichkeit, eine raschere Einleitung einer adäquaten tuberkulostatischen Therapie zu veranlassen. Daneben ist im Anschluß an die Thorakoskopie eine komplette Absaugung des Ergußmaterials möglich. Dies führt in vielen Fällen zu einer verminderten Pleuraschwielenbildung.

Ähnlich wie die histologisch-morphologische Aussage durch die Thorakoskopie bei gezielter Entnahme verbessert werden kann, ist auch der kulturelle Tuberkelbakteriennachweis aus dem PE-Abstrich bei der ungezielten Entnahme weniger aussagekräftig, da eine Anhäufung von tuberkulösen Keimen typischerweise in der Umgebung fibrinöser Stränge beobachtet und diese Region nur gezielt thorakoskopisch biopsiert werden kann.

Vergleichbare Verhältnisse für die Häufigkeitsverteilung diagnostisch verwertbarer Biopsie-Ergebnisse gelten auch für den Nachweis tumoröser Pleuraerkrankungen. Die offen thorakoskopisch gewonnene Probeexzision erbringt eindeutig einen höheren Nachweisquotienten als andere Techniken. Sie kann außerdem mit therapeutischen Methoden wie z. B. einer Pleurodese (medikamentös induzierte Verklebung der Pleurablätter) kombiniert werden. Der optimierte Nachweis eindeutiger Histologien durch die gezielte PE ist dabei unter anderem auf Patienten mit nur umschriebenen malignen Pleuraveränderungen bei gleichzeitig ausgedehnten Ergußbildungen zurückzuführen. In diesen Fällen kann sowohl bei der blind entnommenen Biopsie als auch bei der ultraschall- oder durchleuchtungsgeführten Probeexzision, besonders bei gleichzeitig ungünstiger Lage, z. B. hinter Thoraxskelettanteilen oder im Bereich des Mediastinums, die Gewinnung von Biopsiematerial unmöglich sein.

3.4.5 Spezielle Untersuchungen

Lipidanalyse

Die Durchführung von Lipidstudien kann im Einzelfall bei der Unterscheidung milchig-trüber Pleuraergüsse

helfen, wenn es um die Einteilung in einen chylösen (z. B. im Rahmen einer Ductus-thoracicus-Ruptur, einer Infiltration durch Tumor oder posttraumatisch idiopathisch entstandene Ergüsse) oder einen pseudochylösen Erguß geht (z. B. bei Tuberkulose, rheumatischer Arthritis oder selten bei Herzinsuffizienz). Chylöse Ergüsse weisen nämlich Triglyzeridkonzentrationen von mehr als 119 mg% auf und sind mit einem Nachweis von Chylomikronen verbunden, während pseudochylöse Flüssigkeitsansammlungen nur erhöhte Cholesterolwerte, aber Triglyzeride unter 50 mg% beinhalten.

Chromosomenanalyse

Bei speziellen Fragestellungen weist die Chromosomenanalyse des Biopsiematerials einen diagnostischen Vorteil auf. Sie kann die Abklärung leukämischer oder lymphatischer Pleurabeteiligungen sowie die Diagnostik des Pleuramothelioms infolge höherer Sensitivität im Vergleich zur konventionellen Zytologie verbessern. Angesichts der hohen Kosten und des erheblichen Zeitaufwands kann sich eine Indikation allenfalls einmal bei negativer Zytologie, aber klinisch dringendem Tumorverdacht oder bei Asbestose und benignem Pleuraerguß zum Ausschluß eines Mesothelioms ergeben.

Ausschluß rheumatischer Erkrankungen

Etwa 5% der Patienten mit rheumatischer Arthritis und 50% der Lupus-erythematodes-Kranken entwickeln Pleuraergüsse. Sie lassen häufig eine Verminderung von Komplement erkennen, die sowohl Komplement CH 50 als auch C3 und C4 betrifft. Diese Reduktion des Komplements ist jedoch nicht spezifisch für die beiden Krankheitsgruppen. Ein Titeranstieg des Rheumafaktors über 1:320 macht dagegen einen rheumatischen Pleuraerguß sehr wahrscheinlich, bei niedrigeren Titerwerten ist aber auch ein parapneumonisches oder malignes Ergußgeschehen möglich.

3.4.6 Überflüssige Untersuchungen

Auf einen Nachweis antinukleärer Faktoren im Pleuraerguß kann im allgemeinen verzichtet werden, da sich nur die Serum-Ergebnisse im Ergußpunktat widerspiegeln. LE-Zellen sind ähnlich wie bei systemischem Lupus erythematodes in der Pleuraflüssigkeit und im Serum nachweisbar.

Der positive Nachweis von Hyaluronsäure im Exsudat besitzt zwar eine hohe Spezifität von mehr als 90% für ein malignes Mesotheliom, da jedoch die Sensitivität mit etwa 37% niedrig einzustufen ist, kann diese laborchemische Methode routinemäßig für die Mesotheliom-Diagnostik nicht verwandt werden.

Ebensowenig empfiehlt sich die routinemäßige Bestimmung von karzinoembryonalem Antigen (CEA) im Pleuraexsudat. Für einzelne Untersuchungsgruppen werden zwar erhöhte CEA-Spiegel bei malignen Pleurabefunden mitgeteilt, eine Einschränkung der Indikation erfährt die Methode jedoch dadurch, daß auch bei tuberkulöser Pleuritis oder anderen benignen Exsudaten erhöhte CEA-Werte im Pleuraerguß nachgewiesen werden. Vergleichbare Ergebnisse gelten auch für andere Tumormarker.

Auch eine weitergehende Differenzierung der Laktatdehydrogenase in ihre Isoenzyme hat nicht zu einer Verbesserung der Pleuraerguß-Diagnostik bei maligner Grunderkrankung beigetragen. Zwar wurden bei malignen Ergüssen LDH-4 und LDH-5 erhöht sowie LDH-2-Konzentrationen höher als bei benignen Exsudaten gemessen, dies erlaubt jedoch im Einzelfall keine routinemäßige Anwendung dieser aufwendigen Technik, da auch hier nur niedrige Quoten für die Sensitivität erreicht werden können.

Bei der Bestimmung von Lysozym ergaben sich nach bisher vorliegenden Mitteilungen im Vergleich zu malignen Erkrankungen höhere Werte bei tuberkulöser Pleuritis und komplizierten parapneumonischen Ergüssen. Es ließen sich jedoch große Überschneidungen zwischen tumorösen und entzündlichen Pleuraerkrankungen feststellen, die den diagnostischen Wert einschränken. Ähnliche Limitationen gelten auch für die Wertigkeit einer Angiotensin-Converting-Enzym-Messung und einer Bestimmung der alkalischen Phosphatase im Erguß.

Schließlich hat im Vergleich zur Lichtmikroskopie und zur konventionellen Zytologie auch die Einführung elektronenmikroskopischer Untersuchungen der Biopsiehistologie und Punktatzytologie keine ermutigenden Resultate im Sinne einer wesentlichen Steigerung der diagnostischen Ausbeute bei malignen Pleuraergüssen erkennen lassen.

3.4.7 Stufendiagnostik

In einem ersten Schritt wird ausgehend von klinischen und konventionell radiologischen Befunden zunächst die Diagnose Pleuraerguß geführt. Ultraschallverfahren oder Computertomographie sollten nur in Zweifelsfällen herangezogen werden. Eine ergänzend durchgeführte Fiberglas-Bronchoskopie ermöglicht bei ipsilateraler Mediastinalverlagerung den Ausschluß einer endobronchialen Obstruktion durch Tumor oder Fremdkörper als Ursache der Ergußbildung (Abb. 26–6a).

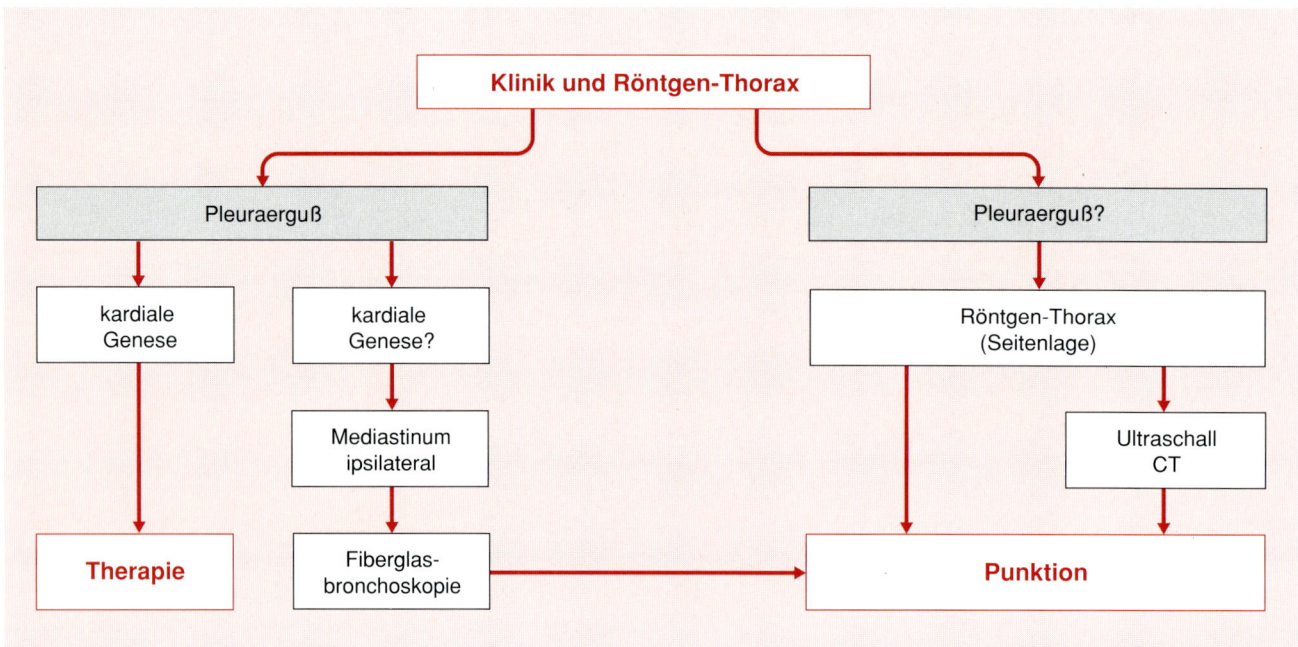

Abb. 26–6a   Diagnostische Abklärung von Plauraergüssen (a–c).

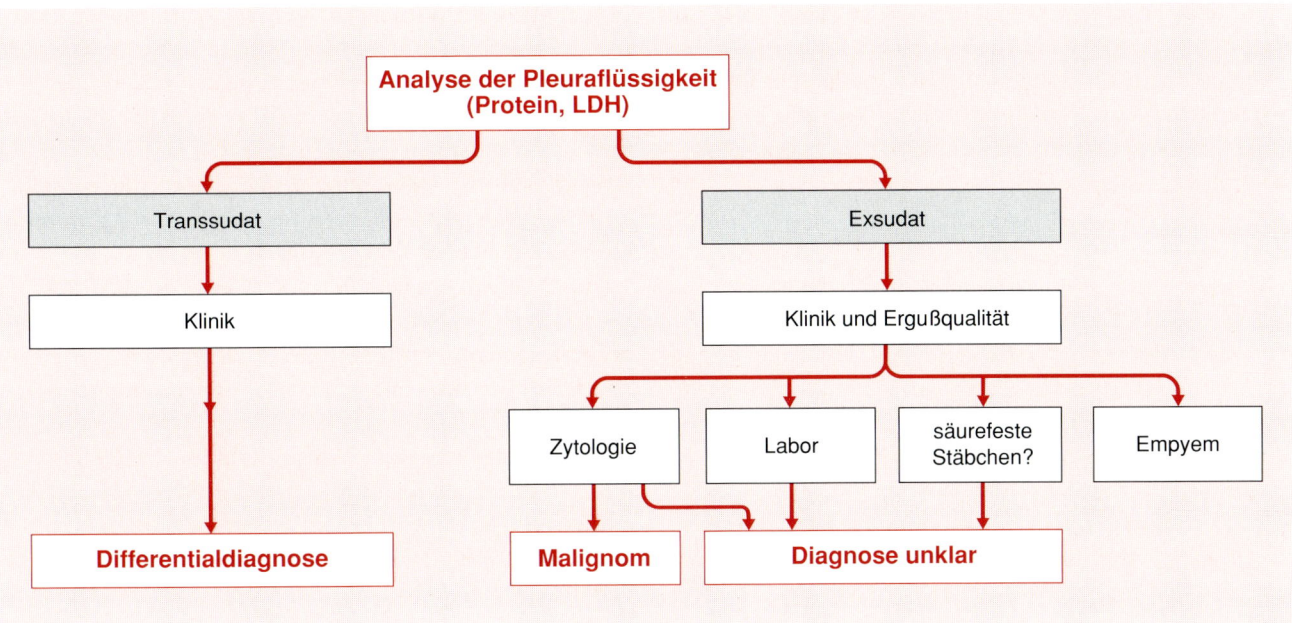

Abb. 26–6b

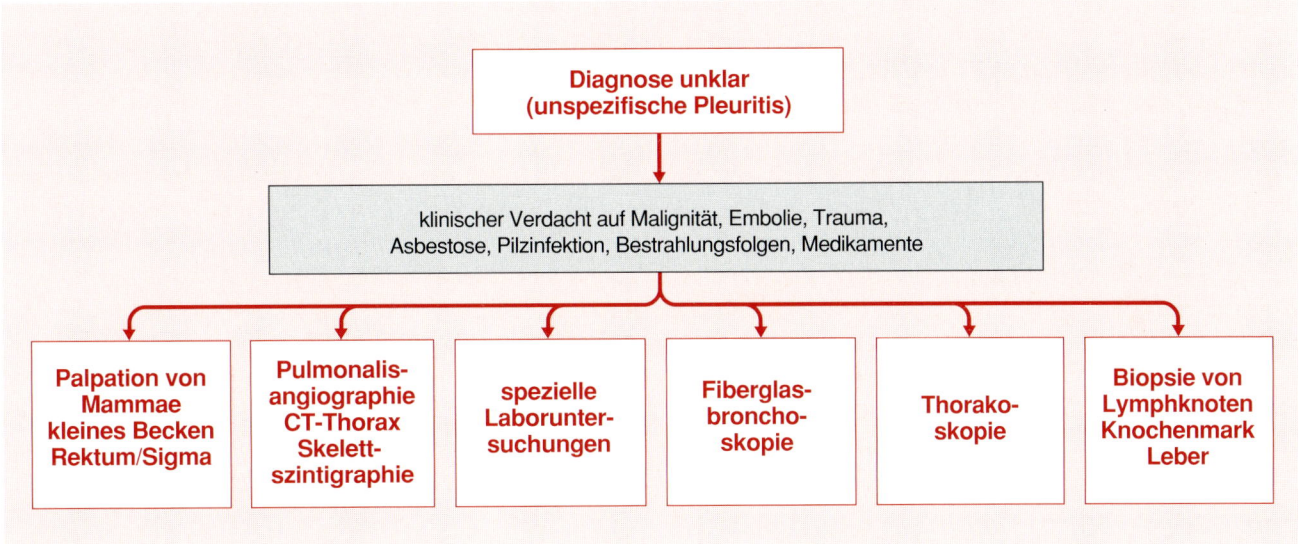

Abb. 26–6c

In einem zweiten Schritt ermöglicht die Ergußpunktion und die Analyse der Flüssigkeit zunächst die Unterscheidung von Exsudat und Transsudat. Liegt ein Transsudat vor, so kommen im wesentlichen kardiale, hepatische oder renale Erkrankungen in Frage. Es kann zunächst unter einer adäquaten Therapie der Grunderkrankung eine Ergußrückbildung abgewartet werden (Abb. 26–6b).

Wird dagegen ein Exsudat nachgewiesen, so kommen die routinemäßig anzuwendenden laborchemischen, zytologischen und bakteriologischen Techniken in Betracht.

Erst wenn auch nach diesen Untersuchungen die ätiologische Diagnose des Pleuraergusses noch unklar ist, so muß in einem dritten Schritt erneut von klinischen Hinweisen ausgegangen werden. Jetzt kann mit Hilfe spezieller laborchemischer, endoskopischer und biotopischer Verfahren versucht werden, die Diagnose zu stellen (Abb. 26–6c).

Nach dem bisherigen Erkenntnisstand bleibt die Ergußursache in etwa 15% aller Fälle unklar. Nachdem eine tuberkulöse oder tumoröse Erkrankung als Ursache eines Ergusses ausgeschlossen wurde, verbleibt in diesen Fällen lediglich die Möglichkeit einer klinischen und radiologischen Beobachtung der weiteren Ergußentwicklung.

3.5 Krankheitsbilder

3.5.1 Pleuritis sicca

Die meisten der einem exsudativen Pleuraerguß ursächlich zugrundeliegenden Erkrankungen wie Tumoren, entzündliche Erkrankungen oder Lungeninfarkt können zunächst auch als eine fibrinöse trockene Pleuritis in Erscheinung treten. Besonders Coxsackie-B-Virusinfektionen der Pleura imponieren unter dem Bild einer Pleuritis sicca. Häufiger jedoch schließt sich an dieses frühe Stadium einer Pleuritis dann eine Phase pleuraler Ergußbildung an.

Die Symptomatik der akuten Pleuritis ist ganz vorherrschend von einem plötzlichen Beginn mit atemabhängigen Schmerzen charakterisiert; schmerzauslösend wirkt die Entzündung der Pleura parietalis. Da die parietalen Pleuraabschnitte durch Interkostalnerven innerviert werden, wird der durch tiefe Atmung oder Husten verstärkte Schmerz auf der Seite der Pleuritis verspürt, nicht selten werden die Beschwerden in die Schulter projiziert. Bei Mitbeteiligung der diaphragmalen Anteile kann eine Ausstrahlung in das Abdomen auftreten und differentialdiagnostische Schwierigkeiten gegenüber Oberbauchbeschwerden bereiten.

Pathognomonisch für eine akute Pleuritis sicca ist ein pleurales Reibegeräusch („Lederknarren"). Das in seiner Ausprägung oft sehr variable Reibegeräusch ist häufig nur innerhalb der ersten 24–48 Stunden nach Schmerzbeginn auskultierbar. Radiologische Techniken helfen diagnostisch erst dann weiter, wenn es zur Ergußproduktion kommt.

3.5.2 Maligner Pleuraerguß

Maligne Pleuraergüsse stellen die häufigste Ursache eines exsudativen Ergußgeschehens dar. Maligne Grunderkrankungen wie primäre pleurale Tumoren, sekundäre Tumormanifestation an der Pleura und mediastinale Lymphknotenmetastasen führen mit einer Inzidenz von bis zu 75% zu pleuralen Ergußansammlungen. Als Primärtumoren liegen in etwa 75% der Fälle Bronchialbzw. Lungenkarzinome, Mammakarzinome sowie Lymphome vor. In weniger als 1% aller Fälle handelt es sich um Metastasen von gynäkologischen Tumoren, Kolon- und Pankreaskarzinomen.

Die Mechanismen, die zur Ergußentwicklung bei maligner Grunderkrankung führen, können in indirekte und direkte pathogenetische Prinzipien unterteilt werden. Indirekt können Hypoproteinämien, Lungenembolien, Zustände nach Bestrahlung oder poststenotische Pneumonien zur Pleuraexsudation beitragen. Direkte Pathomechanismen bestehen in der Pleuritis carcinomatosa mit erhöhter Gefäßpermeabilität; allerdings können in 30% aller Fälle von karzinomatösen Pleuriden Flüssigkeitsansammlungen auch fehlen! Daneben führen mediastinale Lymphknotenmetastasen mit verminderter Pleura-Lymphdrainage, eine Tumor-Perikardbeteiligung mit Tamponade-Symptomatik sowie eine Obstruktion des Ductus thoracicus mit Entwicklung eines Chylothorax und eine Bronchialobstruktion mit konsekutiver Atelektasenbildung zum Pleuraerguß.

Die Symptomatik beim malignen Pleuraerguß ist variabel. Im allgemeinen stehen jedoch Dyspnoe und generelle Tumorzeichen wie Gewichtsabnahme, Appetitminderung und ähnliches im Vordergrund. Die Ergußmenge beeinflußt die Symptomatik und kann sehr unterschiedlich sein. Ein tumoröses Geschehen an der Pleura selbst ist jedoch die häufigste Ursache für massive Flüssigkeitsansammlungen mit radiologisch nachweisbaren Verschattungen einer ganzen Thoraxhälfte. Die Diagnose der malignen Grunderkrankung wird häufig zunächst ausschließlich über eine Ergußpunktion geführt, im Einzelfall können computertomographische Untersuchungen zur diagnostischen Abklärung beitragen. Die Analyse des Punktats ergibt in der Regel ein Exsudat, meist sind auch die Erythrozyten über $100\,000\ mm^3$ erhöht. Die Glukose wird bei typischen malignen Ergüssen erniedrigt gefunden mit Werten unter 60 mg%. Die Amylase ist in 10% aller malignen Pleuraexsudationen erhöht, auch ohne daß ein Pankreasneoplasma als Primärtumormanifestation vorliegt. Der Nachweis des malignen Ergusses gelingt durch die zytologische Dokumentation maligner Zellen oder einen typischen histologischen Befund der Pleura-Probeexzision.

3.5.3 Parapneumonischer Erguß, Empyem und Pleuritis tuberculosa

Patienten mit bakterieller Pneumonie entwickeln in etwa 40% einen Pleuraerguß. Anhand epidemiologischer Studien konnte nachgewiesen werden, daß die Mortalität von Patienten mit Pneumonie und gleichzeitigem Erguß höher liegt. Dies wird u. a. darauf zurückgeführt, daß die im Rahmen einer Pneumonie auftretende Pleuraergußtherapie in vielen Fällen inadäquat ist. Die Grenze zwischen einer parapneumonischen Ergußentwicklung und einem Pleuraempyem ist häufig nicht scharf definiert. Allgemein wird zur Diagnose eines Pleuraempyems der makroskopische Nachweis von Eiter verlangt. Andere Autoren fordern aber zusätzlich eine positive bakteriologische Kultur. Pleuraempyeme können sich jedoch auch ohne eine Pneumonie entwickeln. So treten sie in etwa 25% postoperativ oder posttraumatisch auf und in 10% sogar „spontan", wobei ein embolisches Geschehen als Primärursache diskutiert wird.

Die Hauptentscheidung bei der Behandlung von parapneumonischen Ergüssen bzw. eines Pleuraempyems besteht in der Beantwortung der Frage: Thorax-Drainage ja oder nein? Die Entwicklung eines parapneumonischen Pleuraergusses verläuft schematisch in etwa drei Stadien. Im Initialstadium erreicht das pneumonische Infiltrat die Pleura visceralis und ruft dort eine Permeabilitätssteigerung hervor. Dies führt zu einer sterilen Flüssigkeitsansammlung mit einigen neutrophilen Granulozyten im Pleuraraum. Glukosewerte und der Pleura-pH-Wert sind in diesem Stadium normal. In einem Folgestadium kommt es zu einer bakteriellen Absiedlung in den primär sterilen Pleuraerguß mit Zunahme der neutrophilen Granulozyten. In diesem Stadium können Bakterien, Fibrin und Zelldetritus im Pleuraerguß nachgewiesen werden. Es besteht eine Tendenz zur Septierung und Empyem-Entwicklung. Die lokalisierten Pleuraergüsse machen eine erfolgreiche Drainage zunehmend schwierig. Die Punktatanalyse ergibt jetzt häufig eine reduzierte Glukose und einen verminderten pH-Wert bei gleichzeitigem Anstieg der Laktatdehydrogenase. Im letzten Stadium kommt es schließlich zur Einsprossung von Fibroblasten und einer ausgedehnten Pleuraschwielenbildung. In nichtbehandelten Fällen kann es zum Auftreten eines Empyema necessitate, einer bronchopleuralen Fistel oder sogar einer eitrigen Perikarditis kommen. Während einer erfolgreichen Primärbehandlung der Pneumonie kann in jedem der aufgezeigten Stadien ein Stillstand der Erkrankung oder sogar eine Rückbildung erreicht werden. Ein stadienhafter Ablauf einer Pleuropneumonie mit parapneumonischer Ergußbildung bis hin zum Empyem mit Schwielenbildung ist in den meisten Fällen nicht gegeben.

Die Inzidenz parapneumonischer Pleuraergüsse liegt bei der Pneumokokken-Pneumonie als häufigster Pneumonie-Ursache bei 40–60%. Der positive bakteriologische Keimnachweis im Erguß ist jedoch nur in 5–10% möglich! Im Rahmen von Staphylokokken-Pneumonien sind Pleuraergüsse besonders im Kindesalter nachzuweisen (Inzidenz bis zu 70%!). Die Pleurakultur ist hier bei bis zu 80% positiv. Gramnegative Keime wie E. coli, Haemophilus influenzae und Pseudomonas machen 70% der gramnegativen Kultur im Pleuraerguß aus. In den letzten Jahren konnte eine Zunahme anaerober Keime im Pleuraexsudat beobachtet werden, dies insbesondere bei nosokomialen Pneumonien. Bei adäquater Abnahmetechnik gelingt der Nachweis von Anaerobiern in 90%.

Bei größeren Ergüssen, die eine laterale Verschattungszone von mehr als 10 cm Höhe im Stehen aufweisen, empfiehlt sich eine Probepunktion. Sie soll helfen, zwischen einem komplizierten und einem unkomplizierten parapneumonischen Erguß zu differenzieren. Hierzu ist die Bestimmung von LDH, pH, Glukose und Anzahl der neutrophilen Granulozyten notwendig. Ist die Laktatdehydrogenase niedrig, der pH-Wert normal und die Glukose entsprechend dem Serumwert, und finden sich nur wenige neutrophile Granulozyten, so liegt ein unkomplizierter Erguß vor, der zunächst keine Tendenz zur Pleuraempyementwicklung zeigt. Ein Keimnachweis sollte insbesondere auch bei Verdacht auf tuberkulöse Pleuritis geführt werden.

Bei der *Pleuritis exsudativa tuberculosa,* die mit einer Häufigkeit von 1–10% entzündlicher Pleuraergüsse nachzuweisen ist, kann epidemiologisch eine Abhängigkeit von den sozialen Verhältnissen des Patienten nachgewiesen werden. Die Manifestation der Pleuritis bzw. des parainfektiösen Pleuraergusses ergibt sich meist innerhalb der ersten sechs Monate nach tuberkulöser Erstinfektion. Die Pleuritis tuberculosa mit Ergußbildung ist Ausdruck einer verzögerten hyperergen Reaktion, daher können im Erguß häufig nur wenige Tuberkelbakterien identifiziert werden. Auch eine ungezielt entnommene Probeexzision aus der Pleura ist nicht selten steril. Da eine gute Immunitätslage des Patienten zugrunde liegt, ist der Tine-Test bei tuberkulöser Pleuritis meist positiv. Die Ergußmenge ist als mittelgradig einzustufen; in zwei Drittel aller Fälle ist ein pulmonales Infiltrat nicht vorhanden. Tuberkulöse Ergüsse organisieren sich nicht selten spontan (auch ohne

Therapie), es besteht jedoch die Gefahr späterer Sekundärinfektionen mit einer Inzidenz von 50 bis 65%! Die Verdachtsdiagnose wird durch Anamnese, Klinik und positiven Tine-Test sowie einen anderweitig nicht erklärbaren Pleuraerguß gestellt. Der Proteingehalt im Punktat liegt meist über 50 g/l, außerdem sind häufig mehr als 50% der nachweisbaren Zellen Lymphozyten. Die Glukose kann niedrig sein. Die definitive Klärung gelingt durch die Probeexzision mit Nachweis von epitheloidzelligen Granulomen mit und ohne Verkäsung bzw. eine positive Kultur der gezielt entnommenen Probeexzision oder der bakteriologischen Untersuchung von Fibrinsträngen.

3.5.4 Pleuraerguß bei Lungenembolie

Ein Pleuraerguß im Rahmen einer Lungenembolie tritt bei 30 bis 50% aller Embolie-Patienten auf. Die Lungenembolie ist jedoch nur in 5% aller Pleuraergüsse als Ursache anzusehen. Die Ergußentstehung erfolgt zum einen durch eine Permeabilitätsänderung der viszeralen Pleura, besonders bei Infarkt-Pneumonien, aber auch über eine konsekutive Rechtsherzinsuffizienz. Die Symptomatik wird ganz von der Grundkrankheit beherrscht, die in 80% aller Fälle in atemabhängigen Thoraxschmerzen sowie einer Dyspnoe, gelegentlich auch eine Tachykardie besteht.

Radiologisch können Pleuraergüsse im Rahmen von Embolien mit und ohne begleitendes Infiltrat dokumentiert werden. Es handelt sich in den meisten Fällen um kleinere Flüssigkeitsansammlungen in den dorsalen Rezessus. Die Ergußqualität ist sehr unterschiedlich, eine Punktion mit anschließender Analyse des Punktats dient eher dem Ausschluß anderer Ergußursachen. Bei Rechtsherzinsuffizienz können Transsudate, bei Proteineinstrom über Permeabilitätssteigerungen auch Exsudate vorherrschen. Ergüsse sind nicht immer blutig, mehr als 100000 Erythrozyten pro mm^3 sind nur bei 20% der Lungenembolie-Patienten nachzuweisen.

In der Regel geht ein Pleuraerguß als Folge einer Lungenembolie innerhalb von sieben bis zehn Tagen nach Einleitung der adäquaten Lungenemboliebehandlung komplett zurück. Ist dagegen ein verzögerter Rückgang zu beobachten, so muß eine Komplikation vermutetet werden, wie z. B. ein Pleuraempyem oder ein Hämatothorax. Die Diagnose der Lungenembolie wird durch einen gleichzeitig vorhandenen Pleuraerguß nicht selten erschwert, da perfusionsszintigraphisch Defekte auch durch die Flüssigkeitsansammlung auftreten können. Es empfiehlt sich daher, bei nuklearmedi-

zinischer Sicherung der Diagnose Lungenembolie möglichst vorher den Erguß komplett abzupunktieren.

3.5.5 Immunologisch und medikamentös bedingter Pleuraerguß

Zu den Erkrankungen des immunologischen Formenkreises, die einen Pleuraerguß auslösen können, werden besonders die rheumatoide Arthritis und der systemische Lupus erythematodes gezählt. Pleurabeteiligungen bei der Wegener-Granulomatose sind eher selten. Da medikamenteninduzierte Pleuraergüsse häufig einem Immunmechanismus unterliegen, werden sie in diesem Kapitel besprochen.

Pleurabeteiligungen stellen die häufigste thorakale Manifestation einer rheumatoiden Arthritis dar, und Pleuraergüsse entwickeln sich in etwa 5% aller Patienten mit chronischer Polyarthritis. Dabei können pleurale Flüssigkeitsansammlungen bereits vor, aber auch erst 20 Jahre nach dem Beginn der Arthritis entstehen. Typischerweise tritt der meist gering bis mittelgradig ausgeprägte Pleuraerguß im Zusammenhang mit einer Exazerbation der Gelenkbeschwerden auf. Weitere pulmonale rheumatische Krankheitszeichen wie eine interstitielle Fibrose gehen in der Regel nicht mit Pleuraergüssen einher.

In rheumatischen Pleuraexsudaten finden sich charakteristischerweise niedrige Glukose- und pH-Werte sowie hohe LDH-Konzentrationen. Der Rheumafaktor liegt oft über 1 : 320, und zelluläre Bestandteile bestehen überwiegend aus Leukozyten, bei chronischen Ergüssen aus Lymphozyten.

Für die Diagnosesicherung ist es wichtig zu wissen, daß sich Rheumaknoten besonders an der viszeralen Pleura ausbilden und nur durch Biopsie in diesen Bereichen die Diagnose eindeutig histologisch gestellt werden kann.

Der Ergußverlauf ist ausgesprochen unterschiedlich, eine Rückbildung tritt in der Regel erst innerhalb von mehreren Monaten ein. Bei einigen Patienten sind ausgesprochen protrahierte Verläufe beobachtet worden, bei denen erst nach Jahren ein Übergang in eine erhebliche Schwielenbildung nachweisbar wurde.

Mehr als jede andere Bindegewebserkrankung spielt sich der systemische Lupus erythematodes auch an der Pleura ab. Für Ergußbildungen werden Inzidenzen von 50 bis 75% beschrieben, häufig sind auch hier Übergänge zu Pleuraschwielen gegeben. Klinisch stellen atemabhängige Schmerzen, Dyspnoe und Husten die Leitsymptome dar, Pleuraknarren kann in 70% aller

Fälle auskultiert werden, Fieber tritt häufiger auf als bei einer rheumatischen Pleuritis.

Radiologisch sind neben mittelgradigen Ergüssen häufig gleichzeitig alveoläre Infiltrate, Atelektasen oder auch eine Kardiomegalie bei gleichzeitiger Perikardergußbildung auffällig. Röntgenzeichen, Klinik und Symptomatik treten bei medikamenteninduziertem Lupus erythematodes in gleicher Weise in Erscheinung wie bei der nativen Form.

Die laborchemische Aufarbeitung des Pleuraergußpunktates ist zur Differenzierung gegen andere, klinisch ähnliche Erkrankungen nur dann geeignet, wenn ein positiver LE-Zellen-Nachweis gelingt. Darüber hinaus kommen niedrige oder normale Glukosekonzentrationen, normale oder niedrige pH-Werte und unterschiedliche LDH-Konzentrationen vor.

Bei den medikamenteninduzierten Pleuritiden können LE-Phänomene insbesondere durch Procainamid, Hydralazin, Isoniazid und Phenytoin ausgelöst werden. Pathogenetisch unklare Ergußentwicklungen entstehen durch Nitrofurantoin, Methysergid, Bromocriptin und Practolol (nicht mehr im Handel!). In der Regel ist nach Absetzen des Medikamentes ein Rückgang der Pleuritis zu verzeichnen, selten einmal sind Steroide therapeutisch notwendig. Pleuraergüsse nach einer Nitrofurantoin-Therapie treten mit einer Häufigkeit zwischen 5% (chronische Form) und 35% (akute Form) ausschließlich im Zusammenhang mit pulmonalen Krankheitszeichen wie alveolären oder feinstreifigen interstitiellen Lungeninfiltraten auf.

3.5.6 Hämatothorax, Chylothorax und Pseudochylothorax

Meist führen Thoraxtraumen oder iatrogene Manipulationen wie eine Subklaviapunktion, selten dagegen Lungenembolien oder penetrierende thorakale Aortenaneurysmen zu einer Ansammlung von Blut im Pleuraraum im Sinne eines *Hämatothorax*. Obwohl das Blut im Pleuraspalt meist schnell gerinnt, kann es durch ständige Bewegungseinflüsse der Lunge und des Herzens defibrinisieren, sich früh abkapseln und dann zu einer progredienten Schwartenbildung führen. Bei der Punktion von makroskopisch blutig erscheinendem Material empfiehlt sich die Bestimmung des Hämatokrits; erst bei Hämatokritwerten von 50% des peripheren Blutes oder darüber liegt definitionsgemäß ein Hämatothorax vor.

Bei penetrierenden Thoraxtraumen kann ein zusätzlicher Pneumothorax manifest werden. Dabei bestehen zwischen der Blutakkumulation im Pleuraspalt und dem Unfall Latenzzeiten von bis zu 24 Stunden. Kurzfristige Röntgegenkontrollen, unter Umständen auch in sitzender Position, helfen diagnostisch weiter. Die hauptsächlichen Komplikationen eines Hämatothorax liegen in der Superinfektion mit der Gefahr einer späteren Empyementwicklung und andererseits der Bildung eines Fibrothorax durch frühzeitige Schwielenbildung. Die Inzidenz eines Empyems nach Hämatothorax muß mit 1–4% veranschlagt werden und ist besonders hoch bei Patienten mit gleichzeitiger Schocksymptomatik, zusätzlichen abdominellen Verletzungen oder bei längeren Drainage-Manipulationen. Ein Fibrothorax tritt in etwa 1% auf.

Bei einem *Chylothorax* kommt es durch eine Unterbrechung des Ductus thoracicus zu einer Lymphansammlung im Pleuraraum (Chylomikronen!), bei einem Pseudochylothorax dagegen zu einer Anhäufung von Cholesterinkristallen. Beiden Ergußformen ist eine milchig-trübe Verfärbung gemeinsam, sie unterscheiden sich aber ganz wesentlich hinsichtlich Prognose und Therapie.

Ein Chylothorax entwickelt sich durch einen Tumor, als Traumafolge oder idiopathisch. Mit 50% stellen Tumoren die häufigste Ursache dar; bei Malignomen muß also nach einem Chylusnachweis gefahndet werden! 75% der Tumorpatienten weisen Lymphome auf, ein Chylothorax signalisiert in der Regel das Vorhandensein mediastinaler Metastasen. Pathogenetisch kann eine Kompression von außen, ein invasives Tumorwachstum oder eine Lymphbahnobliteration nach Bestrahlung bei der Ergußentwicklung vorliegen. Die Symptomatik unterscheidet sich beim Chylothorax nicht von der eines entsprechend großen serösen Pleuraergusses, die Diagnose wird durch den Chylomikronennachweis bzw. eine Triglyzeridkonzentration über 100 mg% im Erguß gestellt. Ein evtl. bestehendes Leck im Ductus thoracicus muß durch Lymphographie ergänzend nachgewiesen werden.

Ein *Pseudochylothorax* entwickelt sich pathogenetisch unklar auf dem Boden chronischer Pleuritiden, z. B. unter dem Bild einer Pleuraschwiele mit Erguß. Häufig bestehen tuberkulöse oder rheumatoide Pleuritiden von mehr als fünf bis zehn Jahren Dauer. Symptome verursachen besonders die ausgedehnteren Schwielenbildungen mit einer restriktiven Lungenfunktionsstörung. Die Diagnose kann aus Anamnese, dem Nachweis verkalkter Pleuraschwielen und der gleichzeitigen Punktion eines milchig-trüben Exsudates mit Cholesterinnachweis gestellt werden. Die Therapie besteht im wesentlichen in der Behandlung der Grundkrankheit.

3.6 Therapie

3.6.1 Behandlung der Grundkrankheit

Für Pleuraergüsse im Rahmen einer malignen Grunderkrankung bedeutet dies die Entscheidung zwischen einer Operation bei thorakoskopisch und bioptisch tumorfreiem Pleuraraum, einer systemischen Chemotherapie, wenn der Primärtumor nach derzeitigen Erfahrungen einer Zytostatikabehandlung zugänglich ist, oder einer Mediastinalbestrahlung, wenn ein chylöser Pleuraerguß nachgewiesen werden kann bzw. eine pleurale Lymphabflußstärkung durch mediastinale Lymphknotenmetastasen vorliegt. Durch eine Mediastinalbestrahlung konnte eine verminderte Chylusproduktion bei 68% der Patienten mit einer lymphatischen und bei 50% mit metastasierenden Tumoren erreicht werden.

Infektionen

Bei Pleuritiden im Rahmen infektiöser Erkrankungen wird zunächst eine adäquate Antibiotikatherapie der bronchopulmonalen Infektion einzuleiten sein. Eine evtl. notwendige Drainage des Pleuraraumes richtet sich nach dem Ergebnis der Ergußpunktion. Bei hoher Laktatdehydrogenase, niedriger Glukose und niedrigem pH-Wert ist eine komplette Absaugung angezeigt. Dies sollte auch bei einem bereits eingetretenen Pleuraempyem erreicht werden. Bei tuberkulösen Pleuritiden ist eine neunmonatige tuberkulostatische Therapie mit Isonicotinsäurehydrazid und Rifampicin notwendig. Die Indikation zu einer additiven Kortikosteroidmedikation ist dagegen umstritten, eine Beschleunigung der Flüssigkeitsresorption bzw. eine Verminderung der Pleuraschwielenbildung nicht bewiesen.

Rheumatische Erkrankungen

Rheumatische Pleuraergüsse mit Steroiden zu behandeln, ist nur im frühen Stadium der Entzündung aussichtsreich, chronische Ergüsse sprechen dagegen auf Steroide und auch auf nichtsteroidale Antiphlogistika nicht an. Außerdem ist bei medikamenteninduzierter kompromittierter Immunität die Gefahr einer Empyementwicklung gegeben. Im Unterschied dazu reagieren Patienten mit Lupus-Pleuritis sehr gut auf eine Steroidbehandlung. Hier empfiehlt sich eine initiale Prednisongabe von 60–80 mg/Tag mit schrittweiser Reduktion auf eine Erhaltungsdosis. In der Regel verschwinden die Symptome innerhalb von Tagen, der Pleuraerguß innerhalb von wenigen Wochen.

Chylothorax

Bei der Behandlung des Chylothorax stehen eine ausgiebige Drainage des Ergusses und eine hochkalorische Ernährung im Vordergrund. Sekundärmaßnahmen bestehen in einer artifiziellen Verschwielung der Pleurablätter (Pleurodese) oder einer operativen Ligatur des Ductus thoracicus.

3.6.2 Thoraxdrainage

Punktion

Eine therapeutische Pleurapunktion ist angezeigt, wenn eine eindrückliche ergußbezogene Symptomatik, insbesondere eine schwere Dyspnoe gelindert werden soll. Diagnostische Punktionen werden notwendig, um die hinter einem Erguß liegenden Lungenparenchymabschnitte z. B. radiologisch beurteilen zu können. Dabei muß berücksichtigt werden, daß die Entnahme großer Flüssigkeitsvolumina mit einem gesteigerten Proteinverlust verbunden ist und die zugrundeliegende auslösende Erkrankung durch die Punktion allein unbeeinflußt bleibt. Bei ipsilateraler Verlagerung des Mediastinums ist außerdem mit einem schnellen Ergußrezidiv zu rechnen, da wegen fehlender Entfaltung der Lunge, z. B. bei zentral obstruierendem Tumor oder auch bei einer ausgedehnten Schwielenbildung der Pleura visceralis, unter der Punktion hohe negative intrapleurale Drücke entstehen. Absolute Indikation zur Flüssigkeitsentfernung ist beim Hämatothorax und beim Pleuraempyem gegeben.

Drainage

Die Drainage des Hämatothorax vermindert die Gefahr der Empyementwicklung und reduziert die konsekutive Schwielenbildung. Das Risiko eines Rezidivs eines Hämatothorax oder einer Nachblutung ist trotz Verminderung des intrapleuralen Druckes nach der Punktion gering. Beim Empyem ist die erfolgreiche Drainage ebenso wichtig wie die systemische Antibiotikatherapie. Bestehen abgekapselte oder septierte Ergüsse, so muß unter Umständen mehrfach punktiert oder auch drainiert werden. Allein das simultane Auftreten von Empyem und zentral obstruierendem Tumor stellt eine Kontraindikation der Drainage dar, da hier die Gefahr einer chronischen pleurokutanen Fistelbildung gegeben ist.

In der Regel bessert sich das klinische Bild (Dyspnoe und Fieber) innerhalb von 24 bis 48 Stunden nach erfolgreicher Entfernung des Empyems. Die Drainage sollte so lange belassen bleiben, bis weniger als 50 ml Flüssigkeit pro Tag gefördert werden und der Erguß ein klargelbes seröses Aussehen annimmt. Da im Einzelfall ein zähes oder gekammertes Pleuraempyem nur mit Schwierigkeiten komplett abpunktiert werden kann, hat sich in diesen Fällen die zusätzliche Instillation von bis zu 250 000 Einheiten Streptokinase in 100 ml Kochsalz zur Mobilisation der Flüssigkeit bewährt.

Ultraschallgezielte Punktion

Pleurapunktion und auch Pleuradrainage haben sich durch die Einführung der ultraschallgezielten Punktionstechnik wesentlich erleichtern lassen. Zusätzlich kann die Häufigkeit von punktionsbedingten Nebenwirkungen wie ein Pneumothorax, eine Blutung oder eine iatrogene Leber- oder Milzschädigung reduziert werden. Durch permanente Kontrolle der Kanülenspitze bzw. durch eine vorausgehende Markierung der Punktionsstelle mit Festlegung der Tiefenausdehnung eines Ergusses kann zudem eine optimale Katheterlage erreicht werden. Ergänzend besteht auch die Möglichkeit, kleinere abgekapselte umschriebene Ergüsse erfolgreich zu punktieren oder zu drainieren (Abb. 26-7).

Die Flüssigkeitsmenge, die pro Sitzung abgelassen werden sollte, wird allgemein auf ein Maximum von 1000–1500 ml begrenzt. Diese Empfehlung wird wegen eines möglicherweise auftretenden Lungenödems als Punktionsfolge, besonders nach Drainage größerer Volumina ausgesprochen. Diese Komplikationen scheinen allerdings mehr auf einem hohen intrapleuralen Unterdruck als auf der absoluten punktierten Flüssigkeitsmenge zu beruhen. So können selbst größere Flüssigkeitsvolumina (mehr als 2500 ml) entnommen werden, solange der intrapleurale Druck nicht unter -20 cm H_2O abfällt bzw. Symptome wie Brustenge, Reizhusten oder Thoraxschmerzen auftreten.

Medikamentöse Pleurodese

Eine medikamenteninduzierte Pleurodese (Verklebung beider Pleurablätter) ist unter Umständen bei symptomatischen Patienten mit malignen Ergüssen angezeigt, besonders wenn eine systemische Chemotherapie wegen des Primärtumors oder des Allgemeinzustandes nicht mehr möglich ist. Auch bei Tumorpatienten, bei denen eine Ergußbeseitigung durch eine Chemotherapie nicht erfolgreich war, sollte eine Pleurodese diskutiert werden. Die Verklebung der Pleurablätter wird

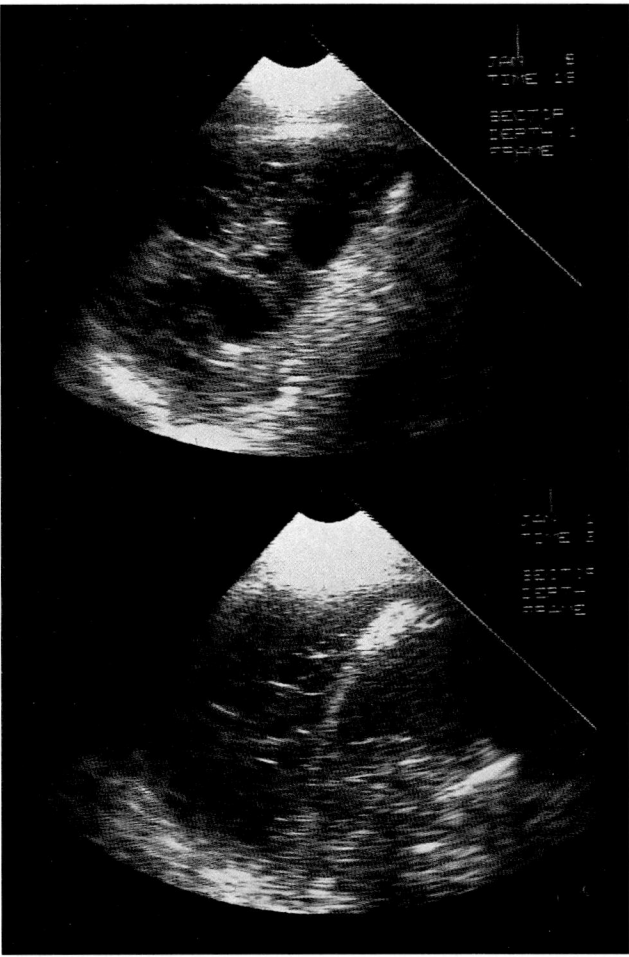

Abb. 26–7 Sonographische Darstellung teilorganisierter (oben) und septierter (unten) Pleuraergüsse (Längsschnitt li. Axillarlinie).

allerdings nur dann erfolgreich sein, wenn sich nach kompletter Ergußdrainage Pleura visceralis und Pleura parietalis komplett anlegen, d. h. eine vollständige Entfaltung der Lunge erreicht werden konnte. Bleibt dagegen ein (Rest-) Pneumothorax bestehen, wird die medikamenteninduzierte Pleuritis nur zu einer weiteren Pleuraverdickung, nicht aber zu einer Verklebung führen. Im eigenen Krankengut hat sich für eine Pleurodese die Verwendung von (saurem!) Tetrazyklin oder von sogenannten Fibrinklebern bewährt. Die Ergebnisse sind für beide Substanzen in etwa gleich und liegen bei einer Erfolgsquote von 80 bis 90% (Tab. 26-2).

3.6.3 Operative Behandlung

Chirurgische Behandlungsmethoden des Pleuraergusses liegen im wesentlichen in der Pleurektomie von Pleuratumoren oder umschriebenen Pleurakarzinosen

Tabelle 26–2 Ergebnisse einer Pleurodese mit Tetrazyklin- bzw. Fibrinkleber-Instillation.

	Fibrinkleber	Tetrazyklin
mittleres Patientenalter	59,2 Jahre	59,4 Jahre
mediane Überlebenszeit (nach Pleurodese)	5,0 Monate	4,3 Monate
mittlere Drainagedauer	2,3 Tage	4,3 Tage
Erfolgsquote nach 1 Monat (kein Pleuraergußrezidiv)	87%	81%
Rezidiv nach 3 Monaten	13%	31%
Fieber (> 39 °C)	29%	12,5%
Schmerzen (während Pleurodese)	4%	25%

sowie der Dekortikation nach Hämatothorax oder Pleuraempyem.

Eine Pleurektomie kann zwar bei malignem Pleuraerguß in bis zu 90% ein Sistieren der Flüssigkeitsproduktion erreichen lassen, es handelt sich aber um eine ausgedehnte Operation mit einer Letalität von bis zu 10%! Daher ist diese Therapie nur im Ausnahmefall

einmal bei jüngeren Patienten angezeigt, besonders wenn präoperativ (nach Thorakoskopie und Computertomogramm) der Befund radikaloperabel erscheint bzw. ein Primärtumor bereits vorher erfolgreich behandelt werden konnte.

Bei der Dekortikation wird sämtliches Narbengewebe, einschließlich evtl. vorhandener abgekapselter Empyemreste, entfernt. Auch hierbei handelt es sich um einen großen thoraxchirurgischen Eingriff; dieser kommt im wesentlichen nur bei jüngeren Patienten in Betracht, bei denen eine Drainagebehandlung die entzündliche Symptomatik eines Empyems nicht ausreichend beherrschen ließ oder bei denen ein Hämatothorax durch eine Empyementwicklung kompliziert wurde. In diesen Fällen handelt es sich um eine sogenannte Frühdekortikation. Die Indikation zur operativen Entfernung ausgedehnter Pleuraschwarten ist dann gegeben, wenn im Mittel sechs Monate nach Infektion bzw. nach Hämatothorax deutliche Limitationen der Ventilationsparameter im Sinne restriktiver Funktionsstörungen bestehen. Hier kann durch eine sogenannte Spätdekortikation im Einzelfall eine Verbesserung der Funktionswerte erreicht werden.

4 Pleuratumoren

4.1 Definition

Primäre Pleuratumoren bestehen aus benignen und malignen Mesotheliomen, während sekundäre metastatische Tumormanifestationen meist Bronchial-, Mamma- und gastrointestinale Karzinome sowie Lymphome als Primärtumoren aufweisen. Benigne Pleuratumoren sind eher selten und können sich als Lipome, Fibrome oder auch als Hämangiome manifestieren.

4.2 Benignes Pleuramesotheliom

Bei den benignen Mesotheliomen handelt es sich um lokalisierte pleurale Tumoren mit guter Prognose. Im Vergleich zum malignen Mesotheliom sind benigne Formen sehr selten und im allgemeinen nicht durch eine Asbestexposition ausgelöst. Pathologisch-anatomisch handelt es sich um abgekapselte feste Tumoren, die meist von der viszeralen Pleura ausgehen und nur

selten lokal in die Lunge oder die Thoraxwand einwachsen. Makroskopisch sind sie häufig nicht von umschrieben wachsenden malignen Mesotheliomen zu differenzieren.

Die Patienten sind meist asymptomatisch, der Tumor wird häufig zufällig auf Röntgen-Thoraxaufnahmen entdeckt. Im Einzelfall kann in Verbindung mit einem benignen Mesotheliom ein paraneoplastisches Syndrom auftreten. Dann ergeben sich Symptome wie bei einer hypertrophen Osteoarthropathie oder einer Hypoglykämie. Die Pathogenese dieser Begleiterkrankungen ist unklar.

Die Diagnose des benignen Pleuramesothelioms wird zunächst aus dem radiologischen Befund einer scharf abgegrenzten pleuranahen, häufig gelappten tumorösen Struktur unterschiedlicher Größe gestellt, die häufiger (90%) ohne Pleuraerguß in Erscheinung tritt. Die diagnostische Sicherung muß durch die Thorakotomie und histologische Aufarbeitung des Materials erfolgen. Die Therapie der Wahl besteht in der kompletten operativen Entfernung. Danach sind 90%

der Patienten als geheilt anzusehen, mit einem Rezidiv ist nur in bis zu 10% der Fälle zu rechnen.

4.3 Malignes Pleuramesotheliom

Maligne Mesotheliome entwickeln sich typischerweise aus Pleura-Mesothelzellen, sie können in 20% aller Fälle primär aber auch vom Peritoneum ausgehen. Eine Asbestexposition kann anamnestisch bei bis zu 90% der Tumorpatienten erfragt werden. Die Prognose ist im Gegensatz zu der benignen Form des Mesothelioms schlecht.

Die Identifikation von Asbest (verschiedene Formen wie Chrysolit, Amosit und Crocidolit) als ätiologischem Agens der Mesotheliom-Entstehung gelang durch epidemiologische Studien. Dabei fallen zwar große Variationen der Inzidenz von 10 bis 70% asbestexponierter Tumorträger auf; dies kann aber wohl auf unterschiedliche Arbeitsplatzbedingungen, mögliche simultan nachweisbare Risikofaktoren (Zigarettenkonsum!) und verschiedene pathogenetische Wirkungen der unterschiedlichen Asbestformen zurückgeführt werden. Im Gegensatz zu anderen asbestbedingten Pleuraveränderungen wie Pleuraschwielen oder verkalkten Pleuraplaques scheint aber keine enge Korrelation zwischen Intensität und Dauer der Asbestexposition und der Mesotheliomentwicklung zu bestehen. So kann auch die Inhalation von Asbestnadeln (z. B. von kontaminierten Kleidungsstücken) nicht beruflich exponierter Patienten zur Entstehung eines malignen Pleuramesothelioms führen!

Das Intervall zwischen Asbestexposition und Tumormanifestation liegt gewöhnlich zwischen 20 und 40 Jahren. Die asbestinduzierte Tumorpathogenese ist bisher jedoch nicht eindeutig geklärt. Zwar kommt es nach Überwindung bronchopulmonaler Clearancemechanismen zur Mesothelproliferation, aber eine maligne Transformation konnte bislang nicht bewiesen werden. Da die alleinige Inhalation von Asbestnadeln nicht zwangsläufig mit der Entstehung maligner Mesotheliome verbunden ist, reicht auch der Nachweis von Asbestnadeln im Bronchialsekret selbst nicht für die (gutachterliche) Festlegung eines asbestinduzierten Pleuratumors aus. Allein anamnestische Daten, der histologische Tumornachweis und eine anzustrebende Aufarbeitung des Tumorgewebes mit Demonstration höherer Konzentrationen von Asbest kann die Diagnose und einen Zusammenhang mit einer beruflichen Asbestexposition sichern.

Pathologisch-anatomisch bestehen Mesotheliome aus lokalisierten weißlich-gräulichen Knoten, die sich im Verlauf der Erkrankung zu ausgedehnteren tumorösen Pleuraverdickungen mit unregelmäßiger Oberfläche entwickeln. In fortgeschrittenen Fällen können das Diaphragma, das Perikard und die kontralaterale Pleura sowie durch invasives kontinuierliches Wachstum auch die Lunge und die Leber sowie das Peritoneum betroffen sein. Hämatogene Metastasen treten dagegen selten auf. Histologisch werden epitheliale, mesenchymale und gemischte Formen unterschieden. Besonders die epitheliale Variante des malignen Mesothelioms läßt sich häufig nur mit Schwierigkeiten von dem histologischen Bild eines metastasierenden Adenokarzinoms differenzieren. Für gutachterliche Fragestellungen werden dazu spezielle Färbetechniken oder elektronenmikroskopische Untersuchungen notwendig.

Die Symptomatik des Pleuramesothelioms verläuft in Abhängigkeit vom Tumorstadium oft schleichend. Zu Beginn können Thoraxschmerzen oder Belastungsdyspnoe im Vordergrund stehen. Es scheint sich ein gewisser Altersgipfel zwischen dem 40. und 70. Lebensjahr abzuzeichnen. Im Verlauf entwickeln sich allgemeine Tumorsymptome wie Gewichtsverlust und Inappetenz; es kann ein meist trockener Reizhusten hinzutreten.

Radiologisch ergibt sich in der Regel ein häufig ausgedehnter Pleuraerguß, kontralateral können verkalkte Pleuraplaques auf die Asbestgenese hinweisen. Bei tumoröser Umschwielung der Lunge fällt eine ipsilaterale Mediastinalverlagerung auf. Eine genauere Abschätzung der Tumorausdehnung gelingt mit Hilfe der Computertomographie. Hier weist eine irregulär begrenzte Pleura auf den Tumor hin im Gegensatz zu einer glatt begrenzten Pleuraschwiele anderer Ursache. Eine Computertomographie ist insbesondere vor einer geplanten Operation notwendig, da nicht selten bereits kontralaterale oder abdominelle Tumormanifestationen vorliegen und dann Inoperabilität signalisieren.

Die Diagnose ist in der Regel nur durch Thorakoskopie oder Thorakotomie mit ausgedehnter Tumor-Probeexzision zu stellen. Im allgemeinen ist die Prognose des malignen Mesothelioms schlecht. Es werden mittlere Überlebenszeiten von vier bis zwölf Monaten nach Diagnosestellung angegeben, in Einzelfällen wird aber auch über mehr als fünfjährige Verläufe berichtet. Es besteht eine gewisse Korrelation zwischen Überlebenszeit und Tumorstadium zum Diagnosezeitpunkt. Hämatogene Metastasen sind eher selten und schränken die Prognose quoad vitam meist nicht ein.

4.4 Pleurametastasen

Die meisten metastatischen Pleuratumorformen gehen parallel mit einem Pleuraerguß (92%). Dieser kann als Folge eines direkten oder indirekten (hämatogenen) Tumorwachstums mit einer Permeabilitätssteigerung der Pleurablätter entstehen. Bronchial- und Mammakarzinome können direkt in den Pleuraraum invasiv einwachsen, während Primärtumoren unterhalb des Zwerchfells meist als Tertiärmanifestation des Tumors nach dem Auftreten von Lebermetastasen eine Pleuritis carcinomatosa hervorrufen. Symptomatik, diagnostisches Vorgehen und Therapie metastatischer Pleuratumoren entsprechen generell den Angaben beim malignen Erguß.

4.5 Therapie

Metastatische Pleuratumoren kennzeichnen im allgemeinen Inoperabilität eines Primärtumors. Es können jedoch Pleuraexsudate auch indirekt bei Tumorpatienten entstehen, wenn z. B. bei einer zentralen Bronchialobstruktion oder einer hilären Lymphknotenmetastasierung eine Flüssigkeitsansammlung auftritt. In diesen Fällen ist eine Thorakoskopie indiziert, um nach Ausschluß einer direkten Tumormanifestation an der Pleura die Möglichkeit eines kurativen Eingriffes nachzuweisen. Die Therapie metastatischer Pleuratumoren besteht wie bei malignem Pleuraerguß in dem Versuch einer Pleurodese oder aber der Instillation von Zytostatika. Auch unter einer systemischen Chemotherapie oder nach einer Bestrahlung sind rückläufige Pleuraergüsse berichtet worden.

Die therapeutischen Möglichkeiten beim malignen Pleuramesotheliom liegen in chirurgischen, strahlentherapeutischen oder alleinigen palliativen Maßnahmen. Die Differentialindikation ergibt sich aus dem Tumorstadium, wobei in Abhängigkeit von der Betei-ligung benachbarter Organsysteme vier Stadien unterschieden werden (Tab. 26–3). Daneben ist eine Therapieentscheidung von der Tumorhistologie abhängig, da epitheliale Formen eine bessere Prognose aufweisen als mesenchymale Mesotheliome. Für das diagnostische Staging sind eine radiologische oder endoskopische Untersuchung des Ösophagus und des Tracheobronchialbaumes, eine Computertomographie des Thorax und des Abdomens sowie eine Skelettszintigraphie notwendig. Chirurgische Therapieprinzipien beinhalten ausgedehnte Resektionen, unter Umständen unter Mitnahme von Perikard und Diaphragma. Sie weisen eine hohe perioperative Mortalität von ca. 30% auf und sind ausschließlich für Patienten unterhalb des 60. Lebensjahres im Stadium I der Erkrankung angezeigt. Eingeschränkte palliative Tumor-Pleurektomien können in Abhängigkeit von der Symptomatik, evtl. in Kombination mit einer Strahlentherapie für fortgeschrittenere Fälle bis zum Stadium III, in Betracht gezogen werden. Ergebnisse über Zytostatikatherapie maligner Mesotheliome liegen nicht in ausreichender Form vor, eine alleinige Strahlentherapie ist in der Regel nur von sehr eingeschränktem Erfolg.

Rein palliative Möglichkeiten ergeben sich aus der Ergußpunktion und der Kombination mit einer Pleurodese. Die Pleuraverklebung ist aber häufig wegen einer nur inkompletten Entfaltung der häufig umschwielten Lunge (Pleura visceralis) nicht möglich bzw. bei fehlender Ausdehnung der Lunge kontraindiziert.

Tabelle 26–3 Stadieneinteilung des malignen Pleuramesothelioms.

I	Mesotheliom auf ipsilaterale Pleura und Lunge begrenzt
II	Tumorausbreitung in Thoraxwand, Mediastinum, Perikard oder kontralaterale Pleura
III	Tumornachweis in Thorax und Abdomen bzw. Lymphknoten außerhalb des Thorax
IV	(hämatogene) Fernmetastasen

5 Pneumothorax

5.1 Definition

Beim Pneumothorax kommt es zur Luftansammlung zwischen Lunge und Thoraxwand. Es kann dabei zwischen einem primären idiopathischen oder spontanen Pneumothorax unklarer Genese sowie einem sekundären Pneumothorax mit disponierender Grunderkrankung oder nach Trauma unterschieden werden. Als Sonderformen gelten Spannungs- und Seropneumothorax.

5.2 Pathophysiologie

Gemessen am Atmosphärendruck ist der Druck im Pleuraraum während des gesamten Atemzyklus negativ. Da der Alveolardruck über dem Pleuradruck liegt, kommt es bei einem alveolopleuralen Leck so lange zu einem Übertritt von Luft in den Pleuraspalt, bis ein Druckausgleich hergestellt ist oder der Defekt verschlossen wurde. Die Abnahme des Lungenvolumens führt bei Zunahme des Thoraxvolumens zu einer Reduktion der Vitalkapazität und einer Verminderung des arteriellen Sauerstoffdruckes. Die Abnahme des arteriellen Sauerstoffdruckes mit Anstieg der alveoloarteriellen Sauerstoff-Druckdifferenz beruht auf anatomischen und funktionellen Shunts, d. h. Arealen mit niedrigem Ventilations-Perfusions-Quotienten in der kollabierten Lunge und tritt ab einer Pneumothorax-Ausdehnung von mehr als 25% eines Hemithorax auf. Bei sonst kardiopulmonal gesunden Patienten wird sowohl die Reduktion der Vitalkapazität als auch die des arteriellen Sauerstoffdruckes gut toleriert. Bei vorbestehenden Lungenerkrankungen wie z. B. einer chronisch obstruktiven Bronchitis dagegen führen zunehmende Einschränkungen der Ventilation und des Gasaustausches unter Umständen zu einer alveolären Hypoventilation mit Entwicklung einer respiratorischen Azidose. In der Regel verbessert sich der arterielle Sauerstoffdruck unter der Behandlung. Bei Absaugung der intrapleuralen Luftansammlung kommt es in Abhängigkeit von der Dauer des Pneumothorax etwa nach 30–90 Minuten zu einer Reduktion der Shuntfraktion um 10% und nach einigen Stunden zur Normalisierung bzw. zum Wiedererreichen vorbestehender Sauerstoff-Druckwerte.

Der Spannungspneumothorax ist durch eine Verschlechterung der kardialen Hämodynamik charakterisiert. Im allgemeinen wird die kompromittierte kardiale Funktion mit einer Verminderung des venösen Rückflusses und einer Abnahme des Herzzeitvolumens als Folge des erhöhten Pleuradruckes erklärt. Tierexperimentell scheint dagegen eine schwere Reduktion des arteriellen Sauerstoffdruckes für den deletären Ausgang verantwortlich zu sein.

5.3 Primärer Spontan-Pneumothorax

Die Inzidenz eines Spontan-Pneumothorax liegt etwa bei 7,4 pro 100 000 pro Jahr für männliche und bei 1,2 pro 100 000 pro Jahr für weibliche Patienten. Der primäre Spontan-Pneumothorax entwickelt sich wahrscheinlich aus subpleuralen (meist apikalen) Emphysemblasen, die gelegentlich schon auf Röntgen-Thoraxbildern identifiziert werden können. Die Genese dieser Bläschen ist unklar, diskutiert werden anlagebedingte Schäden, postentzündliche Veränderungen oder kleine postembolische Infarzierungen.

Ein Risikokollektiv besteht aus schlank gewachsenen, langen männlichen Jugendlichen. Die Beschwerdesymptomatik ist aus oft nur milden Thoraxschmerzen und meist mäßiger Dyspnoe zusammengesetzt. Vorausgegangene schwere körperliche Belastungen können nur bei etwa 10% der Patienten anamnestisch nachgewiesen werden. Ihre Bedeutung für die Entwicklung eines Pneumothorax ist umstritten. Bei der körperlichen Untersuchung fallen hypersonorer Kopfschall, abgeschwächtes Atemgeräusch und verminderter Stimmfremitus auf. Die Diagnose wird durch Röntgen-Thoraxaufnahmen gestellt, auf denen die schmale Pleuralinie der teilkollabierten Lunge zur Abbildung kommt. Bei 10–20% der Patienten ist zusätzlich ein kleiner Winkelerguß nachweisbar.

5.4 Sekundärer Spontan-Pneumothorax

Die größere Bedeutung des sekundären Spontan-Pneumothorax gegenüber dem primären besteht darin, daß eine bereits eingeschränkte Lungenfunktion noch weiter reduziert wird und es dadurch zu einer lebensbedrohlichen Komplikation kommen kann. In den meisten Fällen liegt eine chronisch obstruktive Lungenerkrankung als Primärerkrankung vor, daneben sind komplizierende Pneumothoraces bei Tuberkulose, Sarkoidose, Lungenabszeß, Lungenembolie, Lungenfibrose, malignen Erkrankungen und der kindlichen Mukoviszidose beschrieben worden.

Die klinische Symptomatik des sekundären Spontan-Pneumothorax ist wesentlich eindrucksvoller im Vergleich zur primären Form. Die Patienten klagen über eine erhebliche Dyspnoe, weniger häufig über einseitige Thoraxschmerzen. Als Ausdruck des gestörten Gasaustausches besteht nicht selten eine ausgeprägte Zyanose, arterielle Blutgaskonstellationen lassen besonders bei Patienten mit chronisch obstruktiver Lungenerkrankung eine deutliche Hypoxämie und Hyperkapnie erkennen. Die zusätzliche klinische Untersuchung ist darüber hinaus weniger hilfreich, da die Patienten meist durch ihre Grundkrankheit schon zahlreiche Befunde wie einen hypersonoren Klopfschall, ein vermindertes Atemgeräusch oder einen reduzierten Stimmfremitus aufweisen. So wird die Diagnose meist durch eindeutige Röntgen-Thoraxbefunde zu stellen sein. Die Identifikation der viszeralen Pleura kann besonders bei Patienten mit ausgeprägtem Lungenemphysem schwierig sein, zumal die zarten Wände großer Emphysemblasen radiologisch ähnliche Strukturen aufweisen wie die Pleura beim Pneumothorax. Hier helfen eventuell Aufnahmen in Exspiration oder Schichtaufnahmen weiter. Auf jeden Fall sollte die eindeutige Differentialdiagnose Emphysemblase/Pneumothorax gestellt werden, da nur letztere eine absolute Indikation zu einer Thoraxdrainage darstellt.

Der sekundäre Pneumothorax weist mit Werten um 15% eine hohe Letalität auf; die Patienten versterben unter den Zeichen eines akuten Lungenversagens, aber auch unter dem Bild eines plötzlichen Herztodes oder an den Folgen von schweren Komplikationen wie einer unstillbaren oberen gastrointestinalen Blutung.

5.5 Iatrogener Pneumothorax

Die Inzidenzziffern eines iatrogenen Pneumothorax sind infolge zunehmender invasiver Punktionstechniken im Intensivbereich (Subklavia-Venenkatheter) relativ hoch und nehmen unter Umständen noch weiter zu. Daneben sind transbronchiale Biopsien, transthorakale Lungenpunktionen und Beatmungsmethoden mit positiv endexspiratorischen Drücken als Ursache eines iatrogenen Pneumothorax anzuschuldigen. Während der künstlichen Beatmung auftretende Pneumothoraces weisen Inzidenzen zwischen 8 und 25% auf, die Häufigkeit ist abhängig von der Beatmungsindikation und liegt höher z.B. bei chronisch obstruktiver Lungenerkrankung oder Aspirationspneumonie.

Die Diagnose des iatrogenen Pneumothorax ist nicht selten schwer zu stellen, da die Patienten häufig unter Sedativa stehen oder durch die Schwere ihrer Grundkrankheit ihre Beschwerden nicht artikulieren können. Jede akute Verschlechterung einer zunächst stabil erscheinenden Situation während künstlicher Beatmung mit plötzlicher konsekutiver Beeinträchtigung des Gasaustausches (Hypoxämie!) sollte an einen komplizierenden iatrogenen Pneumothorax denken lassen. Demge-

genüber weisen Patienten mit punktions- oder biopsiebedingten Pneumothorax häufig lediglich ein oligosymptomatisches Krankheitsbild auf. Wie bei allen Pneumothoraxformen wird auch hier die Diagnose durch den Thorax-Röntgenbefund gesichert.

5.6 Spannungspneumothorax

Ein Spannungspneumothorax entwickelt sich dann, wenn während der Exspiration (und häufig auch in der Inspirationsphase) der intrapleurale Druck über dem Atmosphärendruck liegt. Der Anstieg des Pleuradruckes wird ausgelöst durch einen Ventilmechanismus, der eine Luftzuströmung während der Inspiration, jedoch keine Entleerung der Pleuraraumes während der Exspiration zuläßt. Das Ventil (z.B. in Form eines schmalen Gewebelappens) wird inspiratorisch zunächst durch den negativen Pleuradruck oder einen zumindest gegenüber dem Atmosphärendruck verminderten Druck geöffnet, exspiratorisch jedoch bei positivem Pleuradruck geschlossen. Insbesondere Hustenattacken mit hohen intraalveolären Drücken führen zum Luftübertritt in den Pleuraspalt. Der Anstieg des intrapleuralen bzw. intrathorakalen Gesamtdruckes geht dann mit einer akuten Verschlechterung der hämodynamischen Situation einher, wobei pathogenetisch ein verminderter venöser Rückfluß mit reduziertem Herzzeitvolumen, aber auch eine akute Hypoxämie diskutiert werden.

Ein Spannungspneumothorax tritt häufiger bei einem Risikokollektiv auf, so z.B. nach einer Reanimation, während einer künstlichen Beatmung oder posttraumatisch sowie auch im Rahmen der schwerwiegenden bronchopulmonalen Infektion. Klinisch tritt das eindrucksvolle Krankheitsbild mit Tachypnoe, Tachykardie, Zyanose, Kaltschweißigkeit und Somnolenz in Erscheinung, die arterielle (nicht kapilläre!) Blutgasanalyse weist eine schwere Hypoxämie auf. Radiologisch gelingt der Nachweis eines Pneumothorax mit Verlagerung des Mediastinums auf die nichtbetroffene Thoraxhälfte.

5.7 Therapie

Die therapeutischen Bemühungen beim Pneumothorax sind darauf ausgerichtet, die in den Pleuraraum eingedrungene Luft zu entfernen und andererseits auch ein Rezidiv zu verhindern.

5.7.1 Symptomatische Behandlung

Patienten mit kleinem Pneumothorax, d. h. weniger als 15% Pleuraluftvolumen eines Hemithorax, können symptomatisch, d. h. analgetisch behandelt werden; eine Drainage ist nicht notwendig, solange es sich um einen primären Spontan-Pneumothorax oder einen iatrogenen Pneumothorax ohne schwerwiegende Symptomatik bzw. mit normaler arterieller Blutgasanalyse handelt. Sekundäre Spontan-Pneumothoraces sollten dagegen auch bei geringerer Ausdehnung immer mit einer Drainage versehen werden. Die in den Pleuraraum eingetretene Luft wird in der Regel spontan resorbiert, da ein Druckgradient vom Pleuraspalt (mit einem Atmosphärendruck von etwa 760 mmHg) zum Kapillarsystem mit einem durchschnittlichen Gasdruck von 710 mmHg besteht. Der niedrigere Gasdruck des Gefäßsystems resultiert hauptsächlich aus den niedrigeren Partialdrücken für Sauerstoff (entsprechend einer alveoloarteriellen Druckdifferenz von 10 mmHg bzw. einer arteriovenösen Druckdifferenz von 40 mmHg). Der Gradient kann durch Atmung von reinem Sauerstoff noch erhöht werden, da dann konsekutiv der bedeutsame Stickstoffanteil im Kapillargefäßgebiet abnimmt, die anderen Gasfraktionen jedoch in etwa unverändert bleiben. Dadurch wird die Resorption kleinerer pleuraler Luftansammlungen beschleunigt; sie nimmt einen mittleren Zeitraum von sieben Tagen in Anspruch.

5.7.2 Drainagebehandlung

Bei allen größeren primären und iatrogenen, beim sekundären und beim Spannungspneumothorax muß die Erstbehandlung in der Anlage einer suffizienten Thoraxdrainage bestehen. Der Zugang sollte dabei möglichst ventral und apikal (2. ICR, 3 Querfinger parasternal) angelegt werden, um auch kleinere Luftreste komplett absaugen zu können. Der Sog kann beim unkomplizierten Pneumothorax (Lunge frei entfaltbar!) auf 12 bis 15 cm H_2O eingestellt werden. In der Regel wird mit der Drainage eine komplette Absaugung der eingedrungenen Luft erreicht, mit persistierenden Pneumothoraces, die dann meist große Luftlecks aufweisen, muß jedoch in 5 bis 7% aller Fälle gerechnet werden. Dabei scheint es wichtig, anfänglich eine Dauerabsaugung über mindestens 48 bis 72 Stunden einzuhalten. Vorausgesetzt klinische und radiologische Kontrollen (ohne Unterbrechung der Absaugung!) zeigen eine komplette Entfaltung der Lunge an, kann zunächst die

Saugung unterbrochen werden. Falls auch nach einem weiteren Intervall von 24 Stunden kein Rezidiv eingetreten ist, wird die Drainage entfernt. Grundsätzlich scheint eine erfolgreiche vollständige Lungenentfaltung von einer kontinuierlichen mehrtägigen Drainage abzuhängen. Die Dauer der Drainage richtet sich dabei auch ganz wesentlich nach der Grundkrankheit. Während beim primären spontanen Pneumothorax im Mittel nach vier bis fünf Tagen der Drainagekatheter entfernt werden kann, liegt die Behandlungsdauer bei der sekundären Form zwischen acht und zehn Tagen. Für den ungestörten Therapieverlauf sind kurzfristige Kontrollen der Drainagefunktion mit Beobachtung einer gerichteten Strömung (Blasen im Absaugschlauch) und gelegentliche Injektionen von kleinen Kochsalzmengen zur Freilegung der Katheterspitze und Verhinderung fibrinöser Verklebungen notwendig. Die Rezidivraten eines primären Spontan-Pneumothorax liegen bei 40% innerhalb von zehn Jahren nach dem Erstereignis. Sie steigen auf bis zu 80% (!) nach dem zweiten Rezidiv. Daher ergibt sich bei diesem Krankheitsbild und bei sekundären Pneumothoraces die Notwendigkeit einer Rezidivprophylaxe, während der iatrogene Pneumothorax wesentlich seltener rezidiviert und daher nach kompletter Entfaltung erfolgreich drainiert und ausreichend behandelt ist. Die konservative Rezidivprophylaxe besteht in der Instillation verschiedener Sklerosierungsmittel in den Pleuraraum am Ende der erfolgten Luftabsaugung. Die heute favorisierten Sklerosierungsmedikamente sind (saure!) Tetrazykline in einer Dosierung von 20 mg pro Kilogramm Körpergewicht und sogenannte Fibrinkleber. Mit Hilfe der nachfolgenden Entzündungsreaktion, die vorübergehend sehr schmerzhaft sein kann und die gleichzeitige Verabreichung von Lokalanästhetika notwendig macht, können sowohl Rezidive verhindert als auch größere Lecks z. T. erfolgreich abgedeckt werden. Die Rezidivrate wird nach einer Pleurodese-Behandlung auf Werte um 5 bis 10% reduziert. Die Hauptkomplikation der Pleurodese liegt in einer Sekundärinfektion. Passagere Erhöhungen der Körpertemperatur nach Fibrinkleber-Instillation beruhen dagegen eher auf einer hyperergen Reaktion und normalisieren sich auch ohne eine additive Antibiotikatherapie. Eine eher seltene (Inzidenz nach eigenen Erfahrungen unter 1%), aber beschriebene Komplikation der Pleuradrainage besteht im Auftreten eines einseitigen Lungenödems nach (schnellem? ausgedehntem?) Ablassen von Luft oder Erguß aus dem Pleuraraum. Nach dem bisherigen Kenntnisstand scheint die Entwicklung des Postdrainage-Ödems einerseits von der Dauer des Pneumothorax (kritische

Grenze mehr als fünf Tage) und andererseits von der Höhe des intrapleuralen Druckes bzw. Soges (kritische Grenze mehr als −25 cm H$_2$O abzuhängen. Durch vermehrte Kapillarpermeabilität entsteht ein Ödem, das sehr schnell, meist noch während der Drainage, zu Engegefühl und Reizhusten führt. Das einseitige Lungenödem sollte radiologisch gesichert werden, da ähnliche Symptome auch nach initialer Lungenentfaltung ohne sekundäre Ödementwicklung, z. B. im Rahmen einer Pleuritis, nachzuweisen sind. Eine geeignete Prophylaxe besteht in der langsamen Absaugung von Luft oder Erguß bei gleichzeitiger Kontrolle des Absaugdruckes bzw. des intrapleuralen Druckes über einen Manometer.

5.7.3 Operative Behandlung

Die Indikation zur Pleurektomie und Übernähung von apikalen oder anderen Emphysemblasen ergibt sich dann, wenn nach mehrtägigem Saugen (durchschnittlich mehr als sieben bis zehn Tage) wegen der Größe des Lecks und trotz einer bereits durchgeführten Pleurodese eine komplette Entfaltung der Lunge nicht erreicht werden kann. Sie ist auch dann indiziert, wenn anamnestisch trotz Pleurodese mehr als zwei Rezidive aufgetreten sind.

Bei schwerer Grundkrankheit und sekundärem Spontan-Pneumothorax besteht allerdings nicht selten allgemeine Inoperabilität des Patienten, so daß unter Umständen in diesen Fällen eine mehrwöchige Drainagebehandlung, kombiniert mit verschiedenen und mehrfachen Pleurodese-Sitzungen, notwendig werden kann.

Weiterführende Literatur

Atay, Z.: Die cytologische Untersuchung des Pleurapunktates. Kongr. Ber. Wiss. Tag. Norddtsch. Ges. Lungen-, Bronchialheilk. 16 (1980) 165–174.

Bessone, N., T. B. Ferguson, T. H. Burford: Chylothorax, Ann. Thorac. Surg. 12 (1971) 527–550.

Black, L. F.: The pleural space and pleural fluid. Mayo Clin. Proc. 47 (1972) 493–505.

Chernow, B., S. A. Sahn: Carcinomatous involvement of the pleura. Amer. J. Med. 63 (1977) 695–707.

Chretien, J., J. Bignon, A. Hirsch: The pleura in health and disease. Lung Biology in Health and Disease. Marcel Dekker, New York 1985.

Gamsu, G., W. R. Webb, P. Sheldon, L. Kaufmann, L. E. Crooks, F. A. Birnberg, P. Goodman, W. A. Hinchcliffe, M. Hedgecock: Nuclear magnetic resonance. Radiology 147 (1983) 473–480.

Health and Public Policy Committee, American College of Physicians: Diagnostic thoracentesis and pleural biopsy in pleural effusions. Ann. Intern. Med. 103 (1985) 799–802.

Jay, S. J.: Diagnostic procedures for pleural disease. In: Light, R. W. (ed.): Clinics in Chest Medicine, Pleural Diseases. Saunders, London 1985.

Jenkinson, S. G.: Pneumothorax. In: Light, R. W. (ed.): Clinics in Chest Medicine, Pleural Diseases. Saunders, London 1985.

Kleine, P., W. Döhring, H. Fabel: Konventionelle Röntgenverfahren, Sonographie und Computertomographie bei pleuralen Erkrankungen. Prax. Klin. Pneumol. 37 (1983) 798–799.

Krumhaar, D., S. Lange, C. Hartmann, D. Anhurth: Follow-up study of 100 malignant pleural mesotheliomas. Thorac. cardiovasc. Surgeon 33 (1985) 272–275.

Kurtz, B., G. Stöckle, K.-H. Hübener, U. Reinhard: Computertomographie bei diffusen Lungenfibrosen − Beziehungen zur Lungenfunktion. Prax. Klin. Pneumol. 37 (1983), 800–801.

Light, R. W.: Pleural diseases. Lea & Febiger, Philadelphia 1983.

Loddenkemper, R., J. Mai, N. Scheffler, H.-J. Brandt: Wertigkeit bioptischer Verfahren beim Pleuraerguß: Individueller Vergleich zwischen Exsudatuntersuchung, Stanzenbiopsie und Thorakoskopie. Prax. Pneumol. 32 (1978), 334–343.

Loddenkemper, R., H. Großer, J. Mai, H. Preussler, M. Wundschock, H.-J. Brandt: Diagnostik des tuberkulösen Pleuraergusses: Prospektiver Vergleich laborchemischer, bakteriologischer, zytologischer und histologischer Untersuchungsergebnisse. Prax. Klin. Pneumol. 37 (1983), 1153–1156.

Malden, L. T., M. H. N. Tattersall: Malignant effusions. Quart. J. Med. 58 (1986) 221–239.

Pavlin, D. J., G. Raghu, T. R. Rogers, W. F. Cheney: A complication of rapid evacuation of prolonged pneumothorax. Chest 89 (1986), 1.

Prakash, B. S., H. M. Reimann: Comparison of needle biopsy with cytologic analysis for the evaluation of pleural effusion: analysis of 414 cases. Mayo Clin. Proc. 60 (1985) 158–164.

Sahn, ST. A.: The differential diagnosis of pleural effusions. West. J. Med. 137 (1982) 99–108.

Schröder, D., M. Thermann: Ätiologie und Therapie des Spontanpneumothorax. Fortschr. Med. 102 (1984), 1071–1076.

Schwerk, W. B., H. Dombrowski, H. Kalbfleisch: Ultraschalltomographie und gezielte Feinnadelbiopsie intrathorakaler Raumforderungen. Ultraschall 3 (1982) 212–218.

27 Mediastinalerkrankungen

Peter Kleine

Inhalt

1   Einleitung

Mediastinalerkrankungen weisen ein breites Symptomenspektrum auf, das durch sekundäre Funktionsstörungen benachbarter Organe wie der Vena cava superior, dem Tracheobronchialbaum, der thorakalen Aorta oder der Pulmonalgefäße einen vielfältigen Charakter annimmt. Häufigste Mediastinalerkrankungen sind tumoröse Veränderungen; seltener tritt als Komplikation extramediastinaler Primärerkrankungen ein Pneumomediastinum oder eine Mediastinitis in Erscheinung.

2   Anatomie

Das Mediastinum wird allgemein in einen superioren und einen inferioren Anteil eingeteilt. Da die Grenze zwischen oberem und unterem Mediastinalabschnitt häufig nur ungenau definiert werden kann, hat sich zur besseren Übersicht eine Unterteilung in ein vorderes, mittleres und hinteres Kompartiment bewährt (Abb. 27–1). Die anatomischen Grenzen werden durch die mediastinale Pleura nach lateral, die obere Thoraxapertur nach superior, das Zwerchfell nach inferior und die vorderen Wirbelkörperabschnitte nach posterior bestimmt.

Die Grenzen des *vorderen Mediastinums* liegen im Bereich des Sternums bzw. nach posterior vor dem Perikard, der Aorta sowie der A. und V. brachiocephalica. Das vordere Mediastinum enthält die Thymusdrüse, die anteriore mediastinale Lymphknotengruppe sowie die Mammariagefäße.

Das *mittlere Mediastinum* liegt zwischen vorderem und hinterem Mediastinum und beinhaltet Perikard und Herz, die Aorta ascendens sowie den Aortenbogen, die V. cava superior und Anteile der V. cava inferior, die Brachiozephalikagefäße, den N. phrenicus und N. vagus, die Pulmonalgefäße sowie die Trachea und die Bronchialhauptstämme einschließlich der zugehörigen Lymphknoten.

Das *hintere Mediastinum* liegt zwischen Perikard und Wirbelsäulenvorderkante und schließt die deszendierende Aorta, den Ösophagus, den Ductus thoracicus, die Azygosgefäße, die hintere mediastinale Lymphknotengruppe sowie Anteile des sympathischen Nervensystems und des Vagus mit ein.

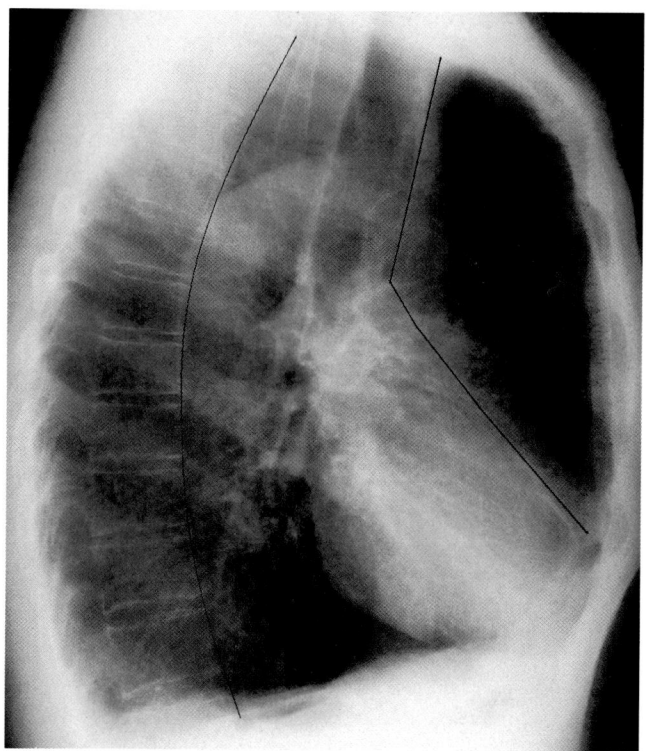

Abb. 27–1 Einteilung des Mediastinums in ein vorderes, mittleres und hinteres Mediastinum im seitlichen Thorax-Röntgenbild entsprechend der im Text gegebenen Grenzen.

3   Beschwerden und Symptome

Die Symptomatologie von Mediastinalerkrankungen ist häufig durch einen schleichenden Charakter gekennzeichnet, symptomarme Befunde herrschen vor. Meist besteht lediglich ein undefiniertes retrosternales Druckgefühl oder eine sekundär ausgelöste Symptomatik durch Kompression von Trachea, Venen oder Ösophagus. Selten ist die Symptomatik akut und schwer, wie z. B. bei einer akuten Mediastinitis nach einer Ösophagusruptur.

Nervenkompression

Bei mediastinalen Tumorerkrankungen fehlen zu Beginn der Tumorentwicklung oft jegliche Symptome. Die Erstentdeckung wird meist durch routinemäßig durchgeführte Röntgen-Thoraxaufnahmen ermöglicht. Eine Symptomatik entwickelt sich dagegen erst bei Kompression benachbarter Organstrukturen (Tab. 27–1). Dabei sind es relativ selten Nervenkompressionssymptome, wie z. B. eine Heiserkeit bei Kompression des N. recurrens oder maligne Infiltrationen des N. phrenicus, die Schmerzen mit Ausstrahlung in die Schulter oder eine einseitige Zwerchfellparese verursachen. Dyspnoe tritt meist als Folge einer Trachealkompression auf, und Symptome des Verdauungstraktes, wie Übelkeit, Erbrechen oder ein atonischer Magen, weisen meist auf eine Beteiligung des N. vagus hin. Eine Kompression oder Infiltration des sympathischen Nervensystems kann ein Horner-Syndrom verursachen; Interkostalneuralgien fehlen meist, eher treten Thoraxschmerzen durch Infiltration der Pleura in Erscheinung.

Kompression von Gefäßen und Atemwegen

Eine durch Kompression mediastinaler Gefäße ausgelöste Symptomatik ist in vielen Fällen durch eine obere Einflußstauung charakterisiert und für Diagnostik und besonders die Therapie (Resezierbarkeit von Tumoren) wichtig. Meist handelt es sich hier um schnell wachsende Tumoren, insbesondere zentrale Bronchialkarzinome oder maligne Lymphome.

Die knorpelhaltigen Anteile der Trachea verhindern in der Regel eine Kompression durch mediastinale Raumforderungen; schnell wachsende Tumoren können trotzdem Stridor oder Dyspnoe verursachen. Benigne Erkrankungen wie intrathorakale Strumen oder Trachealzysten, aber auch Aortenaneurysmen bedingen Atemwegskompressionen erst, wenn sie ab einer kritischen Größe verdrängend wachsen bzw. das Tracheallumen auf ein Drittel reduzieren.

Schluckbeschwerden

Schluckbeschwerden werden in der Regel durch posteriore Mediastinaltumoren, Perikardzysten, aber auch durch retrotracheale und retroösophageale Tumoren und große Leiomyome infolge Ösophaguskompression ausgelöst. Selbstverständlich rufen aber auch primäre Ösophaguskarzinome und Kardiatumoren Schluckbeschwerden hervor.

Schmerzen

Von kardialen Strukturen ausgehende Schmerzen werden in der Regel durch Perikarditiden ausgelöst. Diese entstehen meist als Folge maligner Tumorinfiltrationen. Bei ausgedehnten Perikardergüssen können sich zudem hämodynamische Auswirkungen im Sinne einer Perikardtamponade manifestieren. Kardiogen verursachte Schmerzzustände sind in der Regel differentialdiagnostisch abgrenzbar. Perikardergüsse bei maligner Tumorinfiltration können hämodynamische Rückwirkungen aufweisen und auch Schmerzen auslösen.

Tabelle 27–1   Symptome bei Mediastinaltumoren (n = 91 Pat.).

Symptom	(%)
Dyspnoe	25,2
Husten	17,6
Appetitmangel	15,4
Brustschmerz	15,4
Stridor	5,5
Dysphagie	5,5
Hyperthyreoidismus	4,4
obere Einflußstauung	4,4
Heiserkeit	3,3
Hämoptysen	1,1

4 Klinische Manifestationen

Das *vordere Mediastinum* gilt als Ort der drei großen „T" – Thyreoidea, Thymus und Teratom. Pleuro-Perikardzysten sind dagegen im vorderen unteren Mediastinum lokalisiert. Rechts-parakardial im unteren Mediastinum entwickeln sich typischerweise perikardiale Zysten, Morgagni-Hernien und parakardiale Lipome.

Das *mittlere Mediastinum* ist die Prädilektionsstelle für Lymphknotenmetastasen, primäre benigne und maligne Lymphknotenerkrankungen, bronchogene und teratogene Zysten.

Im *hinteren Mediastinum* entwickeln sich vorzugsweise Tumoren neurogenen Ursprungs, aber auch Ösophaguskarzinome, Aortenaneurysmen und Meningozelen.

5 Diagnostisches Vorgehen und Differentialdiagnose

In den meisten Fällen ist eine Mediastinalverbreiterung im Röntgen-Thoraxbild mit Nachweis der erste Hinweis auf eine Erkrankung des Mediastinums.

Der besondere Wert radiologischer Methoden liegt in der Möglichkeit, mediastinale Veränderungen zu lokalisieren. Sie geben Informationen über die mögliche Natur der Erkrankung, weisen auf die weiteren diagnostischen Schritte und später auf den geeigneten chirurgischen Zugang hin. Oft läßt die Lokalisation alleine schon z. B. Rückschlüsse auf die Art eines Tumors zu.

Entscheidend für die differenzierte Anwendung der zahlreichen morphologisch-radiologischen, laborchemischen und bioptisch-chirurgischen Verfahren zur Abklärung der Ätiologie ist die Berücksichtigung der Prädilektion bestimmter Krankheiten für eines der drei Kompartimente des Mediastinums (Tab. 27–2).

Tabelle 27–2 Diagnostische Verfahren bei Mediastinalerkrankungen.

konventionelle Radiologie (Röntgen in zwei Ebenen, Durchleuchtung, Tomographie)
Ösophagus-Breischluck
Röntgen des Magens (Hernien)
Angiographie (Aorta, supraaortale Äste, V. cava)
Lymphographie (Ductus thoracicus)
Myelographie
nuklearmedizinische Verfahren (Schilddrüsengewebe)
Computertomographie (Lymphknoten)
Kernspintomographie
Echokardiographie (Perikardzyste)
Bronchoskopie
Mediastinoskopie
Thorakotomie

5.1 Röntgen

Am Anfang steht die Röntgen-Thoraxaufnahme in zwei Ebenen einschließlich Durchleuchtung und Tomographie; daneben ist ein Ösophagus-Breischluck angezeigt. Die angiographischen Methoden umfassen die Rechts- und Linksherz-Katheterdiagnostik, die Aortographie, die Kavographie sowie u. U. eine Lymphographie, insbesondere zur Darstellung des Ductus thoracicus. Weiterhin kommen Myelographie und in seltenen Fällen ein diagnostischer Pneumothorax in Betracht.

Befunde

Neben der Lokalisation hilft die Konfiguration radiologischer Verschattungen gelegentlich differentialdiagnostisch weiter. Runde, ovale, solitäre und scharf begrenzte sowie einseitige Verschattungen weisen meist auf eine benigne Erkrankung hin. Bilaterale und gelappte Strukturen sind lymphatischen Erkrankungen zuzuschreiben; multiple und irregulär begrenzte Veränderungen sind in der Regel malignen Ursprungs.

Die Größe der Verschattungen ist dagegen weniger relevant, da auch benigne Tumoren zuweilen sehr groß sein können. Auch eine Größenzunahme kann Malignität vortäuschen, und benigne Zysten können ein sehr rasches Wachstum aufweisen. Sekundäre Verkalkungen finden sich insbesondere in großen Strumen, Teratomen, neurogenen Tumoren, tuberkulösen Herden und Aortenaneurysmen.

Bei scharfer Abgrenzung der Verschattungen gegenüber benachbarten Strukturen handelt es sich häufiger um benigne Veränderungen. Die Ausnahme bilden große Teratolipome, schnell wachsende Zysten und granulomatöse Erkrankungen, die gelegentlich ein infiltrierendes Tumorwachstum vortäuschen. In der Regel weist aber eine unscharfe Begrenzung der Läsion auf einen malignen Ursprung hin. Schließlich sind atem- oder lageabhängige Variationen von Größe und Form der Verschattung als ein Hinweis auf benigne Veränderungen zu werten.

Ösophagus-Breischluck

Diese Untersuchung, die normalerweise mit einem Barium-Kontrastmittel und nur bei vermuteter Ösophagusfistel mit wasserlöslichen Kontrastmitteln durchgeführt wird, gibt diagnostische Auskunft über Perikardzysten, mediastinale Lymphknoten und substernale Strumen. Sie ist besonders bei maligner Infiltration des Ösophagus und einer mit Hilfe der Kontrastmitteluntersuchung nachweisbaren Wandstarre des betroffenen Segmentes sowie bei Ösophagusdivertikeln.

Angiographie

Mit Hilfe der Angiographie lassen sich differentialdiagnostisch vaskuläre Erkrankungen gegenüber mediastinalen Tumoren abklären. Eine Indikation besteht allerdings nur dann, wenn konventionelle Thorax-Übersichtsaufnahmen keine eindeutige Diagnose erlauben und sich therapeutische (operative) Konsequenzen ergeben. Die ätiologische Zuordnung eines Vena-cava-superior-Syndroms (bzw. einer oberen Einflußstauung) ergibt sich häufig aus einer vorbestehenden malignen Primärerkrankung; selten ist einmal eine Armphlebographie oder Kavographie notwendig. Angiographien werden hauptsächlich beim Aortenaneurysma, beim gedoppelten Aortenbogen, beim rechtsverlagerten Aortenbogen, Pulmonalarterienaneurysmen, einer Dilatation der Vena azygos oder einem Kinking bzw. einer Elongation der Aorta thoracalis durchgeführt.

Weitere Untersuchungen

Die Indikation zu einer Lymphographie ist selten. Bei Erkrankung oder Beteiligung mediastinaler Lymphknoten ist eine Mediastinoskopie oder transbronchiale Punktion aussagekräftiger. Eine Myelographie kommt bei neurogenen Tumoren in Betracht, bessere Befunde erbringen eine Computertomographie.

5.2 Nuklearmedizinische Befunde

Nuklearmedizinische Techniken kommen bei der Differentialdiagnose strumabedingter Verschattungen zum Einsatz. Ein positives Szintigramm beweist z.B. eine intrathorakal ausgedehnte Struma. Ein negatives Szintigramm schließt jedoch eine Struma oder eine maligne Schilddrüsenerkrankung nicht aus, da nicht in allen Fällen das Radionuklid gespeichert wird. Die Tumordiagnose mit der sogenannten Gallium-Szintigraphie hat sich nicht bewährt. Hier wird in der Regel nicht nur eine Anreicherung durch tumoröse Veränderungen, sondern auch durch Sarkoidose, chronische Entzündungen, Tuberkulose, Pneumokoniosen und Strahlenpneumonien hervorgerufen, da eine Speicherung überall dort erfolgt, wo Elemente des retikuloendothelialen Systems vermehrt sind. Die Methode ist zudem teuer und nur in bestimmten Zentren durchführbar.

5.3 Sonographie und Echokardiographie

Ultraschallverfahren sind für die Diagnose von Mediastinalerkrankungen weniger aussagekräftig. Versuche, mediastinale tumoröse Veränderungen mit der Endosonographie zu erfassen, befinden sich noch im experimentellen Stadium. Die Domäne der Echokardiographie ist der Nachweis oder Ausschluß perikardialer zystischer Läsionen, der insbesondere bei thoraxwandnahen Veränderungen gelingt. Ein weiterer Vorteil der Methode liegt in der gleichzeitig durchführbaren echokardiographisch gezielten Punktion.

Die Wertigkeit der *Computertomographie* für die Diagnostik mediastinaler, insbesondere tumoröser Erkrankungen ist im Kapitel 12 ausführlich dargestellt. Eine endgültige Beurteilung der Kernspintomographie ist zum gegenwärtigen Zeitpunkt noch nicht möglich.

5.4 Bronchoskopie und Mediastinoskopie

Neben der Bronchoskopie zum Nachweis primärer und sekundärer bronchialer Malignome ist die Mediastinoskopie das aussagekräftigste endoskopische Verfahren zur Abklärung mediastinaler Erkrankungen.

Indikation

Beide Verfahren sind indiziert zur differentialdiagnostischen Klärung radiologisch nachweisbarer Lymphknotenvergrößerungen unklarer Genese und zur Klärung der Operabilität eines primären Bronchialneoplasmas. Die Aussagekraft für die Diagnose einer Sarkoidose liegt bei 100%. Diagnostische Einschränkungen ergeben sich bei Veränderungen im Bereich der retrosternalen Region, aber auch bei retrotrachealen bzw. im posterioren Mediastinum liegenden Lymphknoten, die häufig mediastinoskopisch nicht erreicht werden können.

Komplikationen

Als Komplikationen können Blutungen, eine häufiger links- als rechtsseitige Rekurrensparese, ein sekundärer Pneumothorax sowie eine Ösophagusverletzung mit nachfolgender Mediastinitis auftreten. Die Komplikationsrate wird mit 1,4% in einer Sammelstatistik von 31 000 Untersuchungen angegeben. Die Letalität beträgt 0,07%.

Während in der Vergangenheit die Anzahl der Probethorakotomien bei 23% lag, beträgt sie heute, seit Anwendung der Mediastinoskopie, weniger als 10%.

5.5   Klinisch-chemische Befunde

Spezifische Laborbefunde für die Diagnostik mediastinaler Erkrankungen gibt es in der Regel nicht. Einige Untersuchungen sind ergänzende Hinweise und können u. U. therapeutische Konsequenzen beeinflussen. So weist eine Anämie häufig auf eine maligne Erkrankung, eine Leukozytose auf eine leukämische oder lymphatische Erkrankung hin. Eine hämolytische Anämie oder eine Polyglobulie kommen bei Thymomen vor, daneben verursachen zahlreiche mediastinale Tumoren verschiedenste paraneoplastische Syndrome.

5.6   Weitere Untersuchungen

Ein *diagnostischer Pneumothorax* ist nur noch selten indiziert. Seit Einführung der Angiographie und der Mediastinoskopie wird auch ein diagnostisches Pneumomediastinum nicht mehr durchgeführt. Dasselbe gilt für die *Bronchographie,* da selbst bei ausgeprägter Kompression des Lungenparenchyms andere Methoden, im wesentlichen endoskopische Verfahren, bevorzugt werden.

6   Krankheitsbilder

6.1   Akute Mediastinitis

Ätiologie

Bei der akuten Mediastinitis liegt meist eine Tumorperforation oder eine Infektion benachbarter Strukturen wie Lunge, Lymphknoten oder Perikard vor. Daneben kann bei einer Ösophagusvarizen-Sklerosierung durch eine Perforation des Ösophagus als Komplikation eine akute Mediastinitis auftreten.

Beschwerden und Symptome

Symptome bestehen in Form von retrosternalen Schmerzen sowie Fieber mit Schüttelfrost und einem sich im Bereich der oberen Thoraxapertur entwickelnden Hautemphysem. Im Verlauf der Erkrankung kann es zur Entwicklung eines Abszesses oder einer ösophagopleuralen Fistel kommen.

Diagnostik

Radiologisch fällt eine Mediastinalverbreiterung auf, die im oberen Mediastinum besser und früher zu erkennen ist als im unteren. Bei einer Ösophagusruptur besteht oft ein Mediastinalemphysem, zusätzlich ist die Entwicklung eines Pneumo- oder Hydropneumothorax möglich. Die Diagnose der Ösophagusruptur mit nachfolgender Mediastinitis wird durch einen Gastrografin®-Schluck gesichert.

Therapie

Bei kleineren Perforationen oder klinisch weniger eindrucksvollen Verläufen ist ein konservatives Vorgehen mit antibiotischer und analgetischer Therapie gerechtfertigt. In allen anderen Fällen und bei allgemeiner und lokaler Operabilität sollte eine vorzeitige Operation einschließlich Drainage eingeleitet werden.

Die Prognose ist insgesamt schlecht, aus einer Untersuchung von 39 Patienten wurden 15 Todesfälle berichtet.

6.2 Chronische Mediastinitis

Ätiologie

Bei der chronischen Mediastinitis werden granulomatöse Formen als Folge einer Tuberkulose, einer Sarkoidose oder einer Silikose oder Lymphknotengranulomatose unterschieden. Sie machen insgesamt etwa 10% aller mediastinaler tumorösen Veränderungen aus.

Diagnostik

Radiologisch findet sich eine Verbreiterung des oberen Mediastinums, die Patienten sind meist asymptomatisch. Eine Symptomatik entwickelt sich – wie häufig bei Mediastinalerkrankungen – erst durch eine Kompression benachbarter Organstrukturen. Die Therapie richtet sich auf die Behandlung der Primärerkrankung. In den seltenen Fällen einer granulomatösen Mediastinitis ist besonders bei bedrohlicher Kompression von Vena cava superior oder Tracheobronchialbaum eine Operation angezeigt.

Sonderformen

Eine Sonderform der chronischen Mediastinitis stellt die idiopathische mediastinale Fibrose dar, die sich klinisch ähnlich wie die chronisch granulomatöse Form äußert. Ihre Ätiologie ist unterschiedlich; meist ist sie das Endstadium chronisch granulomatöser Erkrankungen, die einen sklerosierend-fibrosierenden Charakter angenommen haben. Die idiopathische mediastinale Fibrose wird bei Kollagenosen, aber auch bei systemischen Fibrosen wie der retroperitonealen Fibrose beschrieben.

Die therapeutischen Konsequenzen sind ähnlich wie bei der granulomatösen Form, eine Indikation zur operativen Entfernung der fibrotischen Strukturen gibt es nur selten.

6.3 Mediastinalemphysem

Vorkommen und Häufigkeit

Ein Pneumomediastinum findet sich häufig bei Neugeborenen mit einer Inzidenz zwischen 0,04 und 1%, bei Erwachsenen ist die Erkrankung dagegen wesentlich seltener anzutreffen.

Ätiologie

Die Ursachen eines Mediastinalemphysems sind äußere Traumen, Ösophagusruptur oder Verletzung des Tracheobronchialbaumes, z. B. als Folge von Tumoreinbrüchen. Daneben ist das spontane Auftreten eines Mediastinalemphysems beschrieben worden; möglicherweise ist die Luftansammlung im Mediastinum hierbei Folge eines Anstiegs der Intraalveolardrücke. So kommen Mediastinalemphyseme bei beatmungspflichtigen Patienten, nach Valsalva-Versuch oder schweren Hustenattacken vor. Auch im Rahmen eines schweren Asthmaanfalles oder in der Peripartalphase sind Mediastinalemphyseme beschrieben worden.

Pathogenese

Pathologisch-anatomisch tritt ein Pneumomediastinum als Folge von erhöhten Intraalveolardrücken dann auf, wenn die in das Interstitium der Lunge eingetretene Luft sich hiluswärts ausbreitet und das Mediastinum erreicht. Bei einer Ausbreitungsrichtung hin zur Pleura visceralis kommt es dagegen zum Auftreten eines Pneumothorax. Beidseitige Luftansammlungen führen zur häufigen Kombination von Pneumothorax und Pneumomediastinum.

Die Bedeutung des Pneumomediastinums liegt darin, daß bei zunehmender Luftansammlung im Mediastinum der venöse Rückstrom gestört werden kann. Diese hämodynamischen Rückwirkungen treten jedoch lediglich dann in Erscheinung, wenn die Luft nicht in die Halsweichteile ausweichen kann.

Klinische Befunde

Die *Symptomatik* eines Pneumomediastinums ist ganz entscheidend von der Ätiologie und der Primärerkrankung abhängig. Außerdem wird die Symptomatik von dem möglichen Vorhandensein einer Infektion beeinflußt. Bei einer Ösophagusruptur herrschen retrosternale Schmerzzustände mit Ausstrahlung in beide Schultern sowie die Befunde des Hautemphysems vor. Ein

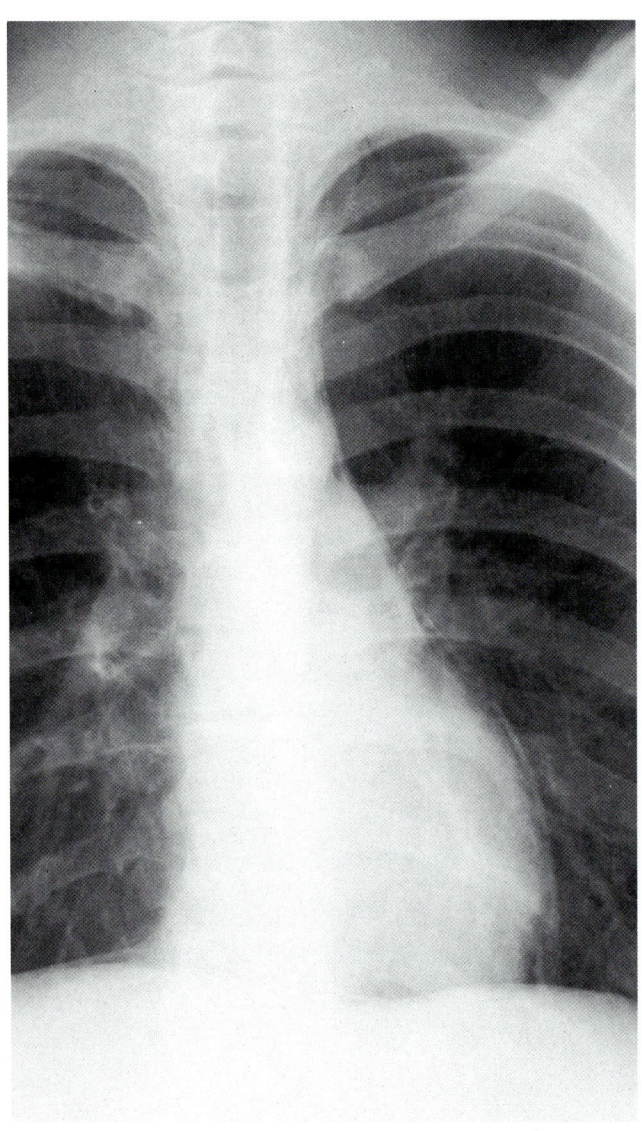

Abb. 27–2 Röntgen-Thoraxaufnahme eines 19jährigen Patienten mit Pneumomediastinum. Luft extraphrenisch, retrosternal und am Zwerchfell.

Pneumomediastinum, das infolge einer Ösophagusruptur bei schwerem Erbrechen auftritt, wird als Boerhaave-Syndrom bezeichnet. In diesen Fällen befindet sich der meist längsverlaufende Schleimhauteinriß im distalen Ösophagusdrittel. Häufig ist gleichzeitig ein Hydrothorax bzw. ein Hydropneumothorax links nachweisbar.

Bei Kindern finden sich ausgesprochen symptomarme Verläufe eines Pneumomediastinums, das hier nur selten mit Beeinträchtigung der pulmonalen oder kardiovaskulären Funktionen einhergeht.

Diagnostik

Die *Diagnostik* ist in der Regel auf den Nachweis eines Hautemphysems im Bereich der oberen Thoraxapertur sowie in Gesichts- und Nackenanteilen beschränkt. In Einzelfällen wird die Diagnose durch charakteristische Röntgenveränderungen – oft zufällig – gestellt (Abb. 27–2).

Therapie

Ein Pneumomediastinum wird ähnlich wie eine Mediastinitis abhängig von der Symptomatik und dem Schweregrad entweder konservativ mit Antibiotika oder bei schwereren Verläufen chirurgisch mit der Anlage einer Mediastinaldrainage behandelt.

6.4 Tumoren

Vorkommen, Häufigkeit, Ätiologie

Neben den primären und sekundären mediastinalen Tumoren (25–50% maligne) findet man Tracheal- und Ösophagusneoplasien, kardiovaskuläre Anomalien, Zwerchfelldefekte und granulomatöse Erkrankungen mit tumoröser Erscheinungsform. Alle Tumoren zeigen eine gewisse Prädilektion für eines der drei Mediastinalkompartimente. Die Mehrzahl der Karzinome liegt im jedoch vorderen und mittleren Abschnitt. Allerdings werden auch Thymome, die normalerweise im vorderen Mediastinum auftreten, für das posteriore beschrieben. Aortenaneurysmen können in allen drei Kompartimenten auftreten, eine Dilatation von Azygosvenen wird für den mittleren und posterioren Mediastinalanteil beschrieben.

Tabelle 27–3 Häufigkeit primärer Mediastinaltumoren.

neurogener Tumor	21%
Lymphome	13%
Zysten	20%
Keimzelltumoren	11%
mesenchymale Tumoren	7%
(Lipome, Fibrome, Hämangiome, Hamartome etc.)	
primäre Malignome	3%
Thymome	19%

In der Altersverteilung überwiegen Erwachsene, nur 8% aller Tumoren treten bei Kindern unter 15 Jahren auf. Dabei handelt es sich überwiegend um neurogene Tumoren, Teratome oder gefäßbedingte tumoröse Erkrankungen. Die Tumorinzidenz (operativ gesichert) verteilt sich in etwa entsprechend den Angaben in Tabelle 27–3.

Differentialdiagnose

Intrathorakale Struma

Von den beschriebenen tumorösen Veränderungen muß die intrathorakale Verlagerung von Schilddrüsengewebe abgegrenzt werden. Intrathorakale Strumen finden sich bei 1 bis 3% der thyreoidektomierten Patienten. Meist handelt es sich um intrathorakale Schilddrüsenhyperplasien; tumoröse Veränderungen sind dagegen eher selten. Radiologisch sind die Schilddrüsenanteile meist scharf begrenzt, sie können zu einer sekundären Verlagerung der Trachea nach dorsal und lateral führen, Verkalkungen sind ausgesprochen häufig (Abb. 27–3). Die Symptome durch intrathorakale Stru-

men oder Neoplasien werden im wesentlichen durch Trachealverdrängungen oder eine sekundäre Tracheomalazie mit einer stridorösen Atmung bestimmt. Durch Druck auf den Nervus recurrens kann es auch bei benignen Schilddrüsengeschwülsten zu Heiserkeit kommen. Nebenschilddrüsentumoren sind ausgesprochen selten und zeigen meist die Symptome eines Hyperparathyreoidismus. Im Gegensatz zu Schilddrüsenneoplasien weisen sie seltener Verkalkungen auf.

Therapie (s. Abb. 27–4)

Die Indikation zur Thorakotomie und Resektion von Mediastinaltumoren ergibt sich aus dem Risiko maligner Tumorerkrankungen und der mechanischen Beeinflussung benachbarter Organe. Selbst bei intraoperativ festgestellter Inoperabilität eines Malignoms kann die Indikation zur chirurgischen Tumorverkleinerung gegeben sein, wenn es sich um lebensbedrohliche Zustände wie eine obere Einflußstauung oder eine ausgeprägte Trachealkompression handelt. Im Anschluß an palliative thoraxchirurgische Maßnahmen wird, besonders bei Thymomen mit Rezidivneigung, in Ausnah-

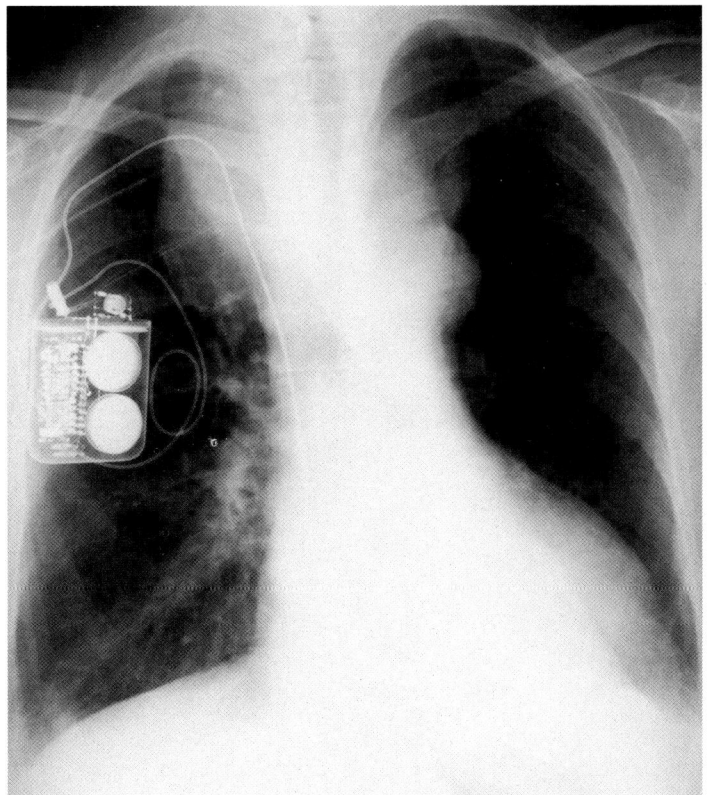
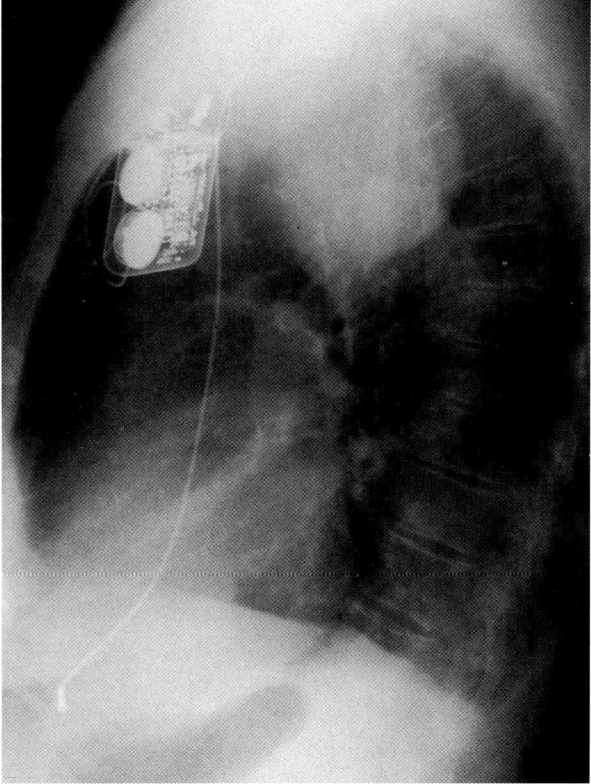

Abb. 27–3 Röntgen-Thoraxaufnahmen einer 74jährigen Patientin mit großer retrosternaler (retrotrachealer) Struma (zervikothorakales Zeichen).

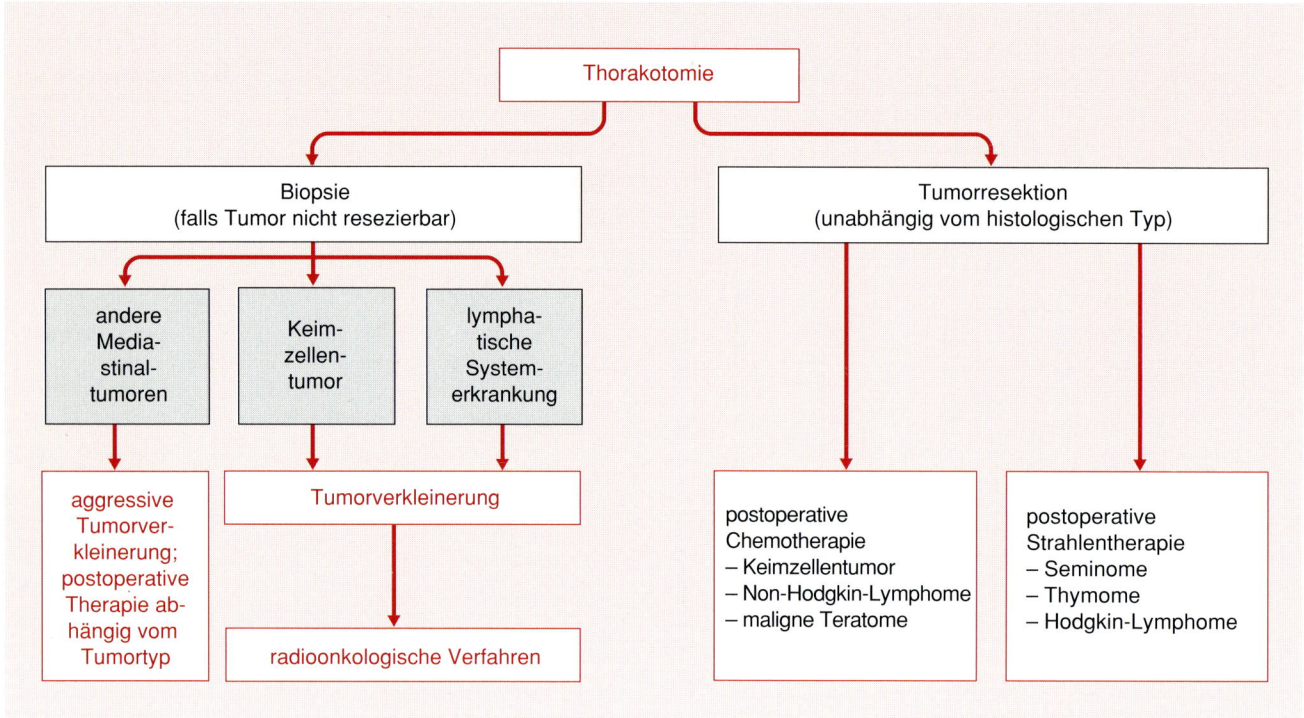

Abb. 27–4 Therapie maligner Mediastinaltumoren.

mefällen aber auch bei Sarkomen, malignen Teratomen und Neurinomen, nachbestrahlt. Diese Therapie kann mit einer Zytostatikabehandlung im Sinne einer additiven Therapie kombiniert werden.

Erkrankungen des lymphatischen Systems, die möglicherweise erst durch eine Thorakotomie diagnostisch gesichert werden, werden nach den entsprechenden Richtlinien, d. h. in Abhängigkeit vom Tumorstadium, mit strahlentherapeutischen und/oder onkologischen Verfahren behandelt. Neben einer symptomatischen Verbesserung ermöglichen palliative chirurgische Eingriffe wie Tumorverkleinerung unter Umständen auch eine Verbesserung der Remissionsrate zusammen mit sekundären radioonkologischen Therapieverfahren.

Prognose

Aus Sammelstatistiken geht hervor, daß 82% der malignen Mediastinaltumoren zum Zeipunkt der Operation nicht mehr kurativ entfernt werden können. Die postoperative Komplikationsrate beträgt etwa 10% (nicht therapiebedürftige Pleuraergüssen mit 8,2%). Die Letalität wird in Abhängigkeit vom Krankengut

mit 2,5 bis 4,3% angegeben. Die postoperative Langzeit-Überlebensrate hängt von der Tumordignität (benigne, semimaligne, maligne), der Tumorausbreitung (mit oder ohne Beteiligung benachbarter Organe), dem Tumortyp (Keimzelltumoren Überlebensrate 1,8 bis 4,6 Jahre; Neuroblastome im Mittel 6,5 Jahre; Thymome um 3,5 Jahre; Karzinome weniger als ein Jahr) und indirekt auch vom Therapieprinzip ab. Wenn chirurgische Maßnahmen alleine ausreichend sind oder nur mit einer adjuvanten Strahlen- bzw. Chemotherapie kombiniert werden, liegt nach größeren Statistiken die mittlere Überlebenszeit bei 5,5 bis 7 Jahren, sie sinkt bei alleiniger oder kombinierter Chemo- bzw. Radiotherapie auf im Mittel 1,3 bis 2,8 Jahre.

6.5 Tumoren des vorderen Mediastinums

Tumoren des vorderen Mediastinums sind Thymome, Keimzellgeschwülste und Tumoren des mesenchymalen Gewebes.

6.5.1 Thymome

Vorkommen, Häufigkeit, Ätiologie

Thymome machen etwa 15% aller Mediastinaltumoren aus (Abb. 27–5). Als solide Thymome (lymphoepitheliale Neoplasien) sind sie die häufigsten Neoplasien des vorderen Mediastinums (50% maligne, 50% benigne). In 5–10% präsentieren sie sich als zystische Geschwülste.

In der Regel gehen Thymome aus epithelialen Zellen oder Thymuszellen hervor; je nach vorherrschender Gewebsstruktur werden lymphozytäre, epitheliale, lymphoepitheliale und spindelzellige Thymome unterschieden. Dabei weisen spindelzellige und lymphozytäre Tumorformen eine bessere Prognose auf; ein umschriebenes Wachstum, eine komplette Kapselbildung oder Verkalkungen stellen ebenfall günstige prognostische Faktoren dar.

Ein Altersgipfel läßt sich nicht nachweisen, bei Kindern sind Tymome selten. In einer Untersuchung der Mayo-Klinik war von 206 Fällen mit Thymustumoren nur ein Patient jünger als 20 Jahre.

Differentialdiagnostisch sind Tymome gegen Thatome abzugrenzen, die bei gleicher Lokalisation einen unterschiedlichen geweblichen Ursprung aufweisen.

Klinische Befunde

Allgemein kann es zu Fieber, retrosternalem Druck oder Schmerzen, Husten und Gewichtsabnahme kommen. Ebensooft ist der Verlauf asymptomatisch, die Symptomatik hängt von der Wachstumsgeschwindigkeit ab. Fernmetastasen treten in der Regel nicht auf. Die Rezidivrate nach chirurgischer Entfernung ist hoch.

Thymolipome

Die Kombination aus Thymom und fetthaltigen Gewebeanteilen wird als Thymolipom beschrieben. Sie treten mit einer Häufigkeit von etwa 2–9% aller Thymome auf und sind meist gutartig. Bis 1973 wurden in der Weltliteratur nur 50 Fälle mitgeteilt, jüngere Männer waren dabei häufiger betroffen. Thymuslipome sind in der Regel asymptomatisch und können sehr groß werden (Tumorgewicht von 500–2000 Gramm). Ihre Form ist rund oder ovalär; aufgrund ihres Wachstums können sie das Herz nach posterior verlagern. In einzelnen Fällen ist differentialdiagnostisch eine Kardiomegalie bzw. ein Perikarderguß abzugrenzen.

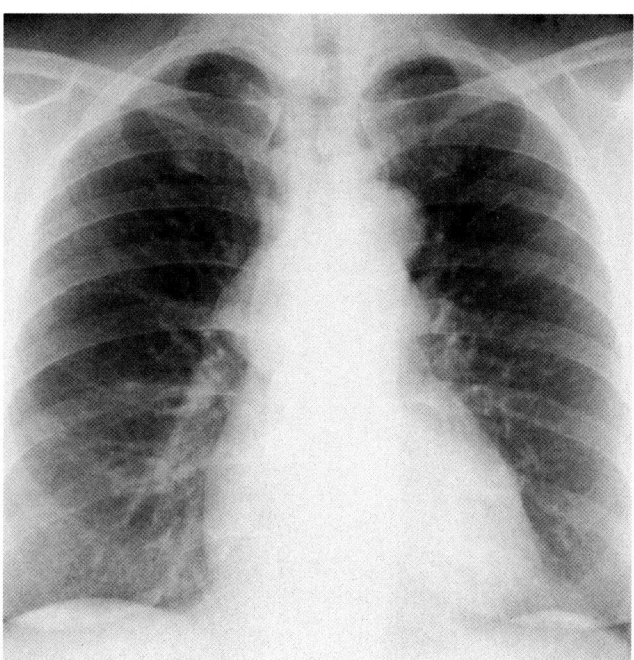

Abb. 27–5   Röntgen-Thoraxaufnahme einer 47jährigen Patientin mit Thymom.

Thymolipome sind häufig ein radiologischer Zufallsbefund. Die Diagnose gelingt leicht mit der Computertomographie, da das Thymusfett typische Dichtewerte aufweist.

Thymome und Myasthenia gravis

Allgemein besteht zwischen Thymostumoren und der Entwicklung einer Myasthenia gravis ein enger klinischer Zusammenhang. 15% der Patienten mit Myasthenie weisen Thymustumoren auf, 25–50% der Patienten mit Thymustumoren zeigen Myasthenie-Symptome. Etwa 50% aller Myasthenie-Patienten zeigen nach Exstirpation des Thymustumors eine gewisse Remission der Symptomatik; völliger Rückgang ist die Ausnahme.

6.5.2 Germinome

Die Keimzelltumoren entstehen aus embryonalen Keimzellresten, die im Mediastinum verblieben sind. Die Manifestation erfolgt meist in jugendlichem Alter. Mit absteigender Häufigkeit treten benigne (zystische) Teratome, maligne Teratome, Seminome und Chorionkarzinome auf. Sie machen ungefähr 15% aller Mediastinaltumoren aus.

Seminome im Mediastinum sind selten, fast ausschließlich werden Männer unter 27 Jahren betroffen. Radiologisch stellen sich die Tumoren wie maligne Teratome dar. Chorionkarzinome im Mediastinum, die allgemein eine schlechte Prognose aufweisen, sind bislang nur in 23 Fällen beschrieben worden. Bei der Symptomatik stehen Tumorsymptome, aber auch die Entwicklung einer Gynäkomastie im Vordergrund. Chorionkarzinome werden häufig mit Metastasen von Hodentumoren verwechselt.

6.5.3 Mesenchymale Tumoren

Dermoidzysten und Teratome entwickeln sich solide oder zystisch und sind in 30% maligne entartet. Die typische Dermoidzyste besteht nur aus Epidermis und entsprechenden Anhangsgebilden. Die Teratome enthalten ektodermale, mesodermale und endodermale Anteile. Falls sie maligne entarten, sind sie in der Regel endodermalen Ursprungs. Zystische Dermoid- oder Teratomgeschwülste sind meist benigne, während solide Formen häufig einen malignen Charakter aufweisen. Eine geschlechtsspezifische Verteilung ist nicht nachweisbar, die Manifestation erfolgt meist erst – im Gegensatz zu den Keimzelltumoren – im Erwachsenenalter. Das Mediastinum ist für Teratome ein eher seltener Manifestationsort, meist sind Ovarien oder die Kreuz-Steißbein-Region befallen.

Radiologisch sind die benignen Formen meist rund und glatt konturiert, die malignen dagegen häufiger gelappt (s. Abb. 27–6). Die Tumoren können sehr groß werden, Verkalkungen sind möglich, besonders bei Dermoidzysten. Bei Nachweis von Zähnen oder Knochen ist die Diagnose Dermoidzyste sehr wahrscheinlich. Schnelles Wachstum bedeutet nicht unbedingt Malignität, da es nicht selten zu Blutungen in Dermoidzysten oder zystische Teratome und dadurch zu einer schnellen Größenzunahme kommt.

Mesenchymale Neoplasien können in Form von Lipomen, Fibromen, Hämangiomen und Lymphangiomen in Erscheinung treten. Lipome sind selten, sie entwickeln sich meist einseitig und symptomlos. Eine unspezifische Zunahme von Depotfett im Mediastinum erfolgt z. B. beim Morbus Cushing oder auch nach einer längeren Steroidtherapie. Hämangiome treten benigne und maligne auf und sind ebenfalls seltene Tumoren des vorderen Mediastinums.

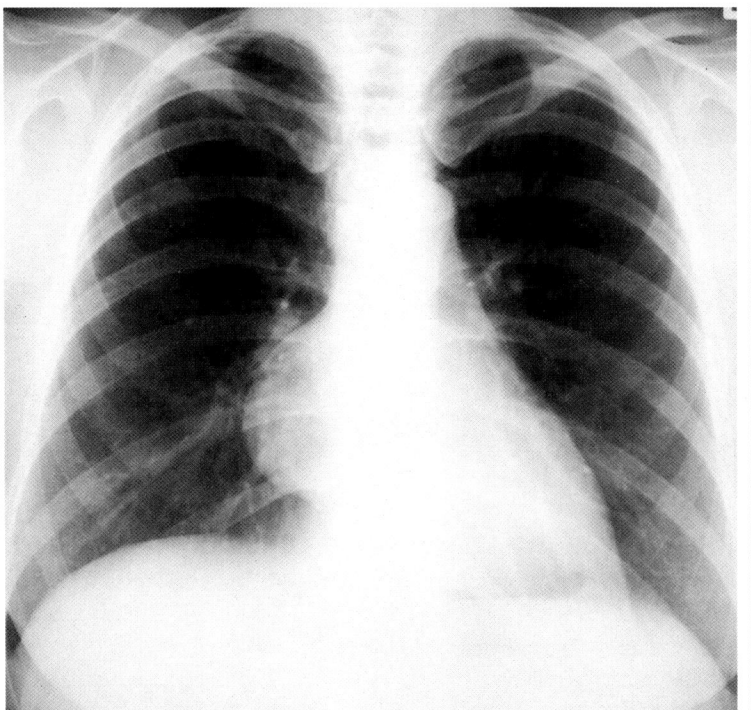
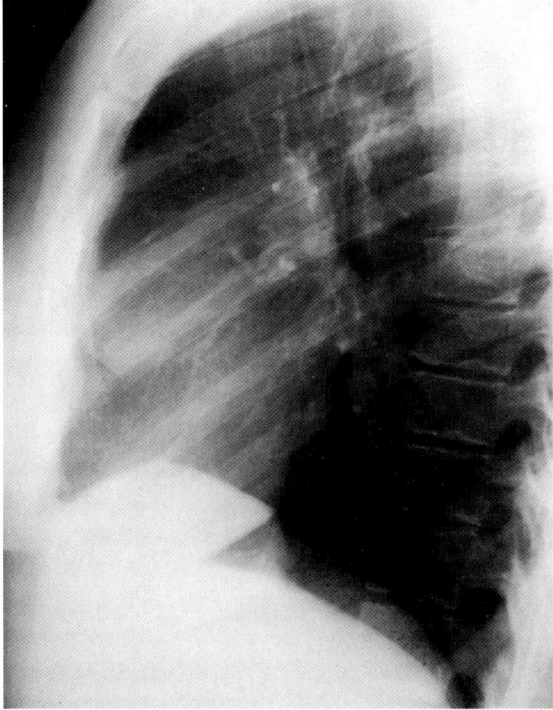

Abb. 27–6 32jährige Patientin mit mediastinalem Teratolipom (Röntgen-Thoraxaufnahmen p. a. und seitlich).

6.6 Tumoren des mittleren Mediastinums

6.6.1 Lymphknotenvergrößerungen

Vorkommen, Häufigkeit, Ätiologie

Hodgkin-, Non-Hodgkin-Lymphome und Lymphknotenmetastasen bilden 90% der malignen Tumormanifestationen. Lymphknotenvergrößerungen sind die häufigsten Gründe für eine Mediastinalverbreiterung und machen in einer Studie von über 2000 Patienten mehr als 25% der Mediastinaltumoren aus.

Hodgkin-Lymphome sind zu 67% intrathorakal gelegen und auch radiologisch zu 50% bei Erströntgen-Thoraxuntersuchungen nachweisbar. Sie bilden sich meist bilateral, häufig aber asymmetrisch, d. h. mit einseitiger Betonung, ab. Paratracheale Lymphknoten und Lymphknoten der Hauptbifurkation überwiegen. Weniger häufig sind bronchopulmonale Lymphknoten und die Lymphknoten des vorderen Mediastinums beteiligt. Wichtigste Differentialdiagnose ist die Sarkoidose, die seltener die Lymphknotengruppe des vorderen Mediastinums befällt.

Non-Hodgkin-Lymphome befallen überwiegend intrathorakale Lymphknotenstationen, mit 36% überwiegen mediastinale oder bronchopulmonale Abschnitte.

Metastasen stammen überwiegend aus Bronchialkarzinomen, Tumoren des Gastrointestinaltraktes sowie Prostata- und Nierenkarzinomen. Beim Bronchialkarzinom finden sich mediastinale Lymphknotenmetastasen häufig unilateral, der Primärtumor kann unter Umständen trotz ausgeprägter Lymphknotenmetastasierung nur eine geringe Größe aufweisen. Bei dieser Dysproportionierung muß immer an ein kleinzelliges Bronchialkarzinom gedacht werden. Gelegentlich ist bei bestehenden mediastinalen Lymphknotenmetastasen ein Primärtumor nicht nachweisbar.

Lymphknotenvergrößerungen bei *granulomatösen Erkrankungen* sind im Vergleich zu den malignen Erkrankungen selten. Sie treten infolge einer Tuberkulose, einer Sarkoidose oder auch einer in Mitteleuropa nur als Rarität auftretenden Histoplasmose in Erscheinung. Bei der Sarkoidose sind die Lymphknotenvergrößerungen meist bilateral und symmetrisch konfiguriert. Im Gegensatz zu den malignen Hodgkin- und Non-Hodgkin-Lymphomen sind die bronchopulmonalen Lymphknoten immer mitbeteiligt. Eine sekundäre Verkalkung von Lymphknoten weist in der Regel auf eine infektiöse (meist tuberkulöse) Genese hin.

Beschwerden und Symptome

Die Symptomatik vergrößerter Lymphknoten im Bereich des mittleren Mediastinums ist durch ein retrosternales Druckgefühl, Fieber, Husten und Dyspnoe charakterisiert. Bei Mitbeteiligung benachbarter Organe, z. B. einer Infiltration der V. cava superior, des N. phrenicus oder des N. recurrens sind entsprechende Sekundärsymptome wie obere Einflußstauung, Zwerchfellparesen und Heiserkeit zu erwarten.

6.6.2 Bronchogene Zysten

Vorkommen

Bronchogene Zysten manifestieren sich gewöhnlich im Kindes- oder frühen Erwachsenenalter. Sie finden sich in der Nachbarschaft zur Karina oder größeren Atemwegen; in einem Drittel der Fälle treten sie auch im hinteren Mediastinum auf. Die Gebilde bestehen nahezu ausschließlich aus einer dünnen Wand, der Hohlraum ist mit einer milchigen Flüssigkeit gefüllt. Eine Kommunikation mit dem Tracheobronchialbaum ist eher selten.

Klinische Befunde

Die Symptomatik ist abhängig von der Größe. Da bronchogene Zysten sehr groß werden können, kann besonders im Kindesalter eine tracheobronchiale Obstruktion mit entsprechender Sekundärsymptomatik ausgelöst werden. Kleine Zysten sind asymptomatisch. Infolge Einblutung und/oder Sekundärinfektion können Zysten eine plötzliche Größenzunahme aufweisen; dies muß differentialdiagnostisch gegenüber Malignomen abgegrenzt werden. Auch eine spontane Rückbildung der Zysten wird beschrieben. Möglicherweise kommt es durch eine Spontanentleerung in den Pleuraraum mit anschließender Resorption der Flüssigkeit gelegentlich zum Verschwinden bronchogener Zysten.

6.6.3 Gefäßveränderungen

Gefäßveränderungen des mittleren Mediastinums betreffen die A. pulmonalis, großen mediastinalen Venenabschnitte sowie die Aorta einschließlich ihrer Äste.

Dilatation der A. pulmonalis

Die Dilatation der A. pulmonalis, die gegenüber einem Neoplasma abgegrenzt werden muß, ist meist durch eine pulmonale Hypertonie, z. B. im Rahmen eines Links-Rechts-Shunts, bedingt. Selten findet sich eine poststenotische Dilatation bei Pulmonalklappenstenose. In der Symptomatik steht meist die Grundkrankheit im Vordergrund. Die Diagnose wird in der Regel durch eine echokardiographische Untersuchung mit Kontrastmittelinjektion gestellt.

Dilatation mediastinaler Venenabschnitte

Bei der Dilatation großer mediastinaler Venenabschnitte ist besonders die V. cava superior betroffen, seltener kann eine Dilatation der Azygosvenen als intrathorakale Tumorform imponieren. Die Dilatation der oberen Hohlvene ist im allgemeinen durch einen Anstieg des zentralvenösen Druckes bei Herzinsuffizienz oder Perikardtamponade bedingt. Selten ist die Erweiterung angeboren. Die Diagnose kann bei einer Röntgenaufnahme dann vermutet werden, wenn es sich um eine glatt begrenzte, weiche Struktur mit Erweiterung des rechten oberen Mediastinums handelt und die Dilatation atemabhängige Veränderungen, besonders bei Durchführung eines Valsalva-Versuchs oder eines Müller-Saugmanövers aufweist. Ist die V. cava superior durch mediastinale Tumoren oder durch ein Aortenaneurysma verlagert und kommt es dadurch zu einer Verbreiterung des oberen Mediastinums, so fehlen in der Regel die atemabhängigen Schwankungen des Venendurchmessers.

Dilatationen der Azygosvenen haben meist eine ähnliche Ursache wie die der Vena cava superior und stellen sich als Rundschatten im rechten Tracheobronchialwinkel dar. Die Differentialdiagnose gegenüber vergrößerten Lymphknoten gelingt durch eine Untersuchung in verschiedenen Körperpositionen (Liegen und Stehen).

Dilatation der Aorta

Bei der Dilatation der Aorta oder aortaler Äste steht das Aneurysma der thorakalen Aorta im Vordergrund. Die Dilatation der aszendierenden Aorta einschließlich der Aneurysma-Entwicklung vollzieht sich nach vorn und rechtsseitig. Bei der Verbreiterung des Aortenbogens kommt es häufig zu einer Kompression des Tracheobronchialbaumes mit Entwicklung von Heiserkeit und Husten, während bei der Dilatation der deszendieren-den Aorta und auch bei der Dextroposition der Aorta die Symptome erst spät manifest werden (Abb. 27–7). Die Aortendissektion führt zum Auftreten eines retrosternalen, plötzlich einschießenden Schmerzes. Sie ist bei Patienten mit Hypertonus häufiger und geht nicht selten mit einer sekundären Aorteninsuffizienz einher. Schwierig ist die Differentialdiagnose gegenüber einer Lungenembolie und einem Myokardinfarkt.

6.6.4 Zysten

Pleuroperikardiale Zysten verursachen keine Beschwerden und sind meistens Zufallsbefund. Sie weisen nur in seltenen Fällen eine Kommunikation mit dem Perikardbeutel auf und enthalten klare seröse Flüssigkeit.

Radiologisch sind sie durch eine glatte Kontur charakterisiert. Der Nachweis gelingt bei entsprechender Lage echokardiographisch. Pleuroperikardiale Zysten müssen gegenüber Morgagni-Hernien abgegrenzt werden. Diese sind ausschließlich rechts lokalisiert, da das linke Foramen Morgagni durch Perikardanteile überdeckt wird. Der Hernieninhalt kann aus Leber, Netz und Intestinum mit Verlagerung von Magen, Duodenum oder sogar Kolon bestehen.

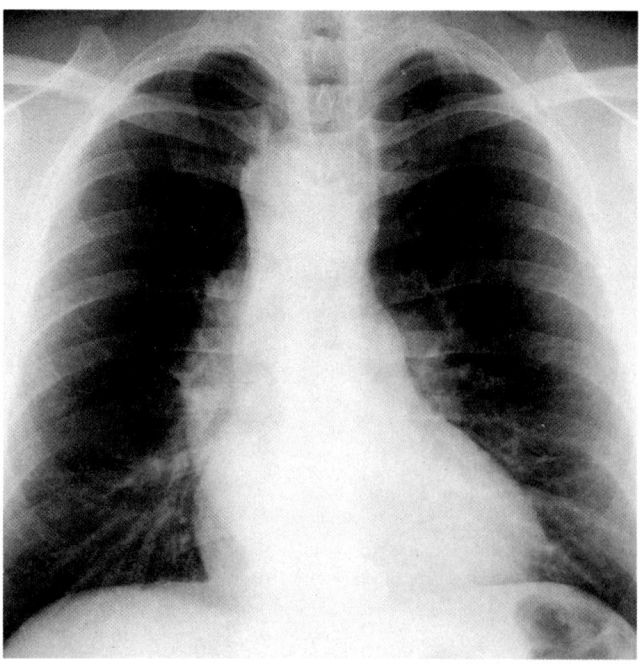

Abb. 27–7 Röntgen-Thoraxaufnahme eines 52jährigen Patienten mit Dextroposition der thorakalen Aorta und Ausbildung eines rechtsseitigen Aortenknopfes.

6.6.5 Sonderformen

Als Sonderform von Tumoren des mittleren Mediastinums sind tumoröse Veränderungen im anterioren Herz-Zwerchfell-Winkel zu erwähnen. Sie weisen meist Beziehungen zum Herzen bzw. zu kardialen Anhangsstrukturen auf. Eine typische und häufige Veränderung besteht in der ausgeprägten, perikardialen Fettgewebsvermehrung, die gegenüber zahlreichen anderen Veränderungen, z. B. Erkrankungen des Lungenparenchyms, pleuroperikardialen Krankheiten, aber auch Sekundärveränderungen des Diaphragmas und Hernien abgegrenzt werden muß.

6.7 Tumoren des hinteren Mediastinums

Im Vordergrund stehen Tumoren neurogenen Ursprungs und Ösophaguserkrankungen; 30% der posterioren Mediastinaltumoren sind maligne.

6.7.1 Neurogene Tumoren

Neurogene Neoplasien können von der Nervenscheide der Nervenzelle oder anderen Nervenelementen ausgehen. Tumoren der Nervenscheiden sind meist benigne, die der anderen Nervenstrukturen häufig maligne.

Tumoren der *peripheren Nerven* treten als Neurofibrome bzw. Neurofibrosarkome oder Neurilemmome (Schwannome) auf. Neurofibrome können mit einer generalisierten Neurofibromatose zusammentreffen und als Morbus Recklinghausen manifest werden. Bei den *sympathischen Ganglien* unterscheidet man benigne Ganglioneurome von malignen Neuroblastomen oder Sympathikoblastomen. Weiter können *Phäochromozytome* mit benigner oder maligner Erscheinungsform differenziert werden; die klinischen Befunde entsprechen einem Nebennierenphäochromozytom.

Neurogene Tumoren zeigen eine Altershäufung bei Kindern und Jugendlichen. Dies trifft vor allem für Neuroblastome und Ganglioneurome zu, während an Neurofibromen und Schwannomen jüngere Erwachsene erkranken. Die höchsten Inzidenzziffern weisen Neurofibrome und Schwannome sowie Ganglioneurome und Neuroblastome auf.

Radiologisch sind die Tumoren scharf begrenzt, rundlich oder oval und weisen eine homogene Dichte auf bei paravertebraler rechts- oder linksseitiger Lokalisation. Sie können sich von der oberen Thoraxapertur bis zum Diaphragma ausbreiten.

Verkalkungen sind eher selten und stellen keinen Indikator für die Dignität dar. Neurofibrome sind nicht selten durch eine Sanduhrform mit sekundärer Verbreiterung des Intervertebrallumens charakterisiert.

Die Sicherung der Diagnose gelingt durch Computertomographie, zusätzliche Angiographie und/oder Myelographie.

6.7.2 Ösophagustumoren

Als Erkrankungen des Ösophagus kommen Neoplasien, obere und mittlere Ösophagusdivertikel, Hiatushernien und die Bochdalek-Hernie in Frage.

Benigne Formen sind Leiomyome, Fibrome und Lipome. Das obere Ösophagusdivertikel (Zenker-Divertikel) entwickelt sich meist nach links, Divertikel im mittleren Ösophagusabschnitt sind häufig als Traktionsdivertikel Folge von entzündlichen (Lymphknotentuberkulose) Erkrankungen. Die Bochdalek-Hernie beruht auf einem angeborenen Zwerchfelldefekt und kann daher bereits im Kindesalter nachgewiesen werden.

Ösophaguskarzinome sind auf häufig konventionellen Röntgenbildern primär nicht sichtbar. Die Diagnose sichert ein Ösophagus-Breischluck.

6.7.3 Weitere Tumoren

Weitere Tumoren des hinteren Mediastinums kommen als verschiedenste Zysten vor und treten als neuroenterale Zysten, gastroenterale Zysten oder Zysten des Ductus thoracicus in Erscheinung. Sie sind extrem selten, häufig mit Wirbelsäulenmißbildungen verbunden und im Schmerzcharakter von vertebragenen Schmerzzuständen abzugrenzen.

Weiterführende Literatur

Adkins, R. B., M. D. Maples, J. D. Hainsworth: Primary malignant mediastinal tumors. Ann. Thorac. Surg. 38 (1984) 648.

Luke, W. P., F. G. Pearson, T. R. J. Todd: Prospective evaluation of mediastinoscopy for assessment of carcinoma of the lung. J. thorac. cardiovasc. Surg. 91 (1986) 53.

Lyons, H. A., G. L. Calvy, B. P. Sammons: The diagnosis and classification of mediastinal masses. Medicine 51 (1959) 897.

Munsell, W. P.: Pneumomediastinum. J. Amer. med. Ass. 202 (1967) 129.

Wychulis, A. R., W. S. Payne, O. T. Clagett: Surgical treatment of mediastinal tumors. J. thorac. cardiovasc. surg. 62 (1971) 379.

28 Thoraxwanderkrankungen

Peter Kleine

Inhalt

1 Definition

Die Erkrankungen der Thoraxwand umfassen anlagebedingte oder erworbene Skelettdeformitäten der Brustwirbelsäule und/oder der Rippen. Vornehmlich werden Skoliose, Kyphose und Trichterbrust unterschieden.

Bei der Skoliose der Wirbelsäule handelt es sich um eine laterale Knickbildung, bei der Kyphose um eine posteriore. Beide kommen meist kombiniert vor.

Die Trichterbrust ist charakterisiert durch eine Abnahme des sternovertebralen Diameters mit sekundärer Verlagerung des Herzens in den linken Thoraxraum. Je nach Prominenz der Rippen werden symmetrische von asymmetrischen Formen getrennt.

2 Kyphoskoliose

2.1 Ätiologie und Epidemiologie

Die Kyphoskoliose stellt die häufigste Wirbelsäulendeformität dar. Es wird eine Häufigkeit von vier auf 1000 Personen angegeben.

Ätiologisch können fünf Gruppen unterschieden werden. Neben einer idiopathischen Form werden angeborene, neurologische, myogene und traumatische Ursachen abgegrenzt. Zu den neurologischen Erkrankungen mit sekundärer Kyphoskoliose zählt z. B. die Poliomyelitis, zu den Muskelerkrankungen die Muskeldystrophie. Meist liegt jedoch eine idiopathische Form vor.

Überwiegend sind junge Frauen betroffen, das Geschlechtsverhältnis weiblich zu männlich beträgt 8 : 2.

Familiäre Häufungen einer Kyphoskoliose treten auf, es werden Angaben über eine bis zu zwanzigfach höhere Inzidenz bei betroffenen Familien gemacht.

2.2 Schweregrade

Die idiopathische Kyphoskoliose jüngerer Frauen bezieht meist sieben bis zehn betroffene Brustwirbel ein. Eine Schweregradbeurteilung erfolgt nach dem Cobb-Winkel. Hierzu wird jeweils eine Senkrechte auf die Deckplatte des obersten bzw. die Grundplatte des untersten Krümmungswirbels gebildet und der entstehende Winkel errechnet. Bronchopulmonale Symptome treten in der Regel erst ab einem Winkel über 70° auf. Nach größeren Sammelstatistiken weisen allerdings

25% der Kyphoskoliose-Patienten Winkel von mehr als 100° auf. Bei Manifestation der Wirbelsäulendeformität im jugendlichen Alter ist zudem mit einer durchschnittlichen Zunahme des Cobb-Winkels um 30° im Verlauf von 25 Jahren zu rechnen.

2.3 Symptome und Auswirkungen auf die Lungenfunktion

Jüngere Patienten vor Abschluß des Wachstums sind meist asymptomatisch. Klinische Zeichen einer respiratorischen Insuffizienz werden in der Regel erst in der vierten oder fünften Lebensdekade manifest. Leitsymptome sind dann Dyspnoe und Zyanose.

Die klassische pulmonale Funktionsbeeinträchtigung bei der Kyphoskoliose besteht in einer restriktiven Ventilationsstörung, d. h. einer Reduktion der statischen Lungenvolumina Vitalkapazität und Totalkapazität bei Nachweis normaler exspiratorischer Flußvolumina. Dabei existiert eine inverse Beziehung zwischen dem Krümmungswinkel der Skoliose und der Vitalkapazität in Prozent des Sollwertes. Bei der Berechnung von Sollwerten für die Lungenvolumina muß allerdings bei Zugrundelegen der aktuellen Körpergröße eine Unterschätzung der Sollvolumina bei Kyphose-Patienten berücksichtigt werden. Schwere restriktive Funktionsstörungen mit den Zeichen des kardiorespiratorischen Versagens treten etwa ab einer Vitalkapazität von gleich oder weniger als 40% des Sollwertes in Erscheinung.

Neben der restriktiven Störung der Atemmechanik kommt es in der Regel bei erwachsenen Kyphoskoliose-Patienten zu charakteristischen Änderungen der arteriellen Blutgase. Im Vordergrund steht dabei eine Hypoxämie bei niedrigen bis normalen CO_2-Druckwerten und ausgeglichenem pH-Wert. Als Ursachen der Hypoxämie und der damit verbundenen Zunahme der alveoloarteriellen Sauerstoff-Druckdifferenz werden eine alveoläre Hypoventilation bei niedrigen Atemzugvolumina, erhöhte Totraumquotienten (Verhältnis von Totraum zu Atemzugvolumen) und verkürzte Kontaktzeiten des Erythrozyten im (einseitig?) reduzierten kapillären Gefäßbett diskutiert. Gegen eine alveoläre Hypoventilation sprechen allerdings zunächst meist normale bis niedrige CO_2-Drücke. Gravierender für die Abnahme der arteriellen O_2-Druckwerte scheinen vielmehr Ventilations-Perfusions-Inhomogenitäten zu sein. Auf dem Boden einer im Vergleich zur Perfusion verminderten Ventilation auf der konvexen Seite der Deformität ergeben sich niedrige Ventilations-Perfusions-Quotienten, die sich wegen der unterschiedlichen Dissoziationskurve auf den arteriellen O_2-Druck, nicht aber – oder erst im fortgeschrittenen Stadium – auf den CO_2-Druck auswirken.

Als Folge der Hypoxämie treten im Spätstadium schwerer kyphoskoliotischer Thoraxdeformitäten Lungenhochdruck und Cor pulmonale in Erscheinung. Neben der Hypoxämie spielen wahrscheinlich auch sekundäre Umbauvorgänge der Lungengefäße mit einer Rarefizierung des Kapillarbettes als Ursache der pulmonalen Hypertonie eine Rolle. Das dekompensierte Cor pulmonale steht neben bronchopulmonalen Infektionen mit 60% als Todesursache von Patienten mit Kyphoskoliose ganz im Vordergrund.

2.4 Therapie

Die Behandlung der Kyphoskoliose besteht in Abhängigkeit vom Schweregrad in chirurgisch-orthopädischen Maßnahmen. Eine frühzeitige Anwendung der Korrekturverfahren bereits im jugendlichen Alter scheint einen günstigen Einfluß auf den Gasaustausch und – allerdings geringgradiger – auf die Ventilationsparameter zu besitzen.

3   Trichterbrust

3.1 Ätiologie

Die Ätiologie der Trichterbrust (Pectus excavatum) ist unbekannt, ein übermäßig ausgebildeter Zug des Diaphragmas am unteren Sternalabschnitt und eine primäre linksseitige Anlage des Herzens werden diskutiert.

Eine Vererbung zur Trichterbrust scheint nicht zu bestehen, allerdings kommt die Thoraxdeformität gehäuft im Zusammenhang mit vererblichen Erkrankungen wie Marfan-Syndrom und anderen Bindegewebserkrankungen vor.

3.2 Schweregrad und Röntgenbefund

Der Schweregrad richtet sich nach dem radiologisch auf Thorax-Seitenaufnahmen zu ermittelnden sternovertebralen Abstand (Abb. 28–1). Entsprechend der Einteilung von Fabricius werden schwere Formen von 0–5 cm, mittelschwere von 5–10 cm und leichte von über 10 cm Abstand unterschieden.

Als weiterer typischer Röntgenbefund ist die Linksverlagerung des Herzens anzusehen. Durch gleichzeitige Drehung der Herzachse werden im EKG nicht selten auch bei Erwachsenen juvenile Lagetypen und/oder ein inkompletter Rechtsschenkelblock abgeleitet.

3.3 Symptome und Auswirkungen auf die Lungenfunktion

Patienten mit Trichterbrust sind meist asymptomatisch; über Dyspnoe bzw. Belastungsdyspnoe, Arrhythmien mit Palpitationen und Thoraxschmerzen in abnehmender Häufigkeit wird geklagt.

Über die Auswirkungen auf die Lungenfunktion gibt es divergierende Mitteilungen in der einschlägigen Literatur. In den meisten Fällen werden zwar Normalbe-

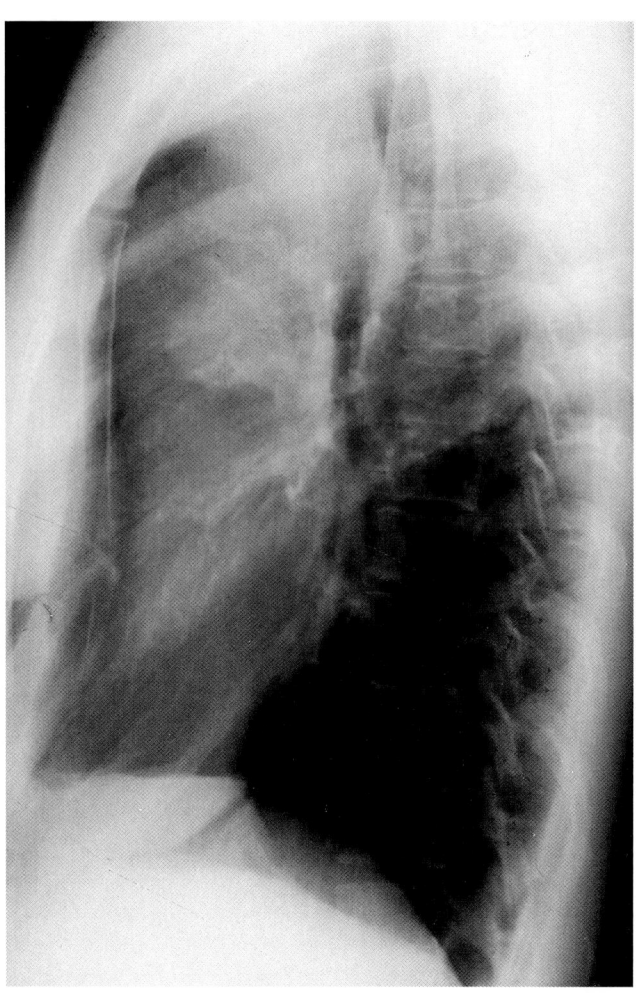

Abb. 28–1 Seitliches Thorax-Röntgenbild bei Trichterbrust mit Verkürzung des sternovertebralen Thoraxdurchmessers.

funde für Atemmechanik und Gasaustausch berichtet, einige Publikationen weisen aber auf z. T. sogar schwere restriktive Funktionsstörungen hin, die jedoch meist ohne Konsequenzen auf den Gasaustausch für Sauerstoff sind.

Die arterielle Blutgasanalyse zeigt im Gegensatz zu Patienten mit Kyphoskoliose auch bei schwerer Trichterbrust regelhaft normale Befunde. Selbst bei ergometrischen Untersuchungen ergeben sich ganz überwiegend den Ergebnissen herz-/lungengesunder Probanden vergleichbare Daten der Belastbarkeit und des Belastungsverhaltens. Dies bedeutet, daß belastungsinduzierte Abnahmen des arteriellen Sauerstoffdruckes und sekundäre Zunahmen der alveoloarteriellen Sauerstoff-Druckdifferenz bei Patienten mit Trichterbrust selbst bei von den Patienten angegebener Belastungsdyspnoe nicht auftreten. Auch die übrigen Ventilationsparameter wie Atemminutenvolumen, Totraumquotient und Atemzugvolumen weichen nicht von den Befunden herz-/lungengesunder Probanden ab.

3.4 Therapie

Auch für Trichterbrustdeformitäten liegen orthopädische Korrekturverfahren vor; die Größe und das Risiko des Eingriffes sollten allerdings zur Schwere der Funktionsstörung ins Verhältnis gesetzt werden. Bei meist nur geringer Beeinträchtigung der Lungenvolumina und in der Regel normalem Gasaustausch für O_2 und CO_2 kommen bei der überwiegenden Anzahl der Patienten lediglich krankengymnastische Übungsbehandlungen in Betracht. Orthopädische Interventionen bleiben Einzelfällen vorbehalten.

Weiterführende Literatur

Bergofsky, E. H., G. M. Turino, A. P. Fishman: Cardiorespiratory failure in kyphoscoliosis. Medicine (Baltimore) 38 (1959) 263.

Fabricius, J., H. G. Davidson, A. T. Hansen: Cardiac function in funnel chest. Danish Med. Bull. 4 (1957) 251–267.

Fink, A., A. Revin, J. F. Murray: Pectus Excavatum. Arch. intern. Med. 108 (1961) 427–437.

Freyschuss, U., U. Nilsonne, K. D. Lundgren: Idiopathic scoliosis in old age. I. Respiratory function. Acta Med. Scand. 184 (1968) 365.

Hecker, W. Ch., U. Pöschl, W. Billinger: Trichterbrust und Kielbrust. Münch. med. Wschr. 119 (1977) 559–564.

Kafer, E. R.: Idiopathic scoliosis: Mechanical properties of the respiratory system and the ventilatory response to carbon dioxide. J. Clin. Invest. 55 (1975) 1153.

Kleine, P., H. Fabel, B. Ringe: Ruhe-Lungenfunktion und Belastungsverhalten bei Patienten mit Trichterbrustdeformität. Atemwegs-Lungenkr. 6 (1980) 143.

Schmahl, K.: Körperliche Leistungsfähigkeit bei Patienten mit Trichterbrust. Chir. Praxis 19 (1975) 461–470.

Zorab, P. A.: Chest deformities. Brit. Med. J. 1 (1966) 155.

Teil D

29 Beziehungen zwischen Lungenerkrankungen und anderen Organsystemen

Helmut Fabel★ und Hermann Schwarting★★

Inhalt

★ Kapitel 29.1–29.9
★★ Kapitel 29.10

29.1   Lunge und Allgemeinerkrankungen

29.1.1   Einleitung

Infolge ihrer unmittelbar lebenserhaltenden Funktionen ist die Lunge mit ihren empfindlichen Strukturen sowohl als mechanischer als auch als „biochemischer" Filter in den Krankheitsprozeß anderer Organe einbezogen. Die sich daraus ergebenden Funktionsstörungen und Komplikationen können zum Hauptsymptom der Erkrankung werden und die Prognose entscheidend bestimmen. So führen

– eine Beinvenenthrombose zu Lungenembolie
– eine Sepsis zu Schocklunge
– eine Sichelzellanämie zu Mikroembolien der Lunge und Pneumonie

Beteiligungen der Lunge an Allgemeinerkrankungen bzw. an anderen Organerkrankungen sind z. T. eindeutig definierte Krankheitsbilder, wie z. B. die Lungenbeteiligungen bei generalisierten Vaskulitiden (M. Wegener), bei fibrosierenden Erkrankungen (Kollagenosen) und Granulomatosen (Sarkoidose). Die Erkrankung kann dabei der Manifestation in anderen Organen vorausgehen, wie z. B. bei Goodpasture-Syndrom und bei Sklerodermie. Darüber hinaus bestehen aber weitere wichtige Rückwirkungen anderer Organerkrankungen auf Struktur und Funktion der Lunge.

29.1.2   Atemmuskelermüdung

Neben der bekannten Atemmuskelermüdung im Rahmen einer erhöhten Atemarbeit, insbesondere bei schweren obstruktiven Lungenerkrankungen und bei extremen Lungenfibrosen kann die Muskulatur auch im Rahmen anderer Erkrankungen so geschwächt sein, daß sie auch bei gering gestörter Lungenmechanik eine Ateminsuffizienz begünstigen oder verursachen kann (Tab. 29–1; s. a. Kap. 17 und Kap. 28).

Übergewicht

Unabhängig vom sog. Obesitas-Ateminsuffizienzsyndrom (Pickwick-Syndrom) kann man bei Adipositas eine erhöhte Ermüdbarkeit der Atemmuskulatur, insbesondere des Zwerchfells, finden. Diese ist überwiegend die Folge einer erhöhten Atemarbeit, insbesondere der extrapulmonal geleisteten Atemarbeit (Brust-

Tabelle 29–1   Faktoren, die den Energiehaushalt der Atemmuskulatur beeinflussen (nach [2]).

Energiebereitstellung
– Muskeldurchblutung
  (Herzzeitvolumen, lokale Perfusionsstörung)
– O_2-Gehalt des arteriellen Blutes
  (Hb-Konzentration, Hb-Sättigung)
– Konzentration von Glukose und freien Fettsäuren im Blut
– Unfähigkeit des Muskels, Energie aus dem Blut zu extrahieren
  (z.B. bei Sepsis, schwerer Azidose, Zyan- oder CO-Vergiftung)

Energievorräte
– Ernährungszustand (Muskelglykogen, ATP)
– metabolische Störungen, Katabolismus (Sepsis, Tumor)
– verändertes intrazelluläres Milieu (Azidose, Medikamente)

ernährungsbedingte und toxische Muskelatrophie
(z.B. Tumorleiden)

wand), der veränderten Atemmechanik bei Zwerchfellhochstand und bei erhöhtem intraabdominellen Druck, einer geringen Hypoxämie (hochfrequente, kleinvolumige Atmung) sowie einiger nicht eindeutig geklärter atemregulatorischer Störungen.

Malnutrition

Malnutrition mit Untergewicht schwächt unabhängig von der Genese die Leistungsfähigkeit der Atmungsmuskulatur. Bei normaler Lungenmechanik mit normaler Atemarbeit sind keine Auswirkungen auf die Lungenfunktion zu erwarten. Bei erhöhter Atemarbeit und damit erhöhtem Energiebedarf, z. B. bei obstruktivem Lungenemphysem (Typ pink puffer), gewinnt die Muskelermüdung an Bedeutung. Elektrolytmangel, Muskelmembrandysfunktion und Substratmangel sind als Ursachen anzusehen. Die Muskelermüdung mit terminaler Ateminsuffizienz bei kachektischen Tumorpatienten wird dadurch jedoch nur teilweise erklärt (s. paraneoplastische Syndrome).

Schilddrüsenerkrankungen

Sowohl die akute Schilddrüsenüberfunktion (Thyreotoxikose) als auch die Unterfunktion können zu einer Schwäche der Atemmuskulatur führen. Bei einer Thyreotoxikose findet sich regelhaft eine Reduktion der Vitalkapazität, ohne daß die Ursachen eindeutig geklärt sind bzw. ohne daß diese Ventilationsstörung eindeutig auf eine Atemmuskelschwäche zurückgeführt werden kann. Bei einer Schilddrüsenunterfunktion dürften eine myxömatöse Veränderung der Brustwand und eine Demyelinisierung des Nervus phrenicus als Ursache der Muskelschwäche im Vordergrund stehen.

Hypophysäre Störungen

Ein Mangel an hypophysären Hormonen kann mit einem Abfall der Lungenvolumina (VK, TK) einhergehen. Eine langfristige Erhöhung des Wachstumshormons (Akromegalie) hingegen vergrößert die Lungenvolumina. Schwerwiegende Atemstörungen sind nicht zu erwarten, es sei denn, eine Akromegalie mit Makroglossie führt zu einem obstruktiven Schlaf-Apnoe-Syndrom (s. Kap. 17). Erwähnenswert ist, daß Hypoxie und Hyperkapnie eine Steigerung der ACTH-Freisetzung, einen Anstieg der Glukokortikoide und auch der Katecholamine bedingen und dadurch vielfältige kardiopulmonale Effekte und Rückwirkungen auf den Muskelstoffwechsel eintreten können.

Biochemische Veränderungen, Arzneimittelwirkungen

Eine schwere respiratorische Azidose vermindert die Kontraktilität der Myofibrillen. Bei kritisch Kranken mit Sepsis oder Schock spielen neben der Azidose auch Hypophosphatämie und parenterale (Mal)-Nutrition eine wichtige Rolle bei der oft entstehenden Ateminsuffizienz. Malnutrition und Hypophosphatämie sind auch häufig Befunde bei Ateminsuffizienz in Verbindung mit chronischem Alkoholismus.

Pharmaka mit nachgewiesener Wirkung auf die Skelettmuskulatur sind u.a. Aminoglykoside und Polypeptidantibiotika. Sedativa und Psychopharmaka wirken nicht nur auf das Atemzentrum, sondern haben eine deutliche myotonolytische Wirkung, die bei vorbestehender chronischer Atemmuskulaturüberforderung (z. B. schweres Asthma bronchiale) fatal sein kann [1].

Literatur

1. Baydur, A.: Respiratory Muscle Function in Systemic Disorders. Sem. Resp. Med. 9 (1988) 223.
2. Roussos, C.: The failing ventilatory pump. Lung 160 (1982) 59.

29.2   Lunge und Herz-Kreislauf-System

Die Möglichkeit der Entwicklung einer Ateminsuffizienz im Rahmen einer Linksherzinsuffizienz ist in Abbildung 29–1 dargestellt. Die wesentlichen Faktoren dafür sind das Mißverhältnis zwischen verminderter pulmonaler Sauerstoffaufnahme und verminderter Gewebeperfusion einerseits und erhöhtem Sauerstoffbedarf und erhöhter Arbeit der Atemmuskulatur andererseits.

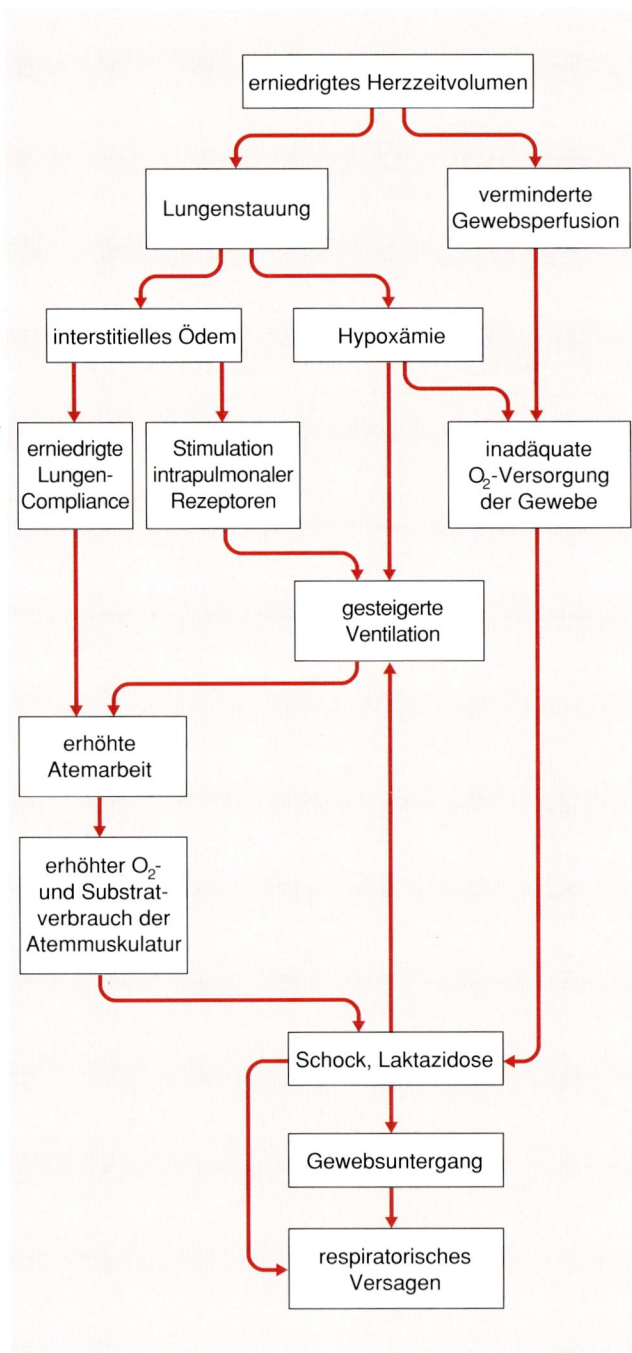

Abb. 29–1   Entstehung von Muskelermüdung und Ateminsuffizienz bei erniedrigtem Herzzeitvolumen.

29.3 Lunge und Bindegewebe

Der systemische Lupus erythematodes und die Dermatomyositis sind als Lungenerkrankungen gesondert beschrieben (s. Abschn. 29.10). Beide Krankheitsbilder

können zu einer Dysfunktion der Atemmuskulatur führen, bei hochdosierter Steroidtherapie kann eine Atemmuskelschwäche auftreten.

29.4 Lunge und Haut

Sklerodermie, Dermatomyositis und Neurofibromatose sind als Lungenerkrankungen gesondert behandelt. Zur Ausbildung von Trommelschlegelfingern als Symptom kommt es bei vielfältigen Lungenerkrankungen (s. Kap. 5).

Teleangiektasien

Teleangiektasien sind in aller Regel nicht auf die Haut beschränkt. Bei der heriditären Osler Teleangiektasie finden sich bei 15% der Patienten pulmonale arteriovenöse Fisteln. Sie können im Computertomogramm, in der konventionellen Tomographie oder im Angiogramm meist als kleine kommaförmige Verschattungen, bevorzugt in den Mittel- und Unterfeldern, erkannt werden. Patienten mit ausgeprägter pulmonaler Teleangiektasie entwickeln im Gefolge eines pulmonalen Shunts eine Zyanose, eine Polyglobulie und Trommelschlegelfinger. Bei ausgeprägter Symptomatik (Hämoptoe, arterielle Hypoxämie, Herzhypertrophie) sollte eine Embolisierung oder eine chirurgische Resektion erwogen werden. Hingegen findet sich beim Ataxie-Teleangiektasie-Syndrom des Kindes eine Trias von Teleangiektasie, zerebellarer Ataxie und sinobronchopulmonalen Infekten. Letztere sind Folge eines Immundefektes bei Thymushypoplasie.

Yellow-nail-Syndrom

Das sog. Yellow-nail-Syndrom ist die Trias von gelben Fingernägeln, Lymphödem und pleuropulmonalen Symptomen wie Pleuraergüssen, gehäuften bronchialen Infekten und Bronchiektasenbildung. Das Krankheitsbild ist angeboren, die Ursache unbekannt, möglicherweise genetisch bedingt. Die Pleuraergüsse können durch eine gestörte Lymphdrainage der Lunge erklärt werden. Andere Erkrankungen, die ebenfalls zu einer Gelbverfärbung der Finger und Fußnägel führen können, sind die chronische Polyarthritis, die Hypothyreose, das nephrotische Syndrom oder Immundefekte.

Morbus Behçet

Die Behçet Erkrankung ist eine extrem seltene, mit Fieber einhergehende granulomatöse Vaskulitis, bei der eine ulzeröse Beteiligung der Schleimhäute (Mund, Genitale) und eine Iridozyklitis im Vordergrund stehen. Bei 5% der Patienten kommt es zu einer Lungenbeteiligung, die sich radiologisch durch fleckige Infiltrate und klinisch durch Hämoptysen auszeichnet. Die Hälfte der Patienten mit Hämoptysen verstirbt auch daran [1].

Literatur

1. Sharma, O. P.: Selected Pulmonary Cutaneous Syndromes. Sem. Resp. Med. 9 (1988) 239.

29.5   Lunge und Leber

Im Verlauf von Lebererkrankungen, insbesondere bei Bestehen einer Leberzirrhose ergeben sich zahlreiche pleuropulmonale Komplikationen und Lungenfunktionsstörungen. Die wichtigsten sind in Tabelle 29–2 zusammengefaßt.

Regelmäßig lassen sich bei Leberzirrhose Lungenfunktionsstörungen nachweisen, die Folge einer pulmonalvaskulären Dilatation sind und die sich in einer erhöhten Kurzschlußdurchblutung, arterieller Hypoxie und Störungen des Ventilations-Perfusions-Verhältnisses äußern. Die Pleuraergüsse sind überwiegend durch transdiaphragmalen Übertritt von Aszites in den Pleuraraum bedingt. Kommt es zu einem akuten Leberversagen, wird nicht selten auch ein Lungenödem beobachtet.

Die Pleuraergüsse, die bei fast 50% der Patienten während *Ösophagusvarizensklerosierung* beobachtet werden, sind nur zum Teil durch eine mögliche Zunahme des Aszites bedingt; häufiger sind sie unmittelbare Folge einer Alteration der mediastinalen Pleura durch das Sklerosierungsmittel oder Komplikationen einer kontrastmittelbedingten Lungenfiltration, die toxisch, septisch (Einbringen von Bakterien über den Ösophagus in die Lungenstrombahn) oder auch aspirationsbedingt sein können.

Tabelle 29–2   Beobachtete Lungenveränderungen bei Lebererkrankungen.

Leberzirrhose	
– Hypoxämie	
– intrapulmonale Shunts	
– Ventilations-Perfusions-Störung	
– verminderte Diffusionskapazität	
– Pleuraergüsse	vor allem
– Zwerchfellhochstand	bei
– basale Atelektasen	Aszites

nach Sklerosierungstherapie von Ösophagusvarizen
– Pleuraerguß
– retrosternaler Schmerz
  (Mediastinitis?)
– Lungeninfiltrate
– Lungenödeme
– ösophagobronchiale Fistel

bei chronisch aggressiver Hepatitis und primär biliärer Zirrhose
– fibrosierende Alveolitis
– Lungenfibrose
– Lungeninfiltrate
– Pleuraschwielen

Schließlich sei erwähnt, daß Patienten mit Lebertransplantation infolge der immunsuppressiven Therapie zu einer Vielzahl bakterieller und – besonders fatal – pilzbedingter Pneumonien neigen [1].

Literatur

1. Sherlock, S. L.: The Liver-Lung Interface. Sem. Resp. Med. 9 (1988) 247.

29.6 Lunge und Magen–Darm–Trakt

29.6.1 Gastroösophagealer Reflux

Ätiologie

Ein akuter gastroösophagealer Reflux kann zu akuten lebensbedrohlichen Aspirationspneumonien führen (Beispiel Mendelson-Syndrom). Unbemerkte, insbesondere nächtliche Mikroaspirationen werden für flüchtige Lungenfiltrate, die Entwicklung idiopathischer Lungenfibrosen und für nächtliche Asthmaanfälle verantwortlich gemacht. Die wichtigsten Faktoren, die einen gastroösophagealen Reflux begünstigen, sind in Tabelle 29–3 aufgeführt. Zusätzlich ist zu bedenken, daß auch stenosierende Ösophaguserkrankungen wie Tumoren und narbige Strikturen einen Reflux von Speichel und Speiseresten bedingen können, die ähnliche bronchopulmonale Symptome wie die Aspiration von Mageninhalt hervorrufen können.

Folgende Zusammenhänge sind in den letzten Jahren intensiv diskutiert worden:
– Auslösung von Asthmaanfällen durch Säurereflux
– Entstehen von Lungenfibrosen durch Magensaftaspiration
– Veränderungen der Lungenfunktion bei Magenulcera
– Verstärkung von Reflux und respiratorischen Symptomen durch Bronchospasmolytika (Theophyllin, Beta-Sympatikomimetika)

Die Auslösung von bronchospastischen Attacken infolge Aspiration von saurem Mageninhalt bei Patienten mit hyperreagiblem Bronchialsystem gilt als erwiesen und ist leicht verständlich. Ein nächtlicher „Silent-Gastro-Ösophagealreflux" dürfte Ursache mancher nächtlichen Husten- und Asthmaattacken sein. In diesem Zusammenhang ist es von Bedeutung, daß auch die refluxbedingte Hustenattacke unspezifisch den Asthmaanfall triggern kann.

Von größerem Interesse ist aber die Tatsache, daß offensichtlich allein die Säurestimulation ösophagealer Schleimhautrezeptoren (ohne bronchopulmonale Aspiration von Magensaft) bei Asthmapatienten zu einem Bronchospasmus führen kann. Von Bedeutung ist sicherlich auch, daß Hustenattacken mit plötzlicher Erhöhung des intraabdominellen Drucks sowie der abnorm tiefe Zwerchfellstand beim Asthmaanfall einen gastroösophagealen Reflux begünstigen können.

Klinische Befunde

Die wichtigsten respiratorischen Symptome eines Refluxes bzw. einer Mikroaspiration sind nächtliches Brennen hinter dem Sternum (oft als Angina pectoris fehlgedeutet), Heiserkeit und nächtliche Hustenattacken oder Dyspnoeanfälle mit Giemen. Auch Apnoeanfälle wurden insbesondere bei Kindern beobachtet. Als Ursache vermutet man eine Stimulation laryngealer Rezeptoren. Bei der Untersuchung von Patienten mit Lungenkomplikationen infolge Reflux fällt meist neben den unspezifischen Symptomen einer Bronchitis eine Rötung des Rachens mit Entzündung der hinteren Stimmbandregion auf (sog. „Acid"-Laryngitis). Voraussetzung für den Beweis einer kausalen Verknüpfung von respiratorischen Symptomen und gastroösophagealem Reflux ist der Nachweis des Refluxes, der sich allerdings sehr schwierig gestalten kann.

Sicherung der Diagnose

Als Methoden zum Nachweis eines gastroösophagealen Refluxes kommen in Frage
– Barium-Breischluck in Kopftieflage
– Ösophagoskopie
– Ösophagusmanometrie
– intraösophageales pH-Monitoring
– Nachweis einer Aspiration mit Radionukliden, auch Thoraxscan nach Instillation von kolloidalem 99^m-Techneciumsulfat in den Magen

Tabelle 29–3 Faktoren, die eine Refluxösophagitis begünstigen.

– anatomische Veränderungen
  z. B. Hiatushernie
– verminderter Tonus der Kardia
  z. B. medikamentös bedingt
– gestörte Reinigungsfunktion des Ösophagus
  z. B. Gravidität, Sklerodermie
– Veränderungen des Mageninhalts
  Hypersekretion, Hyperazidität
  Magenentleerungsstörungen
  duodenogastrischer Reflux
– erhöhter intraabdominaler Druck
  z. B. Adipositas, Aszites, Gravidität
– Körperposition
  z. B. Horizontal – Kopftieflage

Zum Nachweis refluxbedingter Asthmaanfälle wird auch eine Säureperfusion des Ösophagus bzw. das Trinken von verdünnter Salzsäure empfohlen, wobei das Auftreten entsprechender respiratorischer Symptome während der Prozedur als Beweis gilt.

Hervorzuheben ist, daß alle Tests falsch-negativ sein können und daß auch der fehlende endoskopische Nachweis einer Refluxösophagitis nicht gegen gelegentliche Refluxepisoden bzw. gegen eine Aspirationspneumonie spricht.

Folgen

Es erscheint nachvollziehbar, daß wiederholte Mikroaspirationen mit nachfolgenden Aspirationspneumonien eine Lungenfibrose verursachen können. Die vorliegenden Studien belegen eine Häufung von gastroösophagealem Reflux bei idiopathischen Lungenfibrosen, d. h. bei Fibrosen ohne andere erkennbare Ursache (54%) gegenüber Lungenfibrose bekannter Ursache (27%) und gegenüber „Matched controls" (8,5%). Kritisch ist jedoch anzumerken, daß sich hinter sog. idiopathischen Fibrosen nicht diagnostizierte Kollagenosen (z. B. Sklerodermie mit Beteiligung von Lunge und Ösophagus) verbergen können.

Außerdem dürfte von Bedeutung sein, daß insbesondere bei schweren Lungenfibrosen, zu denen in der Regel die idiopathischen Lungenfibrosen gehören, infolge der veränderten intraösophagealen Druckverhältnisse (inspiratorisch hochnegative Drucke) ein Reflux begünstigt werden kann.

29.6.2 Magen-Darm-Ulcera

Ein Zusammenhang zwischen Magen-Duodenal-Ulcera und obstruktiven Lungenerkrankungen wurde bisher eher dahingehend interpretiert, daß die antiobstruktive Therapie mit Steroiden eine Neigung zu Ulcera verstärke. Im Gegensatz zur chronischen Polyarthritis, bei der unter Therapie mit Steroiden und nichtsteroidalen Antiphlogistika eine Häufung von gastroduodenalen Ulcera beobachtet wurde, ist ein solcher Zusammenhang für Patienten mit Asthma bronchiale und obstruktiver Bronchitis nie bewiesen worden, wenn nicht bereits vorher eine Ulkuskrankheit bestand. Auf der anderen Seite gibt es Untersuchungen, daß bis zu 40% der Patienten mit chronisch-obstruktiven Lungenerkrankungen und Emphysem Magenulcera aufweisen. Eine genauere Analyse zeigt jedoch, daß offensichtlich nur Patienten, die an rezidivierenden Magenulcera (und nicht an Duodenalulcera) leiden, gehäuft auch eine Reduktion von Vitalkapazität und Einsekundenwert aufweisen. Die Zusammenhänge sind noch ungeklärt. Vermutet wird, daß eine gemeinsame embryologische Herkunft (Ektoderm) auch eine gemeinsame Veränderung von Oberflächenstruktur und Funktion, z. B. eine Surfactant-Störung in Lunge und Magen, bewirken könnte.

29.6.3 Arzneimittelwirkungen

Seit 1973 ist aus Tierexperimenten bekannt, daß Adrenalin und Theophyllin den Tonus des unteren Ösophagussegmentes herabsetzen. Diese Befunde wurden inzwischen auch für den Menschen bestätigt. Betaadrenergika und Theophyllin können in therapeutischen Dosen einen gastroösophagealen Reflux begünstigen. So konnte bei 62% von Patienten, die Theophyllin in therapeutischen Dosen erhielten, ein gastroösophagealer Reflux nachgewiesen werden, 73% dieser Patienten klagten über retrosternale Schmerzen. Somit erscheint ein Circulus vitiosus zwischen Asthma, bronchodilatierender Therapie und Reflux denkbar, der die Asthmaerkrankung unterhält. Die klinische Relevanz ist noch unzureichend geklärt.

In den komplizierten Beziehungen zwischen Husten – obstruktiver Bronchitis – antiobstruktiver Therapie muß zusätzlich berücksichtigt werden, daß auch Zigarettenrauchen den unteren Ösophagustonus herabsetzt und daß der sog. Raucherhusten auch eine Refluxkomponente haben kann [1, 2].

Literatur

1. Gurevitch, M. J., J. E. Valenzuela: Lung and Gastroesophageal Disorders. Sem. Resp. Med. 9 (1988) 254.
2. Williams, A.: Pulmonary Disease Associated with Gastrointestinal Disorders. Sem. Resp. Med. 9 (1988) 262.

29.7   Lunge und Blut

Erbliche Hämoglobinopathien, die sich durch eine veränderte Globinstruktur und eine verminderte Verformbarkeit der Erythrozyten auszeichnen, führen fast gesetzmäßig auch zu pulmonalen Störungen. So zeichnet sich die bei der weißen Rasse extrem seltene Sichelzellanämie durch die Trias hämolytische Anämie, multiple Mikrogefäßverschlüsse durch rigide Erythrozyten und durch rezidivierende Infektionen aus. Die pulmonale Manifestation dieser Gefäßokklusion bedingt multiple Lungeninfiltrate (Infarkte) oft mit pleuraler Beteiligung (Pleuraschmerz) und nachfolgend Infektion (Infarktpneumonie). Bei etwa 30% der Patienten mit Sichelzellanämie verläuft das Krankheitsbild schubweise und hoch akut, wobei Schmerz, Husten, Fieber und eitriger Auswurf die führenden Symptome sind (sog. acute-chest-Syndrom).

Superinfektionen der nekrotischen Lungenabschnitte erfolgen gehäuft mit Pneumokokken und Hämophilus influenzae. Man hat deshalb in Analogie zu den gehäuften Pneumokokkenpneumonien bei Splenektomie eine gestörte Milzfunktion bei dieser Erkrankung für das erhöhte Infektrisiko angeschuldigt und deshalb auch eine prophylaktische Pneumokokkenvakzination empfohlen. Lokale Abwehrdefekte, bedingt durch Lungengewebsischämie bzw. durch Infarkt dürften aber die wichtigeren Faktoren für die Entstehung der Pneumonie sein [1].

Literatur

Johnson, L. S., T. D. Verdegen: Pulmonary Complications of Sickle Cell Disease. Sem. Resp. Med. 9 (1988) 287.

29.8 Lunge und Niere

Bei chronischen Nierenerkrankungen kann die Lungenfunktion direkt durch Überwässerung, Verkalkungen und Pleuraergüsse beeinträchtigt sein, aber auch indirekt durch Linksherzversagen, eine Anämie, Störungen des Säure-Basen-Haushaltes oder als Folge eines zellulären oder humoralen Immundefektes (s. Tab. 29–4).

29.8.1 Chronisches Nierenversagen und Urämie

Die häufigste Störung ist das urämische Lungenödem, das nicht allein durch eine Überwässerung und toxische Kapillarschädigung erklärt werden kann, sondern für das auch eine linksventrikuläre Myokardschädigung, eine arterielle Hypertonie und eine Hypoproteinämie im Rahmen einer komplizierten multifaktoriellen Entstehung eine Rolle spielen können. Zusätzlich kann eine toxisch-urämische Pneumonitis oder Pneumonie infolge einer gestörten Immunität komplizierend hinzukommen. Daraus erklärt sich auch die mögliche Entwicklung einer Lungenfibrose, die allerdings klinisch selten in Erscheinung tritt, sondern eher eine autoptische Diagnose darstellt.

Pleuraergüsse und *Pleuraverschwielungen* finden sich bei etwa 20% der Urämiepatienten und gelten als typische Komplikationen eines chronischen Nierenversagens. Sie sind häufig mit einer urämischen Perikarditis vergesellschaftet, haben aber keinen strengen Bezug zur Höhe der Kreatinin-Serumkonzentration. Die eintretende Pleuraverschwielung kann gelegentlich zu einer schweren restriktiven Ventilationsstörung führen. Ursächlich für eine ausgedehnte fibrinöse Umschwielung der Lunge dürften rezidivierende Blutungen in den Pleuraraum sein.

Bei Urämiepatienten wurden gelegentlich auch *erhöhte pulmonalarterielle Drucke* gemessen, deren Ursache ebenfalls multifaktoriell sein dürfte (chronische Lungenstauung, Lungenfibrose, Azidose, rezidivierende Lungenembolien); klinisch steht ein Cor pulmonale selten im Vordergrund.

Pulmonale Verkalkungen sind bei Patienten mit chronischem Nierenversagen nach pathologisch-anatomischen Untersuchungen die häufigste Lokalisation von Weichteilverkalkungen; ihre klinische Relevanz ist jedoch gering. Sie sind Folge des gestörten Kalziumstoffwechsels bzw. eines sekundären Hyperparathyreoidismus. Wesentliche Störungen der Lungenfunktion sind dabei selten.

Als indirekte Störungen der Lungenfunktion sind in erster Linie Störungen der linksventrikulären Funktion, sei es als Folge einer metabolischen Störung, einer Koronarsklerose oder einer arteriellen Hypertonie zu nennen. Die Herzarbeit ist zudem durch die renale Anämie und die dadurch bedingte Steigerung des Herzzeitvolumens erhöht.

Als weitere indirekte Noxen für die Lungenfunktion einerseits und einer gestörten Sauerstoffversorgung der Gewebe andererseits sind Azidose, Hyperphosphatämie und eine veränderte 2,3-Diphosphorglycerat-Konzentration der Erythrozyten mit dadurch bedingter Verlagerung der Hämoglobindissoziationskurve zu nennen.

Inwieweit eine allgemein angegebene Muskelschwäche bei chronischer Urämie auch eine klinisch relevante Schwäche der Atemmuskulatur bedingt, ist noch nicht hinreichend untersucht.

Tabelle 29–4   Störungen der Lungenfunktion bei Nierenkrankheiten (nach [1]).

direkt
– urämisches Lungenödem und Lungenentzündung
– Lungenverkalkungen
– Lungenfibrose
– Pleuraergüsse, Pleuraschwiele
– pulmonale Hypertonie
– verschiedenes (z. B. Amyloidose, Hämosiderose)
indirekt
– Linksherzversagen
– Anämie, veränderte Hb-O_2-Affinität
– Immundefekte
– Muskelschwäche?

29.8.2 Hämodialyse

Bei dialysepflichtigen Patienten findet man regelhaft einen Abfall des arteriellen Sauerstoffdruckes während bzw. nach der Dialyse. Es konnte gezeigt werden, daß diese Störungen des Gasaustausches besonders ausgeprägt ist, wenn Filtersysteme mit großer Porengröße verwendet werden, bei denen Mikrothromben in die Lungenzirkulation gelangen können. Aber auch die Bikarbonatkonzentrationen des Dialysats sowie rasch sich ändernde pH-Werte scheinen einen Einfluß auf den Sauerstoffgehalt des arteriellen Blutes zu haben. Es ändert sich dabei nicht nur die Hämoglobindissoziationskurve, sondern es kommt auch, infolge der physiologischen Korrektur der metabolischen Azidose zu einer Verminderung des Atemantriebes und damit zu einer Abnahme des Atemminutenvolumens (s. a. [2]).

Literatur

1. Bush, A.: The Lung in Uremia. Sem. Resp. Med. 9 (1988) 287.
2. Mohler, J. G., P. A. Mohler: Lung Function Changes During hemodialysis. Sem. Resp. Med. 9 (1988) 283.

29.9   Gestörte Organfunktionen infolge Hypoxie

Diskutiert man den Einfluß von Lungenerkrankungen auf andere Organfunktionen, so ist als wichtigste Störgröße die arterielle Hypoxämie mit konsekutiven Anpassungsmechanismen bzw. nachfolgenden Komplikationen zu nennen. Die kardiozirkulatorischen Möglichkeiten, auf eine chronische Hypoxie zu antworten, sind in Tabelle 29–5 zusammengestellt. Insbesondere dürfte eine Steigerung des Herzzeitvolumens und die Erhöhung von Blutdruck, zirkulierender Blutmenge und Hämatokrit die hypoxämiebedingten Sauerstoffversorgungsstörungen der Gewebe wieder verbessern. Es ist ein erstaunlicher Befund, daß selbst extrem niedrige arterielle Sauerstoffdrucke (um 30–40 Torr) immer dann keine wesentliche Funktionsstörung der Organe verursachen, wenn sich die Hypoxämie allmählich entwickelt und ausreichend Zeit für die Ausprägung der genannten Kompensationsmechanismen bleibt.

Im Gegensatz dazu kommt es bei einer akuten Hypoxämie rasch zu Störungen der myokardialen Kontraktilität und zu einer elektrischen Instabilität des Herzens (Tab. 29–6). Bei einer sich akut entwickelnden Ateminsuffizienz findet sich in etwa 15% der Erkrankungen auch eine „aufgepfropfte" Linksherzinsuffizienz. Die möglichen Ursachen einer Linksherzhypertrophie im Rahmen eines chronischen Cor pulmonale sind in Tabelle 29–7 zusammengestellt.

Eine chronische Hypoxämie allein bedingt nur in Ausnahmefällen schwere Funktionsstörungen anderer Organe. In Zusammenhang mit vorbestehenden lokalen Zirkulationsstörungen dieser Organe können jedoch bedrohliche Gewebshypoxien mit nachfolgenden Funktionseinbußen auftreten. So führen

– Hypoxämie und zerebrovaskuläre Erkrankung zu einer transitorischen Hirnischämie
– Hypoxämie und Nierenarterienstenose zu einer Niereninsuffizienz
– Hypoxämie und portale Hypertension bei Leberzirrhose zu einem akuten Leberversagen

Alle genannten Organstörungen werden durch ein erniedrigtes Herzzeitvolumen (z. B. im Schock) bzw. durch Steigerung des Sauerstoffbedarfs (z. B. Fieber) verstärkt [1].

Tabelle 29–5   Kardiozirkulatorische Anpassung an eine chronische Hypoxämie.

Freisetzung von Katecholaminen
Steigerung des Herzzeitvolumens
Steigerung der Herzruhefrequenz
Erhöhung des arteriellen Blutdrucks
Erhöhung der zirkulierenden Blutmenge
Erhöhung der Erythrozytenzahl und des Hämatokritwerts
modifizierende Faktoren: Hyperkapnie, Azidose

Tabelle 29–6   Kardiale Störungen bei akuter hypoxämischer Hypoxie.

Störungen der Kontraktilität	erhöhte elektrische Instabilität
– Verkürzung der mechanischen Systole und verminderte Druckentwicklung (K^+-Verlust und Ca^+-Überladung der Herzmuskelzelle) – Anstieg des enddiastolischen linksventrikulären Drucks – Abfall des Schlagvolumens	– ventrikuläre und supraventrikuläre Extrasystolen – salvenförmige Extrasystolen – Kammerflimmern

Tabelle 29–7   Mögliche Ursachen einer linksventrikulären Hypertrophie bei chronischem Cor pulmonale.

– Hypoxie, Hyperkapnie, Azidose
– Tachykardie, Polyglobulie, Hypervolämie, erhöhtes Herzzeitvolumen
– bronchopulmonale Shunts
– veränderte Herzgeometrie bei Rechtsherzhypertrophie
– „Verbund" der Herzmuskelfasern zwischen rechtem und linkem Ventrikel (transseptales Synzytium)
– klinisch unerkannte Krankheiten wie labile Hypertonie und Koronarspasmen

Literatur

1. Fabel, H.: Bedeutung der myokardialen Hypoxie bei chronischem Cor pulmonale. In: Matthys, H., H. Fabel (Hrsg.): Chronische respiratorische Insuffizienz. MMV Medizinverlag, München 1985.

29.10 Lunge und Systemerkrankungen

29.10.1 Lupus erythematodes visceralis

Definition

Der systemische Lupus erythematodes (SLE) ist eine Autoimmunerkrankung unbekannter Ätiologie, die in ca. 70% der Fälle mit einer Beteiligung der Lunge einhergeht [14]. An den Lungen finden sich interstitielle Entzündungsreaktionen, die in eine Fibrose übergehen können. Daneben kommt eine Beteiligung der Pleura in Form von fibrinösen Pleuritiden und Pleuraergüssen in ca. einem Drittel der Fälle vor [39].

Ätiologie

Bei Patienten mit SLE werden im Serum Antikörper gegen nukleäre Antigene (ANA), u. a. auch gegen Desoxyribonukleinsäure (DNS), beobachtet, die zur Entstehung von Immunkomplexen führen. Die Ursache für die Entwicklung antinukleärer Antikörper beim SLE ist unbekannt. Aufgrund experimenteller Befunde wird hypothetisch angenommen, daß der SLE Folge einer Virusinfektion bei genetisch prädisponierten Personen ist.

Vorkommen und Häufigkeit

An SLE erkranken vorwiegend Frauen (Frauen : Männer = 9 : 1). Die Erkrankung tritt meist in der zweiten bis fünften Lebensdekade auf. Erstmanifestationen in der Kindheit, aber auch nach dem 50. Lebensjahr sind möglich. Die Prävalenz des SLE beträgt 2–3/100000.

Pathogenese

Die Erkrankung befällt das Bindegewebe multipler Organe, vorwiegend beteiligt sind die Nieren, die Epidermis, seröse Häute wie Perikard, Pleura und die synovialen Membranen der Gelenke, daneben auch Myo-, Endokard sowie das Zentralnervensystem. Eine Lungenbeteiligung (bis 70%) kann im Vordergrund stehen. Die Lungen werden in Form einer diffusen interstitiellen Lungenerkrankung befallen, seltener manifestiert sich der SLE in Form einer akuten Lupuspneumonie mit Infiltraten, die schwer von bakteriell oder viral entstandenen Infiltraten abzugrenzen sind [6]. Patholo-

gisch-anatomisch findet man fibrinoide Nekrosen des Bindegewebes, z. T. mit hyaliner Verdickung der Basalmembranen, die Alveolen sind teilweise mit hyalinen Membranen ausgekleidet. An der Pleura bildet sich eine fibrinöse Pleuritis aus. Die entzündlichen Veränderungen im Interstitium können in eine Lungenfibrose übergehen. Entsprechende histologische Veränderungen werden an der Lunge auch ohne röntgenologische Zeichen einer Fibrose gefunden.

Diagnosestellung und Differentialdiagnose

Beim SLE sind Lunge und Pleura häufiger beteiligt als bei anderen Kollagenosen. Häufig angegebene Beschwerden sind schwere Dyspnoe, Husten mit geringen Auswurfmengen, Fieber. Im Rahmen einer Pleurabeteiligung sind erste Zeichen oft Pleuraschmerzen und/oder beidseitige Pleuraergüsse als Exsudate (LDH-Erguß/Plasma-Relation 0,6, Eiweißkonzentration höher als 3g/100 ml, spezifisches Gewicht größer als 1016).

Klinische Befunde

Bei der klinischen Untersuchung findet man basale feuchte Rasselgeräusche, verminderte Zwerchfellbeweglichkeit sowie basale Abschwächung des Atemgeräusches und des Klopfschalles.

Sputum- und Blutkulturen sind in der Regel negativ. Lungenfunktionsanalytisch läßt sich eine restriktive Ventilationsstörung nachweisen; die Diffusionskapazität der Lungen (D_{LCO}) ist bei einer Lungenparenchymbeteiligung erniedrigt.

Klinisch-chemische Befunde

Wichtige Laborbefunde im Rahmen der internistischen Abklärung eines SLE sind eine Anämie (Hb < 11g/100 ml), eine Leukopenie (Leukozyten < 4500/mm^3), eine Thrombozytopenie (Thrombozyten < 100000/mm^3), der Nachweis von antinukleären Antikörpern, DNS-Antikörpern, Erniedrigung des Komplements und Vermehrung der Gammaglobuline.

Röntgenbefund

Die Röntgenuntersuchung des Thorax zeigt basale fleckige Verdichtungen im Sinne von akuten azinären oder

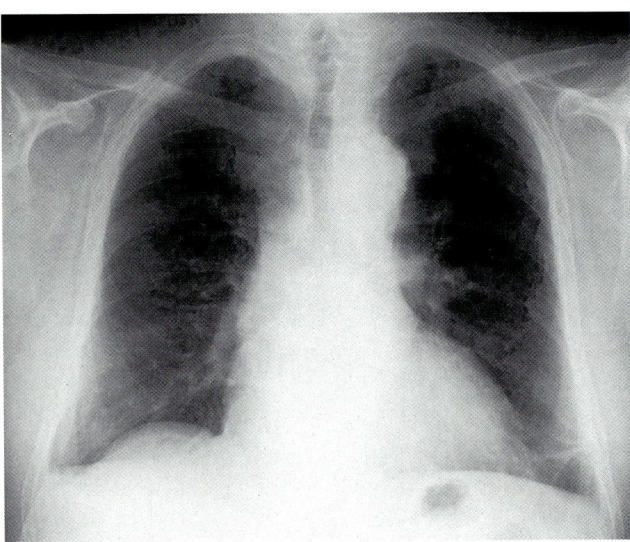

Abb. 29–2 Röntgen-Thoraxaufnahme eines 56jährigen Patienten mit Lupus erythematodes. Beidseits in Verschwielung übergehende Pleuraergüsse; basal mäßig vermehrte feinretikuläre Zeichnung; Verbreiterung des oberen Mediastinums infolge nachgewiesener mediastinaler Lymphome.

Tabelle 29–8 Medikamente, die einen systemischen Lupus erythematodes auslösen können (nach [2]).

sicher
– Hydralazine
– Procainamid
– Isoniazid
wahrscheinlich
– Diphenylhydantoine
– Ethosuximid
– Chlorpromazin
– Methyldopa
– D-Penicillamin
– Chinidin
– Propylthiouracil
– Lithium
– Nitrofurantoin
fraglich
– Griseofulvin
– Phenylbutazon
– orale Kontrazeptiva
– Goldsalze
– Sulfonamide
– Penizillin
– Prazosin

chronisch interstitiellen Infiltrationen, die rezidivieren und wandern (Abb. 29–2). Daneben kommen fokale Atelektasen vor. Das Zwerchfell steht häufig ein- oder beidseitig hoch. Das Herz ist oft vergrößert; die Silhouette deutet häufig auf einen Perikarderguß hin. Zur weiteren Abklärung ist eine Echokardiographie indiziert.

Die Differentialdiagnose eines SLE der Lungen umfaßt neben atypischen Pneumonien andere Kollagenosen mit Lungenbeteiligung wie die rheumatoide Arthritis und die Sklerodermie.

Ätiologisch sollte man auch an einen medikamentös induzierten SLE denken. In Frage kommen Hydralazine, Procainamid, Isoniazid, Paraaminosalizylsäure, Hydantoine, Phenothiazinderivate, Alpha-Methyldopa, Sulfonamide, Penizilline und orale Kontrazeptiva (s. Tab. 29–8).

Therapie

Die Behandlung richtet sich nach den systemischen Erscheinungen des SLE. Bei Pleuraschmerzen sind nichtsteroidale Antirheumatika indiziert. Fehlen akute entzündliche parenchymatöse Veränderungen, bedarf die Lunge allein keiner speziellen Therapie. Engmaschige Kontrollen der Lungenfunktion sind jedoch indiziert.

Akut verlaufende Lupuspneumonien sollten mit Kortikosteroiden (60 mg Prednison und mehr) behandelt werden, bei Nichtansprechen zusätzlich mit Azathioprin (1–2 mg/kg Körpergewicht) oder Cyclophosphamid (100–150 mg/Tag). Die Wirkung von Chloroquin ist sehr umstritten (cave! Retinopathie). Daneben kommt bei schweren Verläufen eine Plasmapherese-Behandlung in Betracht [3].

Auf mögliche Nebenwirkungen der Therapie mit Kortikosteroiden und/oder Immunsuppressiva ist zu achten: erhöhtes Infektionsrisiko, Osteoporose bei längerfristiger Therapie, Knochenmarkstoxizität, hämorrhagische Zystitis, Alopezie, Sterilität.

Verlauf und Prognose

Etwa die Hälfte der Patienten überlebt eine akute Lupuspneumonie, hier kann sich das Röntgenbild normalisieren. Bei der anderen Hälfte kommt es zu einer progredienten chronisch interstitiellen Pneumonie mit zunehmender restriktiver Ventilationsstörung und respiratorischer Insuffizienz.

Bei Patienten, die an einem SLE verstarben, hatten 98% autoptisch interstitielle entzündliche Veränderungen, 70% eine Lungenfibrose [12].

29.10.2 Rheumatoide Arthritis

Definition

Die chronische Polyarthritis ist eine Systemerkrankung, die sich vorwiegend als symmetrische entzündliche Arthritis der kleinen Finger- und Fußgelenke manifestiert. Neben dem synovialen Gewebe können Knochenmark, Nervensystem, Herz, Gefäße und auch die Lunge befallen sein.

Ätiologie

Im Serum, in der Gelenkflüssigkeit und in Pleuraergüssen lassen sich bei der Mehrzahl der Patienten Antikörper (Rheumafaktor) nachweisen, die gegen das Fc-Fragment von IgG-Molekülen gerichtet sind. Die Ursache der rheumatoiden Arthritis ist unbekannt. Genetische Prädisposition und Umweltfaktoren scheinen für die Entstehung der Erkrankung eine Rolle zu spielen.

Vorkommen und Häufigkeit

Die Erkrankung kann in jedem Lebensalter auftreten, bei ca. 70% der Patienten beginnt sie zwischen der dritten und der siebten Lebensdekade. Frauen werden dreimal häufiger betroffen als Männer.

Eine Beteiligung von Lungen und Pleura findet man bei bis zu 75% der Patienten mit rheumatoider Arthritis [8, 29, 35]. Pleurale und pulmonale Veränderungen können der Arthritis vorangehen.

Pathogenese und pathologisch-anatomische Befunde

Eine Beteiligung der Pleura äußert sich als fibrinöse Pleuritis mit oder ohne Pleuraerguß. In den Lungen selbst manifestiert sich die Erkrankung
- als diffuse interstitielle Fibrose
- in Form von Rheumaknoten
- als rheumatoide Arteriitis und/oder pulmonale Hypertonie

Der diffusen interstitiellen Fibrose geht in den Frühstadien eine unspezifische interstitielle Pneumonie mit mononukleären Zellinfiltraten voran, später kommt es zu einer Vermehrung interstitiellen Bindegewebes, und schließlich entsteht das Bild einer „Honigwabenlunge".

Im Thoraxbereich kommen bei der rheumatoiden Arthritis am häufigsten eine Pleuritis bzw. Pleuraergüsse vor. Aus unbekannten Gründen treten Pleuraergüsse vornehmlich bei Männern auf. Rheumaknoten in der Lunge, der Pleura oder dem Perikard sind selten, meist treten sie bei fortgeschrittener rheumatoider Arthritis zusammen mit subkutanen Knoten im Bereich der Ellbogen oder anderer Gelenke auf. Rheumaknoten bestehen aus einer zentralen fibrinoiden Nekrosezone, die palisadenartig umgeben ist von Fibroblasten und Granulationsgewebe.

Von Caplan [4] wurde die Kombination einer Pneumokoniose mit rheumatoider Arthritis beschrieben.

Eine Arteriitis in den Lungen ist häufig kombiniert mit den anderen Formen der Lungenbeteiligung. Bei einigen Patienten besteht anfangs ein isolierter Befall der pulmonalen Gefäße mit Intimaödem, später mit einer fibroelastoiden Intimaproliferation. Eine Einengung der Gefäßlumina führt sekundär zu pulmonaler Hypertension und Ausbildung eines Cor pulmonale.

Diagnosestellung und Differentialdiagnose

Klinische Befunde

Bei einer rheumatoiden Arthritis mit Befall der Lunge klagen Patienten meist über atemabhängige Schmerzen. Bei zusätzlich bestehendem Pleuraerguß handelt es sich um ein Exsudat mit hohem Eiweißgehalt, hoher LDH und erhöhtem Rheumafaktor, der Glukosegehalt ist charakteristischerweise niedrig. Zytologisch finden sich vorwiegend Lymphozyten, selten neutrophile Granulozyten. Eine Pleurabiopsie ist nur von eingeschränktem diagnostischem Wert. Selten entwickelt sich eine Umschwielung der Lungen. Differentialdiagnostisch müssen bei einem Pleuraerguß ein Empyem, eine Tuberkulose und ein Malignom ausgeschlossen werden. Die interstitielle Lungenbeteiligung äußert sich bei den Patienten durch Husten, zunehmende Dyspnoe, Auftreten von Trommelschlegelfingern. Lungenfunktionsanalytisch findet man eine restriktive Ventilationsstörung mit Einschränkung der Diffusionskapazität. Bei Nachweis von Rheumaknoten kann eine gezielte bronchoskopische Biopsieentnahme aus den Knoten die Diagnose sichern.

Röntgenbefund

Röntgenologisch findet sich in den Frühstadien der diffusen interstitiellen pulmonalen Fibrose ein punktförmiges kleinnoduläres Muster, das der miliaren Zeichnung der Tuberkulose ähnelt. Wenn die Herde größer werden, kann das Bild mit einer Sarkoidose oder einer Pneumokoniose verwechselt werden. Spätstadien zeigen ein retikuläres Muster, vornehmlich an der Lungenbasis.

Pleuraergüsse sind auf dem Röntgenbild vorwiegend einseitig, sie treten ohne eine Beteiligung des Lungenparenchyms auf. Die Ergüsse sind meist über Monate oder auch Jahre nachweisbar.

Rheumaknoten imponieren als scharf umgrenzte, münzenartige Herde in einer Größe von 3 bis 7 mm. Sie liegen vorwiegend subpleural und neigen zur Kavernenbildung. Intrapulmonale Herde beim Caplan-Syndrom sind von den Rheumaknoten kaum zu unterscheiden.

Therapie

Die Therapie erfolgt im Rahmen der Behandlung der Grunderkrankung, z. B. mit Kortikosteroiden, Chloroquin, D-Penicillamin, evtl. auch Azathioprin, Cyclophosphamid.

Komplikationen

Als mögliche Komplikation kann ein Spontan-Pneumothorax auftreten. Folgen der Vaskulitis können eine pulmonale Hypertonie und daraus resultierend ein Cor pulmonale sein.

29.10.3 Sklerodermie

Definition

Die Sklerodermie ist eine mit Atrophie und Sklerose multipler Organe einhergehende Bindegewebserkrankung. Befallen sind Haut, Gastrointestinaltrakt, Muskel- und Skelettsystem, Nieren, Herz und Lungen [2, 28, 38].

Die Ursache der Erkrankung ist unbekannt.

Vorkommen und Häufigkeit

Die Sklerodermie geht in bis zu 90% der Fälle pathologisch-anatomisch mit einer Lungenfibrose einher. In 30% sind die pulmonalen Gefäße betroffen. Die Pleura ist in einem Drittel der Fälle mitbeteiligt. Pathologische Röntgenbildveränderungen werden bei 25% der Patienten gefunden. 16% klagen über pulmonale Symptome [2]. Die Sklerodermie tritt bevorzugt in der vierten bis sechsten Lebensdekade auf, Frauen sind dreimal häufiger betroffen.

Pathogenese und pathologisch-anatomische Befunde

In den Anfangsstadien der Erkrankung findet sich eine lymphozytär-monozytäre Entzündung des Bindegewebes, die in eine zunehmende Fibrose übergeht. Von den viszeralen Organen ist die Lunge nach dem Ösophagus [28, 38] am zweithäufigsten beteiligt.

Die Fibrose betrifft vorwiegend bilateral die Unterlappen. In Spätstadien bilden sich im Lungenparenchym Mikrozysten, verdickte Kollagenstränge und Bronchiektasen aus. Schließlich entwickelt sich das Bild einer „Honigwabenlunge", ohne daß dann vom histologischen Bild auf die Sklerodermie als Ursache geschlossen werden kann. Die Intima der Pulmonalarterien und -arteriolen kann durch lockeres fibröses Bindegewebe verdickt sein. Ein isolierter Befall der Lunge ist selten. Die Lungenbeteiligung kann sich vor anderen Organbeteiligungen manifestieren. Eine Verdickung der Pleura kommt vor, ebenso kann ein Pleuraerguß vorhanden sein.

Diagnosestellung und Differentialdiagnose

Klinische Befunde

Klinisch äußert sich eine Lungenbeteiligung in Form von Dyspnoe, seltener als Husten, evtl. mit geringem Auswurf. Auskultatorisch findet man feines basales Knisterrasseln. Ein Cor pulmonale als Folge der pulmonalvaskulären und interstitiellen Erkrankung kann auftreten.

Lungenfunktionsprüfung

Die Lungenfunktionsprüfung zeigt eine restriktive Funktionsstörung. Als frühes und empfindliches Zeichen kann die Diffusionskapazität erniedrigt sein.

Röntgenbefund

Röntgenologisch findet sich eine retikuläre Zeichnungsvermehrung an der Lungenbasis (s. Kap. 12, Abb. 12–77). Bei Progreß der Erkrankung werden die pulmonalen Infiltrationen dichter, nachfolgend kommt es zum honigwabenartigen Muster mit Zystenbildung. Die Zysten liegen meist subpleural in den basalen und paravertebralen Arealen, gewöhnlich bilateral. Ihre Größe beträgt 5 mm oder weniger. Es treten aber auch große Zysten auf, sie können rupturieren und zum Pneumothorax führen. Andere röntgenologische Befunde sind mikronoduläre Verdichtungen sowie eine verstärkte Gefäßzeichnung. Daneben zeigt das Röntgenbild auch disseminierte Verkalkungen im Bereich der Thoraxwand. Bei gestörter Ösophagusmotilität werden pulmonale Infiltrate im Sinne von Aspirationspneumonien gefunden.

Therapie

Die Behandlung erfolgt im Rahmen der Grunderkrankung mit Kortikosteroiden, D-Penicillamin, Azathioprin, Chlorambucil. Besteht eine Lungenfibrose, so ist ein Ansprechen auf Steroide nicht zu erwarten.

Bei pulmonalen Infektionen ist eine antibiotische Behandlung indiziert.

Prognose

Die Prognose ist ungünstig, die 5-Jahres-Überlebensraten liegen zwischen 49 und 67% [19]. Todesursachen sind kardiovaskuläres, pulmonales oder renales Versagen.

29.10.4 Polymyositis-Dermatomyositis

Definition und Häufigkeit

Es handelt sich um eine Gruppe diffuser entzündlicher Erkrankungen, die die quergestreifte Muskulatur, die Haut sowie das Bindegewebe verschiedener Organe betreffen.

Die Inzidenz der Polymyositis-Dermatomyositis wird mit zwei bis fünf pro einer Million pro Jahr angegeben [18]. Frauen erkranken zweimal häufiger als Männer. Es finden sich zwei Gipfel in der Häufigkeitsverteilung der Erkrankung, einmal bis zum zehnten Lebensjahr, ein zweiter in der fünften bis sechsten Dekade [14].

Pathogenese

Eine Lungenbeteiligung ist selten und äußert sich
– als primär interstitielle Pneumonitis
– als Aspirationspneumonie bei Lähmungen der Schlund- bzw. Ösophagusmuskulatur
– als „hypostatische Pneumonie" im Gefolge einer Atemmuskulaturbeteiligung und Hypoventilation
Eine Pleurabeteiligung im Rahmen der Dermatomyositis-Polymyositis ist sehr selten.

Diagnosestellung und Differentialdiagnose

Die Symptomatik der Erkrankung kann sehr variabel sein. In 40% der Fälle geht die pulmonale Erkrankung den Haut- und Muskelmanifestationen einen bis 24 Monate voraus [30]. Die Patienten geben Schwäche und Schmerzhaftigkeit proximaler Muskelgruppen an. Bei einer Hautbeteiligung (Dermatomyositis) treten ein lokalisiertes oder diffuses Erythem, makulopapulöse Exantheme oder eine exfoliative Dermatitis hinzu.

Von seiten der Lunge ist die klinische Symptomatik variabel. Trommelschlegelfinger sind selten. Die Patienten können trotz röntgenologischer Veränderungen asymptomatisch sein.

Röntgenologisch sind diffuse gemischt alveolär-interstitielle Infiltrate nachweisbar mit Betonung der Lungenunterfelder (Abb. 29–3). Diffuse Weichteilverkalkungen kommen häufiger bei Kindern als bei Erwachsenen vor.

Ob bei Patienten mit Polymyositis-Dermatomyositis gehäuft maligne Tumoren auftreten, ist umstritten.

Therapie

Unter Behandlung mit Kortikosteroiden (z. B. Prednison 60–100 mg/Tag werden in der Hälfte der Fälle Ver-

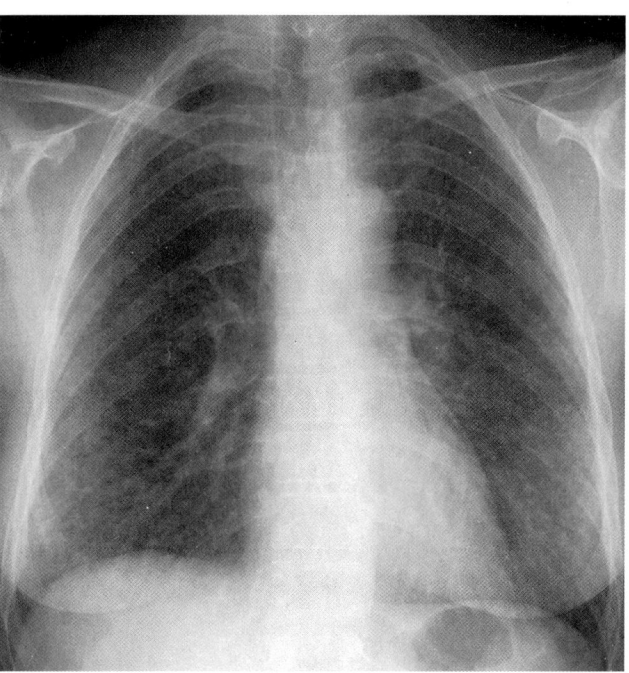

Abb. 29–3 Röntgen-Thoraxaufnahme einer 46jährigen Patientin mit Dermatomyositis. Ruhedyspnoe, Muskelschmerzen und extrem erhöhte Kreatinkinase; beidseits feinfleckige Lungeninfiltrationen, bevorzugt in beiden Mittel- bzw. Unterfeldern.

besserungen der pulmonalen Symptome bzw. der röntgenologischen Veränderungen beobachtet.

Verlauf und Prognose

Die Lungenerkrankung im Rahmen der Polymyositis-Dermatomyositis hat meist einen progredienten Verlauf und führt zu schwerer restriktiver Lungenfunktionseinschränkung, evtl. mit Ausbildung eines Cor pulmonale.

29.10.5 Periarteriitis nodosa

Ob im Rahmen der Periarteriitis nodosa die Lungen beteiligt sind, ist umstritten. Bei nekrotisierenden Entzündungen pulmonaler Gefäße, die z. T. mit Granulombildungen einhergehen und mit einer Eosinophilie kombiniert sind, handelt es sich um das Churg-Strauss-Syndrom.

29.10.6 Mixed Connective tissue disease (Sharp-Syndrom)

Dieses vom systematischen Lupus erythematodes abgegrenzte Krankheitsbild ist charakterisiert durch den Nachweis hoher Titer antinukleärer Antikörper mit fleckiger Anfärbung (speckled type) sowie von Kernantikörpern gegen Ribonuklease-empfindliche Ribonukleoproteine (nRNP = nukleäres Ribonukleoprotein). Symptome sind Arthralgien, Arthritiden, Handschwellungen, Raynaud-Phänomen, abnorme Speiseröhrenbeweglichkeit, Myositis, Lymphadenopathie, Exantheme, Hepatomegalie. In einem Viertel der Fälle kommen Lungenbeteiligungen vor, die sich als interstitielle Pneumonien, Lungenfibrosen oder Pleuritiden äußern [20].

29.10.7 Spondylitis ankylosans (Morbus Bechterew)

Die ankylosierende Spondylitis der Brustwirbelsäule geht mit einer Fixation des Thoraxskeletts in Inspirationsstellung einher. Die Erkrankung führt zu restriktiver Funktionseinschränkung und fokaler Überblähung der Lungen.

Bei 1–15% der Patienten ist das Lungenparenchym in Form einer Fibrose der Oberlappen beteiligt. Auf dem Röntgenbild findet man unregelmäßige Knötchen in den Lungenspitzen, die zu größeren Infiltrationen zusammenfließen. Durch Retraktion des Lungengewebes entstehen Hohlraumbildungen in den Oberlappen. Röntgenologisch ähneln die Veränderungen sehr der Tuberkulose. Daß die Tuberkulose gehäuft bei Patienten mit Spondylitis ankylosans – wie früher angenommen – auftritt, trifft jedoch nicht zu.

29.10.8 Sjögren-Syndrom

Das Sjögren-Syndrom kennzeichnet eine Trias, bestehend aus Keratoconjunctivitis sicca, Xerostomie sowie rezidivierenden Schwellungen der Glandula parotis. Zu 90% sind Frauen betroffen.

Die Symptome des Sjögren-Syndroms treten auch bei anderen Kollagenosen auf, wie bei der rheumatoiden Arthritis, dem systemischen Lupus erythematodes, der Sklerodermie und der Periarteriitis nodosa. Bei einem Drittel der Patienten [32] zeigten Röntgenaufnahmen des Thorax ein retikulonoduläres Muster der Lungen ähnlich dem bei Kollagenosen.

29.10.9 Goodpasture-Syndrom

Definition

Für das Goodpasture-Syndrom charakteristisch sind rezidivierende Lungenblutungen, eine Glomerulonephritis (GN), häufig als rapid progressive GN, und der Nachweis von Antibasalmembran-Antikörpern.

Ätiologie

Die Ursache für die Ausbildung von Autoantikörpern gegen glomeruläre und alveoläre Basalmembranen (Antibasalmembran-Antikörper) ist unbekannt. Es handelt sich um eine Typ-II-Reaktion (zytotoxische Antikörperreaktion nach Coombs und Gell). Diskutiert wird die Entstehung kreuzreagierender Antikörper durch virale Infekte (Influenza-A2) des oberen Respirationstraktes [17]. Daneben könnten infektiöse Erreger oder auch Umweltfaktoren wie Kohlenwasserstoffe in Lösungsmitteln Basalmembranstrukturen in der Weise verändern, daß sie autoimmunogen werden [37].

Vorkommen und Häufigkeit

Männer werden von der Erkrankung häufiger betroffen [11, 31] als Frauen (2–3 : 1). Bei 75% der Patienten beginnt die Erkrankung zwischen dem 17. und 27. Lebensjahr, Erstmanifestationen werden aber auch bis zu einem Alter von 75 Jahren beobachtet.

Pathogenese

Das Goodpasture-Syndrom ist eine Autoimmunerkrankung. Es finden sich Ablagerungen von IgG-, gelegentlich auch IgA-Antikörpern mit Komplement an Basalmembranen von Nierenglomerula und Lungenalveolen.

In der Lunge sind zunächst die Alveolarräume, später auch die interstitiellen Räume angefüllt mit Erythrozyten und Hämosiderin-beladenen Makrophagen.

Diagnosestellung und Differentialdiagnose

Klinische Befunde

Initiales Symptom sind Hämoptysen [31]. Der Schweregrad wechselt von leichten Blutbeimengungen im Sputum bis zu massiver Hämoptoe. Wenn unspezifische virale Infekte der oberen Atemwege vorangehen (bei ca. 20%), klagen die Patienten häufig über Schüttelfrost, Fieber, substernale Schmerzen. Renale Symptome können vor den pulmonalen auftreten. Die Urinbefunde sind bei mehr als 80% der Patienten pathologisch. Man findet Proteinurie und Mikrohämaturie, seltener eine Pyurie. Im Blut besteht eine hypochrome Anämie, eine Hämolyse liegt nicht vor.

Röntgenbefund

Die radiologischen Veränderungen des Thorax stehen in enger Beziehung zum zeitlichen Verlauf, zur Verteilung und Stärke der pulmonalen Blutungen (Abb. 29–4). Anfänglich überwiegt ein alveoläres Verteilungsmuster, später eine interstitielle Zeichnungsvermehrung mit Betonung der perihilären Regionen und der Lungenmittel- und -unterfelder. Unmittelbar nach einer Blutung findet man konfluierende Verdichtungen, die nicht zu unterscheiden sind von einem Lungenödem. Charakteristisch ist der rasche Wechsel der Veränderungen auf dem Röntgenbild. Umschriebene Atelektasen wechseln innerhalb von Stunden ab mit diffusen Verschleierungen. In der Remissionsphase kann sich das Röntgenbild wieder völlig normalisieren. Nach rezidivierenden Episoden verbleibt meist eine verstärkte interstitielle Zeichnung infolge Ansammlung von „Siderophagen" im Interstitium. Bei längerbestehenden pulmonalen Blutungen können sich permanente retikulonoduläre Infiltrate entwickeln, die denen bei der idiopathischen Lungenfibrose ähneln. Im Gegensatz zur pulmonalen Stauung sind beim Goodpasture-Syndrom Kerley-B-Linien und Pleuraergüsse nicht charakteristisch.

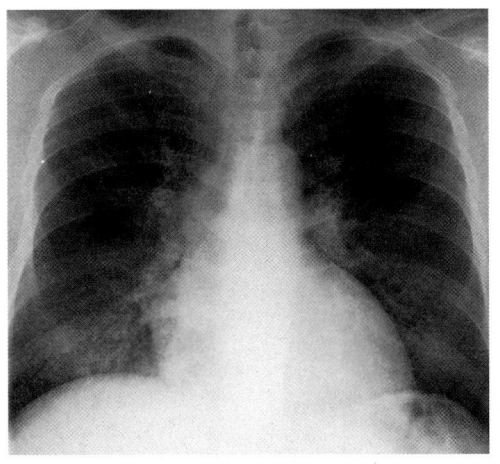
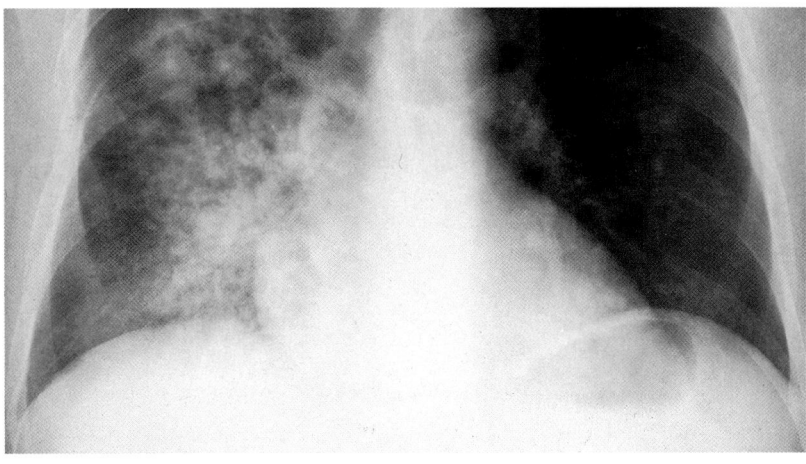

a) b)

Abb. 29–4 32jähriger Patient mit Goodpasture-Syndrom. Der Patient hat eine Niereninsuffizienz und Bluthusten.
a) Das Röntgenbild zeigt mäßig ausgeprägte rechtsbasale Lungeninfiltrationen; zusätzlich Zeichen einer chronischen Lungenstauung mit B-Linien.

b) Röntgenbild nach akuter Verschlechterung mit massivem Bluthusten und Einblutungen insbesondere im Bereich der rechten Lunge.

Sicherung der Diagnose

Die Diagnose wird durch die klinische Symptomatik gestellt, insbesondere durch die Kombination von Hämoptysen und Nierenfunktionseinschränkung, den Nachweis von Antibasalmembran-Antikörpern im Blut sowie die immunfluoreszenzmikroskopische Darstellung charakteristischer Antikörperablagerungen an Basalmembranen der Niere und der Lunge. Lungengewebe kann durch transbronchiale Biopsien oder mittels kleiner Thorakotomie gewonnen werden.

Differentialdiagnostisch ist das Goodpasture-Syndrom abzugrenzen gegenüber frühen Stadien anderer Kollagenosen, die mit Lungenbeteiligung einhergehen. Auch bei Patienten mit Nierenversagen anderer Ursache können auf dem Boden disseminierter intravaskulärer Gerinnungsstörungen Hämoptysen auftreten.

Therapie

Von therapeutischer Bedeutung ist die Plasmapherese-Behandlung sowie eine immunsuppressive Therapie mit Prednison und Cyclophosphamid [1].

Die Plasmapherese ist nützlich bei früher Behandlung schwerer Verlaufsformen mit ausgeprägten pulmonalen Blutungen. Die Entfernung von Antibasalmembran-Antikörpern führt allein nicht zur Erholung der Nierenfunktion. Eine beidseitige Nephrektomie wird nur bei bedrohlichen Lungenbefunden, vollständiger Nierenfunktionseinschränkung und Nichtansprechen auf Medikamente als Ultima ratio vorgeschlagen.

Verlauf und Prognose

Bis zur Einführung der Plasmapherese war die Prognose der Erkrankung sehr schlecht. Durch die Kombinationsbehandlung von Plasmapherese mit immunsuppressiver Therapie ist die Letalität, soweit bisher beurteilbar, auf 20% zurückgegangen.

29.10.10 Morbus Hodgkin

Bei einem Morbus Hodgkin sind in ca. 90% intrathorakale Organe befallen, in erster Linie mediastinale Lymphknoten. Lymphknotenvergrößerungen finden sich vorwiegend im vorderen Mediastinum, die Lungen selbst sind in ca. 12% befallen, wobei fast immer gleichzeitig mediastinale und hiläre Lymphknoten vergrößert sind. Bei pulmonalem Befall liegt häufig histologisch ein nodulärsklerosierender Typ vor.

Allgemeine klinische Symptome sind Fieber, Nachtschweiß, Pruritus, Gewichtsverlust, Schwäche und Müdigkeit. Eine Lungenparenchymbeteiligung geht mit Husten, Dyspnoe und thorakalen Schmerzen einher.

Röntgenologisch findet man einen bilateralen asymmetrischen Befall mediastinaler und hilärer Lymphknoten; einseitige Lymphknotenvergrößerungen sind ungewöhnlich [7]. Paratracheale und bifurkale Lymphknoten sind häufiger geschwollen als bronchopulmonale. Typisch ist eine Vergrößerung der anterioren mediastinalen und retrosternalen Lymphknoten. Dies ist wichtig zur Differentialdiagnose gegenüber der Sarkoidose, die selten mit Lymphknotenvergrößerungen im vorderen Mediastinum einhergeht.

Ist die Lunge befallen, was selten ohne begleitende Lymphknotenvergrößerungen vorkommt, so finden sich im Parenchym große homogene, nicht segmental begrenzte Herde. Gelegentlich kommt es zur Kavernisierung der Herde. Atelektasen treten selten auf, können durch Kompression von Bronchien entstehen. In 30% der Fälle findet man Pleuraergüsse seröser, chylöser, pseudochylöser oder (selten) hämorrhagischer Art. Selten kommt es zu einer direkten Infiltration der Pleura.

Pneumologisch ist von Wichtigkeit, daß im Verlauf des Morbus Hodgkin, besonders im Rahmen einer Chemotherapie, vermehrt opportunistische Infektionen (Pneumocystis carinii-, Chlamydien-, Legionella-Infektionen, Mykosen) auftreten können, die röntgenologisch schwer von einer Lungenparenchymbeteiligung des Morbus Hodgkin abzugrenzen sind.

Therapeutisch sind Strahlenbehandlung (nur bei Lymphknotenbefall) und/oder Chemotherapie Methoden der Wahl (siehe Lehrbücher der Onkologie). Die Prognose der Erkrankung hängt vom Ausbreitungsstadium und der histologischen Klassifizierung ab [22]. Ein diffuser Befall der Lungen ist in jedem Fall prognostisch ungünstig.

29.10.11 Non-Hodgkin-Lymphome

Bei Non-Hodgkin-Lymphomen sind in Abhängigkeit vom histologischen Typ sowie dem Ausbreitungsstadium der Krankheit mediastinale und hiläre Lymphknoten, das Lungenparenchym und/oder die Pleura befallen [25].

Ein Drittel aller Patienten mit primärem pulmonalem Befall ist asymptomatisch, die übrigen Patienten klagen über Husten, manchmal Hämoptysen, Thoraxschmerzen und Dyspnoe. Vergrößerte mediastinale Lymphknoten können zu einer Rekurrensparese führen.

Röntgenologisch findet man bei einem primären Befall der Lungen homogene Verdichtungen, die z. T. die ganze Lunge ausfüllen. Die Herde sind unscharf begrenzt und meist zentral lokalisiert. Sie können das Bild einer Bronchopneumonie vortäuschen.

Im Gegensatz zum Bronchialkarzinom überschreiten Non-Hodgkin-Lymphome Lappenspalten und greifen auf die Pleura über.

Es werden sehr rasche Verläufe beobachtet, die zunächst an eine akute Infektion denken lassen.

Bei einem Lungenparenchymbefall im Rahmen von Non-Hodgkin-Lymphomen sind solitäre oder multiple noduläre Herde mit einer Größe von 3–7 mm nachweisbar. Ein endobronchialer Befall führt häufig zu Obstruktion und Ausbildung von Atelektasen.

Als Folge einer Perikardbeteiligung kann ein Perikarderguß entstehen. Pleuraergüsse sind in einem Drittel der Fälle nachweisbar. Bei Knochenbefall finden sich osteolytische Herde.

29.10.12 Leukämien

Autoptisch werden bei Leukämien in Abhängigkeit von der speziellen Form in bis zu 50% der Fälle mediastinale Lymphknotenvergrößerungen gefunden, in einem Viertel ist das Lungenparenchym infiltriert [25].

Pulmonale Symptome bei einer Leukämie sind Husten, Auswurf, Hämoptysen. Sie sind meist Folgen einer Infektion, seltener durch eine leukämische Infiltration der Lunge bedingt.

Auch die röntgenologischen Veränderungen werden häufiger durch Infektionen oder pulmonale Stauung bei Linksherzinsuffizienz hervorgerufen.

Häufigstes röntgenologisches Zeichen einer Leukämie ist die mediastinale oder hiläre Lymphknotenvergrößerung. Sie tritt häufiger bei lymphatischen als bei myeloischen Formen auf. Ein leukämischer Befall des Lungenparenchyms zeigt sich röntgenologisch in diffuser bilateraler retikulärer Zeichnungsvermehrung und ähnelt dem Bild einer Lymphangiosis carcinomatosa. Auch können ausgedehnte alveoläre Verdichtungen auftreten, die schwer von einem Lungenödem zu unterscheiden sind. Weiterhin kommen Pleuraergüsse vor, die in der Regel bilateral lokalisiert sind.

29.10.13 Lymphangiosis carcinomatosa

Maligne Tumoren können sich infiltrierend im interstitiellen Lungengewebe ausbreiten. Eine Lymphangiosis carcinomatosa findet sich am häufigsten beim Mammakarzinom, daneben bei folgenden Tumoren: Larynx-, Bronchial-, Magen-, Schilddrüsen-, Pankreas- und Zervixkarzinom [25].

Klinisch kann frühzeitig, auch bei fehlenden röntgenologischen Veränderungen, Dyspnoe auftreten. Charakteristisch ist eine rasche Zunahme der Atembeschwerden innerhalb weniger Wochen mit schwerer Beeinträchtigung des Allgemeinbefindens.

Die Diffusionskapazität der Lungen ist bei einer Lymphangiosis carcinomatosa fast immer eingeschränkt.

Röntgenologisch findet sich ein dichtes lineares und retikuläres Muster meist verstärkt in den Lungenunterfeldern. Neben der linearen Zeichnungsvermehrung kann auch eine noduläre Komponente hinzutreten, die aus hämatogenen Absiedlungen resultiert. Differentialdiagnostisch sind Atelektasen, Pneumonien, evtl. auch eine Strahlenpneumonitis in Erwägung zu ziehen.

29.10.14 Zystische Fibrose (Mukoviszidose)

Definition und Vorkommen

Die Mukoviszidose oder zystische Fibrose ist eine autosomalrezessiv vererbte Erkrankung, die sich an exokrinen Drüsen (Lunge, Nasennebenhöhlen, Pankreas, Cervix uteri, Nebenhoden, Gallenwegen) manifestiert und mit einer vermehrten Viskosität exokriner Sekrete einhergeht.

In Mitteleuropa liegt die Inzidenz bei einem Erkrankungsfall auf 2000–3500 Neugeborene.

Pathologisch-anatomische Befunde

In der Lunge entwickelt sich in den ersten Lebenswochen eine Hypertrophie der submukösen Drüsen und eine Hyperplasie der Becherzellen. Es kommt zur Retention von viskösem Schleim, zu disseminierten Obstruktionen der Bronchien mit Ausbildung von Atelektasen, chronischen Bronchitiden, Bronchiektasen, emphysematischen Erweiterungen und Fibrosen des Lungenparenchyms.

Diagnosestellung

Klinische Befunde

Hinsichtlich der klinischen Erscheinungen im Kindesalter sei auf die Darstellung der Erkrankung in den Lehrbüchern der Kinderheilkunde verwiesen [33].

Komplikationen von seiten des Respirationstraktes sind rezidivierende Hämoptysen, Pneumothoraces, Atelektasen und Pneumonien. Hämoptysen treten meist im Gefolge einer akuten bakteriellen Exazerbation der zystischen Fibrose auf. Bei geringgradigen Hämoptysen sind außer einer Intensivierung der antibiotischen Therapie keine weiteren therapeutischen Konsequenzen erforderlich. Massive Blutungen, Hämoptoe von mehr als 15 ml Blut im Auswurf, erfordern eine stationäre Einweisung, dort evtl. lokale Blutstillung mittels Bronchoskopie oder Embolisierung von zuführenden Bronchialarterien.

Ein Pneumothorax tritt vorwiegend bei Jugendlichen und jungen Erwachsenen auf (Häufigkeit 10–20%).

Lungenfunktionsprüfung

Funktionell bestehen Ventilations-Verteilungsstörungen. Als Folge der bronchialen Obstruktion und des fibrösen Parenchymverlustes ist die Vitalkapazität eingeschränkt. Chronische Hypoxie führt zur Rechtsherzinsuffizienz.

Röntgenbefund

Röntgenologisch finden sich sehr variable Befunde: streifige Verdichtungen infolge Bronchitis und Peribronchitis, Bronchiektasen, daneben fleckige Verschattungen im Sinne von bronchopneumonischen Infiltraten (Abb. 29–5). Weiterhin beobachtet man überblähte Lungenareale, Atelektasen, schließlich das Bild einer Wagenlunge [9, 10]. Ein Pneumothorax kann hinzutreten. Bei Verdacht auf eine Mukoviszidose ist ein Schweißtest durchzuführen. NaCl-Konzentrationen von mehr als 60 mval/l sprechen für eine Mukoviszidose, auch wenn dieser Test häufig falsch-positive Resultate liefert [27].

Therapie

Eine kausale Behandlung der zugrundeliegenden Sekretionsstörungen ist nicht möglich. Von seiten der Lunge muß Hauptziel der Therapie sein, die Ansammlung zähen Sekretes in den Atemwegen zu verhindern und Entzündungen des Bronchialsystems zu bekämpfen.

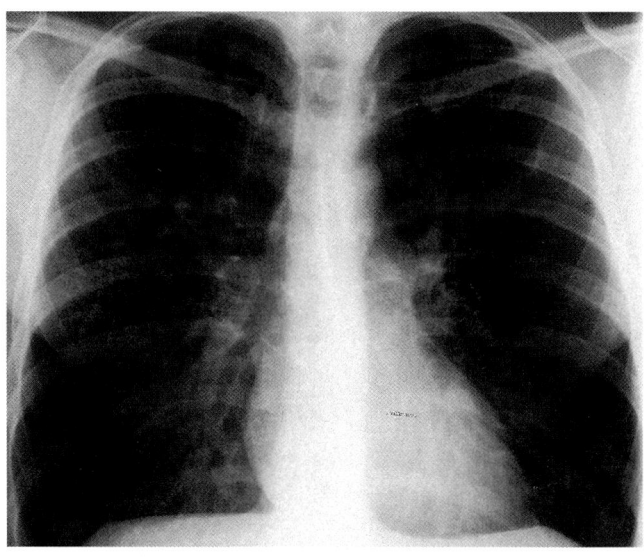

Abb. 29–5 Röntgen-Thoraxaufnahme eines 26jährigen Patienten mit Mukoviszidose. Seit frühester Kindheit eitriger Auswurf und gehäufte Pneumonien; radiologisch erkennt man narbige Veränderungen, insbesondere in beiden Mittel- und Oberfeldern sowie insbesondere im rechten Mittelfeld und im linken Unterfeld; teilweise sekretgefüllte Bronchiektasen.

Therapeutische Empfehlungen mit streng statistisch abgesicherten Therapieprinzipien fehlen. Gegeben werden Mukolytika in der Vorstellung, das zähe Sekret zu verflüssigen; Präparate sind N-Acetylcystein, Ambroxol.

Empfehlenswert ist eine Inhalationsbehandlung; meist reichen Inhalationen mit 0,9% NaCl-Lösung aus, evtl. können Beta$_2$-Sympathomimetika zur Verbesserung der mukoziliaren Clearance inhaliert werden.

Daneben sollten Lagerungsdrainagen mit intensiver Thoraxperkussion und -vibration durchgeführt werden, auch wenn ihre Wirksamkeit nicht unumstritten ist [21]. Viele Patienten geben an, daß intensive körperliche Tätigkeit, z. B. Laufen und Radfahren, einen ähnlich günstigen Effekt hat. Eitrige Bronchitiden werden, evtl. nach Antibiogramm konsequent antibiotisch behandelt. Anfänglich überwiegen Staphylokokken. Neben Haemophilus influenzae, Pneumokokken, E. coli sind Pseudomonaskeime in fortgeschrittenen Stadien praktisch immer nachweisbar. Eine Dauertherapie mit Antibiotika ist nicht zu empfehlen.

Verlauf und Prognose

Die Prognose hat sich in den letzten Jahren entscheidend verbessert. Ungefähr 60% der jetzt geborenen, unter einer Mukoviszidose leidenden Kinder erreichen bei intensiver therapeutischer Betreuung das Erwachsenenalter. Untersuchungen in Schweden [15] haben eine kumulative Überlebensrate von 20 Jahren ergeben. Etwa ein Sechstel der in der Bundesrepublik in Spezialambulanzen behandelten Patienten wird 18 Jahre und älter [33].

29.10.15 Morbus Gaucher, Morbus Niemann-Pick

Beide Erkrankungen sind angeborene Lipidspeicherkrankheiten, bei denen Lipide (Glukozerebroside bzw. Sphingomyeline) im Lungeninterstitium abgelagert werden. Röntgenologisch findet man diffuse retikulonoduläre oder miliare Zeichnungsvermehrungen in beiden Lungen.

29.10.16 Amyloidose

Amyloidosen (primäre oder sekundäre Formen) können generalisiert oder lokalisiert auftreten. Bei generalisierten Ablagerungen kommt Amyloid in verschiedenen Organen des Körpers vor. Lokalisierter Befall betrifft einzelne Organe, z. B. Augen, Pharynx, Zunge oder den unteren Respirationstrakt.

Die primäre Amyloidose geht in ca. 35–70% der Fälle mit einer Beteiligung der Lungen einher, dagegen ist bei der sekundären Amyloidose ein bronchopulmonaler Befall selten.

In der Lunge werden folgende Ablagerungsmuster beobachtet [23]:
- Bei der tracheobronchialen Form finden sich Amyloidablagerungen in den Wänden von Trachea und Bronchien entweder als submuköse Plaques oder als endobronchiale Tumoren.
- Die noduläre Form geht mit solitären oder multiplen Amyloidherden (Durchmesser bis zu 9 cm) einher. Diese Herde können kalzifizieren, ossifizieren oder einschmelzen. Röntgenologisch lassen sich diese beiden Formen manchmal nur schwer von malignen Raumforderungen, einer Sarkoidose, einer Silikose oder auch tuberkulösen Herden, einschließlich der Miliartuberkulose (bei kleinknotigen Herden), unterscheiden.
- Bei der diffusen alveolären Form findet man Amyloidablagerungen in den Alveolarsepten und im interstitiellen Lungengewebe. Hierbei kommt es oft zu schwerer Dyspnoe. Die röntgenologischen Verände-

rungen sind den Veränderungen eines Lungenödems oder einer Lungenfibrose ähnlich.

Zur diagnostischen Abklärung ist neben einer Rektumbiopsie eine Bronchoskopie mit transbronchialer Biopsieentnahme bzw. eine Feinnadelpunktion erforderlich, in einzelnen Fällen auch eine offene Lungenbiopsie.

Gesicherte Erfolge einer medikamentösen Therapie (Kortikosteroide, Immunsuppressiva, Kolchizin) gibt es nicht. Bei lokalisierten tracheobronchialen Herden kommt eine endobronchiale Abtragung in Betracht. Eine chirurgische Entfernung von tracheobronchialen bzw. parenchymatösen Herden kann auch zur Sicherung der Diagnose indiziert sein.

Die diffusen Ablagerungen von Amyloid in der Lunge führen häufig über eine respiratorische Insuffizienz zum Tod.

29.10.17 Lymphangioleiomyomatose und tuberöse Sklerose

Im Bereich der Thoraxorgane führen die Lymphangioleiomyomatose und die tuberöse Sklerose zur Proliferation glatter Muskelzellen in der Pleura, den Alveolarsepten, den Bronchien, Pulmonalgefäßen und Lymphbahnen. Röntgenologisch findet man eine progressive diffuse interstitielle Lungenerkrankung, rezidivierende chylöse Pleuraergüsse (manchmal auch chylösen Aszites) und rezidivierende Pneumothoraces.

29.10.18 Neurofibromatose (Morbus Recklinghausen)

Die Erkrankung ist gekennzeichnet durch Neurofibrome in multiplen Organen. In 10% aller Fälle kommt es, meist erst nach Erreichen des Erwachsenenalters, zu einer Beteiligung der Lunge.

Im Lungeninterstitium findet sich eine diffuse Fibrose, zusätzlich können sich im Lungenparenchym zahlreiche Bullae ausbilden. Die Fibrose befällt beide Lungen symmetrisch mit Betonung der Unterfelder, die Bullae sind dagegen meist asymmetrisch auf die Oberfelder verteilt. Auf dem Röntgenbild werden häufig Knötchen abgebildet, die als pulmonale Rundherde mißgedeutet werden können, in Wirklichkeit aber kutanen Herden entsprechen.

Die Lungenfunktionsprüfung zeigt typischerweise eine obstruktive Ventilationseinschränkung, gelegentlich auch das Bild einer Restriktion.

Literatur

1. Bergrem, H., J. Jervell, E. Brodwall, A. Flatmark, O. Mellby: Goodpasture's syndrome. Amer. J. Med. 68 (1980) 54–58.
2. Bianchi, F. A., A. R. Bistue, V. E. Wendt, H. E. Puro, M. K. Keech: Analysis of twenty-seven cases of progressive systemic sclerosis (including two with combined systemic lupus erythematosus) and a review of literature. J. chron. Dis. 19 (1966) 953–977.
3. Brasington, R. D., D. E. Furst: Pulmonary disease in systemic lupus erythematodes. Clin. exp. Rheumatol. 3 (1985) 269–276.
4. Caplan, A.: Certain unusual radiological appearances in the chest of coal miners suffering from rheumatoid arthritis. Thorax 8 (1953) 29–37.
5. Corrin, B., A. A. Liebow, P. J. Friedman: Pulmonary lymphangiomyomatosis. Amer. J. Pathol. 69 (1975) 348–382.
6. Eisenberg, H., E. L. Dubois, R. P. Sherwin, O. J. Balchum: Diffuse interstitial lung disease in systemic lupus erythematodes. Ann. Intern. Med. 79 (1973) 37–45.
7. Filly, R., N. Blank, R. A. Castellino: Radiographic distribution of intrathoracic disease in previously untreated patients with Hodgkin's disease and non-Hodgkin's lymphoma. Radiology 120 (1976) 277–281.
8. Fraser, R. G., J. A. P. Paré: Diagnosis of Diseases of the Chest, Vol. II, 2nd. ed., p. 921. Saunders, Philadelphia 1978.
9. Fraser, R. G., J. A. P. Paré: Diseases of the Chest. Saunders, Philadelphia 1979.
10. Friedman, P. J., I. R. Harwood, P. H. Ellenbogen: Pulmonary cystic fibrosis in the adult: early and late radiologic findings with pathologic correlation. Amer. J. Radiol. 136 (1981) 1131–1144.
11. Goodpasture, E. W.: The significance of certain pulmonary lesions in relation to the etiology of influenza. Amer. J. med. Sci. 158 (1919) 863.
12. Gross, M., J. R. Esterly, R. H. Earle: Pulmonary alterations in systemic lupus erythematodes. Amer. Rev. resp. Dis. 105 (1972) 572–577.
13. Harris, J. O., B. L. Waltuck, E. W. Swenson: The pathophysiology of the lungs in tuberous sclerosis. A case report and literature review. Amer. Rev. resp. Dis. 100 (1969) 379–387.
14. Hunninghake, G. W., A. S. Fauci: Pulmonary involvement in collagen vascular diseases. Amer. Rev. resp. Dis. 119 (1979) 471–503.
15. Kollberg, H.: Incidence and survival curves of cystic fibrosis in Sweden. Acta Paediatr. Scand. 71 (1982) 197–202.
16. Kuhn, M., J. Gartmann, G. Hartmann: Diagnostik des Goodpasture-Syndroms. Dtsch. med. Wschr. 110 (1985) 183–184.
17. McPhaul, I. J., F. J. Dixon: The presence of antiglomerular basement membrane antibodies in peripheral blood. J. Immunol. 103 (1969) 1168–1175.
18. Medsger, T. A., W. N. Dawson, A. T. Masi: The epidemiology of polymyositis. Amer. J. Med. 48 (1970) 715–723.
19. Medsger, T. A., A. T. Masi, G. P. Rodnan, T. G. Benedek, H. Robinson: Survival with systemic sclerosis (scleroderma). Lifetable analysis of clinical and demographic factors in 309 patients. Ann. Intern. Med. 75 (1971) 369–376.
20. Müller, W., F. Schilling: Differentialdiagnose rheumatischer Erkrankungen. Aesopus, Basel–Wiesbaden 1982.
21. Murray, J. F.: The ketchup-bottle method. New Engl. J. Med. 300 (1979) 1155–1157.
22. North, L. B., L. M. Füller, F. B. Hagemeister, R. W. Rodgers, J. J. Butter, C. C. Shullenberger: Importance of initial mediastinal adenopathy in Hodgkin disease. Amer. J. Roentgenol. 138 (1982) 229–235.
23. Paré, J. A. P., R. G. Fraser: Bronchopulmonary amyloidosis. In: Paré, J. A. P., R. G. Fraser (eds.): Synopsis of Diseases of the Chest, p. 443. Saunders, Philadelphia–London–Toronto–Mexico City–Rio de Janeiro–Sydney–Tokyo 1983.
24. Paré, J. A. P., F. G. Fraser: Lymphangiomyomatosis and tuberous sclerosis. In: Paré, J. A. P., F. G. Fraser (eds.): Synopsis of Diseases of the Chest, pp. 660–662. Saunders, Philadelphia–London–Toronto–Mexico City–Rio de Janeiro–Sydney–Tokyo 1983.
25. Paré, J. A. P., F. G. Fraser: Neoplastic diseases of the lung. In: Paré, J. A. P., R. G. Fraser(eds.): Synopsis of Diseases of the Chest. p. 430. Saunders, Philadelphia–London–Toronto–Mexico City–Rio de Janeiro–Sydney–Tokyo 1983.
26. Reynold, H. Y., R. A. Matthay: Diffuse interstitial and alveolar-inflammatory diseases. In: George, R. B., R. W. Light, R. A. Matthay, (eds.): Chest Medicine, p. 285. Churchill Livingstone, New York–Edinburgh–London–Melbourne 1983.
27. Rosenstein, B. J., T. S. Langbaum, E. Gordes, S. W. Brusilow: Cystic fibrosis: problems encountered with sweat testing. J. Amer. med. Ass. 240 (1978) 1987–1988.
28. Sackner, M. A.: Scleroderma. Grune & Stratton, New York 1966.
29. Scadding, J. G.: The lungs in rheumatoid arthritis. Proc. R. Soc. Lond. (Med.) 62 (1969) 227–238.
30. Schwarz, M. I., R. A. Matthay, S. A. Sahn et al.: Interstitial lung disease in polymyositis and dermatomyositis. Analysis of six cases and review of the literature. Medicine 55 (1976) 89–104.
31. Schwartz, E. F., J. G. Teplick, G. Onesti et al.: Pulmonary hemorrhage in renal disease: Goodpasture's syndrome and other causes. Radiology 122 (1977) 39–46.
32. Silbiger, M. L., C. C. Peterson: Sjögren syndrome. Its roentgenographic features. A. J. Roentgl. 100 (1967) 554–558.
33. Stephan, U., H. G. Wiesemann: Mukoviszidose (zystische Fibrose). In: Fenner, A., H. von der Hardt (Hrsg.): Pädiatrische Pneumologie. S. 363–379. Springer, Berlin–Heidelberg–New York–Tokyo 1985.
34. Thompson, P. J., K. M. Citron: Amyloid and the lower respiratory tract. Thorax 38 (1983) 84–87.
35. Walker, W. C., V. Wright: Pulmonary lesions and rheumatoid arthritis. Medicine 47 (1968) 501–520.
36. Webb, W. R., P. C. Goodman: Fibrosing alveolitis in patients with neurofibromatosis. Radiology 122 (1977) 289–293.
37. Wilson, C. B., F. J. Dixon: Antiglomerular basement membran antibody induced glomerulonephritis. Kidney int. 3 (1973) 74–89.
38. Wilson, R. J., G. P. Rodnan, E. D. Robin: An early pulmonary physiologic abnormality in progressive systemic sclerosis (diffuse scleroderma). Amer. J. Med. 26 (1964) 361–369.
39. Winslow, W. A., L. N. Ploss, B. Loitman: Pleuritis in systemic lupus erythematodes: Its importance as an early manifestation in diagnosis. Ann. Intern. Med. 49 (1958) 70–88.

Sachverzeichnis

Die Zahlen beziehen sich auf die Buchseiten, wobei immer nur Anfangsseiten aufgeführt werden; d.h. bei jeder Fundstelle können ggfs. auch auf den direkt folgenden Seiten Informationen zu dem gesuchten Begriff gefunden werden. Unter den Stichworten "Röntgenuntersuchungen" und "Computertomographie" sind u.a. auch sämtliche radiologischen Abbildungen erfaßt.